Handbook of

Internal Medicine

Gastroenterology / Hepatobiliary disease
Cardiology / Pulmonology / Endocrinology
Nephrology / Hematology-Oncology / Infection
Rheumatology / Allergy / Neurology

8th Edition

Practical Guideline of Management

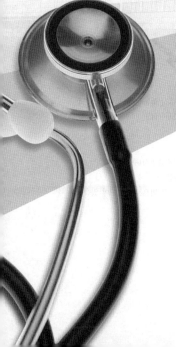

성균관대학교의과대학
삼성서울병원내과

Handbook of
Internal Medicine

첫째판 1쇄 발행 | 2003년 5월 10일
여덟째판 1쇄 인쇄 | 2021년 9월 6일
여덟째판 1쇄 발행 | 2021년 9월 17일

지 은 이 성균관대학교 의과대학 삼성서울병원 내과
발 행 인 장주연
출 판 기 획 김도성
편집디자인 조원배
표지디자인 김재욱
일 러 스 트 일러스트부
발 행 처 군자출판사(주)
　　　　　 등록 제 4-139호(1991. 6. 24)
　　　　　 본사 (10881) **파주출판단지** 경기도 파주시 회동길 338(서패동 474-1)
　　　　　 전화 (031) 943-1888   팩스 (031) 955-9545
　　　　　 홈페이지 | www.koonja.co.kr

ISBN 979-11-5955-763-7

정가 40,000원

Handbook of
Internal
Medicine

Gastroenterology / Hepatobiliary disease
Cardiology / Pulmonology / Endocrinology
Nephrology / Hematology-Oncology / Infection
Rheumatology / Allergy / Neurology

8th
Edition

집필진

집필진 및 감수위원
성균관대학교 삼성서울병원 내과 교수진

첫째판

주편집위원 - 이지연, 임영환, 전경만
부편집위원 - 김민형, 김정환, 권남희, 박건우,
　　　　　　여호명, 유창민, 이 혁, 김제상,
　　　　　　지상훈, 오미정, 서현주, 최문기

둘째판

소화기내과 - 박은하, 정현욱, 채제욱
순환기내과 - 김성해, 백경기
호흡기내과 - 서현주
신장내과 - 백현정
감염내과 - 지상훈
류마티스내과 - 김형진
내분비내과 - 강미라
혈액종양내과 - 임도형
알레르기내과 - 오미정
신경과 - 석정임

셋째판

소화기내과 - 박상언, 박신실, 양선
순환기내과 - 양정훈, 조수진
호흡기내과 - 강나리
신장내과 - 이유지, 정혜원
감염내과 - 임태규, 정혜숙
류마티스내과 - 신재욱
내분비내과 - 신준암, 오성욱
혈액종양내과 - 엄지은
알레르기내과 - 김종규
신경과 - 이평원

넷째판

소화기내과 - 최원석, 홍정용, 정해원
순환기내과 - 곽수영, 손관협
호흡기내과 - 박혜윤, 윤원경
내분비내과 - 한혜진, 김윤정
신장내과 - 김민영
혈액종양내과 - 김경희, 최문기, 이지인
감염내과 - 주은정, 하영은
알레르기내과 - 장태훈
류마티스내과 - 변경민
신경과 - 김치헌

● HANDBOOK OF INTERNAL MEDICINE

좋은 내과의사가 되기 위해서는 정말로 많은 노력이 필요합니다.

의과대학에 입학한 처음에는 해부학, 생리학, 생화학, 유전학, 면역학, 미생물학, 병리학 등 소위 기초의학을 우선 배웠습니다. 이들 학문의 복잡성 때문에 소름이 끼칠 것 같은 공포도 있었지만, 하나하나 깨달아 가는 짜릿한 전율을 느낄 때도 가끔 있었으리라 생각됩니다. 그 이후에는 각종 임상과목을 배우게 되면서, 우선 교과서의 방대한 크기에 짓눌렸던 시절도 기억하고 있을 것입니다. 이렇게 하여 우리는 의과대학을 마치고 인턴을 거쳐서 내과 전공의 수련을 하게 된 것입니다.

그러나 처음으로 환자를 대하다 보면 무엇을 어떻게 해야 하고, "내가 아는 것이 정말로 있는 것일까" 하는 당황한 심정은, 처음 전공의를 시작하는 모든 사람들이 경험했을 것으로 생각됩니다. 처음부터 끝까지 선배 전공의의 도움을 얻어야 하고, 경우에 따라서는 경험 있는 간호사의 자문이 큰 도움이 될 때도 있습니다. 무엇이 문제였을까요? 좋은 의사, 좋은 내과 의사가 되기 위해서는 단계 단계마다 필요한 경험과 이를 잘 이끌어 줄 수 있는 길잡이가 필요합니다. 전공의 수련시절에 필요한 것은 실제적인 상황에 대처해야 하는 약물 투여 방법, 약물의 종류, 처치에 필요한 수기 등이 있습니다.

그렇다고 하여 환자에게 일어나는 여러 가지 상황에 대한 지식을 소홀히 해야 된다는 이야기는 아닙니다. 상황을 판단할 수 있는 지식이 필요합니다. 이론을 실제 상황에 접목시켜, 실질적인 처치를 수행하게 되는 과정을 익히는 것이 바로 전공의 수련입니다. 이와 같은 목적을 위해서 그간에 여러 종류의 지침서가 발간되었습니다. 외국에서 발간된 지침서들은 우리 현실에 맞지 않은 부분도 많이 있고, 국내의 자료들은 전공의들이 실제상황에 대처하는 면에서 불충분하다는 느낌을 받은 것도 사실입니다.

이러한 문제점들을 보완 개선할 목적으로 저희 삼성서울병원 내과에서는 다음과 같은 원칙으로 지침서를 발간하도록 계획하였습니다.

첫째, 병동과 응급실, 중환자실에서 내과 수련의들이 흔하게 접하는 질환을 중심으로 이에 대한 임상 지식의 요약과 최근 보고되고 있는 치료지침(guideline)을 첨부하여 바쁜 생활에 쫓기는 주치의가 환자를 진료할 때 빠른 지식습득과 최신 치료지침을 함께 진료에 응용하도록 하였습니다.

둘째, 수련의들이 휴대하기 편하도록 크기를 휴대용으로 맞추었습니다.

셋째, 교과서에서는 쉽게 찾아지지 않으나 주치의가 환자를 진료할 때 알고 있어야 하는 내용 위주로 책을 썼습니다.

원고가 완료된 후에도 전공의들과 교수들 사이에 여러 차례의 원고 수정을 통하여 조금 더 실제 상황에 도움을 줄 수 있도록 노력하였습니다. 이러한 과정에서 내과 전공의들의 특별한 노력에 치하의 말씀을 드리지 않을 수 없습니다.

환자를 처음 접하게 되는 의과대학 학생, 진료일선에서 진료를 배우고 수행하는 전공의, 또한 실제 처치를 담당하는 진료현장의 모든 분들께 이 지침서를 통하여 큰 도움을 드렸으면 하는 마음입니다. 미진한 부분은 지속적인 수정, 보완을 통하여 더욱 좋은 지침서가 될 수 있도록 약속드립니다.

성균관의대 삼성서울병원 내과
주임교수 과장
김광원, 오하영, 이상훈, 민용기, 정재훈, 이준혁

● HANDBOOK OF INTERNAL MEDICINE

머리말

4년전 막막한 기분으로 내과 병동 주치의 업무를 시작하면서 삼성내과매뉴얼을 접한 이후, 병동, 응급실, 중환자실 근무를 거치면서 항상 이 책과 함께 해왔습니다. 졸국을 하는 시점에서 삼성서울병원 내과매뉴얼 제8 개정판 작업을 완수하여 감회가 새롭습니다.

방대하면서도 시시각각 변화하고 발전하는 내과학의 정보를 단 한권의 책으로 정리하는 것은 무척 어려웠지만, 내과 주치의로서 반드시 알아야하는 진료지침, 가이드라인을 빠짐없이 수록하고자 노력하였습니다.

제 8 개정판을 작업하는데 도와주신 삼성서울병원 내과 25기 선생님들께 진심으로 감사드립니다. 특히 2021년도 코로나 상황에서, 진료 일선에서 주역으로 활동하면서 수정 작업에 정성껏 참여해주신 것에 대하여 경의를 표하며, 인쇄 시작 며칠전까지도 새로 바뀐 학회 가이드라인을 반영하고자 수정자료를 실시간으로 계속 보내주신 선생님들의 노고에 깊은 감사의 말씀을 드립니다.

그리고 삼성서울병원 내과매뉴얼 편집작업에 깊은 애정으로 조언과 자료제공, 감수를 해주신 소화기내과 김영호 교수님, 장동경 교수님, 홍성노 교수님, 박주경 교수님, 김은란 교수님, 강원석 교수님, 김태준 교수님, 순환기내과 김지훈 교수님, 호흡기내과 전경만 교수님, 전병우 교수님, 유홍석 교수님, 신선혜 교수님, 중환자의학과 고령은 선생님, 내분비내과 허규연 교수님, 김태혁 교수님, 김규리 교수님, 이유빈 교수님, 신장내과 전준석 교수님, 혈액종양내과 김지연 교수님, 윤상은 교수님, 박세훈 교수님, 홍정용 교수님, 감염내과 허경민 교수님, 알레르기내과 이병재 교수님, 류마티스내과 은영희 교수님, 신경과 이미지 교수님께 깊은 감사의 말씀을 전해드립니다.

그리고 삼성서울병원 내과매뉴얼 작업을 위하여 아낌없는 조언과 도움을 주신 선후배 전공의 선생님, 전임의 선생님들께 진심으로 감사드립니다.

2021년 9월
삼성서울병원 내과
편집부 올림

HANDBOOK OF INTERNAL MEDICINE

목차

1 Gastroenterology

2 Hepatobiliary disease

3 Cardiology

4 Pulmonology

⑤ Endocrinology

⑥ Nephrology

⑦ Hematology-Oncology

Ⅰ. Hematology

⑨ Rheumatology

10 Allergy

11 Neurology

HANDBOOK OF INTERNAL MEDICINE

Gastroenterology

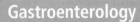

Ⅰ Upper GI disease

1. Esophageal motility disorder

: are diseases attributable to esophageal neuromuscular dysfunction commonly associated with dysphagia, chest pain, or heartburn.

With Normal EGJ Relaxation (Mean Integrated Relaxation Pressure < 15 mm Hg)	
DISORDER	CRITERIA
Major disorders of peristalsis	(Not encountered in normal subjects)
Absent contractility	Normal median IRP, 100% failed peristalsis *Achalasia should be considered when IRP values are borderline and when there is evidence of esophageal pressurization* *Premature contractions with DCI < 450mmHg·s·cm meet criteria for failed peristalsis*
Distal esophageal spasm	Normal median IRP, ≥20% premature contractions with DCI > 450mmHg·s·cm. Some normal peristalsis may be present.
Hypercontractile esophagus (jackhammer)	At least two swallows with DCI > 8000mmHg·s·cm *Hypercontractility may involve, or even be localized to, the LES*
Minor disorders of peristalsis	(Characterized by contractile vigor and contraction pattern)
Ineffective esophageal motility (IEM)	≥50% ineffective swallows *Ineffective swallows can be failed or weak (DCI < 450mmHg·s·cm)* *Multiple repetitive swallow assessment may be helpful in determining peristaltic reserve*
Fragmented peristalsis	≥50% fragmented with DCI > 450mmHg·s·cm
With Impaired EGJ Relaxation (Mean Integrated Relaxation Pressure ≥ 15 mm Hg)	
DISORDER	CRITERIA
Type I achalasia (Classic achalasia)	Impaired EGJ relaxation, aperistalsis (DCI < 100mmHg·s·cm) *Premature contractions with DCI < 450mmHg·s·cm satisfy criteria for failed peristalsis*
Type II achalasia (with esophageal compression)	Impaired EGJ relaxation, aperistalsis (DCI < 100mmHg·s·cm), panesophageal pressurization with ≥20% of swallows *Contractions may be masked by esophageal pressurization and DCI should not be calculated*

Type III achalasia (Spastic achalasia)	Impaired EGJ relaxation, no normal peristalsis, premature (spastic) contractions with DCI > 450mmHg·s·cm with ≥20% of swallows *May be mixed with panesophageal pressurization*
EGJ outflow obstruction	Impaired EGJ relaxation, sufficient evidence of peristalsis such that criteria for types I · III achalasia are not met

DCI, distal contractile integral; EGJ, esophagogastric junction; LES, lower esophageal sphincter; IRP, integrated relaxation pressure

(The Chicago Classification of esophageal motility v3.0, 2014)

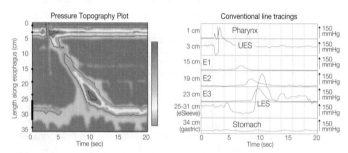

High-resolution esophageal pressure topography (right) and conventional manometry (left) of a normal swallow. LES, lower esophageal sphincter; E, esophageal body; UES, upper esophageal sphincter.

(Harrison's Principles of Internal Medicine, 20th, 2018)

1) Achalasia

① Pathophysiology

- Caused by loss of ganglion cells within the esophageal myenteric plexus
  → leads to impaired deglutitive LES relaxation and absent peristalsis
- 유전적 요인이 있는 사람에서 HSV-1 infection으로 인해 autoimmune process가 활성화되며 ganglion cell degeneration을 일으키는 것으로 생각됨

② 임상양상

Dysphagia, chest pain, regurgitation, weight loss, solid and liquid food dysphagia

③ 진단

가. Barium swallow and fluoroscopy: 하부 식도가 늘어나고 음식물로 air-fluid level 보일 수 있음, 식도 하부의 정상적인 연동운동의 소실, LES가 이완되지 않아 하부 식도가 새부리 모양(beak-like appearance)으로 보이거나 sigmoid deformity를 보임

나. Esophageal manometry
- Impaired LES relaxation & Swallowing시 정상적인 peristalsis 소실
- Most sensitive diagnostic test

다. 내시경 검사
- to exclude Pseudoachalasia and gastric cancer

④ 치료
: No known way of preventing or reversing achalasia

가. Pharmacologic therapy
- Relatively ineffective but are often used as temporizing therapies
- Nitrates or Ca channel blockers before eating
- Sildenafil and other PDE inhibitors
  → LES pressure를 떨어뜨리나 임상적 효용은 의문
- Endoscopic Botulinum toxin injection into the LES
  → 66%에서 6개월 정도 효과를 보는 것으로 보고됨

나. Pneumatic balloon dilatation
- 32~98%에서 효과적인 것으로 보고
- 내시경적으로 LES 근처에 balloon을 위치시킨 후 3~4cm diameter로 확장함
- 부작용: Perforation(0.5~5%), bleeding, reflux esophagitis, peptic stricture 등

다. 외과적 치료
- Laparoscopic Heller myotomy
  → most common, balloon dilatation과 efficacy는 비슷
- In refractory cases → esophageal resection with gastric pull-up or interposition of segment of T-colon 등 시행해 볼 수 있음

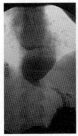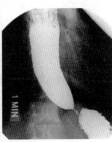

Achalasia with esophageal dilatation, tapering at the gastroesophageal junction, and an air-fluid level within the esophagus. The example on the left shows sigmoid deformity with very advanced disease.

(Harrison's Principles of Internal Medicine, 20th, 2018)

2. GERD (Gastroesophageal reflux disease)

1) 정의

① 위 내용물의 식도 역류에 의한 증상 또는 식도 점막의 손상(Genval 워크샵)

: Erosive esophagitis or non-erosive reflux disease (Barrett's esophagus나 esophageal mucosal breaks가 없는 경우)로 구분함

: Reflux esophagitis는 다시 그 정도에 따라 로스앤젤레스 분류로 A,B,C,D의 네 가지 등급으로 분류

: 식도 역류에 의한 증상으로 삶의 질이 저하되는 경우나, 신체적 합병증이 발생할 위험이 있는 경우

- 증상에는 heartburn, acid regurgitation과 같은 전형적인 증상 외에 흉통, 연하 곤란, 인두 이물감, 소화불량증, 천식, 폐렴, 애성 등의 비전형적 증상이 포함됨

- 신체적 합병증은 식도염에 의한 국소적 식도 합병증, 천식, 흡인성 폐렴 및 인후염 등

② Montreal 분류(2005): 내시경상 식도 손상 없이 증상만으로도 질환을 정의할 수 있도록 고려한 새로운 분류법

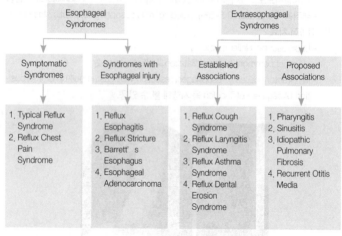

(American Journal of Gastroenterology 2006;101:1900-1920)

2) 진단 검사

① 전형적인 증상을 호소하는 경우 병력만으로 진단이 가능

② PPI 투여 후 증상이 호전되면 진단을 뒷받침할 수 있음

: 표준용량 하루 2회 1~2주 투여(민감도 75%, 특이도 55%)

③ EGD: 식도점막의 손상(미란성 식도염, 식도 궤양, 협착, 바렛식도)을 진단함
  특이도는 높으나 민감도는 낮음(30~50%)

④ 24hr ambulatory esophageal pH monitoring: 역류를 병리적으로 증명

⑤ Impedence 측정법: 산 역류 뿐 아니라 비산 역류를 측정할 수 있음

※ 역류성 식도염(Reflux esophagitis)의 LA분류(1994)

Grade A
1 or more mucosal breaks confined to folds, ≤5mm

Grade B
1 or more mucosal breaks > 5mm confined to folds but not continuous between tops of mucosal folds

Grade C
Mucosal breaks continuous between tops of 2 or more mucosal folds but not circumferential

Grade D
Circumferential mucosal break

Group A: 한 개 이상의 mucosal break가 점막주름에 국한되고 각각의 크기가 5mm를 넘지 않는 경우

Group B: 적어도 1개의 mucosal break가 점막주름에 국한되면서 5mm 이상이고 두 점막주름의 윗부분 사이에서 연속적이지 않은 경우

Group C: 서로 융합성을 보이는 mucosal break가 전주성이 아닌 경우(75% 미만)

Group D: 전주성(circumferential) mucosal break (75% 이상)

---

3) 치료

(1) Life style modification

① LES pressure 낮추는 음식 피하기(알코올, 페퍼민트, 토마토 사용한 음식, 커피/차 등)

② Avoidance of acidic foods

③ 역류/heartburn을 최소화하는 생활습관의 변화
  : 침상 머리를 올리고, 식후 3시간 동안 눕지 않으며, 체중 감소 및 금연 권유
  : Routinely 적용되고는 있으나 evidence는 분명치 않음

(2) Medical therapy(대한소화기기능성질환 · 운동학회 임상진료지침 2012)

① PPI 초치료
  표준용량을 하루 한 번 아침 식전 15~30분 전에 복용하는 방법으로 시작
  PPI 초치료기간은 미란성 식도염은 8주간, 비미란성 역류질환은 4주이상이 효과적
  식도 외 증상을 가진 일부 환자에서 표준용량 두 배의 PPI 제제가 도움

② PPI의 증량

하루 한 번 표준용량의 프로톤펌프억제제에 부적절한 반응을 보인 환자에서 프로톤 펌프억제제의 용량을 두 배로 증량하여 아침, 저녁 식전에 투여하는 방식을 권유

③ PPI 유지요법

: PPI로 치료를 성공적으로 해도 투여를 중지하면 75~92%의 환자가 재발함

가. NERD (Non-erosive reflux disease) 환자나 경미한 식도염 환자

초기 치료 약제를 중단하고 재발하면 다시 초기 치료를 재시도하는 방법이나 서서히 용량을 줄여나가는 step down치료 혹은 증상이 있을 때만 약을 복용하는 on-demand therapy가 있음 → 주로 on-demand가 선호됨

나. 심한미란성 식도염 환자

초기 치료를 그대로 장기 치료로 지속하는 방법, 어느 정도 기간의 유지요법이 가장 효과적인지에 대한 자료는 아직 부족함

Medical therapy for GERD

H2-Receptor Antagonists		
Cimetidine (Tagamet)	800mg bid 400mg qid	↓ HCl secretion ↓ gastric volume by inhibiting H2 Rc
Ranitidine (Zantac)	150mg bid	
Famotidine (Pepcid)	20~40mg bid	
Prokinetics		
Metoclopramide		↑ LESP ↑ esophageal peristalsis ↑ gastric emptying
Domperidone		
Mucosal Protectants		
Sucralfate	10ml qid	↑ tissue resistance buffer HCl bind pepsin, bile salts
Proton Pump Inhibitors		
Omeprazole	20mgqd*	↓ HCl secretion ↓ gastric volume
Lansoprazole	30mgqd*, 15mgqd	
Rabeprazole	20mgqd*, 10mgqd	↓ HCl secretion ↓ gastric volume
Pantoprazole	40mgqd*, 20mgqd	
Esomeprazole	40mgqd*, 20mgqd	

* PPI 표준용량

(3) Surgical therapy
  : 내과적 치료에 반응이 없거나 합병증 발생, 부작용으로 투여 어려운 경우, 증상이
   있는 paraesophageal hernia가 있는 경우 등에서 적용
  ① LES 복원 수술: 복강경을 이용한 위저부주름술(fundoplication)
  ② LES 기능 확대하는 기기 삽입: 복강경으로 전기자극기 삽입하는 수술

4) 합병증
  식도의 미란, 궤양, 식도의 소화성 협착(peptic stricture: 식도의 섬유화로 인해 식도
  내강이 좁아지는 것), 바렛식도, 식도 선암이 발생할 수 있음
  - 바렛식도: 바렛식도 환자가 위식도 역류 증상을 가지고 있으면 증상 조절을 위하
   여 프로톤펌프억제제를 장기간 사용하는 것이 타당

3. Various esophagitis

1) Candida esophagitis

① 임상양상
  - Candida albicans는 구강 내 normal flora지만, 식도염을 일으킬 수 있음
  - Fungal esophagitis의 가장 흔한 원인이며, Candida albicans가 가장 흔함
  - 주로 면역 저하 환자, 면역기능이 정상인 사람에서도 생김
  - 주증상: Odynophagia, dysphagia
  - 드물게 bleeding, perforation, stricture, systemic invasion 보이는 경우도 있음

② 내시경 소견
  - 하부식도에 호발
  - White plaques with friability

③ 진단
  - Oral thrush 있는 경우 empirical therapy 시작하는 것이 좋음
  - 내시경 및 조직검사가 가장 확실한 진단법
  - Plaque smear/exudate stain (PAS or Gomori silver stain) → yeast/hyphae가 보
   이면 조직검사 없이 진단 할 수 있음

④ 치료
  - PO fluconazole, 200~400mg on 1st day, 이후 100~200mg/day로 14~21일
  - Fluconazole에 refractory한 경우 itraconazole, voriconazole, posaconazole 등 try
   해 볼 수 있음
  - 삼키지 못하거나 치료반응 좋지 않을 시 IV echinocandin (caspofungin 50mg for

7~21일) 사용해 볼 수 있음

2) CMV esophagitis
: 주로 면역저하자, 특히 이식환자에서 주로 발생

① 내시경 소견
- 하부식도에 호발, serpiginous ulcers (사행성 궤양) → 합쳐져 giant ulcer

② 진단
- Biopsy on ulcer base: large nuclear/intracytoplasmic inclusion body
- CMV에 대한 early Ag에 대한 IHC가 조기 진단에 도움됨

③ 치료
- Gancyclovir (5mg/kg q12hr IV) or valganciclovir (900mg q12hr PO), 충분히 호전될 때까지 3~6주 가량 치료 필요, 재발 잦은 경우 유지치료 필요
- Resistant case: Foscarnet (90mg/kg IV q12hr)

3) HSV esophagitis

① 임상양상
- Type 1,2 모두 주로 면역저하 환자에서 발생, type 1은 면역기능 정상인 경우에도 식도염 발생이 가능함

② 내시경 소견
- Vesicles and small, punched out ulcerations
- Later stage에서는 ulcer가 커지고 융합되면서 diffuse erosive esophagitis 발생

③ 진단
- Ballooning degeneration, ground glass change in nuclei with eosinophilic intra-nuclear inclusion on routine stain (HSV infection은 squamous epithelium에만 한정되어 있어 ulcer의 edge에서 Bx)
- IHC, culture, PCR (more sensitive than culture)

④ 치료
- 1~2주내 spontenaous resolution → antiviral agent 사용하면 더 일찍 resolution
- Immunocompetent hosts: Acyclovir 200mg 5회/day, 7~10일
- Immunocompromised hosts: Acyclovir 400mg 5회/day 2~3주, famciclovir 500mg 3회/day, Valacyclovir 1g 3회/일
- Severe case: IV Acyclovir (5mg/kg q8hr, 1~2주)
- Acyclovir에 resistance: IV Foscarnet (90mg/kg q12hr 2~4주) or Famciclovir

4) Radiation esophagitis

- 폐, 종격동, 식도암에 대한 방사선 치료와 관련하여 생길 수 있음
- 빈도와 심한 정도는 조사한 방사선의 양과 항암제 동시 투여에 따라 증가함
- Acute (대부분 방사선 치료 시작 후 2~3주 내) / Late (3개월 이후, 평균 6개월 후)
- 치료: Supportive, 통증과 증상완화를 목표로 하며 topical anesthetics, analgesic, antacid, promotility agents 등을 써 볼 수 있음
- 식도 협착: 5,000cGy 이상 방사선 노출 시 risk 증가, 확장술로 치료함

5) Pill-induced esophagitis

- Antibiotics (doxycycline, tetracycline, clindamycin, penicillin, minocyclin, oxy-tetracyclin), aspirin, indomethacin, ibuprofen, potassium chloride, ferrous sulfate or succinate, quinidine, alprenolol, theophylline, ascorbic acid, pinaverium promide, alendronate, amidronate의 복용으로 생길 수 있음
- 치료: 원인 약제 중단, 증상 조절(sucralfate 등)
- 예방: 원인 약제를 피함, 알약을 먹을 때 upright, 물 다량과 함께 복용

6) Eosinophilic esophagitis

① 임상양상

- Main symptoms: Dysphagia, esophageal food impaction 등
- Other symptoms: chest/abdominal pain, nausea/vomiting, heartburn refractory to PPI therapy
- Food allergy, asthma, eczema, allergic rhinitis 등을 동반하는 경우가 많음

② 내시경 소견

- Loss of vascular markings, multiple esophageal rings, longitudinally oriented furrows, punctate exudate

③ 진단

- 전형적 증상과 esophageal mucosal biopsy의 combination으로 진단
- Biopsy finding: squamous epithelial eosinophil-predominant inflammation (greatest density ± 15 eosinophils/HPF)

④ 치료

- Symptom control, 합병증 예방이 mainstay
- PPI trial: GERD로 인한 inflammation 배제 위해, 30~50%에서 반응 보임
- Elimination diet: triggering factor가 되는 food를 찾아 먹지 않도록 하는 것
- Swallowed topical glucocorticoid: highly effective, but 중단 시 재발이 흔함
- Systemic glucocorticoid: 다른 치료에 듣지 않고 증상 심한 경우 간혹 사용

4. Gastropathy and gastritis

- 위염(gastritis): 위점막에 염증 세포의 침윤이 있는 상태를 뜻하는 병리학 용어. 실제 임상양상과 조직, 내시경 소견은 잘 correlation되지 않으므로, typical한 임상양상은 없음
- 위병증(gastropathy): 위점막에 염증세포의 침윤을 거의 동반하지 않는 위점막의 손상

1) Gastritis의 classification

보편적으로 인정되는 gastritis의 classification은 없음

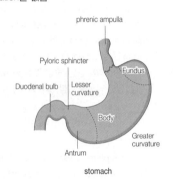

I. Acute Gastritis
1. Acute *H. pylori* infection
2. Other acute infectious gastritis Bacterial (other than *H. pylori*) Helicobacter helmanni, Phlegmonous, Mycobacterial, Syphilitic, Viral, Parasitic, Fungal

II. Chronic Atrophic Gastritis
1. Type A: Autoimmune,   body-predominant
2. Type B: *H. pylori*-related,   antral-predominant
3. Indeterminant

III. Uncommon Forms of Gastritis
Lymphocytic, Eosinophilic, Crohn's disease, Sarcoidosis, Isolated granulomatous gastritis, Russell body gastritis

(Harrison's Principles of Internal Medicine, 20th, 2018)

2) Acute gastritis

- Most common causes of acute gastritis are infectious (ex, H.pylori induced)
- Dense infiltration of the stomach with neutrophilic leukocytes

① Phlegmonous (suppurative) gastritis

- Potentially life-threatening disorder, Marked and diffuse acute inflammatory infiltrates of the entire gastric wall, at times accompanied by necrosis
- 고령, 다량의 음주, 상기도 감염, AIDS, 간이식 등 면역저하 상태에서 호발
- 주요 증상: 갑작스러운 상복부 복통, 복막염, purulent ascites, 발열, 저혈압 등
- 진단: Abdomen x-ray, US, or CT. EGD with culture가 도움이 될 수도 있음
- 치료: Systemic broad spectrum IV antibiotics
         Failure of supportive measure and antibiotics → gastrectomy
- Emphysematous gastritis: severe form, d/t gas-producing organisms

② Other infectious gastritis
  - Viral: HSV, CMV 등
  - Bacterial: Mycobacterial, actinomycosis, syphilis 등
  - Fungal: Candida, mucormycosis, histoplasmosis 등

3) Chronic gastritis
  - 조직 상 주로 lymphocytes, plasma cells로 이루어지는 염증세포 침윤을 보임

① 3 phase of chronic gastritis
  - Early phase: superficial gastritis, 염증성 변화가 표면 mucosa의 lamina propria 에만 국한되고 gastric gland는 intact
  - Atrophic gastritis: deeper mucosa까지 infiltration 진행하며 gland destruction 유발
  - Gastric atrophy: Glandular structures are lost, 내시경 상 점막이 얇고 혈관이 잘 드러남

② Site에 따른 분류
  - Type A gastritis (AMAG): body-predominant form, 주로 fundus/body를 involve 하고 antrum은 sparing함. 주로 악성 빈혈과 연관되며 parietal cell, intrinsic factor에 대한 antibody로 인한 것으로 생각하여 autoimmune gastritis로 불렸으나 실제 50% 정도에서 항체 발견됨.
  - Type B gastritis (EMAG): More common form, 여러 요인이 작용하나 H.pylori infection이 주 원인인 것으로 생각되며 antrum에서부터 시작되어 위 전체적으로 involve하는 양상. H.pylori infection은 gastric cancer, MALToma risk factor로 작용하기도 함.

③ 내시경 소견에 따른 분류

발적/삼출성 위염 Erythematous/Exudative gastritis
임상에서 가장 흔히 진단되는 내시경적 위염이다. 가장 특징적인 이상 소견은 발적반이며 결절상, 광택의 소실, 삼출물의 부착, 점막의 유약성이 동반되기도 한다. 대개 전정부에서 이러한 변화가 관찰되나, 전정부와 체부에서 같이 관찰될 수도 있다. 때로는 유문륜 쪽으로 향하는 선상의 발적이 전정부에서 관찰될 수 있는데, 이 경우 전정부 모세혈관 확장증(antral telangiectasia)과 감별이 어려울 때가 있다.

위축성 위염 Atrophic gastritis
위가 과신전되지 않은 상태에서 점막의 혈관상이 관찰되는 경우에 진단할 수 있다. 흔히 유백색의 색조변화가 동반되어 있고, 점막 주름이 위축되어 있는 경우도 있다. 또한 장상피화생이 회백색의 융기된 반점형태로 관찰되기도 한다.

비후성 위염 Rugal hyperplastic gastritis
체부의 점막 주름이 현저하게 비후되어 있을 때 진단할 수 있으며, 이 경우 공기를 적절히 주입하여도 주름이 잘 펴지지 않는다. 생검 겸자로 점막을 잡고 들어 올려보아 점막의 유연성을 평가할 수 있으며 다른 침윤성 질환을 감별하는데 도움이 된다.

출혈성 위염 Hemorrhagic gastritis

염증의 소견 외에 위점막에 적색 또는 흑갈색의 점상 또는 반상 출혈점이 있을 때 진단.
또한 검은 색 물질이 위벽에 묻어 있거나 혈액이 위강 내에서 관찰되기도 함.
다발성이면 급성 위점막 병변(acute gastric mucosal lesion, AGML)이라 칭하게 된다. NSAIDs나
alcohol 등 약물 복용 후 나타나는 AGML은 위 전역에 분포하며, 과도한 스트레스 후에 발병된
병변은 위 체부와 궁륭부에 주로 발견된다.

편평 미란성 위염, 융기 미란성 위염 Flat erosive gastritis, Raised erosive gastritis

편평 미란이 주된 이상 소견일 때 편평 미란성 위염이라고 진단. 미란은 단독 또는 다발성이며,
전정부에 국한될 수도 있고 위 전체에 형성되어 있을 수도 있다. 융기 미란이 주된 이상 소견일 때
융기 미란성 위염이라고 진단. 융기형 미란은 위점막 주름을 따라 발생되기도 하며 발적이 동반되어
있는 경우도 흔하다.

장액 역류성 위염 Enterogastric reflux gastritis

담즙 역류에 의해 발생하며 발적 삼출성 위염의 변형이다. 흔히 위점막에 역류된 담즙이 묻어 있고,
분명한 발적과 부종이 동반된 경우에 진단할 수 있다. 위아전절제술 후 잔위부에서 흔히 관찰되며
심한 경우에는 붉은 발적을 보일 수 있다.

(상부위장관 내시경 ATLAS, 민영일 외, 2001)

5. Helicobacter pylori

1) 정의

① 길이 3.5㎛, 넓이 0.5~1.0㎛의 날아가는 갈매기 모양의 구부러진 그람음성 간균
② 4~6개의 편모를 가지고 있음
③ 미세호기성(microaerophilic)
④ Catalase음성

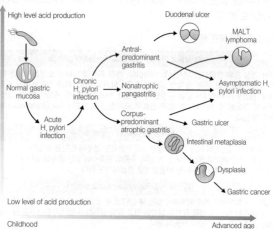

Natural history of H,pylori infection.(N Engl J Med 2002; 347:1175-1186)

2) 검사

Test	Sensitivity/Specificity, %	Comments
Invasive (Endoscopy/Biopsy required)		
Rapid urease	80~95/95~100	Quick, Simple, Some commercial tests not fully sensitive before 24 h
Histology	80~90/> 95	Requires pathology processing and staining; provides histologic information
Culture	-/-	Time-consuming, expensive, dependent on experience; allows determination of antibiotic susceptibility
Non-invasive		
Serology	> 80/> 90	Inexpensive, convenient; not useful for early follow-up
Urea breath test	> 90/> 90	Simple, rapid; useful for early follow-up; false negatives with recent therapy (see rapid urease test); exposure to low-dose radiation with ^{14}C test
Stool antigen	> 90/> 90	Inexpensive, convenient; Stool-based tests disliked by people from some cultures

(Harrison's Principles of Internal Medicine, 19th, 2015)

3) 치료

① 치료 대상(한국인 헬리코박터 파일로리 감염 치료 근거 기반 임상진료지침 개정안, 대한상부위장관 · 헬리코박터학회, 2020)

Existing indication
1) Peptic ulcer disease (Grade 1A)
2) Marginal zone B cell lymphoma (Grade 1A)
3) After endoscopic resection of Early gastric cancer (Grade 1A)
4) Family history of gastric cancer (Grade 2B)
5) Functional dyspepsia (Grade 2A)
6) Long-term low-dose aspirin user with a history of peptic ulcer (Grade 2C)
7) Idiopathic thrombocytopenic purpura (Grade 1A)

Added indication
1) After endoscopic resection of gastric adenoma
2) Iron deficiency anemia

Admisive indication
1) Atrophic gastritis/Intestinal metaplasia (Grade 2C)

* Low grade MALToma has been renamed as Marginal zone B cell lymphoma (MALT type).

② 치료 방법

1차 치료제
Regimen (7~14 days)
PPI standard dose bid
Amoxicillin 1,000mg bid
Clarithromycin 500mg bid

2차 치료제
Regimen (10~14 days)
PPI standard dose bid
Bismuth 120mg qid
Metronidazole 500mg tid
Tetracycline 500mg qid

1차 치료제는 현재까지 1주일간 치료기간이 주로 쓰이며, 2차 치료제는 1주보다는 2주 치료가 적합해 보임.

③ 추적 검사

제균 치료 후 헬리코박터가 제균되었는지 확인하는 것이 바람직함. 특히 모든 위궤양 환자, 합병증을 동반한 십이지장 궤양 환자, 조기 위암 환자, 변연부 B세포 림프종(MALT type) 환자와 치료 후 증상이 남아 있거나 증상이 재발된 십이지장궤양 환자에서는 추적 검사를 시행하여 제균 치료 성공 여부, 위암 여부, 궤양 병변의 재발 여부를 각각 확인하여야 함.

최소한 제균 치료 종료 4주 경과(PPI 사용 시 2주) 후에 시행(∵UBT 위음성 가능성)함. 제균 확인 검사로는 요소호기 검사(urea breath test)가 가장 유용하나 기저질환의 추적 관찰 등을 위해 내시경이 필요한 경우는 전정부와 체부에서 내시경 생검 조직을 이용한 급속요소분해효소 검사(CLO test) or 조직검사(Giemsa 염색법 혹은 Warthin-Starry은 염색법)이 추천됨.

6. Peptic ulcer disease (PUD)

1) 정의
   - 위산과 펩신의 공격으로 위장관 점막의 결손이 발생하는 것으로 조직학적으로는 괴사된 점막의 결손이 점막하층 이하까지 발생하는 경우 궤양이라고 정의하며, 점막층만으로 결손이 국한된 경우는 미란이라고 정의함
   - 심한 역류 식도염에 의한 식도궤양, 메켈 게실 등과 같이 위장관 전체에서 발생할 수 있으나 대개는 위와 십이지장에서 발생하는 것을 의미함

2) 원인
   ① H. pylori infection (감염된 환자의 10-15%에서 PUD 발생)
   ② NSAIDs and aspirin use

③ Gastrinoma and other hypersecretory states

④ Gastric cancer or lymphoma

⑤ 화상이나 뇌 손상, 그리고 중환자실에 입원 등의 stress

Disorder associated with PUD	
Strong association	Possible association
- Systemic mastocytosis	- Hyperthyroidism
- Chronic pulmonary disease	- Coronary artery disease
- Chronic renal disease	- Polycythemia vera
- Cirrhosis	- Chronic pancreatitis
- Nephrolithiasis	
- α1-antitrypsin deficiency	

3) 임상양상

① Symptoms are not always predictive of the presence of ulcers

② Epigastric pain (duodenal ulcer의 경우 식후 90분~3시간에 주로 발생)

   Relieved by food (duodenal) or worsens by food (gastric)

   Epigastric area tenderness 보통 동반

③ Nausea/weight loss, dyspepsia 등으로 presentation하기도 함

④ Complications

   - Upper GI bleeding (most common complication)

   - Perforation

   - Gastric outlet obstruction

4) 진단

   - 1차적으로 내시경으로 진단, 위장관 조영술을 보조적으로 이용할 수는 있음

   - 악성 궤양 감별 위해 조직검사가 필수적이며, H. pylori 감염 여부도 확인해야 함

※ 궤양의 내시경 진단

〈궤양의 생활사〉

활동기(Active stage), 치유기(Healing stage), 반흔기(Scar stage)

A1: 백태가 두껍고 주변의 부종이 심함

A2: 백태가 엷어지면서 궤양의 변연이 선명해지고 점막에 주름이 보이기 시작함

H1: 궤양이 얕아지고 재생상피가 명료하게 나타나며 집중주름이 백태의 변연까지 도달함

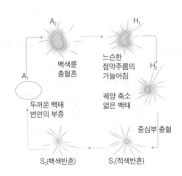

H2: 궤양이 현저히 작아지고 재생상피의 폭이 넓어짐

S1: (red scar): 조직결손은 완전히 없어지고 그 자리에 붉은색의 재생상피만 남음

S2: (white scar): 재생상피의 색깔이 주변의 점막과 같이 변하면서 궤양의 흔적이라
고 할 수 있는 점막의 주름만 남게 됨

주름	전원주를 따라 매우 균일 중심의 한 개 점으로 집합 변연이 평활	전원주에 균일하지 않은 경우가 많다. 중심이 한 개 점이 아닌 경우가 많다. 변연은 중도 절단 ①, 융합 ② 곤봉상 비대③ 등으로 나타난다.
변연	거의 평활 재생상피는 균일, 동일함 깨끗한 나무울타리상	부정이나 벌레먹은 상 ④ 불규칙한 요철이나 소결절 ⑤ 불규칙한 발적이나 퇴색 ⑥ 부분적인 재생상피의 재생 ⑦ 백태가 비어져 나옴 ⑧
궤양면	균일한 백태	백태가 약간 불균일 섬모양의 재생상피섬 ⑨

(상부위장관 내시경 ATLAS, 민영일 외, 2001)

5) Non-bleeding PUD의 치료 원칙(대한소화기학회 치료 가이드라인, 2009)

① *H. pylori*와 연관된 PUD

제균 치료는 궤양을 치료하고 재발을 예방하는 가장 효과적인 방법이다. 궤양의 치
료를 위하여 제균 기간을 포함하여 총 4주에서 8주 동안 항궤양 제제를 투여한다.

② NSAID와 연관된 PUD (7. NSAID induced gastrointestinal damage참조)

NSAID의 중단이 가장 중요하다. 항궤양 제제의 투여기간은 위궤양에 대하여 6-8
주, 십이지장궤양은 4-6주 동안 투여한다.

③ *H. pylori* 음성, NSAID 음성인 PUD

원인 질환을 감별하여 원인 질환을 치료하는 것이 원칙이다. 원인을 알 수 없는 특
발성 소화성궤양의 일반적인 치료는 PPI를 1차 약제로 선택하며 위궤양에 대하여
6-8주, 십이지장 궤양은 4-6주 동안 투여한다. 일반적인 용량과 기간에서 치료에 불
응하거나 재발하는 경우 고용량의 장기 투여가 필요하다.

6) 치료
① Antacid: Aluminum hydroxide, Sodium bicarbonate, Magnesium hydroxide
② H$_2$ blocker: Cimetidine, Ranitidine, Famotidine, Nizatidine
③ PPI(-prazole): Ome-, Esome-, Lanso-, Panto-, Rabe-
④ Sucralfate
⑤ Bismuth: Colloidal bismuth subcitrate, Bismuth subsalicylate
⑥ Prostaglandin E analogue: Misoprostol
⑦ 기타 점막보호제: Eupatilin, Ecarbet sodium, rebamipide...

7) 합병증
GI bleeding, gastric outlet obstruction, perforation, pancreatitis

8) 추적 관찰
추적 검사는 불완전한 치유를 시사하는 증상과 증후가 있거나, 진단 시 궤양이 크거나 합병증 동반되었던 경우 등에 시행한다.
일반적인 경우, 십이지장궤양에서는 추적 내시경검사는 시행되지 않으나 위궤양의 경우는 치료 시작 후 4-8주째 악성 여부 판정 등을 위하여 추적검사를 시행한다.

7. NSAID induced gastrointestinal damage

1) NSAID의 기전
NSAID의 염증 감소 효능과 위장관 부작용 모두 cyclooxygenase (COX) 억제로 발생
: COX는 arachidonic acid에 작용하여 prostaglandin (PG)과 thromboxane을 생성한다. COX-1은 대부분의 조직에서 만들어져 housekeeping 효소의 역할을 하며 COX-2는 inflammation에 관여하여 TNF-alpha, IL-1, mitogens, GF 등에 의해 유도되어 macrophages, leukocytes, fibroblasts, endothelium 등에서 생성된다. COX-1, COX-2를 모두 억제하는 NSAID는 위장관, 신장, 혈소판에 대한 부작용이 발생 할 수 있어 이러한 경우 COX-2를 선택적으로 억제하는 NSAID가 사용될 수 있다.

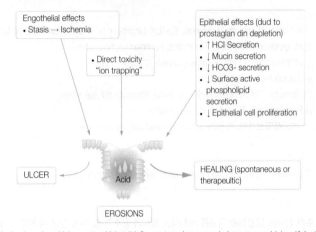

Mechanisms by which nonsteroidal anti-inflammatory drugs may induce mucosal injury.(Adapted from J Scheimanet al: J ClinOutcomes Management 3:23, 1996. Copyright 2003 Turner White Communications, Inc., www.turner-white.com. Used with permission.)

(Harrison's Principles of Internal Medicine, 20th, 2018)

NSAID induced gastropathy의 특징

급성 다발성 미란과 상피세포하 출혈이 NSAID 복용 후 나타나게 되는데 조직학적으로 점막의 염증세포의 침윤은 거의 보이지 않는다. 위 내시경으로 관찰하면 상피세포하 출혈은 매우 뚜렷이 관찰되고 투명한 비닐랩 아래 출혈 반점이 생긴 것처럼 보이는 것이 특징적 소견이다. <u>복용 첫 3개월 내 40-60%에서 발생한다.</u>

NSAID 복용자의 10-20%에서 발생하며 1%에서 위중한 합병증(출혈, 천공 등)이 초래된다. 궤양이 있어도 무증상인 경우도 많아 첫 증상이 출혈이나 천공으로 나타나는 환자도 있다. NSAID의 투여량이 많을수록 합병증이 비례하여 증가하며 궤양은 투여 후 첫 30일 내에 가장 높은 위험율을 보이고 그 이후는 차츰 위험율이 감소한다.

2) Risk factors

NSAID induced PUD 발생의 위험인자	
Established	Possible
Advanced age	Concomitant infection with H.pylori
History of ulcer	Smoking
Concomitant use of glucocorticoids	Alcohol
High-dose NSAIDs	
Multiple NSAIDs	
Concomitant use of anticoagulants	
Serious or multisystem disease	

3) NSAID induced PUD의 예방(대한소화기학회 치료 가이드라인, 2009)
　① NSAID 투약이 필요한 고위험 환자에서는 PUD 예방을 위한 조치(COX-2 inhibi-
　　tor 사용, PPI or 미소프로스톨의 병용투여)가 필요하다.
　② NSAID 투약이 필요한 고위험 환자에서는 PUD 예방을 위하여 헬리코박터 감염
　　을 진단하기 위한 조처를 취하고 감염이 확인된 경우 치료를 시행한다.

4) NSAID induced PUD의 치료

NSAID 관련 점막손상의 치료		
Clinical setting		Recommendation
Active ulcer	NSAID 중단	H₂ receptor antagonist or PPI
	NSAID 사용	PPI
Prophylactic therapy		Misoprostol PPI Selective COX-2 inhibitor
H. pylori infection		Eradication if active ulcer present or there is a past history of peptic ulcer disease

(Harrison's Principles of Internal Medicine, 19th, 2015)

8. Gastric polyps

1) General considerations
　- 유병률 0.8~2.4%
　- Fundic gland polyps (50%), hyperplastic polyps (40%), adenomatous polyps
　　(10%)
　① Fundic gland polyp: generally benign, PPI 5년 이상 사용자에서 risk 4배 증가,
　　1% 정도에서 악성 변화(>1 cm에서만)
　② Hyperplastic polyp: generally benign, 만성 염증 상태에서 주로 발생
　　자연적으로 사라지기도 하며 악성 변화 가능성은 낮음
　③ Gastric adenoma: 악성 변화 가능성 높음

2) YAMADA 분류: 육안적 분류

I 형		용기의 기시부가 완만하여 경계가 명료하지 않는 것	무경성
II형		용기의 기시부가 예각적으로 경계는 명료하나 잘목함이 없는 것	
III형		용기의 기시부는 잘록해 있으나 경이 없는 것	아유경성
IV형		유경성의 용기	유경성

3) Management
- 모든 gastric polyp은 최소한 biopsy는 진행되어야 함
- 모든 위 선종, 증상을 동반한 polyp, polyps with dysplasia는 제거해야 함
- *H.pylori*, if present, should be eradicated in patients with hyperplastic or adenomatous polyps

(Guideline 2010, The management of gastric polyps, Gut 2010;59:1270-1276)

9. 위선종과 조기위암의 내시경 치료
1) 이형성 및 선종

① 이형성(dysplasia)
- 병리학적으로는 unequivocal neoplastic transformation을 뜻하며, 대부분 전암성 병소로 간주
- 위 이형성(gastric dysplasia)도 위암의 중요한 전구병소로 병리학적으로 low grade dysplasia와 high grade dysplasia로 구분함
- 내시경적 절제시 암으로 진단이 바뀌는 경우가 많아 최종 병리 결과 확인이 중요 (low grade dysplasia에서 5%, high grade dysplasia에서 20-30%)

② 선종(gastric adenoma)
- 서구에서는 이형성 중 융기형만을, 일본에서는 융기형, 평탄형, 함몰형의 이형성을 모두 선종이라고 칭함
- 우리나라의 경우도 일본과 마찬가지로 융기형, 평탄형, 함몰형의 이형성을 모두 선종으로 부르는 것이 일반적 → 즉 "dysplasia=adenoma"로 생각해도 됨

2) 위암 내시경 치료의 배경
- 수술의 morbidity/mortality, 수술 후 체중감소나 dumping syndrome 등으로 인한 삶의 질 저하 등으로 인해 less invasive treatment에 대한 관심 증가
- 조기위암(Early gastric cancer)의 일부, 특히 점막에 국한된 암(M cancer) 중에서 크기가 작은 분화암(국내에서는 well-moderately differentiated)은 lymph node 전이의 가능성이 매우 낮아 내시경 치료로 완치 시도되기 시작
- 현재는 수술 시행 환자의 lymph node status를 분석하여 lymph node 전이가 거의 없는 병소의 특성을 요약한 것이 EMR의 적응증으로 확립됨
- 병소의 위치나 모양, 환자의 특성 등에 따라서 EMR의 적응증에 해당하더라도 수술을 선택하는 것이 합리적인 경우도 많으며, 반면 전통적인 적응증을 다소 초과하더라도 EMR을 try해 볼 수도 있으나 이는 아직까지 조심스러운 상태(확대 적응증)
- 고령의 환자이거나 타 질환으로 인하여 전신 상태에 문제가 있는 경우는 수술에 따른 위험성을 고려하여 조심스럽게 EMR을 시도해 볼 수 있음
- 수술이 필요한 합병증이 발생할 수 있으므로, 수술의 definite한 contraindication인 환자는 EMR의 definite한 contraindication으로 생각해야 함

3) EMR-P and ESD
   둘 다 EMR의 일종으로 EMR-P (EMR with precutting)와 ESD (endoscopic submucosal dissection)를 주로 사용하고 있다.
- EMR-P: needle knife나 IT knife 등을 이용하여 병소 주변을 360도 cutting한 후, snare를 이용하여 병소 하단의 점막하조직을 절제한다.
- ESD: EMR-P와 마찬가지로 병소 주변을 360도 cutting한 후, snare를 이용하지 않고 needle knife나 IT knife를 이용하여 점막하 조직을 직접 dissection하는 방법으로 EMR-P에 비하여 큰 병소를 en bloc resection할 수 있다는 장점이 있으나, 시간이 오래 걸리고 합병증 발생률이 높다는 단점이 있다.

   최근 국내에서는 EMR와 ESD를 서로 다른 시술법으로 간주하는 경향이다. ESD가 기존의 conventional EMR에 비하여 난이도가 높고, 시술시간이 길고, 보조 인력이 많이 필요하며, 기구와 장비가 상당부분 다르기 때문이다. 이를 통칭하여 endoscopic resection (ER)으로 부르기도 한다. (ER=EMR+ESD)

4) 내시경 치료의 적응증

① 조기위암의 내시경 치료의 적응증
   가. Confined to the mucosal layer
      이 항목은 다소 주관적인 기준이다. 내시경 육안소견을 통하여 M cancer인지 SM (submucosal) cancer인지 정확히 구분하기 어렵기 때문이다. 많은 내시경

경험을 통하여 암의 depth of invasion을 예측하는 능력을 키울 수 밖에 없다. EMR 시술 전에 EUS를 통하여 depth of invasion을 평가하기도 하지만, minute 한 submucosal invasion은 EUS를 통해서 진단하기 어렵기 때문에 EMR 전에 EUS를 시행하는 것은 필수적이지 않다.

나. Well differentiated or moderate differentiated adenocarcinoma

다. Less than 2cm for elevated lesion, less than 1cm for depressed lesion
크기 기준은 다소 유동적으로 점막암이 강력하게 의심되는 경우에는 크기 기준을 다소 초과한다고 하더라도 EMR을 시행하기도 한다.

라. Without ulcer
Ulcer가 있는 경우는 대부분 submucosal invasion이 있기 때문에 ulcer는 EMR의 contraindication으로 간주된다. 그러나 내시경으로 ulcer인지 erosion인지를 정확히 평가하기 어렵다는 한계가 있다.

마. Stomach CT/chest X-ray에서 distant metastasis나 LN involvement가 없을 때

② 선종 with or without high grade dysplasia의 내시경 치료의 적응증
일반적으로 위암의 전구병변으로 간주되는 선종은 모두(크기 및 모양에 제한이 없음) EMR의 적응증으로 간주 → 크기가 큰 선종은 시술 후 위암으로 진단이 바뀌는 경우가 많아 시술 전 설명이 중요

5) 완전절제의 판단기준

① Grossly complete resection, En-bloc resection
(or complete reconstruction in piecemeal resection)

② Mucosal layer에 국한
Muscularis mucosa까지 invasion이 있는 경우는(점막은 epithelial layer, lamina propria, muscularis mucosa의 3층으로 구성되어 있다.) mucosal cancer로 본다. 500 micrometer (=0.5mm) 이하의 submucosal invasion (SM1)에서는 수술을 권하지 않고 경과관찰을 하는 예도 있음

③ Well- or moderately differentiated adenocarcinoma
다른 조건은 모두 complete resection이지만 cell type만 문제인 경우는 경과관찰을 하는 예도 있어 상의 필요

④ Resection margin (−)
Lateral 방향으로 cancer free interval이 2mm 미만인 예에서는 경우에 따라서 추가적인 치료를 하는 예도 있어 상의 필요

⑤ Vascular invasion (−), lymphatic invasion (−)

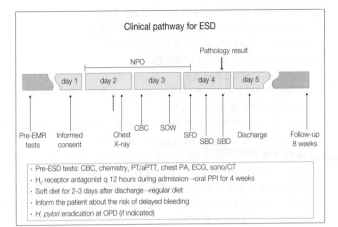

Clinical pathway for ESD

- Pre-ESD tests: CBC, chemistry, PT/aPTT, chest PA, ECG, sono/CT
- H_2 receptor antagonist q 12 hours during admission→oral PPI for 4 weeks
- Soft diet for 2-3 days after discharge→regular diet
- Inform the patient about the risk of delayed bleeding
- H. pylori eradication at OPD (if indicated)

6) EMR의 합병증

① 출혈(4-38%)

- 첫 1-2일에 가장 흔하고 드물게 시술 3-4주 후 발생할 수 있음
- 가능한 빠른 시간내에 내시경 검사 및 치료를 하는 것이 바람직함
- 대부분의 경미한 출현은 내시경치료를 통하여 조절할 수 있으나 출혈양이 많은 경우에는 수술이 필요할 수 있음

② 천공(0-5%)

가. Sign of gastric perforation

- Severe abdominal pain during the EMR procedure
- Prominent abdominal distension immediately after the procedure
- Persistent pain after procedure
- Free air on the chest X-ray after gastric EMR

나. EMR에 의한 천공은 크게 두 가지로 나뉨

- Frank perforation: EMR 시술 중 뚜렷한 perforating hole이 발견되는 경우
  과거에는 수술을 시행하는 것이 원칙이었으나 최근에는 대부분의 환자에서
  endoscopic clip을 이용하여 즉시 내시경적 치료를 시행할 수 있음
- Microperforation: EMR 시술 중 뚜렷한 perforating hole은 없었으나,
  시술 후 찍은 chest X-ray에서 복강내 free air가 관찰되는 경우
  대부분의 환자에서 내시경적 치료가 필요 없으며, 금식, NG tube 및 IV 항생제
  로 치료가 됨

다. EMR의 경험이 축적되면서 perforation의 빈도는 감소함

Frank perforation보다 microperforation의 빈도가 더 높음

내시경으로 치료한 perforation의 치료원칙은 동일함

라. Perforation이 발생한 경우(삼성서울병원)

- 임상강사나 staff에게 즉시 보고
- IV 항생제(보통 ceftriaxone+metronidazole) → 퇴원시에는 ciprofloxacin 보통 투여기간이 총 10일이 되도록 함
- NG tube (16 or 18F): 과거 천공 발견 후 모든 환자에게 삽입하였으나 특별한 문제가 없으면 삽입하지 않음
- NPO: 통상 EMR 시술 후 48-72시간까지 금식하고, 증상의 호전이 있으면 SOW부터 시작함(천공이 없는 EMR 시술 후 보다 1~2일 늦게 diet)
- 통증: 시술 당일이나 다음날 통증이 지속되면 IV demerol을 투여함 복강내 free air가 너무 많아 복부 불편감이 지속되면 복수천자와 비슷한 방법으로 복강내 free air를 제거하기도 함
- 혈액검사: 시술 다음날 CBC에서는 약간의 leukocytosis를 보이기도 하나 1-2일 후에는 대부분 정상화 됨
- 발열: 시술 당일 혹은 다음 날까지 경한 발열을 보이기도 하나 대부분 호전

7) 기타 주의점

- EMR/ESD 후 경과관찰 중 국소재발이나 새로운 위암의 발견으로 수술을 받는 환자가 있음에 대해 환자/보호자 설명 필요(현재까지의 통계 상 확률은 10% 미만)
- 위암 환자에서 대장암의 발견율이 높았다는 연구결과가 있어 향후 대장내시경 검사를 추천(단 검사는 EMR/ESD 4주 이후로 미루는 것이 바람직함)
- EMR/ESD 시술 후 병소가 완전히 호전되기까지는 언제든지 출혈의 위험이 있으며 통상 1달 이후의 지연출혈은 드물지만, 항혈전제를 복용하는 환자에서는 그 이후에도 출혈하는 예가 있으므로 출혈의 증세(혈변, 흑색변, 갑작스런 오한과 기운 없음 등)를 미리 알려주고 출혈 의심 시 즉시 가까운 병원 방문하도록 지도 필요

10. Gastrointestinal bleeding

1) 정의

① 정의

Intraluminal blood loss anywhere from the GI tract

- Overt GI bleeding: fresh or altered blood in emesis or stool
- Occult bleeding: overt bleeding은 없고, 출혈로 인한 증상(lightheadedness,

syncope, dyspnea 등), anemia, stool occult blood(+) 등을 보이는 경우
- Obscure bleeding: GI blood loss of unknown origin
  → persists or recurs after (-) initial endoscopy

② 위치에 따른 분류

Upper (above the ligament of Treitz), lower (below the ligament of Treitz)

③ Signs

- Hematemesis (blood in vomitus, UGIB)
- Hematochezia (bloody stools, LGIB or rapid UGIB)
- Melena (GI tract에 피가 14시간 이상 있었음을 시사, usually UGIB but can any-where above cecum)

위장관 출혈의 병소 감별점

	상부장관	하부장관
출혈양상	토혈 및 흑변	혈변
비위관 세척	혈액	세척액, 담즙
연동운동	항진	정상
BUN/Cr ratio	상승	정상

2) 상부위장관 출혈의 원인

① Peptic ulcers (~50%)
② Mallory-Weiss tears (5~10%)
③ Varices (10%)
④ Hemorrhagic and erosive gastritis/gastropathy (NSAIDs, alcohol, stress etc.)
⑤ Other causes: erosive duodenitis, neoplasms, aortoenteric fistulas, vascular lesions, Dieulafoy's lesion, hemobilia etc

Sources of Bleeding	Proportion of Patients, %
Ulcers	31~67
Varices	6~39
Mallory-Weiss tears	2~8
Gastroduodenal erosions	2~18
Erosive esophagitis	1~13
Neoplasm	2~8
Vascular ectasias	0~6
No source identified	5~14

(Harrison's Principles of Internal Medicine, 20th, 2018)

3) 하부위장관 출혈의 원인

① Small-intestinal bleeding

- 2-9% of LGI bleeding, but is the source of 45-75% of obscure LGI bleeding

- Vascular ectasia, tumor, NSAID-induced erosion/ulcer, Meckel's diverticulum etc.

Common causes		Rare causes
Under age 40 years	Over age 40 years	Henoch-Schoenlein purpura
Inflammatory bowel disease	Angioectasia	Small bowel varices and/or portal hypertensive enteropathy
Dieulafoy's lesions	Dieulafoy's lesions	Amyloidosis
Neoplasia	Neoplasia	Blue rubber bleb nevus syndrome
Meckel's diverticulum	NSAID ulcers	Pseudoxanthoma elasticum
Polyposis syndromes		Osler-Weber-Rendu syndrome
		Kaposi's sarcoma with AIDS
		Plummer-Vinson syndrome
		Ehlers-Danlos syndrome
		Inherited polyposis syndromes (FAP, Peutz-Jeghers)
		Malignant atrophic papulosis
		Hematobilia
		Aorto-enteric fistula
		Hemosuccus entericus

② Colonic bleeding
- Hemorrhoids: second most frequent cause
- Anal fissure
- Diverticula: the commonest case of LGIB abrupt in onset, painless, 간혹 대량 출혈 유발함. 보통 Rt. colon에서 발생
- Vascular ectasia
- Neoplasm
- Colitis
- Less common causes: NSAID-induced ulcer, radiation proctitis, trauma, varices, vasculitis etc.

Benign diseases	Diverticular disease (most commonest cause of LGIB)	
	Anorectal conditions	Hemorrhoids (second most frequent cause of LGIB)
		Anal fissure
		Solitary rectal ulcer
		Rectal prolapse
		Radiation proctopathy
		Trauma
	Vascular lesions	Angioectasias
		Hereditary hemorrhagic telangiectasia
		Dieulafoy's lesion
		Colonic or rectal varices
	Colitis	Inflammatory bowel disease (ulcerative colitis, Crohn's disease)
		Ischemic colitis (second most frequent cause of LGIB)
		Infectious colitis
		Undetermined colitis
	Polyps	Adenomas, hamartomas
	Iatrogenic	Post-endoscopic intervention (polypectomy, EMR, ESD)
		Post-surgical
	Chronic anastomotic ulcer	
Malignant diseases	Colorectal cancer	
	Anal cancer	
	Metastatic/invasive lesions	

4) 임상양상

① UGIB > LGIB: nausea, vomiting, hematemesis, coffee-ground emesis, epigastric pain, vasovagal reactions, syncope, melena

② LGIB > UGIB: diarrhea, tenesmus, or maroon stool

5) 진단적 접근

① 문진

가. Acute or chronic GI bleeding, No. of episodes, most recent episode

나. Hematemesis, vomiting prior to hematemesis, hematochezia, melena, abdominal pain, diarrhea

다. Melena: 보통 100-200ml 이상(최소 50ml 정도)의 출혈이 장내에서 8시간 이상 머물러야 한다. 상부대장에서의 출혈도 검은색을 보일 수 있으나 상부위장관출혈에 의한 melena와 같이 끈적끈적하거나 광택이 나지는 않는다.

※ Occult blood: 통상 지혈된 후 7-10일까지 양성으로 나올 수 있다. 드물게 3주까지도 가능하다.

라. Use of aspirin, NSAIDs, anticoagulants or known coagulopathy

마. Alcohol abuse, cirrhosis, prior GI or aortic surgery

② 이학적 검사

가. Vital signs: tachycardia at 10% volume loss, orthostatic hypotension at 10~20% loss (SBP가 10mmHg 이상 떨어지거나 HR가 15bpm 이상 상승), supine hypotension at > 20% loss, shock at 30% loss

나. Pallor, telangiectasias (alcoholic liver disease or Osler-Weber-Rendu synd.)

다. Sign of chronic liver disease: jaundice, spider angioma, gynecomastia, testicular atrophy, palmar erythema, caput medusae

라. Abdominal exam: localizable tenderness or peritoneal signs

마. Rectal exam: appearance of stools, presence of hemorrhoids or anal fissures

바. Increased peristalsis

③ Laboratory studies

- CBC (Hct may be normal early in acute blood loss before equilibration)
- Coagulation parameters
- Blood group, cross-matching of 2~4 units of blood
- Chemistry profile (including LFT, serum creatinine), electrolyte profile

④ Nasogastric tube

- UGI bleeding의 확인(acitivity, severity, pyloric ring 이하의 출혈은(-)일 수 있음), 내시경의 시야확보
- UGI bleeding이 진단 된 후 내시경을 시행할 환자에서 반드시 필요하진 않음
- NG aspiration에서 fresh blood는 ongoing bleeding으로 응급 내시경이 필요함
- Duodenum에서 bleeding이 발생한 경우에는 NG aspiration에서 음성일 수 있음
- Esophageal varix가 있는 환자에서 NG tube가 bleeding을 조장한다는 증거는 없으나 이 경우 lubricant jelly를 충분히 사용하는 것이 좋음

⑤ Diagnostic studies

가. EGD (potentially therapeutic): 가능한 한 빨리 내시경을 시행한다. 입원 24시간 내에는 78%에서 출혈부위를 확인할 수 있으나 48시간 이상 지연되면 32%에서만 출혈부위를 발견할 수 있다. 위궤양의 경우 조직검사를 하는 것이 원칙이나 bleeding에 대한 우려 때문에 첫 내시경검사에서는 관찰 및 치료만 하고 내시경 추적검사에서 조직검사를 하는 것이 관례이다. 소화성궤양에서는 H. pylori에 대한 검사를 시행하여 양성인 경우 반드시 치료해주어야 한다.

※ Forrest classification (Endoscopic findings, 재출혈 예측)

★Modified Forrest classification for bleeding lesions

Ia: spurting (재출혈: 85%)

Ib: oozing

IIa: visible vessel (재출혈: 43%)

IIb: adherent clot (재출혈: 22%)

IIc: black ulcer base (재출혈: 10%)

III: clean ulcer base (재출혈: 5%)

나. Colonoscopy: Clinically stabilization, bowel purge에 견딜 수 있을 때 시행 R/O UGI bleeding before attempting to localize presumed LGI bleeding

다. Anoscopy (anal fissures/internal hemorrhoid 찾는 데 유용), sigmoidoscopy: 외래, 응급실 setting에서 bleeding의 정도를 빠르게 진단하는데 대개 이후에 bowel preparation이후 colonoscopy가 시행됨

라. Push enteroscopy: EGD, colonoscopy에서 bleeding source가 없을 때 proximal small bowel을 evaluation 할 수 있음

마. Capsule endoscopy: Small bowel bleeding이 의심될 때(Upper gut, colon의 exam 이후) 가장 유용하나, real time review가 불가능하고 exact localization이 어려움

바. Single- and double balloon enteroscopy: overtube가 있는 endoscopy를 이용하여 대부분의 small bowel을 볼 수 있음

사. Tagged RBC scanning: 99mTc-tagged RBC는 circulation에 48시간까지 남아 있고 active bleeding시 extravasation되어 bowel lumen으로 들어감, detects bleeding rates ≥ 0.1~1.0ml/min

아. Arteriography: rapid localization and potential therapy가 가능함, detects bleeding rates ≥ 0.5ml/min potentially therapeutic (intra-arterial vasopressin infusion or embolization)

자. Exploratory laparotomy

6) Management (non-variceal UGI bleeding)
① V/S check, establish access with 2 large-bore (18-gauge or larger) IV lines
② Volume resuscitation with normal saline or Hartmann solution
③ Transfusion: should be used for volume replacement whenever possible (Hct≥25%, cardiac/pulmonary disease의 경우≥35%)
④ Identify and correct coagulopathies
   (FFP to normalize PT, PLT to keep count > 50,000)
⑤ Airway management as needed, O₂

⑥ IV proton pump inhibitor (80mg loading + 8mg/hr)

　고용량 IV PPI의 사용기간은 보험적용기준은 72시간. 중단시점에 diet 시작되었으면 경구 PPI 1일 1회 투여로 변경, 그렇지 못하였으면 PPI 1일 1회 정주.

⑦ Endoscopy for non-variceal upper GI bleeding

- 내시경의 시행 시점: as soon as safely possible (가능한 24시간 이내)
- NG tube를 통한 irrigation을 위하여 내시경을 장시간 delay 시키면 안됨
- 출혈의 원인을 찾고 필요한 경우 내시경적 치료를 하는 것을 목적으로 함
  : Modified Forrest classification Ia, Ib, IIa는 내시경적 치료의 definite한 indication이며 IIb는 상황에 따라 판단함
  : 미만성 상부위장관 출혈, 직경 2mm 이상의 노출혈관의 출혈, 뚜렷한 변형이 동반된 십이지장 구부의 대량출혈 등에서는 내시경적 지혈의 효과가 떨어짐
- Hemoclipping, hemostatic forceps (coagrasper), argon plasma coagulation, heater probe coagulation, injection with hypertonic saline (단독 사용시 효과가 낮음) 등
- 24시간 이내 시행하는 2차 내시경은 임상적으로 재출혈 징후가 있거나 초기 치료의 지혈 효과가 불확실한 경우에 한하여 고려

재출혈의 정의

- Overt fresh bleeding after initial stabilization
- A fall in systolic BP < 100mmHg, tachycardia after initial stabilization
- A fall in Hb of more than 2g/L within 24h

Gastric ulcer bleeding에서 management의 time table

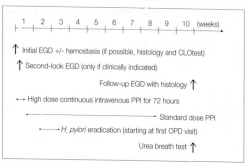

⑧ Surgical intervention

　조기에 외과적 치료를 의뢰하는 적응증은 추정되는 진단에 따라 다르지만 일반

적으로(1) 치명적인 대량의 출혈, (2) 하루 5 단위 이상의 수혈을 요하는 지속적인 출혈, (3) 수혈을 요하는 궤양성 출혈이 2~3회 이상 반복될 때, (4) 궤양의 기저부에 노출혈관이 보이며 내시경적인 치료에도 불구하고 출혈이 계속될 때 등이다. 내과적인 치료에도 불구하고 환자의 상태가 호전되지 않는 경우에 surgery를 고려한다.

※ Algorithm for management of patients presenting with acute LGIB

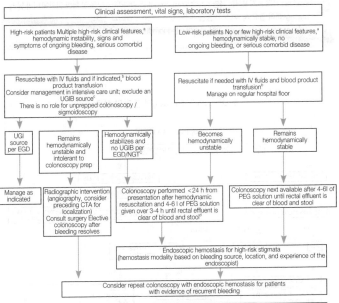

CTA, computed tomographic angiography; DAPT, dual antiplatelet therapy; EGD, esophagogastroduodenoscopy; LGIB, lower gastrointestinal bleeding; NGT, nasogastric tube; PEG, polyethylene glycol; UGIB, upper gastrointestinal bleeding.

2016 ACG clinical guideline: management of patients with acute LGIB

Anticoagulation/antiplatelet therapy중인 환자의 내시경 및 조직검사

- Aspirin 사용 환자에서 내시경, 대장내시경 조직검사는 시행한다.
- 치료내시경, colon polypectomy 등은 warfarin, aspirin을 끊는다.
- Clopidogrel 사용 환자의 경우 thromboembolic risk가 높지 않다면 7~10일 중단 후 procedure를 진행하며, 이 기간 동안 aspirin을(복용하던 사람이라면) 지속하거나 추가하여 복용하는 것을 recommend한다. Thromboembolic risk가 높은 경우라도 가능한 7~10일 간 중단 후 시행을 권고한다.
- Warfarin 사용 환자에서는 해당 physician에 consult를 한다(투약 이유 및 동반 질환에 따라 달리 manage하며 필요 시 warfarin 중단 후 heparinization overlap이 필요).
- 심한 underlying disease를 가진 환자에서는 individualize한다.

※ Obscure GI bleeding의 진단 및 치료

Approach to OGIB

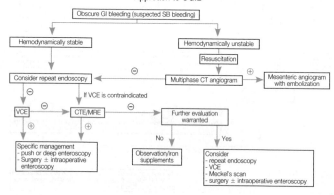

(Am J Gastroenterol 2015;110:1265-1287)

(Am J Gastroenterol 2019;114:591-598)

Ⅱ Lower GI disease

1. Constipation의 진단과 치료

1) 서론

일반적으로 호소하는 증상은 배변시 과도하게 힘을 주어야 하는 것, 대변이 단단한 것, 배변 횟수가 줄어든 것, 배변 후 잔변감 등이다.

* Rome Ⅳ criteria: 6개월 이전에 시작된 증상으로 최근 3개월 동안 증상이 있을 때

① 다음 중 2가지 이상이 있는 경우

　가. 배변시 과도한 힘주기가 전체 배변 횟수의 25%를 초과

　나. 덩어리변이나 단단한 변이 전체 배변 횟수의 25%를 초과

　다. 배변 후 잔변감이 전체 배변 횟수의 25%를 초과

　라. 배변시 항문의 폐쇄나 막혀있는 느낌이 전체 배변 횟수의 25%를 초과

　마. 배변을 돕기 위한 수조작이 필요한 경우가 전체 배변 횟수의 25%를 초과(e.g., 대변을 손가락으로 파기, 골반저를 지지하는 조작)

　바. 1주일에 3회 미만의 배변

② 하제를 사용하지 않는 경우 묽은 변은 거의 없어야 한다

③ 과민성 장증후군의 진단 기준에 부적합하여야 한다

2) 변비의 임상적 분류 및 원인

만성 변비의 유병률은 나이가 들수록 증가하며, 여성의 유병률이 남성보다 높다. 65세 이상의 노인에서 급격히 증가하는 경향이 있으며, 이는 little daily physical activity, inadequate fiber or decreased fluid intake 등의 복합적 원인과 관련이 있다고 한다.

변비는 병태생리학적으로 대부분의 경우 상부위장관의 transition은 정상이며, colon의 disordered transition 혹은 ano-rectum의 malfunction에 기인한다. Neurogastroenterologic disturbance, certain drugs, GI obstruction, 그리고 다양한 전신질환 등과 같은 이차적 원인에 의하는데 다음 표에 정리되어 있다.

Causes of Constipation in Adult

Type of constipation and cause	Examples
Recent onset	
Colonic obstruction	Neoplasm; stricture: ischemic, diverticular, inflammatory
Anal sphincter spasm	Anal fissure, painful hemorrhoids
Medications	
Chronic	
Irritable bowel syndrome	IBS with predominant constipation (IBS-C), IBS with mixed bowel habits (IBS-M)
Medications	Opioids and its derivatives Ca^{2+} blockers, antidepressants
Colonic pseudoobstruction	Ogilvie syndrome, Hirschsprung's, aganglionic megacolon
Disorders of rectal evacuation	Pelvic floor dysfunction; anismus; descending perineum syndrome; rectal mucosal prolapse; rectocele
Endocrinopathies	Hypothyroidism, hypercalcemia
Psychiatric disorders	Depression, eating disorders, anti-psychotic drugs
Neurologic disease	Parkinsonism, spinal cord injury
Generalized muscle disease	Progressive systemic sclerosis

(1) 변비를 일으키는 약제들

Drugs associated with constipation	
Analgesics	특히 opiate
Anticholinergics	항히스타민제 항경련제, phenothiazide 계 약제 항진경제(ex, buscopan) 항우울제 및 항정신성 약제 무스카린 수용체 길항제
Cation-containing agents	Iron supplements 칼슘 또는 알루미늄을 포함하는 제산제 Barium
기타(Neurally active agents)	항고혈압제(Beta blocker, Calcium channel blocker 등) Ganglionic blockers Vinca alkaloids 5HT3 antagonists

3) 특발성 만성 변비(Idiopathic chronic constipation)

: 변비가 진단 될 경우, 반드시 이차적 원인에 대한 감별부터 시행해야 하며, 다른 유발 원인이 없을 경우에 functional constipation으로 진단할 수 있다. 주로 여성에 발생하며, 복통 및 거대결장은 드물다. fiber 혹은 laxatives 복용에도 불구하고 증상 호전이 없는 경우가 종종 있다. (IBD와 constipation은 overlap되기는 하지만 다

른 질병이다.)

특발성 변비는 3가지 기전으로 이해할 수 있으며, 아래 기전이 복합적으로 작용하기도 한다. 기전을 확인하지 못하는 경우도 있다.

① Slow transit constipation
② normal transit constipation
③ Defecation disorder

※ Slow transit constipation
colon에서 delayed stool transition이 발생한다. resting colonic motility는 정상과 유사하나, 식사와 같은 자극에 motor activity 가 나타나지 enteric nerve plexus dysfunction으로 설명한다. myenteric plexus에는 colonic motility를 조정하는 interstitial cells of Cajal 이 있으며 slow transit constipation 환자에서 colon specimens을 분석해본 결과, 이 세포들의 volume이 정상인보다 많이 감소된 경우도 있다.

※ Defecation disorder (배변장애)
배변을 시도시 골반근육과 항문근육이 역설적 수축을 보이거나, 부적절한 이완을 보이는 경우, 부적절한 추진력을 보이는 경우로 구분된다. 과도한 힘주기, 불완전한 배변감이 대표적인 증상이며 배변을 위해 수지 조작이 필요로 하는 경우가 있다. 하지만 증상만으로 배변장애를 진단 할 수는 없고, anorectal manometry와 같은 기능 검사 결과에 따라 진단한다.

4) 진단
Initial evaluation로 반드시 history 및 digital rectal examination (DRE)을 먼저 시행해야하며, laboratory, endoscopic, radiologic, functional evaluation은 selected patients에서 시행을 고려한다.
① 병력
- 변비의 성상과 기간을 물어 일반적 정의에 합당한지 평가
- 약물 복용력
- 다른 복부 증상 동반 여부(복통, 혈변, 설사 등)
- 장 외 증상 동반 여부 확인(다른 전신질환 동반여부 확인 위해)
② 신체검사
- 직장 수지 검사(Digital Rectal Exam)
: 항문 주위의 fissure, hemorrhoids 등의 확인. Gaping or asymmetric anal opening 확인, rectal exam 시 환자가 strain 하게 하여 puborectalis 및 anal

sphincter function 확인. 장 내부 mass 및 폐색 여부 확인.
③ 대장과 직장항문의 구조적 이상에 대한 검사
  - 단순 복부 촬영: significant stool retention 및 megacolon 확인.
  - Colonoscopy / Sigmoidoscopy: 장폐색, 치열, 고립성 직장 궤양 증후군(solitary rectal ulcer syndrome)의 여부, 장흑색증(melanosis coli-anthraquinone 제 하제를 장기간 복용하였을 때 점막이 흑갈색으로 착색)의 여부 조사
  ◎ Indication: 50세 이상, 대장직장암의 가족력, alarm feature(혈변, 철결핍성 빈혈, 체중 감소, 장폐쇄 증상, 설명할 수 없는 최근 새로이 발생한 변비)
④ 대장과 직장항문의 기능적 이상에 대한 검사
  가. 대장의 운동에 대한 검사(colon transit time)
    : 방사선 비투과성 표지자 검사(radiopaque marker study)는 20개의 방사선 비투과성 표지자를 한번 복용한 후 5일째 복부 X선 검사를 시행, 5일 동안 80% 이상 대장을 통과하는 것이 정상인데 대장에 남아있는 경우를 colonic inertia 또는 delayed transit이라 하고 colonic inertia환자 중 통과의 지연이 직장 및 S상결장에 국한된 경우를 anorectal 혹은 hindgut dysfunction이라 한다.
  나. 직장 및 항문의 구조적/기능적 검사
    : 배변 조영술(Defecography)은 150cc의 barium을 환자의 직장에 넣고 난 후, 환자로 하여금 squeeze, cough, bear down 하도록 하면서 촬영한다. 직장을 비우는 능력, 속도, 항문강의 크기, 골반저의 움직임, anorectal angle 측정하고 rectocele, rectal prolapse와 같은 구조적 이상을 알 수 있다.
  다. 항문/직장 기능 검사
    - Anorectal manometry: anal sphincter tone이 과도하게 높은 anal sphincter spasm, rectoanal inhibitory reflex의 소실 등의 진단에 이용된다.
    - Balloon expulsion test: 50~60ml의 물을 넣은 풍선을 직장에 넣은 뒤 배출하게 하는 검사, 정상인은 2~3분내에 배출한다.
  라. 기타 검사: electromyography

5) 일반적 치료
  : 변비가 진단 될 경우, normal or slow colonic transit이 원인인 경우와 defecatory dysfunction이 원인인 경우로 나누어 접근한다. 아래의 일반적 치료는 공통적으로 해당되며, 약물치료는 주로 slow colonic transition에 유효하며, defecatory dysfunction의 경우 약물치료 보다는 행동치료가 우선이다. 두 기전 모두 원인인 경우는 먼저 defecatory dysfunction에 대해 치료 진행 후 재평가한다.
  ① Reassurance
  ② 배변 습관과 생활 방식 교정

③ 고 식이섬유 식사
: 하루 nonstarch polysaccharide를 20~35g 정도를 섭취
④ 수분 섭취

6) 약물 치료
비약물적 요법으로 4주 내지 6주간 치료하였는데도 환자가 계속하여 변비 증상을
호소하면 약물 치료를 시작한다.
- First-line agents - 팽창성 하제
- Second-line agents - 삼투성 하제나 염류성 하제
- Third-line agents - Prucalopride, 자극성 하제

① 팽창성 하제(Bulk laxatives)
: Natural or synthetic polysaccharides or cellulose derivatives로 장내에서 물을 흡
수하고 fecal mass의 크기를 증가시켜 대변을 부드럽게 하고 배변 빈도를 증가시
킨다. 부작용이 적다.

가. Ispaghula (Psyllium)
차전차(Psyllium, 질경이)의 껍질에서 추출한 것으로 수분결합능력이 뛰어나고
대장에서 발효되어 세균수가 증가된다. 경구 투여 시 급성 IgE 매개성 알러지 반
응이 나타나 안면부종, 두드러기, 인후의 갑갑한 느낌, 기침 등이 생길 수 있다.
(아락실도 차전자씨가 주성분이나 자극성 하제인 센나가 포함되어 있으므로 장
기 복용은 피하는 것이 좋다.)

나. Polycarbophil
polyacrylic acid, divinyl glycol, calcium ion으로 합성된 synthetic polymer이다.
대장에서 발효되지 않고 pH 4.0 이상에서 팽창되기 때문에 원위부 소장과 대장
에서 물을 흡수하여 대변양을 증가시킨다.

② 삼투성 하제
: 삼투압 차를 이용하여 장에서 수분 배출을 유도하여, 증상을 완화시킨다. 과도한
사용은 신장 및 심장 기능이 좋지 않은 환자에서 volume or electrolyte imbalance
를 야기할 수 있다. Lactulose와 lactitol은 합성 이당류로 소장에서는 흡수가 되지
않고 대장에서 발효된다. Sorbitol과 mannitol은 hexahydric alcohol의 isomer로
서 소장을 그대로 통과하고 먹은 양과 대장의 통과속도에 의해 전부 혹은 일부 발
효된다.

가. Lactulose
galactose와 fructose의 복합체
15mL를 하루 두 번 복용하고 필요에 따라 줄이는데 만성변비 환자에서는 이 용
량이 부족한 경우가 종종 있다. Lactulose의 효과는 2-3일 정도 지나면 나타나고
어떤 사람들은 초기에는 효과가 좋으나 점점 효과가 없어진다고 하는데 이는 대

장 세균의 변화에 의하는 것 같다. 대장의 가스가 증가하여 복부 팽만과 불편감을 호소하기도 한다. Lactulose는 혈중으로 흡수가 되지 않아 당뇨 환자의 혈당에 거의 영향을 미치지 않는다.

나. Lactitol

Galactose와 sorbitol의 disaccharide derivative로 lactulose와 비슷한 작용으로 효과를 나타낸다. 혈당에는 영향이 없으므로 당뇨 환자에도 투여할 수 있다. 대변 연화 작용을 나타내려면 하루 30-50g을 복용하여야 한다.

다. PEG (polyethylene glycol) 17g의 powder를 8oz의 물에 타서 하루에 1회 용법으로 시작한다. 하루 34g까지 증량할 수 있다. 효과가 좋으면서도 흡수되지 않아 복부 팽만감과 같은 불편감 및 부작용이 적어 최근 사용이 많이 증가하고 있다.

③ 염류성 하제

Magnesium과 sulfate ion, phosphate ion은 장에서 잘 흡수가 되지 않고 삼투 작용에 의해 완화 작용이 있다. 하제로 사용되는 복합체에는 sodium sulfate, sodium phosphate와 magnesium hydroxide, magnesium citrate, magnesium sulfate 등이 있다. 경도의 변비환자에서 magnesium hydroxide를 하루에 1.2-3.6g정도 지속적으로 복용하는 것은 효과적이고 안전하다. 복용이 편리하고 복부 팽만감이 적어 광범위하게 사용되지만, magnesium salt를 과량 복용 시 고마그네슘혈증을 일으킬 수 있고 적당량도 신기능 부전 환자와 아이들에게는 주의하여 투여해야 한다.

④ prucalopride

5HT4 prokinetic agent로 1~4mg/day dose로 Europe and Canada에서 승인되었으며, 미국에서는 승인되지 않았다. 국내에서는 사용 가능하다. 위약군과의 4~12주 trial 비교에서 효과가 증명되었다.

⑤ 자극성 하제

conventional treatment에 반응이 없으면 자극성 하제를 사용해 볼 수 있는데 지속해서 매일 복용하지 않고 필요한 경우 간헐적으로 사용한다. 자극성 하제는 변비 환자들이 가장 많이 남용하는 약제로서 지속해서 장기간 사용하면 수분과 전해질의 손실, 2차성 알도스테론증, 지방변, 하제성 대장(cathartic colon), 단백소실위장염 등과 약제에 대한 의존성을 유발할 수 있으므로 주의를 요한다.

가. Anthranoid compounds

Senna, aloe, cascara, frangula 등이 이에 속한다.

Anthranoid laxative는 장기 복용하면 lipofuscin-like pigment를 형성하여 병리나 내시경적으로 흑색증(melanosis)을 보인다. 이는 병적인 상태는 아니나 만성적으로 하제를 복용하였음을 알려준다. 하제의 남용으로 인해 드물게 저칼륨혈증을 보이기도 하고 논란의 여지는 있지만 대장의 haustration이 소실되고 구조적 손상이 오는 일명 "cathartic colon"이 초래될 수 있다. Anthranoid laxative는 작용이 매우 빨라서 일시적인 변비의 완화에 적합하다. 일주일에 두 번 복용하는 요법이 권장된다.

나. Polyphenolic (diphenylmethane) compound

이에 해당하는 약제에는 phenophthalein, bisacodyl, sodium picosulfate 등이 있다. Bisacodyl과 sodium picosulfate는 대장에 작용하는 기전은 anthranoid laxative와 비슷하다. Bisacodyl은 5mg의 장용제피로 되어 있고 취침 전 5~10mg을 복용한다.

⑥ 관장약과 좌약(Enemas and suppositories)

여러 가지 약제를 직장으로 삽입하여 직장의 팽만이나 화학적 작용으로 수축을 조장시키고 동시에 대변을 부드럽게 만드는 목적으로 시행한다. 관장액이 점막하층을 통해 유출이 되면 직장점막을 손상시킬 수 있다.

가. 주로 팽창에 의한 작용

생리식염수

나. 팽창과 자극에 의한 작용

sodium phosphate

다. 자극성 좌약 또는 관장

Glycerin, Bisacodyl

※ Fecal impaction의 경우

fecal impaction (solid immobile bulk of stool in rectum) 시에는 금기가 아닌 한 반드시 finger enema를 통해 manual fragmentation of stool을 먼저 시행하여 disimpaction을 유도하고, 이 후 stool softner를 이용한 enema 등을 시행한다. 만약 이 과정이 효과적이지 않다면 sigmoidoscopy를 이용하여 손이 닿지 않는 proximal part의 fecal impaction을 평가하고 매복된 분변을 기계적으로 파쇄하고 관장약을 주입하여 매복된 대변의 배출을 유도할 수 있다.

7) 행동 요법

바이오피드백: 가상배변을 통한 골반저 횡문근의 이완과 복압을 상승시키는 훈련과 교육으로 Defecation disorder에서 일차치료이다.

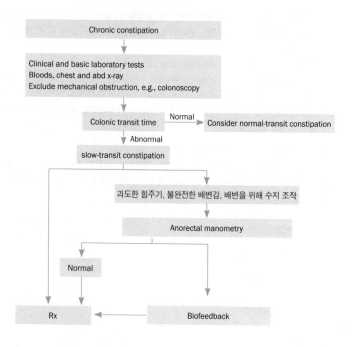

① Subtotal colectomy with ileorectal anastomosis
  : slow transit constipation 환자에서 medical management에 intractable 할 경우 시행 고려할 수 있다.

2. Diarrhea

1) 정의

① 정상 대변 중량: 하루 200g 이하

　정상 배변 횟수: 일주일에 3회~하루 3회

② 설사의 정의: 대변 중량이 하루 200g 이상

　비정상적으로 대변이 묽으면서 배변 횟수가 많은 경우

2) 급성 설사

Acute: 2주 미만

Persistent: 2~4주

Chronic: 4주 이상

① 급성 설사 원인

- 90%: 감염성(vomiting, fever, abdominal pain을 동반)

　※ 급성 감염성 설사의 가장 흔한 원인은 viral pathogen 이며, 중증 설사의 경우(하루 4회 이상, 3일 이상 지속) 가장 흔한 원인은 bacterial pathogen 이다.

- 10%: 약제, 독소, 허혈 등

- 입원환자에서의 급성설사: C. Difficile infection, medication-associated 고려

Drugs That Commonly Cause Diarrhea
Gastrointestinal drugs
Magnesium-containing antacids, Laxatives, Misoprostol
Cardiac drugs
Digitalis, Quinidine, Procainamide, Hydralazine, Beta blockers,
Angiotensin -converting enzyme inhibitors
Diuretics
Antibiotics
Clindamycin, Ampicillin, Cephalosporins, Erythromycin
Chemotherapeutic agents
Hypolipidemic agents
Clofibrate, Gemfibrozil, Lovastatin, Probucol
Neuropsychiatric drugs
Lithium, Fluoxetine (Prozac), Alprazolam (Xanax), Valproic acid, Ethosuximide, L-Dopa
Others
Theophylline, Thyroid hormones, Colchicine

② 급성 설사 환자에 대한 접근

　가. 자세한 병력

　　: 사는 곳, 집단생활 여부, 직업, 여행력, 애완동물, 취미생활, 최근 섭취한 음식,

약물 복용력(특히 최근 항생제 사용력) 등
나. 어떠한 급성 설사 환자에서 검사를 시작할 것인가?
- 고열 등 전신 증상
- 심한 복통이 있는 50세 이상 환자
- 혈성 설사(bloody diarrhea)
- 탈수
- 70세 이상 혹은 면역 저하자
- 48시간 이상 증상의 호전 없이 지속시
- 식중독 환자의 격증, 최근 해외여행, 남성 동성 연애자, 최근 항생제 치료
  ⓐ 대변 잠혈 반응 및 백혈구 검사(occult blood and white blood cells)
    : 주로 중성구(polymorphonuclear leukocytes on Wright's or methy-lene blue stain)를 확인할 수 있으며, 검사의 sensitivity & specificity 는 20~90%로 정확도가 낮으나 대변 세균 배양검사와 함께 시행 시, 세균성 설사 진단에 도움을 얻을 수 있다.
  ⓑ 대변 세균 배양 검사 및 대변 미생물 검사(Bacterial culture and mi-croscopic examination of the stool for ova and parasites)
    : 배양률이 높지 않으며, 입원 후 3일 후에 발생한 diarrhea 에 대해서는 대변 세균 배양 검사가 진단적 가치가 없다.
    일반적으로 Salmonella, Campylobacter, Shigella, Aeromonas, Yersinia 가 동정될 경우 true pathogen으로 해석할 수 있다.
  ⓒ 대변 기생충 검사(stool for ova, and parasite)
    : 기본 검사로 시행하지는 않으나 아래의 경우 시행 고려한다.
    - 지속성 설사, 여행(러시아, 네팔, 산간 지역), AIDS 환자, 동성 간 성교, 혈성 설사
  ⓓ 특수 검사
    : C.difficile (culture and toxin), enterohemorrhagic E. coli, Aeromonas, Cryptosporidium, and Vibrio species
  ⓔ S상결장경 검사 또는 대장경 검사
    : 일반적으로 필요하지 않으나, inflammatory boewl disease와의 감별이 필요하거나, 면역억제 환자에서의 CMV와 같은 기회감염이 의심될 때, 혹은 허혈성 장염이 의심될 때 시행 고려할 수 있다.
*모든 검사를 시행하여도 감염성 설사의 20~40%에서는 원인이 발견되지 않는다.

③ 치료
  가. 일반적 치료
    - 휴식
    - 수액 공급: 가장 핵심적인 치료

정맥 주사: 심한 탈수 환자

경구 전해질 용액(oral sugar-electrolyte solutions)

- 항콜린성 약제 및 마약성 약제(Anticholinergic drugs and opiate derivatives (loperamide))

  : 침습성 원인균(enteroinvasive organism)이 의심되는 경우 장내 세균 번식을 증가시키고 장마비(ileus)를 초래할 수 있으므로 사용하지 않는다.

나. 항생제(사용법은 infectious gastroenteritis 편 참고)

- 논란의 여지가 많으나 일반적으로 권장되지 않는다.
- Shigellosis, traveler's diarrhea, pseudomembranous colitis, cholera, parasitic diseases에서 고려
- 면역이 저하되어 있거나 악성 종양, 심장 질환이나 혈관 질환, 정형외과적 인 공보철물을 가진 환자, 용혈성 빈혈, 연령이 매우 많은 환자들에서는 감염성 설사의 원인에 관계없이 항생제 사용을 고려하여야 한다.
- EHEC (Enterohemorrhagic E.coli)가 진단되었거나 의심되는 환자에서는 hemolytic uremic syndrome의 risk를 증가시킬 수 있어 항생제 사용을 반드시 피한다.

3) 만성 설사

급성 설사와 달리 대부분이 non-infectious이며, 심각한 기저 질환이 있지 않은지 검사가 필요하다. 전체 인구의 약 5%에서 만성 설사가 있는 것으로 추정된다.

① 병태생리학적 분류

- 염증성(inflammatory)
- 삼투성(osmotic, malabsorption)
- 분비성(secretory)
- 운동장애성(intestinal dysmotility)
- Factitious

Major Causes of Chronic Diarrhea According to Predominant
Pathophysiologic Mechanism

Secretory causes	Osmotic causes
Exogenous stimulant laxatives	Osmotic laxatives
Chronic ethanol ingestion	Lactase and other disaccharide deficiencies
Other drugs and toxins	Nonabsorbable carbohydrates
Endogenous laxatives (dihydroxy bile acids)	(sorbitol, lactulose, polyethylene glycol)
Idiopathic secretory diarrhea	
Certain bacterial infections	Steatorrheal causes
Bowel resection, disease, or fistula (absorption)	Intraluminal maldigestion (pancreatic exocrine
Partial bowel obstruction or fecal impaction	insufficiency, bacterial overgrowth, bariatric
Hormone-producing tumors (carcinoid,	surgery, liver disease)
VIPoma, medullary cancer of thyroid,	Mucosal malabsorption (celiac
mastocytosis, gastrinoma, colorectal villous	sprue, Whipple's disease, infections,
adenoma)	abetalipoproteinemia, ischemia)
Addison's disease	Postmucosal obstruction (1° or 2° lymphatic
Congenital electrolyte absorption defects	obstruction)
Inflammatory causes	**Dysmotile causes**
Idiopathic inflammatory bowel disease	Irritable bowel syndrome (including
(Crohn's, chronic ulcerative colitis)	postinfectious IBS)
Lymphocytic and collagenous colitis	Visceral neuromyopathies
Immune-related mucosal disease (1°	Hyperthyroidism
or 2° immunodeficiencies, food allergy,	Drugs (prokinetic agents)
eosinophilic gastroenteritis, graft-vs-host	Postvagotomy
disease)	
Infections (invasive bacteria, viruses, and	**Factitial causes**
parasites, Brainerd diarrhea)	Munchausen
Radiation injury Gastrointestinal malignancies	Eating disorders
	Iatrogenic causes
	Cholecystectomy
	Ileal resection
	Bariatric surgery
	Vagotomy, fundoplication

② 만성 설사 환자에 대한 접근

◎ 병력: volume, character, duration and onset of stool, travel history, weight
loss, fecal incontinence 동반 여부(설사와 혼동 될 수 있음), 공복 혹은 수면 중
설사(분비성 설사를 암시), systemic symptoms 동반 여부(ex, fever, arthritis,
mouth ulcers, eye redness), 모든 약물력, 최근 식사(sorbitol containing prod-
ucts, food allergens)

Physical examination in patients with chronic diarrhea

1. Are there general features to suggest malabsorption or inflammatory bowel disease (IBD) such as anemia, dermatitis herpetiformis, edema, or clubbing?
2. Are there features to suggest underlying autonomic neuropathy or collagen-vascular disease in the pupils, orthostasis, skin, hands, or joints?
3. Is there an abdominal mass or tenderness?
4. Are there any abnormalities of rectal mucosa, rectal defects, or altered anal sphincter functions?
5. Are there any mucocutaneous manifestations of systemic disease such as dermatitis herpetiformis (celiac disease), erythema nodosum (ulcerative colitis), flushing (carcinoid), or oral ulcers for IBD or celiac disease?

※ 만성 설사의 진단에서 가장 중요한 것은 병력과 신체검사이다. 증상과 징후를 통해 먼저 기능적 만성 설사와 기질적 원인을 감별해보자. 임상적으로 가장 흔한 만성 설사의 원인은 Irritable bowel syndrome으로 Rome criteria에 합당한지 먼저 살펴보고, 기질적 원인을 시사하는 증상 및 징후(체중 감소, 혈변, 빈혈, 야간의 설사 및 복통 등)가 동반되어 있는지 반드시 확인하자. 약물에 의한 설사도 놓치기 쉬우므로 반드시 약물 복용력도 확인해보자. 기질적 원인이 의심될 경우 원인 감별을 위해 아래 검사를 진행할 수 있다.

가. 분비성 설사와 삼투성 설사의 감별
: 분비성 설사는 특징적으로 금식에도 불구하고, 밤/낮 구별 없이 하루 1L 이상의 watery diarrhea를 하는 경우 의심할 수 있다. 삼투성 설사는 대부분 osmotic agent 복용여부를 확인할 수 있으며, lactose intolerance or laxative abuse가 원인인 경우가 많다. 아래의 stool osmotic gap을 이용할 수도 있다.
※ Stool osmotic gap: 290~2 (stool Na + stool K)
Osmotic gap > 125 mOsm/kg 일 경우 osmotic diarrhea
Osmotic gap < 50 mOsm./kg 일 경우 secretory diarrhea
만성 설사 시,
- 흡수 장애로 iron, folate, vitamin B12, and vitamin D 감소
- 비타민 K 결핍으로 prothrombin time 연장
- Serum carotene, cholesterol, albumin 감소 가능

나. 대변 검사
- Hemeoccult (대변잠혈), Wright stain (백혈구), Sudan stain (지방), 기생충

다. 대장경검사(colonoscopy)
: 만성 설사의 대부분의 원인은 진단에 endoscopic imaging, colonic biopsy를 필요로 한다.
- 직장과 S상결장의 융모성 선종이나 악성 종양
- 염증성 장질환
- 육안적으로 정상인 경우 조직 검사로 microscopic or collagenous colitis 감별

- Anthraquinone 남용으로 인한 melanosis coli

라. 대변 세균 배양 검사

마. 소장 조직 검사

- 소장 점막 질환

- 대장내시경을 이용하여 T. ileum에서 시행하거나 상부위장관 내시경을 이용하여 십이지장 원위부에서 실시할 수 있다. 최근 풍선보조 소장내시경을 사용하여 원위부 공장과 회장에서도 조직검사가 가능하다.

③ 치료

가. 일반적 치료

ⓐ Psyllium and other hydrophilic agents

- 수분을 흡수하여 대변의 형태를 유지 한다.

ⓑ Opiate antidiarrheal agents: diphenoxylate, loperamide

- 심하지 않은 분비성 설사에서 유용

- 중증 염증성 장질환에서는 독성 거대결장(toxic megacolon)을 일으킬 수 있다.

ⓒ Octreotide

- Somatostatin의 long-acting synthetic analogue

- Short bowel syndrome에서도 유용

ⓓ Proton pump inhibitor (PPI)

- Zollinger-Ellison syndrome에서 유용

ⓔ Ramostron (이리보정)

ⓕ Cholestyramine

- ileal bile salt malabsorption에 의한 diarrhea 때 drug of choice

3. Ischemic diseases of the bowel

1) 허혈성 장질환의 분류

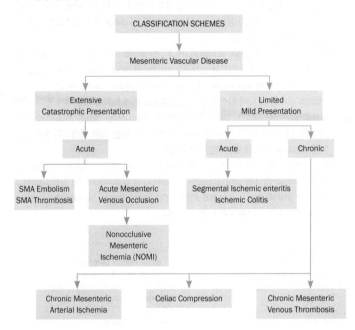

2) ★급성 장간막 허혈(Acute mesenteric ischemia)

① 원인

- SMA embolism (SMAE)은 acute mesenteric ischemia 중 가장 흔하다. 과거에 다른 말초 혈관 색전증이 발생했거나 동시에 발생할 수 있다. Macroemboli는 심방세동이나 large anterior wall infarction에 의해 발생하는 좌심방이나 좌심실의 혈전에 기인하는 경우가 많으며 major branch 기시부에 근접한 원위부에 발생하여 소장과 상행결장을 포함하는 광범위한 장괴사를 일으킨다. Minor emboli는 10-15%를 차지하는데, SMA의 distal branch나 ileocolic artery를 침범하며, atheromatous material이나 vegetations, fibrinaceous debris, carcinoma 등에 의해 발생하게 된다. IMA (inferior mesenteric artery)의 경우, 내경이 작아 embolism에 거의 영향을 받지 않으며, SMA embolism 시 middle jejum이 ischemia에 가장 취약하다.
- SMA thrombosis (SMAT)는 atherosclerosis에 의해 severe stenosis가 있는 부위에 주로 발생한다. (acute on chronic ischemia), 환자는 측부 혈류 발달로 인해 갑

작스런 증상 호소보다는, 20~50%에서 수 주에서 수 개월에 걸친 식후의 복통(ab-dominal angina), 흡수 장애, 체중 감소 등을 경험하며, atherosclerosis에 의해 관상동맥이나 뇌혈관 질환을 지니고 있는 경우가 많다. SMA or celiac axis의 origin을 involve하거나 2개 이상의 major branches를 involve할 경우 갑작스런 심한 증상을 나타나는 경우도 있다.

- Nonocclusive mesenteric ischemia (NOMI)는 acute mesenteric ischemia의 20-30%를 차지하며, 급성 울혈성 심부전, arrhythmia, acute hypovolemia, hypoten-sion, cardio-pulmonary bypass surgery, hemodialysis, sepsis, excessive vaso-pressor use 등에 의해 발생하는 vasoconstriction에 의해서 발생하게 된다. 일반적으로 장은 mesenteric blood flow 감소에 대해 12시간 정도는 ischemic insult 없이 보상할 수 있다. 한편 focal segmental ischemia는 각종 결체조직 질환 등에 의한 vasculitis에 의해 발생하는 경우가 많다.

- Mesenteric venous thrombosis는 흔하지 않은데 60% 이상에서 deep vein thrombosis의 병력을 지니고 있으며, protein C or S deficiency와 같은 hyperco-agulable states, liver cirrhosis에 의한 portal hypertension, pancreatitis나 perito-nitis와 같은 inflammation 등이 원인이 된다.

· Inferior mesenteric artery thrombosis	· Allergy
· Arterial embolus	· Trauma, blunt or penetrating
· Cholesterol emboli	· Ruptured ectopic pregnancy
· Cardiac failure or arrhythmias	· Competitive long-distance running
· Shock	Iatrogenic causes
· Digitalis therapy	· Surgical
· Volvulus	- Aneurysmectomy
· Strangulated hernia	- Aortoiliac reconstruction
· Vasculitis	- Gynecoiliac operations
- Periarteritis nodosa	- Exchange transfusions
- SLE	- Colon bypass
- Rheumatoid arthritis and vasculitis	- Lumbar aortography
- Takayasu's arteritis	- Colectomy with IMA ligation
- Thromboangiitis obliterans	· Medications
· Hematologic disorders	- Estrogens
- Sickle cell disease	- Danazol
- Protein C and S deficiencies	- Vasopressin
- Antithrombin III deticiency	- Gold
· Parasitic infestations	- Psychotropic drugs

② 임상양상

대부분의 급성 장허혈은 50세 이상에서 발생하며, 그 정도나 위치, 양상이 다양한데 비교적 갑자기 발생하는 급성 복통이 75~98%에서 발생한다. 위장관 출혈은 드물게 발생하며(16%), 의식의 혼미(29%)도 발생할 수 있다. 초기에는 심한 복통에도 불구하고 신체검진은 특별한 것이 없어 조기 진단에 어려움을 준다. 또한 높게는 25% 정도에서 복통이 없이 복부 팽만이나 장 출혈이 유일한 증상인 경우도 있으며, 고령에서 많이 발생하는 관계로 진단이 특히 어려운 경우도 있다. 그러나 허혈이 진행하여 장의 괴사가 오게 되면 구역, 구토, 혈변, 토혈, 심한 복부 팽만, 배부통, 발열과 쇼크 등이 나타나게 되고, abdominal tenderness와 rebound tenderness가 저명하게 된다. 그러나 이러한 시기가 되면 적극적인 치료에도 불구하고 사망률도 높으며, 심한 후유증을 남긴다.

- Clinical triad of mesenteric arterial embolism
  : elderly, atrial fibrillation, severe abdominal pain with metabolic acidosis
- Mesenteric vein thrombosis (MVT)의 경우 급성에서는 복통이 1~2주에 걸쳐 발생하여 대부분에서 발열을 동반하고 1/4 정도에서는 septic shock을 보이기도 한다. 아급성에서 복통은 수 주에서 수 개월에 걸쳐 발생하게 되며, 만성 정맥 혈전의 경우에는 복부 증상은 거의 없고 variceal bleeding과 같은 위장관 출혈이 주된 증상이다. Focal segmental ischemia의 증상 역시 비특이적인데, 복통과 설사, 간헐적인 발열과 체중 감소로 Crohn's disease의 증상을 보이거나, 간헐적인 복통과 복부 팽만, 구토와 같은 장 폐쇄에 의한 증상을 나타내기도 한다.
- Nonocclusive mesenteric ischemia (NOMI)의 경우, 전형적인 mesenteric ischemia와는 다르게 다양한 복부 증상으로 나타난다. 대부분 경한 복통, 복부 팽만감, 구역, 구토 등의 증상으로 시작하며, 25%에서는 복통이 없을 수도 있다. 전신 상태가 불량하고 중환자실에서의 진정치료 중인 경우가 많아 초기에는 놓치는 경우 많으며, 장천공, 장괴사 등의 합병증이 발생할 경우 진단이 되는 경우가 많다. 따라서 고령의 환자에서 splanchinc ischemia를 유발할 수 있는 전신 상태가 동반된 경우 의심하는 것이 중요하다.

③ 진단

Acute mesenteric ischemia는 비특이적인 증상과 증후를 보여 조기 진단에 많은 어려움이 있고 이로 인해 높은 사망률을 보이는데, 이를 조기에 발견하는 방법은 위에서 기술된 위험 요소를 가지고 있는 환자에서 발생한 원인을 알 수 없는 복통의 원인 중의 하나로 acute mesenteric ischemia를 염두에 두고, 의심이 될 경우 즉시 angiography를 시행하는 것이다.

가. ↑WBC, ↑Hct (∵hemoconcentration), lactic acidosis, ↑AST/ALP/CK/LDH, ↑amylase

나. Simple abdomen: 장 괴사가 일어나기 전에는 정상인 경우가 많으며, 장 괴사가 일어나면 ileus나 thumbprinting을 관찰할 수도 있다

다. Doppler ultrasound는 portal or SMV thrombosis를 진단하는 데는 도움이 되지만 SMA occlusion을 진단하는 데는 제한점이 많음.

라. CT: 장벽(bowel wall) 의 비후나 동맥 또는 정맥의 혈전을 관찰하여 진단에 도움
을 주기도 하지만 역시 비특이적이거나 제한점이 많으며 pneumatosis intesti-
nalis, portal venous gas 등의 소견은 후기에 나타나는 소견으로 조기 진단을 위
한 의미는 없다.

마. Selective mesenteric angiography or CT angiography
: 진단 modality of choice!

Angiography에서 SMA embolism의 진단은 비교적 쉬우며 , SMA thrombosis
의 경우 SMA stenosis나 focal occlusion이 보이더라도 측부 순환이 잘 발달 되
어 있고 이를 통해 원위부 SMA가 잘 조영된다면 급성 혈전성 폐색보다는 만성
적인 것으로 보는 것이 좋다. 그리고 장 허혈에서 2차적으로 혈관 수축이 잘 발
생하여 nonocclusive mesenteric ischemia와 구별이 어려울 수 있는데, shock
이나 vasopressor를 사용하고 있지 않은 환자에게서 SMA branch의 기시부가
좁아져 있고, intestinal branch들의 irregularity가 관찰되고, vascular arcades
의 spasm이 있고, intramural vessels의 조영이 충분하지 못하면 NOMI를 진단
할 수 있다.

- Typical angiography findings of SMA embolism
  : oval shaped thrombus in noncalcified arterial segement located in middle
  & distal portion of proximal SMA)
- Typical angiography findings of SMA thrombosis
  : thrombus superimposed on a heavily calcified occlusive lesion at the
  ostium of the SMA

④ 치료

Acute mesenteric ischemia가 의심되는 환자는 금식 및 NG tube decompression
을 시행한다. 동시에 urine output을 monitor하며, visceral perfusion을 유지하기
위한 충분한 수액 치료 및 산소 공급을 시작하며, 가능한 한 splanchnic ischemia
를 더 조장할 수 있는 vasopressor 사용은 피한다. 울혈성 심부전, arrhythmia, hy-
potension, hypovolemia 등의 허혈의 원인을 교정하고, 흔히 세균 감염이 동반되
므로 광범위 항생제를 사용하여야 하며, 단순 복부 촬영을 통해 장 천공 등의 뚜렷
한 복통의 원인을 배제하고, 즉시 angiography를 시행하여야 한다. 임상적 소견으
로 수술을 하기로 한 경우에라도 preoperative angiography를 시행하여야 하는데
이는 수술 자체를 돕기 위한 이유도 있으며, 수술을 전후하여 selective intra- arte-
rial papaverine infusion으로 NOMI를 포함하여 장 허혈에 흔히 동반되는 혈관 수축
을 완화시키기 위해서이기도 하다. Papaverine은 1mg/mL의 농도로 30~60mg/hr
의 속도로 지속적으로 정주하게 된다. Papaverine은 수술 후 12~24hr까지 사용하
며 follow up angiography에서 혈관 수축이 없으면 끊을 수 있다. Papaverine에 의
한 부작용으로 저혈압이 있는데, papaverine은 liver로의 single pass로 제거되기 때

문에 이와 같은 부작용은 드물다. 그러나 liver disease 환자에서는 저혈압이 발생하기도 한다. 보다 흔한 저혈압의 원인은 SMA에 위치한 catheter가 빠지는 경우로 papaverine 사용 중에 저혈압이 발생하면 papaverine을 중단하고 단순 복부 촬영으로 catheter의 위치를 확인하여야 한다.

- 대부분의 경우에 angiography로 진단된 acute mesenteric ischemia는 수술적인 치료를 필요로 한다. 수술적 치료는 embolectomy, thrombectomy, arterial by-pass 등을 통해 침범된 장의 perfusion을 재건한 다음에 장의 viability를 평가하여 resection의 범위를 결정한다. 허나 최근 hemodynamic stable하며, 임상적으로 advanced intestinal ischemia의 증거가 없는 환자에 한해 primary endovascular approach가 수술적 치료와 동등하게 효과적이라는 보고가 있다. NOMI의 경우는 peritoneal irritation sign이 없으면 follow up angiography를 하면서 papaverine infusion만으로 치료할 수 있으나 경과관찰 중 장 괴사의 소견이 나타나면 수술을 하여야 한다. minor emboli에 의한 허혈에서는 peritoneal sign이 없어 수술적인 치료가 필요 없는 경우가 많다.

- 첫 수술 후 24~48시간 내 장의 재평가 위해 대부분의 환자들은 2nd look lapa-rotomy 가 필요하며, 약 30%의 환자에서 추가적인 necrotic bowel resection 이 필요하였다. 만약 첫 수술에서 primary closure가 시행된다면, 반드시 주기적인 복압 측정을 통해 abdominal compartment syndrome 발생여부를 확인해야 한다.

- 항응고 요법에 대해서는 합의된 의견이 아직은 없는데, 항응고 요법을 사용하는 경우에도 mesenteric vein thrombosis를 제외하고는 적어도 수술 후 48시간 후에 사용하여 수술 후 출혈에 의한 합병증을 방지하도록 한다.

  → mesenteric vein thrombosis는 급성의 경우 장 괴사의 소견이 없으면 항응고 요법이나 혈전 용해 요법을 사용하여 치료할 수 있다. 수술을 하는 경우에도 수술 후 즉시 항응고 요법을 사용하여야 한다. 무증상의 chronic mesenteric vein thrombosis는 치료가 필요하지 않으나, hypercoagulability가 동반된 경우, 항응고 치료의 이득이 있다고 한다. 하지만 portal hypertension이 의심될 경우 varix bleeding risk 고려하여 항응고 요법여부는 신중히 결정해야 한다.

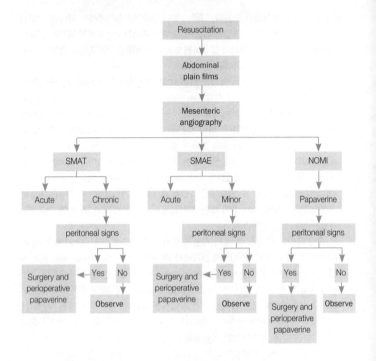

3) 만성 장간막 허혈(Chronic mesenteric ischemia)

: Refers to episodic or constant intestinal hypoperfusion, which usually develops in patients with mesenteric atherosclerotic disease

① 임상양상

만성 장허혈은 "Intestinal angina"라고 언급되며, 전형적으로 흡연, 동맥경화와 연관된 질환이 있는 고령에서 주로 발생한다. 식사 후 한 시간 내에 dull, cramping epigastric pain으로 나타나며, 통증의 위치 및 강도는 다양할 수 있고, 약 2시간 정도 지나면 저절로 호전된다. 이는 식사로 인해 intestinal work of demand가 증가하나 splanchnic blood flow가 충분히 늘어나지 못해 발생한다. 80% 이상의 환자에서 체중감소가 동반되며, nausea, vomiting, early satiety 등의 증상도 동반될 수 있다.

② 진단

임상적으로 의심이 되는 경우, Imaging modality를 통해 high grade stenosis in multiple mesenteric vessels를 규명하는 것이 원칙이며, Angiography가 gold standard diagnostic test이다.

③ 치료

Acute mesenteric ischemia와는 달리 일반적으로 수술보다는 percutaneous trans-luminal angioplasty (PTA) with or without stent insertion 이 선호된다. agioplasty 의 경우 restenosis의 long-term risk는 높은 편이며, 약 15%의 환자에서 restenosis 로 인해 재시술을 받게 되었다는 보고가 있다.

4) 허혈성 장염(Ischemic colitis)

① 임상양상

허혈성 대장염(ischemic colitis)은 고연령층에서 가장 흔한 허혈성 장 질환이다. 허혈성 대장염은 그 심한 정도에 따라 gangrenous와 non-gangrenous ischemic colitis로 나누는데 non-gangrenous type이 전체의 80 - 85%를 차지한다. 이는 다시 transient reversible type와 chronic irreversible type으로 나누는데 transient re-versible type이 전체 허혈성 대장염 중 50%를 차지한다. 후자는 다시 chronic seg-mental colitis와 stricture로 나누는데 segmental type이 전체 허혈성 대장염 중에서 20~25%를 stricture는 10~15%를 차지한다. 이외에 colon의 거의 전장을 침범하는 universal fulminant colitis type도 있는데, 이 경우는 병의 진행이 빠르고, peritonitis 를 시사하는 소견이 흔하여 수술적인 치료가 요구된다.

가. 전형적인 임상상

비교적 갑작스런 혈변과 cramping nature의 심하지 않은 좌하복부 복통, fecal urgency (혈변양은 많지 않아 수혈이 필요한 정도는 아님)

동시에 경도 내지 중등도의 tenderness

→ Segmental ulcerating colitis에서는 asymptomatic or recurrent fever & sep-sis or recurrent hematochezia or persistent diarrhea with protein-losing colonopathy 등의 형태로 허혈성 염증과 궤양이 지속되어 inflammatory bowel disease로 오인되기도 한다. 이 경우 steroid를 사용하게 되면 증상이 더 악화되어 장 천공이 발생할 수도 있다.

→ 허혈성 장염의 typical clinical presentation

: Hyperactive phase with hematochezia → paralytic phase → shock phase

나. 침범 범위

허혈성 대장염은 대장의 어느 곳이든 침범할 수 있으나 sigmoid colon~splenic flexure에 잘 침범된다. 특히 원인에 따라서는 침범되는 부위가 특징적인 경우 가 있는데 systemic low-flow state에 의해 발생하는 경우는 right colon의 ret-roperitoneal surface를 잘 침범하며 local nonocclusive injury에 의해서는 소위 watershed area로 불리는 splenic flexure나 rectosigmoid junction을 잘 침범한다. 수술 시의 부주의로 IMA ligation을 했을 경우는 sigmoid colon이 침범되게 된다.

→ 대장은 쉽게 허혈에 빠질 수 있는 여러 가지 조건을 가지고 있는데 먼저 대장은 소장에 비해 공급되는 혈류량이 적으며 소장에 비해 muscular & submucosal layer의 microvascular plexus가 덜 발달되어 있으며 특히 좌측 대장은 덜 발달된 측부 순환을 가지고 있고 vasa recta는 더 길어서 vasospasm에 보다 쉽게 노출된다. 또한 대장은 functional motor activity가 증가되면 오히려 혈류가 감소한다는 실험적인 보고도 있다. 허혈성 대장염은 다양한 원인에 의해서 발생할 수 있으나 대부분의 허혈성 대장염에서는 뚜렷한 원인을 밝히기 어려우며 이러한 "spontaneous" ischemic colitis의 경우 그 원인을 localized nonocclusive mechanism으로 추정하고 있다.

② 진단 (ACG 가이드라인 에 따라 contrast CT로 진단)

허혈성 대장염은 조영증강 CT 소견 (e.g., bowel wall thickening, edema, thumbprinting등) 으로 진단한다. 만일 CT 에서 isolated right-colon ischemia (IRCI) 있고 acute mesenteric ischemia 가 완전히 배제가 안될 시 multiphasic CT angiography 가 도움이 된다. 내시경은 증상 발현 48시간 내 시행하면 확진할 수 있다. 내시경 할 때 천공등을 예방하고 악화를 막기 위해 가능한 공기 주입을 최소화하는 것이 좋다.

③ 치료

대부분의 경우에서 허혈성 대장염은 conservative management로 잘 회복되므로 bowel rest와 IV hydration을 하며 기다리며 실험적인 모델에서 broad- spectrum antibiotics의 사용이 장 손상의 기간과 심도를 줄여준다는 결과가 있어 IV antibiotics를 사용하는 것도 도움이 된다. 그러나 tenderness가 증가하고 rebound tenderness가 나타나며 muscle guarding이 나타나고 발열과 paralytic ileus가 심해지면 장괴사가 발생하는 것을 의미하므로 수술적인 처치가 필요하다. 항응고 치료는 이득이 없다.

4. Infectious gastroenteritis

1) 임상양상

위장관 감염증은 세가지로 구분할 수 있다.

첫째, 설사질환(Diarrheal disease)으로 메스꺼움, 구토, 복통, tenesmus 등을 동반할 수 있으며, 주로 수양성 설사(watery diarrhea)를 보인다.

둘째, 발열이 있으며 육안적으로 대변에 혈액과 점액이 묻어 나오는 발열성-이질성 설사(Febrile dysenteric diarrhea)가 있다.

셋째, 발열이 주증상이며 다양한 전신증상을 동반하는 장열(Enteric fever)이 있다.

하지만 여러 증상들이 서로 동반되어 나타나기 때문에 정확히 구분하기는 어렵다.

① if BT > 37.8℃ → Shigella, C. jejuni, Salmonella, Clostridium difficile, Aeromonas spp. 과 같은 침습성/ 염증성 Norwalk virus 감염 의심

② 구토가 주증상이면 → S. aureus나 Bacillus cereus가 생성한 독소에 의한 식중독이나 바이러스성 위장관염을 의심

③ 대변에 혈액이나 점액이 묻어 나오면서 복통이나 tenesmus를 동반하는 이질 → 침습성인 병원균이나 독소에 의해 대장 점막의 손상을 의미하고, 대체로 Shigella, C. jejuni, Salmonella, Aeromonas, V. parahemolyticus, Y. enterocolitica, EIEC, EHEC (O157:H7), Entameoba hystolytica의 감염을 의심

2) 진단

<u>모든 설사환자에 대해서 원인을 밝히고 치료를 할 필요는 없다.</u> 대체로 중증도나 면역기능의 상태에 따라 달라질 수 있는데 설사의 원인을 밝힐 필요가 있는 경우는 다음과 같다.

Indications of medical evaluation for diarrhea
Profuse watery diarrhea with dehydration
Dysentery; passage of many small volume stools containing blood and mucus
Fever (temperature ≥ 38.5 ℃)
Passage of ≥6 unformed stools/24h or a duration of illness > 48h
Diarrhea with severe abdominal pain in a patient above the age of 50yr
Diarrhea in the elderly (≥70yr of age)
Immunocompromised patients (AIDS, after transplantation, or cancer chemotherapy)

Clinical clue for acute infectious diarrhea
S. aureus, B. cereus: preformed toxin 섭취 후 6시간 이내 증상 발현, 주로 구토
C. perfringens: 감염 후 8-16시간 내 증상 발현
Viral or bacteria (salmonella, campylobacter 등): 감염 후 16시간 이 후 발생
L. monocytogenes: 설사로 시작하여 점차 fever 및 두통, neck stiffness 등의 전신 증상으로 진행

- Shigella spp., C. jejuni, 또는 invasive E. coli 등에 의한 발열을 보이는 이질환자

에서는 말초혈액의 백혈구 증가를 보일 수 있다. 대변의 백혈구의 유무는 원인균의 추정에 아주 중요하다. 대변에 많은 수의 백혈구가 관찰될 때에는 대장에 염증성 병변이 있다는 것을 시사하며, Shigella, Salmonella, C. jejuni, Aeromonas, V. parahemolyticus, Y. enterocolitica, 항생제 복용력이 있는 경우는 C. difficile 등의 원인균을 생각해 볼 수 있다.

- 설사환자에서 원인균을 동정하는 경우는 약 20%에 불과하므로, 모든 환자에서 대변배양검사를 실시할 필요는 없다. 하지만 임상양상에 따라 대변배양검사가 원인균을 밝히는데 필요하다.

- 경험적인 항균제 치료에 반응하지 않고 2주 이상 지속적인 설사를 보일 때는 기생충 감염을 의심하고 대변에서 충란이나 기생충검사를 시행해야 한다. 특히 호발지역으로의 여행, 탁아소에서 아이들을 돌보는 성인, 동성애 남자, 에이즈 환자 등의 경우에는 흔히 기생충에 의한 감염을 의심해 보아야 한다.

- 항생제 사용 후에 발생한 설사라면 C. difficile 독소를 검사해 볼 수 있다. 구토가 주 증상이고, 음식과 관련한 집단발생일 경우는 바이러스 감염을 의심해보고 바이러스 항원검사를 시행해 볼 수 있다. 대변배양검사, 기생충검사, C. difficile 독소검사 등에서 원인균을 찾지 못하고 지속적인 설사를 보일 때, 동성애 남자에서 발생한 지속적인 설사인 경우나 비감염성 설사를 진단하기 위해서는 내시경검사가 도움이 될 수 있다.

3) 치료

① 수분 및 전해질 보충

가벼운 설사는 수분 및 전해질 보충으로 쉽게 치료된다. 콜레라에도 장의 흡수력에는 지장이 없으므로 경구수분 보충이 아주 유용하다. 권장되는 경구수분 보충액의 성분은 정제된 물 1리터에 NaCl 3.5gm, KCl 1.5gm, NaHCO$_3$ 2.5gm, glucose 20gm가 첨가된 것이다.

② 대증요법

장운동억제제를 투여하면 설사의 횟수를 감소시키는 등 증상의 개선에 도움을 줄 수 있다. 일반적으로 가장 많이 사용되는 loperamide는 약 80%에서 설사의 횟수를 감소시키며, 복통을 완화시키는 효과가 있다. 이러한 장운동억제제는 발열을 보이는 이질환자에 투여하면 질환의 경과를 지연시킬 수 있기 때문에 금해야 한다. 특히 출혈성 대장균에 의한 감염에서는 장운동억제제가 용혈성 요독 증후군(hemolytic uremic syndrome) 가능성을 높이고 신경증상의 악화를 가져오는 것으로 알려져 있다.

구토가 주증상인 경우에는 bismuth subsalicylate가 효과적이다. 이는 지사효과뿐만 아니라 항균효과도 갖고 있어 여행자 설사의 예방에 사용할 수 있다.

③ 항생제 치료
  - 항생제 투여는 경험적으로 또는 원인균이 동정이 되었을 때는 치료적인 의미에서 투여한다. 임상적으로 세균에 의한 감염이 의심되거나 대변 도말검사에서 잠혈이나 백혈구가 다수 관찰될 때, 설사가 2주 이상 지속되고 Giardia 감염이 의심될 때, 경험적으로 항생제를 투여한다. 항생제 투여가 도움이 되는 설사질환은 다음 표와 같다.
  - 적절한 항생제 투여는 질환의 경과를 줄이고 빠른 전파를 차단할 수 있기 때문에 Shigella 감염에 의한 설사의 경우에는 모든 환자에서 항생제가 필요하다. Salmonella 감염의 경우에는 선택적으로 항생제를 투여할 수 있다. 발열이나 전신증상이 있거나 이질성 설사를 보이는 경우, 면역기능이 저하되어 있는 경우에는 투여해야 한다. 그러나 가벼운 증상을 동반한 건강한 사람들에서는 균주의 배설을 지연시킨다는 보고가 있다. E. coli O157:H7과 같은 Shigatoxin을 생산하는 균주에 의한 설사에 항생제 사용에 대해서는 논란이 많아 권장되지 않고 있다.

※ Diarrhea in HIV disease
  - Opportunistic agent에 의한 감염을 고려(Cryptosporidium, Microsporidium, CMV, M.avium complex, M.tuberculosis, etc)
  - Veneral infection (syphilis, gonorrhea, chlamydiosis, herpes simplex)에 의한 설사
  - Intestinal lymphoma, Kaposi sarcoma가 원인이 될 수도 있다.
  - Stool lab과 endoscopic biopsy를 고려해야 한다.
  - HAART 치료가 대중화 된 이후에는 C.difficile이 m/c한 균주로 부상하고 있다.

※ Clostridium difficile-associated disease (CDAD)
  - 원인: 거의 모든 항생제가 다 가능(antibiotic-associated colitis, AAC)
    Cephalosporin, ampicillin, clindamycin 등이 흔한 원인
    Vancomycin, metronidazole도 가능
  - 대부분 항생제 치료 시작 4~10일 후에 증상 발생
    (약 25%에서는 원인 항생제의 사용 중단 후에도 발생)
  - Dx.:C.difficile stool culture, C.difficile toxin EIA, C.difficile Ag EIA, colonoscopy or sigmoidoscopy
  - Tx. 2010 IDSA guideline 참고

Clinical definition	Supportive clinical data	Recommended treatment
Iinitial episode, mild or moderate	Leukocytosis with WBC ≤ 15,000 cells/μl or serum creatinine level < 1,5 times the premorbid level	Metronidazole, 500mg 3 times per day by mouth for 10~14days
Initial episode, severe	Leukocytosis with WBC > 15,000 cells/μl or serum creatinine level ≥ 1,5 times the premorbid level	Vancomycin, 125mg 4 times per day by mouth for 10~14days
Initial episode, severe, complicated	Hypotention or shock, ileus, megacolon	Vancomycin, 500mg 4 times per day by mouth or by nasogastric tube, plus metronidazole, 500 mg every 8 hours intravenously. If complete ileus, consider adding rectal instillation of vancomycin
First recurrence		Same as for initial episode
Second recurrence		Vancomycin in a tapered and/or pulsed regimen

Antimicrobial therapy in the adult patient with diarrheal disease

Indication for Antimicrobial therapy	Recommended drug and dosage
Traveler's diarrhea	Norfloxacin 400mg BID, ciprofloxacin 500mg BID, ofloxacin 200~300mg BID. or fleroxacin 400mg QD for 1~3d
Febrile dysenteric diarrhea	Same drug and dose as traveler's diarrhea, drug given for 3~5d
Persistent diarrhea	Metronidazole 250mg QID for 7~10d for healthy host. In the AIDS patient, the drug should be given for at least 14d if an initial clinical response occurs
Agent-specific diarrhea	
Shigellosis	Treat as febrile dysenteric diarrhea (above)
Salmonellosis	No treatment unless toxic and febrile or patient is > 70 yr of age or is immunosuppressed; then treat as traveler's diarrhea for 7~10d
Campylobacteriosis	Erythromycin 250mg QID for 5d
Aeromonas or Plesiomonas diarrhea	Treat as shigellosis
C. difficile colitis	Metronidazole 500mg TID for 10~14d (mild to moderate); vancomycin 125mg QID for 10~14d (severe)
Giardiasis	Metronidazole 250mg QID for 7~10d

Cryptosporidiosis	None or paromomycin 500mg QID for 5~7d, In the AIDS patient, the drug should be given for at least 14d
Intestinal Amoebiasis	Metronidazole 750mg TID for 5d plus diiodohydroxyquin 650mg TID for 20d
Isospora or Cyclospora in HIV+patient	TMP/SMX 160mg/80mgQID for 10d, then 160mg/80mg three times a week indefinitely
Microsporidiosis in HIV+patient	No therapy proven to be effective, metronidazole 500mg TID, albendazole or atovaquone may be tried

5. Inflammatory bowel diseases

1) 정의와 개요

- 염증성 장질환이란 원인 불명으로 장에 염증이 발생하는 질환으로 궤양성 대장염과 크론병이 대표적인 질환이다. 염증성 장질환은 임상적, 내시경적, 조직학적 소견을 종합하여 진단하며 어느 한 가지 소견으로 정확히 진단할 수는 없다. 또한 일부 환자들은 궤양성 대장염과 크론병의 어느 한가지로 분류할 수 없는 경우도 있다.
- 궤양성 대장염은 점막과 점막하층만을 침범하며 직장에서부터 연속적으로 대장을 침범하며 대장전절제술로 완치할 수 있는 질환이다. 크론병은 위장관 어느 부분이나 침범할 수 있으며 점막에서부터 장막까지 침범하고 수술로 완치할 수 없다.

2) 역학

	Ulcerative Colitis	Crohn's Disease
Incidence	65.7/100,000	36.9/100,000
Age of onset	15~30 & 60~80	15~30 & 60~80
Male: female ratio	1:1~1:1.3	1.1~1.8:1
Smoking	May prevent disease	May cause disease
Oral contraceptives	No increased risk	Odds ratio 1.4
Appendectomy	Protective	Not protective
Monozygotic twins	6% concordance	58% concordance
Dizygotic twins	0% concordance	4% concordance

* Incidence : 2010년 통계청 인구주택총조사 자료에 기초하여 성,연령 표준화, 2019년

3) 병리학적 소견

① Ulcerative colitis

　가. 궤양성 대장염은 직장부터 시작하여 연속적으로 근위부 대장으로 진행하여 대장 <u>전체 점막을 침범하는 질환이다.</u>

　나. 약 40~50%의 환자들은 직장이나 S상결장에 국한, 30~40%는 S상결장을 넘어 침범(Left side colitis), 20%는 전 대장을 침범(extensive colitis)하며 이들 중 일부는 말단회장을 침범하기도 한다(backwash ileitis).

　다. 병변은 건너뛰지 않고 <u>연속적으로 진행하는 것이 특징</u>인데 일부 육안적으로 건너뛰어 보이는 부위도 조직 생검을 하면 염증 소견을 관찰할 수 있다. 염증이 심하지 않은 경우 erythematous change나 fine granular의 모양을 보이며 염증이 심해지면서 hemorrhagic, edematous change를 보이며 궤양이 관찰된다.

　라. 질환이 오래 되면 상피세포의 재생 결과로 생기는 염증성 용종(inflammatory polyps, pseudopolyps)이 관찰된다. 질병이 관해에 이르면 점막이 정상으로 보일 수도 있지만 위축성 변화를 보이거나 전체 대장이 좁아지고 단축되는 모양을 보이기도 한다. 염증이 전격성으로 오면 독성 거대결장(toxic megacolon)이 발생하는데 장벽이 매우 얇아지면서 천공이 되기도 한다.

　마. <u>현미경적 소견</u>: 내시경 소견이나 임상 경과와 비교적 잘 일치한다. 염증 소견은 전격성(fulminant)을 제외하고는 점막이나 점막하층의 표층부에만 국한된다.

　바. <u>만성을 시사하는 소견</u>: distortion of crypt architecture와 basal plasma cells and multiple basal lymphoid aggregates이다.

　사. 분류(classification)

Montreal classification for Ulcerative Colitis

Age at diagnosis (A)

A1	16 years or younger
A2	17-40 years
A3	Over 40 years

Location (L)		Upper GI modifier (L4)	
L1	Terminal ileum	L1 + L4	Terminal ileum + Upper GI
L2	Colon	L2+ L4	Colon + Upper GI
L3	Ileocolon	L3 + L4	Ileocolon + Upper GI
L4	Upper GI	-	-

Behaviour (B)		Perianal disease modifier (p)	
B1*	Nonstricturing, nonpenetrating	B1p	Nonstricturing, nonpenetrating + perianal
B2	Stricturing	B2p	Stricturing + perianal
B3	Penetrating	B3p	Penetrating + perianal

*B1 category should be considered 'interim' until a prespecified time has elapsed from the time of diagnosis. Such a time period may vary from study to study (eg, 5-10 years is suggested) but should be defined in order for B1 behaviour to be considered 'definitive'. GI Gastrointestinal

The three subgroups of UC defined by extent are:
1. Ulcerative proctitis (E1): involvement limited to the rectum (ie, proximal extent of inflammation is distal to the rectosigmoid junction).
2. Left-sided UC (E2) (also known as distal UC): involvement limited to the portion of the colorectum distal to the splenic flexure.
3. Extensive UC (E3) (also known as pancolitis): involvement extents proximal to the splenic flexure.

② Crohn's disease
  가. 크론병은 입에서부터 항문까지 위장관의 어느 부분이라도 침범할 수 있다. 30~40%의 환자들은 소장만을 침범, 40~55% 환자들은 소장과 대장을 모두 침범, 15-25% 환자들은 대장만을 침범한다. 소장 중 특히 말단 회장이 잘 침범된다.
  나. 크론병은 분절성으로 침범하고 침범된 부위 사이에 정상 부위(skipped area)가 있다.
  다. 크론병의 40-50%에서 항문주위 누공이나 치열, 농양이 있으며 항문 협착이 있는 경우도 적지 않다.

라. 크론병은 작은 aphthous ulcer가 종축으로 배열되는 형태가 관찰되고 염증이
    진행하면서 종적으로 융합하여 longitudinal ulcer가 형성되고 여러 longitudinal
    ulcer가 교차되면서 크론병에 특징적인 'cobblestone'appearance를 형성한다.
    궤양성 대장염에서와 같이 pseudopolyp도 관찰된다.

마. 현미경적 소견: 초기 소견은 aphthoid ulcerations과 focal crypt abscess이며
    macrophage가 응집되면서 점막에서부터 장막에 이르기까지 전층에 걸쳐 비건
    락성 육아종(noncaseating granuloma)이 형성된다.

사. 분류(classification)

Montreal classification for Crohn's disease

Age at diagnosis	A1 below 16 year
	A2 between 17 and 40 year
	A3 above 40 year
Location	L1 ileal
	L2 colonic
	L3 ileocolonic
	L4 isolated upper disease *
Behavior	B1 non-stricturing, non-penetrating
	B2 stricturing
	B3 penetrating
	P perianal disease modifier†

*L4 is a modifier that can be added to L1–L3 when concomitant upper gastrointestinal disease is
present.

† "p" is added to B1–B3 when concomitant perianal disease is present.

4) 임상양상 및 진단

① Ulcerative colitis

가. 증상 및 증후

궤양성 대장염의 특징적인 증상은 설사로 대부분 혈변이 동반된다. 직장에서부터
시작되는 염증성 질환이기 때문에 긴급배변(urgency)과 후중(tenesmus)이 동반
되고, 변실금(fecal incontinence)이 나타날 수 있다. 복통, 직장통 등이 동반되기
도 하고 전신적인 증상으로서 식욕부진, 오심, 구토, 피로감, 체중감소, 발열 등을
나타내기도 한다. 환자의 일부는 처음부터 심한 혈성 설사를 보이는 전격성 대장
염(fulminant colitis)으로의 경과를 취하기도 하지만 대부분은 수 주에 걸쳐 피가
섞이지 않은 설사로 시작하여 혈성 설사로 이행하는 경과를 취한다. 궤양성 대장
염도 재발과 관해를 반복하는 경우가 많으며 장관내 합병증으로 독성 거대결장,
천공, 협착, 대량출혈 등이 있다. 신체검사에서 침범된 부위에 압통이 있을 수 있
고 직장 수지 검사에서도 압통이 있으며 피가 묻어 나오는 것을 관찰할 수 있다.

※ Truelove & Witt's of severity of ulcerative colitis

	Mild	Moderate	Severe
Bowel movements	< 4 per day	4-6 per day	> 6 per day
Blood in stool	Small	Moderate	Severe
Fever	None	< 37.5℃ mean	> 37.5℃ mean
Tachycardia	None	< 90 mean pulse	> 90 mean pulse
Anemia	Mild	> 75%	≤ 75%
ESR	< 30 mm		> 30 mm
Endoscopic appearance	Erythema · decreased vascular pattern, · fine granularity	Marked erythema · coarse granularity, · absent vascular markings, · contact bleeding, · no ulcerations	Spontaneous · bleeding, · ulcerations

※ Mayo scoring system은 최근에 severity 평가에 많이 사용

나. 검사실 소견
  ⓐ CBC에서 빈혈이 자주 관찰되는데 빈혈은 대개는 철 결핍성(IDA)이지만 만성 염증에 의한 빈혈(ACD) 도 가능하다.
  ⓑ 염증의 정도를 반영하는 지표: ESR, CRP
  ⓒ ALP, GGT 상승소견은 primary sclerosing colitis 동반 가능성을 반영

다. 방사선 소견

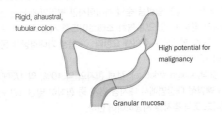

Rigid, ahaustral, tubular colon

High potential for malignancy

Granular mucosa

라. 진단
  : 궤양성 대장염의 진단은 4주 이상 지속되는 증상(설사, 혈변)과 active inflammation의 내시경 증거 및 조직병리검사를 근거로 한다.
  ※ 대장내시경 / S자결장경(Sigmoidoscopy)
    : 궤양성 대장염의 내시경적 소견은 비특이적이나, 질병의 범위와 중증도를 평

가하는데 이용된다. 조직검사는 장염의 원인 감별 및 만성 염증의 확인을 위해 진단에 필수적이다. 임상적으로 중한 환자의 경우 toxic megacolon의 위험도가 높아 대장내시경은 상대적 금기이다.

궤양성 대장염의 조직학적 중증도
0 No polymorphs
1 Small number of polymorphs in the lamina propria with minimal infiltration of the crypts
2 Prominent polymorphs in the lamina propria with infiltration of > 50% crypts
3 Florid polymorph infiltrate with crypt abscesses
4 Florid acute inflammation with ulceration

(SC Truelove, WR Richards: Biopsy studies in ulcerative colitis, BMJ 1956;1:1315)

마. 합병증
 ⓐ Severe bleeding: 3% 정도의 환자에서 대량 출혈이 발생하지만 보통 약물 치료로 호전이 된다. 그러나 24-48시간 이내에 6-8 unit 이상의 수혈이 필요하면 대장절제술을 시행하여야 한다.
 ⓑ Fulminant colitis: 하루 10회 이상, 지속적인 혈변, 복통 및 팽만, 전신증상을 동반할 수 있으며, 이 경우 아래의 toxic megacolon의 발생 risk가 증가한다.
 ⓒ Toxic megacolon: Colon의 직경이 6cm 이상 늘어나거나 Cecum의 직경이 9cm 이상 늘어나며, 전신 증상을 동반한 경우로 정의한다. 장의 염증 반응이 mucosa를 넘어 muscle layer 까지 침범했음을 의미한다.
  → 전해질 이상이나 narcotics에 의해서도 발생할 수도 있음.
  → 약 50%에서 내과적 치료로 호전이 되지만 그렇지 않다면 응급 수술 요함.
 ⓓ 천공: 가장 위험한 합병증 중의 하나이지만 복막염에 의한 신체검사 소견이 나타나지 않을 수 있으며 특히 스테로이드를 사용하는 경우 복막염 소견이 감추어질 수 있으므로 주의를 요한다. → 독성 거대결장에 동반된 천공은 사망률이 15%에 이름
 ⓔ 양성 협착(benign stricture): 전체 환자의 약 10%, 약 1/3에서 직장에서 발생 → 궤양성 대장염에서 내시경 검사 중 협착이 발견되면 반드시 대장암을 의심하고 조직 검사를 시행하여야 한다.
 ⓕ 궤양성 대장염에서 종종 anal fissures, perianal abscesses, hemorrhoids 등이 동반될 수 있지만 항문주위병변이 심하면 크론병을 의심해 보아야 한다.
 ⓖ 대장직장암: 궤양성 대장염 환자에서 발생 위험이 높으며, 특히 병변의 정도가 심할수록, 질병 이환 기간이 길수록 위험도가 더 증가한다.
② Crohn's disease
 가. 증상 및 증후

매우 다양

가장 흔한 증상은 만성적이고 반복적인 우하복부 동통과 설사이다. 때로는 급성 충수돌기염으로 오인되기도 한다. 동통은 주로 colicky하며 배변으로 완화될 수 있다. 미열이 있을 수 있으며 고열은 복강 내 농양을 시사한다. 약 10-20% 가량의 체중 감소가 있을 수 있는데 이는 식욕 감퇴, 설사, 통증으로 인한 식사에 대한 두려움 등이 원인이다. 염증성 종괴가 만져질 수 있고 종괴가 요관이나 방광을 침범하여 배뇨통이나 발열이 나타날 수 있다. 장관 폐색증상은 초기에는 부종이나 경련으로 인해 간헐적으로 증상이 나타나며 식후 통증이 심해진다. 시간이 지남에 따라 염증이 섬유화가 진행되고 협착이 심해진다. 여기에 염증이나 경련, 또는 소화되지 않은 음식물이 막게 되면 급성으로 증상이 심해질 수 있다. 회맹부의 심한 염증으로 장벽이 얇아지면서 미세 천공(microperforation)이 발생하고 인접한 장이나 피부, 방광, 질, 장간막내의 농양과 연결되는 누공이 형성될 수 있다.

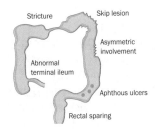

@ 공장 및 회장의 점막을 광범위하게 침범하게 되 면 흡수 장애 및 지방변이 발생할 수 있고 단백질이 누출되어 영양 결핍이 발생 할 수 있다. → hypoalbuminemia, hypocalcemia, hypomagnesemia, coagulopathy, hyperoxaluria with nepholithiasis 등이 발생할 수 있고 비타민 D 결핍과 저칼슘혈증, 지속적인 glucocorticoid의 사용으로 척추 골절이 발생할 수 있다. Niacin 결핍으로 pellagra가, 비타민 B12의 결핍으로 megaloblastic anemia가 발생할 수도 → 설사는 활동성 질환의 특징적인 증 상인데 폐색이나 누공으로 인한 세균 과증식(bacterial overgrowth), 회장말 단부의 염증이나 수술적 절제로 인한 담즙 흡수 장애, 장염증으로 인한 수분 흡수 저하 및 전해질 분비 증가로 발생할 수 있다.

ⓑ 항문주위질환(Perianal Disease): 설사, 복통, 혈변 등의 증상으로 나타난다. 혈변은 궤양성 대장염에서 보다는 드물게 나타난다.

→ 직장 침범이 있는 환자의 약 1/3에서 항문주위질환이 생겨 incontinence, large hemorrhoidal tags, anal strictures, anorectal fistulae, perirectal abscesses 등이 생길 수 있다. 그러나 항문주위누공이 있는 모든 환자에서 내시경 검사 시 염증이 발견되지는 않는다.

크론병의 활성도 CDAI
1. 1주에 설사 횟수×2
2. 1주 동안 복통의 정도(없음=0, 경증=1, 중등증=2, 중증=3)×5
3. 1주 동안 일반적인 전신 안녕감(좋음=0, 평균이하=1, 나쁨=2, 매우 나쁨=3, 극도로 나쁨=4)×7
4. 장관외 합병증 개수 x 20 (관절염/관절통, 홍채염/포도막염, 결절홍반/괴저농피증/아프타구내염, 항문열창/치루/ 농양, 기타 누공/ 최근 1주 동안 발열(> 37.8℃ 이상))
5. 설사로 인해 lomotil 혹은 opiate 복용시×30
6. 복부종괴(없음=0, 의심=2, 확정=5)×10
7. Hematocrit (예측치-측정치) (남: 47-측정치, 여: 42-측정치)×6
8. 체중 미달률 [1-(ideal/observed)] x100×1
Remission (비활동) < 150, Mildly active 150-220, moderately active 220-450, severely active > 450

나. 검사실 소견

: 기본 검사는 궤양성 대장염과 같다.

UC와 CD를 구별하거나 이들 질환의 예후를 예측 할 때 가장 중요한 두가지는 perinuclear antineutrophil cytoplasmic antibody (pANCA)와 anti- Saccharomyces cerevisiae antibodies (ASCA)이다.

- pANCA는 일반인에서는 약 2~3%에서만 발견되지만 UC의 60~70%, CD의 5 to 10%에서 발견되며 궤양성 대장염의 부모자식형제 중 5~15%에서 발견된다. 또한 pANCA는 UC 중에서도 pancolitis, early surgery, pouchitis, primary sclerosing cholangitis 등과 관련이 있으며 CD에서는 대장을 침범한 경우 양성율이 높다. ASCA는 S. cervisiae 세포벽의 mannan에 대한 항체인데 일반인의 약 5%에서 양성이며 CD의 60~70%, UC의 10~15%에서 양성으로 나타난다.

→ pANCA와 ASCA를 동시에 측정하면 유용성을 증가시킬 수 있는데 한 보고에 의하면 pANCA(+)/ASCA(-)이면 궤양성 대장염에 대한 민감도는 57%, 특이도는 97%이고 반대인 경우 크론병에 대한 민감도는 49%, 특이도는 97%라고 한다. 이러한 혈청학적 검사는 다른 검사로 구별이 잘되지 않는 indeterminate colitis에서 도움을 줄 수 있다.

다. 진단 및 내시경/방사선 검사 소견

: 궤양성 대장염과 마찬가지로 진단은 증상으로 토대로 내시경 및 조직병리검사 결과를 근거로 한다.

ⓐ 내시경: CD는 직장침범이 드물고, ileum 병변이 흔하여, S결장내시경보다는 대장내시경이 진단에 유용하다. 아프타성 궤양(aphthous ulcerations), 종주성 궤양(longitudinal ulcerations), cobble-stone appearance, 누공(fistulas), skip lesions 소견을 보인다.

ⓑ 방사선: 점막 주름의 비후, 아프타성 궤양이며 아프타성 궤양이 합쳐져서 longitudinal ulcer가 형성되고 다시 transverse ulcer가 형성되면서 소위 "Cobblestoning"모양을 띄게된다. 병이 진행하면 협착이나 누공, 염증성 종괴, 농양이 관찰될 수도 있다. CT 검사는 농양이나 누공 등을 진단하는데 도움이 될 수 있고 MRI는 ischiorectal abscess와 같은 골반내 병변을 진단하는데 유용하다.

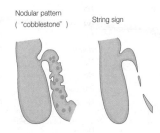

Nodular pattern
("cobblestone")   String sign

라. 합병증

크론병은 장의 전벽을 침범하는 질환이고 여기에 장막에 염증이 생겨 유착되기 때문에 누공은 잘 형성되지만 천공(free perforation)은 드물어 1~2% 정도에서 발생한다. 주로는 회장에서 발생하지만 때로는 공장에서도 발생하며 독성 거대 결장의 합병증으로 발생하기도 한다. 가장 흔한 합병증은 폐색으로 약 40%에서 발생하며 기타 대량 출혈, 흡수 장애, 심한 항문주위질환 등이 동반될 수 있다.

※ IBD patient는 C.difficile colitis의 유병률이 정상인보다 높다. immunosuppressants의 사용으로 인한 CMV superinfection의 유병율도 높음.

→ endoscopy시 의심되는 병변 있으면 CMV, C.difficile 검사도 같이 나갈 것!

Differential clinical, endoscopic, and radiographic features

	Ulcerative Colitis	Crohn's Disease
Clinical		
Gross blood in stool	Yes	Occasionally
Mucus	Yes	Occasionally
Systemic symptoms	Occasionally	Frequently
Pain	Occasionally	Frequently
Abdominal mass	Rarely	Yes
Significant perineal disease	No	Frequently
Fistulas	No	Yes
Small-intestinal obstruction	No	Frequently
Colonic obstruction	Rarely	Frequently
Response to antibiotics	No	Yes
Recurrence after surgery	No	Yes
ANCA-positive	Frequently	Rarely
ASCA-positive	Rarely	Frequently
Endoscopic		
Rectal sparing	Rarely	Frequently
Continuous disease	Yes	Occasionally
"Cobblestoning"	No	Yes
Granuloma on biopsy	No	Occasionally
Radiographic		
Small bowel significantly abnormal	No	Yes
Abnormal terminal ileum	No	Yes
Segmental colitis	No	Yes
Asymmetric colitis	No	Yes
Stricture	Occasionally	Frequently

5) 장외 증상(Extraintestinal manifestation)

염증성 장질환 환자의 약 1/3에서 장 이외의 장기에서 질환이 발생할 수 있으며 항문 주위병변이 있는 환자에서 더 흔하게 나타난다.

① 말초성 관절염(Peripheral arthritis)
- 가장 흔한 장관 외 증상(15~20%)으로 크론병에서 더 많이 관찰됨
- 관절염의 활성도는 장관 증상과 비례
- 다발성, 이동성이나 관절이 파괴되거나 변형되는 경우는 드물며, large joint를 주로 침범한다.
- 치료는 대장염을 치료하면 대개는 같이 호전된다.

② 강직성 척추염(Ankylosing spondylitis)
- IBD 환자의 약 10%에서 발생하며 크론병에서 더 호발

- HLA-B27 양성(50~70%), 남녀 성비=1:1
- 염증성 장질환의 활성도와 무관
- 치료는 비스테로이드성 소염제와 물리치료를 병행

③ 결절성 홍반(Erythema nodosum)
- 직경이 1~5cm의 붉은 색조를 보이는 둥근 결절로 주변 피부보다 융기되어 있고 누르면 통증이 있는 병변으로 정강이에 호발한다.
- 대개 IBD의 activity와 관련이 있고 궤양성 대장염(10%) 보다는 크론병(15%)에서 더 흔하다.
- 주로 젊은 여자에서 잘 나타나고 관절염을 동반하는 수가 많다.
- 통증이 심한 경우 비스테로이드성 소염제를 사용하기도 한다.

④ 괴저성 농피증(Pyoderma gangrenosum)
- 크론병 보다는 궤양성 대장염에서 호발하는데 궤양성 대장염 환자의 1~12%에서 나타난다.
- 통증을 수반하는 작은 농포로 시작하여 수 일내에 여러 개가 합쳐져서 무균성 농양을 형성한 후에 저절로 터져서 궤양을 형성한다.
- 크기는 4~10cm로 다양하며 호발 부위는 정강이, 발등, 몸통 등이며 외상을 받은 부위에도 생기기도 한다.
- 염증성 장질환의 활성도와 관계는 논란의 여지가 있다.
- 치료가 어려운 경우가 종종 있으며 항생제 정주, glucocorticoids 정주, dapsone, purinethinol, thalidomide, or intravenous cyclosporine 등이 필요한 경우가 있다.

⑤ 원발성 경화성 담도염(Primary sclerosing cholangitis; PSC)
- 간내 및 간외 담관의 염증과 섬유화를 특징으로 하는 원발성 경화성 담도염은 궤양성 대장염 환자의 1~5%에서 나타나며 특히 전결장염 환자에서 더 자주 나타난다. 원발성 경화성 담도염 환자의 50~75%는 염증성 장질환을 가지고 있다. 전형적으로 45세 이하의 남자이면서 궤양성 대장염이 장기간 있는 경우에 잘 생긴다. 혈액 검사상 alkaline phosphatase가 상승되어 있으며 aminotransferase도 약간 상승한다. ERCP로 확진을 내릴 수 있고 ERCP상 현저한 변화를 보이는 경우는 종종 2~15년 이내에 간부전으로 진행하며 간이식의 적응이 된다. 약 10%의 환자에서 담도암이 생긴다.
- Ursodeoxycholic acid를 사용하면 alkaline phosphatase나 aminotransferase 수치를 낮출 수 있지만 조직학적 호전은 기대하기 어렵다. 궤양성 대장염에 대한 치료나 대장 절제술도 원발성 경화성 담도염을 예방하거나 경과를 바꾸지 못한다.
- Pericholangitis는 PSC의 아형으로 염증이 small bile duct에만 국한되고 benign course를 취한다.

⑥ 담도암(Cholangiocarcinoma)

궤양성 대장염 환자의 0.4~1.4%에서 나타나며 평균 40세에서 담도암이 생긴다. 예후가 극히 불량하여 진단 후 중앙생존기간이 5개월에 불과하다.

⑦ 포도막염(Uveitis)
- 0.5~3.5%
- 안구통, 눈부심, 두통이나 시력 저하
- HLA-B27과의 연관성이 있다.
- 치료는 아트로핀, 국소적 또는 전신적 스테로이드 사용이다.
- 염증성 장질환의 활성도와 연관성이 분명치 않다.

⑧ 상공막염(Episcleritis)
- 공막 및 결막의 충혈, 소양증 및 작열감
- 염증성 장질환의 3~4%에서 발생하며 크론병에서 더 흔하다.
- 염증성 장질환의 활성도와 비례하고 국소적인 스테로이드를 사용해 볼 수 있다.

⑨ 요로 결석
- 소장을 절제하였거나 ileostomy를 한 경우의 10~20%에서 calcium oxalate stone이 발생한다.
- 흡수 안되어 fatty acid가 calcium과 결합하면서 oxalate는 calcium과 결합하지 못하고 대장에서 흡수되어(염증이 있는 경우 더욱 흡수가 잘됨) hyperoxaluria를 일으킴.

⑩ 혈액/응고장애
- Venous & arterial thromboembolism의 risk가 정상인에 비해 높다.
- Autoimmune hemoltyic anemia (AIHA)이 IBD와 관련이 있다.

★장외 증상과 대장염의 활성도와의 관련성	
Related to activity of colitis	peripheral arthropathy, erythema nodosum, pyoderma gangrenosum
	눈증상: iritis, uveitis, episcleritis, conjunctivitis
	anemia, thromboembolic
	Cx(hypercoagulability)
	Osteoporotic fracture, enterocutaneous fistula
Unrelated to colitis	Central arthritis
	Ankylosing spondylitis
	Sacroiliitis
	PSC
	Psoriasis

6) 치료

: 병변의 위치, 중증도, 치료의 목표에 따라 달라진다.

① 5-ASA

- Sulfasalazine은 sulfapyridine (anti bacterial)과 5-ASA (anti-inflammatory)가 azo 결합으로 붙어서 대장까지 운반된 후 대장에 있는 세균들의 azo reductase에 의해 결합이 분해되어 5-ASA가 방출되어 국소적으로 작용, 효과를 나타낸다. Sulfasalazine은 중등도 이하의 UC나 CD ileocolitis/colitis의 관해를 유도하고 유지하는데 유용하다. 용량을 올리면 효과나 올라가지만 부작용도 늘어난다. Sulfasalazine의 부작용은 sulfapyridine에 의한 headache, anorexia, nausea and vomiting 등이 있는데 이는 용량과 관련이 있으므로 처음 투여 시 점차적으로 용량을 증가시켜 원하는 용량에 이르도록 해야 한다. 또한 용량과는 관련이 없는 rash, fever, hepatitis, agranulocytosis, hypersensitivity pneumonitis, pancreatitis, worsening of colitis, reversible sperm abnormalities 등이 있다. Sulfasalazine은 엽산의 흡수를 방해할 수 있으므로 엽산을 보충하여 주는 것이 좋다.

- Sulfa를 제거하고 원하는 부위로 5-ASA를 공급하기 위한 5-ASA 제제들을 사용하면 부작용을 줄일 수 있다.

- 좌측에 국한된 궤양성 대장염이나 궤양성 직장염의 경우, 좌약이나 관장과 같이 국소적으로 사용할 수 있는 5-ASA가 도움이 된다.

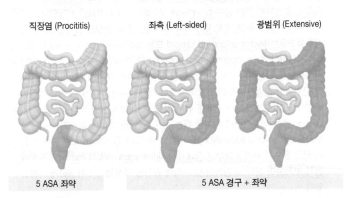

직장염 (Procititis)	좌측 (Left-sided)	광범위 (Extensive)
5 ASA 좌약	5 ASA 경구 + 좌약	

Oral 5-ASA Preparations

Preparation	Formulation	Delivery	Dosing, g/d
Azo-bond			
Sulfasalazine (500mg)	Sulfapyridine-5-ASA	Colon	3-6 (acute) 2-4 (maintenance)
Balsalazide (750mg)	Aminobenzoyl-alanine-5-ASA	Colon	6.75-9
Delayed-release			
Mesalamine (400, 800 mg)(Asacol)	Eudragit S (pH 7)	Distal ileum-colon	2.4-4.8 (acute) 1.6-4.8 (maintenance)
Mesalamine(1.2g)(Lialda)	MMX mesalamine (SPD476)	Ileum-colon	2.4-4.8
Controlled-release			
Mesalamine (250, 500, 1000mg) (Pentasa)	Ethylcellulose microgranules	Stomach-colon	2-4 (acute) 1.5-4 (maintenance)
Delayed and Extended-release			
Mesalamine(0.375g) (Apriso)	Intellicor extended -release mechanism	Ileum-colon	1.5 (maintenance)

② Glucocorticoids

- 중등도 이상의 궤양성 대장염의 대다수 환자는 스테로이드에 반응한다. 5-ASA 치료로 호전되지 않는 경우 prednisone 40-60mg/d로 치료를 시작한다. 아침에 한번 투여하여도 2-3번으로 나누어서 투여하는 것과 동일한 효과를 볼 수 있다. 정주형으로는 hydrocortisone 300mg/d 또는 methylprednisolone 40 to 60mg/d을 사용한다. Adrenocorticotropic hormone (ACTH)도 비슷한 효과를 나타낸다. 국소적으로 사용하는 스테로이드 관장 제재도 좌측 궤양성 대장염에 유용하고 더 근위부를 침범한 경우에도 보조 치료로 사용할 수 있다. 스테로이드 관장이 관해를 유도할 수는 있으나 관해를 유지하는가에 대해서는 아직 입증된 바가 없다. Glucocorticoid는 경구로 투여할 때는 물론, 관장을 하여도 흡수가 되어 전신적 부작용(eg, adrenal supression.)을 나타낼 수 있다. Budesonide는 흡수가 잘 되지 않고 흡수가 되어도 대부분 간에서 대사(first-pass metabolism)되기 때문에 전신적 부작용이 적다. 관장용이 있어 좌측 궤양성 대장염에서 유용하게 사용될 수 있다.
- 스테로이드는 또한 중등도 이상의 크론병에서도 효과적인데 약 60-70%에서 관해에 도달하여 위약군 30%에 비하여 우수한 효과를 나타낸다. Budesonide 경구용 제재는 회장 원위부부터 우측 대장에서 녹아 효과를 나타나기 때문에 9mg/d의 용량으로 이 부분에 국한된 크론병에서 유용하게 사용될 수 있다.
- 스테로이드는 염증성 장질환의 관해를 유지하는데는 효과가 없기 때문에 일단 관

해에 이르면 천천히 감량하는데 대개 일주일에 5mg 이상은 감량하지 않으며 보통 4~5주에 걸쳐 20mg/d까지 감량한다. 부작용으로는 fluid retention, abdominal striae, fat redistribution, hyperglycemia, subcapsular cataracts, osteonecrosis, myopathy, emotional disturbances, withdrawal symptoms 등이 있는데 osteonecrosis를 제외하고는 스테로이드의 용량이나 기간과 관련이 있다.

③ 항생제
  - Active 또는 quiescent 궤양성 대장염에서 아직 항생제의 효과는 없다. 궤양성 대장염 환자에서 colectomy and ileal pouch-anal anastamosis (IPAA) 후 30-50%에서 발생하는 pouchitis에서 metronidazole이나 ciprofloxacin이 효과가 있을 수 있다.
  - Inflammatory, fisulizing, perianal 크론병에서는 metronidazole 이 효과적일 수 있으며 ileal resection 이후 재발하는 것을 막을 수 있다. 하루 metronidazole (15 to 20mg/kg)을 세 번으로 나눠서 투약할 수 있고 몇 달 동안 투약이 가능하다. nausea, metallic taste, disulfiram-like reaction 이 흔한 부작용으로 발생할 수 있으며 오랜기간 투약을 할 경우 peripheral neuropathy 도 가능하다. Ciprofloxacin (500mg bid) 역시 inflammatory, perianal, and fistulizing CD에 유용할 수 있으나 tendinitis나 tendon rupture 가 발생할 수 있다. metronidazole, ciprofloxacin 모두 이러한 부작용으로 짧은 시간 투약할 수 있다.

④ Azathioprine and 6-Mercaptopurine
  - Azathioprine과 6-mercaptopurine (6-MP)는 purine analogues로서 스테로이드에 반응하지 않거나 의존성인 염증성 장질환에서 사용된다. Azathioprine은 빠르게 흡수되어 6-MP로 변화되며 이는 다시 thioinosinic acid로 대사되어 purine ribonucleotide synthesis와 cell proliferation을 억제하며 면역 반응을 억제한다. 효과는 2-3개월이 지나야 나타나는데 Azathioprine (2.0 to 3.0mg/kg per day)이나 6-MP (1.0-1.5mg/kg per day)는 2/3의 환자에서 스테로이드를 줄이거나 끊을 수 있게 되며 관해를 유지하는데 효과적이다. 또한 항문주위병변이나 누공이 동반된 경우에도 효과적이다.
  - Azathioprine이나 6-MP는 비교적 순응도가 높으나 약 3-4%에서 췌장염이 발생하는데 약을 사용하기 시작한 수 주 이내에 주로 발생하고 약을 중지하면 회복된다. 이외에도 nausea, fever, rash, hepatitis 등이 있을 수 있다. Azathioprine과 6-MP의 가장 중요한 부작용은 골수 억제이다. 용량에 비례하고 때로는 나중에 나타날 수 있어 정기적으로 검사를 하여야 한다. 이들 약제를 대사하는 thiopurine methyltransferase가 없거나 활성도가 낮은 환자들은 thioguanine metabolites의 축적으로 독성이 증가할 수 있다. 현재 Azathioprine이나 6-MP를 장기간 복용하였을 때 악성 종양의 발생이 증가하는가에 대한 확실한 증거는 없다.
  - 백혈구감소증 발병위험 예측방법으로 TPMT 또는 NUDT15 mutation을 확인하는

　방법도 현재 쓰이고 있다.

⑤ Methotrexate
  - Methotrexate (MTX)는 dihydrofolate reductase를 억제하여 DNA synthesis를 억제하고 IL-1생산을 감소시켜 항염증 작용을 나타낸다. MTX (25mg per week) IM은 관해를 유도하는데 효과적이고 관해를 유지하기 위해서는 15mg per week의 MTX가 효과적이다. 부작용으로는 leukopenia와 hepatic fibrosis가 있을 수 있어 정기적으로 일반혈액검사와 간기능검사를 시행하여야 한다. 장기간 MTX를 사용하는 경우 간조직검사의 유용성은 아직 확립되어 있지 않으나 총 사용 용량이 1500mg을 넘어서면 고려해 보아야 한다. 또한 드물지만 심각한 hypersensitivity pneumonitis도 발생할 수 있어 MTX는 azathioprine이나 6-MP가 효과가 없거나 부작용으로 사용할 수 없는 경우 사용한다.

⑥ Cyclosporine
  - Cyclosporine (CSA)은 T helper cell에서 IL-2 생성을 억제하고 cytotoxic T cell의 recruitment를 감소시키며 IL-3, IL-4, interferon-α, TNF-β를 억제한다. Azathioprine이나 6-MP보다 작용 시작이 빠르다. CSA는 스테로이드 정주에 반응하지 않는 중증 궤양성 대장염 환자에서 4mg/kg per day IV 로 사용하였을 때 82%에서 호전되어 대장절제를 피할 수 있지만 장기적인 효과는 그렇게 좋지는 못하다. 그러나 환자가 퇴원할 때 azathioprine이나 6-MP를 투여함으로써 관해를 유지할 수 있다. CSA는 신장 기능을 손상시킬 수 있으므로 주의 깊게 관찰하여야 하고 hypertension, gingival hyperplasia, hypertrichosis, paresthesia, tremor, headache, electrolyte abnormalities, seizure (especially if serum cholesterol levels are less than 120mg/dL) 등이 있을 수 있고 면역억제제와 같이 사용할 때 Pneumocystis carinii pneumonia와 같은 기회감염이 발생할 수 있다.

		용량	부작용
Sulfasalazine		3~6g/d (acute) 2~4g/d (유지용량)	HA, A/N/V (∵ sulfapyridine moiety), hypersensitivity, hepatitis, agranulocytosis, hypersensitivity pneumonitis, pancreatitis, worsening of colitis, hemolytic anemia, reversible sperm abnormalities, impair folate absorption (folic acid supplementation 해야 함)
Mesalamine (sulfa-free)	Asacol	2.4-4.8 (acute) 0.8-4.8 (유지용량)	
	Pentasa	1.5-3 (acute) 0.75-3 (유지용량)	
6-MP, azathioprine			Steroid sparing agents, response may be delay up to 1~2 mos, reversible BM suppression, pancreatitis (3~4%), allergic reactions
Methotrexate		25mg IM weekly	Steroid-sparing agent hepatic fibrosis, BM suppression, alopecia, hypersensitivy pneumonitis, allergic reactions, teratogenecity
Infliximab		5mg/kg q 24h 5mg/kg q4~6wks (x3)	· Steroid-refractory Crohn's: 65% response rate. · Crohn's with refractory perianal and enterocutaneous fistulas: 68% response rate (50% ↓ fistula drainage), 50% complete remission rate · Lupus-like syndrome

⑦ 영양 요법(Nutritional Therapies)

음식 중의 항원들은 점막-면역 반응을 자극할 수 있다. 활동성 크론병은 전경장영양요법(total enteral nutrition, TEN)이나 전정맥영양요법(total parenteral nutrition, TPN)으로 장을 쉬게 해주면 호전된다. TPN으로 질병의 관해를 유도할 수 있으며 스테로이드와 비슷한 효과를 보인다. 그러나 TPN은 관해 유지 요법으로는 효과가 없다. TEN은 비슷한 관해율을 보이나 맛이 없다는 단점이 있다. TEN은 장 점막 세포의 성장에 필요한 영양소를 공급할 수 있고 TPN이 가지고 있는 부작용이 없다는 단점이 있다. 궤양성 대장염은 크론병과 달리 TEN이나 TPN으로 효과를 볼 수 없다.

⑧ Anti-tumor necrosis factor alpha (anti-TNF-α) monoclonal antibody

- TNF는 장 염증을 조절하는 가장 중요한 cytokine으로 염증성 장질환에서 그 발현이 증가되어 있다. moderate to severe CD와 UC에서 관해의 유도와 유지에 효과가 있다.

- Infliximab: TNF에 대한 chimeric mouse-human monoclonal antibody로서 혈액

내와 세포 표면에서 TNF의 작용을 차단하고 TNF를 생산하는 macrophages와 T cells을 파괴한다. 다른 기존의 치료에 반응하지 않는 크론병의 65%가 infliximab (5mg/kg) 주사에 반응하고 1/3 정도는 완전 관해에 도달한다. 또한 8주 간격으로 주사하면 약 40%의 환자에서 1년간 관해를 유지하는 데에도 유용하다. 항문주위 누공이나 enterocutaneous fistula에도 효과가 있어 68%가 호전되고 50%는 완전 관해에 도달한다. 치료 효과를 유지하기 위해서는 8주 간격으로 지속적인 주입이 필요하다. 또한 UC에서도 효과가 입증되어 37-49%의 환자가 infliximab에 효과가 있었고 22%에서 30주째 관해 유지가 되었다. Infliximab에 효과가 없거나 tolerable하지 않은 경우 adalimumab, certolizumab pegol, glimumab 등으로 변경하여 사용할 수 있다. 만일 모든 anti-TNF Ab 반응이 없으면 anti-integrin 또는 수술 또는 다른 새로운 치료를 고려한다.

※ Anti-TNF-α antibody의 부작용

Ab to infliximab (ATI)의 발생, malignancy 발생(lymphoma (m/c), leukemia, melanoma, solid organ tumor), infection risk 증가(reactivation of latent Tb, opportunistic fungal infection..), optic neuritis, seizure, CNS demyelinating disorders including multiple sclerosis, 심부전 악화...

Medical management of inflammatory bowel disease.

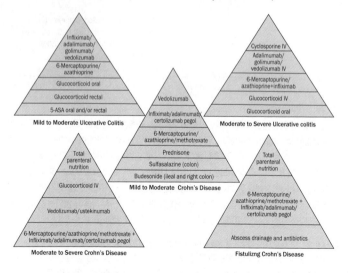

⑨ anti-integrin (anti-adhesion, leukocyte trafficking inhibitor)

anti-TNF Ab 반응 없거나 부작용으로 투여할 수 없는 IBD 환자에 효과적이다.

- Vedolizumab: humanized IgG1 monoclonal Ab to $\alpha 4 \beta 7$ integrin으로 BBB를 넘지 않고 창자에만 선택적으로 작용하여 progressive multifocal leukoencephalopathy (PML) 발생 위험이 없음.

⑩ 기타 biologic agents

- Ustekinumab: IL-12와 IL-23의 공통 subunit인 p40에 대한 monoclonal Ab, CD 에서 효과
- Tofacitinib: JAK (Janus kinase) inhibitor, UC & CD에서 효과

(1) Management of Ulcerative Colitis

Treatment algorithm of active ulcerative colitis.

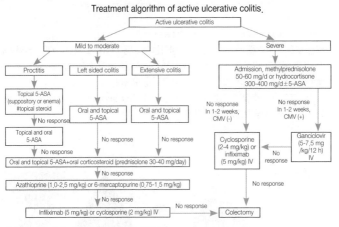

5-ASA, 5-aminosalicylic acid; CMV, cytomegalovirus; IV, intravenous.

Steroid dependent ulcerative colitis

: steroids cannot be tapered to < 10mg/day within 3 months or relapse occurs within 3 months of stopping steroids
· In this case, recommend 6-mercaptopurine or Azathioprine for steroid taper

Steroid refractory ulcerative colitis

: oral prednisolone 40-60mg/day within 30 days or IV prednisolone 40-60mg/day within 7 to 10 days 사용에도 불구하고 의미 있는 clinical response가 없을 경우.
· In this case, should undergo careful reevaluation to rule out underlying infection or alternative diagnosis
· Recommend treatment with cyclosporine or infliximab, or surgery

---

*Ulcerative proctitis: disease limited to the rectum

*Ulcerative proctosigmoiditis: disease limited to the rectum & sigmoid colon

*Left-sided or distal ulcerative colitis: extends beyond the rectum & to splenic flexure

*Extensive colitis: extends proximal to splenic flexure, but sparing the cecum

*Pancolitis: extending proximal to the splenic flexure and involving the cecum}

(2) Management of Crohn's disease

평생 호전과 악화를 반복하고 완치가 불가능하여 증상 위주로 치료하지만 크론병에서 나쁜 예후가 의심되는 환자는 처음부터 좀더 적극적인 치료 (accelerated step-up) 를 진행한다. 재발이 없도록 유지 치료가 중요하다.

* 나쁜 예후를 예측할 수 있는 인자 : 젊은 환자, 소장 침범, 진단 당시 협착, 누공, 항문 주위 병변, 체중감소가 심한 경우, 흡연

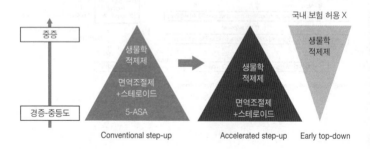

Conventional step-up   Accelerated step-up   Early top-down

Algorithm for the treatment of active Crohn's disease.

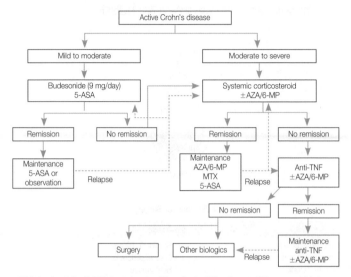

5-ASA, 5-aminosalicylic acid; 6-MP, 6-mercaptopurine; AZA, azathioprine; MTX, methotrexate; TNF, tumor necrosis factor

In specific complication	
Fistula	· Infliximab ±Azathioprine Steroids and 5-ASA have not been successful for inducing fistula closure
Localized peritonitis	· Bowel rest & Broad spectrum antibiotics · Withhold steroids d/t abscess formation or sepsis progression
Abscesses	· Medical management with antibiotics · Percutaneous drainage · Surgery with resection of involved intestinal segments
Small bowel obstruction	· Conservative therapy with a response seen within 24 to 48hrs · IV steroids should be considered in non-responders · Surgery is considered, if indicated

① 수술적 치료

   가. 궤양성 대장염

     - 광범위한 궤양성 대장염(extensive UC) 환자의 약 절반 정도는 10년 내에 수술을 받게 된다. 수술의 적응증은 아래 표와 같으며 morbidity는 선택적 수술 시 약 20%이지만 응급 수술시에는 약 40%에 달한다. 과거 total proctocolectomy with ileostomy가 시행되었지만 최근에는 항문의 기능을 보존하기 위한 ileal pouch-anal anastomosis (IPAA)가 많이 시행된다.

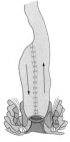

J pouch

Indications for Surgery

Ulcerative Colitis	
Intractable disease	Fulminant disease
Toxic megacolon	Colonic perforation
Massive colonic	Hemorrhage
Colonic obstruction	Extracolonic disease
Colon dysplasia or cancer	Colon cancer prophylaxis

Crohn's Disease	
CD of Small Intestine	
Stricture and obstruction unresponsive to medical therapy	
Massive hemorrhage	
Refractory fistula	
Abscess	
CD of Colon and Rectum	
Perianal disease unresponsive to medical therapy	
Intractable disease	Fulminant disease
Refractory fistula	Colonic obstruction
Cancer prophylaxis	Colon dysplasia or cancer

- 약 5~10%에서는 pouch failure로 영구적인 ileostomy가 필요하게 된다. IPAA 를 시행하면 일부 염증이 있는 직장 점막이 남기 때문에 정기적인 추적 감시 가 필요하다 성공적으로 IPAA가 시행되면 하루 6회 정도의 대변을 보게 되며 ileostomy에 비하여 스포츠나 성생활 등에 대한 만족도가 높아 삶의 질이 양호 하다. 가장 흔한 합병증 중의 하나는 pouchitis로서 약 1/3에서 발생한다. 증상 은 increased stool frequency, watery stools, cramping, urgency, nocturnal leakage of stool, arthralgias, malaise, fever 등이며 항생제나 probiotics로 치료한다.

나. 크론병

- 많은 크론병 환자들은 일생 중에 한번 이상의 수술을 받게 된다. 소장의 크론병의 경우 약 80%, 대장의 크론병의 경우 약 50%에서 수술을 받게 된다고 알려져 있다. 수술의 적응증은 표와 같다. 크론병의 경우 수술로 완치가 되는 것이 아니기 때문에 가능한한 작은 수술을 시행하는 것이 원칙이다. 소장의 경우 협착으로 수술을 하게 되는 경우가 가장 많은데 가능하면 적게 절제하고 협착성형술(strictureplasty)을 시행하는 것도 좋은 방법이다. 대장의 경우 약물 치료에 반응하지 않거나 증상이 매우 심한 경우, 항문주변질환 등으로 수술을 받게 된다. 필요하다면 일시적으로 ileostomy를 시행하는 경우도 있다. 크론병에서 IPAA는 pouch failure의 가능성이 높아 시행하지 않는 것이 바람직하다.

- 심한 항문주변질환이나 rectovaginal fistula를 치료하기 위하여 diverting colostomy를 시행하는 경우도 있는데 다시 문합을 하게 되면 거의 대부분 재발하게 된다. 이런 경우 종종 total proctocolectomy and ileostomy를 시행하기도 한다.

② 염증성 장질환과 대장암(Colon cancer)

- 궤양성 대장염에서 대장암이 합병될 가능성은 침범된 부위와 발병 기간과 관련이 깊다. 전 결장을 침범한 경우 8~10년이 지나면 매년 0.5~1%의 발생 위험성이 증가한다. 선종에서 발생하는 보통의 대장암과 달리 flat dysplasia에서 발생하고 약 12%에서 다발성으로 발생하며 전 대장에 걸쳐 고르게 발생한다. 또한 발생 평균 연령이 30대로 보통의 대장암보다 낮은 연령층에서 발생하고 보통의 대장암보다 mucinous & anaplastic cancer가 흔하고 p53이 조기에 발현된다. 전 대장을 침범한 궤양성 대장염이 경우 8-10년, 좌측 궤양성 대장염의 경우 12-15년이 경과하면 1-2년에 한번씩 정기적인 대장내시경과 조직 검사를 시행하여야 하지만 이러한 선별 검사의 유용성에는 논란의 여지가 있다. 크론병도 대장을 침범한 경우 궤양성 대장염과 비슷하게 대장암의 발생 가능성이 올라가므로 정기적인 검진을 하는 것이 바람직하다. 대장암 발생의 risk factor로는 long duration of disease, extensive disease, colon cancer의 가족력, PSC, colon stricture, 대장내시경상 postinflammatory pseudopolyps의 존재 등이 있다.

- 궤양성 대장염이나 크론병에서 고도의 이형성(high grade dysplasia, HGD)이 발견되면 대장절제술을 시행하여야 하는데 저도의 이형성(low grade dysplasia, LGD)이 발견되었을 때에 대해서는 논란의 여지가 있으나 대부분 바로 수술을 권하고 있다. 용종이 발견된 경우 주변 점막에 이형성이 없다면 내시경으로 제거해 볼 수 있다. 염증성 장질환은 다른 악성 종양의 위험성도 증가하는데 크론병의 경우 non-Hodgkin's lymphoma, leukemia, MDS의 발생이 증가하고 severe, chronic, complicated perianal disease in CD환자에서는 lower rectum과 anal cancer (squamous cell carcinoma)의 위험성이 증가한다. 또한 소장암의 가능성도 증가하지만 매우 드물다.

※ 궤양성 대장염에서 대장 내시경 주기
   증상 발생 8년 후부터 대장 내시경 검사 시행

5년마다	2-3년 마다	1년 마다
- 좌측 대장염 - 경증의 내시경적/ 병리학적 염증만 존재	- 염증성 용종 - 대장암 가족력 (50세 이상) - 광범위 대장염	- 대장 이형성 (선종) - PSC - 대장암 가족력 (50세 미만) - 협착

6. Intestinal tuberculosis (대한소화기학회 가이드 라인 참고)

※ 우리나라에서 가장 흔한 소장 염증성 질환(but, 최근엔 CD가 더 많아졌음)
   폐외 결핵 중 6번째로 흔하며 우리나라에서는 전체 결핵의 4.8%가 장결핵
※ 병태생리
   ① Swallowing infected sputum (m/c)
   ② Hematogenous spread from active pulmonary tuberculosis or miliary tuberculosis
   ③ Ingestion of contaminated milk or food
   ④ Contiguous spread from adjacent organs

1) 임상 소견
   - 특이한 증상이 없다.
   - 가장 흔한 증상: 비특이적 만성 복통(m/c, 80~90%)
   - 그 외 증상: 발열, 식욕 감퇴, 설사, 체중감소, 변비, 출혈, 복수
   - 진행할 경우 장누공이나 장협착 및 이로 인한 장폐쇄도 발생 가능하다.
   - 주로 장년층에서 발생한다.
   - 30%내외에서 폐결핵 등의 장외결핵 동반
   - 호발부위: ileocecal area (terminal ileum) (m/c,73%), A-colon, T-colon, Jejunoileum, S-colon, D-colon 순

2) 진단

Definite diagnosis(1 of 3)
Caseating granuloma on mucosal biopsy
Tissue acid-fast bacilli staining
Tissue culture positie for M.tuberculosis

Probable diagnosis
Clinical & endoscopic improvement after empiric anti-TB treatment with following findings

· Previous TB history, TB patient contact history
· Characteristic colonoscopic findings(4분절 이하의 침범, 횡행궤양, 가성용종 및 궤양 반흔, 열려있는 회맹판..)
· Suspected TB histology
· Tissue TB PCR positive
· Abnormal imaging with features of TB
· Positive tuberculin skin test or interferon-r assay

감별진단

① 장관내에 궤양성 병변이 정상 점막 사이에 띄엄띄엄 분포하는 skip lesions를 보이면 우리나라에서는 결핵성 장염을 강력하게 시사한다.

② Biospy에서 caseating granuloma나 AFB는 검출되는 경우가 많지 않다. (약 20%)

③ 항결핵제 투여 후 빠르면 수일 이내에 주관적인 증상의 호전이 있으면 결핵성 장염일 가능성이 매우 높다. 항결핵제 치료 2개월-3개월 후 추적대장내시경검사에서 내시경에서 관찰되던 궤양이 치유되면 결핵성 장염으로 확진이 가능하다.

④ 내시경: 크론병에서는 longitudinal ulcers, 항문직장 병변, 아프타 궤양, cobble-stone appearance이 특징적이고 장결핵의 특징적 내시경 소견은 4분절 이하의 침범, transverse ulcers, 가성용종 및 궤양 반흔, 열려있는 회맹판 등이다. 궤양의 방향이 주로 longitudinal한 반면 intestinal tuberculosis는 circular한 것이 특징적이다.

⑤ 그 밖에 Behçet's disease (terminal ileum에 호발), lymphoma, amebiasis, peri-appendiceal abscess, colon cancer 등과 감별해야 한다.

3) 치료: standard Tbc regimen

결핵균이 증명되거나 2개월간의 HERZ 경험적 항결핵제 치료에 반응이 있는 경우에는 폐결핵의 치료와 마찬가지로 통산 6개월의 항결핵제 사용을 표준 치료 (2HERZ+4HER)로 한다.

대개 2개월 내에 임상, 내시경 호전을 보이므로 항결핵제 투여 후 2~3개월 째 추적 내시경 검사 시행하는 것이 권장된다. 장결핵 치료에 반응이 없을 경우 먼저 크론병의 가능성을 염두에 두고 재검사, 재평가를 시행해야 하며 그 밖에 1차약제 내성균,

지연반응의 가능성도 생각할 수 있다.

7. Colonic diverticula

1) 대장 게실증(Colonic diverticulosis)

- 대장 게실은 대장 벽 일부가 장막 쪽으로 탈출하여 생긴 작은 주머니 모양의 병변으로, 장의 전벽을 포함하는 진성(true) 혹은 선천성(congenital)게실과, 점막과 점막하조직이 근육층을 뚫고 나가 장막으로만 싸여있는 가성(false) 또는 내압성(pulsion)게실로 나눌 수 있다. 서구에서는 S자결장에서 가장 많이 발생하고 근위부 대장으로 갈수록 줄어든다. 대장 게실은 나이에 따라 증가하여 서구에서는 60세 이상에서 50%이상에서 발견된다. 국내에서 대장 게실은 좌측에 비해 우측에 호발하며 연령이 증가하면서 좌측 대장 게실이 증가하게 된다. 과거에는 식이섬유의 섭취 부족과 장벽의 구조적 이상, 장내압의 변화와 운동이상 등이 게실의 발생기전으로 여겨졌으나, 최근에는 이러한 기전들 외에도 염증의 지속,장내세균의 변화, 장 과민성 및 운동 기능에 관여하는 신경전달물질의 변화도 게실의 발생에 관여할 것으로 보고 있다.

- 대장 게실은 대개 증상이 없으며 대장조영술이나 대장내시경 검사 중 우연히 발견된다.

2) Diverticular disease

게실질환은 무증상의 게실증과 합병증을 동반한 게실증을 포함하는 용어로 증상을 동반한 게실질환은 크게 다음의 4가지로 분류할 수 있다.

① 게실염(Diverticulitis)

② 게실 출혈(Diverticular bleeding)

③ 게실과 연관된 분절성 장염(Segmental colitis associated with diverticulosis, SCAD)

④ Symptomatic uncomplicated diverticular disease (SUDD)

Presentation of diverticular diasease

Uncomplicated diverticular disease - 75%
Abdominal pain
Fever
Leukocytosis
Anorexia/obstipation

Complicated diverticular disease - 25%
Abscess 16%
Perforation 10%
Stricture 5%
Fistula 2%

· Asymptomatic diverticular disease의 치료는 먼저 식이조절(high-fiber diet) 및 금연을 권한다.

(1) 대장 게실염(Colonic diverticulitis)

- 대장 게실에 염증이 발생한 것을 대장 게실염이라고 한다. 이러한 게실염은 게실 내에 소화되지 않은 음식물 찌꺼기나 세균이 남아 fecalith라고 불리는 단단한 종괴를 형성하고 이것이 점막 및 장막으로만 구성되어 있는 대장 게실의 얇은 벽으로의 혈류 공급을 차단하고 대장의 세균이 쉽게 침범할 수 있게 하면서 발생하는 것으로 추정된다. 이러한 염증은 게실 내에 국한되어 있기도 하지만 대장 주위에 농양을 만들거나 범발성 복막염으로 발전하기도 한다. 대부분의 천공은 그 구멍이 작으며 게실이나 그 주변 장막에만 국한된다.
- 약 10-25% (lifetime risk)의 대장 게실 환자에서 게실염이 동반되며, 나이가 들수록 증가한다. 그러나 최근 수십년간 젊은층에서의 게실염의 증가가 두드러져 왔다. 대장 게실염은 여자보다 남자에서 더 흔하고 우측보다 좌측에서 3배 더 많이 발생한다. 이러한 사실은 게실염이 하행결장과 S자결장의 장관 내 높은 압력과 단단한 분변과 관련이 있음을 암시한다. 그러나 이러한 서구에서의 보고와는 달리 국내에서는 대장 게실염도 우측에 더 호발하는 것으로 알려져 있다.

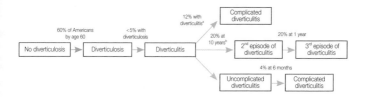

① 임상양상

급성 대장 게실염은 발열, 하복부 통증을 주소로 하며 병이 진행하면 muscle spasm, guarding, rebound tenderness와 같은 복막자극증후(peritoneal irritation sign)가 나타난다. 대개 변비가 동반되고 육안적 혈변은 드물지만 약 25%에서 현미경적 혈변이 관찰된다. 검사실 소견에서는 중성구가 증가하는 소견이 관찰된다. 천공된 부분이 omentum이나 방광, 소장과 같은 주변 기관에 둘러싸여 염증이 전체 복강내로 퍼지는 것이 방지되기도 하지만 때로는 free perforation으로 급성복막염, 패혈증, 쇼크로 이어지기도 하는데 특히 고령의 환자에서 문제가 된다. 염증성 종괴가 다른 기관으로 침범하면서 농양이나 누공이 형성되기도 하고 주변 대장에 심한 염증이 초래되면 대장의 협착이 발생하기도 한다.

② 진단

게실염의 급성기에는 대장조영술이나 내시경 검사는 free perforation을 초래할 수 있으므로 피하고 염증이 가라앉은 후 대장암 등의 감별을 위해 나중에 실시한다. (약 6주 후) 복부 CT가 가장 중요한 검사로서 thickened colonic wall > 4 mm, pericolic fat stranding, pericolic fluid, and small abscesses confined to the colonic wall as well as contrast extravasation, indicating intramural sinus and fistula formation 등의 소견을 확인할 수 있다.

③ 치료

대부분의 급성 게실염 환자들은 금식과 수액 공급, 광범위 항생제로 호전된다. 식이가 불가능하고, 과도한 구토나 복막염증상, 면역저하자 또는 고령의 경우는 입원치료가 필요하며, 그렇지 않은 경우는 외래기반으로 치료할 수 있다. 같은 부위에서 재발하면 수술의 적응이 된다. 복막염이나 농양 등은 수술적 치료 또는 경피적 배농술 등이 필요하다. Unperforated diverticulitis의 원인균은 Enterobacteriaceae, P. aeruginosa, Bacteroides, Enterococcus 이며 항생제의 선택은 TMP/SM-DS bid or Ciprofloxacin 200mg q 12hr + metronidazole 500mg q 8hr을 권한다. 하지만 이런 항생제는 enterococci는 cover하지 못하므로 non- responder시 Ampicillin의 추가를 고려한다. Single-agent Tx시 piperacillin or oral penicillin/clavulanic acid이 효과적이다. 보통 항생제의 투여기간은 7-10일이다.

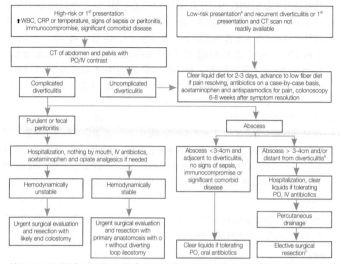

Management algorithm for acute diverticulitis. Evaluation and treatment approach depends on the severity of presentation, presence of complications (peritonitis, abscess), and comorbid conditions. [a]Low-risk presentation includes no markedly elevated WBC, CRP, or temperature, no signs of sepsis or peritonitis, no immunocompromise or significant comorbid disease. [b]Such as a pelvic abscess. [c]Recommended by current guidelines, but some evidence to suggest good outcomes without resection in selected patients. CRP, C-reactive protein; IV, intravenous; PO, per os; WBC, white blood cell count.

(2) 게실 출혈(Colonic bleeding)

- 게실이 있는 환자 중 5-15%에서 발생하며, 이 중 약 1/3이 massive bleeding이다. 우측 대장이 게실 출혈 원인의 약 50-90%를 차지하며, 이는 우측의 게실이 조금 더 크고, vasa recta가 더 많이 노출된다는 점에 기인한다.

① 임상양상

: Self limited painless hematochezia가 전형적인 게실 출혈의 증상이다. 반수의 환자가 이전에 같은 증상을 경험한 적이 있다. Diverticulitis와 같이 동반되지 않으므로 심한 복통이나 열, 복막 자극 징후와 같은 염증 증상은 매우 드물다. 대량 출혈의 경우 실신, 기립성 저혈압 등의 증상을 호소할 수 있다.

② 진단

: 상부위장관 출혈부터 배제해야 하며, 혈역학적으로 안정되었다면 Colonoscopy가 test of choice다. 대장내시경을 통해 bleeding site의 확인 및 내시경적 지혈술을 시도할 수 있으며, 만약 내시경으로 bleeding focus를 확인하지 못한다면 CT angiography, selective mesenteric angiography나 RBC scan 등을 이용해 볼 수 있다.

③ 치료

: 먼저 Resuscitation부터 시행한 후, 대장내시경을 진행한다. 만약 대장내시경을 통해 active bleeding source를 확인할 수 있다면, 내시경적 지혈술을 이용하여 즉각적인 내시경적 지혈을 시도한다. 만약 출혈이 지속되면서 내시경적 지혈술이 실패거나, bleeding source를 확인하지 못했다면, 대안으로 angiography with embolization을 시도할 수 있다. 혈역학적으로 불안정하며, 대량 출혈이 지속되는 상태에서 colonoscopy 및 angiography 모두 실패했다면, 수술을 고려할 수 있다.

(3) 게실과 관련된 분절성 장염(Segmental colitis associated with diverticulosis)

- 실제 게실에는 염증이 없고, interdiverticular mucosa에 염증이 있는 경우로 정의한다. 게실이 있는 환자 중, 약 1.5%의 유병률을 나타내며, 발생기전은 아직까지 미상이나 mucosal prolapse, fecal stasis, localized ischemia 등의 여러 기전이 같이 작용할 것으로 생각된다. 50세 이후 남성에서 흔히 발생한다.

① 임상양상

: 전형적으로 만성 설사, 좌하복부의 cramping abdominal pain을 호소하며, 간헐적 hematochezia가 동반되기도 한다.

② 진단

: 일반적으로 만성 설사 혹은 만성 복통에 대한 검사 중에 우연히 진단되는 경우가 많으며, 내시경을 이용한 조직검사에서 게실이 동반되어 있는 대장(직장은 제외)에서만 만성 염증이 확인될 경우 진단할 수 있다.

③ 치료

: Optimal treatment는 아직 정립되어 있지 않으나, 대부분 약물적 치료로 호전을 보인다. 약 1/3에서 3년 내에 재발하는 경향이 있다. initial treatment로 약 10-14일간의 항생제 치료, ciprofloxacin + metronidazole을 시행하며, 만약 Antibiotics에 잘 반응하지 않는다면 oral mesalamine(800 mg orally three times daily for 7 to 10 days)을 추가하여 4주간 더 치료한다. antibiotics 및 oral mesalamine에도 반응하지 않는다면, oral steroid (prednisolone 40mg)를 사용할 수 있으며, steroid refractory 할 경우, 수술을 고려한다. 재발 시에는 이전에 효과적이었던 medical management를 4주간 치료하며, 자주 재발할 경우 long term antibiotics를 유지하기도 한다.

8. Intestinal obstruction

1) 원인, 임상양상

분류	Mechanical obstruction	Adynamic ileus (Paralytic ileus)
원인	① Small intestine → Adhesion (m.c), hernia, volvulus, CD, intestinal TB, radiation enteritis, neoplasm ② large intestine → carcinoma (m.c): Lt > Rt diverticulitis, volvulus, hernia	Peritonitis, post-op, retroperitoneal hematoma, lower lobe pneumonia, rib fx, MI, hypokalemia, hypocalcemia hypomagnesemia, intestinal ischemia, morphine, appendicitis, Pseudo-obstruction (Ogilvie's syndrome), systemic sepsis, some collagen vascular disease such as SLE or scleroderma
임상양상	Paroxysmal onset of cramping abdominal pain, audible borborygmi, vomiting (not in colon obstruction) gas passage (-), fluid & E- loss (small bowel 때 더 심함)	Pain보다는 distension으로 인한 discomfort, vomiting, 가끔 diarrhea (in partial obstruction)

※ 병태생리 in small bowel obstruction

: 소장폐쇄는 폐쇄 부위를 기준으로 상부는 swallowed air, bacterial fermentation으로부터 비롯된 gas 등으로 인해 지속적으로 dilatation되며, 하부는 luminal content가 내려감에 따라 decompression 된다. 이 과정이 지속될수록 정상적인 흡수기능 장애로 인해 bowel lumen으로 fluid가 sequestration 되어, 장벽이 edematous 해지고, 복강 내로 transudate loss가 발생한다. 지속되는 구토와 함께 이러한 3rd space fluid loss로 인해 hypovolemia가 동반되며, bowel dilatation이 진행될수록 소장의 intramural vessel이 compromise되어 장벽으로의 perfusion이 감소한다. 장벽의 hypoperfusion은 ischemia를 초래하게 되고, 결국 bowel necrosis 및 perforation을 야기하게 된다.

· Closed loop obstruction

: 주로 소장에서 두 군데 이상 obstruction 이 발생하여 proximal and distal outlet 모두 없는 segment를 만들게 되는 경우를 말하며, 이 경우 ischemia, necrosis, perforation으로 빠르게 진행할 수 있어, 대부분 빠른 수술적 치료를 요한다. 이 경우 CT에서 distended, fluid-filled C-shaped or U-shaped bowel segment를 확인할 수 있다.

2) 진단

: 병력, 증상 및 신체 검진으로 장 폐색을 유추할 수 있으나 확진 및 폐쇄 위치 확인, 부분 혹은 완전 폐색, 합병증 동반여부 등을 확인하기 위해 복부 Imaging이 진단에 필수적이다.

※ Plain radiography

분류	Small bowel obstruction	Colonic obstruction
특징	① Disproportionate distribution of gas (gas and fluid small > large) (gas and fluid proximal small > distal) (proximal small bowel diameter > 2.5cm) ② Fluid가 안보이면 obstruction x ③ Gasless abdomen	① Cecum dilatation이 colonic obstruction때 가장 저명함(A > B) ② If T-colon > cecum (A < B)→ obstruction 가능성 떨어짐

: Plain radiography를 통해 sigmoid volvulus와 같은 urgent decompression이 필요한 경우나, pneumoperitoneum or cecal/midgut volvulus와 같은 surgical intervention이 필요한 경우를 즉각적으로 감별할 수 있다.

※ Abdominal CT scan

: 단순 복부 촬영에 비해 복부 CT는 폐색 위치 및 정도 파악, 폐색 원인 및 합병증 동반여부 확인에 더 유용한 검사이다. 단순 복부 촬영과 유사하게 장 폐쇄의 진단은 dilated proximal bowel with distal collapsed bowel 및 air-fluid level 동반 여부 확인으로 결정한다. 장 폐쇄를 시사하는 bowel wall thickening > 3mm, mesenteric edema, ascites, target sign, whirl sign, venous cut-off sign 등을 추가적으로 확인할 수 있다.

· Bowel ischemia를 시사하는 CT 소견

: poor or absent segmental bowel wall enhancement, delayed hyperenhancement, bowel wall thickening, small bowel feces sign, air in bowel wall, edematous & thickened mesentery, engorgement of mesenteric vessels, portal or mesenteric venous gas, ascites

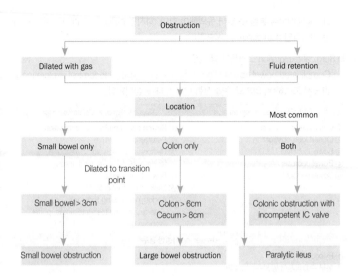

3) 치료

(1) Management of Small bowel obstruction

: 급성 소장 폐쇄는 대부분 입원치료를 요하며, 즉각적인 medical management를 필요로 하는 경우가 많다.

① Fluid and electrolyte balance

: 특히 상부소장폐쇄의 경우, volume loss가 심한 편이며, normal saline or lactated ringers solution 등의 crystalloid를 이용하여 충분한 fluid resuscitation이 필요하다. 대부분 potassium replacement도 필요한 경우가 많으나 acute kidney injury가 동반되어 있는 경우에는 hyperkalemia에 유의하며 replacement를 신중히 고려한다.

② Therapeutic NPO

: partial bowel obstruction의 경우에는 소량의 식이 진행은 시도해 볼 수 있다.

③ Gastrointestinal Decompression

: 구역, 구토, 복부 팽만감을 호소하는 환자 군에서는 Levin tube insertion을 이용한 nasogastric tube decompression이 증상 완화에 도움이 된다.

④ Pain control

: mechanical obstruction이 있는 환자 군에서 opioid를 이용한 pain control은

strangulation을 놓칠 수 있어 유의해야 한다. 하지만 palliative setting의 환자 군에는 적극적인 pain control을 시행한다.

⑤ Surgical exploration 고려해야 할 경우

: Complicated bowel obsrtruction 이 동반된 모든 환자는 abdominal exploration을 반드시 고려하여, 외과와 수술 진행 여부에 대해 상의한다.

Complicated bowel obstruction	Signs & Symptoms of complication
① Complete obstruction ② Closed loop obstruction ③ Bowel ischemia ④ Bowel necrosis ⑤ Bowel perforation	① Severe pain, continuous, localization ② Peristalsis ↓ ③ Peritoneal irritation sign ↑ (rebound tenderness, localized tenderness) ④ Fever, tachycardia ⑤ Leukocytosis (shift to left) ⑥ Abdominal imaging findings : free air, pneumatosis intestinalis, portal venous gas
Delayed op 가능한 경우	
① Pyloric obstruction ② 복부 수술직후에 발생(L-tube부터) ③ Sigmoid volvulus decompressed by 내시경 ④ Chronic partial obstruction	

⑥ Serial monitoring

(clinical findings, laboratory findings, abdominal imaging)

: 5일 이내 임상적으로 호전되는지를 확인한다. routine imaging f/u은 권하지 않으나 임상적으로 점차 악화되며, complication을 시사하는 laboratory findings이 진행한다면, abdominal imaging f/u은 도움이 될 수 있다. 경과 중 어느 때라도 complicated bowel obstruction이 의심된다면, 반드시 수술적 치료를 고려한다. 적절한 medical management에도 불구하고 5일 이내 차도가 없다면, 수술적 치료를 고려한다.

⑦ Antibiotic

: Complicated bowel obstruction일 경우에는 반드시 사용하며, uncomplicated일 경우 사용할 evidence가 아직 부족하다.

⑧ Malignant bowel obstruction

: 기대 여명, cancer burden, goals of care 등을 고려하여 치료 옵션을 신중히 선택한다.

(2) Management of Colorectal obstruction

: 급성 대장 폐쇄도 대부분 입원치료를 요하며, 비수술적 치료로 대부분 호전되는 소장 폐쇄와는 달리, 환자의 3/4에서 결국 수술적 치료를 받게 되었다는 보고가 있다.

① Supportive care
: 소장 폐쇄와 유사하게 수액 치료 및 전해질 교정, 복부 감압을 시행한다.

② Decompression of sigmoid volvulus
: Sigmoid volvulus로 진단된 환자는 일반적으로 먼저 flexible sigmoidoscopy로 decompression을 시도한다. 내시경적 감압에 실패한 경우는 응급수술을, 감압이 성공한 경우에는 definite correction을 위한 scheduled surgery를 고려해야 한다.

(3) COLONIC PSEUDO-OBSTRUCTION (OGILVIE'S DISEASE)
acute colonic pseudo-obstruction의 치료로 neostigmine (2mg iv over 3 to 5min)을 투약해 볼 수 있는데, 이 경우 cardiac monitoring이 필요하며, atrophine을 필요시 바로 투여할 수 있도록 준비해 두어야 한다.
반응이 있는 경우 대부분 10분내에 배변과 가스 배출이 유도된다.

(4) Stenting malignant obstruction
: 주로 Left sided lesion일 경우 시도하며, Bridge to surgery, palliative stenting의 2가지 목적으로 시행한다.

(5) Surgical exploration 고려해야할 경우
: 소장 폐쇄와 마찬가지로 complicated bowel obstruction 일 경우에 surgical indication에 해당한다. single stage, two stage, or three stage procedure의 선택은 병변의 위치, proximal colon의 상태, 환자의 기대여명 및 medical comorbidities 등을 고려하여 선택한다.

9. Colon polyp (대장 용종)

1) 대장 용종의 소개

대장용종은 대장상피로부터 돌출된 혹을 의미하는 용어로 조직학적으로는 종양성 용종과 비종양성용종으로 분류된다.

과거에는 대장용종을 종양성인 선종성용종(adenomatous polyp)과 비종양성인 과증식성용종(hyperplastic polyp) 두가지로 분류하였으나 과증식성용종 중 기존의 형태와 다른 톱니모양형태의 용종이 보고되었고 이들이 전통적인 대장의 선종-암 발병기전(adenoma-carinoma sequence)과는 다른 분자생물학적 경로에 따라 대장암의 발병에 기여함이 알려졌고, 현재 이들은 대장 톱니상 병변(serrated lesion)으로 분류하고 있다.

대장암의 약 90%는 전암성병변인 종양성용종으로부터 발생하기 때문에 대장내시경검사를 통해 전암성 병변을 미리 제거함으로써 예방이 가능할 수 있다.

2) 대장 용종의 형태학적 분류

Protruded type	Pedunculated (Ip)	
	Subpedunculated (Isp)	
	Sessile (Is)	
Flat elevated type	Flat elevated (IIa)	
	Flat elevated with Depression (IIa+IIc)	
Flat type	Flat IIb	
Depressed type	IIc	
	IIc + IIa	
Laterally spreading type	LST	

3) 대장 용종의 병리학적 분류
(1) 용종의 병리학적 분류

Neoplastic	Non-neoplastic
Premalignant polyp	
Tubular adenoma	
Tubulovillous adenoma	
Villous adenoma	
Serrated adenoma	Mucosal tag
Carcinoma in situ	Hyperplasitc
(High grade dysplasia) ※	Inflammatory
Intraepithelial cancer	Juvenile
Intramucosal cancer	
Invasive carcinoma	
Submucosal cancer	

※ AJCC 8th edition: Unlike in the 7th edition, lesions with high grade dysplasia without invasion into the lamina propria are not considered Tis and these lesions have no potential to spread

(2) 선종성 용종의 조직학적 분류

Type	Incidence	Glandular architecture
Tubular	80%	tubular component > 75%
Villous	5-15%	villous component > 75%
Tubulovillous	5-15%	26-75% villous component

All adenomas are dysplastic.
Based on the degree of dysplasia, polyps are classified as
· Low grade dysplasia
· High grade dysplasia (Carcinoma in situ)
· Invasive malignancy: a breach of muscularis mucosa by neoplastic cells

※ Risk factors for progression to cancer
Polyp size: adenomatous polyps > 1cm
Adenomatous polyps with > 25% villous histology
High grade dysplasia

(3) 톱니상 병변 병리학적 분류

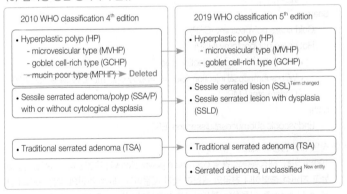

2010 WHO classification 4th edition

· Hyperplastic polyp (HP)
  - microvesicular type (MVHP)
  - goblet cell-rich type (GCHP)
  → mucin poor type (MPHP) ► Deleted

· Sessile serrated adenoma/polyp (SSA/P) with or without cytological dysplasia

· Traditional serrated adenoma (TSA)

2019 WHO classification 5th edition

· Hyperplastic polyp (HP)
  - microvesicular type (MVHP)
  - goblet cell-rich type (GCHP)

· Sessile serrated lesion (SSL)^Term changed
· Sessile serrated lesion with dysplasia (SSLD)

· Traditional serrated adenoma (TSA)

· Serrated adenoma, unclassified ^New entity

4) 대장 선종(Colonic adenoma)의 진단과 치료

대장 선종은 대장내시경, 대장조영술 또는 CT colonoscopy 등에 의하여 발견된다. 대장내시경이 가장 중요한 진단 방법인데 이는 작은 크기의 선종도 발견할 수 있고 조직 검사 또는 용종제거술을 시행할 수 있기 때문이다. 대부분의 용종은 내시경을 을 이용하여 안전하고 깨끗하게 제거할 수 있으며 대장암의 95-98%가 선암이며, 이 중 80% 이상은 선종성 용종으로부터 발생하므로, 선종성 용종을 내시경적으로 제거하는 것이 대장암을 예방할 수 있음은 과학적으로 입증되어 있다.

① 대장 선종 진단

대장용종의 약 2/3는 선종으로, 1개의 선종이 진단된 경우 약 30-50%에서는 다른 부위에 동시성 선종이 발견된다.

대장선종은 대부분 대장암 선별검사 중 우연히 발견되는데, 평균위험도를 갖는 50대 성인에서 첫 대장내시경 검사시 남자에서는 30%이상, 여자에서는 20%이상에서 발견된다.

② 대장용종의 내시경적 치료

대장용종을 제거하는 방법에는 조직검사용 겸자(biopsy forcep)를 이용하는 방법, 올가미(snare)를 이용하는 방법 그리고 내시경 칼(knife)을 이용하는 방법이 있다. 각각의 경우에도 물리적 힘(cold)을 이용하여 절제할 수 있고 전기를 통전(hot)시켜 절제하는 방법이 있다.

Biopsy forcep

    Cold biopsy forcep polypectomy (CFP)

    Hot biopsy forcep polypectomy (HFP) → 천공의 위험이 높아 더 이상 추천되지 않는다.

Snare

    Cold snare polypectomy (CSP)

    Hot snare polypectomy (HSP)

      • Without submucosal injection fluid

      • With submucosal injection fluid ≒ Endoscopic mucosal resection (EMR)

      • Underwater EMR

Knife

    Endoscopic submucosal dissection (ESD)

③ 작은 대장 용종의 치료

10mm 이하 대장용종의 경우 cold snare polypectomy가 추천된다. 완전절제율이 높고 지연성 출혈이나 천공의 위험이 낮기 때문이다. 3mm 미만의 작은 용종의 경우, cold snare를 이용하여 절제하기에 어려움이 있는 경우 cold biopsy forcep을 이용하여 절제할 수 있다.

④ 크기가 큰 대장 용종의 치료

10-19mm 크기 용종의 경우 hot snare polypectomy with submucosal injection (EMR)이 추천된다. 그러나 용종의 위치가 좋지않아 용종절제와 관련한 합병증 발생이 높아 보이는 경우 악성화 가능성이 없어 보인다면 cold snare를 이용한 piece-meal resection을 고려할 수 있다.

20mm 이상의 용종은 EMR 또는 ESD 방법을 이용하여 en bloc resection을 시도해야하며, piecemeal resection된 경우는 3-6개월후 early repeat colonoscopy가 추

천된다.

pedunculated polyp의 경우 hot snare polypectomy가 추천되며, 용종의 head가 20mm를 넘거나 stalk의 굵기가 5mm 이상인 경우는 post polypectomy bleeding 의 위험도가 높기 때문에 detachable snare나 clip을 이용한 prophylactic mechanical ligation이 추천된다.

Polyp removal US MSTF guideline 2020 guideline

Superficial colorectal neoplasia

Non-pedunculated

Endoscopic imaging to predict pathology

Diminutive (size ≤ 5 mm)
Cold snare polypectomy

Jumbo biopsy forceps could be considered as a second-line option, but should only be used for polyps of size ≤ 2mm where cold snare polypectomy (CSP) is technically difficult. (ESGE, cold biopsy, ≤ 3mm)

Small (size 6-9 mm)
Cold snare polypectomy to achieve en bloc resection

Size ≥ 10 mm
Endoscopic imaging to identify the presence of submucosal invasion

Non-invasive lesion

Intermediate size (10-19 mm)
Cold or hot snare polypectomy with or without submucosal injection
EMR for non-polypoid or suspected serrated lesions

Large size (≥20 mm)
Endoscopic mucosal resection
Resect all grossly visible tissue in a single session
Use viscous injection solution
Adjuvant thermal ablation of post-EMR margin
For lesions in right colon, prophylactic closure when feasible

Suspected submucosal invasion

Minimal or moderate risk for submucosal invasion
EMR or ESD if complete resection is feasible and safe

Suspected deep submucosal invasion
Confirmatory biopsy
Refer for surgical resection

Pedunculated

Head size < 20 mm and stalk thickness <5 mm
Hot snare polypectomy with transections at mid to lower stalk

Head size ≥ 20 mm or stalk thickness ≥5 mm
Prophylactic ligation of the stalk using detachable loop or clips

Gastroenterology 2020 Mar;158(4):1095-1129
Endoscopy 2017; 49: 270-297

⑤ 악성 용종(Malignant polyp)

선종성용종의 경우 발견시 암으로 진행여부를 예측하는 것이 중요하다. 주로 사용되는 방법은 내시경상 관찰되는 모양과 크기이며 그외에 색소를 도포하여 관찰하거나 협대역 필터(NBI)를 이용하는 방법 그리고 확대 내시경 등을 이용하게 된다.

암으로 진행된 것이 의심되는 경우, 점막에 국한되었거나 얕은 점막하 침윤정도만 의심된다면 내시경절제를 시도해 볼 수 있다. 이 경우, 되도록 en bloc resection 으로 절제해야하며 절제된 조직은 최종 조직검사를 확인해야한다. 조직검사 결과에 따른 치료 방침은 다음과 같다.

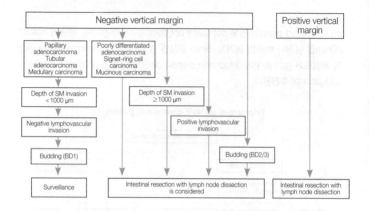

pedunculated polyp의 경우는 점막하 침윤 정도를 측정하기 위한 방법으로 Haggitt classification 분류를 사용하며, 암의 분화도가 나쁘지 않고 림프관 침범이 없는 경우, Hagitt level 3 (< SM 3000μm)까지 림프절 전이를 보이지 않았다.

5) 대장용종 또는 대장암을 가진 환자들의 가족들에 대한 감시(Surveillance)

대장용종이나 대장암의 가족력이 있는 환자에서는 가족력에 대한 기계도 조사를 통해 Lynch Syndrome이나 polyposis의 가능성이 없는지 확인이 필요하다. 이들 질환이 의심되는 경우는 유전자 검사를 시행해야 한다. 이들 질환이 의심되지 않는 경우라도, 60세 이하에서 대장암 또는 진행성용종이 진단된 직계가족이 있거나 어떤 나이든 가족 중 2명이상이 대장암이나 진행성용종으로 진단되었다면, 가족이 대장암이나 진행성용종이 진단된 나이보다 10년 일찍 또는 40세 부터 대장암 선별검사로서 대장내시경검사를 시작한다. (2021 ACG guideline)

6) 용종제거술 후 감시

용종제거술 후 추적 대장내시경검사에 대한 시기에 대한 권고는 high quality colonoscopy를 시행한 경우에 적용할 수 있다. high quality colonoscopy란 대장내시경이 맹장까지 삽입되었고, 5mm이상의 용종을 발견할 수 있을만큼의 장정결이 되었으며, 내시경검사자의 선종발견율이 적절한 수준(평균위험도를 갖는 50대 성인의 첫 대장내시경에서 선종 발견율이 평균 25%인 경우)이며, 발견된 용종을 완전절제했을 경우를 의미한다.

high quality colonoscopy가 시행되지 않은 경우 추적검사 기간을 단축하는 것이 좋다. 추적검사 기간을 고려할 때 또다른 고려사항은 발견된 용종의 개수, 조직검사결과, 가족력 등이 있다.

Recommendations for post-colonoscopy follow-up in average risk adults (2020 USMSTF consensus)

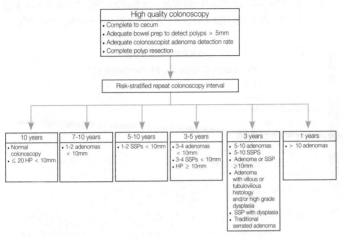

SSP, sessile serrated polyp/sessile serrated adenoma/sessile serrated lesion.

10. Functional Dyspepsia

1) 정의

기질적 원인 없이 상복부의 통증 혹은 불쾌감이 만성적 or 반복적으로 발생되는 질환

2) 진단

기능성 소화불량증의 로마 진단기준II

지난 12개월 중 지속적일 필요는 없으나 적어도 12주 이상 다음 3가지를 모두 만족할 경우
① 지속적이거나 반복되는 상복부 중심부의 복통이나 불편감이 있고,
② 상부 내시경 검사 등으로 이러한 증상을 설명할 수 있는 기질적인 질환이 없고,
③ 이런 증상이 전적으로 배변으로 완화되지 않거나 이런 증상과 함께 배변 횟수나 대변 형태나 굳기의 변화와 관련이 없어야 하는 즉, 과민성 장증후군이 아니어야 한다.

3) 원인 및 감별진단

소화불량증의 대부분은 기능성 소화불량증으로 생각되지만 진단 기준에 의해 위식도 역류질환이나 과민성 장증후군과 구분을 하여야 한다. 서구의 경우에는 기능성 소화불량증이 40-60%, 소화성 궤양이 15-25%, 위식도 역류질환이 5-15%에 해당

되며 악성 종양에 의한 소화불량증은 2% 미만에 불과하다. 그러나 다음과 같은 경고 증상이 있는 경우에는 반드시 기질적인 원인 질환의 유무를 확인해야 한다. 위암이 많은 우리나라에서는 가급적 상부 위장관 내시경 검사를 시행하는 것이 좋다.

소화불량증의 경고증상

① 45세 이상(검사 안 된 소화불량증) 지역에 따라 30-50세 이상으로 다양
② 흑색변이나 직장출혈
③ 체중감소/조기만복감
④ 식욕부진/조기만복감
⑤ 지속적인 구토
⑥ 빈혈 또는 토혈 등 출혈
⑦ 진행성 연하곤란 또는 연하통
⑧ 상부위장관 악성종양의 가족력
⑨ 위암 수술력
⑩ 소화성 궤양의 병력
⑪ 황달
⑫ 복부 종괴 또는 림프절 비대

(2004 추계 소화기연관학회/대한소화관 운동학회 p.154)

4) 치료

① 일반적인 치료

불안감을 없애주는 교육이 필요하며 소량씩 자주 먹게 하고 증상을 유발하는 음식 특히, 고지방식을 피하도록 한다.

② 산분비 억제제

PPI는 상복부 통증 호소시 일부 도움을 줄 수 있고 포만감, 팽만감 등을 호소하는 경우에는 효과가 적다.

③ 위운동 촉진제

식후 포만감, 오심, 구토시 효과가 있다.

④ 정신적 치료법

증상이 심하고 약물치료에 반응이 없으며 다기관에 걸친 전신적 증상을 호소하는 경우에는 권장할 만한 치료법으로 간주된다.

⑤ 기타치료
기저부 이완제, 내장 과감각 억제제

Algorithm for the management of uninvestigated dyspepsia in US

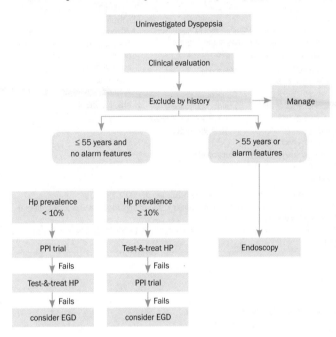

※ Prokinetics

Mechanism of prokinetics			
Dopamine receptor antagonist	5-HT4 receptor agonist	Motilin receptor agonist	Cholinergics
Metoclopramide : central dopamine receptor도 block 하여 extrapyramidal symptom 및 tardive dyskinesia를 유발하게 되므로, long-term 하게 사용하지 않는다.		Erythromycin Azithromycin Clarithromycin : prokinetic effect 가 있으나 prokinetcs 목적으로 사용하지 않는다.	Bethanechol : s/e가 많아 주로 사용하지 않는다.
Domperidone : selective peripheral D2 receptor block로 metoclopramide에 비해 central s/e가 적다. Itopride : cholinergic effect 도 있어 cholinergic s/e가 동반될 수 있다. Levosulpiride	Mosapride Cisapride : cardiac arrhythmia로 인해 prokinetics 목적으로 사용은 금지되었다. Prucalopride		

- SSRI 중, citalopram, paroxetine의 경우 prokinetic effect 가 있다고 한다.
- 5HT3 receptor antagonist (ondansetron, aloseetron, cilansetron) 의 경우에도 prokinetic effect가 있으나 주로 anti-emetics로 사용한다.
- Prokinetics 사용 시, mechanism을 반드시 숙지하고, 이것을 고려하여 투약 혹은 combination 한다.

11. Irritable Bowel Syndrome
1) 정의
과민성 장증후군(irritable bowel syndrome)은 기질적 원인 없이 배변 양상의 변화에 동반된 복통이나 복부 불편감을 특징으로 하는 만성 기능성 위장관 질환이다. ("diagnosis of exclusion")

2) 호발연령과 유병률
과민성 장증후군은 모든 연령에서 발생될 수 있는데 젊은 사람에서 그 유병률이 높으며 대개 45세 이전에 첫 증상이 나타난다. 여성에서 2-3배 발병률이 높으며 severe IBS의 80%가 여성이 차지한다.

3) 증상
과민성장증후군을 위한 로마기준은 2016년 Rome IV 로 개정되었는데, Rome III 와 두드러진 차이는 이전에는 주증상을 "복통이나 복부 불편감"으로 표기하였으나 Rome IV 개정에서는 복부불편감이라는 모호한 표현을 삭제하고 "복통"을 주증상으로 하였으며, Rome III까지는 배변 후 증상이 호전된다고 하였으나, 실제 대규모 환자대상연구에서 배변후 호전되는 경우보다 악화되는 경우가 많이 보고되어 Rome IV에서는 배변과 연관된 증상으로 변경되었다. 또한 기간에 변화가 생겼다.

4) 진단기준

Rome IV (2016)

Recurrent abdominal pain, on average, at least 1 day a week in the last 3 months, associated with two or more of the following criteria:

Related to defecation

Associated with a change in a frequency of stool

Associated with a change in form (appearance) of stool

Criteria fulfilled for the last 3 months with symptom onset at least 6 months before diagnosis.

Spectrum of severity in IBS

	Mild	Moderate	Severe
Clinical features			
Prevalence	70%	25%	5%
Correlations with gut physiology	+++	++	+
Symptoms constant	0	+	+++
Phychosocial difficulties	0	+	+++
Health care issues	+	++	+++
Practice type	primary	specialty	referral

5) 병태생리학적 기전

① Gastrointestinal motor abnormality

② Visceral hypersensitivity

③ Central neural dysregulation

④ Abnormal phychological feature

⑤ Postinfectious IBS

⑥ Immune activation and mucosal inflammation

⑦ Altered gut flora

⑧ Abnormal serotonin pathways

6) 치료

Severity에 따라 education, reassurance, dietary/ life style change, medication 등으로 조절하게 되는데 증상에 따른 약물치료가 주된 치료이다. 즉, 변비형 과민성장

증후군 환자는 변비치료를, 설사형 과민성장증후군 환자는 설사치료를, 복통형 과민성장증후군 환자에서는 진경제를 투여해 볼 수 있다. 이런 여러 약물치료와 생활습관변화 식이습관변화에도 증상호전이 없는 경우에는 항우울제나 인지-행동요법 등과 같은 정신과적 치료를 고려해 볼 수 있다.

① 증상유발식품 회피

② Stool-bulking agents: high-fiber diet

③ Antispasmodics: 식사 30분 전에 주면 gastrocolic reflex를 저하시켜 식후 복통을 감소시킨다.

④ Antidiarrheal agents: loperamide

⑤ Antidepressant drugs: TCA인 imipramine은 설사가 주 증상일 때 유용하고 SSRI인 paroxetine은 변비에 효과가 있다.

⑥ Antiflatulance therapy: 천천히 식사하도록 하고 껌, 탄산음료, 인공 감미, 콩류, 양배추를 피하는 것이 좋다(low FODMAP diet).

⑦ Serotonin receptor agonist and antagonist: agonist는 prokinetic activity가 있어 변비에 효과가 있고, antagonist는 직장 유연성을 증가 시키고 장 통과를 지연시켜 설사에 효과가 있다.

Possible drugs for a Dominant Symptoms in IBS

Symptom	Drug	Dose
Diarrhea	Loperamide	2-4mg when necessary/ maximum 12g/d
	Cholestyramine resin	4g with meals
	Alosetron	0.5-1mg bid (for severe IBS, women)
Constipation	Psyllium husk	3-4g bid with meals, then adjust
	Methylcellulose	2g bid with meals, then adjust
	Calcium polycarbophil	1g qd to qid
	Lactulose syrup	10-20g bid
	70% sorbitol	15mL bid
	Polyethylene glycol 3350	17g in 250mL water qd
	Lubiprostone (Amitiza)	24mg bid
	Magnesium hydroxide	30-60mL qd
Abdominal pain	Smooth-muscle relaxant	qd to qid ac
	Tricyclic antidepressants	Start 25-50mg hs, then adjust
	Selective serotonin reuptake inhibitors	Begin small dose, increase as needed

The Low FODMAP Diet

FODMAP =Fermentable Oligo-Di-Monosaccharides and Polyols

The FODMAPs in the diet are:

- Fructose (fruits, honey, high fructose corn syrup (HFCS), etc)
- Lactose (dairy)
- Fructans (wheat, onion, garlic, etc)(fructans are also known as inulin).
- Galactans (beans, lentils, legumes such as soy, etc)
- Polyols (sweeteners containing sorbitol, mannitol, xylitol, maltitol, stone fruits such as avocado, apricots, cherries, nectarines, peaches, plums, etc)

① These short chain carbohydrates are poorly absorbed in small bowel

② Osmotically active in the intestinal lumen (대장의 수분배충, 대장관강 확장)

③ They are rapidly fermented resulting in symptoms of abdominal bloating and pain.

Hepatobiliary disease

1. Liver function test의 해석

Evaluation of chronically abnormal liver tests

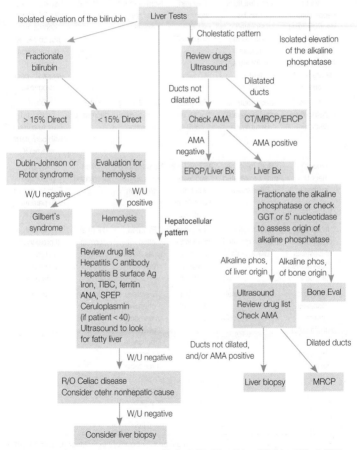

Liver Tests

Isolated elevation of the bilirubin
→ Fractionate bilirubin
- > 15% Direct → Dubin-Johnson or Rotor syndrome
- < 15% Direct → Evaluation for hemolysis
  - W/U negative → Gilbert's syndrome
  - W/U positive → Hemolysis

Cholestatic pattern
→ Review drugs / Ultrasound
- Ducts not dilatated → Check AMA
  - AMA negative → ERCP/Liver Bx
  - AMA positive → Liver Bx
- Dilatated ducts → CT/MRCP/ERCP

Hepatocellular pattern
→ Review drug list
Hepatitis C antibody
Hepatitis B surface Ag
Iron, TIBC, ferritin
ANA, SPEP
Ceruloplasmin
(if patient < 40)
Ultrasound to look for fatty liver
- W/U negative → R/O Celiac disease
  Consider otehr nonhepatic cause
  - W/U negative → Consider liver biopsy

Isolated elevation of the alkaline phosphatase
→ Fractionate the alkaline phosphatase or check GGT or 5' nucleotidase to assess origin of alkaline phosphatase
- Alkaline phos. of liver origin → Ultrasound / Review drug list / Check AMA
  - Ducts not dilated, and/or AMA positive → Liver biopsy
  - Dilated ducts → MRCP
- Alkaline phos. of bone origin → Bone Eval

(Harrison's Principles of Internal Medicine, 20th ed, 2018)

Liver test patterns in hepatobiliary disorder

Type of disorder	Bilirubin	Amino-transferase	ALP	Albumin	PT
Hemolysis/ Gilbert's syndrome	Normal to 86 µmol/L (5 mg/dL) 85% due to indirect fractions No bilirubinuria	Normal	Normal	Normal	Normal
Acute hepatocellular necrosis (viral and drug hepatitis, hepatotoxins, acute heart failure)	Both fractions may be elevated Peak usually follows aminotransferases Bilirubinuria	Elevated, often > 500 IU ALT > AST	Normal to < 3 times normal elevation	Normal	Usually normal. If > 5X above control and not corrected by parenteral vitamin K, suggests poor prognosis
Chronic hepatocellular disorders	Both fractions may be elevated Bilirubinuria	Elevated, but usually < 300 IU	Normal to < 3 times normal elevation	Often decreased	Often prolonged Fails to correct with parenteral vitamin K
Alcoholic hepatitis cirrhosis	Both fractions may be elevated Bilirubinuria	AST:ALT > 2 suggests alcoholic hepatitis or cirrhosis	Normal to < 3 times normal elevation	Often decreased	Often prolonged Fails to correct with parenteral vitamin K
Intra- and extra-hepatic cholestasis (Obstructive jaundice)	Both fractions may be elevated Bilirubinuria	Normal to moderate elevation Rarely > 500 IU	Elevated, often > 4 times normal elevation	Normal, unless chronic	Normal If prolonged, will correct with parenteral vitamin K
Infiltrative diseases (tumor, granulomata); partial bile duct obstruction	Usually normal	Normal to slight elevation	Elevated, often > 4 times normal elevation Fractionate, or confirm liver origin with 5' nucleotidase or γ glutamyl transpeptidase	Normal	Normal

(Harrison's Principles of Internal Medicine, 20th ed, 2018)

Evaluation of abnormal liver tests

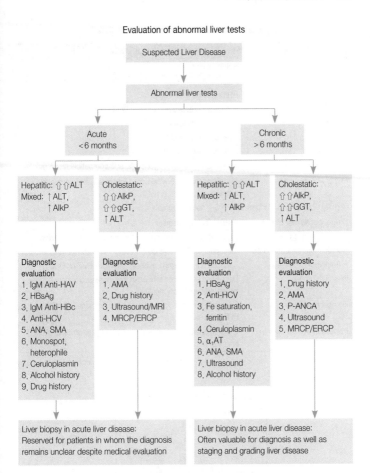

2

Hepatobiliary disease

(Harrison's Principles of Internal Medicine, 20th ed, 2018)

Important Diagnostic tests in Common liver disease

Disease	Diagnostic Test
Hepatitis A	Anti-HAV IgM
Hepatitis B	
Acute	HBsAg and anti-HBc IgM
Chronic	HBsAg and HBeAg and/or HBV DNA
Hepatitis C	Anti-HCV and HCV RNA
Hepatitis D (delta)	HBsAg and anti-HDV
Hepatitis E	Anti-HEV IgM and HEV RNA
Autoimmune hepatitis	ANA or SMA, elevated IgG levels, and compatible histology
Primary biliary cirrhosis	Mitochondrial antibody, elevated IgM levels, and compatible histology
Primary sclerosing cholangitis	P-ANCA, cholangiography
Drug-induced liver disease	History of drug ingestion
Alcoholic liver disease	History of excessive alcohol intake and compatible histology
Nonalcoholic steatohepatitis	Ultrasound or CT evidence of fatty liver and compatible histology
α Antitrypsin disease	Reduced α1 antitrypsin levels, phenotypes PiZZ or PiSZ
Wilson's disease	Decreased serum ceruloplasmin and increased urinary copper; increased hepatic copper level
Hemochromatosis	Elevated iron saturation and serum ferritin; genetic testing for HFE gene mutations
Hepatocellular cancer	Elevated α-fetoprotein level (to > 500 ng/mL); ultrasound or CT image of mass

(Harrison's Principles of Internal Medicine, 20th ed, 2018)

Liver segmental anatomy according to Couinaud

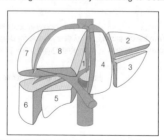

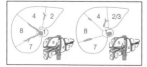
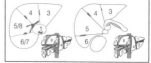

2. Acute hepatitis A

1) Virology: HAV, RNA virus in the picornavirus family 1분 정도 끓이거나 form-aldehyde, chlorine, UV irradiation에 불활성화

2) Pathophysiology: fecal-oral route로 전파, 잠복기~4주(평균 15~45일) 증상 발생 2주전이 최대 감염력을 보이며, 증상 발현 2~3주 후까지 fecal shedding

3) Risk factors: 유행 지역의 여행자(가장 흔함), 대규모 아동 보호소

4) Clinical features: 임상양상은 바이러스성 감염과 유사(구역, 피로감, 근육통, 발열, 구역 등). 연령이 높아질수록 증상이 심해지는 것이 특징이며, 유.소아기의 감염은 대부분 증상이 없다. 드물지만 급성 간부전을 유발할 수 있다.

5) Diagnosis: IgM anti-HAV antibody (급성기, 12주까지 지속)
IgG anti-HAV antibody (protective antibody, 평생지속)

6) Treatment: 대증요법

   ※ 대부분의 입원 환자들은 보통 황달이 발생한 상태에서 입원하게 되는데, 감염력은 보통 증상 발생전에 높아, 입원 시점에는 대부분 감염기가 지난 상태인 경우가 많아, 특별한 경우가 아니면 격리하지는 않는다.

7) Prognosis: 대증치료로 대부분 회복되며 만성이 되지 않는다. 드물지만 임상경과 중 황달이 오래 지속되거나, 회복되다가 다시 악화되거나, 다른 합병증이 동반되는 경우가 있다. 급성 간부전 발생시 경과가 매우 빠르고 사망에 이를 수있어, <u>의식장애 등 급성 간부전 신호가 발생한 경우에는 응급 간이식을 고려해야 한다.</u>

8) 예방: 백신(6개월 간격 2회). 만성간질환 동반된 사람 중 A형간염 백신접종의 대상이 되며, 국내의 A형간염 역학상황을 고려, 젊은 연령층은 HAV IgG 항체 확인또는 확인 없이 백신, 중년층은 HAV IgG항체 확인하여 백신을 고려하게 된다.

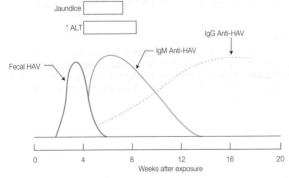

(Harrison's principles of internal medicine, 20th, 2018)

3. Chronic Hepatitis B

만성 B형간염(chronic hepatitis B)

1. HBsAg이 6개월 이상 양성
2. HBeAg 양성 만성 간염: 혈청 HBV DNA ≥ 20,000 IU/mL (10^5 copies/mL)
   HBeAg 음성 만성 간염: HBV DNA ≥ 2,000 IU/mL (10^4 copies/mL)
3. AST/ALT의 지속적 혹은 간헐적 상승
4. 간생검에서 염증괴사 소견(선택 조건)

비증식 B형 간염바이러스 보유(inactive HBsAg carrier state)

1. HBsAg이 6개월 이상 양성
2. HBeAg이 음성이고 anti-HBe가 양성
3. 혈청 HBV DNA < 2,000 IU/mL (10^4 copies/mL)
4. AST/ALT가 지속적으로 정상
5. 간생검에서 염증괴사 소견이 없음(선택 조건)

회복된 B형간염(resolved hepatitis B)

1. 과거 B형 급성 혹은 만성 간염의 병력이 있거나 혈청검사에서 anti-HBc IgG±anti-HBs 양성
2. HBsAg 음성
3. 혈청 HBV DNA 음성

B형간염 잠재 감염(Occult hepatitis B infection)

1. HBsAg음성
2. 간내 HBV DNA가 검출되는 경우

* 임상적 의의:
만성 B형간염 보유자에서 혈청 HBsAg이 음전된 이후에도, 대부분 간 조직내에서 HBV가 검출된다.
이런 환자들의 경우 면역억제 치료시(특히 rituximab 등)
B형간염이 재활성화 될 수 있다(HBsAg항원이 다시 검출되거나–HBsAg reversion, HBV
DNA가 혈청에서 다시 고농도로 검출됨). 다양한 강력한 biologic agent들과 항암제의
발달로 occult HBV infection 상태였던 환자들의 재활성화 및 이로 인한 간부전 등이
보고되고 있다.

* 임상해석:
간내 HBV DNA존재를 확인하는 것이 중요한데, 간조직을 HBV DNA확인을 위해 시행하는
것은 침습적인 검사여서 거의 시행되지 않는다. 혈액 검사에서 HBsAg 음성인 환자들에서,
B형간염에 노출된 경우 HBcIgG는 양성이라는 점에 착안하여, HBsAg음성, HBcIgG 양성 또는
HBsAg음성이어도 혈중에서 HBV DNA가 검출되는 경우를 포함하여 지칭되기도 한다.

> **용어의 정의**
> · B형간염 급성 악화(acute exacerbation or flare of hepatitis B): 정상 상한치의 10배 이상이고 기저치의 2배 이상의 ALT의 간헐적 상승
> · B형간염 재활성화(reactivation of hepatitis B): 비증식 B형간염바이러스 보유자 혹은 회복된 B형간염 환자의 간에 염증괴사가 다시 발생함
> · HBeAg 혈청소실(HBeAg clearance): HBeAg 양성이었던 환자에서 HBeAg이 소실됨
> · HBeAg 혈청전환(HBeAg seroconversion): HBeAg 양성이고 anti-HBe 음성이었던 환자에서 HBeAg이 소실되고 anti-HBe가 나타남
> · HBeAg 재양전(HBeAg reversion): HBeAg 음성이고 anti-HBe 양성이었던 환자에서 HBeAg이 다시 나타남
> · 대상 간경변증(compensated liver cirrhosis): 복수, 황달, 간뇌증 및 정맥류 출혈 등의 간경변증 합병증의 병력이나 임상 증거가 없는 간경변증
> · 비대상 간경변증(decompensated liver cirrhosis): 복수, 황달, 간뇌증 및 정맥류 출혈 등의 간경변증 합병증의 병력이나 임상 증거가 있는 간경변증

1) 역학

- 만성 B형간염 항원 양성률: 남자 4.8%, 여자 3.0% (2005년, 10세 이상)
- 4~6세 아동: 0.2% (2006년)

2) CHB의 임상단계

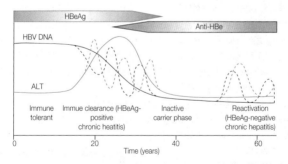

(Hepatitis B therapy, Hellan Kwon, Nature Reviews Gastroenterology & Hepatology)

① 면역 관용기(Immune tolerant phase)
- B형간염 바이러스 노출시 성인에서 노출된 경우 대부분 급성 간염을 경험하나, B형간염 바이러스 노출이 신생아때 또는 매우 어릴때 노출된 경우(수직감염)에는 면역 관용기가 관찰된다.
- 면역관용기의 특성: 매우 높은 HBV DNA 농도, HBeAg 양성, ALT는 정상, 간조직

검사에서 염증이 없거나 경미하다.
- 면역관용기 상태에서는 간손상이 거의 진행하지 않는 시기이며, 이 상태에는 현재 B형간염 치료의 benefit > risk 인 치료법이 없어 치료가 권고되지 않는다.

② 면역 제거기(immune clearnace)
- 면역세포에 의한 B형간염 바이러스 감염 간세포의 'non-self'인지 및 바이러스 활동을 억제하는 시기
- 면역제거기의 특성: fluctuation of HBV DNA, ALT, HBeAg은 보통 양성상태이다.
- 성인에서 B형간염이 노출되는 경우 면역관용기가 관찰되지 않고 감염 직후 대부분 면역제거기부터 시작된다.
- 면역제거기에서는 간세포 파괴가 발생하기 때문에 간손상의 지표인 ALT등이 상승하고, 면역작용에 의해 HBV 증식이 억제되면서 DNA 농도가 낮아지고 fluctuation을 보인다.
- 간기능이 잘 유지되는 경우, 자연적으로 비활동성 HBsAg항원 보유기로 이동할 수 있어 치료 없이 자연회복을 기대하며 경과 관찰하기도 하나, 자연회복이 이루어지지 않으면 항바이러스 치료를 고려하여야 하는 단계이다.

③ 비활동성 B형간염 표면항원 보유기(inactive HBsAg carrier state)
- 면역제거기가 성공적으로 진행된 환자들에서 관찰되는 상태
- Inactive HBsAg carrier state 특성: HBV DNA의 증식이 억제되어, 특별한 약제를 사용하지 않는데도 지속적으로 2,000 IU/mL 이하가 유지된다. ALT가 정상을 유지하는 등, 간손상이 진행 중이라는 증거가 없다. HBeAg은 혈청전환이 유도되어 HBeAg 음성, HBeAb 양성을 보인다. 간경변의 임상적 증거가 있는 사람들에서는 잘 쓰이지 않으며, 간경변이 있는 사람들 중 HBV DNA가 낮은 사람은(cirrhosis with low viremia)로 보통 분류하며, HBV DNA농도가 낮고 ALT가 정상이라도 inactive carrier state라고 분류하지 않는다.
- 임상적 의의: 비활동성 표면항원 보유기가 관찰되는 사람들의 장기 예후는 매우 양호하여, 현재 risk > benefit인 치료가 없어 치료를 요하지 않는다. (**Inactive HBsAg carrier state는 간경변이 없는, 예후가 좋은 사람들을 구분하는 용어이다. 면역제거기를 오래 겪거나, 손상-치유가 반복되는 과정에서 HBV DNA가 낮은 농도로 억제되는 시점에서 이미 비대상성 간경변 상태인 경우에는 HBV DNA가 낮은 농도로 검출되더라도 항바이러스 치료가 권고되며, 대상성 간경변인 경우에도 HBV DNA가 낮은 농도로 검출될 때 치료가 권고되기도 한다.)

④ 면역 재활성기(immune reactive phase)
- 면역제거기에서 HBeAg 혈청전환은 유도되었으나, 성공적으로 inactive carrier state로 진행하지 못하였거나 또는 inactive HBsAg carrier state에서 재활성화에 의해 HBV 의 증식억제가 풀리고, 다시 간손상이 발생하는 시기. 보통 precore 또

는 basal core promoter 영역의 변이가 동반되면서 HBeAg의 발현을 하지 않는 바이러스들이 증식되는 시기여서 HBeAg 음성 간염이라고 불리기도 하는 시기이다.

- 임상 특성: HBV DNA가 2000 IU/mL 이상으로 상승, ALT가 fluctuation, HBeAg음성 및 anti-HBe 양성

- 임상 의의: 간손상이 다시 발생하는 시기로 항바이러스 치료가 적극 고려되는 시기이다. 임상적으로는 단일 시점에서 inactive carrier status로 진행하는 중인지, HBeAg 음성 간염으로 진행하는 시기인지 구별이 어려워 치료없이 경과를 살펴보기도 하는데, 전자는 예후가 매우 양호한 경우이고 후자는 예후가 나쁜 경우이다. 따라서 어떤 시기로 진행하는지 확인하기 위해 치료없이 경과 관찰하기로 하였다면 3~4개월 간격으로 HBV DNA 및 ALT 등을 확인하는 등 주의깊은 경과 확인이 필요하다.

⑤ HBsAg 소실기(HBsAg clearance phase)

- 비활동성 표면항원 보유기가 관찰되는 사람들 중 일부에서는 HBs이 소실되게 된다. HBsAg 소실이 자연적으로 발생한 사람들의 경과는, 이러한 현상이 일어났을 때 간경변 상태가 아니면 매우 양호하다. HBV DNA는 간내에서는 매우 오래 지속되며, 혈청에서도 HBV DNA가 낮은 농도로 관찰되기도 한다. HBc IgG는 양성으로 유지되며, 일부에서는 HBsAb도 유도된다.

** HBsAg음성인 환자가 HBc IgG 음성인데 HBsAb 양성이라면?
- vaccination에 의해 유도된 경우임

** HBsAg음성인 환자가 HBcIgG 양성이라면?
- B형간염 바이러스에 노출되었다는 뜻임.
(급성 B형간염 후 회복된 경우 vs. 만성 B형간염 후 회복된 경우일 수 있으며, 이러한 경우 장기 예후는 회복 후 간상태-즉 간섬유화가 얼마나 남기고 회복했는지에 달려 있어, 만성 B형간염 환자가 자연경과를 잘 거쳐 HBsAg 소실이 와도, 소실이 온 시점에 간경변증이 동반되었다면 간암 발생등에 대한 장기 추적관찰이 필요하다.)

3) HBV 감염의 자연경과

- HBV 감염의 만성화 비율 :주산기 감염 90%, 유년기 감염 20%, 성인기 감염은 1% 미만

- 간경변증: 5.1%/년, 5년 누적 23%(우리나라)

- 간세포암종: 0.8%/년, 5년 누적 3%(우리나라)

4) CHB의 임상상

- B형간염 바이러스 간염의 임상상은 매우 다양하다.

- 급성 B형바이러스 간염: 바이러스 감염의 일반 증상(근육통, 발열 등등)을 보일수 있으며, 급성 간부전이 발생하는 경우, 간부전 증상들(황달, 복수, 혈액응고장애 이상, 간성혼수 등) 관찰될 수 있다.
- 만성 B형바이러스 간염: 자연경과에 따라 다르며, 면역관용기 및 비활동성 HBsAg항원 보유 시기에서는 무증상인 경우가 대부분이다. 면역제거기 및 면역 재활성화 기에서 간손상이 발생하면 간손상의 정도에 따라 다양한 증상들이 발생하나 특이적이지는 않다(피로감 등). 면역제 거기 및 면역 재활성화시기에서도 간부전이 발생할 수 있으며 이 경우 황달, 복수, 혈액응고장애 이상, 간성 혼수 등 다양한 증상들이 갑자기 발생할 수 있다.
- 간경변 상태에서는 비특이적이나 피로감 등을 호소할 수 있으며, 비대상성 상태가 되면 간경변의 다양한 증상 및 징후들이 관찰될 수 있다(복수, 부종, 정맥류 발생, 혈액응고 장애, 비장비대 등등).
- 드물지만 간외 합병증이 동반될 수 있다. circulating HBsAg-HBV Ab complex 에 의한 관절통관절염, 자반증(leukocytoclastic vasculitis), immune complex GN, generalized vasculitis (polyarteritis nodosa)

5) CHB의 검사실 소견

Serologic Patterns of Hepatitis B Infection

HBs Ag	Anti-HBs	Anti-HBc	HBe Ag	Anti-HBe	Interpretation
+	-	IgM	+	-	Acute hepatitis B, high infectivity
+	-	IgG	+	-	Chronic hepatitis B, high infectivity
+	-	IgG	-	+	1. Late acute or chronic hepatitis B, low infectivity 2. HBeAg-negative ("precore-mutant") hepatitis B (chronic or, rarely, acute)
+	+	+	+/-	+/-	1. HBsAg of one subtype and heterotypic anti-HBs (common) 2. Process of seroconversion from HBsAg to anti-HBs (rare)
-	-	IgM	+/-	+/-	1. Acute hepatitis B 2. Anti-HBc "window"
-	-	IgG	+/-	+/-	1. Low-level hepatitis B carrier 2. Hepatitis B in remote past
-	+	IgG	-	+/-	Recovery from hepatitis B
-	+	-	-	-	1. Immunization with HBsAg (after vaccination) 2. Hepatitis B in the remote past (?) 3. False-positive

(Harrison's Principles of Internal Medicine, 20th ed, 2018)

6) CHB의 치료

* 치료목표

1. 만성 B형간염의 궁극적인 치료의 목적은 HBV 증식을 억제하여 염증을 완화시키고 섬유화를 방지하여, 간경변증과 간세포암종 발생을 예방함으로써 간질환에 의한 사망률을 낮추고 생존율을 향상시키는 것이다.

2. 치료 목적 달성을 위한 임상적인 치료 목표는 ALT 정상화(남성 34 IU/L, 여성 30 IU/L 이하), 혈청 HBV DNA 불검출, HBeAg 혈청소실 및 전환, HBsAg 혈청소실 및 전환이다. 특히 HBsAg 혈청소실 및 전환이 B형간염 치료의 이상적인 목표이다.

HBsAg+ > 6 months

Assess
- Liver disease severity (include fibrosis assessment)
- Clinical phase (include HBeAg/anti-HBe, HBV DNA, AST/ALT)

Chronic hepatitis			Compensated cirrhosis	Decompensated cirrhosis
• Treat if immune active phase • Monitor if immune tolerant or immune inactive phase			• Treat if serum HBV DNA is elevated ($\geq$ 2,000 IU/mL) • Consider treatment even if serum HBV DNA shows low-level viremia (< 2,000 IU/mL)	• Treat if serum HBV DNA is detected • Consider liver transplantation
Immune tolerant	Immune active	Immune inactive		
- HBeAg+ - Very high HBV DNA* - ALT < ULN [†] - No significant fibrosis or inflammation on non-invasive tests or liver biopsy	- HBeAg+ or HbeAg- - Elevated HBV DNA[†] - ALT $\geq$ 2XULN or significant fibrosis or inflammation on non-invasive tests or liver biopsy	- HBeAg-/anti-Hbe+ - Low-level HBV DNA (<2,000 IU/mL) - ALT <ULN - No significant fibrosis or inflammation on non-invasive tests or liver biopsy		
Monitor	**Treat**	**Monitor**	**Treat**	**Treat**

Grey area: patients who do not fulfill above category
  Close monitoring
- ALT and HBV DNA every 1-3 months, HBeAg/anti-HBe every 2-6 months to see if treatment criteria has developed.
- For patient in persistent grey area, active evaluation with non-invasive assessment of fibrosis (e.g., fibroscan) or liver biopsy can be considered.

- Patients under special pupulation (e.g., pregnancy, patients receiving cancer chemothrapy) may require treatment even if immune tolerant or inactive phase.
* Serum HBV DNA $\geq 10^7$ IU/mL; [†] An upper limit of normal (ULN) for ALT of 34 IU/L for males and 30 IU/L for females; [†] Serum HBV DNA $\geq$ 20,000 IU/mL for HBeAg positive patient and HBV DNA $\geq$ 2,000 IU/mL for HBeAg negative patient

* 치료대상
  1. HBeAg 양성이며, 혈청 HBV DNA ≥107 IU/mL으로 매우 높고, 지속적으로 정상 ALT를 보이며, 간생검에서 염증 및 섬유화가 없는 면역관용기의 경우 항바이러스제의 치료 대상이 되지 않는다.
  2. HBeAg 양성이며, 지속적으로 정상 ALT를 보이더라도, 연령이 30-40세 이상이거나, 혈청 HBV DNA < 107 IU/mL이거나, 비침습적 방법에서 임상적으로 유의한 간 섬유화를 시사하는 소견이 있거나, ALT가 정상 상한치의 경계에 있는 경우에는 간생검을 시행하여 치료 여부를 결정할 수 있다.

* HBeAg 양성 및 HBeAg 음성 만성 B형간염, 면역활동기
  1. 혈청 HBV DNA ≥20,000 IU/mL 인 HBeAg 양성 간염 또는 혈청 HBV DNA ≥ 2,000 IU/mL 인 HBeAg 음성 간염의 경우, ALT가 정상 상한치의 2배 이상이면 항바이러스 치료를 시작한다. ALT가 정상 상한치의 1-2배 사이인 경우, 추적 관찰하거나 간생검을 시행하여 중등도 이상의 염증 괴사 혹은 문맥주변부 섬유화 이상의 단계를 보이면 항바이러스 치료를 시작한다. 간생검이 곤란한 경우 비침습적 방법의 간섬유화 검사로 평가할 수 있다.
  2. 면역활동기의 HBeAg 양성 및 HBeAg 음성의 만성 간염 환자에서 ALT의 정상 상한치 5-10배 이상의 급격한 상승, 황달, PT의 연장, 복수, 간성혼수 등 간부전의 소견을 보이는 급성 악화의 경우 즉각적인 경구용 항바이러스제 치료를 시작한다.
  3. 혈청 HBV DNA ≥2,000 IU/mL인 HBeAg 음성 간염의 경우에는 ALT가 정상 상한치이내이면, 추적 관찰하거나 염증 및 섬유화 정도를 간생검이나 비침습적 방법으로 확인하여 치료 여부를 결정할 수 있다.

* 만성 B형간염, 면역비활동기
  1. 혈청 HBV DNA <2,000 IU/mL이며, ALT가 정상 상한치 이내이고, 진행성 간섬유화의 증거가 없는 면역비활동기는 치료 대상이 되지 않는다.

* 대상성 간경변증
  1. 혈청 HBV DNA ≥2,000 IU/mL인 대상성 간경변증의 경우에는 ALT에 관계없이 항바이러스 치료를 시작한다.
  2. 혈청 HBV DNA <2,000 IU/mL이더라도 혈청 HBV DNA가 검출되는 대상성 간경변증의 경우에는 ALT에 관계없이 항바이러스 치료를 고려한다.

* 비대상성 간경변증
  1. 비대상성 간경변증의 경우 혈청 HBV DNA가 검출되면, ALT와 관계없이 경구용 항바이러스제 치료를 시작하며, 간이식을 고려해야 한다.

* 모니터링
  ① 만성 B형간염 환자의 초기 검사

가. History taking, physical examination, familial history
나. Laboratory tests: CBC with platelet, AST/ALT, alkaline phosphatase, gamma glutamyltranspeptidase (GGT), bilirubin, albumin, prothrombin time
다. Serologic tests for HBV replication: HBeAg/anti-HBe, HBV DNA
라. Other viral coinfections: anti-HCV,anti-HIV (high risk)
마. IgG anti-HAV (less than 50 years old-우리나라 역학상황을 고려한 권고안임)
바. Liver biopsy, fibroscan (optional)
사. Screening tests for HCC: US, AFP

* 초기 평가의 목적은 현재 간상태를 확인하는 것이다. 초기 평가를 시행하게 되면 환자의 현재 자연경과 상 단계 및 간경변 진행 상태를 확인하여 분류하여 놓으면 향후 치료 계획에 좋으며, 임상적으로 다음과 같이 분류한다.
  ⓐ 비대상성 간경변 상태(decompensated LC-B): 복수, 황달, 혈액응고장애 등 간부전 징후가 동반된 상태, Child-class B 이상을 지칭하기도 한다.
  ⓑ 대상성 간경변 상태(compensated LC-B): 임상적 또는 조직학적으로 간경변 증거가 있는 경우. 임상적 간경변은 보통 혈소판 감소증 + 영상검사상 간경변 소견(비장비대, surface nodularity, volume re-distribution등), 문맥압 항진증 증거(varix or HVPG가 높은 경우 등)으로 정의된다.
  ⓒ 만성 간염 상태: 자연경과에 따라 4단계로 추가 분류한다.
    i) CHB, 면역관용기
    ii) CHB, 면역제거기
    iii) CHB, 면역재활성화기
    iv) 비활동성 HBsAg 보유기

** 특수한 임상상황을 보이는 상태: 급격한 황달, 혈액응고장애 이상의 진행 및 복수, 혼수 등이 동반되는 경우는 fulminant hepatitis 또는 acute on chronic liver failure로 분류하기도 하며, 응급 조치가 필요한 상태이다.
  → 이러한 임상적 분류는 치료의 결정과 연관되어 있다.

* 치료 비대상자의 모니터링
  1. 치료 비대상자인 경우에는 치료 대상으로 이행하는지 혈청 ALT, HBV DNA 등을 3-6개월 간격으로, HBeAg/anti-HBe 등을 6-12개월 간격으로 주기적으로 모니터링 한다.
  2. 치료 대상 여부가 불분명한 경우에는 혈청 ALT, HBV DNA 등을 1-3개월, HBeAg/anti-HBe 등을 2-6개월 간격으로 주기적으로 추적 관찰하거나, 또는 비

침습적방법으로 간섬유화 정도를 판단하거나 간생검을 시행하여 치료 여부를 결정할 수 있다.

임상시기	치료 방침
Decompensated LC-B	- HBV DNA가 낮은 농도라도 검출되면 ALT 무관 즉시 경구용 항바이러스 치료
Compensated LC-B	- HBV DNA가 높은 농도라면(보통 2,000 Iu/ml) ALT 무관하게 즉시 치료 - HBV DNA가 낮은 농도인 경우에는 controversy가 있으나 검출되면 치료하는 것이 권고되는 추세 - 인터페론이 고려될 수도 있으나 보통 경구용 항바이러스제가 사용된다.
CHB 면역관용기	- 치료 없이 경과 관찰
CHB 면역제거기	- 치료가 보통 권고됨(국내 보험규정-2015년: ALT 2배 이상 상승, HBV DNA 20,000 Iu/ML 이상) - Inactive HBsAg carrier state로 진행하는지 경과 관찰 가능 - 경구용 항바이러스제 및 인터페론 치료 중 장단점 고려 선택 가능
CHB 면역재활성화기	- 치료가 보통 권고됨(국내 보험규정-2015년: ALT 2배 이상 상승, HBV DNA 2,000 Iu/mL이상) - Inactive HBsAg carrier state와 감별이 어려운 경우 경과 관찰 가능 - 경구용 항바이러스제 및 인터페론 치료 중 장단점 고려 선택 가능
비활동성 HBsAg 보유기	- 치료없이 경과 관찰
** Fulminant hepatitis or acute on chronic liver failure	- 즉각적인 경구용 항바이러스제 치료 - 간부전 진행시 간이식 고려

** CHB 면역제거기 및 재활성화기에서 치료 없이 우선 경과 관찰을 결정하는 경우, 반드시 간부전 신호가 없어야 하며, 간부전 신호(황달, 복수, 혈액응고 장애 이상 등)가 동반된 경우, 즉 acute on chronic liver failure 또는 fulminant hepatitis형태로 임상양상이 확인된 경우에는 응급으로 즉시 치료를 고려해야 한다.

② 항바이러스제 치료 전 모니터링

치료없이 경과 관찰하는 경우, 비활동성 HBsAg 보유기 및 면역관용기 상태에서는 보통 3~6개월 간격으로 관찰한다. 면역제거기 및 면역재활성화기로 판단되는 경우에는 1~3개월 간격으로 보다 주의깊게 관찰한다.

* 치료전략

1. 만성 B형간염 환자의 치료는 내성발현의 유전자 장벽이 높은 경구용 항바이러스제 단독요법 또는 페그인터페론 알파 단독 치료를 권장한다.

2. 대상성 간경변증 환자의 치료는 내성발현의 유전자 장벽이 높은 경구용 항바이러스제 단독요법을 권장한다. 페그인터페론 알파 사용은 간기능이 좋은 경우에 간

기능 악화와 약물 부작용 등에 주의하며 신중하게 고려할 수 있다.

3. 비대상성 간경변증 환자의 치료는 내성발현의 유전자 장벽이 높은 경구용 항바이러스제 단독요법을 권장한다. 페그인터페론 알파 치료는 간부전 위험성 때문에 금기이다.

* 치료약제

1. 높은 유전자 장벽의 경구용 항바이러스제

엔테카비어, 테노포비어DF, 테노포비어AF, 베시포비어는 HBeAg 양성 및 음성 만성 B형간염 환자의 1차 치료약제로 권고된다. 특히 엔테카비어와 테노포비어DF는 효과와 장기간의 안전성이 검증되었으나, 테노포비어AF, 베시포비어는 장기간의 데이터가 부족하다.

2. 낮은 유전자 장벽의 경구용 항바이러스제

- 라미부딘, 텔미부딘, 클레부딘

③ 약제의 선택 및 특성

- 현재 FDA 승인된 약제는 두 가지 종류이다.

가. Peg-interferon

나. Oral nucleos (t)ide analogue (NUC)

장단점	Interferon	NUC
Advantages	· Finite duration · Absence of resistance · Higher rates of anti-HBe and anti-HBs seroconversion with 12 mo of therapy	· Potent antiviral effect · Good tolerance · Oral administration
Disadvantages	· Moderate antiviral effect · Inferior tolerability · Risk of adverse events · Subcutaneous injections	· Indefinite duration · Risk of resistance · Unknown long-term safety

** Pegylated interferon의 가장 큰 장점은 finite duration (48주) 치료라는 점이며, 가장 큰 단점은 치료반응이 떨어지고 치료반응이 좋은 사람을 사전에 예측하기 어려우며, 진행성 간경변에서는 금기로 사용이 어렵다는 점이다. NUC치료의 가장 큰 장점은 경구용이라 치료가 간편하고 용이하며, 매우 효과적으로 바이러스 복제억제가 가능하며, 최근 개발된 high-potent약제는 내성도 거의 없다. 하지만 장기간 복용하여야 한다는 점과, 바이러스 복제가 성공적으로 유지되어도 간암 등의 발생은 완전히 없어지지 않는다는 단점이 있다. Interferon과 NUC를 병용 치료, 순차 치료 등 다양한 시도들이 치료 성적을 개선하기 위해 시도되고 있다.

** 승인된 경구용 항바이러스 약제의 특징 요약

경구용 항바이러스제는 크게 두가지로 분류한다. Nucleotide 계열과 nucleoside 계열이다. Entecavir는 heptene 계열이나 nucleotide 계열 약제와 유사성을 보여 크게 nucletide로 분류한다. 현재는 내성 발생 등 고려 entecavir 및 tenofovir가 초치료로 권고되고 있다.

	Nucleotide 계열		Nucleoside 계열
Lamivudine	내성발생이 높아 현재는 제한적으로 사용된다.	Adefovir	내성이 발생하며, renal tubule에 침착하며, 신손상을 유발할 수 있다.
Telbuvidine	내성발생이 어느정도 있어 현재는 제한적으로 사용된다. 신기능 보호효과가 보고되기도 하였으며 FDA class B인 장점도 있다.	tenofovir	Adefovir와 화학식은 동일. renal tubule에 침착이 적고 high dosing이 가능함. 드물지만 신손상 보고가 있어 phosphate, Ca등 확인이 필요하다. 내성이 현재까지 보고되지 않았다.
Clevudine	내성이 어느정도 발생한다. 근육손상 등이 발생 가능하며,CK monitoring을 요한다.		
Entecavir	Naive 환자에서는 내성이 거의 발생하지 않는다. 흡수력이 떨어져서 약봉용 전후 2시간씩 금식을 유지해야 하며, compliance고려하여 h.s 또는 AM dosing을 한다.		

** 모든 약제는 신기능에 따라 조절해서 투약해야 한다.

신기능에 따른 항바이러스제 권장용량

약제	Ccr (mL/min)	권장 용량	
라미부딘 (Lamivudine)	≥ 50	100mg/일	
	30~49	첫 용량 100mg/일, 유지 용량 50mg/일	
	15~29	첫 용량 35mg/일, 유지 용량 25mg/일	
	5~14	첫 용량 35mg/일, 유지 용량 15mg/일	
	<5	첫 용량 35mg/일, 유지 용량 10mg/일	
엔테카비어 (Entecavir)		초치료	라미부딘 내성
	≥ 50	0.5mg/일	1mg/일
	30~49	50% or 0.5mg/48시간	50% or 0.5mg/48시간
	10~29	30% or 0.5mg/72시간	30% or 0.5mg/72시간
	<10, 혈액투석 환자	10% or 0.5mg/1주	10% or 0.5mg/1주
아데포비어 (Adefovir)	≥ 50	10mg 매 24시간	
	20~49	10mg 매 48시간	
	10~19	10mg 매 72시간	
	<10, 혈액투석 환자	투석 시행 후 10mg/1주	
텔비부딘 (Telbivudine)	≥ 50	600mg 매 24시간	
	30~49	600mg 매 48시간	
	<30(투석전단계)	600mg 매 72시간	
	혈액투석 환자	투석 시행 후 600mg 매 96시간	

* 치료반응 평가
  1. 경구용 항바이러스제 치료 중에는 간기능검사 및 혈청 HBV DNA를 1-6개월 간 격으로 검사하고 HBeAg/anti-HBe는 3-6개월 간격으로 검사할 수 있다. 또한, 치료 중에 반응 예측과 종료 시점 결정에 도움을 줄 수 있는 HBsAg 정량검사를 고려할 수 있다.
  2. 페그인터페론 알파 치료 중에는 CBC 및 간기능검사를 매월, 혈청 HBV DNA를 1-3개월 간격으로, HBeAg/anti-HBe는 치료 시작 후 6개월, 1년 그리고 치료 종료 6개월 후에 검사할 수 있다. 치료 전, 치료 12주, 24주 그리고 치료 종료시 HBsAg 정량검사를 할 수 있다.
  3. 바이러스 반응(virologic response)이 확인된 후에도 혈청 HBV DNA를 3-6개월 간격으로 지속적으로 측정할 수 있다.
  4. 항바이러스 치료 시 각각의 약물 부작용에 대한 모니터링이 필요하다.

  ** 항바이러스제 치료 중 모니터링(경구용 항바이러스제에 한함)
    - 항바이러스제 치료중에는 치료반응 및 부작용 발생을 관찰해야 한다.

① HBV DNA 음전
  치료 후 HBV DNA가 혈청에서 미검출 상태로 전환되는 것이 치료의 가장 중요한 실 현 가능한 목표이다. 보통 3~6개월 간격으로 측정하는데, 경구용 약제의 potency에 따라 F/U 시기를 결정한다. (low to intermediate potency, 내성 발생이 가능한 약제 (lamivudine, telbivudine, clevudine, adefovir 사용하는 경우 → 보통 3개월 간격 검 사) (high potent drug의 경우(entecavir, tenofovir) → 보통 6개월 간격 검사

② ALT의 호전
  ALT의 호전은 HBV DNA 증식이 억제되면 보통 도달하며 환자마다 경과 가 매우 다 르며 보통 1~6개월 정도 안에 도달하게 된다.

③ 혈청학적 호전
  HBeAg 양성에서 치료를 시작한 경우 e항원의 소실 및 e항체의 형성은 좋은 치료지 표가 되므로, 이를 보통 6~12개월 간격 측정한다. 반응이 매우 좋은 경우 HBsAg 소 실을 1~2년 간격 확인하기도 한다.

④ 부작용 발생의 monitoring
  - 모든 경구용 항바이러스 약제는 신기능에 따른 dosing을 해야 하므로, 신기능을 보통 같이 확인해야 하며, 특히 신독성이 드물지만 보고되는 tenofovir, adefovir 를 사용하는 경우에는 신기능 확인에 주의를 요한다. 특히 tubule에 손상에 의해 phosphate 재흡수가 억제되어 phosphate wasting이 심해지면 hypophosphate-mia가 나타나는 지 등은 확인하는 것이 좋다. Clevudine, telbivudine 같이 myopa-thy 유발 가능한 약제는 임상증상 및 CK level을 보통 같이 확인하는 것이 좋다.

⑤ 내성 발생의 monitoring
- 현재까지 내성이 보고되지 않은 약제는 tenofovir 뿐이다.
- Entecavir는 naive 환자(다른 약제에 노출력이 없는 경우)는 내성율은 5년 1~2%정 도로 매우 낮지만 lamivudine 내성이 있는 등 다른 nucleotide 계열 약제에 내성이 있었던 환자들에게서 사용된 경우는(treatment experienced) 5년 내성율이 50% 이상 보고되기도 하여 주의를 요한다. entecavir가 naive에는 내성이 거의 없는데, lamivudine 내성 환자에서는 내성이 많이 발생하는 현상은 entecavir 내성은 동시 에 두군데 변이가 발생해야 하는데(이를 high genetic barrier라고 한다), 한 군데 변이만 있어도 내성이 발생하는 약제(low genetic barrier라고 하며 lamivudine등 이 해당)와 변이 위치 하나가 공유하기 때문이다. 즉 lamivudine 내성이 환자는 이 미 한 군데 변이가 있기 때문에 entecavir를 사용할 때 다른 한곳에 내성이 추가적 으로 생기면 되기 때문에 내성이 잘 발생하나, naive환자는 동시에 두군데 변이가 생겨야 하기 때문에(high genetic barrier) 변이 발생이 거의 없다.
- 내성의 위험이 있다고 판단되는 사람들은 보통 3개월 간격 HBV DNA를 monitor-ing해야 한다.

⑥ 내성 발생의 확인 및 대처
- 내성이 발생하게 되면 먼저 바이러스 돌파 현상, 즉 HBV DNA의 억제가 풀리면서 혈중에서 HBV DNA농도가 증가하게 된다. 바이러스 돌파 현상이 발생되면 이후 ALT가 상승하는 biochemical breakthrough가 따라오게 된다. 따라서 내성이 의심 되는 경우, 즉 바이러스 돌파 현상이 관찰되면, 간수치와 무관하게 변이 발생을 확 인후 치료전략을 수정해야 한다.
- 내성변이 확인: 내성 변이 검사를 진행하게 되면 변이 위치를 보고하고, 변이 위 치에 따라 약제를 선택할 수도 있으나, 임상적 편리성을 위해 약제별로 변이 여부 를 확인하고 치료를 결정하는 경우가 더 흔하다. 현재 변이가 발견된 lamivudine, telbivudine, clevudine, entecavir, adefovir 변이에 의한 치료 실패 사례들에서 현 재까지는 tenfovir가 추가 내성 발생 보고없이 높은 치료성적을 보고하고 있어 te-nofovir로 단독 전환하는 방식이 가장 널리 사용되고 있으며, 일부에서 병용치료가 활용되기도 한다.
- 병용치료 시에는 nuceloside계열 약제와 nucelotide계열 약제는 병용가능하나, 같 은 계열로는 병용하지 않는다. 자세한 약제 내성별 치료는 최신 진료지침을 참고 한다.

7) 면역억제 및 항암치료 환자에서의 선제적 항바이러스 치료
- 면역억제 및 항암 치료 중 B형간염 환자는 바이러스 돌파 및 biochemical flare를 경험하며, 이 경우 간부전으로 인한 사망사례들이 보고되고 있어, 면역억제제 및 항암치료 중 환자들은 B형간염의 상태에 무관하게 HBsAg 양성인 경우 모두 선제

적으로 항바이러스 치료가 권고된다.
- 면역억제 항암치료 예정 환자는 모두 HBsAg을 확인해야 한다.
- 면역억제, 항암치료 중인 환자들, 특히 Rituximab을 사용한 또는 사용중인 환자들
  에서는 HBsAg 음성에서 HBsAg 양성으로 전환되면서 심한 간염이 오는 reactiva-
  tion이 보고되고 있어, HBsAg 음성 환자라도 HBcIgG 양성이라면, 간기능 변화시
  또는 주기적으로(6~12개월) HBsAg 또는 HBV DNA를 확인하는 것이 필요하다.

* 치료 반응에 대한 대처
  1. 경구용 항바이러스제 치료 중 부분 바이러스 반응 환자는 약제 순응도를 면밀히
     확인하여야 한다.
  2. 부분 바이러스 반응 환자에서 내성 장벽이 낮은 약제를 사용 중인 경우에는 교차
     내성이 없고 내성 장벽이 높은 약제로 전환한다.
  3. 부분 바이러스 반응 환자에서 내성 장벽이 높은 약제를 사용하는 경우 3-6개월
     간격으로 바이러스 반응을 모니터링하면서 치료를 지속할 수 있다. 단, 엔테카비
     어를 사용하고 있는 경우에는 테노포비어로 전환을 고려할 수 있다.
  4. 페그인터페론 치료 시, HBeAg 양성 환자의 경우 24주째 HBsAg 정량치가
     20,000 IU/mL 이하로 감소하지 않을 때, HBeAg 음성 환자에서는 치료 시작 12
     주째 HBsAg 정량치의 감소가 없으면서 HBV DNA의 감소가 2 log10 미만인 경
     우 치료반응이 없을 것으로 예상하여 치료 중단을 고려한다.

* 특정상황에서의 치료
  간세포암 환자
  1. B형간염 관련 간세포암종 환자에서 혈청 HBV DNA가 검출될 경우 항바이러스제
     를 투여한다.
  2. B형간염 관련 간세포암종 환자에서 혈청 HBV DNA 불검출이더라도 간세포암종
     치료시 경구용 항바이러스제를 이용한 예방적 항바이러스 치료를 고려한다.

  신기능 이상 골대사 이상 환자
  1. 신기능 감소나 골대사질환이 있거나 질환의 위험이 있는 경우 초치료 경구용 항
     바이러스제를 결정할 때 테노포비어DF 보다는 엔테카비어, 테노포비어AF, 베시
     포비어가 우선 추천된다.
  2. 테노포비어DF를 복용하고 있는 환자에서 신기능 감소나 골밀도의 감소를 보이
     거나 위험성이 있는 경우 치료 기왕력에 따라 테노포비어AF, 베시포비어 또는 엔
     테카비어로 전환할 수 있다.
  3. 모든 약제는 크레아티닌 청소율에 따른 적절한 용량 조절을 해야 하며, 테노포비
     어AF는 크레아티닌 청소율 15 mL/min 미만인 경우, 베시포비어는 크레아티닌
     청소율 50 mL/min 미만인 경우, 테노포비어DF는 크레아티닌 청소율 10 mL/min

미만이면서 신대체요법을 시행하지 않는 경우 추천되지 않는다.

급성 B형간염 환자

1. 급성 B형간염 환자 중에 심각한 간염(혈액응고장애, 심한 황달, 간부전)의 경과를 보이는 경우 경구용 항바이러스제 치료를 할 수 있다.

면역 억제제 또는 항암화학요법 치료 환자

1. HBV 감염 여부가 확인되지 않은 경우 면역 억제/항암화학요법 시작 전 HBsAg 및 anti-HBc를 검사하고, 둘 중 하나 이상 양성인 경우 혈청 HBV DNA를 검사한다.

2. HBsAg 양성이거나 HBV DNA가 검출되는 경우 면역 억제/항암화학요법 시행과 함께 혹은 시행 전에 예방적 항바이러스 치료를 시작한다. 항바이러스제는 혈청 HBV DNA, 면역 억제/항암화학요법의 강도 및 기간, 경제적 측면 등을 종합적으로 고려하여 선택하되, 초기 혈청 HBV DNA가 높거나 장기간의 치료가 예상될 경우 테노포비어 또는 엔테카비어를 우선적으로 사용한다.

3. HBsAg 음성 및 HBV DNA 불검출이고 anti-HBc가 양성인 경우 고위험군에서는 면역억제/항암화학요법 치료 중에 혈청 HBsAg과 HBV DNA를 모니터링하며, HBV 재활성화가 발생할 경우 항바이러스 치료를 시행한다. 특히, rituximab을 사용하는 경우에는 약제 투여와 동시에 항바이러스 치료를 시작할 수 있다.

4. 예방적 항바이러스제 종료는 면역 억제/항암화학요법 종료 후 최소 6개월간 지속하고 rituximab을 사용하는 경우 치료 종료 후 최소 12개월간 사용한다.

5. 예방적 항바이러스 치료 중 및 치료 후 혈청 HBV DNA를 정기적으로 모니터링한다.

간이식 환자

1. B형간염 관련 간이식자에서는 간이식 후 B형간염의 재발 방지를 위하여 평생 경구용항바이러스제와 B형간염 면역글로불린 병합요법을 권장한다. 단, 이식 전 혈청 HBV DNA 불검출인 경우에는 위험도를 평가하여 B형간염 면역글로불린의 사용 용량과 기간 조절을 고려할 수 있다.

2. 간이식 후 항바이러스 치료는 바이러스 억제력이 강력하고 약제 내성이 적은 엔테카비어, 테노포비어DF를 선택하며, 약제 내성이 있는 경우 본 가이드라인의 약제 내성 가이드라인을 따른다.

3. 간이식 수혜자가 HBsAg 음성이더라도 공여자가 anti-HBc 양성인 경우, 수혜자는 간이식 후 경구용 항바이러스제 치료를 시행한다. 단, 경구용 항바이러스제 처방이 어려운 경우 B형간염 면역글로불린 치료를 고려할 수 있다.

간이식 환자

1. HBsAg 양성인 모든 고형장기 이식 및 조혈모세포이식 수혜자들은 이식과 함께 예방적 항바이러스 치료를 시행하며, 장기간의 치료가 필요하므로 엔테카비어 혹은 테노포비어DF를 우선적으로 선택한다.

2. HBsAg 음성 및 HBV DNA 불검출이고 anti-HBc가 양성인 고형장기 이식 수혜자는 B형간염의 재발을 감시하기 위하여 정기적인 추적이 필요하다.

3. HBsAg 음성 및 HBV DNA 불검출이고 anti-HBc가 양성인 조혈모세포이식 수혜자는 이식과 함께 예방적 항바이러스 치료를 시작한다.

* 치료 종료 후 모니터링

1. 만성 B형간염 환자에서 HBsAg 소실이 이루어진 후 경구용 항바이러스제 치료 종료를 권장한다.

2. HBeAg 양성 만성 B형간염 환자에서는 HBV DNA 불검출 및 HBeAg 소실 또는 혈청전환이 이루어진 후 12개월 이상 경구용 항바이러스제를 투여한 후 종료를 고려할 수 있다.

3. 간경변증 환자에서는 장기간의 치료를 고려하고 비대상성 간경변증 환자에서는 경구용 항바이러스제 치료를 중단하지 않는다.

4. 페그인터페론 알파는 48주 투여한다.

5. 항바이러스 치료 종료 후 1년간은 간기능검사, 혈청 HBV DNA 측정을 1-6개월 간격으로 하고 HBeAg/anti-HBe는 3-6개월 간격으로 검사할 수 있다. 1년이 경과한 후에 반응이 유지되는 경우 간기능검사, 혈청 HBV DNA 측정을 3-6개월, HBeAg/anti-HBe는 6-12개월 간격으로 할 수 있다.

6. 항바이러스 치료 종료 후 바이러스 반응이 유지되는 경우 HBsAg/anti-HBs를 추적하여 HBsAg 소실, 유지, 재양전 여부를 확인할 수 있다.

4. Chronic Hepatitis C

1) CHC의 경과

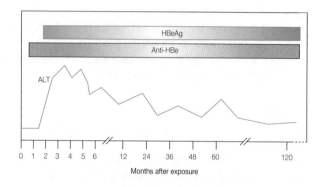

Months after exposure

* HCV 감염 후 HCV RNA가 가장 먼저 detect된다(1~2주 이내).

① HCV는 RNA 바이러스로 주로 혈액을 통해 사람대 사람으로 전염되어, HCV 항체 검사가 시행되기 이전(1990년대)의 수혈, 비위생적인 출혈을 동반할 수 있는 침습적 활동(주사기 공유, 문신 등)이나 성관계 등이 주요 전파 경로임.

② HCV 감염은 바이러스 노출 후 급성감염은 대부분 경미한 증상으로 지나가 임상증상 없이 지나간다. 6개월 이상 지속되어 만성이 되는 경우가 50~70%에 달하며 만성이 되면 이후 자연 회복은 거의 없다. 만성 C형간염은 간경변, 간암의 주요 원인이된다. 또한 CHC의 임상경과는 대개 경증이지만, LC-C에서는 이후 HCC가 발병할 수 있다.

③ 만성 C형간염에서 간질환의 진행 속도는 개인차기 심하다. 감염시 연령, 감염기간, 성별, C형간염의 유전자형, 음주, B형간염 바이러스 중복 감염, HIV바이러스 중복 감염 등 다양한 요소들이 영향을 준다.

④ C형간염 바이러스는 6개의 유전자 아형이 있는데, 유전자형은 치료약제 및 기간 선택에 중요한 요소이며, 국내에서는 1b형 및 유전자 2형이 50%씩 정도를 차지하고 있는 주된 유전자형이다.

⑤ C형간염 환자에게서 간섬유화 진행상태는 향후 예후 예측에 매우 중요하다.

2) 임상양상

- 급성 C형간염은 대부분 경미한 증상으로 지나감.
- 만성으로 진행된 C형간염도 간경변이 진행되기 전까지는 특이적인 증상이 없는

경우가 대부분이나, immune complex-mediated extrahepatic complication (e.g., mixed cryoglobulinemia)가 나타나기도 한다.
- 간경변으로 진행되게 되면 간경변의 증상들이 나타난다.

3) 검사실 소견
- C형간염은 아직 감염의 존재여부를 혈청에서 확인할 수 있는 항원은 없음.
- C형간염이 의심되는 경우 C형간염 항체검사를 시행
- Anti-HCV 양성인 경우 → HCV RNA 검사를 진행하여 양성이면 감염여부 확인됨 (주; anti-HCV 양성이고 HCV RNA음성인 경우는 past infection, false positive 등 이 있으며, anti-HCV 음성이고 HCV RNA 양성인 경우는 감염의 초기여서 아직 항 체가 형성되지 않은 경우, 면역억제 상황이어서 antibody형성이 잘 되지 않는 경 우(예:만성신부전 환자 등)가 있으므로, 급성간염 또는 원인미상 감염에서 anti-HCV 음성인 경우 HCV RNA로 감염여부를 최종 확인할 수 있다)

4) CHC (Chronic hepatitis viral C)의 치료

* 치료목표
- C형간염바이러스는 RNA바이러스로 세포질 내에 존재하므로, 만성감염을 일으키 는 바이러스 질환 중 거의 유일하게 바이러스 박멸이 가능한 바이러스임.
- 만성 C형간염 바이러스 환자에서 치료로 6개월 이상 바이러스가 혈중에서 확인되 지 않는 경우를 SVR (sustained virologic response)로 정의하며, 3개월만 바이러 스가 혈중에서 확인되지 않아도 SVR이라고 하기도 하며 이를 SVR_{12}라고 함.

* 치료약제
최근 새롭게 개발된 경구 항바이러스제인 DAA가 사용되면서 C형간염 치료의 틀 이 빠르게 변화. DAA는 hepatitis C virus (HCV) 생활사에 직접 작용하여 항 바이러스 효과를 나타냄. DAA는 작용 부위에 따라 HCV nonstructural protein (NS) 3/4A 단백분해효소 억제제(protease inhibitor, PI), NS5A 억제제, NS5B 중 합효소 억제제 등으로 분류함. NS3/4A PI는 가장 먼저 개발된 DAA로 HCV 증식 에 필수적인 다단백 분해과정을 차단한다. 1세대 PI인 boceprevir와 telaprevir 이후 simeprevir, asunaprevir, paritaprevir, grazoprevir, voxilaprevir, glecaprevir 등이 개 발되었다.1 NS5A 억제제는 HCV 복제 및 조립을 억제하며 다른 약제와 병합할 경 우 상승효과를 나타냄. 약제로는 daclatasvir, ledipasvir, ombitasvir, elbasvir, velpa-tasvir, pibrentasvir 등이 있음. NS5B 중합효소 억제제는 sofosbuvir와 dasabuvir가 있음. 2017년 현재까지 국내에서 승인된 DAA는 ledipasvir/sofosbuvir, sofosbuvir, daclatasvir, asunaprevir, ombitasvir/paritaprevir/ritonavir, dasabuvir, elbasvir/grazoprevir가 있음. 또한, 미국과 유럽에서는 2016년에 sofosbuvir/velpatasvir가 승인되어 사용되고 있으며, 2017년 하반기에 sofosbuvir/velpatasvir/voxilaprevir,

glecaprevir/pibrentasvir가 승인.

① 치료 대상자
- 치료제의 발달로 C형간염 외 이유로 장기 생존이 기대되지 않는 사람들을 제외한 모든 사람들이 치료의 적극 고려 대상이 됨.

② 치료 전 검사
- C형간염 유전자형, 바이러스의 혈중 농도
- 간질환 진행 정도 파악
- 치료와 연관된 기타 동반질환 및 전신상태 확인(특히 심혈관계 병력 확인필요)

③ 치료 약제
가. Peg-interferon + ribavirn 병합요법
- 유전자형에 따라 치료 기간 및 리바비린 용량을 다르게 치료하며, 치료반응율 도 유전자형에 따라 다르다.
  → 유전자 1형, 48주 치료, 체중보정 리바비린 사용, 반응율 60~70%(국내)
  → 유전자 2/3형, 24주 치료, 저용량 리바비린 사용, 반응율 80~90%(국내)
- 치료 중 HCV RNA 혈중농도의 변화를 확인하여 치료 기간을 결정하는 response-guided approach가 활용된다.
- Peg-interferon 및 ribavirin은 다양한 부작용이 있으며, peg-interferon은 주로 감기 증상, 피부질환, 자가면역 질환 악화 등이 있고, ribavirin은 용혈성 빈혈 및 이로 인한 부작용이 흔하다.
- 진행성 간경변환자에서는 치료 중 부작용 문제로 사용이 극히 제한된다.
나. 경구용 항바이러스제(DAA, direct antiviral agents)
- 바이러스 생활사의 각 단계에 직접 작용하는 약제들을 지칭한다.
- 분류
  ⓐ NS3/4A protease inhibitor: -evir로 끝나는 약
    (eg,, asunaprevir, simeprevir, paritaprevir, grazoprevir...)
  ⓑ NS5A inhibitor: -avir로 끝나는 약
    (e.g., daclatasvir, ledipasvir, ombitasvir, elbasvir)
  ⓒ NS5B nucleoside inhibitor: -uvir로 끝나는 약(e.g., sofosbuvir)
  ⓓ NS5B non-nucleoside inhibitors: (e.g., dasabuvir)
- 특징: 단독약으로 사용 시 variant (or mutation)가 발생하면서 치료가 실패함.
- Peg-IFN + RBV과 병용하여 사용하거나 DAA 의 분류에서 작용부의가 다른약 제들을 병용하여 사용함.(e.g., ledipasvir + sofosbuvir; asunaprevir + dacla-tasvir)
- 부작용이 대부분 경미하며 높은 치료 효과를 보임.
- Drug-drug interaction이 매우 복잡하고, 드물지만 심각한 부작용(특히 심장약 과 상호 작용)으로 이어질 수 있으므로 주의를 요함.

- C형간염의 특정 유전자형에만 듣는 약이 있고(eg., asunaprevir → 1형에만 효과), 모든 유전자형에 듣는 약이 있어, (eg. sofosbuvir) 모든 유전자형에 듣는 약을 pangenotypic drug으로 분류함.
- DAA로 치료 시에도 유전자형을 확인하여 치료하며, 간부전시에도 사용이 가능하게 되는 획기적인 치료 발전이 있었으나, 치료 효과는 간부전 동반되지 않는 경우에 비해 떨어지는 것으로 되어 있음.
- 약물 대사 문제 및 약물 상호작용으로 신기능 장애 환자에서의 약제 사용은 각 DAA의 특성을 확인하여 고려해야 함.

④ 치료 중 평가
- 과거 interferon 기반 치료는 치료 기간이 길고(6개월~1년), 치료 중 부작용 및 치료 반응율이 높지 않은 경우들이 있어, 치료 중 치료 반응을 평가하고 치료 기간을 결정하기 위하여 4주, 12주, 24주 등에 혈중 HCV RNA 검사를 시행하여 치료 중 반응에 따라 치료기간을 결정하는 Response-guided therapy를 하였었음.
- 최근 DAA 기반 치료는 치료기간이 짧고, 부작용이 높지 않고, 치료반응율이 매우 좋아, 치료 중 치료반응 평가의 개념이 퇴색되어, 치료 중 평가에 대해 일치된 견해는 없음.
- 만성 C형간염에 대한 항바이러스 치료의 효과를 평가하기 위하여 치료 종료 시점에 ETR을 확인하고, 종료 후 12주나 24주째에 혈중 HCV RNA를 측정하여 SVR 도달 여부를 확인함.

⑤ 치료 반응 정의
- 급속 바이러스 반응(rapid virological response, RVR)
  : 치료 4주째 검출 한계 50IU/mL 이하의 예민한 검사법으로 혈중 HCV RNA가 검출되지 않는 상태로 정의
- 조기 바이러스 반응(early virological response, EVR)
  : 치료 12주째 혈중 HCV RNA가 치료 전 기저값에 비해 2 log 이상 감소(조기 바이러스 반응(partial EVR, pEVR))과 검출되지 않는 상태(완전 조기 바이러스 반응 (complete EVR, cEVR)으로 나눌 수 있음.
- 지연 바이러스 반응(delayed virological response, DVR)
  : pEVR에 도달한 유전자형 1형 HCV 감염환자 중 치료 24주째 혈중 HCV RNA가 검출되지 않는 경우
- 치료 무반응(null response)
  : 치료 12주째 혈중 HCV RNA가 2 log 미만으로 감소하는 상태
- 부분 무반응(partial nonresponse)
  : 치료 12주째 혈중 HCV RNA가 2 log 이상 감소하나 12~24주 사이에 HCV RNA가 검출되는 상태
- 치료종료 바이러스 반응(end-of-treatment response, ETR)

　: 치료 종료 시점에 혈중 HCV RNA가 검출되지 않는 상태
- SVR (sustained virologic response)
　: 치료 종료 24주째 혈중 HCV RNA가 검출되지 않는 상태
- SVR12: 치료 종료 12주째 평가한 SVR
- 바이러스 돌파현상(breakthrough): 치료 중 소실되었던 혈중 HCV RNA가 재출현
- 재발(relapse): 치료 종료 후 소실되었던 혈중 HCV RNA가 재출현

5) C형간염의 screening 검사 대상 및 노출 후 감염여부의 확인

① C형간염 검사 대상자
- 1992년 이전에 수혈이나 장기이식을 받은 경우
- 정맥주사 약물남용자
- 혈액투석 환자
- HIV 감염자
- 혈우병 환자
- 한센병 환자
- HCV 감염 산모에서 태어난 아이
- HCV 양성인 혈액에 오염된 주사 바늘에 찔리거나 점막이 노출

② 노출 후 감염 확인
- 보건의료종사자가 우발적으로 HCV 감염혈액에 노출된 후 HCV 감염률이 외국에
서는 1.8%, (0~7%), 우리나라에서는 0.92%로 보고되었다.
- HCV 감염혈액이나 체액에 노출된 경우 즉시 HCV 항체와 혈청 ALT를 검사하며,
HCV 항체가 음성이면 조기 진단을 위해 4~6주에 HCV RNA 검사를 시행한다.
- 초기 검사에서 모두 음성이더라도 노출 후 4~6개월에 HCV 항체와 혈청 ALT 추적
검사를 한다. HCV 항체가 양성으로 판정되면 확진 검사가 필요하다.

5. Autoimmune hepatitis

1) 정의

고감마글로브린혈증, 자가항체 출현, 그리고 부신피질호르몬을 포함한 면역억제요법 에 좋은 반응을 보이는 임상상을 보이는 지속적인 간손상을 보이는 만성 간질환.

** Overlap syndrome (중복 중후군)
- Autoimmune hepatitis가 다른 간염, 특히 primary biliary cirrhosis등과 동반된 경우

2) 임상양상

50대 여성에서 흔하고, 무증상부터 전격성 간염까지 다양한 임상상을 보임.

3) 진단

진단에 특이적인 소견이 없고, 임상양상, 혈액학적 소견, 조직학적 소견을 종합하여 판단하여 하며, 비전형적 임상경과를 보이거나 다른 자가면역간질환(primary biliary cirrhosis 등)과도 동 반될 수 있어, 진단이 매우 어려운 경우가 있다.

Feature/parameter	Discriminator	Score
ANA or SMA+	≥1:40	+1*
ANA or SMA+	≥1:80	+2*
or LKM+	≥1:40	+2*
or SLA/LP+	Any titer	+2*
IgG or Y-globulins level	> upper limit of normal	+1
	> 1.1 × upper limit	+2
Liver histology (evidence of hepatitis is a necessary condition)	Compatible with AIH	+1
	Typical of AIH	+2
	Atypical	0
Absence of viral hepatitis	No	0
	Yes	+2

* scoring: Definite autoimmune hepatitis ≥ 7, Probable autoimmune hepatitis ≥ 6
(참고: http://www.easl.eu/medias/cpg/2015-09/CPG_AIH_final.pdf)

4) 치료 결정

자가면역 간염은 모든 환자를 치료하는 것이 아니고 개개인별로 상태를 확인해서 치료 여부를 결정한다
- 간섬유화가 심하거나, 간경변, 활동성 간염이 있는 경우는 치료가 권고되나, mild 한 경우, 섬유화가 심하지 않은 경우는 치료 없이 경과 관찰하기도 한다.

5) 치료: 면역억제 요법
- 면역억제요법(스테로이드 단독 또는 스테로이드 + azathioprine 병합요법)
- 면역억제요법 사용 중 환자는 약제 관련 부작용 여부를 monitoring해야 한다.

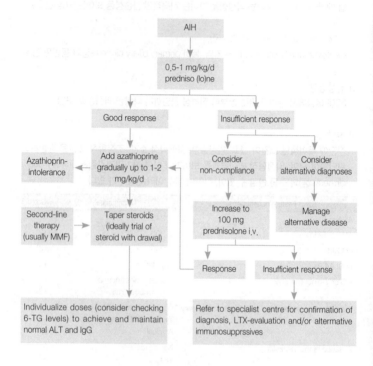

6. Alcoholic hepatitis

1) 정의
: 만성 음주를 하는 사람에게서, 최근 과량의 음주력이 있으면서, 간손상으로 인한 다양한 증상이 나타나는 상태.
만성 음주는 단순 지방간부터, 반복적인 손상-재상을 통한 진행성 섬유화 또는 간경변을 유발하는데, 알코올성 간염은 알코올성지방간부터 간경변까지 다양한 간질환의 단계에서 관찰된다.

2) 진단
- 임상상: 만성음주력 + 최근 과량 음주력 + 다른 간손상 원인 배제됨
- 혈액검사: AST > ALT 상승, 황달 등이 특징적, AST/ALT > 300 이상인 경우는 드물어, 이러한 경우 다른 원인이 동반되었는지 확인이 필요하다.
- 조직검사: 지방증, 간세포변성과 함께 소엽의 염증세포(트기 다행핵호중구)의 침윤

3) 분류
중증 알코올 간염의 경우 1개월 사망률이 40%가 넘는 등 예후가 매우 불량하여, 알코올 간염이 의심되는 경우 중등도 평가를 시행한다.
- 평가 서식들
  (1) MDF (Maddrey's discriminant Function): $4.6 \times$ (PTsec-control) + total bilirubin (의미: > 32 points → poor prognostic factor, steroid 고려)
  (2) MELD score (18점 기준으로 high/low risk로 구분)
  (3) GAHS (Galsgow alcoholic hepatitis score) - MDF 32점 이상 사람 중 steroid 치료에 도움이 되는 사람들을 세분하는데 사용되기도 함(cut off: 9점)

4) 치료
(1) 일반적 고려사항
- 금주
- 알코올간염은 대부분 영양 결핍 환자로 적극적인 영양 보충이 필요하다. 특히 thiamine 결핍 동반이 많고, thiamine 보충 전 dextrose 공급은 Wernicke's encephalopathy나 korsakoff's syndrome을 악화시킬 수 있어, Dextrose 투약 전 thiamin 보충을 반드시 고려한다. 이외에도 vit K, multivitamine 보충을 고려한다.
- 알코올 withdrawal syndrome이 발생하는지 확인하고, 필요시 benzodiazepam을 이용하여 조절한다.
- 출혈, 감염의 위험이 높은 상태로, 이에 대한 확인 및 치료를 고려한다.
- 복수 등 문맥압항진증 합병증 동반이 흔하여, I&O 확인 및 복수 생성 확인 등이 필요하다.

(2) 특이적 치료방법
- 다른 원인이 배제되고 알코올성 간염으로 확인된 경우, MDF 32점 이상의 중증 알코올 간염 환자는 스테로이드 치료가 권장됨.
- 스테로이드 사용 시 치료 중 빌리루빈 초기 변화 또는 Lilie model 점수를 계산하여 치료에 따른 예후를 일찍 식별할 수 있음.
- 스테로이드가 사용이 어려운 경우 펜톡시필린을 고려할 수 있음.

7. Ischemic hepatitis (shock liver)

1) Severe blood loss, severe burns, cardiac failure, heat stroke, sepsis에서 발생
2) Rapid rise and fall in levels of serum AST, ALT (> 1,000 mg/dL), and LDH
3) Underlying condition 교정이 필수적이다.

8. Liver abscess (pyogenic, amebic)

1) Pathophysiology
   - 간은 장기 중 농양이 가장 호발하는 부위임
   - 단발성 또는 다발성일 수 있다
   - 담도계 이상이 동반되는 가장 흔한 원인임

2) 임상양상
   - 발열
   - 복통: 특히 담도계 이상이 동반시 우상복부 통증이 동반
   - 오한, 구토, 구역 등 비특이적 증상 동반 가능
   - 50%에서는 간부위 이상을 시사하는 간종대(hepatomegaly), 우상복부 통증, 간기
     능 이상소견이 동반되지 않을 수 있음.
   - 노인에서는 FUO (fever of unknown origin)의 중요한 원인

3) 혈액검사 및 영상학적 소견
   - ALP의 상승: 70%에서 관찰되는 가장 흔한 소견이다
   - 황달, 간수치 상승: 50%내외에서 동반
   - Bacteremia: 33%에서 동반
   - CXR: 우측 횡경막 상승, 우측흉수 등이 동반시 의심

4) 진단: 초음파, CT, MRI 등

   ** Amebic abscess와의 감별
      : Amebic serologic testing시 Amebic abscess는 95%이상에 서 양성을 보임.

5) 원인균주
   - Gram negative aerobic bacilli and enterococci
     : Biliary tract infection 동반시(Biliary 수술을 한 경우를 제외하고는 anerobe는 거
       의 원인균이 되지 않음.)

- Mixed flora (aerobic+anerobic): pevlic 등 다른 곳에 source가 있을 때

6) 치료

① 배액술이 치료의 핵심임

: 배액술은 Percutaneous drainage 우선 고려
  (pigtail catheter 사용 또는 repeated aspiration)

: 수술적 치료가 고려되는 경우

- 다발성의 큰 농양
- Percutanoeus drainage 후 4~7일내에 임상 호전 없는 경우
- 수술이 필요한 담도계 질환이 동반된 경우

② 항생제

: 초기에는 intrabadominal sepsis 등에 준하여 경험적으로 선택
  경험적 선택 시에는 장내세균과 Anaerobe를 포함할 수 있는 조합 고려
  (예: 3세대 cephalosporine + metronidazole, etc.)

: 이후 균 동정 결과에 따라 항생제를 조정

9. Acute hepatitis/acute hepatic failure

1) 정의

- 병력 및 과거혈액검사에서 만성간질환의 증거가 없던 사람에서 갑자기 발생한 간 손상 및 이로 인한 기능 이상을 acute hepatitis라고 하며, 간손상의 증거는 보통 hepatocyte necrosis시 동반되는 AST/ALT의 급격한 상승으로 확인된다.
- 심각한 급성 간염은 급성 간부전의 임상형태를 보인다.
- 급성 간부전은(coagulopathy + encephalopathy)로 정의되며, 특히 encephalopa-thy의 동반은 높은 사망률과 연관되어 있어, 응급이식을 준비해야 하는 매우 위중한 단계이다.

2) 원인

- 급성 간부전의 예후는 원인에 따라 차이가 나며, 치료 또한 원인에 따라 달라질 수 있으므로, 자세한 병력 확인 및 검사로 가능한 원인을 확인한다.

① Hepatotropic virus: HAV, HBV, HCV, HEV

② Drugs / Toxins-약물의 경우 acetaminophen vs. non-acetaminophen으로 분류

③ Vascular: ischemic hepatitis/Budd-Chiari Synd/VOD/malignant infiltration

④ Autoimmune hepatitis

⑤ Idiopathic

⑥ Systemic infectious disease that can involve liver: EBV, HSV, CMV, tsutsugamushi etc.

3) 임상양상

Pathogenesis and Medical Management of the Major Complications of ALF

4) 치료

- 원인에 따른 치료 :

① HAV/HEV: 보존적 치료

② HBV/HCV: 보존적 치료 + antiviral therapy 고려 가능, 급성간부전시 HBV는 N-acetylcystein이 도움이 된다는 보고가 있다.

③ EBV,CMV,HSV: 보존적 치료, 면역억제자들 중심으로는 antiviral therapy 고려되며, 급성 간부전에 빠진 경우에도 acyclovir 등을 고려할 수 있다.

④ Toxic hepatitis: 유발 약제 중단 + activated charcoal (acetaminophen) + N-acetylcystein (acetaminophen 최근에는 간부전 발생시 non-acetaminophen injury에서도 N-acetylcystein사용이 권고되고 있다.)

⑤ Ischemic hepatitis: 혈압 유지

⑥ Wilson's disease: LT 준비

⑦ Autoimmune hepatitis: Pd 40~60mg 사용 고려 가능

** N-acetylcystein 용량: 150 mg/kg in 5% dextrose solution (loading dose,15분에 걸쳐 주입) →12.5 mg/kg/hr (4시간 동안 주입) → 6.25 mg/kg/hr (16시간 동안 주입)

- 간부전 증상에 따른 치료

Cerebral Edema/Intracranial Hypertension

Grade I/II Encephalopathy

· Consider transfer to liver transplant facility and listing for transplantation
· Brain CT: rule out other causes of decreased mental status; little utility to identify cerebral edema
· Avoid stimulation; avoid sedation if possible
· Antibiotics: surveillance and treatment of infection required; prophylaxis possibly helpful
· Lactulose, possibly helpful

Grade III/IV Encephalopathy

· Continue management strategies listed above
· Intubate trachea (may require sedation)
· Elevate head of bed
· Consider placement of ICP monitoring device
· Immediate treatment of seizures required; prophylaxis of unclear value
· Mannitol: use for severe elevation of ICP or first clinical signs of herniation
· Hypertonic saline to raise serum sodium to 145~155 mmol/L
· Hyperventilation: effects short-lived; may use for impending herniation

Infection
Surveillance for and prompt antimicrobial treatment of infection required
Antibiotic prophylaxis possibly helpful but not proven

Coagulopathy
Vitamin K: give at least one dose
FFP: give only for invasive procedures or active bleeding
Platelets: give only for invasive procedures or active bleeding
Recombinant activated factor VII: possibly effective for invasive procedures
Prophylaxis for stress ulceration: give H2 blocker or PPI

Hemodynamics/Renal Failure
Volume replacement
Pressor support (dopamine, epinephrine, norepinephrine) as needed to maintain adequate mean arterial pressure
Avoid nephrotoxic agents
Continuous modes of hemodialysis if needed
Vasopressin recommended in hypotension refractory to volume resuscitation and no repinephrine

Metabolic Concerns
Follow closely: glucose, potassium, magnesium, phosphate
Consider nutrition: enteral feedings if possible or total paranteral nutrition

5) 예후

- 급성 간손상시 예후를 정확히 예측하는 것은 매우 제한적이고, 특히 early liver transplantation이 도움이 될 수 있는 환자를 미리 예측하는 것은 극히 제한적이다. 여러 가지 scoring system (e.g., King's college criteria) 이 개발되었으나, 임상적 context하에서 활용해야 한다.

- 혈액학적 지표 중에서는 PT INR의 자연 회복이 좋은 예후와 연관된 경우가 많고, ammonia levels은 encephalopathy 발생을 예측한다고 보고되고 있다.

- 증상 중에서는 GI Sx (특히 nausea vomiting) 등 증상은 increased IICP와 연관일 수 있으므로 주의를 요한다.

10. Drug induced liver injury

1) 정의

약물성 간장애는 섭취한 약제나 유기 혹은 무기물질 등에 의해 간손상이 발생하는 것을 의미한다. 약물, 한약, 생약, 건강기능식품, 비타민, 호르몬제 등 모든 성분이 간손상을 유발할 수 있다.

2) 분류
① Direct toxic effect: dose dependent
- acetaminophen, tetracycline, carbon tetrachloride, yellow phosphorus
② Idiosyncratic drug reaction: unpredictable, dose-independent
- isoniazid, valproate, phenytoin, statins, halothane, carbamazepine, chlo-
promazine, tricyclic antidepressant agents

3) 증상/진단
약물성 간손상은 경미한 간손상에서부터 급성 간부전까지 다양한 임상양상을 보일
수 있다. 또한 원인물질을 섭취 후 몇 시간 만에 간손상이 발생하기도 하지만, 수개
월이 지난 후에도 발생할 수 있다. 약물성 간손상은 원인 물질에 대한 노출력, 합당
한 임상양상 등에 근거하여 진단하며, 간염에 대한 다른 원인을 배제하는 과정이 필
요하다.

4) 치료방법
- 유발약제를 중단
- 유발약제가 중단이 어려운 경우에는 risk-benefit 고려 결정(이 경우 Hy's law등
을 활용하여 볼 수 있음: Hy's law에 만족하게 되면 유발약제가 중단되지 않으면
mortality가 발생하기 시작하므로, 적극적인 중단을 고려하는 기준이 됨)
* (참고) Hy's law: 다음 3가지 기준을 만족하는 경우
1. 혈중 ALT 또는 AST 농도가 정상상한치의 3배이상 상승
2. 담즙정체를 유발하였을 만한 다른 이유가 없는 상황에서, 혈중 빌리루빈 수치
가 정상 상한치의 2배 이상 상승
3. ALT, AST, 빌리루빈 등이 상승할 만한 다른 이유(A형간염, B형간염, C형간
염, 다른 원인에 의한 간염 등)이 배제되는 경우
- 유발약제가 분명하지 않는 경우에는 중단가능한 모든 약제 중단, 대체 가능한 모
든 약제 대체한 후 호전된 후 조심스러운 재투약 시작을 고려할 수 있다.
- 자가면역 간염과 감별이 어려운 임상양상을 보이는 약물유발 간손상의 경우 스테
로이드 가 사용되기도 한다.

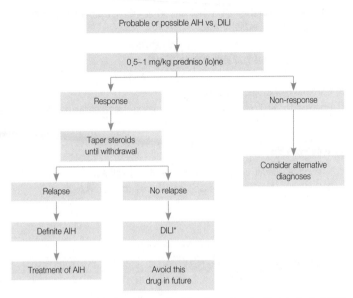

Suggested diagnostic algorithm for autoimmune hepatitis usting routine autoantibody testing by indirect immunofluorescence (IFL) and enzyme linked immunosorbent assay (ELISA) testing with a set of four autoantibodies. A liver biopsy is always required for the demonstration of inflammatory hepatitis, as well as for staging and grading and grading of the liver disease. *Long-term follow-up is advised in order not to miss a late relapse of AIH (e.g, 6 monthly for 3 years).

11. Cirrhosis

1) 정의
- 병리조직학적으로 정의되는 질환, 대상성 간경변증과 비대상성 간경변증으로 분류
- 비대상성 간경변증: 복수, 정맥류 출혈, 간성뇌증, 황달 등 간경변 합병증이 있는 경우

2) 진단
- 조직학적 진단
- 임상적 진단
- 영상검사(CT, 복부초음파검사, MRI)에서 결절성 간표면, 비장종대, 문맥압 항진을 나타내는 복강내 측부혈관의 존재하는 경우

- 상부 위장관 내시경 검사에서 식도 또는 위 정맥류가 있으면서 정맥류 유발할 수 있는 다른 원인이 배제되는 경우
- 혈액학적 검사에서 혈소판 감소증이 관찰되는 경우
- 최근에는 간섬유화 검사 등이 사용되기도 한다.

3) Cardinal pathologic features
Extensive fibrosis in association with the formation of regenerative nodules.

4) Clinical features
① Loss of functioning hepatocellular mass.
   jaundice, edema, coagulopathy, and hepatic encephalopathy
② Portal hypertension, gastroesophageal varices, splenomegaly, ascites.

5) 중등도 평가 Classification

ChildPugh classification

Factor	Units	1	2	3
Serum bilirubin	μmol/L	<34	34~51	>51
	mg/dL	<2.0	2.0~3.0	>3.0
Serum albumin	g/L	>35	30~35	<30
	g/dL	>3.5	3.0~3.5	<3.0
Prothrombin time	Second prolonged	0~4	4~6	>6
	INR	<1.7	1.7~2.3	>2.3
Ascites		None	Easily controlled	Poorly controlled
Hepatic encephalopathy		None	Minimal	Advanced

A (5~6), B (7~9), C> 10

※ 간경화환자의 surgical risk 평가

Surgical risks in liver disease

Class	Perioperative mortality	Description
A	5~10%	Normal response to all operations, normal regenerative ability
B	10~30%	Mod liver impairment. Tolerate surgery only with preop preparation, limited regeneration sizable resections contraindicated
C	50~80%	Poor response to all operations regardless of preparatory efforts. Liver resection regardless of size is contraindicated

12. Gastroesophageal Varices & Variceal Hemorrhage

1) 위식도정맥류

① 임상적 특징
- LC 환자의 약 50%에서 동반됨.
- 문맥압 항진증으로 발생된 식도정맥류는 식도하부 1/3에 가장 심하며 대부분 이곳에서 출혈한다.
- 뚜렷한 유발인자 없이 발생할 수 있으며 대개 무통성으로 대량의 토혈을 일으킨다.
- 출혈할 수 있는 위험요소
  ⓐ 정맥류 크기
  ⓑ 내시경적 소견: red wales
  ⓒ Hepatic venous pressure gradient (HVPG): 20mmHg 이상(High risk)
    (참고: HVPG 12mmHg 미만으로 감소 시 rupture risk 감소)
  ⓓ 복수와 황달을 동반한 심한 간기능 장애

② 식도-위 정맥류의 내시경 소견

① 기본 색조(Color C) · White varices (Cw) · Blue varices (Cb) ② Red color sign · RWM (red wale marking) · CRS (cherry red spot) · HCS (hematocystic spot) · RC(–): 발적이 전혀 없음 · RC(+): 국한성의 발적이 소수로 보일경우 · RC(++): 여러 개의 정맥류 위에서 다수 관찰 · RC (+++): 전 정맥류에서 모두 관찰 ③ Location · 식도 정맥류 · Ls: 상부 식도까지 보이는 경우 · Lm: 중부 식도까지 보이는 경우 · Li: 하부 식도까지 보이는 경우 · 위 정맥류 · Lg-c: Cardia에 근접한 경우 · Lg-f: Cardia에서 떨어진 경우 · Lg-cf: Cardia에서 fundus로 연결된 위정맥류	④ 형태(Form) · F0: 정맥류가 보이지 않는 경우 · F1: 직선 또는 사행상으로 가는 경우 · F2: 염주상의 중등도의 정맥류 · F3: 결절상 또는 종류상의 굵은 정맥류 ⑤ Bleeding sign · 출혈증의 소견: 　분출성(spurting bleeding)/ 　비분출성(oozing bleeding) · 출혈후의 소견: 　적색혈전(red plug)/ 　백색혈전(white plug) ⑥ Mucosal finding · E: erosion · Ul: ulcer · S: scar ⑦ 예) Ls F2Cb, RC(++): 상부 식도에 　염주상의 푸른 정맥류가 red color sign을 　여러 정맥류에서 보임 　Lg-c F1Cb, RC(-)

2) 정맥류 출혈 의심 시 확인해야 할 병력과 이학적 검사

① Degree of volume loss

② Level of bleeding
 - A careful history and physical examination of the oropharynx and nasal cavity (r/o epistaxis or swallowed blood)
 - Digital rectal examination
 - L-tube: L-tube는 그 역할에 대해 매우 논란이 있다. Varix bleeding이 강력히 의심되는 상황에서, 응급 내시경이 고려중이라면 L-tube의 역할은 매우 제한적일 것으로 보여, 꼭 필요한지 신중히 고려하여 시행한다. 특히 L-tube가 belching을 유발하면 오히려 출혈이 더 심해 질 수 있어 주의를 요한다.

3) 치료

(1) Restoration of intravascular volume
 ** 과도한 volume은 문맥압을 상승시켜 재출혈을 조장(Hb 7~8 정도까지만 수혈!)
 - 2 large bore IV line (14~18 gauge) or C-line 삽입
 - Normal Saline infusion
 - pRBC transfusion

(2) Coagulopathy 교정
 - Initial infusion: FFP 2~4 unit, indicated if prolonged PT with INR > 1.5
 - Platelet infusion: indicated if PLT < 50000/mm3

(3) Airway protection
 - Intubation considered to prevent aspiration (diminished mental status, shock, hepatic encephalopathy, massive hematemesis)

가. 내원 당시부터 혈관수축제와 항생제 치료를 권장한다.

종류	특징	용량, 용법, 기간
Terlipressin	부작용(심장허혈) 생존율을 향상 간신증후군에 효과	처음 2mg을 정주한 이후 출혈이 조절될 때까지 4시간마다 1mg을 정주함. 3일간 사용.
Somatostatin Octreotide	부작용(내장혈관 수축, 구토, 고혈당) 생존에 영향 없음	처음 250μg을 초기 정맥주사한 후 250μg/hr (6 mg/day)의 속도로 2~3일간 지속 정주. Octreotide: 50μg을 초기 정주 후 시간당 50μg을 3~5일간 지속 정주.
항생제	세균 감염을 줄이고 생존율을 증가시킴	Ceftriaxone: 하루에 한 번 1g 정맥투여(최대 7일) Norfloxacin: 400mg 씩 하루 2회 경구투여(최대 7일) Ciprofloxacin 정맥투여로 대체 가능

나. 급성 정맥류 출혈 환자는 내시경치료를 권장한다.

다. 경정맥 간내 문맥 전신 단락술(TIPS)은 약물과 내시경 치료에 실패하였거나, 내시경 치료가 가능하지 않는 경우 고려한다.

① Balloon tamponade

- 적응증: 출혈이 너무 심하거나 내시경을 바로 시행할 수 없을 때
- Triple-lumen (Sengstaken-Blakemore) S-B tube, four-lumen (Minnesota) tube
- 삽입절차 및 주의사항

가. Tube (tip에서 15cm까지)에 수용성 윤활제 도포

나. 삽입길이: nose to earlobe + earlobe to xiphoid process + 10cm(최소한 50cm)

다. 구강으로 tube를 삽입할 경우 반드시 bite block or oral airway 삽입

라. Tube 위치 확인: 1) Aspiration and pH testing, 2) 청진, 3) X-ray (esophageal & gastric balloon 만나는 지점이 xiphoid process에 위치)

마. Inflation volume (gastric balloon만으로 control되지 않는 경우, esophageal balloon을 적용): 1) gastric balloon: 200~350cc, 2) esophageal balloon: 25~45mmHg (본원에서 30~35mmHg)

바. Inflation time: 식도점막 손상 방지를 위해 max 24~36hr for esophageal, 48~72hr for gastric

사. Traction wt: balanced suspension traction을 위해 300~450g 정도로 traction 적용

아. Suction 적용시 80mmHg정도, 상태에 따라 간헐적, 지속적

자. Deflation & extubation: tube migration으로 인한 기도폐색 방지를 위해(esp. nonintubated case) esophageal balloon부터 deflation한다. 이후 12~24시간 동안 관찰결과 출혈증상이 없으면 gastric balloon deflation 후 12~24시간 동안 관찰결과 출혈 증상이 없으면 제거한다. Tube 제거시 tube 내의 liquid가 흡인되지 않도록 clamp하도록 한다. Balloon이 완전히 deflation 되었는지 확인한다.

차. S-B tube complications (15% or more):
aspiration pneumonitis, esophageal rupture
SB tube remove할 때에도 step-wise하게 한다. 유지시엔 12시간에 1시간 정도는 Eso ballooning을 deballooning 해주어야 한다.

② TIPS (transjugular intrahepatic portosystemic shunt)

가. Technique: create a portal-systemic shunt by a percutaneous approach, an expandable metal stent is advanced to the hepatic veins under angiographic guidance and then through the substance of the liver to create a direct portacaval channel.

나. Offers an alternative to surgery for refractory bleeding due to portal hypertension. Encephalopathy may be encountered after TIPS just as in the surgical shunts.

③ B-RTO (balloon-occluded retrograde transvenous obliteration)

　가. Ix: control bleeding from gastric varices / fail endoscopic and pharmacologic therapies for bleeding varices

　나. Embolize gastric varices through the gastrorenal shunt

　다. Satisfactory results have been reported for patients with gastric varices and hepatic encephalopathy

4) 예방

① 1차 예방: bleeding history가 없는 환자에서의 예방

　가. 정맥류가 없는 LC 환자에서는 초출혈 예방목적으로 비선택적 β-blocker 사용은 권고하지 않는다

　나. 출혈한 적이 없는 작은 정맥류가 관찰되나 출혈의 고위험군(Child-Pugh class B/C, red wale markings on endoscopy)인 경우 출혈 예방을 위해 비선택적 β-blocker 사용을 고려한다.

　다. 출혈한 적이 없는 큰 정맥류(F2, F3)가 관찰된 경우 비선택적 β-blocker or Carvedilol을 사용하거나 내시경 정맥류 결찰술 시행을 권장하며, 비선택적 베타 차단제와 내시경 정맥류 결찰술 병합치료도 고려할 수 있다.

　라. 베타차단제는 안정 시 심박수가 분당 55-60회에 이를때까지 2-3일 간격으로 조절한다.

② 2차 예방: bleeding history가 있는 환자에서의 recurrent bleeding 예방

　가. 식도정맥류의 재출혈 방지를 위해 내시경 정맥류 결찰술과 β-blocker와의 병합요법을 고려한다.

　나. 경경정맥 간내 문맥 전신 단락술(TIPS)은 Child-Pugh A 또는 B 등급 환자에서 상기 치료가 실패한 경우 구조 치료로 고려할 수 있다.

　다. 간이식 적응증이 되는 환자는 간이식을 고려한다.

5) 예후

Bleeding이 있었던 간경화 환자는 예후가 좋지 않다. Bleeding이 있었던 환자는 1~2년 이내에 재출혈률이 60%, 사망률은 약 33%정도이다.

6) 위 정맥류

① 급성 위정맥류 출혈의 일반 치료는 식도정맥류 출혈 환자와 동일하게 적용한다.

② 위 소만으로 확장된 정맥류(GOV1) 출혈 시 정맥류의 크기와 출혈 위치를 고려하

여 내시경 정맥류 폐쇄술(EVO) 또는 내시경 정맥류 결찰술(EVL)을 시행한다.

③ 위바닥정맥류(GOV2, IGV1) 출혈 환자에서 활동성 출혈 여부와 우회혈관 여부를 고려하여 내시경 정맥류 폐쇄술(EVO) , 역행 경정맥 폐색술(BRTO 또는 PARTO)(B1), 또는 경경정맥 간내문맥전신 단락술(TIPS) 을 시행한다.

④ 내시경 시술 후 궤양 출혈 예방을 위해 양성자펌프억제제 사용을 고려할 수 있다.

⑤ 구조요법으로 역행 경정맥 폐색술(BRTO 혹은 PARTO) 또는 경경정맥 간내문맥전신 단락술(TIPS)을 시행한다.

⑥ 위정맥류 출혈의 내시경 치료 실패 시 구조요법을 시행하기 전까지 풍선 탐폰 삽입법을 시행할 수 있다.

13. Ascites
1) 병태생리

① Peripheral vasodilatation theory (m/i)

portal hypertension → splanchnic vasodilation d/t NO production
→ arterial underfilling (유효순환혈류량 감소)
→ 보상반응으로 혈관 조절 물질과 항이뇨호르몬 분비 증가
→ Na & water retention
→ 진행되면 신혈관이 수축되어 신혈류가 감소하는 간신증후군 발생

② "Underfill"theory

portal hypertension → transudation of fluid into peritoneum
→ ↓ plasma volume → renal Na retention

③ Hypoalbuminemia (serum oncotic pressure ↓)

④ Hepatic lymph production ↑

2) 진단적 접근

Diagnostic paracentesis의 적응증

New onset ascites

At the time of each admission to the hospital

Clinical deterioration, either inpatient or outpatient

· Fever

· Abdominal pain

· Abdominal tenderness

· Mental status change

· Ileus

· Hypotension

Laboratory abnormalities that may indicate infection

· Peripheral leukocytosis

· Acidosis

· Worsening of renal function

---

① Detection: PEx (shifting dullness, fluid wave); 1~1.5

                LU/S; detect if > 100cc

② Serum ascites albumin gradient (SAAG)

   1. Grade 2 이상의 복수가 처음 진단되거나, 복수가 심해져서 입원을 한 경우, 복수의 감염이 의심되는 경우 그리고 간경변성 합병증(위식도 정맥류 출혈, 간성뇌증, 급성신손상 등)이 있는 경우에는 원인 감별을 위해 진단적 복수천자를 시행한다.

   2. 복수검사를 처음 시행할 경우에는 기본적으로 혈구수와 분획, 알부민, 총 단백질이 검사에 포함되어야 하며, 복수의 감별진단을 위해 혈청-복수 알부민 차(serum-ascites albumin gradient)를 구한다.

   3. 복수 감염이 의심되는 경우 복수의 세균 배양검사를 혈액 배양 용기에 시행한다.

SAAG > 1.1 (portal HTN related)	SAAG < 1.1 (non-portal HTN related)
· Chronic liver disease: LC / HCC · Fulminant hepatic failure · Acute hepatitis (viral/alcoholic) superimposed on LC · Massive hepatic metastasis · Veno-occlusive disease · Budd-Chiari syndrome · Cardiac ascites (CHF/TR/constrictive pericarditis)	· Peritoneal cancer · Tb/fungal peritonitis · Serositis · Viscus leak: pancreatic, biliary, chylous · Bowel infarction or obstruction · Nephrotic syndrome · Idiopathic

③ Ascitic fluid protein level이 낮을 경우(<1.5g/dL) SBP의 위험성이 증가

Ascitic Fluid Laboratory Data

Routine	Optional	Unusual	Unhelpful
Cell count	Culture in blood	TB smear and culture	pH
Albumin	culture bottles	Cytology	Lactate
Total protein	Glucose	Triglyceride	Cholesterol
	LDH	Bilirubin	Fibronectin
	Amylase		Glycosaminoglycans
	Gram's stain		

3) 치료

① 식이요법

나트륨(Na): 2g/day (88mmol, NaCl 5gm)/day로 제한

② 수분 섭취 제한

: 수분 섭취를 제한할 필요는 없으나 과도한 수분 저류로 희석 성 저나트륨증(125 mEq/L 미만) 때 수분 섭취를 제한할 수 있다.

③ Vaptans (Vasopressin receptor antagonist)

예) conivaptan, tolvaptan)

: hyponatremia(120 mEq/L 미만) 시에 투여해 고려해 볼 수 있음.

④ 침상 안정

⑤ 이뇨제

: 경구 복용이 원칙이며 정맥 투여는 급격한 체액 감소에 의한 신여과량 감 소를 유 발할 수 있어 권고하지 않는다.

가. Spironolactone

- secondary hyperaldosteronism을 차단
- 반감기 길고 작용시간 늦어 안정 농도에 도달하는데 3~4일이 소요됨
- 하루 100mg으로 시작하여 3~5일 간격으로 용량 조절
- 최대 하루 용량은 400mg
- 부작용: 고칼륨혈증, 여성형 유방, 유방통, 성욕감퇴, 발기부전
- Amiloride: spironolactone에 비해 이뇨 효과는 떨어지나 항안드로겐 작용이적 음, Spironolactone의 1/10 용량으로 사용

나. Furosemide

- spironolactone 과 함께 사용
- 하루 40mg으로 시작하여 3~5일 간격으로 용량 조절
- 최대 하루 용량은 160mg

- 작용시간이 빠르고 고칼륨혈증을 교정할 수 있는 장점
- Torasemide: furosemide에 비해 긴 반감기와 작용시간, furosemide의 1/4 용량으로 사용

다. 병합요법
- Spironolactone과 furosemide의 시작 용량은 각각 100mg/40mg으로 시작하여 3~5일 간격으로 용량을 각각 두 배로 증량하며 일일 각각 400mg/160mg까지 사용가능. 과도한 이뇨반응을 보이면 furosemide 용량을 먼저 조절한다.

라. 치료반응의 평가
- 이뇨제의 투여량은 24시간 소변내의 Na 배설량을 기준으로 결정한다.
  → 저염식을 시행하여 하루 Na 섭취량을 88mEq/d로 제한하는 환자는, 적절한 diuretics 치료를 받는다면 extrarenal Na loss 10mEq를 제외한 78mEq/d의 Na를 소변으로 배설해야 한다. 따라서 복수조절이 잘 되지 않는 환자의 요 Na 배설량이 하루 78mEq/d (혹은 spot urine Na/K ratio > 1)이면 저염식을 지키지 않는다고 판단할 수 있고, 78mEq/d 이하라면 diuretics의 용량이 부족하므로 diuretics를 증량해 볼 수 있다. 말초부종이 있으면 하루에 1kg, 없으면 하루에 0.5kg의 체중감소를 목표로 한다.

마. 이뇨제 사용시 합병증
  간성혼수, 신부전, 저나트륨혈증, 저칼륨혈증, 고칼륨혈증, 근 경련, 여성형 유방

바. 복수 조절 여부 평가: 체중, BUN, Cr, 전해질
- 혈청 Cr 2.0mg/dl 이상, 혈청 Na 120mmol 이하, 간성혼수 발현시 이뇨제 투여를 중단

⑥ Paracentesis
  ascites 1L당 albumin 8g 보충 / 20% albumin 1 bottle = 20g

⑦ TIPS (Transjugular intrahepatic portosystemic shunt)
  > 75% resolution of ascites, but > 15% develop encephalopathy

⑧ LT, if candidate

⑨ Refractory ascites
가. 염분섭취제한과 체대용량의 이뇨제에도 불구하고 조절되지 않거나,
나. 복수천자 후에도 바로 재발하는 경우
  치료: 대량복수천자, TIPS, 간이식

  ⓐ 간경변성 복수 환자에서 원인질환 치료가 중요하다.
  ⓑ 간경변성 복수 환자에서 하루 1.2-1.5 g/kg의 단백질 공급이 권장된다.
  ⓒ 간경변성 복수 환자에서 하루 염분 섭취량은 5 g (나트륨 2 g/day, 88 mmol/

day) 이하로 권장하며, 혈청 나트륨 농도가 정상인 경우 수분섭취를 제한하지 않는다.

다. 말초 부종이 있는 경우 하루 체중감량의 제한은 없으나 환자의 상태를 고려하여 신중하게 체중감량 정도를 결정하도록 하며, 말초 부종이 없는 경우 하루 0.5 kg의 체중감량을 목표 로 한다.

라. 간경변성 복수 환자에게 일차로 사용되는 이뇨제는 알도스테론 길항제이며 spironolactone은 하루 50-100 mg으로 시작하여 최대 400 mg까지 사용할 수 있다. (A1). 이뇨 효과를 높이고 정상 혈청 칼륨 농도를 유지하기 위해 루프이뇨제인 furosemide를 병합하여 사용할 수 있으며, 하루 20-40 mg 용량으로 시작하여 최대 160 mg까지 사용할 수 있다.

마. 저칼륨혈증이 발생하면 루프이뇨제를 감량 혹은 중단하고, 고칼륨혈증이 동반되면 알도스테론 길항제를 조절한다.

바. 심한 저나트륨혈증, 급성신손상, 뚜렷한 간성뇌증, 심한 근육 경련 발생시 이뇨제를 감량 또는 중단한다.

사. 치료적 대량복수천자 시에는 복수 1 L당 6-8 g의 알부민 투여를 권장한다.

14. Spontaneous bacterial peritonitis (SBP)

1. 자발성 세균성 복막염이 의심되는 경우 복수천자 결과 다형핵 호중구 250/mm3 이상이면 복수천자 배양에서 균의 동정 여부에 상관없이 자발성 세균성 복막염으로 진단하고 경험적 항생제 치료를 시작한다.

2. 복수의 다형핵 호중구가 250/mm3 미만이더라도, 감염의 증상이나 징후(37.8 이상의 체온, 복통 또는 압통)가 있으면 배양검사 결과가 나올 때까지 경험적 항생제 투여를 권장한다.

1) 진단

PMN > 250 (WBC 기준은 사라짐)

· Corrected PMN (RBC 250개 나올 때마다 WBC 1개 정도 더 나와 blood 섞인 ascites는 correction 해야 한다는 개념)

WBC-RBC/250 = Corrected WBC

Corrected WBC × seg% = Corrected PMN

· Pathogens: 70% G(-)bacilli (E.coli, K.pneumoniae)

30% G(+) cocci (S.pneumococcus, other Streptococci, Enterococcus)

2) 증상과 징후

Clinical feature	Percent with sign or symptom
Fever	69%
Abdominal pain	59%
Altered mental status	54%
Abdominal tenderness	49%
Diarrhea	32%
Paralytic ileus	30%
Hypotension	21%
Hypothermia	17%

3) 치료:

지역사회 감염 자발성 세균성 복막염의 경험적 항생제는 cefotaxime 혹은 ceftriax-one 등의 3세대 세팔로스포린이 권장된다.

Cefotaxime 2.0g q 8hr×5~10 days

배양된 균의 항생제 감수성 및 증상 등에 따라 치료 기간 결정

** 병원내 감염의 경우 내성균을 반드시 고려하여 경험적 항생제를 선택한다.

4) 발생의 예방

위장관 출혈을 동반한 간경변증 환자에서는 감염 발생의 감소를 위해 ceftriaxone 1 g/day 정주 치료가 권장된다. 간기능 저하가 심하지 않은 환자에서는 하루 2회 norfloxacin 400 mg (800 mg/day) 경구 투여를 고려한다. 복수내 단백 함량이 1.5 g/dL 이하이며, 심한 간부전, 신부전, 혹은 저나트륨혈증을 동반한 환자에서는 자발성 세균성 복막염의 예방을 위해 norfloxacin 400 mg/day 투여를 고려한다. 자발성 세균성 복막염이 발생하고 회복한 환자는 재발의 위험이 높으며, 복막염 재발 예방을 위해 norfloxacin 400 mg/day 투여를 고려한다. Rifaximin 1,100-1,200 mg/day 는 이차예방 약제로서 norfloxacin을 대체하여 사용해 볼 수 있다.

15. Hepatic encephalopathy

간기능 저하 상태에서 발생하는 의심 및 지남력 장애, 각종 신경학적 이상을 특징으로 하는 신경정신학적 증후군

1) 진단

: 진행된 간질환이 있는 경우 집중력 장애, 수면 장애 및 기면, 혼수를 포함한 운동장애 등 임상적으로 진단. 80% 이상에서 유발인자가 확인되므로 병력 청취 때 위장관 출혈, 요독증, 향정신성약제 사용, 이뇨제 사용, 단백질 과다 섭취, 감염, 변비, 탈수, 전해질 불균형 등의 유발 인자 유무를 확인한다.

* 간성혼수의 감별진단
  : 알코올 중독증, 진전 섬망(delirium tremens), Wernicke encephalopathy Korsa-koff psychosis, 지주막하출혈, 뇌막염, 저혈당증 및 대사성 뇌증

2) 분류

- According to the underlying disease

  Type A resulting from ALF

  Type B resulting predominantly from portosystemic bypass or shunting Type C resulting from cirrhosis

  → The clinical manifestations of types B and C are similar, whereas type A has distinct features and, notably, may be associated with increased intracranial pressure and a risk of cerebral herniation.

- According to the severity of manifestations

WHC Including MHE	ISHEN	Description	Suggested Opera the Criteria	Commnet
Unimpaired		No encephalopathy at all, no history of HE	Tested and proved to be normal	
Minimal	Covert	Psychometric or neuropsychological alterations of tests exploring psychomotor speed/executive functions or neurophysiological alterations without clinical evidence of mental change	Abnormal results of established psychometric or neuropsychological tests without clinical manifestations	No universal criteria for diagnosis Local standards and expertise required
Grade I		· Trivial lack of awareness · Euphoria or anxiety · Shortende attention span · Impairment of addition or subtraction · Altered sleep rhythm	Despite oriented in time and space (see below), the patient appears to have some cognitive/ behavioral decay with respect to his or her standard on clinical examination or to the caregivers	Clinical findings usually not reproducible

2

Hepatobiliary disease

Grade II		· Lethargy or apathy · Disorientation for time · Obvious personality change · Inappropriate behavior · Dyspraxia · Asterixis	Disoriented for time (at least three of the followings are wrong: day of the month, day of the week, month, season, or year)±the other mentioned symptoms	Clinical findings variable, but reproducible to some extent
Grade III	Overt	· Somnolence to semistupor · Responsive to stimuli · Confused · Gross disorientation · Bizarre behavior	Disoriented also for space (at least three of the following wrongly reported: country, state [or region], city, or place)±the other mentioned symptoms	Clinical findings reproducible to some extent
Grade IV		Coma	Does not respond even to painful stimuli	Comatose state usually reproducible

- According to its time course
  * Episodic HE
  * Recurrent HE: a time interval of 6 months or less
  * Persistent HE denotes a pattern of behavioral alterations that are always present and interspersed with relapses of overt HE.
- According to the existence of precipitating factors
  * Nonprecipitated
  * Precipitated, and the precipitating factors should be specified.
    : Precipitating factors can be identified in nearly all bouts of episodicHE type C and should be actively sought and treated when found.
- According to whether or not the patient has acute-on-chronic liver failure (ACLF)

Type	Grade		Time Course	Spontaneous or Precipitated
A	MHE	Covert	Episodic	Spontaneous
	1			
B	2		Recurrent	
	3	Overt		Precipitated (specify)
C	4		Persistent	

① 현성 간성뇌증은 인지기능 손상을 유발할 수 있는 다른 질환을 먼저 배제해야 하며 임상증상으로 진단한다.
② 간성뇌증은 증상만으로 진단이 가능한 현성 간성뇌증과 인지기능 검사가 필요한 불현성 간성뇌증으로 분류한다.
③ 간성뇌증이 의심되는 환자에서 인지기능 손상을 유발할 수 있는 다른 질환을 배제하기 위하여 뇌 자기공명영상 등 영상검사 또는 신경(생리)검사를 시행할 수 있다.
④ 정맥혈 암모니아는 간성뇌증의 정도와 비례하지 않고 예후와도 연관성이 없다. 그러나 간성뇌증이 의심되는 환자에서 정상 암모니아 농도를 보이는 경우 다른

질환과의 감별이 필요하다.

3) 치료

① 간성뇌증의 유발인자로는 위장관 출혈, 감염, 변비, 단백질 과다섭취, 탈수, 신기능장애, 전해질 불균형, 향정신성 약물 복용, 급성 간기능 손상 등이 있으며 유발인자가 있는지 우선적으로 확인하고 교정한다.

② 간성뇌증 환자의 급성기 치료로 lactulose나 lactitol 등 비흡수성 이당류를 사용한다.

③ 경구 투여가 어렵거나 West-Haven criteria 3단계 이상의 심한 간성뇌증에서는 lactulose 관장을 시행한다.

④ 간성뇌증의 급성기 치료에 비흡수성 이당류와 rifaximin을 병용투여할 수 있다.

⑤ 간성뇌증의 급성기 치료에 경구 분지쇄아미노산, 경정맥 L-ornithine-L-aspartate (LOLA), 알부민을 추가로 사용할 수 있다.

⑥ 간경변증 환자에서 치료에 반응하지 않는 간성뇌증은 간이식을 적극 고려한다.

4) 예방

① 간성뇌증의 재발 예방을 위하여 lactulose, lactitol 등 비흡수성 이당류나 rifaximin의 단독 또는 병용투여를 권장한다.

② 간성뇌증 환자에서는 재발 방지를 위하여 경구 분지쇄아미노산이나 경구 L-ornithine-L-aspartate (LOLA) 투여를 고려한다.

③ 간성뇌증으로 입원 치료 후 퇴원 시, 재발 및 재입원율 감소를 위하여 환자 및 가족에 대한 적절한 교육이 필요하다.

④ 간성뇌증을 경험하는 비대상성 간경변증 환자에서는 영양결핍에 대한 적절한 평가 및 영양 관리를 해야 한다. 장기간의 단백 제한은 권고하지 않으며, 적절한 열량 및 단백질 섭취가 필요하다.

5) 식이: Ideal Body weight (IBW) 기준

① 일일 열량 권장량: 35~40kcal/kg

② 일일 단백질 권장량: 1.2~1.5g/kg

16. Hepatorenal syndrome

1. 간경변증 환자에서 혈청 크레아티닌이 48시간 이내에 0.3 mg/dL 이상 증가하거나 1주일이내에 기저치에 비해 50% 이상 증가하는 경우를 급성신손상으로 진단한다.

2. 복수가 동반된 간경변증 환자에서 신기능 악화를 유발할 만한 다른 원인이 배제된 상태에서 급성신손상의 기준에 부합하면서 2일간의 이뇨제 중단 및 알부민(1 g/kg body weight/day, 하루 최대 100 g까지)을 사용하여 혈장량을 늘려도 급성신손상의 호전이 없는 경우를 간신증후군으로 진단한다.

3. 자발성 세균성 복막염이 동반된 간신증후군 발생 고위험군 환자에서 알부민의 사용은 간신증후군의 발생을 줄일 수 있다.

1) 진단기준

---

1) 복수가 동반된 간경변증
2) ICA-AKI criteria에 따른 AKI
- Definition
  48시간 이내 sCr ≥0.3 mg/dl (≥6.5 μmol/L) 상승 또는 baseline sCr으로부터 50% 이상 상승
- Staging
  Stagie 1: sCr ≥0.3 mg/dl (26.5 μmol/L) 또는 baseline sCr으로부터 1.5~2배 상승
  Stage 2: sCr 상승이 baseline sCr으로부터 2~3배 상승
  Stage 3: sCr이 baseline에서 3배를 초과하여 상승
           또는 0.3mg/dl (26.5 μmol/L) 이상의 급격한 증가를 동반한
              sCr≥4.0 mg/dl (353.6 μmol/L)
           또는 RRT를 시작한 경우
3) 알부민(1g/kg body weight/day)을 사용하여 혈장량을 늘리고 연속 2일 이상 이뇨제를 중단한 후에도 sCr의 호전이 없을 때.
4) 전신적인 shock이 없어야 함.
5) 최근에 신독성이 있는 약제 혹은 혈관확장제를 사용하지 않아야 함.
6) 단백뇨가 500mg/day 이상, 혈뇨가 50RBC/HPF 이상 등의 신질환이 없어야 하고 혹은 신초음파에서 정상소견.

---

2) 치료

- 약물치료
  · terlipressin 과 알부민의 병용투여
  · terlipressin 0.5~2.0mg을 4~6시간마다 정맥주사하며 약물 투여 3일이 경과해도 혈청 크레아티닌이 25% 감소하지 않으면 4시간 간격으로 최대 2mg까지 증량. 혈청 크레아티닌이 1.5mg/dL 미만으로 떨어질 때까지 혹은 최대 15일까지 유지요법을 시행.

· 알부민을 첫 날 1g/kg로 정맥주사하고 이후 매일 20~50g으로 유지(20% 알부민 첫날 2 bottle 이후 1 bottle)
· 간이식의 가교치료로 2개월 정도 장기간 사용을 고려할 수 있다.

① 간경변증 환자에서 급성신손상 및 간신증후군 발생시 이뇨제는 감량 또는 중단한다.
② 급성신손상 시 알부민 주입을 통한 유효혈액량의 보충은 신기능 회복에 도움이 된다.
③ 간신증후군에서 신기능 호전을 위해 terlipressin과 알부민의 병용 투여를 권장한다.
④ 간신증후군에서 norepinephrine과 알부민의 병용 투여를 고려한다.
⑤ 간신증후군에서 midodrine, octreotide, 알부민의 병용 투여를 고려할 수 있다.
⑥ 간신증후군의 최선의 치료방법은 간이식이다.

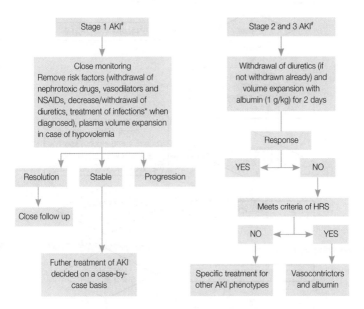

17. HCC (hepatocellular carcinoma)

(2014 대한간암학회 간세포암종 진료 가이드라인)

간암 발생의 위험 인자	
B형 간염바이러스 감염	C형 간염바이러스감염
간경변	남성
고령	음주
흡연	아플라톡신
경구피임약	

1) 간암의 진단과 병기 설정

* 진단 algorithm

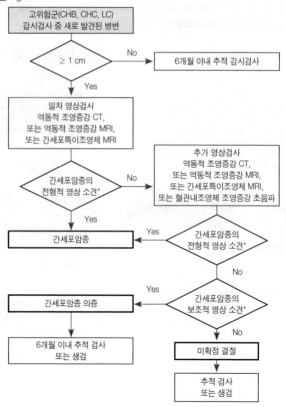

* Modified UICC staging

Stage	T	N	M
I	T1	N0	M0
II	T2	N0	M0
III	T3	N0	M0
IVA	T4	N0	M0
	T1, T2, T3, T4	N1	M0
IVB	T1, T2, T3, T4	N0, N1	M1

*Adopted from Liver Cancer Study Group of Japan[80, 81]

Criteria	T1	T2	T3	T4
(1) Number of tumors: solitary	All three criteria are fulfilled	Two of the three criteria are fulfilled	One of the three criteria is fulfilled	None of the three criteria are fulfilled
(2) Diameter of the largest tumor: no more than 2cm				
(3) No vascular or bile duct invasion: Vp0, Vvo, B0				

2) 간절제술

① 문맥압항진증과 고빌리루빈혈증이 모두 없는 Child-Pugh 등급 A의 환자에서 간에 국한된 단일 간세포암종은 간절제가 일차 치료법이다.

② 경미한 문맥압항진증 또는 경미한 고빌리루빈혈증을 동반한 Child-Pugh 등급 A 및 B7 등 급의 간세포암종은 제한적 간절제를 선택적으로 시행할 수 있다.

③ 간기능이 잘 보존된 환자에서 간문맥, 간정맥, 담도 침습 등이 있더라도 주간문맥(main portal trunk) 침습이 없으면, 간에 국한된 3개 이하 간세포암종은 간절제를 고려할 수도 있다.

④ 좌외측 구역과 전하방에 위치하여 접근이 용이한 간세포암종은 복강경절제술을 고려할 수 있다.

※ ICG test (Indocyanine Green Test): 간암이 절제 가능한 상태이고 환자의 간 기능이 Child-Pugh 등급 A와 초기 B이면 ICG 검사를 시행한다. ICG 검사는 간 기능 장애의 정도를 정량적으로 알아내는 간세포에 대한 색소 부하 검사로 ICG는 간에서 포합(conjugation)없이 담즙으로 배설되며 enterohepatic circulation을 거치지 않는 색소이다. ICG 최대 제거율(ICG Rmax)과 ICG 15분 정체율(ICG R15)의 지표 중 ICG R15이 비교적 쉽게 측정할 수 있고 재현성도 좋아 임상적으로 더 많이 쓰인다. ICG R15은 유효 간 혈류량과 간세포의 색소 섭취 능력을 나타내는 것으로 주입 후 15분의 혈중 잔존 ICG 양을 기저 혈중 농도에 대한 비율로 나타내며 간암 환자의 예비 간기능 평가에 유용하다.

Order: midnight NPO
18G IV cannula on both arms
basal sampling후 0.5mg/kg ICG를 iv over 30 sec
ICG iv 후 5, 10, 15분에 반대쪽 팔에서 4cc씩 채혈
ICG (R15): ICG 15분 정체율
< 10% Rt. Lobectomy
11~20% Lt.lobectomy, Bisegmentectomy
21~30% Segmentectomy
31~40% Tumorectomy in selected cases

3) 간이식(Liver transplantation)
① 간세포암종 환자에서 간절제가 불가능하면서 영상학적 혈관침범과 원격전이가 없는 5 cm 이하의 단일종괴 또는 3 cm 이하이며 3개 이하의 종양(밀란척도)인 경우 간이식이 일차 치료법이다.
② 간이식에 적응이 되는 간세포암종 환자 중 이식시기를 예측하기 어려운 경우 국소치료 또는 경동맥화학색전술 등을 먼저 시행하는 것이 추천된다.
③ 간이식 적응증을 벗어나는 밀란척도 이상의 간세포암종 환자에서 국소치료, 경동맥화학색전술, 혹은 기타치료 등에 의해 병기감소가 되면 간이식을 고려할 수 있다.
④ 다른 효과적 치료법을 적용할 수 없는 경우, 분명한 혈관침범이 없고 간외전이가 없는 간세포암종에서 간이식은 밀란척도 이상의 확대 기준을 적용할 수도 있다.
⑤ 간절제 이후 재발한 환자에서 구제간이식의 적응증은 일차 간이식에서와 같다.

4) 국소치료술: Radiofrequency ablation (RFA), Alcohol injection microwave ablation, cryoablation

① 고주파열치료술(RFA)은 직경 3 cm 이하의 단일 간세포암종 치료로서 간절제와 비교하였을 때 생존율은 동등하고, 국소재발률은 높으며, 합병증 발생률은 낮다.

② 고주파열치료술은 종양괴사 효과나 생존율에서 에탄올주입술(PEI)보다 우수하다. 다만 직경 2 cm 이하의 간세포암종에서는 두 치료법의 결과가 유사하므로 고주파열치료술을 적용하기 어려운 경우 에탄올주입술을 시행할 수 있다.

③ 수술적 치료를 적용하기 어려운 직경 3-5 cm 간세포암종에 대해 고주파열치료술 단독치료에 비해 고주파열치료술과 경동맥화학색전술의 병행치료는 생존율을 증가시킨다.

④ 간세포암종 치료에서 초단파소작술과 냉동소작술은 고주파열치료술과 비교하여 유사한 생존율, 재발률, 합병증 발생률 등을 기대할 수 있다.

5) 경동맥화학색전술(Transarterial chemoembolization, TACE)

① 간절제, 간이식, 국소치료를 적용하기 어려운 간세포암종 중 수행상태가 양호하고 주혈관침범이나 간외전이가 없을 때 통상적 경동맥화학색전술(cTACE)이 추천된다.

② cTACE는 항암효과를 극대화하고 간손상을 최소화하기 위해 가능한 한 선택적으로 종양의 영양동맥에 시행되어야 한다.

③ 간문맥침범이 있는 간세포암종 중 잔존 간기능이 좋고 종양이 간내 국소적인 경우 cTACE 단독 또는 cTACE와 체외 방사선치료의 병행치료를 시행할 수 있다.

④ 약물방출미세구를 이용한 경동맥화학색전술(DEB-TACE)은 cTACE와 비교하여 치료 효과는 유사하지만 색전후증후군이 적다.

⑤ 경동맥화학색전술 대상 환자들 중 간기능이 좋고 색전술후증후군의 경감이 필요한 경우 경동맥방사선색전술(TARE)을 대체 치료법으로 고려할 수 있다.

- TACE 합병증

가. Post-embolization syndrome: 색전을 시행하는 장기가 있는 부위의 동통, 발열, 오심, 구토가 생기는 것으로 신체 어느 장기에 색전을 시행하더라도 생길 수 있는 증상임. 대부분의 환자에서 생기고, 간암의 크기, 투여한 lipiodol-항암제의 주입량 등에 따라서 빈도의 차이가 있다. 간동맥 색전술 후 발열의 원인은 대부분 종양 괴사에 의한 흡수열이고 2~3일간 지속되며 7일 이상 지속되는 경우는 매우 드물다. 그러므로 술 후 38.3℃ 이상의 고열이 7일 이상 지속되면 급성 담낭염, 간경색, 간농양과 패혈증 등 감염성 합병증을 고려해야한다.

나. 간에 생기는 합병증: 간기능 저하, 간부전(1~2.5%), 간경색, 간내 담관 손상, 간농양 등

다. 간 이외의 장기에 생기는 합병증: 담낭 경색, 급성 담낭염, 췌장염, 비장 경색, 식도정맥류 파열, 위궤양, 폐경색, 폐부종, 척수 동맥색전, 사망(2.5%) 등

6) 방사선 치료

① 간절제, 간이식, 국소치료 또는 경동맥화학색전술이 어려운 간세포암종에서 체외 방사선치료를 시행할 수 있다.

② 체외 방사선치료는 간기능이 Child-Pugh 등급 A 또는 B7이고, 전산화 방사선치료 계획에서 30 Gy 이하를 조사받는 체적이 전체 간부피의 40% 이상인 경우 시행한다.

③ 경동맥화학색전술에 불완전한 반응을 보이는 간세포암종에서 체외 방사선치료를 시행할 수 있다.

④ 간문맥침범을 동반하는 간세포암종에서 체외 방사선치료를 병행할 수 있다.

⑤ 간세포암종 전이암의 완화 목적으로 체외 방사선치료를 시행할 수 있다.

⑥ 국소치료 후 재발한(불응성) 간세포암종에서 체외 방사선치료를 시행할 수 있다 .

7) 전신치료

① Child-Pugh 등급 A의 간기능과 ECOG 0-1의 양호한 전신상태를 가진 간세포암종 환자에서 국소 림프절, 폐 등의 간외전이가 있는 경우, 간혈관침범이 있는 경우, 또는 다른 치료법들에 반응하지 않고 암이 진행하는 경우 소라페닙 치료를 한다. 소라페닙 치료 대상 환자에서 cTACE와의 병행치료는 일반적으론 권장되지 않는다.

② Child-Pugh 등급 A의 간기능과 ECOG 0-1의 양호한 전신상태를 가지고 종양면적이 전체간의 50% 미만인 간세포암종 환자에서, 국소 림프절, 폐 등의 간외전이가 있는 경우, Vp3 이하 간문맥침범이 있는 경우, 또는 다른 치료법들에 반응하지 않고 암이 진행하는 경우 렌바티닙 치료를 한다.

③ Child-Pugh 등급 B7 간기능과 ECOG 0-1의 양호한 전신상태를 가진 1항 종양조건의 간세포암종 환자에서 소라페닙 치료를 시행할 수 있다.

8) 보조요법

① AJCC I, II 병기 간세포암종 환자에서 간절제, 고주파열치료술 또는 에탄올주입술로써 근치적 치료 후 사이토카인 유도 살해세포(CIK)를 이용한 면역치료 보조요법을 시행할 수 있다.

② 간세포암종의 근치적 치료 후 보조요법으로서 경동맥화학색전술이나 소라페닙, 세포독성화학요법 등은 권장되지 않는다.

9) 선제적 항바이러스 치료

① 세포독성화학요법 혹은 면역억제요법 시행 전에 B형간염 표면항원에 대한 검사를 시행하여야 한다.

② B형간염바이러스 보유자에서 간세포암종 치료에 세포독성화학요법을 하는 경우 B형간염바이러스의 재활성화를 예방하기 위해 선제적 항바이러스제 치료를 시행 한다. 한편, 경동맥화학색전술, 간절제, 간동맥주입화학요법, 체외 방사선 치료, 또는 면역관문억제제치료를 하는 경우 재활성화 예방을 위해 선제적 항바이러스제 치료를 할 수 있다. C형간염바이러스 보유자에서 간세포암종 치료 시 DAA를 사용한 선제적 항바이러스제 치료는 아직 권고할 근거가 없다.

* First line Treatment
: 2018년 대한간암학회-국립암센터 간세포암종 치료 가이드라인
: Child-pugh class A, No portal Hypertension, ECOG 0-1

	mUICC stage	Best option	Alternative option
I	single/≤2cm/VI-	Resection	TACE
		RFA	PEI
			EBRT
II	single/>2cm/VI-	Resection	TACE
		RFA (tumor size≤3cm)	LT
			EBRT
II	Multiple/≤2cm/VI-	DDLT (within Milan criteria)	Resection
		TACE	LDLT
		RFA (tumor number≤3)	PEI (tumor number≤3)
II	single/≤2cm/VI+	TACE	Resection
		EBRT	
		Sorafenib	

III	Multiple/> 2cm/VI-	TACE	Resection
		LT (within Milan criteria) RFA (tumor number≤3 and size≤3cm)	
III	single/> 2cm/VI+	TACE	Resection
		EBRT Sorafenib	
III	Multiple/≤2cm/VI+	TACE	
		Sorafenib	
IVa	Multiple/> 2cm/VI+	Sorafenib	TACE
IVa	Node+/no metastasis	Sorafenib	EBRT
			TACE
IVb	Metastasis+	Sorafenib	TACE
			EBRT

18. Biliary Tract Disease

1) Gallbladder stone(담낭 담석)

① 담낭 담석의 종류

Cholesterol: 80%, usually single stone, large, uncalcified

Pigment: 20%, calcium bilirubinate

② 임상양상

　　가. Asymptomatic

　　나. Symptomatic: by causing inflammation or obstruction following migration of gallstones into the cystic duct or CBD.

　　다. Biliary colic: episodic RUQ or epigastric abdominal pain, persist with severe intensity for 15min to 5h, associated nausea, may be precipitated by fatty foods, afebrile, RUQ tenderness, Despite the term "colic", the pain is usually constant and not colicky

③ 합병증

cholecystitis (30% of symptomatic biliary colic), cholangitis, pancreatitis

④ 치료

　　가. Cholecystectomy: symptomatic, prior complication of gallstone disease, anomalous union of pancreaticobiliary duct, porcelain GB

　　나. UDCA: carefully selected patients with a functioning GB and with radiolucent stones < 10mm

2) Cholecystitis(담낭염)

① 정의: Inflammation of the GB

② 병태 생리: Obstruction of the cystic duct by a gallstone
mechanical, chemical, bacterial inflammation (50-85%)

③ 임상양상

- History: nausea, vomiting, fever, steady severe mid-epigastric & RUQ pain
- Physical exam: RUQ tenderness, Murphy's sign
- Lab: ↑WBC, ↑bilirubin and ↑ALP and amylase (even in absence of pancreatitis)

④ 진단적 검사

RUQ US: high sensitivity & specificity pericholecystic fluid, edema of the GB wall, sonographic Murphy's sign, Cholescintigraphy (HIDA scan)

⑤ 담낭염 치료

- NPO, IV fluids, antibiotics (ceftriaxone + metronidazole)
- Cholecystostomy: earlier surgery가 trend (72시간 이내)
- Urgent surgery: empyema, emphysematous cholecystitis,

suspected or confirmed perforation
- Percutaneous biliary drainage: 수술이 어려운 condition일 때
  * ERCP: CBD stone이 의심되는 경우

⑥ 담낭염 합병증
- Perforation, Empyema
- Emphysematous GB d/t infection by gas forming organisms
- Cholecyst-enteric fistula (to duodenum, colon, or stomach)때는 biliary tree에 air가 보일 수 있다.
- Gallstone ileus: bowel obstruction (usually at terminal ileum) d/t stone in intestine that passed through a cholecyst-enteric fistula
  ※ Acalculous cholecystitis: 담석에 의한 cystic duct obstruction 없이 발생하는 담낭염으로, serious trauma, burn, postpartum period, 정형외과 수술, 담도계 외의 major surgery시 postoperative period, 장기간의 TPN, sarcoidosis, cardiovascular disease 등이 있는 환자에서 호발한다. 환자의 기저질환으로 calculous cholecystitis 보다 severe한 경과를 보이며, 즉각적인 intervention이 요구된다.

3) Choledocholithiasis(담관석)
① 정의: gallstone lodged in the CBD
② 역학: in 15% of patients with gallstones
③ 임상양상: asymptomatic (50%), biliary colic, jaundice, pancreatitis
④ 진단적 검사
   가. USG: dilated duct
   나. Abdominal CT: calcification이 없으면 관찰되지 않을 수 있다.
   다. MRCP: 매우 sensitive하고 non invasive한 장점이 있다.
   라. EUS: Sensitive하나 시술자에 의존적이다.
   마. ERCP : 치료를 전제로 실시한다.
⑤ 치료: preoperative ERCP & papillotomy with stone extraction with laparoscopic cholecystectomy
⑥ 합병증: cholangitis/ pancreatitis/ cholecystitis/ strictures

4) Choledochal cysts
Cystic dilatation involving the free portion of the CBD.
Pancreatic juice가 biliary tree 내로 만성적으로 역류되면서 inflammation을 일으키게 된다. AUPBD (anomalous union of pancreaticobiliary duct)를 동반하는 경우가 많아서, 보통 10세 이후에 증상이 나타나게 된다. Abdominal pain, jaundice,

abdominal mass가 triad이다. Cholangiocarcinoma의 발생 위험도가 높아지기 때문에 cyst excision 및 biliary-enteric anastomosis로 수술적 치료가 필요하다.

5) Hemobilia

① 원인

Trauma, biliary operation, hepatic tumor hemorrhage, liver biopsy, PTCS, PTBD, parasite

② 임상양상 및 lab

Triad: biliary pain, obstructive jaundice, melena or hematochezia

③ 치료

Minor bleeding → ENBD 삽입 후 경과관찰, Massive bleeding 시에는 angiographic embolization or surgical vessel ligation이 필요

6) Cholangitis(담관염)

① 병인

: CBD obstruction으로 인한 infection proximal to the obstruction이 m/c

② 역학
- CBD stone
- Stricture
- Neoplasm (biliary or pancreatic)
- Infiltration with flukes (Clonorchis sinensis, Opisthorchis viverrini)

③ 임상양상
- Charcot's triad: RUQ pain, jaundice, fever/chills
- Reynold's pentad: Charcot's triad + shock + mental change

④ 진단적 검사: USG, CT, MRCP, ERCP, EUS

⑤ 치료
- Antibiotics
- Decompensation of the biliary tree (ERCP, PTBD, surgery)
  → severe toxicity: mental confusion, bacteremia, septic shock

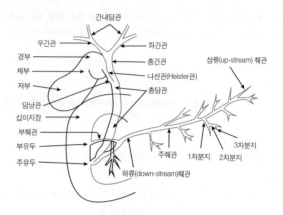

※ Primary sclerosing cholangitis
  - Definition: PSC is a cholestatic liver disorder characterized by inflammation, fibrosis, and eventual obliteration of the extrahepatic and intrahepatic bile ducts.
  - 중년 남성에게 호발(primary biliary cirrhosis는 중년 여성에게 호발)하며, IBD 와 combine 되어 있는 경우가 많다(75%, 주로 ulcerative colitis) Intermittent jaundice, hepatomegaly, pruritus, weight loss, fatigue가 흔한 증상이며, biliary stricture로 인해 cholangitis가 잘 생긴다. 보통 end-stage liver disease로 진행하게 된다. 환자의 6~20%에서 cholangiocarcinoma가 발생한다고 알려 짐.
  - 진단적 검사: ALP 상승, ANCA 상승(특히 p-ANCA는 80%에서 상승함), MRCP, ERCP, Liver biopsy (concentric periductal fibrosis ; "onion-skinning")
  - 치료: UDCA (20mg/kg) 사용, long term survival에 대한 효과는 불확실. main duct stricture 시에는 stent insertion을 통해 dilatation해 볼 수 있다. Liver transplantation (이식 후에도 재발할 수 있다)

7) ERCP (endoscopic retrograde cholangiography) ★
  적응증 및 금기증
  ① ERCP의 검사 적응증은 모든 췌담관 질환이 해당되며, 특히 복부 초음파검사나 복부 전산화단층촬영술 등의 결과로 진단이 확실하지 않은 경우에 그 유용성이 큼
  ② ERCP의 흔한 적응증은 담관 담석증, 총담관 악성종양, 간내 담관의 악성종양, 유두의 악성종양, 담관과 유두의 양성협착, 담석췌장염 등이다. 이외에 도움이 되는 적응증은 담낭 절제후 증후군, 통증의 원인규명, 담관 기형, 기생충에 의한

담관 폐쇄, 혈액 담즙증(hemobilia) 등

③ ERP (endoscopic retrograde pancreatography)의 적응증은 재발성 급성 췌장염, 만성 췌장염, 췌관암, 외상후 혹은 수술후 발생한 췌장질환 및 췌장 발생기형.

④ ERCP의 절대적인 금기증은 거의 없으며, 상대적인 금기증으로 교정이 불가능한 혈액응고질환, 검사 시술의 거부 환자, 급성기의 심한 췌장염이다.

* 합병증: 췌장염은 1~3%에서, 담도염이 0.5%에서 발생한다.

8) EST (Endoscopic sphincterectomy) (내시경적 유두괄약근 절개술)
적응증 및 금기증

내시경적 유두괄약근 절개술은 유두의 괄약근과 연부 조직 그리고 십이지장 벽 내의 총담관을 전기소작(electrocautery)을 이용하여 절개하는 것이다. 이는 담도 및 췌장 질환의 내시경적 치료에 있어서 가장 핵심적이고 근간이 되는 술기이다.

EST (endoscopic sphincterectomy)는 본래 담낭 절제술을 시행 받은 환자에서 담관 담석의 제거를 위해서 처음에 시술되었고 현재도 담관 담석 환자에서 가장 많이 시행되고 있다. 그 외에도 담관의 폐색이 있는 경우, 주유두를 통해서 담관에 접근하여 진단 및 배액술을 위해서 시행되고 있다. 주요 적응증으로는 담관 담석증, 급성 화농성 염증, 담석에 의한 급성 췌장염, 담도 및 췌장종양으로 폐색이 있어 배액술이 필요한 경우, 수술 등으로 인한 담즙 누출 및 합병증, Oddi 괄약근 기능이상, 췌담관 협착의 내시경적 확장술, mother-baby scope을 이용한 담관 관찰 시 등 여러 경우이다.

① 환자준비

Platelet > 5만 유지, aspirin이나 NSAID는 가능하면 5일전 중단, 시행 당일 아침부터 금식시키고 시술시 통증을 완화하기 위해서 demerol 25~50mg을 시술 전에 정맥 주사할 수 있다. 최근에는 환자의 안정 및 용이한 시술을 위하여 호흡억제작용이 적고 시술 후 망각작용이 뛰어난 midazolam을 많이 사용한다. 담도결석증이나 기타 담도 폐쇄가 의심되는 환자에서는 예방적 항생제 투여가 권장된다.

② 합병증

EST직후 발생할 수 있는 합병증: 출혈, 천공, 췌장염, 담관염
합병증 확인을 위해서 ERCP 혹은 EST 후에 다음날 시행해야 되는 검사
1. CBC, amylase, chest PA, simple abdomen supine and erect x-ray
2. prn) abdominal CT: 후복막 천공의 경우 CT가 필요하다

9) EST 후 담관의 결석을 제거 하는 방법

① 바스켓이나 발룬을 이용한 제거술(extraction with retrieval basket/balloon)

EST 후 담관 담석을 담석제거용 바스켓(Dormia retrieval basket)이나 발룬 카테터

를 이용하여 제거하는 방법으로 가장 널리 사용된다.

② 기계적 쇄석술(mechanical lithotripsy)

담관 담석이 너무 커서 EST 개구부위로 빠져 나오기 힘들 때 특수하게 고안된 바스켓을 이용하여 큰 담관 담석을 분쇄시켜 빠져나올 수 있는 크기의 작은 담관 담석으로 만든 후 다시 바스켓이나 발룬으로 담관 담석을 제거하는 방법이다.

③ 전기 수압식 쇄석술(electrohydrolithotripsy, EHL)

큰 담관 담석을 잘게 부수는 방법으로, 액체 용매 내에서 짧은 전류의 방전(spark)을 일으키면 충격파를 발생하여서 결정형 구조물(담석 등)이 분쇄되는 것을 이용하는 시술이다.

④ 레이저 쇄석술(laser lithotripsy)

담관 담석 중심부에 레이저를 발사하여 쇄석하는 방법으로서 그 원리는 EHL과 동일하다.

⑤ 체외충격파 쇄석술(extracorporeal shock wave lithotripsy, ESWL)

Limited use. 신석(renal stone) 분쇄에 널리 사용되고 있는 ESWL을 이용하여 큰 담관 담석을 몇 개로 나누어 놓은 후에 바스켓이나 풍선으로 제거하는 방법이다. 한때에는 신석과 마찬가지로 모든 담석에서 잘게 부순 후 쉽게 빠지는 방법으로 일반인에게 잘못 인식되었는데, 잘게 부수어진 담석도 빠져나오다가 담낭관(cystic duct)이나 총담관 끝 부위에 걸리게 되므로 결국은 복강경이나 내시경을 이용한 시술이 필요하게 된다.

10) 내시경적 경비 담도 배액법(Endoscopic Nasobiliary Drainage, ENBD)

내시경을 이용하여 담관 및 췌관에 배액관을 삽입하여 담즙 및 췌액을 배액해주는 방법이다. ENBD는 처음에는 주로 화농성 담관염의 치료에 이용되었으나, 현재는 양성및 악성 담도협착, 원발성 경화성 담관염 환자의 치료 목적으로 이용되고 있고, 또한 관강내 방사선 요법(intraluminal irradiation)을 위하여서도 사용되고 있다. 한편 치료 이외의 진단 목적으로는 담즙의 세포진, 담석의 성분 측정을 위한 담즙검사, 담즙내 약물 농도 측정 등에도 이용되고 있다. ERBD에 비해 배액관이 코를 통해 외부에 위치한 배액 주머니에 연결되어서 장기간 유지하는 데는 어려움이 있으나, 단기간 배액이 필요하거나 ERBD로 교체하기 전까지 유용하게 사용되며, 배액관의 제거가 간편하고 언제든지 담도의 재촬영이 가능하다는 장점이 있다.

11) 악성 폐쇄성 황달의 내시경적 치료

악성종양에 의해 담관 폐색이 있어 황달이 진행될 때 담관의 폐색된 부위를 통과하는 플라스틱 배액관이나 금속성 배액관을 삽입하여 폐색된 상위부의 담즙이 정체 없이 아래쪽으로 흘러서 황달을 경감시켜 주는 방법이다. 전에는 개복하여 폐색된 상위부 담도와 장을 연결하는 외과적인 수술방법이 유일한 대안이었지만, 현재는 불필요한 외과적 수술을 없애고 말기 암환자에서 삶의 질을 개선시키기 위해서 사용되고 있다.

또한, 양성 담관 협착이나 췌관협착 환자에서도 일시적으로 직경이 굵은 플라스틱 배액 관을 위치했다가 빼내는 방법으로 수술 없이 협착부위를 확장하는데도 사용되고 있다.

① 내시경적 역행성 담관 배액법(Endoscopic Retrograde Biliary Drainage, ERBD)

배액관으로 플라스틱 스텐트를 사용하는 것으로 금속관에 비해 수명이 짧아 막히는 시기인 3개월 간격으로 교체해 주어야 한다.

② 팽창성 금속제 배액관(Expandable metalic stent) 삽입

수명이 짧은 플라스틱 스텐트 대신에 금속으로 만든 직경이 굵은 스텐트를 삽입하면 6개월 이상 장기간 사용할 수 있으나, 가격 면에서는 플라스틱 스텐트에 비해 고가이고 제거가 힘들다.

12) 경피 경간적 담도경(Percutaneous Transhepatic Choledochoscopy, PTCS)에 의한 담도계 질환의 진단과 치료

기존의 PTBD (percutaneous transhepatic biliary drainage) tract을 16Fr.이상으로 확장시켜 담도경이 통과 가능하도록 넓히고 tract이 성숙한 1주일 후에 이를 통해 담도경이 들어가서 육안으로 직접 간내 담관과 총담관을 살필 수 있다. 병변부위의 생검과 수술시 절제부위를 결정하는데 도움을 줄 뿐 아니라, 간내담관과 총담관에 있는 결석을 EHL이나 레이저를 이용하여 잘게 부순 후에 바스켓으로 결석을 제거하거나 십이지장 로 밀어내서 자연 배출되도록 할 수 있다. 또한 담관내 협착이 있을 때 발룬을 통해 확장하는 치료에도 이용된다.

13) Cholangiocarcinoma

Bile duct에서 기인하는 mucin-producing adenocarcinoma로 위치에 따라 intrahepatic, hilar, extrahepatic으로 구분한다. Asia에서 호발한다.

- Predisposing factor: primary sclerosing cholangitis, autoimmune disease, liver fluke (C.sinensis and Opisthorchis viverrini), alcoholic liver disease, choledocholithiasis, choledochal cyst, Caroli's disease

① 임상양상

Painless jaundice, pruritus, weight loss, acholic stool (pale or clay-colored stool)

② 진단

Percutaneous liver biopsy, ERCP guided biopsy

③ 치료
- Surgical resection. chemoTx나 RTx에 response가 좋지 않다.
- 최근 photodynamic therapy (PDT)가 생존율을 증가시킨다는 연구가 있다.

19. Pancreatitis

췌장염 의심 환자의 진료시 확인해야 할 점
1. 수술이 필요한 질환과 감별되었는지?
2. 췌장염의 정도는?
3. 췌장염의 원인은?

1) Mild to moderate pancreatitis: ~80%

Edematous pancreatitis: self-limited
- Severe pancreatitis (~20%): mortality ~ 15%
- Necrotizing pancreatitis, organ failure, other complications

2) 원인

Specific causes of acute pancreatitis	
Gallstones (m/c) including microlithiasis	Alcohol
Hypertriglyceridemia	ERCP
Trauma	Postoperative
Drug	Sphincter of Oddi dysfunction
Medications associated with acute pancreatitis	
Asparaginase (Elspar)	Mercaptopurine (Purinethiol)
Azathioprine (Imuran)	Pentamidine (Nebupent)
Didanosine (Videx)	Sulfonamides
Estrogens	Tetracyclines
Ethacrynic acid (Edecrin)	Thiazide diuretics
Furosemide (Lasix)	Valproic acid (Depakene)

3) 임상양상

① Abdominal pain

가장 두드러진 증상으로 지속적인 통증이 심와부 및 제대주위에 나타나고 종종 등이나 옆구리로 전파됨. 복통은 누우면 심해지고 상체를 구부리거나 무릎을 굽히면 경감됨

② Ileus

화학적 복막염으로 인하여 발생하며 장음 감소

③ Grey-Turner's sign, Cullen's sign

출혈성 췌장염에서 피하출혈반점이 옆구리(Grey-Turner's sign)와 배꼽주위(Cullen's sign)에 생김

④ Shock

혈액이나 혈장 단백의 후복강으로 유출, 혈관확장과 혈관투과성을 증가시키는 키닌 펩타이드의 형성과 분비, 순환계로 방출된 단백분해, 지방분해 효소의 전신적 효과 등에 의하여 심한 췌장염에서 shock이 발생할 수 있다.

4) 진단적 검사

① Amylase and lipase: >3 ×normal, supports clinical diagnosis
  - Amylase는 증상이 발현 후 2~12시간 후부터 3~7일 사이에 상승되어 있다가 정상 화되는데 이 시기를 넘어서 상승되어 있을 경우 가성낭종과 같은 합병증이 발생하 였을 가능성이 높음. 혈중 amylase의 증가 정도와 췌장염의 심한 정도와는 무관. 췌장염이 없으면서 혈청 amylase가 상승되는 경우(신부전, 급성 장손상, 알코올 중독, 급성 담낭염, 화상, 당뇨성 산증, 장경색, 췌장암)도 있으므로 주의
  - 급성 췌장염에서 혈중 amylase가 정상인 경우(발병 후 1주가 지난 경우, 고지혈증)
  - 혈중 lipase는 급성 췌장염의 회복과정에서 amylase보다 오랫동안 증가되어 있을 수 있음(amylase가 정상화되어 있을 시기의 췌장염 진단에 유효)

② Lipase probably better test

③ Serial measurements do not predict clinical response or prognosis

④ ALT: >80 highly specific for biliary pancreatitis

⑤ 단순 복부 촬영

미만성 또는 국한성의 장 마비(sentinel loop sign), colon cut-off sign 등을 볼 수 있 다. 위장관 천공 등 다른 진단을 배제하는데 중요함

⑥ 복부 초음파 검사

담도계의 검사에 유용하며 특히 담석 췌장염이 의심되는 경우 담낭 담석 유무 확인 을 위하여 이용, 췌장염에 의한 장 마비로 췌장의 염증 정도를 평가하는데는 제한점

⑦ 전산화 단층 촬영술

췌장염의 중증도 평가와 국소 합병증의 진단에 가장 유용한 검사. 특히 괴사성 췌장 염의 경우 그 진단 및 중증도 평가에 탁월함, 혈중 정상 amylase를 보이는 경우에도 급성 췌장염의 소견이 CT상 관찰될 수 있으며 초기의 경한 췌장염 환자에서는 정상

CT 소견을 보일 수 있음

⑧ 내시경적 역행성 담췌관 조영술(ERCP)

일반적으로 급성 췌장염을 앓고 있을 때는 금기. 폐쇄성 황달을 동반한 중증 담석췌장염에서 내시경적 유두 괄약근 절개술(EST)을 시행하여 총담관 담석의 제거시에 필요하며 이때에도 가능하면 췌관의 조영은 피해야 함. 급성 췌장염을 앓고 회복된 후 그 원인이 불명확할 경우에 필요(췌장암, 유두부 질환, 분할췌, 만성 췌장염)

5) 예후

```
1. Risk Factors for Severity
   Age > 60 years
   Obesity, BMI > 30
   Comorbid disease

2. Markers of Severity within 24 Hours
   - SIRS (BT > 38° or 36°, HR > 90, Tachypnea > 24, WBC > 12,000)
   - Hemoconcentration (Hct > 44%)
   - BISAP
     (B) Blood urea nitrogen (BUN) > 25 mg/dL
     (I) Impaired mental status
     (S) SIRS
     (A) Age > 60 years
     (P) Pleural effusion
   - Organ Failure
   - Cardiovascular: systolic BP < 90 mmHg, HR > 130
   - Pulmonary: PaO2 < 60 mmHg
   - Renal serum creatinine > 2.0 mg%

3. Markers of Severity during Hospitalization
   - Persistent organ failure
   - Pancreatic necrosis
```

CT Severity Index in Acute Pancreatitis

Grade	Findings	Score
A	Normal pancreas: normal size, sharply defined, smooth contour, homogenous enhancement, retroperitoneal peripancreatic fat without enhancement	0
B	Focal of diffuse enlargement of the pancreas, contour may show irregularity, enhancement may be inhomogenous but there is no peripancreatic inflammation	1
C	Peripancreatic inflammation with intrinsic pancreatic abnormalities	2

D	Intrapancreatic or extrapancreatic fluid collections	3
E	Two or more large collections or gas in the pancreas or retroperitoneum	4
Necrosis score based on contrast-enhanced CT		
Necrosis	0%	0
	<33%	2
	33~50%	4
	≥50%	6

* maximum = 10; 6점 이상이면 severe disease

(Modified from EJ Balthazar et al: Radiology 1990; 174:331)

6) 치료

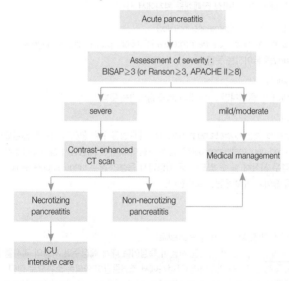

Management flow of Acute pancreatitis

Acute pancreatitis

Assessment of severity :
BISAP≥3 (or Ranson≥3, APACHE II≥8)

severe → mild/moderate

Contrast-enhanced CT scan → Medical management

Necrotizing pancreatitis ← Non-necrotizing pancreatitis

ICU intensive care

① Supportive care
- 금식
- 통증조절: meperidine (pethidine=Demerol) 50~100 mg IM or IV q 3~4 hrs
- 체액량의 보충과 유지: 최소한 하루 3L 이상 경정맥 수액 공급이 필요하며 중증 췌장염에서는 더 많은 양이 필요, 3L 이상의 수액이 필요할 때에는 3L 당 한 단위의 알부민 공급 합병증의 발생 감시와 예방: 쇼크, 호흡부전, 신부전, 감염, DIC

② 췌장 분비 억제

- 금식

  cf. 식사 시작 시기: 복통과 압통의 소실 , 마비성 장폐쇄증 호전, 발열 및 백혈구 증
  가증 소실, 혈청 아밀라제 치의 정상에 근접(기준은 일정치 않으나 보통 상한치
  의 두 배 이하)

  cf. 식사 시작할 때에는 탄수화물 함량이 높고 단백질과 지방 함량이 낮은 것으로
  소량씩 먹도록 한다.

  cf. 장기간 금식시에는 TPN or jejunal feeding 시행(더 좋다)

  (아미노산의 투여는 위산과 췌장 효소 분비를 자극하므로 주의.
  위산분비억제: H2 억제제로 위산의 분비를 억제하거나 비위관 흡인으로 위에
  서의 가스트린 분비를 줄이고 위 내용물이 십이지장내로 유입되어 췌장분비를
  억제할 목적으로 사용할 수 있으나 큰 효과가 없음이 밝혀졌으며 소화성 궤양
  의 예방이나 마비성 장폐쇄증 환자에서 사용)

③ 단백 분해 효소 억제(protease inhibitor)

Gabexate mesilate (serine protease inhibitor): pancreatic damage를 줄이지만
mortality를 줄이지는 못함

④ Octreotide

: Mortality를 줄이지만 complication을 줄이지는 못함

⑤ 항생제

: interstitial 혹은 necrotizing pancreatitis의 예방을 위한 항생제 사용은 불필요하다.
Infected pancreatic necrosis인 경우 도움이 되며 균 배양검사 전 septic condition
인 경우 시작해 볼 수 있으나 균 배양검사 음성인 경우 fungal superinfection의 발
생을 줄이기 위해 중단을 고려한다.

7) 합병증

① 괴사성 췌장염(Necrotizing pancreatitis)

미만성 또는 국소성의 췌실질 사멸이 특징이며 대개 췌장주위 지방의 괴사를 동반
함. 중증 췌장염에서 의심되며 CT검사에서 조영증강이 안되는 소견으로 진단

가. 무균성 췌장괴사: 전체적인 사망률은 10% 정도이며 전신적인 합병증이 없으면
사망률은 거의 없으나 전신적 합병증이 동반되면 사망률이 증가한다.

나. 감염성 췌장괴사: 감염성 췌장괴사 조직은 외과적으로 제거하여야 한다. 적절
한 치료를 받아도 사망률이 50% 이상이며 외과적으로 제거하지 않으면 사망률
이 거의 100%로 예후가 매우 불량하다. 따라서 괴사성 췌장염에서 발열이 있
고 환자가 독성 병색을 보일 때에는 즉시, 그리고 장기부전이 내과적 치료에 호
전되지 않을 때에는 초음파 또는 CT 유도하에 세침흡인 검사로 감염 여부를 확

인하여야 한다. 주 감염균은 E. coli, Klebsiella, Staphylococcus, Enterococcus, Pseudomonas 등이다. 즉, 급성 췌장염에서 임상적인 예후결정소견은 췌장괴사, 감염, 전신적 합병증의 유무이다.

② 가성 낭종(Pancreatic pseudocyst)
- 급성 췌장염 또는 만성 췌장염의 결과로 생긴 비상피성 벽을 둘러싸인 췌장액 고임. 급성 가성 낭종의 액체는 혈액, 찌꺼기가 섞여 있으나 만성 가성 낭종은 내부에 맑은 액체로 구성
- 급성췌장염 후의 가성 낭종은 대부분 저절로 흡수되어 없어진다. <u>크기와 관계없이 합병증이 없으면 내과적 치료를 한 경우와 배액술을 한 경우 사망률에 차이가 없다는 보고</u>를 근거로, 증상이 없거나 합병증이 없으면 경과 관찰 가능함.
- 합병증으로는 통증, 파열, 출혈, 농양 등이 있으며 파열과 출혈은 생명을 위협하는 심각한 합병증으로 속이 동반되며 갑자기 가성 낭종의 크기가 증가한 경우, 가성 낭종 위에서 localized bruit가 들리는 경우, 뚜렷한 외부 출혈 소견 없이 혈색소가 저하된 경우에는 의심해야 한다.

③ 췌장 농양(Pancreatic abscess)
췌장 농양은 infected necrosis와는 달리 췌장염 발생후 4~6주 이후에 췌장 조직 안이나 주변의 액체고임에 이차적으로 세균 감염되어 발생. 치료는 우선 경피적 도관 배액술(percutaneous catheter drainage; PCD)로 시도하고 배액이 충분히 이루어지지 않을 때에는 수술적인 방법을 필요로 한다. 물론 세균배양 검사 후 적절한 항생제를 투여해야 한다.

④ Pancreatic ascites and pancreatic pleural effusion
Pancreatic ascites는 주로 주 췌관의 손상에 의해서 발생하고, 때로 췌관과 복강사이에 누공이 형성되거나 가성 낭종에서 leakage가 있는 경우에도 발생. 복수 천자 시 특징적으로 amylase가 1000 IU/L 이상 상승되어 있으며 ascitic fluid와 serum amylase 비가 6 이상이다. <u>임상적인 상황을 고려시 SAAG < 1.1, protein > 3g/L, ascites amylase가 상승시 의심할 수 있다.</u> 췌관의 disruption이 후방에서 일어나면 췌관과 pleural space사이에 누공이 형성될 수 있고, 이 경우에 대량의 pleural effusion이 왼쪽 폐에 발생할 수 있다.
치료로 췌장액 분비를 감소시키기 위한 nasogastric suction과 total parenteral alimentation (TPN), octreotide (long-acting somatostatin analogue; 췌장액 분비를 억제함)를 사용해 볼 수 있고 내과적 치료에 반응 안할 경우 ERCP를 통한 stenting 이나 수술이 필요

※ Chronic pancreatitis

① 원인: chronic alcohol abuse, dyslipidemia, hypercalcemia, autoimmune disease.

② 진단 및 임상양상: lipase, amylase는 정상/상승 모두 가능하여 nonspecific 하다. steatorrhea가 있으면서 serum trypsinogen level < 20ng/ml이면 exocrine insufficiency를 진단할 수 있음. USG, CT, MRCP, EUS가 useful하다.

③ 치료: narcotic analgesics, TCA, SSRI 제제로 통증 조절
저지방식이, 지용성 비타민의 공급, pancreatic enzyme supplements, intractable pain시 Whipple's op나 celiac ganglion block 등이 필요할 수 있다.

※ Autoimmune pancreatitis

① 임상적인 특징: 일반적으로 pancreatitis의 증상은 경미하고 보통 급성 악화 소견이 없음. obstructive jaundice가 흔하고 steroid 치료에 반응이 좋다. 중년 이후의 남 자에 많고 음주력은 관계없음.

② Lab finding: 혈청 감마글로불린 혹은 IgG의 증가(특히 IgG4 subtype)가 특징적. 자가항체의 존재(특히 anti-carbonic anhydrase II antibody, ANA, anti-lactoferrin antibody, rheumatoid factor, ASMA, AMA)가 특징적이나 모든 환자에게서 나타나지는 않음.

Clinical feature of Autoimmune pancreatitis (AIP)
Abdominal pain 등의 가벼운 증상 (usual pancreatitis처럼 빈도가 많거나 정도가 심하지 않다)
Obstructive jaundice
Pancreas의 diffuse swelling (특히 head) - cancer와 구분 안 될 수도
Diffuse irregular narrowing of the pancreatic duct in ERCP
serum gamma globulin (특히 IgG4) 의 상승
Auto-antibodies의 상승(ANA, RF..)
다른 autoimmune ds와 동반될 수도(Sjogren' sd, PSC, UC, RA)
Extra pancreatic bile duct change such as stricture of the common bile duct and intrahepatic duct
Absence of pancreatic calcifications or cysts
Pancreatic biopsies reveal extensive fibrosis and lymphoplasmacytic infiltration
Glucocorticoid are effective in alleviating symptoms, decreasing size of pancreas, and reversing histopathologic changes
2/3 of patients present with either obstructive jaundice or a "mass" in the head of pancreas mimicking carcinoma

20. EUS (Endoscopic ultrasonography)

Endoscopy의 tip에 작은 ultrasound transducer를 부착하여 high-quality ultrasound image를 얻는 술기. esophagus, stomach, pancreas, rectum, lung cancer의 staging, chronic pancreatitis, pancreatic cystic neoplasm, bile duct abnormalities, liver tumor, GI tract의 submucosal lesion의 evaluation 등에 쓰인다. sedation 하에 시술이 이루어진다. EUS guided fine needle aspiration과 biopsy가 가능하다. 19G needle을 이용하여 배액술 등의 치료에 EUS가 사용된다.

21. Tumor in pancreas

1) Pancreatic cancer

① Risk factor
 : Cigarette smoking(모든 pancreatic cancer의 20~25%), chronic pancreatitis, diabetes

② 임상양상 및 특성
 : 90% 이상이 ductal adenocarcinoma이며 pancreatic head에 가장 많이 발생. pain, obstructive jaundice, weight loss 및 anorexia가 주요 증상 임. CA 19~9는 pancreatic cancer 환자의 70~80%에서 상승되어 있으나 diagnostic, screening 검사로는 추천되지 않는다.

③ 진단
 : 췌장암이 의심될 때 CT가 가장 우선적으로 시행되는 검사임. EUS는 2cm 이하의 작은 종양의 발견, 국소 림프절 전이 및 간문맥 침범 유무를 보는데 CT 보다 우월하다. 수술이 불가능하다고 판단되면 EUS-FNA or percutaneous aspiration 등을 시도하여 세포 or 조직검사를 하여 진단한다. Potentially resectable case의 경우 조직검사 없이 수술을 시행하기도 한다.

④ 치료 및 예후
 : 10% 정도의 환자만 localized non-metastastic disease 이며 30% 정도에서 R1 resection (microscopic residual disease) 수술을 시행 받는다. 수술 후 chemotherapy, CCRT가 long-term outcome에 도움이 되고 advanced disease인 경우 gemcitabine (with erlotinib) 사용 후 median survival의 증가시킨다는 보고가 있다.

2) Cystic neoplasm in pancreas

	Serous cystadenoma	Mucinous cystic neoplasm	Intraductal papillary mucinous neoplasm (IPMN)	Solid pseudopapillary tumor (SPEN)
Age	7th decade	50~70	7th decade	20~30
Sex	F > M	F > M	M=F	F > M
Location	even	body & tail	head	body & tail
Symptom	usually incidental	incidental, pain, mass	incidental, pain, pancreatitis	usually incidental
CT	honeycomb, many (>6), microcystic (<2cm), central scar, sunburst calcification	fewer (<6), macrocystic (>2cm), fluid density	duct ectasia, pancreatitis	solid & cystic, peripheral calcification
ERCP	normal	normal	filling defect, mucin, dilatation	normal
Tumor marker	low cystic fluid CEA, low amylase	high cystic fluid CEA, low amylase	high cystic fluid CEA, high amylase	insufficient data
Relative malignant potential	benign	moderate	high (main duct) low to moderate (branch duct)	moderate to high
Treatment	May observe Resect if symptomatic	Resection	Resection (main duct IPMN) Close monitor or resection (branch duct IPMN)	Resection

(Khalid A, Brugge, WR. ACG practice guidelines for the diagnosis and management of neoplastic pancreatic cysts. Am J Gastroenterol 2007; 102:2339.)

Cardiology

1. Ischemic heart disease

1) Risk factor of ischemic heart disease

1. 흡연력: 3년간 금연 후에는 비흡연자와 risk가 동일해진다.
2. 당뇨
3. Hyperlipidemia: Total cholesterol > 200mg/dl, LDL > 130mg/dl, HDL < 40mg/dl
4. 고혈압(BP≥140/90mmHg or on antihypertensive medication)
5. Premature CAD의 가족력: lst degree relative 男 < 55,
   lst degree relative 女 < 65
6. 연령: 男≥45세, 女≥55세
7. Lifestyle modification : Obesity (BMI≥30kg/m²), physical inactivity
8. 폐경기 여성 → "Negative" risk factor: HDL cholesterol≥60mmHg

2) Typical chest pain of myocardial infarction

1. Location: central portion of the chest and/or epigastrium
2. Nature: heavy, squeezing, and crushing
3. Duration: more than 30 min
4. Associated Sx: weakness, sweating, nausea, vomiting, anxiety
5. Radiation: radiated to the arm, abdomen, back, lower jaw, neck
6. Not subside with cessation of activity
7. NTG response: (-)

3) Cardiac enzyme

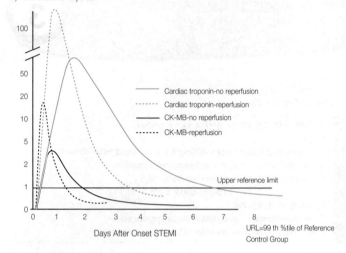

Comparison of cardiac markers for the detection of myocardial necrosis

Biomarkers	Typical Elevation Window	Advantages	Disadvantages
CK/CK-MB	· Appears as early as 4~9 h · Peaks at 24 h · Returns in normal in 2~3 d	· Detection of reinfarction · Estimation of MI size	· Less cardiospecific than troponins · More tissue injury is required for detection
Troponin I and T	· Rise rapidly within 1 h from symptom · Remain elevated for several days	· Most cardiospecific markers · Replacement for CK-MB · Useful for risk stratification · Useful for detecting AMI > 48 h from onset	· Less effective than CK-MB for detecting reinfarction

Modification based on 2014 ACC/AHA NSTE-ACS guideline and 2020 ESC NSTE-ACS guideline

① CK/CK-MB

가. 3가지의 isoenzyme (MM,MB,BB)가 있으며 이 중 CK-MB가 심장근에 상대적으로 많이 분포함(심장근에 있는 총 CK의 20% 차지)

나. Total CK는 cardiac enzyme으로 유용하지 않으나, CK-MB/total CK > 5%면 AMI를 의심할 수 있다(단, 최근 SMC를 비롯한 여러 병원에서 CK-MB의 단위로 mass unit (ng/mL)를 사용하여 CK (U/L)와의 비율로 AMI를 의심하기는 어렵다).

다. Detection of reinfarction: troponin은 14일까지 상승한 상태로 남아 있기 때문에 perfusion 후 reinfarction이 의심될 때 반감기 짧은 CK-MB가 유용함.

② Troponins

　가. Myocardial contractile apparatus의 thin filament에 위치하는 단백질

　나. 건강한 사람의 혈장에서는 검출되지 않는 것이 특징이다.

　다. Troponin I와 T 모두 심장근에 대해 민감도, 특이도가 높으며 necrosis 정도를 잘 반영한다.

　라. Troponin은 AMI 후 예후를 알 수 있는 지표이다.

4) Clinical classification

(1) Diagnostic algorithm and triage in acute coronary syndrome

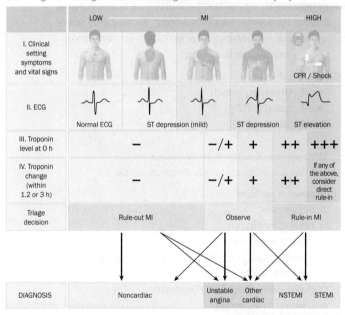

(2020 ESC NSTE-ACS guidelines)

*Definition of AMI

(1) Symptoms of myocardial ischaemia.

(2) New ischaemic ECG changes.

(3) Development of pathological Q waves on ECG.

(4) Imaging evidence of loss of viable myocardium or new regional wall motion abnormality in a pattern consistent with an ischaemic etiology.

(5) Intracoronary thrombus detected on angiography or autopsy

(2) Type of MI

① Type 1 MI

Atherosclerotic plaque rupture, ulceration, fissure, or erosion 등이 intraluminal thrombus를 일으켜 1개 이상의 관상동맥의 혈류를 감소시키거나 distal embolization, myocaridal necrosis를 일으키는 경우

② Type 2 MI

Myocardial oxygen supply와 demand 사이의 불균형을 초래하여 instability를 발생시키는 경우.

Ex.) hypotension, hypertension, tachyarrhythmias, bradyarrhythmias, anaemia, hypoxaemia, but also by definition, coronary artery spasm, spontaneous coronary artery dissection (SCAD), coronary embolism, coronary microvascular dysfunction

③ Type 3–5 MI :

Type 3 - MI resulting in death
Type 4 - related to PCI
Type 5 - related to CABG

5) Management of ischemic heart disease
(1) Chronic stable ischemic heart disease

① Treatment of risk factor

가. Stop smoking
나. Life style modification
- Weight control (18.5~24.9 kg/m^2)
- Exercise: 5회/주 이상, 30~60min/day 이상, 중등도의 유산소운동 (Ex. 빠르게 걷기)

다. Hypertension control: 140/90 mmHg 미만
라. Lowering cholesterol level:
- 내원 24 시간 이내에 모든 환자에서 Lipid profile 측정
- LDL < 100mg/dL (High risk 환자는 70mg/dL 미만으로 조절)

마. DM control
- HbA1c를 기준(<6.5~7.0%)으로 정상 FBS를 유지

② Medical management

가. Medical management
- Aspirin 100 mg/d (aspirin 부작용 있으면 clopidogrel 75mg/d)
- ACEi: IHD 환자 중 HTN, DM, LVEF 40% or less, CKD 있는 환자에서 사용해

야 하고, stable ischemic heart disease와 other vascular disease가 함께 있는 경우에도 사용이 권고됨. ACEi에 intolerable한 환자는 ARB를 사용함. (2012 ACC guideline, JACC 2012)

- Beta blocker: atenolol 50~200mg/d, bisoprolol 10mg/d, propranolol 80~120mg twice a day, carvedilol
- Nitrates & Nitroglycerin: stress 있는 활동 5분 전에 설하 제제(0.4~0.6mg) 복용함으로써 증상 발생을 예방할 수 있다.

Nitroglycerin and nitrates for patients with ischemic heart disease

Compound	Route	Dose	Duration of Effect
Nitroglycerin	Sublingual tablets	0.3~0.6mg up to 1.5mg	Approximately 10 min
	Spray	0.4mg as needed	Similar to sublingual tablets
	Intravenous	5~200mcg/min	Tolerance may be seen in 7~8h
Isosorbide dinitrate	Oral	5~80mg, 2~3 times daily	Up to 8h
	Spray	1.25mg daily	2~3 min
	Chewable	5mg	2~21/2 h
	Oral slow release	40mg 1~2 daily	Up to 8h
Isosorbide mononitrate	Oral	20mg twice daily, 60~240mg once daily	12~24h

- Calcium channel blocker: MI 후 예후에 도움이 되지는 않아 beta blocker 부작용(depression, sexual disturbance, fatigue) 또는 금기, 효과가 떨어지는 경우 사용
  · Variant angina에는 우선적으로 사용
  · Long acting dihydropyridine 사용(amlodipine 5~10mg/d, felodipine 5~10mg/d, nifedipine 30~180mg/d)
나. Influenza 예방 접종: 모든 심혈관계 질환 환자에서 권고됨.

(2) Variant angina (Prinzmetal's angina)

① Risk factor에 대한 조절은 동일

② Medical management
  - CCB and nitrates
  : Diltiazem (90mg bid) or Verapamil (40mg tid~80~120mg tid)
  : + ISMN 20mg bid (or 60mg qd)
  - Beta blocker

: Variant angina의 aggravating factor이기 때문에 금기이며, 사용하고 있던 환자도 중단하여야 한다.

(3) Unstable angina (UA) and NSTEMI

① Initial assessment
- UA: 휴식 상태에서 발생하는 typical chest pain, 휴식 또는 NTG 투약 시 호전
  NSTEMI: 임상양상은 UA와 동일하나 myocardial necrosis (elevated myocardial biomarkers) 동반
- ECG: ST-segment depression, transient ST-segment elevation and/or T-wave inversion (30~50% in UA)
- CK-MB and troponin: 상승한 경우 myonecrosis가 있음을 의미
  단, congestive heart failure, myocarditis, plumonary embolism의 경우 troponin 상승할 수 있음.
- ACS가 의심되나 12 Lead ECG 및 cardiac enzyme이 정상인 경우
  : 의료 기관 내에서 Cardiac monitoring을 해야 하며 cardiac enzyme 및 ECG 를 일정한 시간 간격으로 반복 시행하여야 함

② Management

Immediate invasive (within 2 h)	Hemodynamic instability
	Cardiogenic shock
	Recurrent/refractory chest pain despite medical Tx
	Life-threatening arrhythmias
	Mechanical complications of MI
	Acute heart failure clearly related to NSTE-ACS
	ST-segment depression > 1mm/6 leasds + ST-segment elevation aVr and/or V1
Early invasive (within 24 h)	Established NSTEMI diagnosis
	Dynamic new or presumably new contiguous ST/T-segment changes (symptomatic or silent)
	Resuscitated cardiac arrest without ST-segment elevation or cardiogenic shock
	GRACE risk score > 140
Selective invasive	Lack of any of the very high or high risk

(2020 ESC Guideline for NSTE-ACS)

- Optimal medical management

가. 조기 입원 치료 및 지속적 심전도 감시

나. Hypoxia 또는 호흡부전의 경우 O_2 replacement

다. Ischemic Sx 지속시 sublingual NTG 0.4mg, 5분 간격, 총 3회 투여

   Sx 조절되지 않으시 morphine sulfate iv

라. 첫 48시간 동안 지속적인 허혈, 심부전, 또는 고혈압 치료를 위해 NTG iv를 사용할 수 있음.

   (이 투약으로 ACEi, BB의 투여에 방해가 되어서는 안됨)

   : Vasodilation (mainly vein)을 통해 preload 및 심근 산소 소모량을 감소시킴

   : S/E) headache, hypotension

   : 용법) NTG 50mg + X5DW (XNS) 500cc civ - 10mcg/min으로 시작해 3~5분 간격으로 BP

         보면서 증량함(SBP > 90mmHg, DBP > 50mmHg)

   : Nitrate를 투여해선 안되는 경우

    - SBP < 100mmHg, SBP가 기준치의 30% 이상 감소한 경우, bradycardia (< 50bpm), HF

      증상 없이 나타난 빈맥, RV infarction

    - sildenafil 투약 24시간 이내 또는 tadalafil 투약 48시간 이내

마. Oral BB는 첫 24시간 내에 start

   * Clx: HF Sx/Sn, Low EF, High risk for cardiogenic shock, AVB, asthma.

바. Pulmonary edema, low EF (< 40%) 인 경우 24시간 내에 oral ACEi start

   Captopril 6.25mg tid → 12.5mg tid → 25mg tid → 50mg tid

   Losartan 50mg qd (25~100mg qd)

사. NSAID, selective/non-selective COX-2 inhibitor 즉시 중단

   (death, re-infarction, hypertension, HF, cardiac rupture 위험 증가)

아. Antiplatelet agent

   ⓐ 가급적 빨리 aspirin 투여 시작 (300mg loading, 100mg/d maintenance)

   ⓑ GI bleeding Hx (+): PPI 등을 병용하면서 항응고 치료는 지속

   ⓒ 초기 invasive Tx group

    : P2Y12 receptor inhibitor

    : Prasugrel (60mg loading, 10mg/d (5mg/d if age > 75 or Bwt. < 60kg) maintenance)

    : Ticagrelor (180mg loading, 90mg bid maintenance)

    - Clx: Active pathological bleeding, history of ICH, liver dysfunction, anemia,

      CKD (eGFR < 30mL/min), active malignancy, long-term oral anticoagulation

    - Prasugrel should be considered in preference to ticagrelor

     Clopidogrel (300-600mg loading, 75mg/d maintenance)

     GPIIb/IIIa inhibitor: 바로 coronary angiography 할 예정이 아니거나, 환자가 안정된 후

     coronary angiography 할 예정이라면 IV eptifibatide or tirofiban를 사용.

   ⓓ 초기 conservative Tx group

    : aspirin + prasugrel or ticagrelor or clopidogrel (DAPT) 를 입원 후 조기에 시작하여 최소

     1개월, 이상적으로는 1년까지 투여함

    : 증상 재발, 허혈 발생, 심부전 혹은 심각한 부정맥이 발생하는 경우 diagnostic CAG를

     시행

자. Anticoagulation (for use before and during PCI)

　　Enoxaparin (0.5mg/kg iv bolus)

　　Unfractionated heparin (70~100 U/kg iv bolus)

　　Bivalirudin (0.75mg/kg iv bolus)

　　GP IIb/IIIa inhibitor: thrombotic complication 높은 경우 PCI 시술 중 사용

　　　- invasive procedure 종료 이후에는 즉시 parenteral anticoagulation 중단을 고려함.

차. Hemodynamic instability 지속시 IABP 등을 고려

---

* CABG indication

가. 좌주간부 관동맥 협착

　　증상, 좌심실 기능 등에 관계없이 절대적인 수술의 적응증이 된다.

나. 3혈관질환 환자로

　　1. 적절한 약물 치료에도 불구하고 class III 이상의 증상이 있는 경우

　　2. 중등도 이상(LV E.F. 50% 이하)의 좌심실 기능 부전 동반

　　3. LAD prox.의 심한 협착이 있는 경우

다. 좌전하행지 근위부 협착을 포함한 2혈관질환 환자로

　　1. 적절한 약물 치료에도 불구하고 class III 이상의 증상이 있는 경우

　　2. 비관혈적 부하검사상 양성인 경우

라. 내과적 중재술의 적응이 되지 않는 LAD prox. 단일혈관질환 환자로

　　1. 적절한 약물 치료에도 불구하고 class III 이상의 증상이 있는 경우

　　2. 중등도 이상의 좌심실 기능 부전이 동반된 경우

　　3. 비관혈적 부하검사상 양성인 경우

마. 급성 심근경색 환자로

　　1. 경색 발생 6~8시간 이내로 중재술이나 혈전용해요법이 실패하거나 적응이 되지 않는 경우

　　2. 기계적 합병증(심실 파열, 심실중격결손, 승모판 부전 등)이 동반된 경우

바. 내과적 중재술에 따른 합병증, 실패 및 재협착

사. CABG 후 class III 이상의 협심증 재발(중재술의 적응이 되지 않는 경우)

아. 기타 관동맥 질환

　　1. 선천성 기형(예; 관동맥루, 관동맥류)

　　2. Kawasaki 병

* CABG contraindication	
1. 연령	치매 및 신경학적 장애를 가진 고령 환자
2. 관동맥	상태 심한 미만성 관동맥 협착
	Target coronary artery 들의 내경이 1mm 이하의 경우
3. 좌심실 기능 부전	구현율 20~25% 미만으로 생존능을 가진 심근이 없는 경우 비허혈성 심근증
4. 신경정신계 이상	출혈성 뇌경색의 최근 병력*
	심한 경동맥 협착(> 95%)으로 뇌허혈 증상이 있는 경우**
	정신 분열증 및 심한 우울증
5. 신장 기능 이상	혈중 Cr 농도 3.5mg/dL 이상
6. 폐기능 저하	강제 폐호기량(FEV1) 900cc 미만 혹의 기대치의 30% 미만
	동맥혈 이산화탄소 분압 55mmHg 이상
7. 간기능 저하	혈중 암모니아치 상승이나 간성 혼수, 복수가 동반된 경우
	간효소치의 과다 상승 상태
8. 면역기능 저하 상태	
9. 5000 rad 이상 흉부 방선선 치료의 병력	

* 뇌경색 발생 후 2개월 이상 경과 후 수술하는 것이 안전하다.
** 경동맥 내막절제술이 가능한 경우 먼저 시행한다.
*** 혈액투석 선행 후 수술할 수 있다.

③ Long term medical management and secondary prevention

- 퇴원 시 및 장기적 medication

　가. Antiplatelet agent

　　ⓐ Only medical treatment group: Aspirin 100mg 평생 투여,
　　　Clopidogrel 75mg or ticagrelor 90mg bid 는 1년 이상 투여

　　ⓑ BMS insertion group: Aspirin 100mg 평생 투여, clopidogrel 75mg qd/
　　　ticagrelor 90mg bid/prasugrel 10mg qd 적어도 1개월 간 투여, PCI 후 최소
　　　한 달 뒤 다른 수술 가능

　　ⓒ DES insertion group: Aspirin 100mg 평생 투여, clopidogrel 75mg qd/
　　　ticagrelor 90mg bid/prasugrel 10mg qd 적어도 1년 이상 투여, PCI 후 최소
　　　3개월 ~ 1년 뒤 다른 수술 가능.

　　ⓓ Aspirin 복용하지 못하는 경우(allergy, GI trouble..)
　　　: Clopidogrel or Ticlopidine으로 대체 투여

　　ⓔ Bleeding이 염려되는 환자는 low dose aspirin으로 시작할 수 있음

　나. Beta blocker
　　발생 수일 내에 시작
　　Moderate~severe LV dysfunction이 있는 환자의 경우에도 점진적으로 용량을
　　올리면서 투여하는 것이 적절함

다. ACEi or ARB 투여

Angiotensin converting enzyme inhibitor와 angiotensin receptor blocker combination: 단독 투여에도 불구하고 지속적인 심부전 증상이 있고 LVEF이 40% 미만인 UA/NSTEMI 환자의 장기 치료에서 고려해 볼 수 있음

라. NTG: ischemic Sx의 치료에 도움

마. CCB: ischemin Sx에 full dose NTG and BB 효과 없을 경우 추천됨 (ex. heart rate slowing CCB: verapamil, diltiazem)

- Secondary prevention
  가. Lipid control
  - ⓐ 퇴원 전 fasting lipid test 시행 및 lipid lowering agent start
  - ⓑ HMG CoA reductase inhibitor: baseline LDL level 과 무관하게 moderate-to high-intensity 용량으로 모든 UA/NSTEMI 환자에게 투여
  - ⓒ LDL > 100mg 인 경우 medication을 강화하며 70mg 미만으로 낮추는 것이 권고됨
  - ⓓ Saturated fat diet (<7% of total calori), cholesterol (<200mg/d), trans fat (<1% of total energy) 줄이기
  - ⓔ TG 200~499mg/dL: Non-HDL cholesterol을 130mg/dL 미만으로 유지 TG > 500mg/dL: fibrate or niacin 투여하여 level 낮춘 후 non-HDL-C 조절
  - ⓕ Omega-3 섭취 가능

  나. Stop smoking

  다. BP (<140/90 mmHg, DM & CRF시 <130/80 mmHg) DM control (HbA1c <6.5~7%)

  라. Bwt.control (BMI 18.5~24.9 kg/m², 허리둘레: 남 <40 inch, 여 <35 inch)

  마. 운동 처방: 개별적인 운동 검사를 통해, 적절한 유산소 운동을 처방

  바. 통증 치료: AAP or low dose opioid 투여, 불충분한 경우 selective COX-2 inhibitor 사용

  사. Menopausal women에서, 2차 예방을 위해 HRT를 시작하지 않는다. 이미 복용 중이었다면 UA/NSTEMI event 이후에는 중단한다.

  아. 외래 추적 관찰: 저위험도 환자의 경우 2~4주, 고위험도 환자는 2주 이내

* Algorithm for Management of Patients With Definite or Likely NSTE-ACS (다음장 도표 참고)

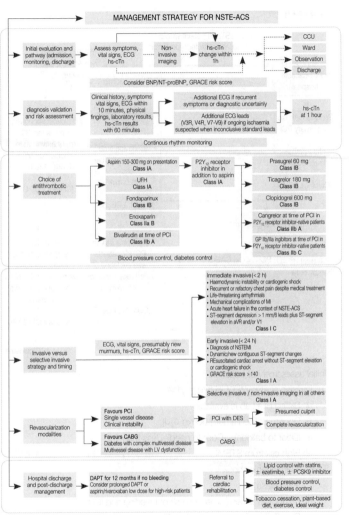

2020 ESC guidelines for NSTE-ACS

(4) STEMI

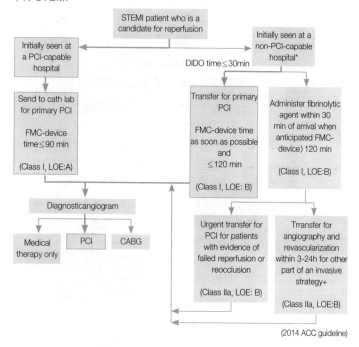

(2014 ACC guideline)

① Initial assessment of treatment

가. Invasive strategy가 더 선호되는 경우

ⓐ Skilled PCI Lab is available

ⓑ Door to balloon time이 90min 이내

ⓒ (Door to balloon) - (Door to needle) less than 1hr

ⓓ High risk from STEMI
- Cardiogenic shock
- Killip class $\geq$ 3

ⓔ Clx for fibrinolysis (increased risk of bleeding and ICH)

ⓕ Symptom onset was more than 3hr ago (d/t matured clot)

ⓖ Diagnosis of STEMI is in doubt

나. Fibrinolysis가 더 선호되는 경우

ⓐ Early presentation (< 3hr from symptom onset and delay to invasive strategy)

ⓑ Vascular access difficulties

ⓒ Lack of access to a skilled PCI Lab

ⓓ Prolonged transport

ⓔ (Door to balloon) - (Door to needle) more thant 1 hr

ⓕ Door to ballon time이 90min 이상인 경우

- Urokinase: 150만 IU+NS 50ml mix iv → 30분후 2만IU/kg + NS 50ml mix iv
- r-tPA (alteplase): 100mg + NS 500ml miv over 90min (no bolus)
- Streptokinase: 1.5MU + NS (or DW) 50~500ml miv over 30~60min
  (no bolus) reteplase 10U iv, repeat in 30min *1

---

② Absolute contraindication for fibrinolysis

　가. Prior cerebrovascular hemorrhage at any time

　나. Nonhemorrhagic stroke or other cerebrovascular event within the past year

　다. Marked hypertension (sBP > 180mmHg)

　라. Suspected aortic dissection

　마. Active internal bleeding (excluding menses)

③ Order for STEMI

　가. ABR with O_2 replacement : patients with hypoxemia (SaO_2 < 90% or PaO_2 < 60mmHg)에서만 산소를 적용하며, SaO_2 90% 이상인 환자에서는 산소 투여가 금기. (2017 ESC STEMI guideline)

　나. SPO_2 & ECG monitoring

　다. IV: NS or D5W keep vein open

　라. Diet: NPO or SOW until stable → low sodium, low saturated fat (< 30% of total calori/d), low cholesterol (< 300mg/d) diet

　마. Medication

　　ⓐ NTG

　　　: Chest discomfort시 sublingual 0.4mg

　　　: IV NTG for CHF, HTN, or persistent ischemia

　　ⓑ Aspirin

　　　: ER에서 투여되지 않은 경우 - chew nonenteric-coated ASA 300mg

　　　: ER에서 투여된 경우 - 75~162mg/day로 유지

　　ⓒ BB

　　　: HR & BP monitoring 하며 유지

　　ⓓ ACEi or ARB

　　ⓔ Pain medication: IV morphine sulfate 2~4mg

　　ⓕ prn Anxiolytics, Daily stool softner

④ 2차 예방에 대한 기준은 UA/NSTEMI와 동일

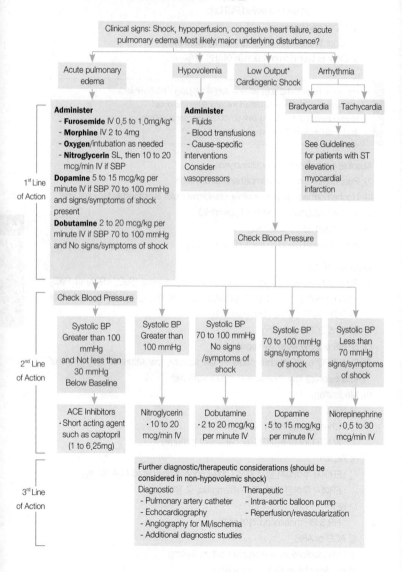

(5) Complication of MI

Complication	Clinical features	Treatment
Cardiogenic shock	<5%; typically <48hrs post-MI	PA catheter, inotropes, vasopressors, IABP, revascularization
Free wall rupture	<6%; typically within 2~3 d post-MI. Transient ↓ BP and HR (epicardial tear) → tamponade or sudden death (EMD)	Volume resuscitation, inotropes pericardiocentesis, surgery
VSD	2~4%; typically within 5 d post-MI. 90% with new harsh murmur ±thrill	Inotropes, IABP, vasodilators, diuretics, surgery
Papillary muscle rupture	1%; typically within 5 d post-MI 50% with new murmur, rarely a thrill	Vasodilators, diuretics, IABP, surgery
LV thrombus	20~40% Risk factors: large antero-apical MI	Anticoagulate ×3~6 mos
Ventricular aneurysm	Noncontractile outpouching of LV; 8~15% incid. Persistent ST ↑ do not always imply aneurysm	Surgery if recurrent CHF, thromboemboli, arrhythmia
Ventricular pseudoaneurysm	Rupture → sealed by thrombus and pericardium	Surgery
Pericarditis	10~20%; typically occurs 1~4 days post-MI ±pericardial rub; ECG △s rare	High-dose aspirin, NSAIDs Minimize anticoagulation
Dressler's syndrome	<40%; typically occurs 2~10 weeks post-MI. Presents as fever, malaise, pericarditis, pleuritis	High-dose aspirin, NSAIDs (if hemorrhagic pericarditis is ruled out), NSAIDs

3

Cardiology

Arrhythmia	Treatment
Atrial fibrillation (10~16%)	Cardioversion if hemodynamically unstable or ischemic β-blocker and/or digoxin, ±procainamide or amiodarone, heparin
VT/VF Early monomorphic (<48 hrs post-MI)은 예후가 좋다	Antiarrhythmics and cardioversion/defib per ACLS. Lidocaine infusion ×6~24 hrs, then reassess. ↑ β-blocker as tolerated, replace K & Mg, r/o ischemia
Sinus bradycardia	If symptomatic → atropine; if sx + refractory → pacing
Asystole	Atropine and epinephrine → pacing
1° AVB	None
2° AVB type I	If symptomatic → atropine; if sx + refractory → pacing
2° AVB type II or 3° AVB	Pacing
Bifascicular block (LBBB, RBBB + either LAHB or LPHB)	Consider pacing
Alternating BBB or trifascicular block (bifasicular + 1° AVB)	Pacing

① IABP (Intra-aortic balloon counter pulsation)

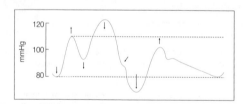

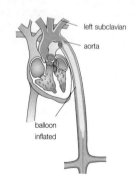

left subclavian

aorta

balloon
inflated

가. 원리:
- LV diastole: inflation of balloon → coronary perfusion 증가
- LV systole: deflation of balloon → afterload 감소시켜 cardiac loading을 줄임

나. 적응증:
- AMI 후 refractory cardiogenic shock
- Primary pump failure
- Open heart surgery 후 post-cardiotomy cardiogenic shock
- Cardiac transplantation surgery
- Refractory unstable angina

다. 금기증:
- Significant (more than mild) AR
- Abdominal aortic aneurysm or dissection → femoral artery puncture 금기
- Severe peripheral vascular disease
- Uncontrolled bleeding disorder
- Uncontrolled sepsis

라. 합병증 :
- Aortic wall dissection or rupture, local vascular injury
- Emboli of thrombus, plaque, air
- IABP rupture with helium embolus or catheter entrapment
- Infection
- Obstruction d/t catheter malposition
  : too high - obstruction of left subclavian, carotid a.
   too low - obstruction of renal, mesenteric a.
- Obstruction d/t compromised circulation by catheter
  : ischemia, compartment syndrome
- Hematologic d/t bleeding or thrombocytopenia

② Cardiac angiography and PCI

가. 심도자술의 순서
Catheter insertion (radial, femoral artery) → RCA angiogram → LMCA, LCA, LAD angiogram

나. Normal coronary artery

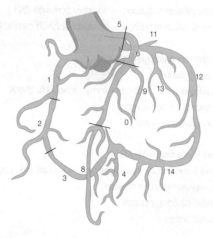

1. pRCA	2. mRCA	3. dRCA	4. PDA	5. LMCA
6. pLAD	7. mLAD	8. dLAD	9. 1st diagonal	10. 2nd diagonal
11. pLCx	12. dLCx	13. OM	14. Posterolateral br	15. Ramus intermedius

다. Normal angiogram

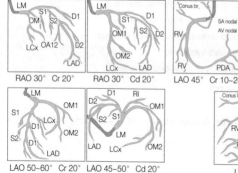

RAO 30° Cr 20°

RAO 30° Cd 20°

LAO 45° Cr 10~20°

RAO 30° Cr 20°

LAO 50~60° Cr 20°

LAO 45~50° Cd 20°

Left Lateral

라. 알아야 할 용어들

ⓐ TIMI grading

Grade 0 = complete occlusion of the infarct-related artery

Grade 1 = some penetration of the contrast material beyond the point of obstruction but without perfusion of the distal coronary bed

Grade 2 = perfusion of the entire infarct vessel into the distal bed but with delayed flow compared with a normal artery

Grade 3 = full perfusion of the infarct vessel with normal flow

ⓑ Collateral flow grading

Grade 0 = No filling of any collateral vessels

Grade 1 = Filling of side branches of the artery to be perfused by collateral vessels without visualization of the epicardial segment Collaterals without filling the feeded artery

Grade 2 = Partial filling of the epicardial artery by collateral vessels Partially filling the feeded artery

Grade 3 = Complete filling of the epicardial artery by collateral vessels

ⓒ 병변에 관한 기술

i) Stenosis의 평가: 시술자의 눈으로 일차 평가, QCA (quantitative coronary analysis)로 협착 정도 측정 : 0%, 30%, 50%, 75%, 90%, 95%, 99% 및 100%

ii) ST (stent thrombosis): 급성 관상동맥 증후군 & 혈관 조영술 또는 부검에서 확인된 stent내의 thrombosis로 대개 시술 후 24시간 이내에 발생

iii) ISR (in-stent restenosis): 이전에 삽입한 stent내에 neointimal hyperplasia로 인해 50% 이상 직경이 감소한 경우

iv) FFR (fractional flow reserve): stenosis 이후 부위의 pressure/stenosis 이전 부위의 pressure (Ex. FFR = 0.5: stenosis로 인한 50%의 pressure 감소)

FFR > 0.8: the blockage is not severe enough to limit blood flow to the heart

FFR < 0.8: the blockage is severe enough to limit blood flow to the heart and should be opened if possible.

v) Bifurcation lesion: 분지부 협착

마. Coronary angioplasty 후 합병증(CAD 환자)

- 사망률: 0.1%
- MI: 0.06%
- Stroke: 0.07~0.4% (strongest predictor = emergent use of IABP, age > 80

　　　years)
　　　- Vascular complications: 0.46%
　　　- Arrhythmia 0.47%

※ Cholesterol embolization syndrome
　- Cardiac catheterizations의 약 0.1%에서 발생
　- 병인: large vessel의 atheromatous plaque에서 떨어진 cholesterol crystal이 distal small vessel을 막거나, 그 부위에서 local inflammation을 일으켜서 생김
　- 가장 흔한 원인은 aorta의 instrumentation; cardiac catheterization, PTCA, angioplasty, IABP 등
　- 임상양상
　　① skin: pulse는 보존, cutaneous gangrene, livedo reticularis, cyanosis & ulcer
　　② kidney: nonoliguric ARF, CRF & ESRD로 진행
　　③ CNS (드묾): focal neurologic deficits, paralysis, encephalopathy...
　　④ mesenteric embolization
　- 검사소견: eosinophilia, ESR↑, complement level↓
　- 진단: cardiac instrumentation과 clinical feature의 시간 관계
　- 확진: tissue biopsy
　- 치료: unsuccessful (mortality 38~80%)

바. Killip class of severity of heart failure in AMI on presentation

Killip class	Hospital mortality
I : No CHF	6 %
II: Mild CHF, rales, S3, congestion on CXR	17 %
III: Severe CHF, overt pulmonary edema	38 %
IV: Cardiogenic shock	81 %

* Dobutamine stress echocardiography
    → Dobutamine infusion을 5μg/kg/min으로 시작하여 3분마다 10, 20, 30, 40μg/kg/min 으로 증량한다.
    → Low dose dobutamine: 5~10μg/kg/min
    → High dose dobutamine: 40μg/kg/min
    → Rest 시 akinetic 한 부위가 low dose dobutamine에 반응하여 수축력이 증가하였다가 high dose dobutamine에서 다시 수축력의 감소를 보이는 것이 viable myocardium의 특징

* Normal chest x-ray

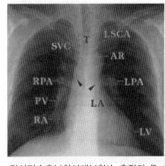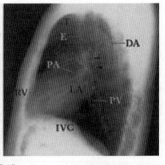

정상단순흉부촬영해부학(A. 후전위, B. 측위)
- 화살촉=기관지
- E=식도
- LPA=좌폐동맥
- PA=폐동맥
- RPA=우폐동맥
- T=기관
- AR=대동맥궁
- IVC=하대정맥
- LSCA=좌쇄골 하동맥
- PV=폐정맥
- RV=우심실
- DA=하행대 동맥
- LA=좌심방
- LA=좌심실
- RA=우심방
- SVC=상대정맥

3 Cardiology

2. Heart Failure

1) Definition (ESC 2016 guideline)

> Abnormality of cardiac structure or function leading to failure of the heart to deliver oxygen at a rate commensurate with the requirements of the metabolizing tissue
>
> Heart failure is a clinical syndrome in which patients have the following features:
> · Symptoms typical of heart failure
>   (breathlessness, orthopnea, paroxysmal nocturnal dyspnea, reduced exercise tolerance, fatigue, tiredness, increased time to recover after exercise, ankle swelling, etc.)
>   and
> · Signs typical of heart failure
>   (elevated jugular venous pressure, hepatojugular reflux, pulmonary crackles, third heart sound (gallop), cardiac murmur, and laterally displaced apical impulse, etc.)

Classification	EF	Description
I. Heart failure with reduced EF (HErEF)	≤40%	Also refered to as systolic HF. Randomized clinical trials have mainly enrolled patients with HFrEF and it is only in these patients that efficacious therapies have been demonstrated to date
II. Heart failure with preserved EF (HFpEF)	≥50%	Also referred to as diastolic HF. Several different criteria have been used to further define HFpEF. The diagnosis of HFpEF is challenging because it is largely one of excluding other potential noncardiac causes of symptoms suggestive of HF. To date, efficacious therap
a. HFpEF, borderline	41%~49%	These patients fall into a borderline or intermediate group. Their characteristics, treatment patterns and outcomes appear similar to those of patient with HFpEF
b. HFpEF, improved	>40%	It has been recognized that a subset of patients with HFpEF previously had HFrEF. These patients with improvement or recovery in EF may be clinically distinct from those with persistently preserved or reduced EF. Further research is needed to better characterize these patients

2) Etiology

① 주요 원인: Coronary artery Dz.(m/c), cardiomyopathy, valvular heart disease, congenital heart disease, hypertensive heart failure, tachycardia-induced, drug (cardiotoxic agents), thyroid disease related.

② 악화 인자: acute coronary syndrome/ischemia, severe hypertension, atrial or ventricular arrhythmia, bradyarrhythmia, pulmonary embolism, infection, renal failure, anemia or bleeding, medications (NSAID, Toxic agent including chemotherapy agents), Non-compliance (high salt diet, medication, etc), excessive alcohol or illicit drug use, endocrine abnormalities (DM, hypo- or hyper-thyroidism), recent addition of negative inotropic drugs (verapamil, nifedipine, diltiazem, beta blockers)

3) Diagnosis
    ① H/T (Symptoms related HF): acute or chronic, 악화 인자, drug Hx, 활동상태
    ② P/Ex (Signs related HF): volume status, 기립성 혈압변화 여부, BMI
    ③ Blood lab (CBC, e', chemistry, calcium, Mg, lipid profile, TFT), U/A
    ④ 12-lead ECG, Chest X-ray (PA&LAT), 2D-echo with doppler
    ⑤ CAG: angina 증상이 있을 경우 재관류치료의 대상이 아니더라도 시행
    ⑥ Maximal exercise testing with measurement of respiratory gas exchange
    ⑦ BNP or NT-proBNP

* Symptoms and signs of HF

Symptoms	Signs
Typical	More specific
Breathlessness Orthopnoea Paroxysmal nocturnal dyspnoea Reduced exercise tolerance Fatigue, tiredness, increased time to recover after exercise Ankle swelling	Elevated jugular venous pressure Hepatojugular reflux Third heart sound (gallop rhythm) Laterally displaced apical impulse
Less typical	Less specific
Nocturnal cough Wheezing Bloated feeling Loss of appetite Confusion (especially in the elderly) Depression Palpitations Dizziness Syncope Bendopnea	Weight gain (> 2 kg/week) Weight loss (in advanced HF) Tissue wasting (cachexia) Cardiac murmur Peripheral oedema (ankle, sacral, scrotal) Pulmonary crepitations Reduced air entry and dullness to percussion at lung bases (pleural effusion) Tachycardia Irregular pulse Tachypnoea Cheyne Stokes respiration Hepatomegaly Ascites Cold extremities Oliguria Narrow pulse pressure

	ACCF/AHA Stages of HF		NYHA Functional classification
A	At high risk for HF without structural heart disease or Sxs of HF	None	
B	Structural heart disease but without signs or symptoms of HF	I	No limitation of physical activity. Ordinary physical activity dose not cause symptoms of HF
C	Structural heart disease with prior or current symptoms of HF	I	No limitation of physical activity. Ordinary physical activity dose not cause symptoms of HF
		II	Slight limitation of physical acitivity. Comfortable at rest, but ordinary physical activity results in symptoms of HF
		III	Marked limitation of physical activity. Comfotable at rest, but less than ordinary activity causes symptoms of HF
D	Refractory HF requiring specialized interventions	IV	Unable to carry on any physical activity without symptoms of HF, or symptoms of HF at rest

[Diagnostic algorithm for a diagnosis of heart failure of non-acute onset]

(ESC 2016 guideline)

4) Treatment

(2013 ACCF/AHA guideline, 2016 ESC guideline)

① General recommendation

가. Salt restriction, B.wt monitoring & reduction, fluid restriction (1.5~2L/일)

나. 금연, 금주, immunization (Pneumococcus & influenza vaccine)

다. Exercise training, emotional support

라. Correction of electrolyte imbalance (특히 K+)

마. Drug:

ⓐ ACEi or ARB: 증상이 있고 LVEF가 감소된 모든 환자

ⓑ B-blocker: bisoprolol, carvediol, metoprolol이 효과 입증됨

ⓒ Diuretics: loop diuretics, aldosterone antagonist

ⓓ Hydralazine and nitrate: ACEi나 ARB를 사용하기 힘든 경우

ⓔ Digitalis: 증상이 있고 LVEF가 감소된 환자에서 재원일 감소 효과

ⓕ ARNI (angiotensin receptor neprilysin inhibitor) : 우리나라 보험인정기준으로 인해 ACEi or ARB를 4주 이상 투여한 환자에게 ARNI (entresto) 처방이 가능

ⓖ SGLT2 inhibitor가 심부전 치료로 승인(원래 당뇨병 약제인데, 심부전 환자의 예후를 향상시키는 것으로 증명되어 당뇨병이 없는 HFrEF 환자에서 100/100 (자기부담) 으로 처방 가능)

바. 약물 사용의 금기

ⓐ anti-arrhythmic agents (amiodarone, dofetilide는 사용 가능)

ⓑ CCB (calcium channel blocker): HFrEF

ⓒ NSAIDs: induce sodium retention, peripheral vasoconstriction

ⓓ Positive inotropics의 long term use (말기 환자에서는 예외)

사. A-fib (+) : rhythm or rate control

아. ICD:

ⓐ Primary prevention : DCMP or ICMP, LVEF≤35%, NYHA II or III

ⓑ Secondary prevention: cardiac arrest, V-fib, hemodynamically unstable VT 의 Hx

자. CRT (cardiac resynchronization therapy) :

LVEF≤35%, NYHA III or IV

Sinus rhythm or A-fib, QRS ≥0.12 sec (cardiac dyssynchrony)

※ 예후 향상: ACEi, ARB, B-blocker, aldosterone antagonist, CRT, ARNI, SGLT2 inhibitor.

3
Cardiology

Recommendation of therapy by stage (ACCF/AHA guideline 2013)

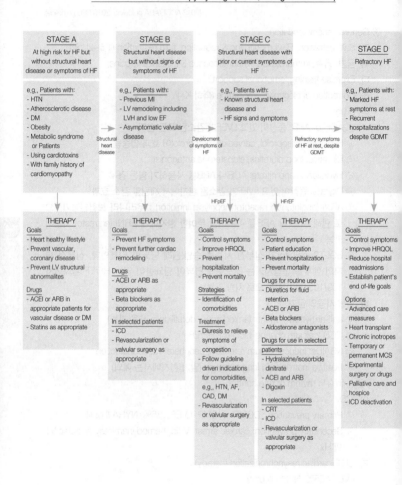

STAGE A

At high risk for HF but without structural heart disease or symptoms of HF

e.g., Patients with:
- HTN
- Atherosclerotic disease
- DM
- Obesity
- Metabolic syndrome or Patients
- Using cardiotoxins
- With family history of cardiomyopathy

→ Structural heart disease →

STAGE B

Structural heart disease but without signs or symptoms of HF

e.g., Patients with:
- Previous MI
- LV remodeling including LVH and low EF
- Asymptomatic valvular disease

Development of symptoms of HF →

STAGE C

Structural heart disease with prior or current symptoms of HF

e.g., Patients with:
- Known structural heart disease and
- HF signs and symptoms

Refractory symptoms of HF at rest, despite GDMT →

STAGE D

Refractory HF

e.g., Patients with:
- Marked HF symptoms at rest
- Recurrent hospitalizations despite GDMT

HFpEF   HFrEF

THERAPY

Goals
- Heart healthy lifestyle
- Prevent vascular, coronary disease
- Prevent LV structural abnormalites

Drugs
- ACEI or ARB in appropriate patients for vascular disease or DM
- Statins as appropriate

THERAPY

Goals
- Prevent HF symptoms
- Prevent further cardiac remodeling

Drugs
- ACEI or ARB as appropriate
- Beta blockers as appropriate

In selected patients
- ICD
- Revascularization or valvular surgery as appropriate

THERAPY

Goals
- Control symptoms
- Improve HRQOL
- Prevent hospitalization
- Prevent mortality

Strategies
- Identification of comorbidities

Treatment
- Diuresis to relieve symptoms of congestion
- Follow guideline driven indications for comorbidities, e.g., HTN, AF, CAD, DM
- Revascularization or valvular surgery as appropriate

THERAPY

Goals
- Control symptoms
- Patient education
- Prevent hospitalization
- Prevent mortality

Drugs for routine use
- Diuretics for fluid retention
- ACEI or ARB
- Beta blockers
- Aldosterone antagonists

Drugs for use in selected patients
- Hydralazine/isosorbide dinitrate
- ACEI and ARB
- Digoxin

In selected patients
- CRT
- ICD
- Revascularization or valvular surgery as appropriate

THERAPY

Goals
- Control symptoms
- Improve HRQOL
- Reduce hospital readmissions
- Establish patient's end of-life goals

Options
- Advanced care measures
- Heart transplant
- Chronic inotropes
- Temporary or permanent MCS
- Experimental surgery or drugs
- Palliative care and hospice
- ICD deactivation

Initial treatment in acute decompensated HF (ESC 2016)

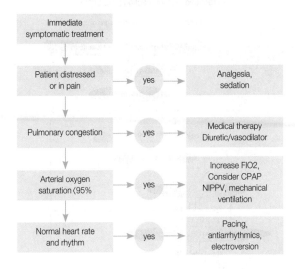

⟨Forrester classification⟩

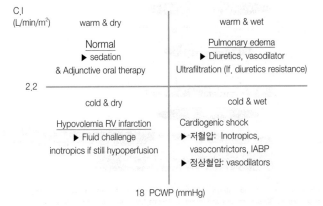

Therapeutic algorithm for a patient with symptomatic heart failure with reduced ejection fraction (ESC 2016)

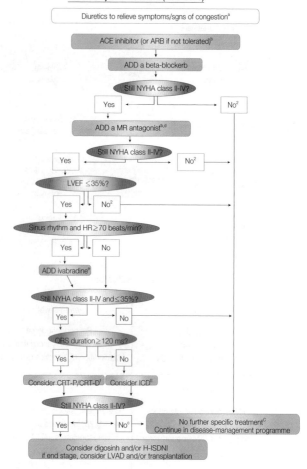

CRT-D= cardiac resynchronization therapy defibrillator; CRT-P= cardiac resynchronization therapy pacemaker, H-ISDN= hydralazine and isosorbide dinitrate, LAVD= left ventricular assist device, MR antagonist= mineralcorticoid antagonist

② Specific Pharmacologic treatment

　가. Angiotension converting enzyme inhibitor (ACEi)

- 적응증: all patients with symptomatic HF and LVEF $\leq$ 40%
- Hemodynamic effect of ACEi: ↓ impedance to LV ejection - CO 증가, PCWP 감소
- 심실 기능 호전, 증상 호전, 재원 감소, survival 증가
- 금기: History of angioedema, Bilateral renal artery stenosis, serum K+ > 5.0mmol/L, Serum Cr > 2.5mg/dL, severe aortic stenosis

나. Angiotensin receptor blockers (ARBs)
- 적응증: cough, angioedema 등으로 ACEi를 사용하기 힘든 환자. ARB가 ACEi 보다 우수하다는 증거는 없다.
- 금기: ACEi와 동일 (angioedema 제외)

다. B-blocker
- 적응증: all patients with symptomatic HF and LVEF $\leq$ 40%
- 심실 기능 호전, 증상 호전, 재원 감소, survival 증가
- Bisoprolol, carvediol, metoprolol이 효과가 입증
- 급성악화로 입원한 경우 clinically stable (iv inotropics를 중단하고 이뇨제 용량이 변화가 없는) 상태에서 시작하고 최소 24시간 동안 주의 깊게 관찰한다.
- 금기: asthma, sinus bradycardia (HR < 50), second or third degree AV block, Sick sinus syndrome

라. Mineralocorticoid receptor antagonists : spironolactone, eplerenone
- 적응증: all patients with severe symptomatic (NYHA Fc II-IV) and LVEF $\leq$ 35% in the absence of hyperkalemia and significant renal dysfunction
- 재원 감소, survival 증가
- 금기 : serum K+ > 5.0 mmol/L, serum Cr > 2.5 mg/dL, concomitant potassium sparing diuretics

마. Angiotensin receptor neprilysin inhibitor (ARNI) : Sacubitril/valsartan
- new therapeutic class of agents acting on the RAAS and the neutral endopeptidase system has been developed.
- the moieties of an ARB (valsartan) and a neprilysin (NEP) inhibitor (sacubitril) : 최근 연구에서 ACEI (enalapril) 비해 risk of death & hospitalization of HF을 감소, ambulatory HFrEF (EF $\leq$40%, elevated plasma NP level, eGFR $\geq$30 mL/min/1.73 m^2) 환자에서 OMT 중에도 증상 지속 시 ACEI를 대체할 수 있음
- Safety issues : Symptomatic hypotension (Age > 75), risk of angioedema..

바. Digitalis
- 심근 수축력을 증가, conduction 지연, ventricular rate 감소
- Ventricular function 및 증상의 호전, 재원 일수 감소
- A-fib with RVR이 동반된 HF에서 유용

- Toxicity: (therapeutic serum level: 0.6~1.2ng/mL)
    ⓐ 초기 증상: 식욕감퇴, 오심, 구토
    ⓑ 만성 중독: 심부전의 악화, 체중감소, neuralgia, yellow vision, gynecomastia, cachexia, delirium
    ⓒ 부정맥 유발: VPC, AV block, VT, sinus pause 등의 다양한 부정맥 유발
- Dosage: 총 digitalization 용량은 환자마다 다르나 대게는 iv인 경우에는 0.75~1.5mg, 경구인 경우에는 1~2mg이다.
    ⓐ IV: 초기 용량은 0.25~0.5mg of digoxin iv → 0.25mg q 6h (하지만 고령 한국인에게는 q12h 정도가 적당), iv digoxin은 15~30분 후에 작용이 시작되고 peak effect는 1~5시간 후이다.
    ⓑ 경구: 0.5mg loading → 0.25mg q6h~12 h po slow digitalization: 0.125~0.25mg qd daily, 7~10일 후 steady state가 됨
사. Diuretics
    - Congestion에 의한 증상 호전, survival benefit은 없음

Diuretics dosage in acute heart failure

Fluid retention	Diuretic	Daily dose (mg)	Comments
Moderate	Furosemide or bumetanide or torasemide	20~40 0.5~1 10~20	Oral or i.v. according to clinical symptoms Titrate dose according to clinical response Monitor K, Na, creatinine, blood pressure
Severe	Furosemide furosemide infusion Bumetanide Torasemide	40~100 (5~40mg/h) 1~4 20~100	i.v. increase dose Better than very high bolus doses Oral or i.v. Oral
Refractory to loop diuretics	Add hydrochlorothiazide or metolazone or spironolactone	50~100 2.5~10 25~50	Combination better than very high dose of loop diuretics More potent if creatinine CCr <30 ml/min Spironolactone best choice if no renal failure and normal or low K
With alkalosis	Acetazolamide	500	i.v.
Refractory to loop diuretics and thiazides	Add dopamine(renal vasodilation) or dobutamine		Consider ultrafiltration or hemodialysis if co-existing renal failure Hyponatremia

아. Vasodilator
    - 증상의 빠른 경감을 유도, survival benefit 없음
    - Hydralazine and nitrate combination이 ACEi나 ARB를 사용하지 못하는 환자에서 대체 치료로서 효과가 보고되었음

Vasodilator in acute heart failure

	Nitrate	Nitroprusside
Indication	이뇨제 및 일반적인 경우 치료에 잘 반응하지 않으며 혈압이 안정된 경우	이뇨제 및 일반적인 경우 치료에 잘 반응하지 않으며 혈압이 안정된 경우
Mechanism	Venodilation effect → lower preload → reduce pulmonary congestion	Pre-load reducing venodilation After-load reducing arteriodilation Dilate pulmonary vasculature
Dosing	Start with 1 mg/h, increase to 10 mg/h	0.3μg/kg/min, increase to 5μg/kg/min
Main S/E	Hypotension, headache	Hypotension, thiocyanide toxicity
Others	Could develop resistance	Light sensitive (차광 필요), closed monitoring (ICU care 시 적합)

자. Inotropics
- 적응증 : Hypotension, 다른 치료에도 증상의 호전이 없을 경우
- Perfusion을 개선시킬 수 있으나 예후를 악화시킬 수 있다.
- Milrinone : β-receptor에 작용하지 않으며 vasodilation effect를 가지고 있다. β-receptor 외의 pathyway에 작용하므로 장기간 beta-blocker를 사용한 환자에서 cardiogenic shock이 발생한 경우 유용하다.

Inotropics dosage in acute heart failure

	Bolus	Infusion rate i.v.
Dobutamine	No	2~20μg/kg/min (β+)
Dopamine	No	<3μg/kg/min: renal effect (δ+) 3~5μg/kg/min: inotropic (β+) >5μg/kg/min: (β+), vasopressor (α+)
Milrinone	2~75μg/kg/over 10~20 min	0.375~0.75μg/kg/min
Norepinephrine	No bolus	0.2~1.0μg/kg/min
Epinephrine	Bolus : 1mg can be given i.v. at resuscitation, may be repeated after 3~5min, endotracheal route is not favored	0.05~0.5μg/kg/min

차. Ivabradine
- Sinus node에 있는 If channel inhibitor로서 sinus rhythm에서 heart rate를 낮춘다(A.fib에서 ventricular rate를 낮추지는 못함).
- 재원 감소, 심실 기능 호전, quality of life 향상

Evidence-based doses of disease-modifying drugs in key randomized trials in HFrEF
(or after myocardial infarction)

	Starting dose (mg)	Target dose (mg)
ACE-I		
Captopril[2]	6.25 t.i.d.	50 t.i.d.
Enalapril	2.5 b.i.d.	20 b.i.d.
Lisinopril[b]	2.5~5.0 o.d.	20~35 o.d.
Ramipril	2.5 o.d.	10 b.i.d.
Trandolapril[3]	0.5 o.d.	4 o.d.
Beta-blockers		
Bisoprolol	1.25 o.d.	10 o.d.
Carvedilol	3.125 b.i.d.	25~50 b.i.d
Metoprolol succinate (CR/XL)	12.5-25 o.d.	200 o.d
Nebivolol[c]	1.25 o.d.	10 o.d
ARBs		
Candesartan	4-8 o.d.	32 o.d.
Valsartan	40 b.i.d.	160 b.i.d.
Losartan[b,c]	50 o.d.	150 o.d.
MRAs		
Eplerenone	25 o.d.	50 o.d.
Spironolactone	25 o.d.	50 o.d.
ARNI		
Sacubitril/valsartan	49/51 b.i.d.	97/103 b.i.d.
If-channel blocker		
Ivabradine	5 b.i.d.	7.5 b.i.d.

(ESC 2012 HF guideline)

  카. SGLT2 inhibitor : 현재 보험기준은 당뇨병이 없어도 LVEF 40% 미만이면
    100/100 처방이 가능.

③ Cardiac Resynchronization Therapy (CRT)
  가. Cardiac dyssynchrony: 많은 HF환자에서 전도 장애로 인한 dyssynchronous
    ventricular contraction이 발생함 → paradoxical septal wall motion → ven-
    tricular filling의 저하를 및 수축력의 감소 → mortality의 증가
  나. HF 증상의 호전, QOL 향상, 운동 능력 향상, LVEF 향상, mortality 감소
  다. Ix. : LVEF≤35, NYHA III or ambulatory NYHA IV 환자로 sinus rhythm or A-fib
    rhythm이며 QRS ≥ 0.12sec인 환자 (ICD 유무에 상관없이)

3. 심근질환

1) Cardiomyopathy

Heterogenous group of diseases of the myocardium associated with mechanical and/or dysfunction

- Usually (but not invariably) exhibit inappropriate ventricular hypertrophy or dilatation
- Due to a variety of causes that frequently are genetic.

Presentation and evaluation of the cardiomyopathies

	Dilated	Restrictive	Hypertrophic
흔한 초기 증상	Exertional intolerance	Exertional intolerance, fluid retention early	Exertional intolerance; may have chest pain
울혈 증상	Left before right, except right prominent in young adult	Right often dominates	Left-sided congestion may develop late
부정맥	심실성 빈맥; 전도 차단(Chagas'disease); 심방세동	전도 차단(sarcoidosis, amyloidosis); 심방세동	심실성 빈맥; 심방세동
흉부 X-ray	중등도 or 현저한 심비대	경도의 심비대	경도에서 중등도의 심비대
심전도	ST-segment 와 T-wave abnormalities	Low voltage, conduction defects	ST-segment 와 T-Wave abnormalities Left ventricular hypertrophy Abnormal Q waves
심장초음파	LV dilatation 및 수축 기능 감소	LV 심실벽 두께 증가 LV 수축기능은 정상이거나 약간 감소	Asymmetric septal hypertrophy (ASH) Systolic anterior motion (SAM) of the mitral valve
핵의학적 검사	LV dilatation 및 수축 기능 감소(RVG)	LV 수축기능은 정상이거나 약간 감소(RVG)	Vigorous systolic function (RVG) Perfusion defect (^{201}Tl or Tc sestamibi)
심도자술 (Cardiac catheterization)	LV dilatation 및 수축 기능 감소 LV (종종 + RV) filling pressure 증가 Cardiac output 감소	LV 수축기능은 정상이거나 약간 감소 (LV + RV) filling pressure 증가	Vigorous systolic function Dynamic left ventricular outflow obstruction (LV + RV) filling pressure 증가

2) Dilated cardiomyopathy

① 원인

- Idiopathic
- Familial form: $1/5 \sim 1/3$의 경우
- End result of myocardial damage produced by a variety of known/unknown infectious, metabolic, or toxic agents.

☆ Drug induced DCMP
  - anthracycline derivatives, 특히 Doxorubicin (Adriamycin)에 많음
  : cumulative dose > 550 mg/m²이면 fatal 할 수 있음
  : Risk factor: Cardiac irradiation, 70세 이상, underlying heart disease
  : cardiotoxicity 를 줄이기 위해, 위의 risk factor가 있거나 cumulative dose
    > 300 mg/m² 시 보험으로 Dexrazoxane 처방 가능
  - High-dose cyclophosphamide
  : 주로 사용한지 2주 이내에 acute하게 생김, myocardium의 hemorrhagic necrosis

② Echocardiographic finding:

LV cavitary dilatation, normal or decreased wall thickness, poor wall thickening, and/or reduced inward endocardial systolic motion

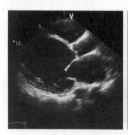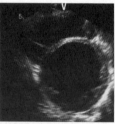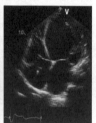

③ Cardiac MR findings (AJR 2008; 191:1702–1710)

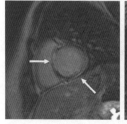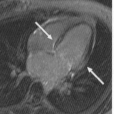

LV와 LA가 모두 커져있다. basal interventricular septum, postero-inferior, lateral wall에서 mesocardial hyperenhancement가 관찰된다.

④ 치료
- 교정 가능한 원인의 제거
  ※ reversible cause: alcohol abuse, pregnancy, thyroid disease, cocaine use, chronic uncontrolled tachycardia
- Standard therapy of CHF
- CRT (QRS duration≥0.12sec, LV EF≤35%, sinus rhythm인 경우 보험인정)
- ICD (아래기준 만족시 보험인정)
  · 기질적 심질환+spontaneous sustained VT
  · LVEF≤30%+non-sustained VT+EPS에서 VF of sustained VT 유발
- cardiac transplantation

3) Hypertrophic cardiomyopathy

① 원인

50% 이상에서 autosomal dominant family history 있음.
(mutation of β-MHC gene on chromosome 14)

② Pathophysiology
- Diastolic dysfunction (m/i): abnormal myocardial relaxation & filling pressure ↑
- LVOT obstruction

> 다음과 같은 약제나 condition은 LVOT obstruction을 악화시킨다.
> ① LV contractility 증가: isoproterenol, digitalis
> ② Preload 감소(LVOT ↓): diuretics, NTG, nitrate, tachycardia, nifedipine, Valsalva maneuver
> ③ Afterload 감소(ejection velocity ↑): alcohol

③ Echocardiographic finding

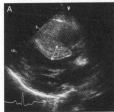
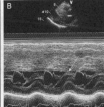
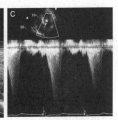

A. asymmetrical septal hypertrophy 소견이 보인다. B. SAM소견이 M mode Echo에서 보인다. C. LVOT에서 Doppler에서 Dagger shape pattern 보인다. (peak velocity 4.5m/s, 2.5m/s 이상으로 LVOT obstruction에 합당하다)

④ Cardiac MR findings (AJR 2007; 189:1335–1343, AJR 2008; 191:1702–1710)

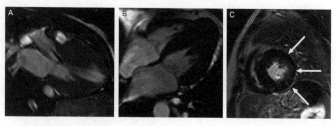

A. ASH소견, mitral valve의 SAM 이 동반되어 있다. high velocity jet이 LVOT 내 관찰된다. B. Apical HCMP 에서 apex 의 두꺼워진 wall이 보인다. C. Late enhancement image: lateral wall에서 subendocardial wall, mesocardial wall의 diffuse signal intensity가 보인다.

⑤ 치료
- ICD implantation: SCD risk 높은 환자
  · SCD risk stratification을 위해서 철저한 병력 및 가족력 확인, treadmill test, 심장초음파, 24시간 심전도, 가능하다면 cardiac MRI를 시행한다.
  · 우리나라에서는 아래 기준 중 두 가지 이상 만족시 보험 인정
    : 급사의 가족력, 실신, VT on Holter, 좌심실중격의 비후(> 30mm), abnormal BP response in Treadmill test (적절한 운동시에도 BP증가 < 20mmHg)
  · Potential SCD risk modifiers
    : LVOT obstruction (resting gradients > 30mmHg), LGE on CMR imaging, LV apical aneurysm
- LVOT pressure gradient를 감소
  beta blocker, nondihydropyridine CCB (verapamil, diltiazem)
- Amiodarone은 SVT 및 life-threatening VT를 감소
- DDD pacemaker
- Septal ablation with alcohol injection, surgical myectomy

4) Restrictive cardiomyopathy

① 원인
Amyloidosis, hemochromatosis, glycogen deposition, endomyocardial fibrosis, sarcoidosis, Fabrys disease, scleroderma, irradiation, etc.

② Pathophysiology
Ventricular walls are excessively rigid and thus impede ventricular filling
→ the hallmark of RCM is abnormal diastolic function!!!

③ Echocardiographic finding

Non-dilated, non hypertrophied ventricles with moderate to marked bi-atrial enlargement, which is secondary to the elevated atrial pressures. diastolic dysfunction

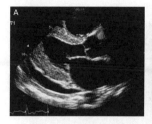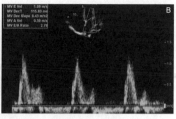

A. LA enlargement, increased LV wall thickness and speckled pattern
B. Tissue doppler mitral inflow pattern에서 심한 diastolic dysfunction (E/A=2.78)

④ Cardiac MR findings

Constrictive pericarditis와 마찬가지로 LV fillling 및 diastolic volume 의 감소가 보인다. MRI에서 pericardial thickening > 4mm이면 constrictive pericarditis를 더 시사하는 소견으로 감별진단에 도움이 된다.

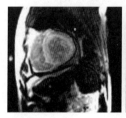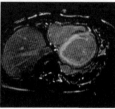

Amyloidosis 환자의 MRI: delayed enhancement phase에서 diffuse wall의 high signal intensity를 보인다.

⑤ 치료

원인질환의 치료, RCM에 대한 특별한 치료는 없음

5) Stress-induced (Takotsubo) cardiomyopathy
   (=apical ballooning syndrome)

① 특징
   - 심한 육체적, 감정적 스트레스성 상황 이후 발생하는 갑작스러운 흉통
   - 50세 이상의 여성

② 검사소견
- ECG: ST segment ↑ and/or deep T-wave inversions in the precordial leads
- CAG: No obstruction in the epicardial coronary arteries
- Echo: severe akinesia of the distal portion of the LV with reduced EF "ballooning" of the LV in end-systole, especially of the LV apex

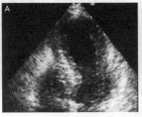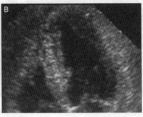

A. SI-CMP 초기 TTE에서 systole 시 apical ballooning
B. 회복기에 apical ballooning 호전된 모습

(Eur J Echocardiogr,2008; 9(1); 78-79)

③ Pathophysiology
분명하지 않지만, adrenergic surge 시 circulating catecholamine이 epicardial coronary arteries 및 microcirculation에 영향을 미치는 것으로 생각된다.

④ 치료 및 예후
대개는 3~7일 사이에 호전되며, long term cardiac dysfunction을 일으키지 않는다.

4. Valvular Heart Disease

4-1. Mitral Stenosis (MS)

1) 원인
: Rheumatic involvement: 99%, F > M (2/3)

2) Auscultation
Accentuated S1, low-pitched rumbling diastolic murmur at apex

3) MS환자가 객혈을 했을 때 고려해야 하는 합병증들
- Rupture of pulmonary-bronchial venous connections secondary to pulmonary venous hypertension
- Pulmonary infarction

- Pulmonary infection
- Recurrent pulmonary emboli

4) 병태생리
- 승모판의 비후, 유착 등으로 운동성이 저하 → hemodynamic compromise → LA Pr.증가
- 운동시에는 LA Pr. 더 증가하면서 exertional dyspnea가 발생.
- 임신 시 또는 A.fib 이 발생한 경우 증상이 급격히 악화될 수 있다.

5) Severity of MS (ACC/AHA VHD 2014 Guideline)
   Valve area 는 planimetry에서 직접 측정할 수도, LA, LV 사이 pressure gradient가 절반으로 감소하는데 걸리는 시간(pressure half time)을 이용하여 계산할 수도 있다.

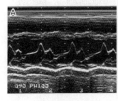 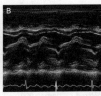 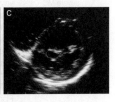

A. normal MV의 M-mode Echo, B. severe MS환자의 M-mode echo, thick calcified MV with restricted motion, C. severe MS 환자에서 planimetry로 valve area를 measuring하고 있다.

• Stages of primary MS

Stage	Definition	Valve Anatomy	Valve Hemodynamics	Hemodynamic Consequences	Symptoms
A	Atrisk of MS	· Mild valve doming during diaatole	Normal transmitral flow velocity	None	None
B	Progressive MS	· Rheumatic valve changes with commissural fusion and diastolic doming of the mitral valve leaflets · Planimetered MVA > 1.5 cm²	· Increased transmitral flow velocities · MVA > 1.5cm² · Diastolic pressure half-time < 150 ms	· Mild-to-moderate LA enlargement · Normal pulmonary pressure at rest	None

| C | Asymptomatic severe MS | · Rheumatic valve changes with commissural fusion and diastolic doming of the mitral valve leaflets
· Planimetered MVA≤1.5 cm²
· (MVA≤1.0 cm² with very severe MS) | · MVA≤1.5 cm²
· (MVA≤1.0 cm² with very severe MS)
· Diastolic pressure half-time≥150 ms
· (Diastolic pressure half-time≥220 ms with very severe MS) | · Severe LA enlargement
· Elevated PASP > 30 mmHg | None |
| D | Symptomatic severe MS | · Rheumatic valve changes with commissural fusion and diastolic doming of the mitral valve leaflets
· Planimetered MVA≤1.5cm² | · MVA≤1.5cm²
· (MVA≤1.0 cm² with very severe MS)
· Diastolic pressure half-time≥150 ms
· (Diastolic pressure half-time≥220 ms with very severe MS) | · Severe LA enlargement
· Elevated PASP > 30 mmHg | · Decreased exercise tolerance
· Exertional dyspnea |

6) 치료(Practice Guidelines for the Management of Patients With Valvular Heart Disease)

① 내과적 치료(ACC/AHA 2014, Class I)

가. MS에서 atrial fibrillation (paroxysmal, persistent, or permanent) 동반되는 경우 beta blocker, digoxin 등을 통한 심박수 조절과 anticoagulation이 반드시 필요하다.

나. MS에서 prior embolic event가 있거나 LA thrombus가 있는 경우에도 anticoagulation은 필요하다.

② 수술적 치료

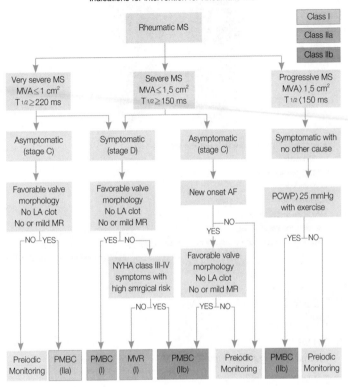

Indications for intervention for Rheumatic MS

Percutaneous balloon mitral valvotomy using Inoue technique

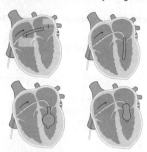

· Echo score: 판막의 비후, 석회화, 운동성 등을 종합한 점수
  - ≤8, good Ix
  - ≥12: less satisfactory
· Contraindication
  - LA thrombus
  - Moderate 이상의 MR 동반
  - Severe concomitant AV dz
  - Severe concomitant coronary dz requiring bypass surgery

(Harrison's internal medicine, 20th Ed)

4-2. Mitral Regurgitation (MR)

1) 원인

① 만성 MR

Myxomatous degeneration (m/c), RHD, MVP, annular calcification

② 급성 MR

Ruptured chordae or papillary muscle, perforation of leaflet, coronary artery disease, prosthetic valve

	Acute MR	Chronic MR
ECG	대개 정상(예외: AMI)	LAE, LVH, AF
Chest x-ray	심장크기 정상 pulmonary edema (severe)	Cardiomegaly (LVE, LAE)
Auscultation	S2 전에 끝나는 systolic ⑩ (decrescendo type) S3 흔함	대개 holosystolic S3 (아주 심할때만)
Echocardiography	정상 LA size 정상 LV	Enlarged LA Dilated LV

2) Auscultation

- Chronic MR: holosystolic murmur (apex에서 가장 잘 들리고 axillae로 radiating), S1이 대개 여기에 묻혀서 잘 들리지 않는다.
- Acute MR: murmur가 decrescendo, mid-/late-systole에 끝난다. posterior leaflet prolapse 되는 경우 anterior로 jet 방향이 eccentric 해지면서 cardiac base로 전달, AS murmur 와 혼동될 수 있다.

3) Severity of MR

Effective regurgitant orifice area (ERO)를 PISA method 또는 MR jet peak velocity를 이용해 계산. PISA method는 regurgitant jet 방향이 eccentric 한 경우에도 reliable.

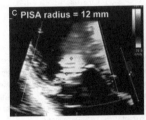
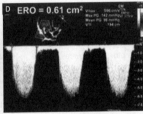

(Circulation 2009;119;797-804)

● Stages of primary MR

Grade	Definition	Valve Anatomy	Valve Hemodynamics	Hemodynamic Consequences	Symptoms
A	At risk of MR	· Mild mitral valve prolapse with normal coaptation · Mild valve thickening and leaflet restriction	· No MR jet or small central jet area < 20% LA on Doppler · Small vena contracta < 0.3 cm	None	None
B	Progressive MR	· Severe mitral valve prolapse with normal coaptation · Rheumatic valve changes with leaflet restruction and loss of central coaptation · Prior IE	· Central jet MR 20~40% LA or late systolic eccentric jet MR · Vena contracta < 0.7 cm · Regurgitant volume < 60 mL · Regurgitant fraction < 50% · ERO < 0.04 cm² · Angiographic grade 1~2+	· Mild LA enlargement · No LA enlargement · Normal pulmonary pressure	None

3 Cardiology

C	Asymptomatic severe MR	· Severe mitral valve prolapse with loss of coaptation or flail leaflet · Rheumatic valve changes with leaflet restriction and loss of central coaptation · Prior IE · Thickening of leaflets with radiation heart disease	· Central jet > 40% LA or holosystolic eccentric jet MR · Vena contracta $\geq$ 0.7 cm · Regurgitant volume $\geq$ 60 mL · Regurgitant fraction $\geq$ 50% · ERO $\geq$ 0.04 cm^2 · Angiographic grade 3~4+	· Moderate or severe LA enlargement · LV enlargement · Pulmonary hypertension may be present at rest or with exercise · C1: LVEF > 60% and LVESD < 40 mm · C2: LVEF $\leq$ 60% and LVESD $\geq$ 40 mm	None
D	Symptomatic severe MR	· Severe mitral valve prolapse with loss of coaptation or flail leaflet · Rheumatic valve changes with leaflet restrictioin and loss of central coaptation · Prior IE · Thickening of leaflets with radiation heart disease	· Central jet MR > 40% LA or eccentric jet MR · Vena contracta $\geq$ 0.7 cm · Regurgitant volume $\geq$ 60 mL · Regurgitant fraction $\geq$ 50% · ERO $\geq$ 0.04 cm^2 · Angiographic grade 3~4+	· Moderate or severe LA enlargement · LA enlargement · Pulmonary hypertension present	· Decreased exercise tolerance · Exertional dyspnea

4) 치료

① Management strategy for patients with chronic severe mitral regurgitation severe MR에서 수술시기가 늦어지는 경우, 비가역적인 LV dysfunction이 야기되어 postop mortality, long term mortality 및 수술 후 heart failure의 빈도도 늘어나게 되므로 MVP가 가능한 severe chronic MR 환자는 증상이 없더라도 적극적인 MVP를 고려해야 한다.

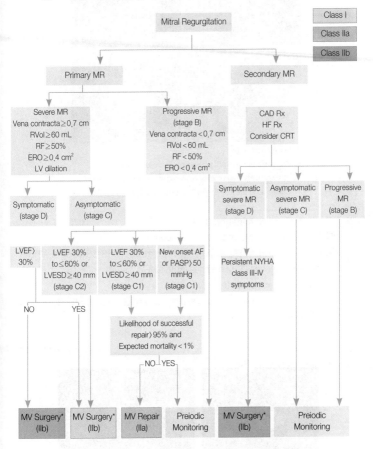

4-3. Aortic Stenosis (AS)

1) Major types of aortic valve stenosis

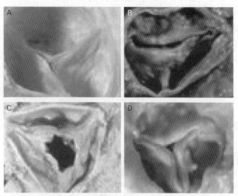

A. Normal aortic valve
B. Congenital bicuspid AS: a false raphe is present at 6 o'clock
C. Rheumatic AS: the commissures fused with a fixed central orifice
D. Calcific degenerative AS: 위험인자: 당뇨, 고혈압, 흡연, LDL 증가

2) 증상 및 physical examination 소견
- 3대 증상: Exertional dyspnea, angina, syncope
- 증상 발현 후 사망까지의 평균 수명(Circulation 1968,38 [Suppl V]:61)
  angina (3년), syncope (3년), dyspnea (2년), CHF (1.5~2년)
- 소지맥(pulsus parvus et tardus)
- Auscultation: early systolic ejection sound, AV의 calcification이 심해지면서 rigid
  해지면 murmur 크기 감소한다.

3) Severity of AS

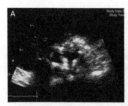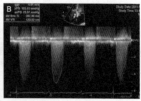

A.short axis view에서 thickened, calcified AoV 소견, B. Vmax 5.14m/s, meanPG 70.07mmHg로 severe
AS 이다.

● Recommendations for grading of AS severity

	Aortic sclerosis	Mild	Moderate	Severe
Peak velocity (m/s)	≤ 2.5 m/s	2.6-2.9	3.0-4.0	≥ 4.0
Mean gradient (mmHg)	-	< 20	20-40	≥ 40
AVA (cm²)	-	> 1.5	1.0-1.5	< 1.0
Indexed AVA (cm²/m²)	-	> 0.85	0.60-0.85	< 0.6
Velocity ratio	-	> 0.50	0.25-0.50	< 0.25

2017 Journal of the American Society of Echocardiography-Recommendations on the
Echocardiographic Assessment of Aortic Valve Stenosis

4) 치료

① Management of severe aortic stenosis

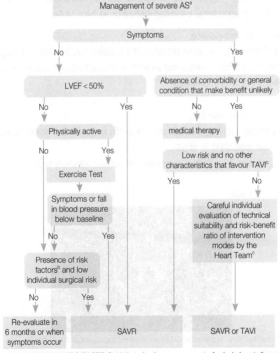

(2017-EHJ-2017 ESC/EACTS Guidelines for the management of valvularheart disease)

② Medical therapy
- 입증된 약물적 치료는 없다.
- AVR, TAVI의 적응증이 되지 않는 심부전 환자는 심부전에 따른 치료를 시행
- 고혈압이 동반된 경우 혈압조절을 시행

③ 심초음파 추적관찰:
- Asymptomatic severe AS는 적어도 6개월 간격으로 검사한다.

4-4. Aortic Regurgitation (AR)

1) 원인

① Primary valve disease
Rheumatic (가장 흔함, 2/3), congenital bicuspid AV, infective endocarditis, syphilis, ankylosing spondylitis, traumatic rupture or avulsion of AV

② Primary aortic root disease
Marfan syndrome, idiopathic dilatation of the aorta; annulo-aortic ectasia, osteogenesis imperfecta, severe hypertension, aortic dissection involving aortic root, syphilis, ankylosing spondylitis

2) Physical examination
High-pitched, blowing, decrescendo diastolic murmur: Left sternal border 3rd intercostal space에서 잘 들린다.
pulse pressure 증가, 수충맥(water-hammer pulse), Quincke's sound

3) Severity of AR

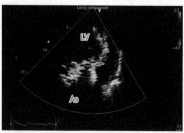

Apical 5 chamber view Doppler echo에서 severe eccentric regurgitant jet flow가 보인다.

● Grading the severity of AR

Parametes	Mild	Moderate	Severe
Qualitative			
Aortic valve morphology	Normal/abnormal	Normal/abnormal	Abnormal/flail/large coaptation defect
Colour flow Ar jet width[a]	Small in central jets	Intermediate	Large in central jet, variable in eccentric jets
CW signal of AR jet	Incomplete/faint	Dense	Dense
Diastolic flow reversal in the descending aorta	Brief, protodiastolic flow reversal	Intermediate	Holodiastolic flow reversal (end-diastolic velocity > 20 cm/s
Diastolic flow reversal in the abdominal aorta	Absent	Absent	Present
Semi-quantitative			
VC width (mm)	<3	Intermediate	≥6
Pressure half-time (ms)[b]	>500	Intermediate	<200
Quantitative			
EROA (mm²)	<10	10-19;20-29[d]	≥30
R Vol (mL)	<30	30-44;45-59[d]	≥60
+ LV size[c]			

AR, aortic regurgitation; CW, continuous wave; LA, left atrium; EROA, effective reguraitant orifice area; LV, left ventricle; R Vol, regurgitant volume; VC, vena contracta.

[a] At a Nyquist limit of 50-60 cm/s

[b] Pressure half-time is shortened with increasing LV diastolic pressure, vasodilator therapy, and in patients with a dilated compliant aorta or lengthened in chronic AR

[c] Unless for other reasons, the LV size is usually normal in patients with mild AR. In acute severe AR, the LV size is often normal. Accepted cut-off values for non-significant LV enlargement; LV end-diastolic diameter <56 mm, LV end-diastolic volume <82 mL/m², LV end-systolic diameter <40 mm, LV end-systolic volume <30 mL/m².

[d] Grading of the severity of AR classifies regurgitation as mild, moderate, or severe, and sub classifies the moderate regurgitation group into 'mild-to-moderate' (EROA of 10-19 mm or and R Vol of 20-44 mL) and 'moderate-to-severe' (EROA of 20-29 mm² or an R Vol of 45-59 mL).

2013 EHJ CV imaging -

Recommendations for the echocardiographic assessment of native valvular regurgitation

4) 치료

① Echo F/U: mild AR 2~3년마다, moderate AR 1~2년마다

② Chronic severe AR

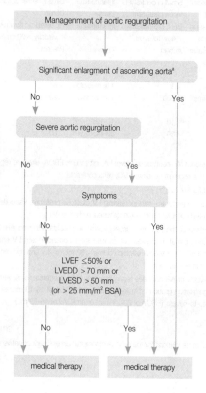

2017-EHJ-2017 ESC/EACTS Guidelines for the management of valvular heart disease

4-5. Preop. evaluation pathway for VHD in SMC

1) Baseline

① ECG, PFT, CXR, Echo, NT-proBNP
  - O2 consumption test: AS 제외 모든 환자

② TEE
  - Severe MS with AF, NSR
  - Severe MR
  - Severe AS with r/o BAV
  - Severe AR with r/o BAV

③ Exercise Echo
  - 증상이 없는 severe MS
  - 증상이 불확실한 severe MR
  - 증상이 없는 severe AS
  - 증상이 불확실한 severe AR

④ Coronary CT angiography (CTA) vs. Coronary angiography (CAG)
  - 60세 이하 환자는 CAG 대신 CTA를 시행
  - 단, rheumatic MS 환자는 65세 이하

⑤ Right cath.
  - Severe TR and RHF

⑥ Carotid scan
  - 모든 AS 환자(여≥65세, 남≥50세)

⑦ Aorta-noncontrast CT
  - 모든 AS 환자, aortic calcification 확인

⑧ Heart MRI
  - 판막수술이 예정되어 있는 모든 환자에서 EF<55% (환자부담), EF≥55% (Research)
  - Severe TR로 TV surgery가 예정이며 RV dysfunction or RV dilatation이 동반된 환자(환자부담)

4-6. 판막질환 환자에서의 항응고 요법

1) Anticoagulation for Prosthetic valve
(ACC/AHA 2014 Practice guidelines)

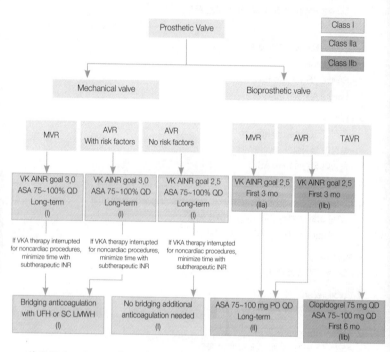

2) Bridging therapy in patients with mechanical valves who require interruption of warfarin therapy for non-cardiac surgery, invasive procedures, or dental care

(ACC/AHA 2014 Practice guidelines)

① Patients at low risk of thrombosis (bileaflet mechanical AVR with no risk factors)
  - Warfarin be stopped 48 to 96 h before the procedure (so the INR falls to less than 1.5)
  - Restarted within 24h after the procedure.
  - Heparin is usually unnecessary.

② Patients at high risk of thrombosis (any mechanical MVR or a mechanical AVR with any risk factor)
  - Therapeutic doses of IV UFH should be started when the INR falls below 2.0 (typically 48h before surgery)
  - Stopped 4 to 6h before the procedure
  - Restarted as early after surgery as bleeding stability allows and continued until the INR is again therapeutic with warfarin therapy

> ☆ Risk factors: atrial fib, LV dysfunction, previous thromboembolism, hypercoagulable condition, and mechanical prosthesis.

3) 인공판막 환자의 임신 시 관리
(1) Anticoagulative drug during pregnancy

(Can Fam Physician,2009;55(2):155-157)

① Warfarin
  - Warfarin crosses the placenta
  - Teratogenicity (6~10%): nasal hypoplasia, stippled epiphysis
  - 특히 6~12 weeks of gestation시에 가장 risk 높다.
  - dose가 올라갈수록 teratogenicity가 높다.
  - Warfarin을 사용할 경우 INR target을 3.0 (range 2.5 to 3.5)로 유지한다.

② Unfractionated heparin
  - Heparin does not cross the placenta
  - 임신 중 heparin 용량을 추적 감시하기 어렵고, heparin 이 산모의 출혈, 골다공증, thrombocytopenia 유발가능하다.
  - 임신 초기 heparin으로 대체 시 태아 기형발생은 없으나 판막 혈전이 약 9%의 환자에서 생길 수 있다.
  - UFH을 사용할 경우 aPTT level을 적어도 control의 두 배 이상 유지한다.

③ Low-molecular-weight heparins
  - LMWH do not cross the placenta
  - Less "heparin-induced thrombocytopenia, heparin induced osteoporosis"
  - More predictable dose response than UFH
  - Plasma half-life 이 길기 때문에 분만 24시간 전에 투여를 멈추어야 출혈이 심하지 않다.
  - LMWH injection 4시간 후 anti-Xa level (SMC 원내코드: BL2137)을 0.7~1.2 U/ml로 유지하여 하루 2번 injection한다.(anti-Xa level을 측정할 수 없으면 LMWH을

　사용하지 않는다)

(2) 임신 중 anticoagulation 약제의 선택

① Between 6~12 week
- Warfarin dose < 5 mg/day: 환자 교육 및 동의 후 warfarin 유지
- Warfarin dose > 5 mg/day: UFH or LMWH으로 변경

② During 2nd and 3rd trimester until 36 week
- Warfarin을 권고한다.
- Warfarin 복용 중 분만이 시작되면 C-sec의 적응증이 된다.

③ At 36 week
- Warfarin or LMWH을 중단하고 UFH으로 변경한다.
- 호흡곤란이나 embolic event 발생 시 즉시 심초음파를 시행한다.

ESC guideline, EHJ 2011;32:3147-3197

④ Recommended approach to anticoagulation therapy for women with mechanical prosthetic heart valve (MPHV) during pregnancy

Higher risk	Lower risk
Old-Generation MPHV in Mitral Position, MPHV in Tricuspid Position, Atrial Fibrillation, History of TE on Heparin	New-Generation MPHV in Mitral Position and MPHV in Aortic Position
Warfarin (INR 2.5 to 3.5) for 35 to 36 weeks followed by IV UFH (aPTT > 2.5) to parturition + ASA 81 to 100 mg/day	LMWH SQ Q12 h (trough anti-Xa ≥ 0.6 IU/ml, peak anti-Xa < 1.5 IU/ml) to 35 to 36 weeks, then UFH IV (aPTT > 2.0) to parturition
OR	OR
LMWH SQ Q12 h (trough anti-Xa ≥ 0.7 IU/ml, peak anti-Xa < 1.5 IU/ml) or UFH SQ Q12 h or IV (mid interval aPTT > 2.5) for 12 weeks, followed by warfarin (INR: 2.5 to 3.5) to 35 to 36 weeks, then UFH IV (aPTT > 2.5) to parturition + ASA 81 to 100 mg/day.	LMWH SQ Q12 h (trough anti-Xa ≥ 0.6 IU/ml, peak anti-Xa < 1.5 IU/ml) or UFH SQ Q12 h or IV (mid interval aPTT > 2.0) for 12 weeks followed by warfarin (INR: 2.5 to 3.0) until 35 to 36 weeks, then UFH IV (aPTT > 2.0) to parturition

JACC 2012;59:1116-8

5. 심낭질환

Clinical classification
- Acute pericarditis: 6주 이내
- Subacute pericarditis: 6주~6개월
- Chronic pericarditis: 6개월 이상

1) Acute pericarditis

① 원인
- Viral or idiopathic (m/c) → Coxsackie virus B가 m/c 원인
- AMI 후(Dressler's syndrome)
- 결핵: 심낭삼출액 배양 시 1/3 미만에서 결핵균 검출
- 종양: 대부분 effusion 동반
- 기타: 외상, RTx, uremia, 수술 후, 결체조직질환, 세균성, 류마티스질환 etc.

② 임상양상
* 가장 중요한 임상특징: 흉통, pericardial friction rub, ECG, pericardial effusion
- Chest pain (m/i)
  · 예리하며 왼쪽으로 치우침(목, 등, 왼쪽 어깨로 radiation)
  · inspiration, 기침, 연하운동, 똑바로 눕거나 체위변화 시 악화
  · 상체를 앞으로 기울이거나 앉으면 완화
    - 천천히 자라는 결핵, 종양, RTx, uremic의 경우 통증이 없기도 함.
- Dyspnea, fever, malaise
- Friction rub (~85%): 비비고 할퀴는 듯, 앉거나 앞으로 숙인 자세, expiration 시 잘 들림, 항상 일정하게 들리는 것은 아님(수 시간 동안 안 들렸다가 다시 들리기도 함)

③ EKG

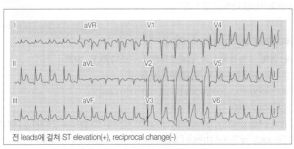

전 leads에 걸쳐 ST elevation(+), reciprocal change(-)

· 연속적 검사

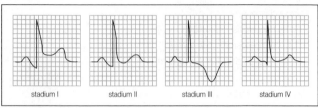

| stadium I | stadium II | stadium III | stadium IV |

가. stage 1: ST elevation, upright T wave

나. stage 2 (수일 후): ST 정상화, T wave flattening

다. stage 3: 대부분 lead에서 T wave inversion

라. stage 4 (수주 또는 수개월 후): T wave 정상화

· MI와의 감별이 중요

	acute pericarditis	AMI
ST reciprocity	(-)	(+)
ST segment	upward concave	upward convex
	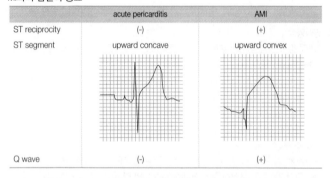	
Q wave	(-)	(+)

· Troponin이 증가하는 경우 동반한 myocarditis (myopericarditis) 가능성도 염두에 두어야 한다.

· 심실수축기능은 대체로 잘 유지

④ 치료

가. 원인 질환의 확인 및 치료(가장 중요)

  - 예; 결핵 → 항결핵 치료, 결체조직질환 → 스테로이드 치료

나. 항염치료: 원인질환별로 개별화하여야 함.

다. Viral or idiopathic pericarditis (most common cases)

  ⓐ 안정(bed rest)

  ⓑ Anti-inflammatory Tx: aspirin (2~4g/d), NSAID (ibuprofen 2400mg per day (devided by 3 or 4 times)) Colchicine (2T loading and 1T bid/qd)

  ⓒ Corticosteroid (Pd 40-80mg/d): bacterial pericarditis가 배제되고 colchi-

cine 이나 NSIADs/aspirin 치료에 반응하지 않는 경우. connective tissue disease 또는 renal failure, tuberculosis 가 원인인 경우에는 처음부터 사용.
- 항응고제는 출혈 위험 때문에 금기!

2) Constrictive Pericarditis

① 정의
Pericardium이 딱딱하게 비후되고 섬유화되어 ventricular filling을 억제함으로써 심부전 증상을 유발하는 질환군

② 원인
- 결핵 - 북미에서는 드물다. 우리나라에는 아직도 흔함.
- Idiopathic pericarditis - recurrent case에서 constriction으로 이어지는 경우는 드물다고 보고되어 있으나 constrictive pericarditis로 발견되는 환자들 중 상당수는 원인이 명확하지 않음.
- Purulent infection, trauma, 심장수술, mediastinal irradiation, histoplasmosis, neoplasms (특히 유방암, 폐암, 림프종), RA, SLE, chronic dialysis를 받고 있는 CRF 환자 등

③ 증상
- Exertional dyspnea, fatigue, weakness (∵ CO의 감소로)
- Orthopnea: LV filling pressure 상승과 연관
- Ascites, hepatomegaly/splenomegaly, edema, weight gain, jaundice (∵ RA pressure 상승으로 인한 systemic venous congestion으로)
- 진행하면 skeletal muscle mass 감소, weight loss

④ 이학적 소견
- JVP의 상승; marked x & y descent (M-shaped)
- Kussmaul's sign: 흡기시에 JVP의 상승(경정맥이 더욱 확장됨)
    → constrictive pericarditis와 restrictive cardiomyopathy에서 보임
- Diastolic pericardial knock (= early loud S3)
    · S2의 0.09~0.12초 뒤에 발생
    · ventricular filling의 갑작스런 감속으로 심장이 심낭과 부딪치는 소리
    · 흡기시에 더욱 커짐
- Paradoxical pulse는 cardiac tamponade 보다 드물다! (1/3에서 보임)

⑤ 검사소견
가. Chest X-ray
    - 심장크기: 정상~약간 증가
    - 결핵에 의한 경우 pericardial calcification 보일 수(lateral view에서)

나. EKG
- Low voltage of QRS, T wave inversion
- P-mitrale (wide, notched P-wave) ← LA pr.의 만성적인 상승으로
- Atrial fibrillation (1/3에서)

다. Echocardiography
- Thick pericardium & small chambers
- Diastolic dysfunction, LA dilatation
- Flattened diastolic ventricular wall motion
- Septal bouncing

라. CT/MRI
- Pericardial thickening (> 4mm) 또는 calcification 이 보이는 경우 constrictive
  pericarditis 시사

마. Catheterization
- RA pr.: marked x & y descent (M-shaped)
- ventricular pr.
  ⓐ Square root sign (dip and plateau): early diastolic dip & mid/late
     diastolic plateau
  ⓑ 4 chambers의 이완기말 압력의 상승 및 평균화

⑥ 치료
- Medical treatment: 저염식, 이뇨제
- Chronic constrictive pericarditis의 경우에는 수술이 원칙: pericardiectomy (only
  definitive Tx), operative mortality 5~10%,
- 활동성/잠복 결핵성인 경우 항결핵 화학요법도 필요할 수 있다.

* Transient constrictive pericarditis: recent onset의 constrictive pericarditis의 경
  우에는 reversible한 경우가 있으며 이러한 경우 자연 경과상 또는 항염증치료만으
  로 호전되는 경우가 있으므로 수술 전 이에 대한 evaluation이 필요하다.

3) Cardiac tamponade

① 원인
  Malignancy (m/c), idiopathic pericarditis, uremia, cardiac perforation, AMI...

② 정의
- Pericardial effusion이 증가되어 pericardial cavity pr.가 diastolic
  heart pr.와 같아진 상태 → diastole 내내 ventricular filling을 방해
  (→ CO과 pulse pr. 감소, HR와 정맥압 상승)
- Tamponade를 초래할 수 있는 fluid의 양은 병의 진행 속도에 따라 200~2000mL

까지 다양하다(d/t pericardial compliance). 따라서 fluid의 양으로 tamponade를 진단할 수 없다. - 진단은 임상상과 심초음파로!

③ 임상양상
- Beck's triad: hypotension, faint heart sound, jugular venous distension
- 천천히 진행하면 심부전과 유사한 증상을 보임: dyspnea, hepatomegaly, ascites...
- Narrow pulse pr., tachycardia, tachypnea
- Paradoxical pulse: 흡기시에 SBP가 10mmHg 이상 감소하는 것
  (∵ inspiration → RV vol. ↑ → LV 압박 → CO ↓)
- Kussmaul's sign은 드물다!
- JVP ↑

④ 검사소견
- EKG: electrical alternans, low voltage, nonspecific ST-T change
- Chest X-ray
  · 심음영 커짐; 구형 or 물주머니(water bottle) 모양
  · pulmonary congestion은 드물다.
- Echocardiography (가장 중요)
  · Significant amount of pericardial effusion (반드시 "large"일 필요는 없음.)
  · Inadequate ventricular filling (diastole시 RA or RV의 collapse → 진행하면 systole 시에도 RV collapse 보임)
  · Exaggerated respiratory variation
    Respiratory variation of mitral inflow > 25%
    Respiratory variation of tricuspid inflow > 45%
    Hepatic vein diastolic reversal flow with expiration (+)
  - IVC dilatation and hepatic vein dilatation

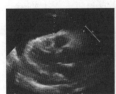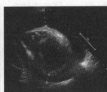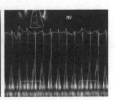

- Catheterization
  · Equalization of pressure: 상승되어 같아짐
    RA = DRV = DPA = PCWP = LA = DLV (D = 확장기말)
  · 가장 확실하지만, 응급상황이므로 실시할 수 없는 경우가 대부분

⑤ 치료(응급!)

　가. Pericardiocentesis: 가장 중요

　나. Subxiphoid surgical (open) drainage: pericardiocentesis의 경험이 부족하거나, tamponade가 재발한 경우나 biopsy가 필요할 때

　다. Pericardial window operation (pericardiostomy): recurrent effusion이며 원인 해결이 어려운 경우(대표적인 예: cancer), pleural space로 pericardial effusion 이 drain될 수 있도록 시행

　라. 수축기 혈압이 낮을 땐 수액 투여

Features that distinguish cardiac tamponade from constrictive pericarditis and similar clinical disorders (from Harrison 18th ed.)

Characteristic	Tamponade	Constrictive pericarditis	Restrictive Cardiomyopathy	RVMI
Clinical				
Pulsus paradoxus	common	Usually absent	Rare	Rare
Jugular veins				
Prominent y descent	Absent	Usually present	Rare	Rare
Prominent x descent	Present	Usually present	Present	Rare
Kussmaul's sign	Absent	Present	Absent	Present
Third heart sound	Absent	Absent	Rare	May be present
Pericardial knock	Absent	Often present	Absent	Absent
Electrocardiogram				
Low ECG voltage	May be present	May be present	May be present	Absent
Electrical alternans	May be present	Absent	Absent	Absent
Echocardiography				
Thickened pericardium	Absent	Present	Absent	Absent
Pericardial calcification	Absent	Often present	Absent	Absent
Pericardial effusion	Present	Absent	Absent	Absent
RV size	Usually small	Usually normal	Usually normal	Enlarged
Myocardial thickness	Normal	Normal	Usually increased	Normal
Right atrial collapse and RVDC	Present	Absent	Absent	Absent
Increased early filling, ↑ mitral flow velocity	Absent	Present	Present	May be present
Exaggerated respiratory variation in flow velocity	Present	Present	Absent	Absent
CT/MRI				
Thickened/calcific pericardium	Absent	Present	Absent	Absent

Cardiac catheterization				
Equalization of diastolic pressures	Usually present	Usually present	Usually absent	Absent or present
Cardiac biopsy helpful?	No	No	sometimes	No

Abbreviations: RV, right ventricle; RVMI, right ventricular myocardial infarction; RVDC, right ventricular diastolic collapse; ECG, electrocardiograph.

6. Arrhythmia

심전도 판독 순서

Rate
· 300-150-100-75-60-50-43-38-33-30
· 6만/ RR interval (msec) (예) if RR = 400msec, 60000/400=150bpm Tip)
Lead II QRS 개수(10초)×6

Rhythm
· Sinus arrhythmia: PP interval; 10% 이상 or 4칸(160msec) 이상
· Irregularly Irregular: narrow, wide QRS 상관없이, a fib를 먼저 생각
· APC 주의(순서대로)
1. Compensatory pause: 2배
2. Noncompensatory pause: 2배 이내
3. Interpolated: PP 사이에
4. Nonconducted
예) APC with compensatory pause, interpolated APC, nonconducted APC 등

P&PR
· Where is P-wave?: 매우 중요!!!
· AT (120-200), AFL (220-300), AFib (350-600)
· PP interval < RR interval: Complete AV block
· PP interval = RR interval: AV dissociation (isorhythmic)
· PP interval > RR interval: VT?
· LAE, RAE, BAE
· 1st degree AV block
· Short PR: pre-excitation

1) Bradycardia

① 동기능부전(sinus node dysfunction)

가. Etiology: idiopathic degeneration 혹은 약물에 의해 2차적으로 발생

- Intrinsic dysfunction: SA node의 fibrous change, 대부분 irreversible, pacemaker insertion이 필요함

- Extrinsic dysfunction: 외부 요인이 NSR에 영향 미치는 것

  pacemaker insertion 필요 없음

나. Type by ECG

- Sinus bradycardia/ Sinus pause or arrest/ Sinoatrial exit block

- Tachycardia - bradycardia syndrome

다. Diagnosis

- ECG finding correlated with clinical Sx

- 24h Holter monitoring, Loop recorder, Electrophysiologic study

라. Treatment

- 증상 심한 경우 permanent pacemaker

ACLS bradycardia algorithm (2020 AHA guideline)

Assess appropriateness for clinical condition.
Heart rate typically < 50/min if bradyarrhythmia.

↓

Identify and treat underlying cause
· Maintain patent airway; assist breathing as necessary. If the patient is short of breath, administer oxygen
· Oxygen-if < 94%, 90% if ischemia present, or if short of breath
· Cardiac monitor to identify rhythm; monitor blood pressure and oximetry
· IV access
· 12-Lead ECG if available; don't delay therapy

↓

Persistent bradyarrhythmia causing:
· Hypotension?
· Acutely altered mental status?
· Signs of shock?
· Ischemic chest discomfort?
· Acute heart failure?

No → Monitor and observe

YES

↓

Atropine IV Dose:
First dose: Atropine 1.0 mg
Repeat every 3-5 minutes
Maximum: 3 mg

↓

If atropine ineffective:
· Transcutaneous pacing **
OR
· Dopamine IV infusion:
2-20 mcg/kg per minute
OR
· Epinephrine IV infusion:
2-10 mcg per minute

↓

Consider:
· Expert consultation
· Transvenous pacing

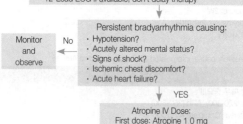

② 방실 차단(AV block)

　가. AV Block

　　AV node: 1st, 2nd (type I), 3rd

　　His-Purkinje system ┌ His bundle: 3rd

　　　　　　　　　　　├ Bundle branches: 2nd (type II), 3rd (trifascicular)

　　　　　　　　　　　└ Purkinje fibers

　ⓐ 1st degree AV block :PR 간격만 연장(> 0.2초)

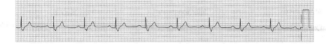

　ⓑ 2nd degree AV block:

　　- Mobitz type I (Wenckebach block) - PR 간격이 점차 길어지다가 심실전도 block, narrow QRS

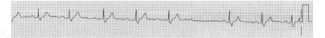

　　- Mobitz type II: R 간격이 일정하다가 갑자기 심실전도 block, 흔히 broad QRS 동반

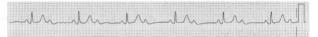

　ⓒ Advanced (high-grade) AV block: 연속된 2개 이상의 P파가 전도 안 되는 것(2개 이상의 P파 뒤에 QRS군이 나타남)

　ⓓ 3rd degree (Complete) AV block: 심방과 심실은 각각 따로 조율 → PR　　interval이 제 각각 마음대로

　　: Escape focus (block 부위)가 낮을수록 HR가 느려지고, wide QRS

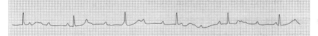

Level of AV block

Block 부위		AV node	His bundle 이하
Escape rhythm	Rate (bpm)	40-60	40 미만
	QRS interval	정상(narrow)	Wide
	Stability	대개 stable (asystole 드묾)	흔히 unstable (asystole 증가)
	Atropine or 운동에 대한 반응	Escape rate 증가	Rate 증가 없음
AMI와 관련		Inferoposterior	Anteroseptal
Compromised arterial supply		RCA (90%), LCX (10%)	LAD의 septal perforators

ⓔ AV Dissociation
- Isorhythmic AV dissociation:
  · severe sinus bradycardia 때문에 junctional or ventricular rhythm이 발생하는 경우
- Interference AV dissociation:
  · 하위의 pacemaker (junctional or ventricular)가 normal sinus rhythm보다 빨라지는 경우
- Pacemaker 사용 전에 응급으로 사용할 수 있는 drugs:
  · Atropine 0.5~3.0 mg iv bolus
  · Dopamine 2~10μg/kg/min iv, epinephrine 2~10μg/min iv, isoproterenol 2~10μg/min iv
  · AMI 환자에서는 isoproterenol 금기(→ transcutaneous pacing을 선호)
- Complete AV block이라도 증상이 없으면 pacemaker 안 씀

2) 심실 내 전도 장애
- Complete : QRS 폭≥0.12초 / incomplete: QRS 폭 0.10~0.12초
- QRS vector는 보통 block된 쪽을 향한다!

① Right bundle branch block (RBBB)
- QRS duration≥0.12초
- V1에서 rSR' or rsR', V6에서 deep, slurred S (qRS)
- 원인 : congenital; ASD 등
      : acquired; valvular heart dz., IHD 등

② Left bundle branch block (LBBB)
- QRS duration≥0.12초
- V1에서 broad negative QS or rS, V6 & I에서 large positive monphasic R

wave (or rsR', RsR') (q, S wave 無)
- QRS-T discordance
  : V1에서 ST elevation (→ AMI와 혼동될 수)
  : V6에서 ST depression, T wave inversion
    - LBBB 환자에서 AMI가 발생한 경우 EKG로 진단이 어려운데, 이 normal QRS-T discordance의 loss시 AMI를 의심할 수 있다.
- 원인; IHD, long-standing HTN, severe aortic valve dz., cardiomyopathy
- RBBB와 달리 overt cardiac dz. 발생 위험과 cardiac mortality 높다.

③ Hemiblock
- Hemiblock의 특징
  · Block된 쪽으로 small Q → R, 안 된 쪽으로 small R → S
  · Axis deviation이 심함. QRS duration은 정상

3) Pacemaker

① 임시형 심박조율(temporary cardiac pacing)
  : 서맥성 부정맥으로 인하여 환자가 실신, 혈압 저하 등의 심한 변화가 있을 때 증상을 호전시키기 위하여 임시로 시행
  가. 흉부 체표면을 통한 심박조율(transcutaneous external pacing)
  나. 임시형전극도자를 이용한 심박조율(transvenous temporary pacing)
    : 정맥을 통하여 심장 내 전극도자 카테타(electrode catheter)를 우심실 첨부에 위치시켜 심박조율
    : 영구형 심박조율기(permanent pacemaker)를 시술해야 하는 환자에서 시술 전 환자의 증상을 호전시키기 위하여 많이 사용
    : Insertion 후 반드시 Chest AP & Lat. view를 함께 확인
    : Pacemaker의 설정
      ⓐ Rate: 환자의 HR보다 빠르게 pacing
      ⓑ Energy output: 4-5mA부터 서서히 줄임

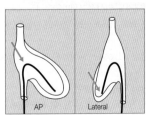

Femoral vein approach

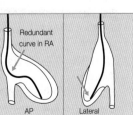

Internal jugular or
subclavian vein approach

② 영구형 심박조율(Permanent pacemaker)

- 우리나라심박기 거치술 인정기준 2019.04

가. Indication of pacemaker insertion

ⓐ 굴기능 부전 (Sinus Node Dysfunction)

- 증상을 동반한 서맥이나 증상을 동반한 동휴지가 각성상태에서 입증된 경우
- 증상을 동반한 심박수변동 부전(chronotropic incompetence)이 있는 경우
- 의학적 상태로 인하여 투여가 필요한 약물에 의해 증상을 동반한 서맥이 각 성상태에서 입증된 경우
- 서맥과 관련된 임상적으로 의미 있는 증상은 있지만 증상과 서맥과의 관련 성이 검사에서 입증되지 않았을 때 각성상태에서 심박수가 40회/분 미만인 경우
- 원인을 알 수 없는 실신 환자에서 임상전기생리학적검사시 유의한 동기능 이상이 발견되거나 유발된 경우

ⓑ 방실차단(Atrioventricular Block)

- 3도 또는 2도 2형 방실차단
- 각성상태에서 증상이 없는 심방세동에서 5초 이상의 무수축 심정지가 증명된 경우
- 방실차단 부위와 관계 없이 서맥으로 인한 증상이 있는 2도 방실차단
- 심근허혈 소견이 없이 운동 중 발생한 2도 또는 3도 방실차단
- 긴(long) PR 간격을 보이는 1도 또는 2도 방실차단으로 방실 부조화로 인한 심 박동기 증후군이나 혈역학적 증상이 있는 경우
- 무증상의 2도 방실차단에서 임상전기생리학적검사 결과 차단부위가 His속 내 부 또는 그 아래인 경우

ⓒ 만성 2섬유속차단(Chronic Bifascicular Block)

- 만성 2섬유속차단에서 각차단이 교대로 발생하는 경우
- 만성 2섬유속차단에서 실신, 현기증의 원인이 임상전기생리학적검사를 포 함한 진단적 검사로도 심실빈맥과 같은 다른 원인은 배제되고 방실차단에 의한 것으로 판단되는 경우
- 만성 2섬유속차단에서 증상이 없더라도 임상전기생리학적검사에서 HV간격 이 100ms 이상이거나, pacing에 의해 His속 아래 부분의 방실차단이 유도 되는 경우.

ⓓ 급성 심근경색과 관련된 방실차단 (AV Block in Acute Phase of Myocardial Infarction)

- 급성 심근경색 이후 3도 방실차단이 지속되는 경우
- 급성 심근경색 이후 각차단을 수반한 2도 2형 방실차단이 지속되는 경우
- 급성 심근경색 이후 2도 2형 방실차단 또는 3도 방실차단이 일시적으로 발 생하더라도 각차단이 새로 발생한 경우

ⓔ 목동맥굴 과민증후군 (Hypersensitive carotid syndrome)

　목동맥굴 압박을 하는 특정 상황에서 실신이 재발한 병력이 있고 목동맥굴 압박에 의해 3초 이상의 심실 무수축과 함께 실신이 유발된 경우

ⓕ 긴 QT 증후군 (Long QT syndrome)

　QT 간격이 연장되었거나 또는 연장되지 않았더라도 심전도상 동휴지-의존성 지속성 심실빈맥이 발생한 경우

ⓖ 소아, 청소년 및 선천성 심질환에서의 서맥성 부정맥

　일반적인 사항은 성인 적용기준에 준하여 적용토록 함

- 연령에 따른 심박수가 부족한 동서맥(age-inappropriatesinus bradycardia)으로 인한 증상이 있는 경우
- 복잡 선천성 심기형에서 각성시 심박수가 40회/분 미만이거나 심실 휴지기가 3초 이상인 경우
- 복잡 선천성 심기형에서 동서맥 또는 이탈박동으로 인한 방실조화(AV synchrony) 소실에 의한 혈역학적 부전이 있는 경우
- 선천성 3도 또는 고도 2도 방실차단인 1세 이하의 영아에서 각성시 심박수가 55회/분 미만인 경우
- 선천성 3도 또는 고도 2도 방실차단이 동반된 선천성 심기형이 있는 1세 이하의 영아에서 각성시 심박수가 70회/분 미만인 경우
- 무증상의 선천성 3도 방실차단이 있는 1세 이상 소아에서
  (1) 각성상태시 심실 박동수가 50회/분 미만
  (2) 심실 휴지기가 평상시 심박동수 주기의 2배 이상으로 발생한 경우
  (3) 심실기능저하, QTc 연장, 복잡 심실 기외 수축, 넓은 심실 이탈 박동이 보이는 경우
- 선천성 심질환과 동서맥이 있는 환자에서 심방내 재입성 기전 빈맥(intraatrial reentrant tachycardia)의 재발을 방지하기 위한 경우
- 선천 심기형으로 수술 받은 환자에서 각차단을 동반한 일시적 완전 방실차단을 보이는 경우

ⓗ 원인 불명 실신

- 40세 이상의 반복적이고 예상하기 어려운 반사성 무수축성 실신환자(reflex asystolic syncope)에서, 증상을 동반한 유의한 동휴지나 방실차단이 기록된 경우. 다만, 기립경사테이블검사(Tilt Table Test)에서 유발된 경우는 제외함.
- 실신의 병력이 있는 환자에서 증상과 상관없어도 6초 이상의 심실 휴지기가 발견된 경우
- 각 차단이 있으며, 임상전기생리학적검사에서 HV 간격이 70ms 이상 또는 2도 이상의 방실차단이 증명된 경우
- 원인이 불분명한 실신이 재발한 병력이 있고 목동맥굴 압박에 의해 6초 이상의 심실 휴지가 유발된 경우

나. 영구형 심박조율기의 국제 표기법

Position Category	I Chamber (s) Paced	II Chamber (s) Sensed	III Response to Sensing	IV Programmability, Rate Modulation	V Antitachyarrhythmia Function (s)
	Q, None A, Atrium V, Ventricle D, Dual (A + V)	Q, None A, Atrium V, Ventricle D, Dual (A + V)	Q, None T, Triggered I, Inhibited D, Dual (T + I)	Q, None P, Simple programmable M, Multiprogrammable C, Communicating R, Rate modulation	Q, None P, Pacing (antitachyarrhythmia) S, Shock D, Dual (P + S)
Manufacturer's designation	S, Single (A or V)	S, (A or V)			

Source: From DP Zipes, in Braunwald's Heart Disease: A Textbook of Cardiovascular Medicine, 7th ed. Philadelphia, Saunders, 2005

다. 영구형 심박조율기 종류

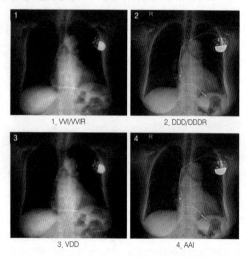

1. VVI/VVIR

2. DDD/DDDR

3. VDD

4. AAI

ⓐ ECG pattern of pacemaker rhythm

- Atrial capture

- Ventricle capture

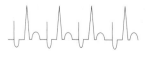

ⓑ Mode of pacemaker
- AAI: AV conduction 정상인 환자, SA node dysfunction (AVB 유발가능)
- VVI: Chronic AF 있는 경우, AV synchrony 유지 안 됨
  (Pacemaker syndrome 주의)
- DDD: AV synchrony 유지 가능, 신체 생리에 가장 적합
  normal sinus function, AV block 있는 환자에서 이용
  (pacemaker mediated tachycardia 주의)
- VDD: single lead pacing system
  AV conduction disturbance시 사용 가능
cf.-R: rate modulation기능으로 환자의 physical activity가 증가할 경우 pacing
  속도를 늘려 주는 기능으로 chronotropic incompetence환자에 사용.

라. 영구형 심박조율기 시술 시 종류 선택(Braunwald's Heart Disease: 7th ed.
   2005)

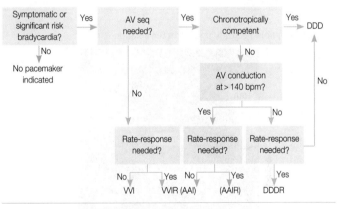

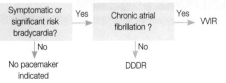

마. 합병증

Mode	Manifestation	Description
Failure to pace	Bradycardia	Battery depletion. Lead fracture or dislodgement, ↑ pacing threshold due to local tissue rxn, or myopotential sensing → inappropriate inhibition. lead placement (CXR) and settings.
Failure to sense	Inappropriate pacing	Lead dislodgement or sensing threshold set to high. Check lead placement (CXR) and pacemaker settings.
Pacemaker-mediated tachycardia	Tachycardia	Seen with DDD. Ventricular depolarization → retrograde atrial activation → sensed by atrial lead → triggers ventricular pacing → retrograde atrial activation, etc. Terminate with vagal maneuvers or magnet; usually requires Δ in settings.
Pacemaker syndrome	Syncope/presyncope, orthopnea, PND, CHF	Seen with VVI. Due to loss of AV synchrony → ↓ CO and ↑ atrial pressure. Treat by changing to DDD.

4) Electrophysiologic study and catheter ablation

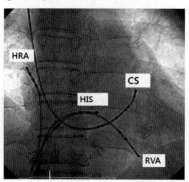

5) Tachyarrhythmia

가. Differential diagnosis for narrow QRS tachycardia

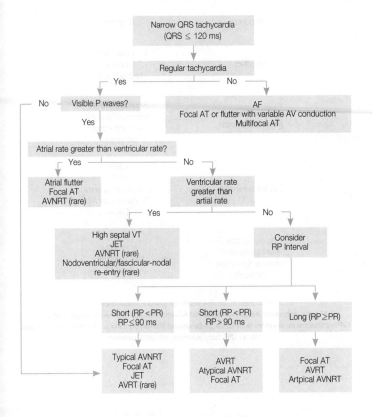

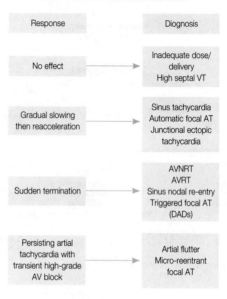

Responses of narrow-complex tachycardias to adenosine.
AT=atrial tachycardia; AV=atrioventricular; AVNRT=atrioventricular nodal re-entrant tachycardia;
AVRT=artioventricular re-entrant tachy-cardia; DADs=delayed after-depolarizations; VT=ventricular tachycardia.
(Narrow QRS tachy adenosine, ESC 2019 guideline)

4. Differential diagnosis for wide QRS-complex tachycardia
   (greater than 120 ms)

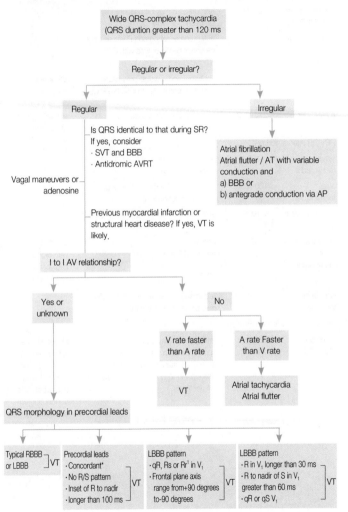

(Blomström-Lundqvist and Scheinman et al. 2003
ACC/AHA/ESC Practice Guidelines)

arrhythmia	rate (bpm)	P axis and ECG		comment
uncertain atrial activity				
common form of AVNRT	120~200	retrograde P may be obscured by simultaneous QRS		
other types of concealment of P waves		antegrade or retrograde P waves may be concealed in or fuse with QRS, ST-T-U		
atrial fibrillation	350~600	fibrillatory and u waves may have sufficient amplitudes to look like P wave		VR: irregularly irregular
atrial flutter	240~338	biphasic sawtooth waves		VR: 대게는 half of atrial input
RP > PR interval (long RP)				
sinus tachycardia	> 100	axis: 0 to +90, unright P in I, II, avF inverted P in aVR		
atrial tachycardia	100~250	abnormal axis and/or morphology p usually positive in III		
multifocal atrial tachycardia	> 100	at least 3 different P wave morphologies		
nonparoxysmal atrial tachycardia	> 100	normal or abnormal P axis		common with digitalis intoxication (2:1 block)
junctional tachycardia	> 100	retrograde P (inverted in I ,II, III, aVF) may precede QRS complex		
PR > RP internal (short RP)				
common form of AVNRT	120~220	retrograde P may be obscured by superimposition with QRS, may fuse with QRS often producing a small pseudo-r in V$_1$ and a pseudo-s wave in inferior leads		slow-fast type with antegrade conduction down slow pathway and retrograde conduction up fast pathway

다. Management of tachyarrhythmia

① ACLS tachycardia algorithm (2020 AHA guideline)

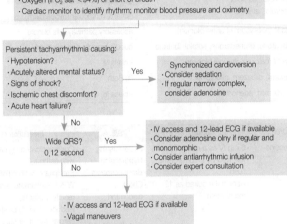

Assess appropriateness for clinical condition.
Heat rate typically ≥150/min if tachyarrhythmia.

Identify and Treat Underlying Cause
· Maintain patent airway; assist breathing as necessary
· Oxygen (if O_2 sat <94%) or short of breath
· Cardiac monitor to identify rhythrm; monitor blood pressure and oximetry

Persistent tachyarrhythmia causing:
· Hypotension?
· Acutely altered mental status?
· Signs of shock? — Yes →
· Ischemic chest discomfort?
· Acute heart failure?

Synchronized cardioversion
· Consider sedation
· If regular narrow complex, consider adenosine

No

Wide QRS? — Yes →
0.12 second

· IV access and 12-lead ECG if available
· Consider adenosine olny if regular and monomorphic
· Consider antiarrhythmic infusion
· Consider expert consultation

No

· IV access and 12-lead ECG if available
· Vagal maneuvers
· Adenosine (if regular)
· β-Blocker or calcium channel blocker
· Consisder expert consultation

Doses/Details	Adenosine IV Dose:	Amiodarone IV Dose:
Synchronized Cardioversion Initial recommentded doses: · Narrow regular: 50~100 J · Narrow irregular: 120~200 J biphasic or 200 J monohasic · Wide regular: 100 J · Wide irregular: defibrillation dose (NOT synchronized)	First dose: 6 mg rapid IV push; follow with NS flush. Second dose: 12 mg if required. **Antiarrhythmic Infusions for Stable Wide-QRS Tachycardia Procainamide IV Dose:** 20~50 mg/min until arrhythmia suppressed, hypotension ensues, QRS duration increases > 50%, or maximum dose 17 mg/kg given. Maintenance infusion: 1~4 mg/min. Avoid if prolonged QT or CHF.	First dose: 150 mg over 10 minutes. Repeat as needed if VT recurs. Follow by maintenance infusion of 1 mg/min for first 6 hours. **Sotalol IV Dose:** 100 mg (1.5 mg/kg) over 5 minutes. Avoid if prolonged QT.

3
Cardiology

Classification of Antiarrhythmics

(1) Vaughn-Williams classification	(2) 작용부위에 따른 재분류
Class I (sodium channel blocker)	① Calcium-channel dependent tissue
Ia; procainamide, quinidine, disopyramide	(SA node & AV node)
Ib; lidocaine, mexiletine, phenytoin	- class II
Ic; propafenone, flecainide	- class IV
Class II (beta-blocker)	- digoxin, adenosine
Propranolol, esmolol, metoprolol, atenolol	② Sodium-channel dependent tissue
	(atrial & ventricular myocardium,
Class III (potassium channel blocker)	accessory pathway, His bundle,
Amiodarone, dronedarone, sotalol, ibutilide	bundle branch, purkinje fiber)
Class IV (calcium channel blocker)	- class Ia
Verapamil, diltiazem, nifedipine	③ Both
기타; digoxin, adenosine	- class Ic, III

Drug	Dose	S/E	Precaution
Adenosine	· 6 mg IV as a rapid IV push followed by a 20 ml saline flush · Repeat if required as 12 mg IV push	· Facial flushing · Hypotension · Bronchospasm · Chest discomfort	· Contraindicated in patients with asthma. · Precipitate A. fib c RVR in WPW→defibrillator should be readily available. · Reduce dose; 1) post-cardiac transplantation, 2) dipyridamole or carbamazepine, 3) when administered via a central vein
Diltiazem	· Initial 15~20 mg (0.25 mg/kg) IV over 2 min · Repeat 20~25 mg (0.35 mg/kg) IV in 15 min · Maintenance 5~15 mg/hr IV	· Hypotension · Bradycardia · Precipitation of heart failure	· Only narrow-complex tachycardia · Avoid in patients with heart failure and pre-excited AF or flutter or rhythm consistent with VT.
Verapamil	· Intial 2.5~5 mg IV over 1 min · Repeat 5~10 mg every 15~30 min · Total dose 20~30 mg		· Diltiazem 100 mg (2@) + NS 100 ml CIV

Esmolol	· Loading 500 mcg/kg over 1 min · Followed by an infusion of 50 mcg/kg/min · If response is inadequate, second loading of 500 mcg/kg over 1 min increase infusion to 100 mcg/kg/min · If required to maximum of 300 mcg/kg/min	· Hypotension, bradycardia, precipitation of heart failure	· Avoid in patients with asthma, obstructive airway disease, decompensated heart failure and pre-excited atrial fibrillation or Flutter. Esmolol 2.5 g(1@)+NS 250 ml CIV
Metoprolol	· 5 mg over 1~2 min · Repeat every 5 min to maximum of 15 mg		
Propranolol	· 0.5~1 mg over 1min · Repeat up to a total dose of 0.1 mg/kg		
Digoxin	· 8~12 mcg/kg total loading dose, half of which is administered initially over 5 min, and remaining portion as 25% fractions at 4-to-8- hour Intervals	· Bradycardia	· Slow onset of action and relative low potency renders it less useful for treatment of acute arrhythmias. · Digoxin 0.25 mg initially, 0.25 mg q 8hr 2 times→Check drug level

Drug	Dose	S/E	Precaution
Flecainide	· 2 mg/kg IV over 10 min or 200~300 mg PO · 100 mg+5DW50 ml miv over 10~20 min		· Avoid in patients with structural heart disease or QT prolongation. · May inadvertently increase the ventrucular rate due to conversion to atrial flutter and 1:1 conduction to the ventricles.
Propafenone	· 2 mg/kg IV over 10 min or 450~600 mg PO · Wt < 70 kg→450 mg or Wt→600 mg		
Amiodarone	· Loading 150 mg over 10 min · Repeated if necessary, followed by 1mg/min for 6 hours, followed by 0.5 mg/min · Total dose over 24 hours <2.2g	· Bradycardia · Hypotension · Phlebitis	· Will slow ventricular rate. · Delayed AF conversion to sinus rhythm. · Amiodarone 150 mg(1@)+5DW 100 ml over 10 min · Amiodarone 900 mg(6@)+5DW 500 ml CIV

3
Cardiology

Sotalol	· 100 mg (1.5 mg/kg) over 5 min	· Bradycardia · Hypotension · Torsades de · Pointes	· Avoid in patients with QT prolongation and CHF
Lidocaine	· Inital 1~1.5 mg/kg IV · Repeated 0.5~0.75 mg/kg IV every 5~10 min · Maximum cumulative dose of 3 mg/kg · Maintenance infusion 1~4 mg/min (30~50 mcg/kg/min)	· Slurred speech · Altered consciousness · Seizures · Bradycardia	· Lidocaine 2% 20 ml (400 mg/20 ml) · Lidocaine 50~100 mg (2% 0.125~0.25@) IV · Lidocaine 2% 20 ml (1@)+NS 250 ml CIV
Magnesium	· 1~2 g IV over 15 min	· Hypotension · CNS toxicity · Respiratory depression	· Follow magnesium levels if frequent or prolonged dosing required, particularly in patients with impaired renal function

* PSVT의 치료

  ⓐ Vagal maneuvers (carotid bruit 확인 후 carotid sinus massage)

  → response 없으면 medication start

  ⓑ Adenosine 6mg iv bolus → response 없으면 12mg iv repeat (2회)

  ⓒ Response 없으면 verapamil 5mg iv over 2min → response 없으면 5mg iv repeat

  ⓓ Response 없으면 propranolol 1~3mg at 1mg/min iv

  ⓔ 상기에도 response 없으면

    * Diltiazem iv (0.25~0.35mg/kg over 2min)

    * or DC cardioversion (synchronized 50J로 start) 고려

    * or amiodarone iv (5mg/kg over 5~10min)

6) Management of atrial fibrillation

① 분류

AF pattern	Definition
First diagnosed	Af not diagnosed before, irrespective of its duration or the presence/severity of AF-related symptoms.
Paroxysmal	AF that terminates spontaneously or with intervention within 7 days of onset.
Persistent	AF that is continuously sustained beyond 7 days, including episodes terminated by cardioversion (drugs or electrical cardioversion) after ≥7 days
Long-standing persistent	Contionous AF of > 12 months' duration when decided to adopt a rhythm control strategy
Permanent	AF that is accepted by the patient and physician, and no further attempts to restore/maintain sinus rhythm will be undertaken. Permanent AF represents a therapeutic attitude of the patient and physician rather than an inherent pathophysiological attribute of AF, and the term should not be used in the context of a rhythm control strategy with antiarrhythmic drug therapy or AF ablation. Should arhythm control strategy be adopted, the arrhythmia would be re-classified as 'long-standing persistent AF'.

2020 ESC Afib guideline

② MANAGEMENT – ABC strategy (ESC 2020 Afib guideline)

가. 'A' Anticoagulation/Avoid stroke

- Stroke risk assessment : CHA2DS2-VASc score

Risk Criteria	Score
Congestive heart failure/LV dysfunction	1
Hypertension	1
Age≥75	2
Diabetes mellitus	1
Stroke/TIA/thromboembolism	2
Vascular disease	1
Age 65~74	1
Female sex	1

- Bleeding risk assessment : HAS BLED score

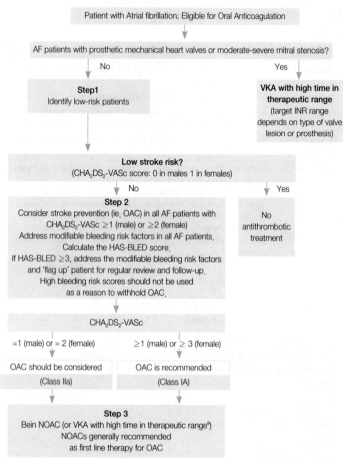

Patient with Atrial fibrillation; Eligible for Oral Anticoagulation

AF patients with prosthetic mechanical heart valves or moderate-severe mitral stenosis?

No → **Step1** Identify low-risk patients

Yes → **VKA with high time in therapeutic range** (target INR range depends on type of valve lesion or prosthesis)

Low stroke risk? (CHA_2DS_2-VASc score: 0 in males 1 in females)

No → **Step 2** Consider stroke prevention (ie. OAC) in all AF patients with CHA_2DS_2-VASc ≥1 (male) or ≥2 (female) Address modifiable bleeding risk factors in all AF patients. Calculate the HAS-BLED score. If HAS-BLED ≥3, address the modifiable bleeding risk factors and 'flag up' patient for regular review and follow-up. High bleeding risk scores should not be used as a reason to withhold OAC.

Yes → No antithrombotic treatment

CHA_2DS_2-VASc

=1 (male) or = 2 (female)

OAC should be considered (Class IIa)

≥1 (male) or ≥ 3 (female)

OAC is recommended (Class IA)

Step 3 Bein NOAC (or VKA with high time in therapeutic range[a]) NOACs generally recommended as first line therapy for OAC

2020 ESC Afib guideline

- 약제의 선택

 ; Valvular AF (rheumatic valvular disease, prosthetic valves)→Warfarin

 : Antiplatelet (aspirin + clopidogrel or aspirin only)은 환자가 거부하거나 출혈과
   관련이 없는 이유로 항응고치료를 시행할 수 없을 때만 고려한다.

	Dabigatran	Rivaroxaban	Apixaban
Mechanism	Oral direct thrombin inhibitor	Oral direct factor Xa inhibitor	Oral direct factor Xa inhibitor
Bioavailability, %	6	60~80	50
Time to peak level, h	3	3	3
Half-life, h	12~17	5~13	9~14
Excretion	80% renal	2/3 liver, 1/3 renal	25% renal, 75% faecal
Dose	150mg bid	20mg qd	5mg bid
Dose in renal impairment	110mg bid	15mg qd (if CrCl 30~49 ml/min)	2.5mg bid
Special consideration	PPI→↓ Intestinal absorption Verapamil, amiodarone, quinidine, ketoconazole)에서 bleeding risk 증가	간부전, 신부전 환자에서 약물농도가 더 높아짐. 공복 시 activity가 낮아짐으로 식후에 복용해야 함.	

3
Cardiology

※ Warfarin
· 작용기전: vitamin K dependent gamma carboxylation of factor II, VII, IX, X
· peak effect: normal clotting factors가 혈중에서 제거된 후에 나타남(36~72시간).
· 투여 초기에 protein C의 감소가 가장 먼저 나타나 일시적인 hypercoagulable state가 발생할 수 있으므로 투여 시작 후 3~4일간은 heparin을 함께 투여함.
· Initial dose: 5~10mg per day for 2days → 그 후 INR을 보면서 조절한다.
· INR prolongation 시에
  1) Significant bleeding: stop warfarin, vitamin K1 10mg iv over 20~60 minutes, FFP 2~3 units, close INR monitoring
  2) INR > 9 + no bleeding: hold warfarin + give Vit K 2.5~5mg oral
  3) INR 5~9 + no bleeding: omit next few doses of warfarin + give Vit K 1~2.5mg oral → 대개는 24~48시간내에 INR이 정상으로 돌아온다.
      → reduced dose로 다시 warfarin을 투여한다.

· Warfarin의 작용에 영향을 끼치는 인자들

↑ resistance to warfarin → PT를 감소 시키는 인자들	
↑ dietary vitamin K ↓ drug absorption liquid paraffin laxatives cholestyramine resin	↑ warfarin metabolism barbiturates carbamazepine glutethimide griseofulvin, rifampin, nafcillin

↓ resistance to warfarin → PT를 증가시키는 인자들	
vitamin K deficiency wide-spectrum antibiotics, clofibrate displacement of albumin binding phenylbutazone aspirin indomethacin, sulindac, ibuprofen naproxen, fenoprofen, phenytoin oral hypoglycemic agent, estrogen	synergism with warfarin vitamin E, anabolic steroids, danazol blocking of warfarin metabolism phenytoin, chloramphenicol, clofibrate, tricyclic antidepressants, erythromycin, cimetidine, bactrim, sulfinpyrazone unknown mechanism quinine, quinidine, phenothiazine, disulfiram, amiodarone

(Arch Intern Med 1986;146:581)

- Absolute contraindication to OAC

  Active serious bleeding (where the source should be identified and treated), associated comorbidities (e.g. severe thrombocytopenia <50 platelets/lL, severe anaemia under investigation, etc.),

  Recent high-risk bleeding event such as intracranial haemorrhage (ICH)

나. 'B' Better symptom control

ⓐ Rate control : initial target 은 110bpm 이하로 함.

  - Digoxin : slow onset, less effective in control of ventricular rate, poor efficacy for exertional HR control

  - Diltiazem for acute management

    : Initial bolus dose: 0.25mg/kg over 2min (평균 용량: 20mg)

    : 15분 안에 반응(기존 HR의 20% 감소, sinus rhythm으로 변환, 또는 HR <110) 없으면

    : Repeat bolus dose 0.35mg/kg over 2min (평균 용량: 25mg)

    → continuous infusion 5mg/hr으로 start 후에 response와 혈압을 보며 10mg/hr, or 15mg/hr로 증량 함(24시간 이상이나 >5mg/hr은 쓰지 않는다.) 24시간내에 경구용으로 바꿈.

  - Verapamil

    : 5mg iv over 2min → 10분간 관찰하여도 rate control되지 않으면 second dose 5~10mg iv (maximum total dose: 20mg)

    : Rate control되면 iv는 90min뒤에는 effect 없어지므로 경구용으로 바꿈

(40mg tid or qid, max: 480mg/d)

- Beta blocker :coronary disease에서 concomitant하게 사용, digoxin과 synergistic effect esmolol

  : 0.5mg/kg iv bolus over 1min 후에 50μg/kg/min for 4min로 start 하고 response없으면 0.5mg/kg iv bolus over 1min 후에 100μg/kg/min for 5min

  : Response없으면 0.5mg/kg iv bolus over 1min 후에 150μg/kg/min for 5min

  : Response없으면 상기와 같이 반복하여 max; 200μg/kg/min (또는 50μg/kg/min로 start 후 response보면서 30분 간격으로 50μg씩 증량)

  : CCB - negative inotropic effect, verapamil은 digoxin level을 올릴 수 있으므로 주의

- Amiodarone (HF 동반) - 5mg/kg iv over 30min and 1200mg over 24 h

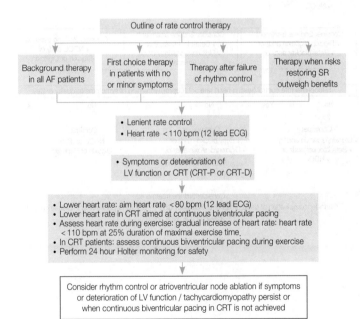

Outline of rate control therapy

- Background therapy in all AF patients
- First choice therapy in patients with no or minor symptoms
- Therapy after failure of rhythm control
- Therapy when risks restoring SR outweigh benefits

- Lenient rate control
- Heart rate < 110 bpm (12 lead ECG)

- Symptoms or deteerioration of LV function or CRT (CRT-P or CRT-D)

- Lower heart rate: aim heart rate < 80 bpm (12 lead ECG)
- Lower heart rate in CRT aimed at continuous biventricular pacing
- Assess heart rate during exercise: gradual increase of heart rate: heart rate < 110 bpm at 25% duration of maximal exercise time.
- In CRT patients: assess continuous bivventricular pacing during exercise
- Perform 24 hour Holter monitoring for safety

Consider rhythm control or atrioventricular node ablation if symptoms or deterioration of LV function / tachycardiomyopathy persist or when continuous biventricular pacing in CRT is not achieved

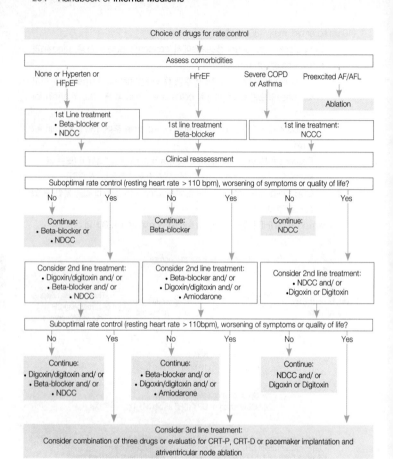

Choice of drugs for rate control

Assess comorbidities

| None or Hyperten or HFpEF | HFrEF | Severe COPD or Asthma | Preexcited AF/AFL |

Ablation

1st Line treatment
• Beta-blocker or
• NDCC

1st line treatment
Beta-blocker

1st line treatment:
NCCC

Clinical reassessment

Suboptimal rate control (resting heart rate > 110 bpm), worsening of symptoms or quality of life?

No   Yes   No   Yes   No   Yes

Continue:
• Beta-blocker or
• NDCC

Continue:
Beta-blocker

Continue:
NDCC

Consider 2nd line treatment:
• Digoxin/digitoxin and/ or
• Beta-blocker and/ or
• NDCC

Consider 2nd line treatment:
• Beta-blocker and/ or
• Digoxin/digitoxin and/ or
• Amiodarone

Consider 2nd line treatment:
• NDCC and/ or
• Digoxin or Digitoxin

Suboptimal rate control (resting heart rate > 110bpm), worsening of symptoms or quality of life?

No   Yes   No   Yes   No   Yes

Continue:
• Digoxin/digitoxin and/ or
• Beta-blocker and/ or
• NDCC

Continue:
• Beta-blocker and/ or
• Digoxin/digitoxin and/ or
• Amiodarone

Continue:
NDCC and/ or
Digoxin or Digitoxin

Consider 3rd line treatment:
Consider combination of three drugs or evaluatio for CRT-P, CRT-D or pacemaker implantation and atriventricular node ablation

ⓑ Rhythm control

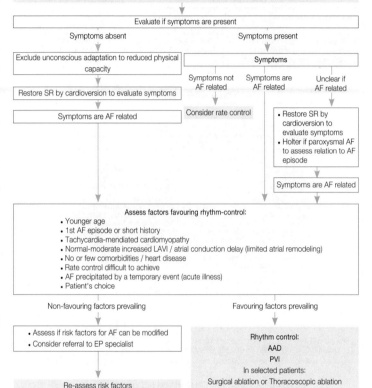

Rhythm control strategy to reduce AF related symptoms- improve QoL
Confirm: Stroke prevention; Rate control; Cardiovascular risk reduction (comprehensive cardiovascular prophylactic therapy-upstream therapy, including lifestyle and sleep apnoea management)

Evaluate if symptoms are present

Symptoms absent | Symptoms present

Exclude unconscious adaptation to reduced physical capacity

Symptoms

Symptoms not AF related | Symptoms are AF related | Unclear if AF related

Restore SR by cardioversion to evaluate symptoms

Consider rate control

- Restore SR by cardioversion to evaluate symptoms
- Holter if paroxysmal AF to assess relation to AF episode

Symptoms are AF related

Symptoms are AF related

Assess factors favouring rhythm-control:
- Younger age
- 1st AF episode or short history
- Tachycardia-mendiated cardiomyopathy
- Normal-moderate increased LAVI / atrial conduction delay (limited atrial remodeling)
- No or few comorbidities / heart disease
- Rate control difficult to achieve
- AF precipitated by a temporary event (acute illness)
- Patient's choice

Non-favouring factors prevailing | Favouring factors prevailing

- Assess if risk factors for AF can be modified
- Consider referral to EP specialist

Rhythm control:
AAD
PVI
In selected patients:
Surgical ablation or Thoracoscopic ablation

Re-assess risk factors

3

Cardiology

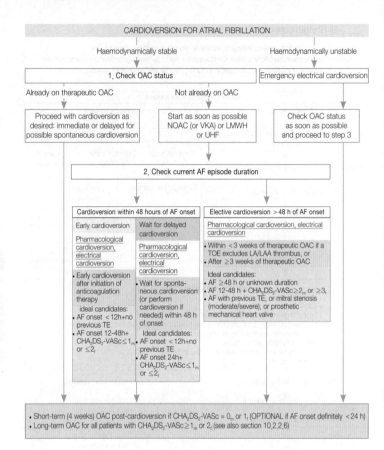

CARDIOVERSION FOR ATRIAL FIBRILLATION

Haemodynamically stable | Haemodynamically unstable

1. Check OAC status | Emergency electrical cardioversion

Already on therapeutic OAC | Not already on OAC

Proceed with cardioversion as desired: immediate or delayed for possible spontaneous cardioversion | Start as soon as possible NOAC (or VKA) or LMWH or UHF | Check OAC status as soon as possible and proceed to step 3

2. Check current AF episode duration

Cardioversion within 48 hours of AF onset | **Elective cardioversion > 48 h of AF onset**

Early cardioversion | Wait for delayed cardioversion | Pharmacological cardioversion, electrical cardioversion

Pharmacological cardioversion, electrical cardioversion | Pharmacological cardioversion, electrical cardioversion | • Within < 3 weeks of therapeutic OAC if a TOE excludes LA/LAA thrombus, or
• After ≥3 weeks of therapeutic OAC

• Early cardioversion after initiation of anticoagulation therapy

ideal candidates:
• AF onset <12h+no previous TE
• AF onset 12-48h+ $CHA_2DS_2-VASc \leq 1_m$ or $\leq 2_f$ | • Wait for spontaneous cardioversion (or perform cardioversion if needed) within 48 h of onset

Ideal candidates:
• AF onset <12h+no previous TE
• AF onset 24h+ $CHA_2DS_2-VASc \leq 1_m$ or $\leq 2_f$ | Ideal candidates:
• AF ≥48 h or unknown duration
• AF 12-48 h + $CHA_2DS_2-VASc \geq 2_m$ or $\geq 3_f$
• AF with previous TE, or mitral stenosis (moderate/severe), or prosthetic mechanical heart valve

• Short-term (4 weeks) OAC post-cardioversion if $CHA_2DS_2-VASc = 0_m$ or 1, (OPTIONAL if AF onset definitely < 24 h)
• Long-term OAC for all patients with $CHA_2DS_2-VASc \geq 1_m$ or 2_f (see also section 10.2.2.6)

48시간 이상 지속된 AF의 경우 반드시 3주 이상의 anticoagulation 필요
sinus conversion된 후에도 atrial mechanical function이 정상으로 돌아올
때까지 적어도 4주간은 anticoagulation 지속
- Choice of antiarrhythmic drugs
  Class IA (Quinidine, Procainamide, Disopyramide)
  Class IC (Flecainide, propafenone)
  Class III (Sotalol, Amiodarone, Dofetilide, Ibutilide, Dronedrone)
- Long term rhythm control

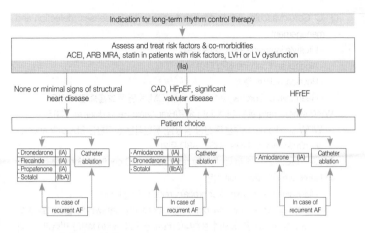

- Catheter ablation

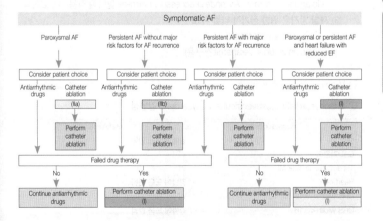

다. 'C' Cardiovascular risk factors and concomitant diseases: detection and management
- Lifestyle interventions : 체중감량
- Alcohol and caffeine 섭취 감량
- Physical activity 증가
- Heart failure, Coronary artery disease, DM, 수면 무호흡증 관리 필요

* WPW syndrome에 동반 된 A fib의 치료(Braunwald Heart disease, 2005)
  ⓐ WPW syndrome: 대부분은 정상 심장임. 동반되는 심질환은 Ebstein's anomaly, mitral valve prolapse, IHSS, ASD 등임
  ⓑ Life threatening, rapid ventricular response → DC cardioversion시행
  ⓒ Hemodynamically stable 하면
    → lidocaine (3~5mg/kg iv) or procainamide (15mg/kg iv)
    → 주의사항: verapamil iv나 digitalis는 accessory pathway의 불응기를 줄여 ventricular rate를 오히려 높인다(그러나 경구용 verapamil은 이러한 risk가 없음).
    → Ic and amiodarone: AV node와 accessory pathway 둘다에 작용하여 효과적
  ⓓ 재발 방지를 위한 장기적 약물 치료
    → Quinidine + propranolol
    → Procainamide + verapamil(경구용)

7) Ventricular Tachycardia

① V tachycardia와 supraventricular tachycardia의 감별점

diagnostic aids	usefulness
증상	감별에 도움 안됨
CAD기왕력	VT
1st arrhythmia after MI	VT
Heart rate	감별에 도움 안됨
QRS width > 0.16	VT
QRS width < 0.16	감별에 도움 안됨
Significant axis shift	VT
Marked left axis	VT
QRS morphology	다음 그림을 참고
AV dissociation	VT
Response to lidocaine	VT 시사
Response to verapamil	SVT시사
RBBB pattern	SVT에서 더 흔함
Capture or fusion beat	VT
Concordance of QRS in precordial leads	VT

② QRS morphology criteria for VT

1. AV dissociation
2. QRS width: > 0.14s with RBBB configuration
              > 0.16s with LBBB configuration
3. QRS axis: Left axis deviation with RBBB morphology
4. Concordance of QRS in precordial leads
5. Morphologic patterns of the QRS complex
   RBBB: Monoor biphasic complex in V₁
   Rs (*Only with left axis deviation*) or QS in V₆

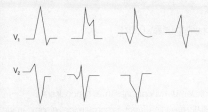

LBBB: Broad R wave in V₁ or V₂ ≥0.04s
Onset of QRS to nadir of S wave in V₁ or V₂ of ≥0.07s
Notched downslope of S wave in V₁ or V₂
Q Wave in V6

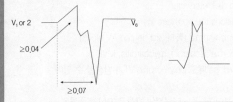

③ Management of VT

　가. Monomorphic VT

　　ⓐ Lidocaine

　　　- Bolus: 1~1.5mg/kg iv push response 없으면 0.5~0.75mg/kg iv push repeat 가능 q 5min (max: 3mg/kg)

　　　- Maintenance: 2g+5DW (NS) 500ml mix × 1mg/min으로 start (1~4mg/min)

　　ⓑ Amiodarone: lidocaine에 response없으면 사용

　　　- 150mg + 5DW 100ml mix iv over 10min

- Maintenance: 900mg + 5DW 500ml mix 1mg/min for 6hr iv

　　→ 그 후에 0.5mg/min for 18hr (maximum daily dose: 2.2g)

나. Polymorphic VT

ⓐ Torsade de pointes (twisting of the points)

　　※ Acquired Torsade de Pointes (long QT syndrome)

　　　(=PMVT with prolonged QT, pause dependent)

- 특징

　・ 크기가 다른 QRS군이 base line을 중심으로 회전하면서 바뀜

　・ PMVT 앞에 서맥이 선행되는 경우가 많다. (Pause dependent)

- EKG상 warning sign

　・ Marked QT prolongation (보통 > 0.6초)

　・ Abnormal T wave

　・ Prominent U wave

- 원인 (QT interval ↑)

　・ 전해질 이상; hypokalemia, hypomagnesemia, hypocalcemia

　・ Class IA 항부정맥제; quinidine (m/c), procainamide, disopyramide, so-
　　talol, amiodarone...

　・ Phenothiazine계 antipsychotics or 삼환계항우울제(TCA)

　　; chlorpromazine, thioridazine, haloperidol, imipramine...

　・ 항생제; ampicillin, EM, TMP-SMX...

　・ Liquid protein diet, starvation

　・ Intracranial lesions (hemorrhage 등)

　・ Severe bradyarrhythmia (특히 3rd degree AV block)

　・ 심질환; myocardial ischemia, myocarditis, MVP

　　* Digitalis overdose 때도 polymorphic VT가 발생할 수 있다.

- 치료

　・ 원칙: 원인을 찾아 제거(→ 대부분의 발작은 자연히 종료됨)

　　예) 전해질이상 교정, QT 연장시키는 약 끊음

　・ Magnesium IV (treatment of choice): Mg2+ 정상이라도 투여

　・ β-agonist (isoproterenol) IV; HR를 올려 QT interval을 줄이려는 목적(HR >
　　100으로 유지)

　・ atrial or ventricular overdrive pacing

　・ temporary pacemaker

- QT를 연장시키는 group IA (quinidine, procainamide, disopyramide), IC, III 항
부정맥제는 더욱 악화시킬 수 있으므로 금기

- Defibrillation은 시도해서는 안 됨

※ Congenital (idiopathic) Torsades de pointe (long QT syndrome)
  (=PMVT with prolonged QT, adrenergic dependent)
- 원인: 선천적으로 비정상적인 adrenergic 항진
  ; Jervell-Lange-Nielsen 증후군(AR 유전), Romano-Ward 증후군(AD 유전)
- 치료
  · β-blocker (drug of choice), phenytoin, verapamil, class IA, IC, III, amiodarone
- Isoproterenol이나 atropine은 금기
  · Permanent pacing
  · Cervicothoracic sympathetic ganglionectomy (다른 치료와 병행해야)
  · ICD (implantable cardioverter defibrillator) 삽입

** 우리나라에서 ICD 보험인정기준

가. 일시적이거나 가역적인 원인에 의한 것이 아닌 심실세동이나 심실빈맥에 의한 심정지가 발생한 경우

나. 구조적 심질환이 있는 환자에서 자발성 지속성 심실빈맥이 발생한 경우

다. 구조적 심질환이 없는 자발성 지속성 심실빈맥 환자에서 다른 치료 방법으로 조절되지 않는 경우

라. 원인을 알 수 없는 실신 환자에서 임상적으로 연관되고 혈역동학적으로 의미있는 지속성 심실빈맥이나 심실세동이 임상전기생리학적검사에 의해 유발되는 경우

마. 급성 심근경색 48시간 이후

  1) 가역적인 원인에 의한 것이 아닌 심실세동 또는 혈역동학적으로 불안정한 심실빈맥이 발생한 경우

  2) 재발성 지속성 심실빈맥이 발생한 경우

바. 심부전(Heart Failure)

  1) 심근경색 발생 후 40일 경과한 허혈성 심부전으로 적절한 약물치료에도 불구하고 아래에 해당하며 1년 이상 생존이 예상되는 경우

- 아 래 -

  ① 심구혈률(Ejection Fraction, EF) ≤ 30%

  ② 심구혈률(EF) 31~35%로 NYHA class II, III의 증상을 보이는 경우

  ③ 심구혈률(EF) ≤ 40% 환자로 비지속성 심실빈맥이 있으며 임상 전기생리학적검사에서 혈역동학적으로 의미있는 심실세동이나 지속성 심실빈맥이 유발되는 경우

  2) 비허혈성 심부전으로 3개월 이상의 적절한 약물치료에도 불구하고 NYHA class II, III의 증상을 보이는 심구혈률(EF) ≤ 35%인 환자에서 1년 이상 생

존이 예상되는 경우

사. 실신이 있고 Type 1 ECG pattern을 보이는 부루가다 증후군(Brugada syndrome)환자에서 충분한 평가(evaluation)로도 실신의 원인을 알 수 없는 경우

아. 비후성 심근병증

  1) 아래의 급성 심장사(Sudden Cardiac Death)의 위험인자가 1개 이상인 경우

- 아 래 -

    ① 좌심실 벽두께 30 mm 이상(단, 16세 미만 환자는 Z-score≥6을 포함)

    ② 비후성심근병증에 의한 급사의 가족력

    ③ 6개월 내에 한 번 이상의 원인미상의 실신

  2) 아래의 급성 심장사(Sudden Cardiac Death)의 부가적 위험인자 중 1개 이상을 동반한 비지속성 심실빈맥(Non-sustained Ventricular Tachycardia, NSVT) 또는 비정상적인 운동혈압반응(abnormal blood pressure response with exercise)이 있는 경우

- 아 래 -

    ① 30세 미만

    ② 자기공명영상에서 지연조영증강

    ③ 좌심실유출로 폐색

    ④ 과거의 실신

    ⑤ 좌심실류

    ⑥ 좌심실구혈율 50%미만

자. Long QT syndrome 환자에서 충분한 베타차단제 치료에도 불구하고(약물치료를 지속할 수 없는 경우 포함) 실신이 재발하거나 지속성 심실빈맥이 발생한 경우

차. 팔로네징후(Tetralogy of Fallot, TOF) 환자에서 아래의 급성 심장사 위험인자 중 2개 이상에 해당하는 경우

- 아 래 -

  1) 좌심실 기능 저하

  2) 비지속성 심실빈맥

  3) QRS 간격 > 180ms

  4) 임상전기생리학적검사에서 지속성 심실빈맥이 유도되는 경우

카. 카테콜라민성 다형성 심실빈맥(Catecholaminergic Polymorphic Ventricular Tachycardia, CPVT) 환자에서 베타차단제 복용 중에 실신을 하였거나 지속성 심실빈맥을 보이는 경우

타. 심장 사르코이드증(Cardiac sarcoidosis), 거대세포심근염(Giant cell myocarditis), 샤가스병(Chagas disease)이 진단된 환자에서 급성 심장사의 예방 목적인 경우

파. 상기 가.~타.의 적응증 이외 심율동 전환 제세동기 거치술(ICD) [경정맥]이 반드시 필요한 경우 진료내역 및 담당의사의 소견서 등을 참조하여 사례별로 요양급여함.

** 우리나라에서 CRT 보험인정 기준(2019.04)

가. CRT-P (CRT-Pacemaker)

3개월 이상의 적절한 약물치료에도 불구하고 증상이 지속되는 아래의 심부전 환자

(1) 동율동(Sinus Rhythm)의 경우

① QRS duration ≥ 130ms인 좌각차단(LBBB)으로 심구혈률(EF) ≤ 35% 이고 NYHA class II, III 또는 거동이 가능한 class IV에 해당되는 경우

② QRS duration ≥ 150ms인 비 좌각차단(NON-LBBB)으로 심구혈률 (EF)≤ 35%이고 NYHA class III 또는 거동이 가능한 class IV에 해당되는 경우

(2) 영구형 심방세동(Permanent atrial fibrillation)의 경우

① QRS duration ≥ 130ms으로 심구혈률(EF) ≤ 35%이고 NYHA class III 또는 거동이 가능한 class IV에 해당되는 경우

② 심구혈률(EF) ≤ 35%인 환자에서 심박수 조절을 위해 방실결절차단술 (AV junction ablation)이 필요한 경우

(3) 기존의 심박동기(Pacemaker)나 심율동 전환 제세동기(ICD)의 기능 향상이 필요한 경우

- 심구혈률(EF) ≤ 35%이고 NYHA class III 또는 거동이 가능한 class IV 환자에서 심조율의 비율이 40% 이상인 경우

(4) 심박동기(Pacemaker)의 적응증에 해당하는 경우

- 심구혈률(EF) ≤ 40%인 환자에서 심조율의 비율이 40% 이상으로 예상 되는 경우(3개월 이상의 적절한 약물치료가 없는 경우에도 인정 가능함.)

나. CRT-D (CRT-Defibrillator)는 CRT-P와 ICD 기준에 모두 적합한 경우에 인정 하되, 상기 가(1)에 해당되면서 NYHA class II인 경우에는 QRS duration ≥ 130ms인 좌각차단(LBBB)이고 심구혈률(EF) ≤ 30%인 경우에 인정함.

다. 상기 가, 나항의 적응증 이외 심장재동기화치료가 반드시 필요한 경우 진료 내역 및 담당의사의 소견서 등을 참조하여 사례별로 인정함.

7. Syncope

1) 정의 (ESC 2018 syncope guideline)

Syncope is defined as TLOC due to cerebral hypoperfusion, characterized by a rapid onset, short duration, and spontaneous complete recovery.

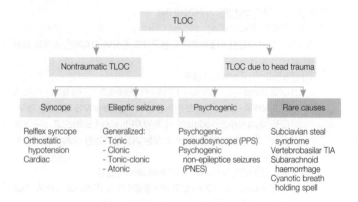

Syncope와 Seizure의 감별진단		
	Syncope	Seizure
Before event	복부불편감, 오심, 구토, 오한, 발한 Lightheadedness, 시야 흐려짐	Aura (such as funny smell)
During LOC	Tonic-clonic movement: short duration (<15s) and start after the LOC	Tonic-clonic movement: usually prolonged and coincides with LOC Hemilateral clonic movement Automatism, tongue biting, blue face
After event	짧은 지속 기간 오심, 구토, 창백	Confusion 지속됨 Aching muscles

2) 원인

Reflex (neurally mediated) syncope

Vasovagal:

- Orthostatic VVS: standing, less common sitting

- Emotional: fear, pain (somatic or visceral), instrumentation, blood phobia

Situational:

- Micturition

- Gastrointestinal stimulation (swallow, defaecation)
- Cough, sneeze
- Post-exercise
- Others (e.g. laughing, brass instrument playing)

Carotid sinus syndrome

Non-classical forms (without prodromes and/or without apparent triggers and/or atypical presentation)

pathophysiology of reflex syncope

- Vasodepression : insufficient sympathetic vasoconstriction,
- Cardioinhibition : bradycardia or asystole predominates

Syncope due to OH(orthostatic hypotension)

Note that hypotension may be exacerbated by venous pooling during exercise (exercise-induced), after meals (postprandial hypotension), and after prolonged bed rest (deconditioning).

Drug-induced OH (most common cause of OH):

- e.g. vasodilators, diuretics, phenothiazine, antidepressants

Volume depletion:

- haemorrhage, diarrhoea, vomiting, etc.

Primary autonomic failure (neurogenic OH):

- pure autonomic failure, multiple system atrophy, Parkinson's disease, dementia with Lewy bodies

Secondary autonomic failure (neurogenic OH):

- diabetes, amyloidosis, spinal cord injuries, auto-immune autonomic neuropathy, paraneoplastic autonomic neuropathy, kidney failure

Cardiac syncope

Arrhythmia as primary cause:

Bradycardia:

- sinus node dysfunction (including bradycardia/tachycardia syndrome)
- atrioventricular conduction system disease

Tachycardia:

- supraventricular
- ventricular

Structural cardiac: aortic stenosis, acute myocardial infarction/ischaemia, hypertrophic cardiomyopathy, cardiac masses (atrial myxoma, tumours, etc.), pericardial disease/tamponade, congenital anomalies of coronary arteries, prosthetic valve dysfunction

Cardiopulmonary and great vessels: pulmonary embolus, acute aortic dissection, pulmonary hypertension

3) Evaluation

실신을 유발했던 상황을 구체적으로 history taking 한다.

① Carotid sinus massage

② Orthostatic challenge :

　가. Active standing (Abnormal BP fall is defined as a progressive and sustained
　　　fall in systolic BP from baseline value $>\_20$ mmHg or diastolic BP $>\_10$
　　　mmHg, or a decrease in systolic BP to <90 mmHg.)

　나. Tilt testing

Classification Of Heart Rate & Hemodynamic Responses to Tilt Test
Type 1: Mixed
심박수: 초기에 상승하였다가 감소하나 ventricular rate 가 40/min 밑으로 감소하지 않거나, 또는 40/min 밑으로 감소하더라도 10초 미만으로 지속되는 경우, 3초 미만의 asystole 이 동반할 수도 있고 동반하지 않을 수도 있다. 혈압: 초기에 상승하였다가 심박수 감소 전에 감소함.
Type 2A: Cardioinhibitory
심박수: 초기에 상승하였다가 ventricular rate < 40/min 으로 10초 이상 감소하거나, asystole 이 3초 이상 발생. 혈압: 초기에 상승하였다가 심박수가 감소하기 전에 감소함.
Type 2B: Cardioinhibitory
심박수: 초기에 상승하였다가 ventricular rate < 40/min 으로 10초 이상 감소하거나, asystole 이 3초 이상 발생. 혈압: 초기에 상승하였다가 빠르고 심한 심박수 감소에 동반하거나 그 이후에만 SBP < 80mmHg 되는 경우
Type 3: Pure Vasodepressor
심박수: 점진적으로 상승하고, 실신시에도 peak 심박수의 10% 이상 감소하지 않음. 혈압: 혈압 감소가 실신을 유발함.

③ Basic automonic function tests

Recommenddations	Class	Level
Valsalva manoeuvre		
Valsalva manoeuvre should be considered for the assessment of autonomic function in patients with suspected neurogenic OH.	IIa	B
Valsalva manoeuvre may be considered for confirming the hypotensive tendency induced by some forms of situational syncope, e.g. coughing, brass instrument playing, singing, and weightlifting.	IIb	C
Deep-breating test		
Deep-breathing tests should be considered for the assessment of autonomic function in patients with suspected neurogenic OH.	IIa	B
Other autonomic function tests		
Other autonomic function tests (30:15 ratio, cold pressure test, sustained hand grip test, and mental arithmetic test) may be considered for the assessment of autonomic function in patients with suspected neurogenic OH.	IIb	C
ABPM		
ABPM is recommended to detect nocturnal hypertension in patients with autonomic failure.	I	B
ABPM should be considered to detect and monitor the degree of OH and supine hypertension in daily life in patients with autonomic failure.	IIa	C
ABPM and HBPM may be considered to detect whether BP is abnormally low during episodes suggestive of orthostatic intolerance.	IIb	C

Additional advice and clinical perspectives
- Whenever possible, reproduction of the trigger situation (e.g. coughing, swallowing, laughing, bass instrument playing, weightlifting) under beat-to-beat non-invasive HR and BP measurement should be performed in patients with suspected situational syncope.
- The effects of age and sex should be considered when interpreting autonomic function tests.
- Compliance with autonomic function tests may by limited in patients with dementia. Patients with tremor or Parkinsonism may not succeed in performing the sustained hand grip test. The cold pressure test may be uncomfortable in patients with Raynaud's phenomena.

④ ECG : 부정맥 존재 여부 확인

⑤ Echocardiography : 구조적 심장질환 여부 확인

3
Cardiology

4) Treatment

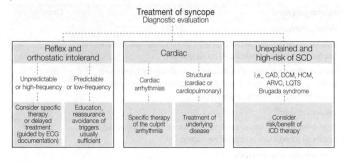

Treatment of syncope
Diagnostic evaluation

Reflex and orthostatic intolerand		Cardiac		Unexplained and high-risk of SCD
Unpredictable or high-frequency	Predictable or low-frequency	Cardiac arrhythmias	Structural (cardiac or cardiopulmonary)	i.e., CAD, DCM, HCM, ARVC, LQTS Brugada syndrome
Consider specific therapy or delayed treatment (guided by ECG documentation)	Education, reassurance avoidance of triggers usually sufficient	Specific therapy of the culprit arrhythmia	Treatment of underlying disease	Consider risk/benefit of ICD therapy

① Reflex syncope
　가. Education and lifestyle modifications :
　　　• 실신이 발생했거나 가능성 있는 상황(과도한 운동, 장시간 서 있거나 운전하기, 밀폐된 장소, 음주 등)을 피한다.
　　　• 실신의 전구 증상이 있으면 그 자리에 앉거나 눕는다.
　　　• 증상이 호전되더라도 10분 후 서서히 일어난다.
　　　• 소금섭취를 늘린다(> 3g/d).
　나. Discontinuation/reduction of hypotensive therapy
　다. Physical counter-pressure manoeuvres : syncope 발생할 때 Isometric muscle contractions 시행
　라. Tilt training
　마. Phamacological therapy : fludrocortisone, alpha-agonist
　바. Cardiac pacing : Permanent pacemaker therapy may be effective if asystole is a dominant feature of reflex syncope.

② Orthostatic hypotension
　(20mmHg drop in SBP or 10mmHg drop in DBP within 3min of standing)
　가. Ecucation and lifestyle modifications : 누웠다가 천천히 일어나기
　나. Adequate hydration and salt intake
　다. Discontinuation/reduction of vasoactive drugs
　라. Counter-pressure manoeuvres
　마. Abdominal binders and/or support stockings
　바. Head-up tilt sleeping
　사. Modidrine or fludrocortisone

③ Cardiac arrhythmias as the primary cause

　가. 기저 심질환 치료

8. Hypertension

1) 정의

Category		Systolic BP (mmHg)		Diastolic BP (mmHg)
Normal blood pressure		<120	AND	<80
Elevated blood pressure		120~129	AND	<80
Prehypertension		130~139	OR	80~89
Hypertension	Stage 1	140~159	OR	90~99
	Stage 2	≥160	OR	≥100
Isolated systolic hypertension		≥140	AND	<90

2018 대한고혈압학회 고혈압 진료지침

2) Secondary causes workup

- 전체 고혈압의 5% 정도
- 추가 검사 Ix
  1) 연령, 병력, 신체진찰, 고혈압의 중증도나 기본 검사실 검사상 이차성 고혈압이 의심될 때,
  2) 혈압이 약물치료에 잘 반응하지 않을 때,
  3) 잘 조절되던 혈압이 뚜렷한 이유 없이 상승할 때,
  4) 고혈압이 갑자기 발생할 때,
- 신혈관고혈압 의심하는 경우
- 30세 이하 또는 55세 이상에서 고혈압이 발생하거나 기저 고혈압의 악화, 복부 잡음, 저항성 고혈압, ACEi, ARB 사용했을 때 30% 이상의 Cr 상승하는 경우, 다른 죽상동맥경화성 혈관질환의 존재

진단	증상 및 징후	진단적 검사
만성 신장질환	반복적 요로감염, 혈뇨, 부종	eGFR
대동맥 축착	두통, 혈압: 상지 > 하지	CT angiogram
쿠싱증후군	둥근얼굴, 몸통, 비만, striae	History/Dexamethasone test
갈색세포종	발작성 발한, 심계항진, 두통	24 urine metanephrine
1'알도스테론증	진전, 심한 혈압 변동	24 plasma/urine aldosterone
신혈관성 고혈압	근력감소, 다뇨, hypoK⁺, 복부잡음	신혈류 도플러, MR angiogram
수면 무호흡	수면중 잦은 무호흡(40~60회/h)	산소포화도를 포함한 수면검사
갑상선/부갑상선 질환	심계항진, 체중감소/hyperCa⁺⁺	갑상선자극호르몬(TSH), 혈청 부갑상선호르몬(PTH) 검사

+ Renal Artery Stenosis (RAS)

가. 원인
- Atherosclerosis: 일차성 RAS의 90%를 차지하며 근위부 1/3을 주로 침범하며 peri-renal aorta도 같이 침범한다. DM, HTN, CAD, aortoiliac occlusive ds를 가진 고령의 환자에서 주로 발생하며 5년내에 약 50%에서 progressive stenosis로 진행한다.
- Fibromuscular dysplasia (FMD): 일차성 RAS의 10%를 차지하며 원위부 1/3을 주로 침범하며 15-50세의 여자에서 호발한다. FMD의 90%에서 media를 침범하며 30%에서 progressive stenosis로 진행한다.

나. 임상양상
- Unexplained azotemia, ACEI 치료후 azotemia agg 되거나, unilateral small kidney, unexplained hypokalemia
- Abdominal/flank bruit, PAOD 동반, unexplained congestive heart failure or acute pulmonary edema ("Flash pulmonary edema")

다. Evaluation (N Eng J Med 2001;344:421-442)
- creatinine level, U/A
- RAS system: renin/aldosterone level, captopril-stimulated renin, or renal vein renin sampling
- Renal doppler sono, MR or, CT angiography, Angiography
- DTPA scan (CTA or MRA에서 60% 이상 stenosis 확인되면 DTPA로 functional flow study 로 revascularization 필요성 평가)

3) 치료

Target blood pressures

Conditions	Systolic BP (mmHg)	Diastolic BP (mmHg)
In general	< 140	< 90
Elderly (age > 65 years)	< 140	< 90
Diabetes mellitus		
Without cardiovascular diseases	< 140	< 85
With cardiovascular diseases	< 130	< 80
High risk patients	130	80
Cardiovascular diseases	130	80
Stroke/cerebrovascular diseases	< 140	< 90
Chronic kidney disease		
Without albuminuria	< 140	< 90
With albuminuria	< 130	< 80

2018 대한고혈압학회 고혈압 진료지침

Initial therapeutic strategies for prehypertension and hypertension

Risk \ BP (mmHg)	Prehypertension (130~139/80~89)	Hypertension I (140~159/90~99)	Hypertension II (≥160/100)
Risk factor 0	Lifestyle changes	Lifestyle changes * or drug therapy	Lifestyle changes and drug therapy
Risk factor 1~2	Lifestyle changes	Lifestyle changes and drug therapy	Lifestyle changes and drug therapy
Risk factor 3, DM, Sub-clinical organ damage	Lifestyle changes or drug therapy ‡	Lifestyle changes and drug therapy	Lifestyle changes and drug therapy
Cardiovascular diseases, Chronic kidney disease	Lifestyle changes or drug therapy ‡	Lifestyle changes and drug therapy	Lifestyle changes and drug therapy

* Lifestyle changes are recommended for 3 month period.

‡ Drug therapy can be indicaed according to the target BP. DM; diabetes mellitus.

Risk factors include male aged > 45 or female aged > 55, elderly aged > 65, family history of premature CV disease, smoking, obesity, dyslipidemia, and prediabetes. Subclinical organ damages include left ventricular hypertrophy (LVH), (micro) albuminuria, atherosclerotic plaque, increased carotid intima media, arterial stiffness, and grade III or IV retinopathy. Cardiovascular diseases include coronary artery disease (CAD), peripheral artery disease (PAD), aortic diseases, and heart failure. Cerebrovascular diseases include stroke, trasient ischemic attack, and vascular dementia.

10 year cardiovascular disease risk	< 5%	Low risk (5~10%)	Medium risk (10~15%)	High risk (> 15%)

2018 대한고혈압학회 고혈압 진료지침

① Lifestyle modification
  ⓐ 체중 감소: maintain normal body weight (BMI 18.5-24.9)
  ⓑ DASH (Dietary Approaches to Stop Hypertension) eating
    : 과일, 야채, 저지방 유제품을 많이 먹고, 포화지방산과 콜레스테롤 섭취 감소
  ⓒ 염분섭취 감소: <Na 100mEq/L (6g NaCl)
  ⓓ 신체적 활동량 증가: 정기적 유산소 운동(brisk walking 매일 30분 이상)
  ⓔ 음주량 조절
    절주 : 남자 : alcohol 30g 이하
        - 맥주 720 mL (1병), 와인 200~300 mL (1잔), 정종 200 mL (1잔), 위스
        키 60 mL (2샷), 소주 2~3잔(1/3병)
      여자 : 남자의 절반 이하
  ⓕ 금연

② 약제사용의 원칙
  ⓐ 소량으로 시작하여 서서히 증량
  ⓑ 적절한 약제의 병용사용, 기존 약을 증량하기보다 소량의 병용제를 추가하여 효
    과를 얻으면서 부작용을 최소화할 수 있다.
  ⓒ 처음 약에 무반응이거나 부작용이 발생하면 증량하거나 같은 계열의 두 번째 약
    을 추가하기보다는 다른 종류의 약으로 바꾸어 사용한다.

질환에 따른 추천 고혈압약

동반	ACe억제제 또는 안지오텐신차단제	베타차단제	칼슘차단제	이뇨제
심부전	○	○		○
좌심실비대	○		○	
관상동맥질환	○	○	○	
만성콩팥병	○			
뇌졸중	○		○	○
노인 수축기단독고혈압	○		○	○
심근경색 후	○	○		
심방세동 예방	○			
당뇨병	○		○	○

2018 대한고혈압학회 고혈압 진료지침

고혈압약의 적응증과 금기

	적극정 적응	적응 가능	주의 요망	금기
ACE억제제/ 안지오텐신차단제	심부전 당뇨병성 신증 만성콩팥병		양측성 콩팥동맥협착증 고칼륨혈증	임신 혈관부종
베타차단제	협심증 심근경색	빈맥성 부정맥	혈당 이상 증가 말초혈관질환	천식 심한 서맥
칼슘차단제	노인 고혈압 수축기단독고혈압 협심증		심부전	서맥 (non-DHP*)
이뇨제	심부전 수축기단독고혈압		혈당 이상 증가	통풍 저칼륨혈증

*Non-dHP; non-dihydropyridines

2018 대한고혈압학회 고혈압 진료지침

③ Examples of oral drugs used in treatment of hypertension

ⓐ Beta-blocker
  - Non-selective:
    · Propranolol: 40mg bid로 start (40~120mg bid, max: 640mg/d)
  - β1-selective:
    · Atenolol: 25~50mg qd로 start (max: 100mg/d)
    · Metoprolol: 50mg qd로 start (50~100mg qd or bid, max: 400mg/d)
    · Betaxolol: 10~20mg qd
    · Bisoprolol: 1.25mg qd 로 start (max:10mg/d)
  - α, β-adrenergic blocking agents
    · Labetalol: 100~200mg bid로 start (max: 800mg/d)
    · Cavedilol: 3.125mg bid로 start (25~50mg bid)

ⓑ Diuretics
  - Thiazide-type (usually once daily)
    · Hydrochlorothiazide: 12.5~50mg (max: 100mg/d)
    · Indapamide: 2~2.5mg/d (max: 5mg/d)
    · Metolazone: 2.5~5mg/d (max: 20mg/d)
  - Loop diuretics
    · Furosemide: 20~80mg qd-bid (max: 600mg/d)
    · Torasemide: 2.5mg qd로 start (20mg/d까지 증량 가능)
  - K-sparing diuretics
    · Spironolactone: 25~100mg qd
    · Amiloride: 5~10mg qd

ⓒ Calcium channel blocker

3 Cardiology

- Dihydropyridine
  · Amlodipine: 5mg qd (max:10mg/d)
  · Felodipine: 5mg qd로 start (max:20mg/d)
  · Nifedipine: 30~60mg qd (max:120mg/d)
  · Nicardipine: 20~40mg bid
- Non-dihydropyridine
  · Diltiazem: 30~60mg tid, 90~180mg bid, SR은 180~360mg qd
  · Verapamil: SR은 180~240mg qd (max 480mg/d)

ⓓ ACE inhibitor
  · Captopril: 12.5mg tid로 start (max: 50mg tid)
  · Ramipril: 2.5mg/d 1~2회 분복(max: 10mg/d)
  · Fosinopril: 10mg qd로 start (max: 40mg/d)
  · Enalapril: 초기량: 이뇨제와 병용시 2.5mg qd, 단독시 5mg qd
    유지량: 10~40mg/d 1~2회 분복

ⓔ Angiotensin receptor blocker (ARB)
  · Losartan: 25mg qd로 start (max: 100mg qd)
  · Irbesartan: 150mg qd로 start (max: 300mg/d)
  · Olmesartan: 10~40mg qd
  · Candesartan: 8~16mg qd
  · Valsartan: 80~320mg qd
  · Telmisartan: 40-80mg qd
  · Fimasartan: 30-120mg qd
  · Azilsartan: 40-80mg qd

ⓕ Selective alpha blocker
  · Prazosin: 0.5mg HS로 시작, 0.5~1mg bid-tid (max: 20mg/d)
  · Terazosin: 1mg HS로 start, 2~10mg qd
  · Doxazosin: 1mg HS로 start (max: 8mg/d)

4) Hypertensive crisis

① 정의
  - Hypertensive emergency: BP > 210/130mmHg presenting with headache, blurred vision, or focal neurologic symptoms, and malignant hypertension (re-

quiring the presence of papilledema)
- Hypertensive urgency: DBP > 120mmHg without progressive target organ damage

② 임상양상

> Blood pressure: Usually DBP > 140mmHg
> Fundoscopic findings: Hemorrhage, exudate, papilledema
> Neurological status: Headache, confusion, somnolence, stupor, visual loss, focal deficits, seizures, coma
> Cardiac: Prominent apical impulse, cardiomegaly, congestive failure
> Renal: Oliguria, azotemia
> Gastrointestinal: Nausea, vomiting

③ Treatment for hypertensive crisis

★ 평균 동맥혈압을 2시간 이상에 걸쳐 25%만 감소시킨 후, 2~6시간동안 160/100mmHg까지 감소시킬 것. 과도한 혈압감소는 cerebral hypoperfusion, coronary insufficiency 를 야기할 수 있음.

★ intravenous labetalol, nicardipine, nitroprusside

④ Parenteral drugs for Tx of hypertensive emergency

Vasodilators	
1. Nitroprusside 50mg + 5DW100ml mix	- Initial dose; 0.3㎍/kg/min → 0.5씩 5분 간격으로 증량 - Usual dose; 2~4㎍/kg/min - Maximal dose; 10㎍/kg/min (10분 넘기지 말도록) - onset time; immediate - 임산부에서는 금기
2. Nitroglycerin 50mg + 5DW (NS) 500ml	- Initial dose; 5㎍/min → 3~5분 간격으로 5㎍/min씩 증량, 20㎍/min까지 증량한 후에도 반응 없으면 10~20㎍/min씩 증량할 수 있다. - Maximal dose; 100㎍/min - onset time; 2~5min
3. Nicardipine 50mg + 5DW (NS) 500ml	- Initial dose; 5mg/hr → 5~15분 간격 2.5mg/hr씩 증량 - Maximal dose; 15mg/hr - onset time; 5~10min
4. Hydralazine	- 10~20mg iv bolus - onset time; 10~20min, action duration; 3~8hr
Adrenergic inhibitors	
1. Pentolamine	- 5~15mg iv bolus (5~15분 간격으로) - onset time; 1~2min

2. Esmolol 2.5g + 5DW (NS) 250ml	- Initial dose; loading 500μg/kg/min for 1min → 그 후에 50μg/kg/min - 5분 후에 치료효과 없으면, loading dose다시 주고, 50μg/kg/min씩 증량(maximal dose; 300μg/kg/min) - onset time; 1~2min
3. Labetalol 500mg + 5DW (NS) 500ml	- Bolus; loading 10~20mg over 2mins → 10분 간격으로 20~80mg bolus repeat 가능(up to total 300mg) - Mix: 15mg/hr로 시작, 30분마다 double dose-up (maximal dose: 120mg/hr) - onset time; 5~10min; action duration; 6hr

5) Preferred medication for selected hypertensive situation

Preferred drugs for selected hypertension	
Postoperative hypertension	iv nitroprusside, nitroglycerin, labetalol, nicardipine
the Elderly patient	Diuretics (stroke, fatal MI, overall mortality 감소; JAMA 1991;265:3255-3264), CCB, ACEI, ARB
the Diabetic patients	ACEI (proteinuria 감소), ARB
with CKD	BP가 volume dependent 하므로 diuretics (Cr > 2.5mg/dL시 loop diuretics)
with coronary artery disease	β blocker (cardiac mortality 낮추고, MI setting 에서는 infarct size 를 감소시킴), ACEI (mortality 감소)
with heart failure	- ACEI (mortality 감소, NEJM 1992;327:685-691, acute MI setting 에서는 recurrent MI, hospitalization for HF, mortality 감소, NEJM 1992;327:669-677) - ARB (ACEI와 비슷한 효과; NEJM 2001;345:1667-1675) - Nitrates (hypertension 과 관계없이 HF환자에서 mortality 감소) *CCB는 (-) inotrophic effect 가 문제될 수 있는 환자에 투여하지 말 것.

9. Aorta Disease

1) Aortic dissection

① Acute aortic syndrome 중 하나의 종류로 Aortic dissection이 있음

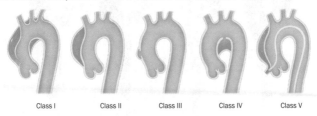

Class I   Class II   Class III   Class IV   Class V

Class I - Classic dissection with separation of intima/media and dual lumens; there is a flap between true and false aneursm and clot in false lumen.

Class II - Intramural hematoma with separation of intima/media but no intraluminal tear or flap on imaging.

Class III - Limited intimal tear without hematoma and eccentric bulge at tear site (limited dissection).

Class IV - Atherosclerotic ulcer penetrating to adventitia with surrounding hematoma that is usually subadventitial.

Class V - Iatrogenic or traumatic dissection (eg,. due to a cardiac catheterization).

가. Aortic rupture

나. Aortic dissection : a separation of the layers of the aortic wall due to an intimal tear

다. Intramural hematoma

A hematoma confined within the medial layer of the aorta in the absence of a detectable intimal tear, although microtears may be present

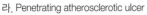

라. Penetrating atherosclerotic ulcer

- Caused by erosion of a plaque into the aortic media
- Usually localized, not associated with extensive propagation
- In the mid and distal portions of descending thoracic aorta
- Can erode beyond the internal elastic lamina, leading to medial hematoma, and may progress to false aneurysm formation or rupture

② 분류

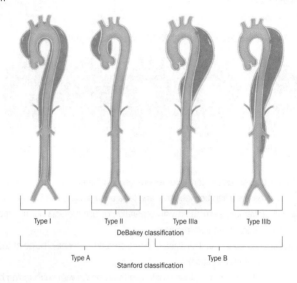

Type I   Type II   Type IIIa   Type IIIb

DeBakey classification

Type A   Type B

Stanford classification

③ Diagnostic evaluation

　가. Clinical feature

　　Acute onset of severe, sharp, or knife-like pain in the anterior chest, with ra-
　　diation to the neck, back, or abdomen. Pain may be migratory.

　나. Imaging confirmation

　　CT angiography 가 mordality of choice

　　Hemodynamically unstable 할 경우 TTE, TEE 도 가능

　　(TTE 경우 distar arch 및 descending aorta 확인에 제한이 있음)

　　Echo 는 IMH 진단에는 한계

④ Initial Manage

가. Initial order

CCU admission for BP/urine output monitoring, chest PA/left lateral, EKG, check BP in all extremities

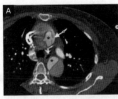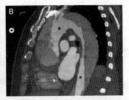

Stanford type A : aortic root~descending aorta 까지 true lumen(*)과 false lumen 이 보인다.

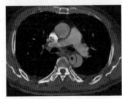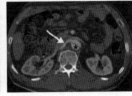

Stanford type B: True lumen(*)이 false lumen에 눌려 보인다. 그러나 양측 kidney에 허혈소견은 보이지 않는다.

나. Pain control: iv morphine: 2~10mg iv
 - May itself exacerbate hypertension and tachycardia
 - Should be promptly treated with intravenous morphine sulfate

다. BP control (용법은 p.172-173 table 참조)

★ Target: HR < 60 beats/min, SBP < 120mmHg

BB (or non-dihydropyridine CCB)로 HR < 60 조절 후에도 SBP < 120 되지 않으면, vasodilator or ACEI 추가하는 것이 원칙, HR 조절 없이 vasodilator 먼저 사용하면 reflex tachycardia 유발되면서 aortic wall stress ↑ ⇒ dissection 진행 될 수 있음.

ⓐ 1st choice: iv labetalol (concomitant β-/α-blocker)
   또는 sodium nitroprusside civ + short acting BB (e.g. esmolol)도 가능

ⓑ Labetalol 또는 CCB로 target BP & HR에 도달하지 않으면 마지막에 nitroprusside를 추가

ⓒ Diazoxide, hydralazine와 같은 direct vasodilator는 금기!

⑤ Indications for definitive surgical and medical treatment

Surgical indication	Medical indication
- Acute ascending aortic dissection and intramural hematoma (type A) - Complicated type B dissection 　· 병변이 진행하는 경우 　· compromise of major aortic branches 　· rupture or impending rupture 　· continued chest pain	- Uncomplicated and stable distal dissection and intramural hematoma (type B)

⑥ Alternative management strategy
- Endoluminal stent grafts: false lumen (intimal tear)의 entry site를 막아서 false lumen을 decompress 시킨다.
- Balloon fenestration of the intimal flaps: intimal flap을 찢어서 false lumen과 true lumen 사이 구멍을 만들어 false lumen의 pressure를 줄인다.
- Stenting of narrowed branch vessels

⑦ follow-up
- 퇴원 후 3, 6, 12개월에 CT or MRI f/u. 이후 6~12개월마다 f/u 한다.
- 2년 내에 subsequent aneurysm ↑
- BP control과 cardiac contractility reduction이 중요
   : beta-blocker + anti HTN treatment (ACEi or CCB) (SBP < 130mmHg)

2) Aortic aneurysm

① Definition
　가. True aneurysm: involves all three layers of the vessel wall
　나. Pseudoaneurysm: intimal and medial layers are disrupted and the dilatation is lined by adventitia only and, at times, by perivascular clot

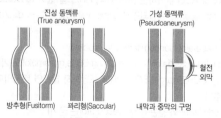

진성 동맥류 (True aneurysm)　　가성 동맥류 (Pseudoaneurysm)

방추형(Fusitorm)　꽈리형(Saccular)　내막과 중막의 구멍　혈전 외막

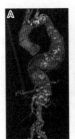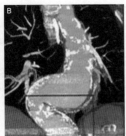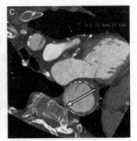

Markedly tortuous aorta with thoracoabdominal aorta aneurysm, (a) 3D shaded surface display rendering (b) the incorrect measurement on standard coronal images (c) correct measurement using the image perpendicular to the centerline or axis of the aorta (J Am Coll Cardiol, 2010; 55:27-129)

② Thoracic aortic aneurysm

　가. The average growth rate

　　- 1~2mm/year

　나. The risk of rupture

　　- 2~3%/year for thoracic aortic aneurysm < 4.0cm in diameter

　　- 7%/year for those > 6cm in diameter

　다. Treatment

　　ⓐ Long-term beta-blocker + control HTN (ACEi or ARB in Marfan)

　　ⓑ Indication of the operative repair

　　　- Symptomatic thoracic aortic aneurysm

　　　- Asymptomatic thoracic aortic aneurysm

　　　i) Ascending TAA

　　　· Marfan : ≥50mm 또는 high risk의 경우 ≥45mm

　　　　(aortic dissection 가족력, annual growth > 3mm, severe AR or severe, MR, 임신 계획)

　　　· Bicuspid aortic valve : > 50mm

　　　· 그 외 ≥55mm

　　　ii) Descending TAA

　　　· Degenerative: > 6cm (endovascular repair > 5.5 cm)

　　　　　　　　　or annual growth > 1.0 cm

③ Abdominal aortic aneurysm

　가. most common site: infra-renal

　나. 5-year risk of rupture

　　- 1~2% for aneurysm < 5cm

- 20~40% for aneurysm > 5cm in diameter

다. Screening

- 한 대규모 연구에서 65~74세 남자에서 초음파로 screening 하였을 때 복부 대동맥류와 연관된 사망률을 42% 낮추었다.

: 흡연 경력이 있는 65세 이상 남자는 초음파로 screening 할 것 권함.

- 이전에 흉부 대동맥류 또는 말초혈관 동맥류의 병력이 있거나 형제 또는 자손 중에 복부 대동맥류의 가족력이 있는 경우 권함.

라. OP indication

ⓐ annual growth≥1 cm

ⓑ symptomatic

ⓒ diameter≥5.5cm

마. Percutaneous placement of endovascular stents graft

: 전신상태가 나빠 수술이 어렵거나, 고령인 경우에 고려한다.

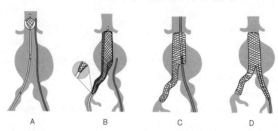

Deployment of an aortic stent graft. (Courtesy of Medtronics Corporation.)

바. β-blockers: peri-operative cardiovascular morbidity/mortality↓

④ Follow-up: CT로 6~12개월마다 (high risk는 3개월마다)

10. Peripheral artery diseases (PAD)

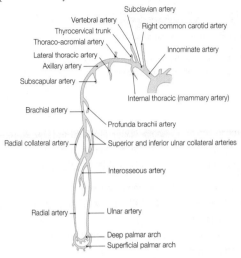

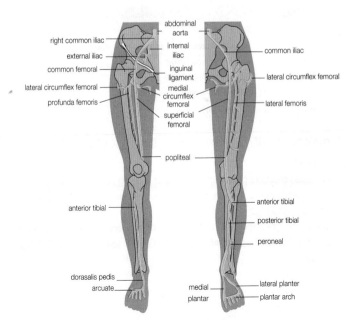

10-1. Ischemic limb disease

☆ Initial order for the evaluation in PAD patients
CRP, NT-proBNP, lipid profile, Lp (a), fibrinogen
Carotid doppler
Segmental limb pressure (ABI), Lower extremity duplex scan
Abdominal and lower extremity CT angiography
coronary CT angiography or CAG

1) 임상 소견

PAD는 coronary artery disease를 제외한 전신의 말초질환을 의미하는 용어이나 좁은 의미로는 atherosclerosis에 의한 ischemic limb disease를 일컫는다. 대개는 PAD를 진단하는데 있어, history와 이학적 소견만으로도 충분하다.

① The most common symptom: <u>intermittent claudication</u>
- 근육에서 발생하는 근육의 통증, 경련, 저림, 피로감이 일정 거리를 걸으면 발생하였다가, 쉬면 호전되는 양상
- 허혈이 더욱 진행하게 되면 rest pain 또는 coldness, numbness 이 발생
- 파행증 - Fontaine 분류

Stage	Symptoms
I	Asymptomatic
II	Intermittent claudication, without pain on resting
II-a	Pain-free walking > 200m
II-b	Pain-free walking < 200m
III	Rest/nocturnal pain
IV	Necrosis/gangrene

Fontaine class III, IV를 critical limb ischemia로 분류하며 적극적인 치료가 필요하다.

② 이학적 소견
- Decreased or absent pulses, bruit over narrowed artery, muscle atrophy → hair loss, thickened nails, smooth/shiny skin, reduced skin temperature, pallor or cyanosis → ulcer, gangrene
- 환자가 누운 상태에서 다리를 올렸다 내렸을 때, elevation pallor에서 dependent rubor 발생까지의 시간으로 PAD severity 및 collateral vessel 발달 정도를 짐작할 수 있다.

2) 검사실 소견

① 비관혈적 검사: 혈관이 좁아진 부위와 정도를 객관적으로 평가

- ABI (ankle-brachial index) 측정: 부분 압력 측정 검사
- Duplex scan: B mode imaging + pulsed wave Doppler exam
- Treadmill을 이용한 부하검사

가. 부분 압력 측정 검사(segmental pressure measurement)

ABI는 하지 허혈의 진단과 정도 파악에 가장 중요하고 널리 쓰이는 비관혈적 검사법이다. 정상적인 ABI는 발목의 혈압이 상박부보다 높아 그 비가 1.0 이상이며, 이 수치의 감소에 따라 허혈 상태의 악화를 평가할 수 있다. 수치가 0.9 이하이면 PAD로 진단할 수 있다. 수치가 0.4 이하이면 심한 말초혈관 폐쇄증을 시사한다.

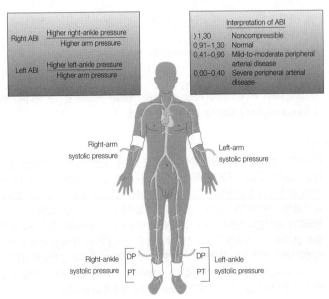

나. Duplex scan
- 도플러를 이용한 혈류 속도는 협착이 심하여 질수록 압력차에 의하여 혈류 속도가 증가하다가 완전 폐쇄되면 측정되지 않는다.
- 하지 동맥의 도플러 검사 파형 분석

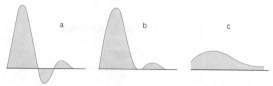

a. triphasic pattern: 정상, b. biphasic pattern: 의미 있는 협착,
c. monophasic pattern: 심한 협착시

- 도플러 검사를 이용한 하지 동맥 협착의 혈류속도 기준

% stenosis	Peak systolic velocity (m/sec)	Velocity ratio*
Normal	< 1.5	< 1.5 : 1
0~49	1.5~2.0	1.5~2 : 1
50~75	2.0~4.0	2~4 : 1
> 75	> 4.0	> 4 : 1
Occlusion	-	-

* velocity ratio: stenosis site 와 1~2cm 위쪽 peak systolic velocity의 ratio

다. 그 밖의 imaging study

CTA, MRA, conventional contrast angiography는 routine 검사는 아니나, re-vascularization이 예상되는 환자에서는 시행함.

3) 예후

동맥경화성 말초동맥 폐색질환 환자의 예후는 말초동맥 폐색질환 자체보다는 공존하는 관상동맥질환과 뇌혈관질환에 의하여 결정되어 진다. 증상이 있는 말초동맥 폐색질환 환자의 절반 이상에서 CAG에서 관상동맥 협착이 있다. 약 35%에서는 경동맥 협착이 동반되었다. 파행증 환자의 5년 생존율은 70%, 10년 생존율은 50% 정도이며, 대부분의 사망은 급사 또는 심근경색에 의하여 일어난다. 말초동맥 폐색질환 환자에서 하지 허혈 증상의 진행 가능성은 관상동맥질환에 의한 사망의 가능성보다 낮다. 경한 또는 중증도의 파행증 환자의 70%는 증상이 안정되게 남으며, 10-15%에서는 호전되고, 나머지에서는 진행되어, 약 5%는 결국 하지 절단술을 받는다. 계속적으로 흡연하는 환자와 당뇨병 환자는 예후가 더 나쁘다.

4) 치료

① 대증적 치료

가. 발 관리: 철저한 피부 관리를 통한 세균 감염 예방 및 외상 방지
나. 동맥경화의 위험인자 조절: 금연, 체중 조절, 당뇨/ 고콜레스테롤/ 고혈압 치료

다. 주기적 운동: 하루 40분 이상 걷는 운동, 증상이 나타날 때까지 운동하였다
가, 쉬면서 증상이 호전되면 곧바로 다시 운동을 시작하는 방식으로 운동한
다. 운동은 다리 근육의 퇴화를 막고 대사 효율을 높이고 collateral vessel 발
달을 돕는다.

② 약물 요법

　가. 항혈소판제: 동맥경화 합병증 억제(Aspirin, Clopidogrel)

　나. 파행개선제

　　ⓐ Cilostazol (Class I): 100mg bid, 40~60% 환자에서 보행 거리 및 QOL 개선

　　ⓑ Pentoxifylline (Class IIb): 400mg tid, 혈액 viscosity↓ ⇒ 미세순환혈류↑

　다. Prostacyclin (Class III): 간헐적 파행증 환자에서 효율적인 치료는 아니지만, criti-
cal limb ischemia 환자에서 통증 감소, 궤양 치료를 촉진시킨다는 보고 있음.

　　ⓐ Prostaglandin E1: iv: alprostadil 5~10μg iv for 7-14days

　　　po: limaprost: 5~10μg (2T) tid

　　ⓑ Prostaglandin I2 (prostacyclin): po: Beraprost: 40μg (2T) tid

③ 경피적 경혈관 혈관성형술(percutaneous transluminal angioplasty; PTA)

약물 치료에도 반응 없는 진행하는 intermittent claudication이나, critical limb isch-
emia가 있는 경우 revascularization을 고려하며 수술과 intervention 두 가지 방법이
있다. intervention이 가능한 병변이면 PTA를 먼저 고려한다. PTA는 큰 혈관일수록
성공률이 높고 장기 개존율이 우수하다. 장골동맥의 경우 국소병변의 경우 스텐트
삽입술을 시행하며, 초기 성공률은 90%, 3yrs patency rate는 75% 이상이다. 대퇴
동맥의 경우 장기적인 효과를 기대할 수 있는 환자에서 PTA를 시행하고, 슬와동맥
이하의 경우 장기효과가 좋지 않아 critical limb ischemia의 경우에 주로 시행한다.
critical limb ischemia의 경우 total occlusion에 대하여 새로운 PTA방법인 subinti-
mal angioplasty를 수술에 앞서 우선적으로 고려할 수 있다.

④ 혈관재건수술

혈관재건술의 장기적 예후는 큰 혈관을 재건할수록, 우회술 상부의 inflow와 하부
의 outflow에 협착이 없을수록 우수하다. 무릎 상부의 우회수술에는 PTFE (polytet-
rafluoroethylene) graft가 주로 사용되며, 무릎이하의 bypass에는 great saphenous
vein을 이용한 자가정맥이 주로 사용된다.

　가. Aorto-bifemoral bypass: 가장 많이 사용됨, 초기 성공률 99%, 5yrs patency
rate > 90%, 10 yrs patency rate > 80%

　나. Axillo-femoral bypass

　다. Femoro-femoral bypass = cross-femoral bypass

　라. Aorto-iliac endarterectomy

　마. Femoro-popliteal bypass

3

Cardiology

합병증으로는 심근경색과 뇌졸중, 이식편의 감염, 말초 색전증, 골반 내 자율신경 절단에 의한 성기능 장애 등이 있으며 수술 사망률은 1~3%이고 대부분이 심근경색으로 인해 발생한다.

10-2. Extracranial Carotid Stenosis

(from N Eng J Med 2001;345 :1113-1118)

Extracranial carotid stenosis는 TIA와 stroke의 중요한 원인으로, 대부분 HTN, DM, smoking, hyperlipidemia 등의 위험인자를 가진 환자에서 atherosclerosis에 의해 발생하며 위험인자가 없는 환자에서는 dissection, 타카야수 동맥염, fibromuscular dysplasia, radiation injury 등에 의해 발생한다. 경동맥 협착 환자의 50~75%가 transient monocular blindness나 transient hemispheric attack와 같은 TIA를 경험하며 stroke의 기전으로는 embolism과 low flow theory가 있다. Low flow infarct이 embolic infarct에 비해 일과성 허혈발작의 빈도가 높으며 같은 증상의 반복인 경우가 많고 수시간 또는 수일에 걸쳐 서서히 나빠지지만 임상적 결손정도는 embolic infarct에 비해 가벼우며 회복도 빠른 경향을 보인다. Extracranial carotid senosis의 진단에는 carotid duplex scan, CT angiography, MRA가 널리 이용된다.

치료의 첫째 목표는 carotid plaque의 진행을 억제하는 것으로 risk factor (HTN, DM, obesity, hyperlipidemia)의 조절, ACE inhibitor와 anti-platelet agent의 사용이 있으며 둘째로 carotid endarterctomy (CEA)나 angioplasty & stenting를 통해 carotid stenosis를 제거하는 것이다. CEA의 적응증은 50% 이상의 협착이 있으면서 증상이 있는 경우 또는, 증상이 없더라도 60~80% 이상의 협착이 있는 경우이다. Carotid stent는 최근 distal protection device의 이용으로 합병증의 발생이 CEA 수준으로 감소하였고 특히 다음 surgical high risk의 경우 carotid stenting이 추천된다.

1) Age greater than 80 years
2) The presence of severe heart disease or lung disease
3) Previous CEA with restenosis
4) Previous radiation therapy or radical neck surgery
5) Lesions distal or proximal to the usual cervical location

11. 혈관염(Vasculitis)

혈관염의 종류

Type	Arteries Commonly Affected	Histology
Polyarteritis nodosa	Medium size (especially, coronary, hepatic)	PMN infiltration, acute fibrinoid necrosis, aneurysmal dilatation
Takayasu's arteritis	Aorta and its branches	Granulomatous arteritis with fibrosis; marked luminal narrowing
Temporal arteritis (Giant cell arteritis)	Medium-large size (especially cranial vessels, aortic arch and its branches)	Lymphocyte infiltration, intimal fibrosis, granuloma formation
Thromboangiitis obliterans (Buerger's disease)	Small size (especially arteries of the distal extremities)	Inflammation and thrombosis without necrosis

11-1. 타카야수 동맥염(Takayasu's arteritis)

정의 : 타카야수동맥염(Takayasu arteritis)은 대형 혈관을 침범하여 육아종(granu-loma)을 형성하는 혈관염

1) 원인 및 병태생리

동양의 젊은 여성에 호발하며(남:여=1:10, 진단시 평균 나이; 29세) 발병. 원인은 아직 밝혀지지 않고 있다. Panarteritis로서 acute phase에는 intimal hyperplasia, medial and adventitial granulomatous arteritis을 일으키며 chronic phase에는 fibrosis에 의하여 폐쇄를 유발한다. 젊은 여자 환자가 carotid tenderness 호소하거나, 말초맥박이 약하거나 만져지지 않고, 양측 혈압에 차이가 있거나 동맥에 잡음이 들리면 반드시 타카야수 동맥염을 의심해야 한다.

2) 침범 부위와 분류

침범 부위; 특징적으로 대동맥과 주간 분지(major branch)를 침범하며, 원위 부위 보다는 대동맥 분지 기시 부위에 현저한 변화를 일으킨다.

① 대동맥궁과 그 주간지; carotid artery, brachiocephalic artery, subclavian a.
② 복부대동맥과 그 주간지; renal artery, celiac artery, mesenteric artery
③ 기타; coronary artery (주로 os), pulmonary artery, iliac artery, femoral artery

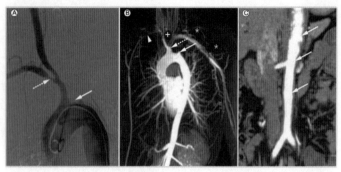

Angiography : occluded Lt. common carotid and subclavian arteries(arrow), tight stenosis in the proximal Rt. Subclavian artery(dotted arrow)

MRA occluded Lt. subclavian artery(arrow), severe tubular stenosis of the Rt. Subclavian artery(arrowhead). Severe diffuse narrowing in Lt. common carotid artery(dotted arrow)

CTA : extensive thickening of the aortic wall (arrows)

3) 임상 소견

① Acute phase

전신증상; 발열, 식욕부진, 체중감소, 피로감

침범된 동맥 부위의 국소적 통증, 압통

② Chronic phase: 침범된 혈관의 협착, 폐쇄로 인한 허혈 증상

가. Renal artery; 신성고혈압

나. Carotid artery; amaurosis fugax, hemiparesthesia

다. Vertebral artery; dizziness

라. Mesenteric artery; abdominal angina

마. Coronary artery; angina

바. Iliofemoral artery; claudication

4) 검사 및 진단

① Elevated ESR, mild anemia, elevated immunoglobulin levels (IgG, IgM)

② Confirmed by characteristic pattern on arteriography

; irregular vessel walls, stenosis, poststenotic dilatation, aneurysm formation, occlusion, increased collateral circulation

American College of Rheumatology 1990 criteria	
Criterion	Definition
Age at disease onset ≤40 years	Development of symptoms or findings related to TA at age≤40 years
Claudication of extremities	Development and worsening of fatigue and discomfort in muscles of one or more extremities while in use, especially the upper extremities
Decreased brachial artery pressure	Decreased pulsation of one or both brachial arteries
Blood pressure difference > 10mmHg	Difference of > 10mmHg in systolic blood pressure between arms
Bruit over subclavian arteries or aorta	Bruit audible on auscultation over one or both subclavian arteries or abdominal aorta
Arteriogram abnormality	Arteriographic narrowing or occlusion of the entire aorta, its primary branches, or large arteries in the proximal upper or lower extremities, not due to arteriosclerosis, fibromuscular dysplasia, or similar causes; changes usually foci or segmental

※ 위 6개 criteria 중 적어도 3개 이상 만족할 시 TA로 진단 가능
(sensitivity 90.5 %, specificity 97.8 %)
TA: Takayasu arteritis

5) 치료
① Drugs
- Steroid : 급성기에 PD 1mg/kg/day(최대60mg/day) (EULAR 2009 guideline) 사용하며 60%의 타카야수 동맥염 환자에서 임상적 관해, 중단하면 재발이 흔함. 따라서 대부분 2차 면역억제제 치료가 필요(methotrexate, azathioprine 이 가장 많이 사용)

MTX 15-25mg/kg 병용

Azathioprine 2mg/kg 병용

Cyclophosphamide 는 독성 및 불임과 관련된 합병증으로 생명을 위협하는 상황이나 다른 면역억제제에 잘 반응하지 않는 경우에만 사용

TNF 억제제 : 불응성 타카야수 동맥염 환자에게 고려(infliximab, etanercept, adalimumab)
② 경피적 혈관성형술(percutaneous transluminal angioplasty; PTA)
③ 혈관수술
→ 응급 상황이 아니라면 약물 치료로 염증 반응을 조절한 후에 PTA나 bypass surgery을 진행하는 것을 권한다.

3

Cardiology

11-2. 버거씨 병(Buerger's disease, TAO; thromboangiitis obliterans)

버거씨 병은 손발의 동맥과 정맥을 침범하는 원인미상의 염증성 질환으로 1908년 Leo Buerger가 처음 TAO라 명명하였다. <u>흡연력이 있는 젊은 남자가 팔꿈치 관절과 무릎 관절 이하 부위의 혈관 폐색 소견과 함께 맥박이 만져지지 않으면 버거씨 병을 의심해야 한다.</u>

1) 원인 및 병태생리

동양의 젊은 남성에 호발하며(남:여=10:1) 원인 불명이나, 흡연이 발병과 증상의 악화에 밀접한 관계가 있다. 급성기에는 폐색성 혈전을 동반한 급성 염증반응과 거대핵세포의 출현, 중간기에는 혈전의 기질화와 재개통 및 거대핵세포의 소실, 만성기에는 혈관 주위의 섬유성 유착의 소견을 보인다.

2) 침범 부위와 분류

침범 부위; 사지의 <u>medium~small sized artery and vein</u>

3) 임상 소견

① 동맥 폐색: claudication, ulcer, gangrene
② 정맥 폐색
  표재성 이동성 정맥염(superficial phlebitis migrans): 발적 압통이 나타나고 수 주간에 걸쳐 급성 염증은 서서히 회복되어 침범된 정맥이 폐색되고 줄 같이 만져지다가 검은 갈색의 색소 침착이 일어난다.

4) 진단

① 검사실 소견: acute phase에는 ESR, CRP 상승
② Duplex scan, CT or MR angiography, Conventional angiography: artherosclerosis에 의한 arteriosclerosis obliterans (ASO)와는 달리 큰 동맥들은 침범되지 않아 내경이 매끈하다.
③ Excisional biopsy: 침범 부위의 병리 소견으로 확진

5) 치료

* 금연 외의 별다른 치료가 없다.
① 비수술적 치료: 금연, 운동, 발 관리
② 수술적 치료: 교감 신경절제술의 효과는 불확실하며, 우회수술의 경우 혈관이 작아 성공율이 낮다.
③ 항생제는 도움이 될 수 있다.

항응고치료, 스테로이드: 도움이 되지 않는다.
④ 병변 진행하면 절단

12. Pulmonary Hypertension (ESC guideline 2015)

1) Hemodynamic definitions of PH

Definition	Characteristics	Clinical groups
PH	Mean PAP≥25mmHg	All
Pre-capillary PH	Mean PAP≥25mmHg PAWP≤15mmHg	1. Pulmonary arterial hypertension 3. PH due to lung disease 4. Chronic thromboembolic PH 5. PH with unclear and/or multifactorial mechanisms
Post-capillary PH	Mean PAP≥25mmHg PAWP>15mmHg	2. PH due to left heart disease 5. PH with unclear and/or multifactorial mechanisms

2) Comprehensive clinical classification of PH

1. Pulmonary arterial hypertension (PAH)

1.1 Idiopathic
1.2 Heritable
    1.2.1 BMPR2 mutation
    1.2.2 Other mutations
1.3 Drugs and toxins induced
1.4 Associated with :
    1.4.1 Connective tissue disease
    1.4.2 HIV infection
    1.4.3 Portal hypertension
    1.4.4 Congenital heart disease
    1.4.5 Schistosomiasis

1'. Pulmonary veno-occlusive disease and/or pulmonary capillary hemangiomatosis
    1'.1 Idiopathic
    1'.2 Heritable
        1'.2.1 EIF2AK4 mutation
        1'.2.2 Other mutations
    1'.3 Drugs, toxins and radiation induced
    1'.4 Associated with :
        1'.4.1 Connective tissue disease
        1'.4.2 HIV infection
1''. Persistent pulmonary hypertension of the newborn

2. Pulmonary hypertension due to left heart disease

2.1 Left ventricular systolic dysfunction
2.2 Left ventricular diastolic dysfunction
2.3 Valvular disease
2.4 Congenital/acquired left heart inflow/outflow tract obstruction and congenital cardiomyopathies
2.5 Congenital/acquired pulmonary veins stenosis

3. Pulmonary hypertension associated due to lung diseases and/or hypoxemia

3.1 Chronic obstructive pulmonary disease
3.2 Interstitial Lung disease
3.3 Other pulmonary disease with mixed restrictive and obstructive pattern
3.4 Sleep disordered breathing
3.5 Alveolar hypoventilation disorders
3.6 Chronic exposure to high altitude
3.7 Developmental lung diseases

4. Pulmonary thromboembolic pulmonar hypertension and other pulmonary artery obstructions

4.1 Chronic thromboembolic pulmonary hypertension
4.2 Other pulmonary artery obstructions
    4.2.1 Angiosarcoma
    4.2.2 Other intravascular tumors
    4.2.3 Arteritis
    4.2.4 Congenital pulmonary arteries stenosis
    4.2.5 Parasites (hydatisosis)

5. Pulmonary hypertension with unclear and/or multifactorial mechanisms

5.1 Hematological disorders: chronic hemolytic anemia, myeloproliferative disorders, splenectomy
5.2 Systemic disorders, sarcoidosis, pulmonary histiocytosis, lymphangioleiomyomatosis
5.3 Metabolic disorders: glycogen storage disease, Gaucher disease, thyroid disorders
5.4 Others: pulmonary tumoral thrombothic microangiopathy, fibosing mediastinitis, chronic renal failure (with/without dialysis), segmental pulmonary hypertension

3) 임상양상

– Symptoms

Non-specific; dyspnea on exertion, weakness, fatigue, angina, syncope,
Less commonly dry cough and exercise induced N/V
Abdominal distension, lower extremity edema in progressing RV failure

– Signs

Lt parasternal lift, accentuated pulmonary component of S2, right ventricular S3,
pansystolic murmur of TR and diastolic murmur of PR.
Elevated JVP, hepatomegaly, ascites, peripheral edema and cool extremity in
advanced disease.

※ PAH의 severity를 반영하는 physical finding (ACCF/AHA 2009)
 - Accentuated pulmonary component of S2 (90% 이상에서 apex에서 들림):
   high pulmonary Pr.가 PV closure가 세게 닫히도록 함.
 - Early systolic click: sudden interruption of opening of PV into high Pr artery
 - Midsystolic ejection murmur: high RV Pr. and RVH
 - Right ventricular S4: high RV Pr. and RVH
 - Increased jugular "a" wave: poor RV compliance

4) Diagnostic algorithm for the evaluation of PAH
   (ESC Guideline 2015)

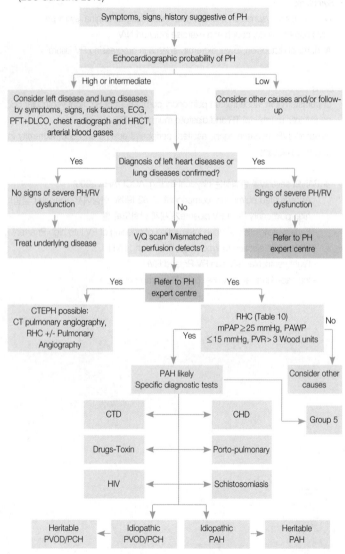

5) Rx of PAH
① 과격한 운동 금지(운동시 pulmonary a. pr.가 급격하게 상승함)
② Diuretic therapy (peripheral edema 감소)
③ O_2 supplement (dyspnea에 효과)
④ Anticoagulation : Idiopathic PAH에서는 생존율차이 보고됨. 다른 원인의 PAH에서는 controversial함.
⑤ CCB (Nifedipine 240mg/d, or Amlodipine 20mg/d; 고용량으로!)
   Idiopathic PAH환자중 catheterization 시 short-acting vasodilators에 반응 있었던 환자들에서 증상을 개선시키고 생존률을 증가시킴. 단, vasoreactive한 환자가 20% 미만임. (a fall in mean PAP≥10mmHg + a final mean PAP<40mmHg)
⑥ Endothelin receptor antagonist (Bosentan, Ambrisentan, Macitenan)
   운동 기능이 향상됨. 간기능 장애 흔하게 보고되어 LFT f/u 권장됨.
   cyclosporine, glyburide와 병용 금지.
⑦ Phosphodiesterase-5 inhibitors (Sildenafil, Tadalafil, Vardenafil)
   운동 기능이 향상됨. 두통이 가장 흔한 부작용.
   nitrovasodilator와 병용 금지.
⑧ Guanylate cyclase stimulators (Riociguat)
   운동 기능이 향상됨. 실신이 가장 흔한 부작용.
   PDE 5 inhibitor 와 병용 금기
⑨ Prostacyclin analogues (Iloprost, Epoprostenol, Treprostinil) and prostacyclin IP receptor agonist (Selexipag)
⑩ Lung transplantation
   Combination therapy나 IV prostacyclin 사용함에도 Rt. heart failure 지속되는 경우 고려.
   Donor organ에 따라 heart-lung, bilateral lung transplantation의 방법이 있음(최근에 single lung은 상대적으로 예후가 나빠서 추천되지 않음).

13. Perioperative Cardiovascular Evaluation in Noncardiac Surgery

(ACC/AHA 2014 Guidelines)

1) Cardiac evaluation and care algorithm for noncardiac surgery based on active clinical conditions
   (각 step에서 해당사항 없으면 다음 step으로 넘어간다)

- Step1 Emergency op.?

  Clinical risk stratification 후 수술 진행

- Step2 ACS 인가?

  그렇다면 수술을 연기하고 UA/NSTEMI/STEMI guideline 에 따라 치료

- Step3 Estimate perioperative risk of MACE (major adverse cardiac event)

  RCRI, NSQIP MICA, NSQIP surgical risk calculator calculator 와 같은 validated risk-prediction tool을 사용

RCRI clinical risk factor	IHD, CHF, renal insufficiency (Cr≧2.0), Insulin dependent DM, cerebrovascular dz (TIA or CVA), Intrathoracic, intra-abdominal or suprainguinal vascular surgery

· 0~1 clinical risk factors: low risk (<1%)

· 1~2 clinical risk factors: elevated risk of MACE

- step4 Low risk (<1%) 인 경우 추가적인 검사는 이득이 없으므로 수술 진행
- step5 Elevated risk of MACE인 경우 Functional capacity 확인

  Functional capacity≥4METs? 그렇다면 수술 진행

* MET (Metabolic equivalent):
- O_2 consumption of a 70kg, 40-year-old man in a resting state
- 1MET=3.5ml/kg/min
- Treadmill test result 에 나온다.

METs	Representative activities
1	Take care of self, such as eat, dress or use the toilet
4 (=일상생활)	Walk up a flight of steps or a hill Walk on ground at 6.4km/hr (=4mph) Run a short distance
4~10	Heavy work around the house such as scrubbing floors or lifting or moving heavy furnitures
10	Swimming, single tennis, football, basketball, skiing

- Step6 4METs 미만이면 추가 검사는 계획이 달라지는 경우에만 시행

  Pharmacologic or exercise stress test 가 normal 인 경우 수술 진행, abnormal 인 경우 coronary angiography and revasculization 후에 수술진 행 또는 비침습적 치료로 변경을 고려

- Step7 4METs 미만이면서 추가 검사를 해도 치료계획이 바뀌지 않는 경우

  추가검사 없이 수술을 진행하거나 비침습적인 치료로 변경을 고려

2) Intervention 후 항혈소판 치료를 고려할 때 수술 가능한 시기

  ① Balloon angioplasty: 14일 이후

② Bare metal stent: 30일 이후
③ Drug eluting stent: 180~365일 이후
④ CABG: 흉부외과적 수술에서 회복되면 다른 수술 가능

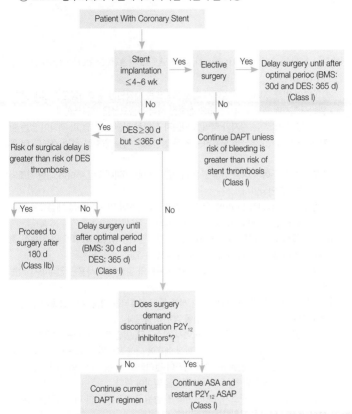

3) Perioperative medication: beta blocker
① 반드시 사용하는 경우(Class I)
- 치료목적의 BB 사용중인 환자(Angina, HTN, arrhythmia)
  복용중지 시 antihypertensive withdrawal syndrome 발생 위험성 있음
- Vascular surgery 예정
- 3가지 이상의 clinical risk factor + non-invasive test 양성

② 장기 지속형인 bisoprolol, atenolol이 지속시간이 짧은 metoprolol, carvedilol 보다 추천됨.

③ Target resting HR < 65 으로 수술 수일~수주 전 시작, 수술 후 천천히 tapering

14. BLS (Basic life support) and ACLS (Advanced cardiac life support)

2010년에 비해 2020년 지침에서 업데이트 또는 재확인된 주요사항은 다음과 같다

• 일반구조자에 의한 심폐소생술의 신속한 시작의 중요성을 재강조한다.

이유) 일반구조자는 환자가 맥박이 있는지 정확히 판단할 수 없고, 맥박이 없는 환자에 대해 심폐소생술을 보류하는 것은 불필요한 가슴 압박을 하는 것보다 더 유해하다.

• 에피네프린 투여에 대한 이전 권장 사항은 신속한 에피네프린 투여에 대한 강조와 함께 다시 확인되었다.

• 공통의 성인 심정지 알고리듬은 제세동불필요리듬이 있는 환자를 대상으로 신속한 에피네프린 투여의 역할을 강조하기 위해 수정되었다.

• 전문 심장소생술 시행 동안 동맥 혈압과 호기말이산화탄소(ETCO2)의 지속적 측정은 심폐소생술 품질을 개선하는 데 유용할 수 있다.

• 가장 최근 근거에 기반하여 이중 연속 제세동의 일상적인 사용은 권장하지 않는다.

• 정맥내(IV) 경로는 전문 심장소생술 시행 동안 선호되는 약물 투여 경로이다. 골내(IO) 경로는 IV 경로를 이용할 수 없을 경우 허용된다.

• 자발순환회복(ROSC) 후 환자 치료에서 산소공급, 혈압조절, 경피관상동맥중재술, 목표체온 유지치료, 다중방식 신경학적 예후에 대해 세심한 주의가 요구된다.

• 심정지 회복은 최초 입원 후 오랜 시간이 걸리므로 환자는 자신의 신체, 인지, 심리사회적 요구에 대한 공식 평가와 지원을 받아야 한다.

• 소생술 시행 후 일반구조자, EMS 인력 및 병원 의료진을 위한 디프리핑은 이들의 정신 건강과 안녕을 지원하는 데 유익할 수 있다.

• 임신 중 심정지 관리에서는 영아 구조 및 임신부 소생술 성공률 향상을 위해 필요한 경우 신속한 사후제왕절개 분만 준비와 함께 임신부 소생술에 중점을 둔다.

1) BLS and ACLS

① Adult BLS Health care providers

Adult Basic Life Support Algorithm for healthcare Providers

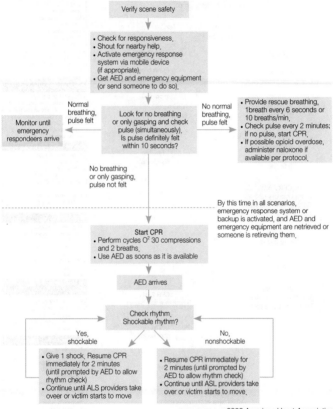

2020 American Heart Association

② Adult ACLS (Advanced Cardiac Life Support)

Adult Cardiac Arrest Algorithm

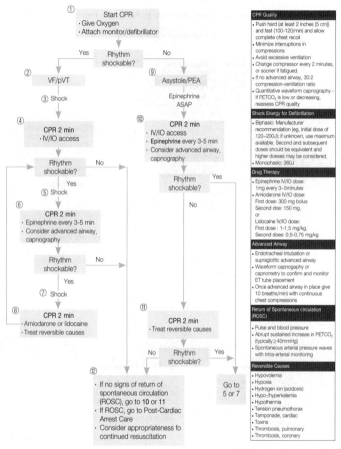

2020 American Heart Association

③ Adult Bradycardia Algorithm

Adult Bradycardia
(With Pulse)

Assess appropriateness for clinical condition.
Heart rate typically <50/min if bradyarrhythmia.

Identify and treat underlying cause
· Maintain patient airway; assist breathing as necessary. If the patient is short of breath, administer oxygen
· Oxygen - if <94%, 90% if ischemia present, or if short of breath
· Cardiac monitor to identify rhythm; monitor blood pressure and oximetry
· IV access
· 12-Lead ECG if available; don't delay therapy

Persistent bradyarrhythmia causing;
· Hypotension?
· Acutely altered mental status?
· Signs of shock?
· Ischemic chest discomfort?
· Acute heart failure?

No → Monitor and observe

Yes

Atropine IV Dose:
First dose: Atropine 1.0 mg
Repeat every 3-5 minutes
Maximum: 3 mg

If atropine ineffective:
· Transcutaneous pacing
OR
· Dopamine infusion:
2-20 mcg/kg per minute
OR
· Epinephrine IV infusion:
2-10 mcg per minute

Consider:
· Expert consultation
· Transvenous pacing

(2020 American Heart Association)

④ Adult Tachycardia Algorithm

Adult Tachycardia
(With Pulse)

Assess appropriateness for clinical condition.
Heart rate typically ≥150/min if tachyarrhythmia.

Identify and treat underlying cause
· Maintain patient airway; assist breathing as necessary
· Oxygen (if O_2 sat < 94%) or short of breath
· Cardiac monitor to identify rhythm; monitor blood pressure and oximetry

Persistent tachyarrhythmia causing;
· Hypotension?
· Acutely altered mental status?
· Sign of shock?
· Ischemic chest discomfort?
· Acute heart failure?

Yes →

Synchronized cardioversion
· Consider sedation
· If regular narrow complex, consider adenosine

No ↓

Wide QRS?
≥0.12 second

Yes →

· IV access and 12-Lead ECG if available
· Consider adenosine only if regular and monomorphic
· Consider antiarrhythmic infusion
· Consider expert consultation

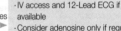

No ↓

· IV access and 12-Lead ECG if available
· Vagal maneuvers
· Adenosine (if regular)
· β-Blocker or calcium channel blocker
· Consider expert consultation

Doses/Details

Synchronized Cardioversion

Initial recommentded doses:
· Narrow regular: 50~100 J
· Narrow irregular: 120~200 J biphasic or 200 J monohasic
· Wide regular: 100 J
· Wide irregular: Defibrillation dose (NOT synchronized)

Adenosine IV Dose:

First dose: 6 mg rapid IV push; follow with NS flush.
Second dose: 12 mg if required.

Antiarrhythmic Infusions for Stable Wide-QRS Tachycardia
Procainamide IV Dose:

20~50 mg/min until arrhythmia suppressed, hypotension ensues, QRS duration increases > 50%, or maximum dose 17 mg/kg given. Maintenance infusion: 1~4 mg/min. Avoid if prolonged QT or CHF.

Amiodarone IV Dose:

First dose: 150 mg over 10 minutes. Repeat as needed if VT recurs. Follow by maintenance infusion of 1 mg/min for first 6 hours.

Sotalol IV Dose:

100 mg (1.5 mg/kg) over 5 minutes. Avoid if prolonged QT.

(2020 American Heart Association)

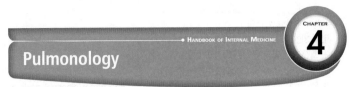

CHAPTER
4

HANDBOOK OF INTERNAL MEDICINE

Pulmonology

1. 호흡기 증상별 접근법

1) Cough

① Cough 기간별 원인

가. Acute cough (<3wks): 상기도 감염(common cold, acute bacterial sinusitis, pertussis), pneumonia, pulmonary embolism, CHF

나. Subacute cough (3~8wks): post-infectious (감염 후 남아 있는 염증 또는 post-nasal drip 때문), chronic cough의 원인에 대해서도 고려

다. Chronic cough (>8wks): chronic obstructive lung ds, bronchogenic ca., ACEI, postnasal drip (PND = upper airway cough syndrome, 비흡연자이면서 CXR 정상인 경우에 가장 흔한 원인임), asthma, GERD, eosinophilic bronchitis

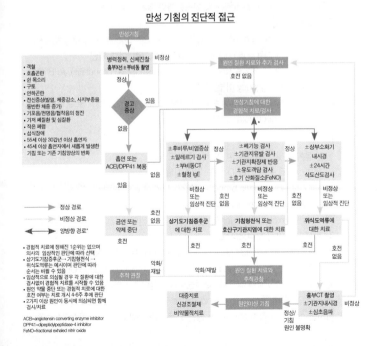

만성 기침의 진단적 접근

ACEI=angiotensin converting enzyme inhibitor
DPP41=dipeptidylpeptidase-4 inhibitor
FeNO=fractional exhaled nitrir oxide

② History taking, 접근법

가. Cough 기간(acute, subacute, or chronic)

나. 호흡기 감염과 관련된 증상이 있었는지?

다. 계절성인지, wheezing과 관련이 있는지?

라. Postnasal drip과 관련된 증상(nasal discharge, freq throat clearing, tickle in the throat) 혹은 GERD 관련 증상(heartburn, 역류 증상)이 있는지? (증상이 없어도 PND, GERD를 완전히 배제할 수는 없음)

마. Fever, sputum이 있는지, sputum이 있다면 양상은 어떤지?

바. 흡연, HIV, 환경적 요인, ACEI 복용 여부에 대해서 확인

③ 검사

가. 청진

ⓐ Inspiratory stridor: 상기도의 문제를 시사함

ⓑ Rhonchi, expiratory wheezing: 하기도 문제를 시사함

ⓒ Inspiratory crackle: 폐실질의 문제(ILD, 폐렴, pulmonary edema)를 시사함

나. CXR: mass, interstitial marking, honeycombing, cyst 등의 소견으로 감별에 도움이 됨

다. PFT: obstructive or restrictive 등 기능평가와 질환 감별 가능

라. Sputum exam

ⓐ Gross: purulent (chr bronchitis, bronchiectasis, pneumonia, lung abscess), blood (앞선 이유들과 endobronchial tumor 고려) 여부 확인

ⓑ Microscopic: >3% eosinophil (asthma, eosinophilic bronchitis), AFB stain, cytology (malignancy 여부) 등 확인

마. Bronchoscopy: endobronchial lesion 확인, cytologic, histologic specimen 획득

바. HRCT: ILD, bronchiectasis 확인에 도움

④ 치료

가. 원인 질환을 찾아 원인 질환에 맞춰서 치료

ⓐ 금연, ACEI 중단, GERD 치료, 감염 치료

ⓑ asthma, eosinophilic bronchitis: bronchodilator ± inhaled glucocorticoid

ⓒ bronchiectasis: chest physiology

나. Chronic, unexplained cough의 경우 가장 흔한 원인에 대해서부터 진단적 치료적 목적으로 약물 투여를 시도

: anti-histamine + decongestant, nasal glucocorticoid, nasal ipratropium for PND → asthma, non-asthmatic eosinophilic bronchitis 치료 → GERD 치료

다. 원인을 알 수 없고 specific Tx가 불가능하며 기침이 환자에게 이로운 점이 없이 불편만 일으킨다면 증상 치료: codeine 1T tid

라. 하지만 cough와 함께 sputum이 많은 경우에는 tracheobronchial toileting에 나

쁜 영향을 주므로 기침만 억제하려는 증상치료는 피해야 함

2) Dyspnea

① 감별진단

가. Respiratory system의 문제

ⓐ Controller: pulmonary receptor를 자극하여 dyspnea를 느끼게 함

ex) 임신(↑progesterone), aspirin, bronchospasm, interstitial edema, asthma, pulmonary embolism

ⓑ Ventilatory pump: chest wall (bone, muscle), airway, pleura의 문제

i) 기도저항 증가와 work of breath 증가: asthma, emphysema, chr bronchitis, bronchiectasis

ii) pump power 감소: kyphoscoliosis, myasthenia gravis, G-B syn

ⓒ Gas exchanger: alveoli, pulmonary vasculature, lung parenchyma의 문제

ex) pneumonia, pul edema, aspiration 등

나. Cardiovascular system의 문제

ⓐ High cardiac output: anemia, L-R shunt 등

ⓑ Normal cardiac output: diastolic dysfx (HTN, aortic stenosis, HCMP), pericardial ds (constrictive pericarditis)

ⓒ Low cardiac output: coronary artery ds → LVEDP↑ → pul edema

② 접근법

가. History: dyspnea 양상을 정확히 파악

ⓐ Orthopnea: CHF, obesity, asthma triggered by GERD의 indicator임

ⓑ Nocturnal dyspnea: CHF, asthma를 고려

ⓒ Platypnea (누우면 호전, 앉으면 dyspnea): LA myxoma, hepatopulmonary syndrome

ⓓ Chr persistent dyspnea: ILD, COPD

ⓔ Acute intermittent dyspnea: myocardial ischemia, pul embolism

나. Chest radiograph: hyperinflation (COPD), low lung volume (interstitial edema, fibrosis, diaphragmatic dysfx, impaired chest wall motion), parenchymal abnormality, enlarged cardiac silhouette (DCMP, valvular ds) (특히 CT는 lung parenchyma, PTE 확인에 큰 도움이 됨)

다. EKG, cardiopulmonary exercise test

4

Pulmonology

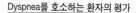

<u>Dyspnea를 호소하는 환자의 평가</u>

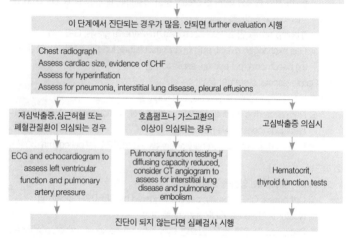

병력청취

⬇

증상의 양상, 발현시간, positional disposition, 지속적 vs 간헐적

⬇

신체검진

⬇

General appearance : Speak in full sentences? Accessory mucles? color?
Vital Signs: Tachypnea? Pulsus paradoxus? Oximetry-evidence of desaturation?
Cardiac exam: JVP elevated? Precordial impulse? Gallop? Murmur?
Extremities: Edema? Cyanosis?

⬇

이 단계에서 진단되는 경우가 많음. 안되면 further evaluation 시행

⬇

Chest radiograph
Assess cardiac size, evidence of CHF
Assess for hyperinflation
Assess for pneumonia, interstitial lung disease, pleural effusions

저심박출증,심근허혈 또는 폐혈관질환이 의심되는 경우	호흡펌프나 가스교환의 이상이 의심되는 경우	고심박출증 의심시
ECG and echocardiogram to assess left ventricular function and pulmonary artery pressure	Pulmonary function testing-if diffusing capacity reduced, consider CT angiogram to assess for interstitial lung disease and pulmonary embolism	Hematocrit, thyroid function tests

진단이 되지 않는다면 심폐검사 시행

3) Hypoxia

① 유용한 식

가. Alveolar arterial O_2 gradient

- $PAO_2 = [FiO_2 \times (PB-PH_2O)]-PaCO_2/RQ$

PB (barometric pressure) = 760mmHg

PH_2O (water pressure) = 47mmHg

RQ (respiratory quotient) = 0.8 (with mixed fuel)

if FiO_2=0.21 (room air), PAO_2=150 - ($PaCO_2 \times 1.25$)

(PAO_2 - PaO_2)의 정상범위: 젊은 사람은 <15mmHg, 노인에서는~30까지 정상

나. Arterial content of oxygen = $(1.34 \times Hb \times SaO_2) + (PaO_2 \times 0.0031)$

저산소증을 보이는 환자에게의 접근

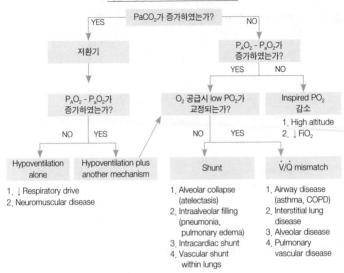

② Oxygen therapy
- 종류: 저유량(low-flow) vs 고유량(high-flow) → 가스 유량에 따라 나눌 경우
        비재호흡(non-rebreathing system) vs 재호흡(rebreathing system) 방식 →
        흡기가스에 호기가스가 혼합되는지 여부에 따라 나눌 경우
가. 저유량방식(low-flow system)
  ⓐ 특징: FiO_2가 산소 공급량, 산소 예비량(reservoir)의 용량, 호흡양상에 따라 변함
  ⓑ 종류: 비관(nasal prong), 마스크, 호흡낭이 부착된 마스크 등이 있음
    i) 비관
    장점 - 간편하고 상대적으로 환자에게 불편감이 덜하기 때문에 많이 사용됨
    단점 - 산소유량을 6L/min 이상 사용 시 비강 건조, 출혈 가능 FiO_2를
    0.40~0.45 이상 올릴 수 없음

4
Pulmonology

Guidelines for Estimating FiO₂ With Low-flow Oxygen Devices

100% O$_2$ Flow Rate (L)	FiO$_2$
Nasal cannula or catheter	
1	0.24
2	0.28
3	0.32
4	0.36
5	0.40
6	0.44
Oxygen mask	
5~6	0.40
6~7	0.50
7~8	0.60
Mask with reservoir bag	
6	0.60
7	0.70
8	0.80
9	0.80+
10	0.80+

Note : Normal ventilatory pattern is assumed.

　　ii) 마스크: 호흡낭(reservoir bag)을 부착하여 산소예비용적을 증가시키거나, 비재호흡 방식 마스크를 사용하여 FiO$_2$를 더 높게 유지할 수 있음(호흡낭이 부착된 마스크 사용시에는 흡입시 호흡낭이 완전히 허탈되지 않게 해야지만 기대하는 대로 높은 FiO$_2$가 나올 수 있음)

　나. 고유량방식(high-flow system)

　　ⓐ 특징: 환자의 호흡양상과 관계없이 일정한 FiO$_2$를 유지 → 고농도의 산소가 필요하거나 일정한 산소농도가 필요한 경우 사용

　　ⓑ 종류

　　　i) 공기포착방식(air entrapment system): Venturi mask(고압의 산소를 빠른 속도로 흐르게 하여 일정 비율로 대기와 섞이게 함)

　　　ii) 공기혼합방식(blending system, 미리 일정 비율로 산소와 공기를 섞어서 제공)

③ 산소독성(oxygen toxicity)

　가. 일반적으로 100% 산소를 12~24시간 흡입 하는 경우 발생(몇 % 산소를 몇 시간 동안 사용 시 발생하는지 정확한 자료는 없음)

　나. 폐포 투과성의 증가가 특징으로 ARDS로 진행도 가능

　다. 예방: 임상적으로 고농도 산소가 필요한 경우 가능한 48시간 이내에 FiO$_2$를 0.5~0.6 이하로 낮추는 것을 권장

ⓐ PEEP을 올려서 FiO_2를 낮춤

ⓑ SaO_2 90%, PaO_2 60mmHg를 target으로 너무 과한 oxygenation을 피함

④ 산소투여방법의 선택

　가. COPD환자: 비관이나 Venturi mask로 FiO_2를 0.24~0.28정도로 유지

　　target: SaO_2 88~90%, PaO_2 55~60mmHg

　나. ARDS: PEEP을 적용(hypoxia의 원인이 shunt인 경우에는 high FiO_2만으로는 hypoxia 교정이 어렵기 때문에)

4) Hemoptysis

① 정의

　가. Expectoration of blood

　나. Blood-streaked sputum, gross hemoptysis, and massive hemoptysis (> 100~600 cc/day 이거나 혈역학적으로 불안정하거나 호흡부전이 동반된 경우)

　다. Nasopharynx 와 GI tract 출혈과 감별해야 함

원인	
Inflammation	Bronchitis (most common cause of insignificant hemoptysis)
	Bronchiectasis (most common cause of significant hemoptysis)
	Tuberculosis
	Lung abscess
	Pneumonia
Neoplasm	Primary or metastatic
Cardiovascular	Pulmonary embolism
	Congestive heart failure
	Mitral stenosis
Other	Vasculitis (Wegener's granulomatosis, Goodpasture's syndrome)
	AV malformation
	Idiopathic pulmonary hemosiderosis
	Excessive anticoagulation (usually requires underlying lung disease), Trauma

② 진단적 검사

　가. PT, PTT, platelets

　나. CXR, chest CT

　다. Bronchoscopy (flexible or rigid)

　라. Sputum for gram stain, culture, AFB stain and culture, cytology

　마. ANCA, anti-GBM, urinalysis to r/o hematuria

non-massive hemoptysis 환자의 평가

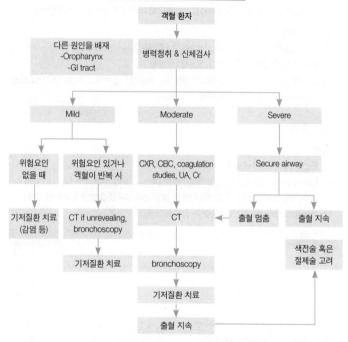

③ 치료

　가. Reverse coagulopathy

　나. Suppress cough (codeine 1t tid)

　다. Tranexamic acid acid po or iv (1 C tid or 1ⓐ q 6~8 h)

　라. Bleeding side dependent position으로 유지(정상 폐로 asphyxia되지 않게)

　마. Selective embolization (BAE)

　바. Selective intubation

　사. Balloon tamponade of bleeding site

　아. Surgical resection

2. 호흡기 내과의 검사 방법들

1) Plain chest x-ray anatomic landmarks

ANATOMIC SEGMENTAL ANATOMY		
Right lung		
Upper lobe	Apical	B1
	Anterior	B2
	Posterior	B3
Middle lobe	Lateral	B4
	Medial	B5
Lower lobe	Superior	B6
	Medial basal	B7
	Anterior basal	B8
	Lateral basal	B9
	Posterior basal	B10
Left lung		
Upper lobe	Apicoposterior	B 1, 3
Upper	Anterior	B2
	Superior	B4
Lingula	Inferior	B5
	Superior	B6
Lower lobe	Medial basal	B7
	Anterior basal	B8
	Lateral basal	B9
	Posterior basal	B10

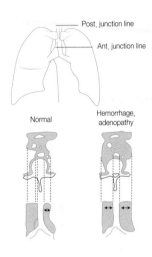

Post. junction line

Ant. junction line

Normal

Hemorrhage, adenopathy

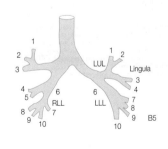

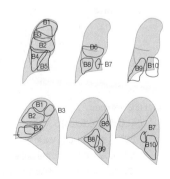

2) Pulmonary Function Test (Eur Respir J 2005; 26: 948-968)

① 정의

	Definition	Obstructive	Restrictive
FVC	Maximum air expelled in forced expiration 노력성 폐활량	Normal / ↓	↓
FEV_1	Forced expiratory volume in 1 second 1초간 노력성 호기량	↓ ↓	Normal / ↓
FEV_1/FVC	FEV_1/FVC × 100%	↓ ↓	Normal / ↑
RV	Volume remaining after maximum expiration	Normal / ↑	↓
TLC	Total lung capacity	Normal / ↑	↓

FVC = forced vital capacity; FEV_1 = forced expiratory volume in 1 second; RV = residual volume; TLC = total lung capacity

② Algorithms of PFT interpretation

가. Spirometry (만일 spirometry만 있고 TLC가 없는 경우는 점선을 따라가서 해석)

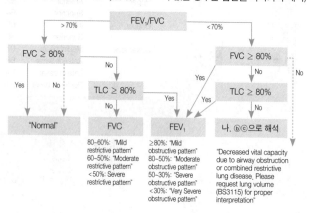

나. Lung volume

ⓐ TLC (% predicted)

80% <: normal lung volume

80~60%: mild restrictive pattern

60~40%: moderate restrictive pattern

<40%: severe restrictive pattern

ⓑ TLC > 120%, RV > 135%, RV/TLC > 40% 중 한가지 이상(+)

   : hyperinflation of the lung

ⓒ If requested with or following spirometry

   i) FEV_1/FVC < 70% & TLC > 80%: interpreted as 가.

   ii) FEV_1/FVC < 70% & TLC < 80%: combined pattern

    · Severity of obstructive pattern : by FEV_1 (%)

     ≥80%: mild obstructive pattern

     80~50%: moderate obstructive pattern

     50~30%: severe obstructive pattern

     <30%: very severe obstructive pattern

    · Severity of restrictive pattern: by TLC (%)

     80~60%: mild restrictive pattern

     60~40%: moderate restrictive pattern

     < 40%: severe restrictive pattern

다. Bronchodilator response

   ⓐ FEV_1 change > 12% & > 200ml: positive BD response

   ⓑ FVC change > 12% & > 200ml in the absence of (다. ⓐ)

    : Positive BD response (isolated volume response)

   ⓒ Any other finding: negative BD response

③ 폐절제수술시: PPO (predicted postoperative) FEV_1 및 DLCO 계산

(Chest 2003; 123: 2096-2103)

가. Pneumonectomy 예상시 lung perfusion scan 시행 후 perfusion method 이용

   · PPO FEV_1 (or DLCO) = preop FEV_1 (or DLCO) × (1-fraction of total perfusion for the resected lung)

나. Lobectomy 예상시에는 anatomical method를 이용하여 계산

   · PPO FEV_1 (or DLCO) = preoperative FEV_1 (or DLCO) × (1-y/z)

    y = No of functional lung segments to be removed

    z = Total No of functional segments (이전에 수술한 적이 없으면 18개)

    - 단, 과거 결핵 또는 폐질환으로 inhomogenous perfusion 의심되는 경우에는 lung perfusion scan 시행하여 perfusion method로도 PPO FEV_1 및 DLCO 계산할 것

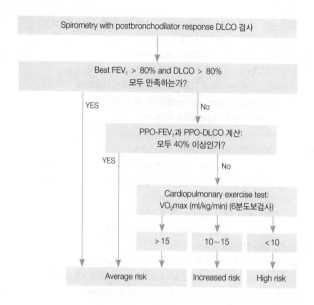

3) Bronchoscopy

① Indication of flexible bronchoscopy

　가. Any intermediate lung lesion, including diffuse and localized disease

　나. Assessment of airway patency

　다. Retained secretions or plugs

　라. Special situations

　　- Hemoptysis with a negative chest X-ray

　　- Positive sputum cytology for cancer with a negative chest X-ray

　　- Small, peripheral foreign bodies (in adult)

　　- Nasopharyngeal or laryngeal lesions

② Increased risks should be noticed

　가. Asthma: Hazard of increased airways obstruction (FEV$_1$ < 50% predicted)

　나. Uremia: Extreme danger of serious hemorrhage after biopsy (Cr > 3.0)

　다. Hemoptysis: Increased frequency of post-bronchoscopy bleeding (PLT < 80K)

　라. Lung abscess: Danger of rupture with flooding of airway by purulent material

　마. Immunosuppression: Danger of postbronchoscopy infection

　바. Obstruction of the SVC: Possibility of postoperative laryngeal edema

③ The absolute contraindication

가. Uncorrected bleeding diathesis (INR > 2.0)

나. Nonreversible hypoxemia with an PaO_2 that cannot be corrected to at least 65mmHg with supplemental oxygen (Saturation < 90%)

다. Acute hypercapnia with a resting $PaCO_2$ above 45mmHg

라. Serious cardiac arrhythmia

마. Recent MI (within six weeks)

④ Indication of EBUS-TBNA in LN staging of NSCLC

가. PET uptake 양성인 LN가 있는 경우

ⓐ N2-3: 1 (highest mediastinal), 2 (upper paratracheal), 3P (retrotracheal), 4 (lower paratracheal), 7 (subcarinal)

ⓑ N1: 10 (hilar), 11 (interlobar)

나. Mediastinal LN에 PET uptake 음성인 경우

ⓐ CT 상에서 LN의 short axis diameter > 1cm인 경우

ⓑ CT 상에서 LN의 short axis diameter가 5~9mm인 경우이면서 다음 중 한 가지를 만족하는 경우

- Central tumor (종양의 중심이 CT의 내측 1/3에 위치함)
- Primary tumor의 FDG uptake가 faint한 경우
- PET에서 N1 node에 uptake가 있는 경우

⑤ Indication of rigid bronchoscopy

가. 기관 및 주기관지가 폐쇄되어 다음의 증상이 있는 환자

- 호흡곤란(ATS grade 3 이상)
- 한쪽 폐의 완전 허탈, 또는 이로 인한 심한 흉통
- 1년에 2회 이상의 반복적인 폐렴

나. 원인질환: 폐암, 기관지결핵, 기도협착 등

4) 여러 가지 Chest CT의 특징

- CT 기기가 16 channel 이상의 MDCT로 바뀐 후, chest CT는 기본적으로 2.5mm 이하의 slice thickness로 whole thorax를 cover 하는 volume data를 얻음

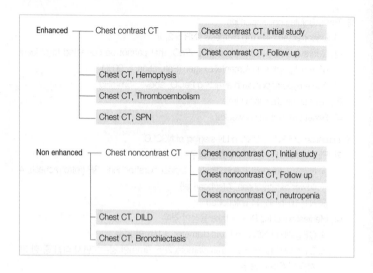

① Chest contrast CT, initial study

　가. Pre- and post-enhancement helical CT (2.5mm thickness) 찍고,

　나. Coronal reformation 시행

　　- Cover 되는 부위는 thoracic inlet 에서부터 kidney mid-pole까지이므로 he-
patic and adrenal metastasis까지 포함.

② Chest contrast CT, follow up

　: ①과 상동, 약간의 영상의 질 저하를 감수하고 방사선 조사량을 줄임

③ Chest CT, hemoptysis

　가. Pre- and post-enhancement helical CT (1.0mm thickness) 찍고,

　나. Coronal reformation 시행

　　- 우리나라에서 hemoptysis의 대부분이 bronchiectasis이며 동반된 bronchial
artery hypertrophy or tortuosity 여부를 보고 bronchial artery embolization의
유용성 여부를 예측.

④ Chest CT, thromboembolism

　가. Pre- and post-enhancement helical CT (1.0mm thickness) 찍고,

　나. Indirect venography 찍는다. (3분과 5분 delay)

　다. Coronal reformation 시행

　　- pulmonary artery를 enhance하여 non-enhance thrombus를 찾기 위함이므

로 조영제 주입후 다른 CT보다 10~15초 정도 빨리 스캔을 시행함.
- 추가로 하지를 듬성듬성 찍어 DVT 유무를 확인함.
- Reconstruction interval 1.25 (or 1)mm & image thickness 1.25 (or 1)mm로 중간에 skip되는 area 없이 비교적 선명한 영상을 얻을 수 있고, coronal image reformation도 제공

⑤ Chest CT, SPN
　가. Pre-enhancement helical CT (1.0mm thickness) 병변 부위 확대하여 찍고,
　나. Dynamic CT (1.0mm thickness) 병변 부위 확대하여 찍음(pre, 1, 2, 3분 delay).
　다. Whole thorax cover 하는 helical CT (5mm thickness, 2분 20초 delay)
　　- Solitary pulmonary nodule에서 조영제를 주입한 후 시간의 흐름에 따른 조영 증강의 정도를 측정하여 악성결절과 양성결절을 구별하고자하는 검사

⑥ Chest noncontrast CT, initial study
　가. Indication: initial work up for bronchiectasis, NTM, and bullae, contraindication for iodinated contrast media
　나. Pre-enhancement helical CT (2.5mm thickness) 찍고,
　다. Coronal reformation 시행

⑦ Chest noncontrast CT, follow up
　가. Indication: f/u of bronchiectasis or NTM, bullae, renal failure patient
　나. 부연설명: diagnostic image quality를 유지하면서, repeated CT scans에 따른 환자의 cumulative radiation exposure 를 최소화하기 위한 protocol ⑥과 상동 dose만 낮춤

⑧ Chest noncontrast CT, neutropenia
　가. Indication: immunocompromised patients (ANC <500)에서 fever or respiratory Sx (+) 일 때, pulmonary complication의 early diagnosis를 위한 protocol
　나. 부연설명: Chest radiography 상 보이지 않거나 characterization 되지 않는 병변에 대해, air-space lesion만을 evaluation할 목적으로 시행하는 매우 낮은 방사선 조사량의 CT. Chest radiography indication에 준하여 시행. Pulmonary nodule의 detection에는 너무 낮은 선량임

⑨ Chest CT, DILD study
　가. Indication: patients with diffuse interstitial lung ds or small airway ds
　　ⓐ Inspiration, volume data, whole thorax (1.0mm thickness helical)
　　ⓑ Supine, inspiration, thin section (1.0mm thickness, 10mm gap)
　　ⓒ Supine, expiration, thin section (1.0mm thickness, 10mm gap)
　　ⓓ Prone, inspiration, thin section (1.0mm thickness, 10mm gap)

⑩ Chest CT, bronchiectasis

　가. Indication: patient with bronchiectasis

　　　ⓐ Pre-enhancement helical CT (2.5mm thickness) 찍고,

　　　ⓑ Coronal reformation 시행

　　　* non-contrast CT와 달리 reconstruction kernel을 lung setting에 최적화 한 것
　　　으로 mediastinal evaluation은 제한적임

⑪ 3D trachea CT

　기관 협착 및 기관 종양이 있거나, stent 삽입과 같은 중재적 치료가 필요한 환자에
　서 기도의 상태를 파악하기 위해서 시행하는 검사임. 2.5mm helical CT 검사 후에
　이를 3차원 이미지로 재구성하여 제공

3. Pneumonia (폐렴)

　CAP와 HAP/VAP의 진단 및 치료 guideline을 여러 기관에서 제시하고 있지만 국가
　별, 지역별, 기관별로 pathogen의 prevalence, antibiotics의 availability 및 cost 등
　에 차이가 있어 해당 기관의 실정에 맞는 guideline을 따라야 한다. 이에 본 매뉴얼
　에서는 국내 실정에 가장 적합하다고 판단되는 다음의 저널들을 참고로 pneumonia
　파트를 정리하였다.

① 질병관리청

② 성인 지역사회 획득 폐렴, 항생제 사용 지침 2017 guideline

③ CAP: Infection and chemotherapy: Vol41. No.3, 2009

④ HAP/VAP:Am J Infect Control 2008;36:S93-100, Am J Infect Control 2008;36:S83-92

⑤ Management of Adults With HAP/VAP : ATS/IDSA 2016

⑥ Diagnosis and Treatment of Adults with CAP : ATS/IDSA 2019

1) Community-acquired pneumonia (지역사회 폐렴)

① 서론

　: 고형장기이식, 조혈모세포 이식, neutropenia, high dose steroid 사용자, CD4+ T
　cell <350/mm^{3}인 HIV(+), 기타 면역저하자를 제외한 18세 이상 성인의 CAP에 대
　한 지침임

② 임상양상

　가. 전형성 폐렴군의 임상양상

　　　ⓐ 증상: 급격한 발열, 오한, 화농성 객담을 동반한 기침, 호흡곤란, 흉막성 흉통

　　　ⓑ 방사선 이상 부위의 이학적 검사: 둔탁음(dullness), 진동음(fremitus)의 증가, 양

명음(egophony), 기관지 호흡음(bronchial breath sounds), 수포음(rale)

나. 비전형성 폐렴군의 임상양상

ex) *Mycoplasma pneumoniae, Legionella, Chlamydophila pneumoniae, C.psittaci, Coxiella burnetii, Francisella tularensis, H.capsulatum, Coccidioides immitis*

ⓐ 증상: 점진적인 발현양상, 폐외 증상(두통, 근육통, 피로, 오심, 구토, 설사)

ⓑ 이학적 검사: 방사선 소견에 비하여 이상 소견이 미약함 → 임상양상만으로 균을 예측하기는 거의 불가능하다.

ⓒ 구체적인 예

   i) Mycoplasma 폐렴 : 다형홍반, 용혈성빈혈, 수포성 고막염(bullous myringitis), 뇌염, 횡단척수염(transverse myelitis)과 같은 폐외증상 동반 가능

   ii) Influenza virus, respiratory syncytial virus, measles, varicella-zoster virus, cytomegalovirus 등에서도 비전형적인 임상양상을 보이는 폐렴 가능

   iii) Hantavirus: 발열, 급격한 진행성 호흡부전, CXR에서 미만성 폐침윤 가능

다. 환자 요인별 임상양상

ⓐ leukopenia 환자: CXR 변화가 느릴 수 있고 호흡기 증상도 미약할 수 있으며, 발열, 빈호흡, 의식변화 등의 증상만 나타날 수도 있음

ⓑ 고령, 중증의 환자: 발열이 없을 수 있음

③ 원인균 진단을 위한 적절한 진단방법

가. 항생제 내성이 의심되는 경우: sputum G/S & culture

나. 폐결핵 의심: sputum AFB stain & culture

다. 임상적 역학적으로 Legionella, influenza 의심시에는 해당 검사가 권장됨

라. 혈액배양 검사: 균 검출률은 5~14%로 높지 않지만 균이 자랄 경우, 진단적 가치가 높음 → 중증 CAP, 면역 저하자의 경우 특히 필요

마. 호흡기 검체의 도말 및 배양검사: 입원한 모든 CAP환자에서 추천

ⓐ 항생제 투여 전에 배출이 원칙

ⓑ 상피세포 <10개/LPF(저배율) & 백혈구 >25개/LPF → 구강 분비물에 오염되지 않은 적절한 객담으로 판단함

ⓒ 적절한 객담인데 S.aureus나 G(-)bacilli가 없다면 원인균으로 작용했을 가능성이 매우 낮기 때문에 관련된 spectrum의 항생제를 중단하는 근거로 사용할 수 있음

ⓓ More invasive technique: bronchoscopy를 이용한 transbronchial aspirate, protected double-sheathed brush (PSB), BAL, TBLB 등 → 경험적 항생제 치료에 반응이 없거나, 면역억제상태의 경우 고려

ⓔ 배양검사의 해석: 호흡기 검체 배양 결과는 상재균이나 오염균의 가능성이 있어 해석에 주의가 필요(임상적 상황을 고려해서 해석, 정량적 방법을 이용)

바. 항원검사: *S.pneumoniae, Legionella pneumophila* serogroup 1 소변 항원 검사

   ⓐ 장점: 결과를 신속히 알 수 있고 항생제 사용 후에도 진단율이 높음

   ⓑ 단점: 비용이 비싸고 항생제 감수성 검사를 할 수 없음

   ⓒ *S.pneumoniae* 소변 항원 검사는 과거 CAP Hx(+), 만성 폐질환에서 위양성인 경우가 있으나 COPD환자에서 정상 집락균과는 무관

   ⓓ *Legionella*검사의 적응증: 원인 미상 폐렴 입원 환자, 중환자실에 입원한 폐렴 환자, 역학적 가능성(+), β-lactam계 항생제에 반응이 없는 경우

사. 혈청검사: *Chlamydia, Mycoplasma, L.pneumophila*가 아닌 기타 Legionella

   ⓐ 회복기의 IgG 역가가 급성기에 비해 4배 이상 상승한 경우 진단 가능

   ⓑ 초기 진단에는 유용하지 못하고 후향적 확진 및 역학적 연구에 이용될 수 있음

아. 기타검사: PCR, 단클론항체, DNA 탐색자 등을 이용한 방법들

   ⓐ CAP에서의 통상적 사용은 고려사항이 아님

   ⓑ Influenza 유행시기 호흡기분비물로 항원을 신속히 진단할 수 있음

   ⓒ RSV 항원 검사는 성인에서 민감도가 낮아(<15%) 유용하지 않음

자. 참고 사항

   ⓐ 원인균이 밝혀지면 pathogen-specific antibiotics를 사용할 수 있으나, 50% 이상에서는 원인균을 증명 못함

   ⓑ 원인균을 증명 못해도 치료의 결과가 다르지 않기 때문에 CAP의 모든 환자에서 원인균을 찾기 위한 모든 검사가 필요한 것은 아님

   ⓒ 외래 환자: 원인균 진단을 위한 검사가 필수는 아님

④ 국내 CAP의 원인균

\- 원인균의 분포는 기저질환이나 위험인자에 따라 차이가 있으므로 항생제 선택시 기저질환과 위험인자를 고려해야 함

가. 세균성 폐렴균 중 *S.pneumoniae*가 가장 중요한 원인균(27~44%)

나. 비정형 폐렴의 원인 미생물

   ⓐ *M.pneumoniae* (6.3~9.2%), *C.pneumoniae* (7.3~13.2%), *Legionella* (0~5.3%)

   ⓑ 특히 Legionella는 중환자실 입원이 필요한 중등도 이상의 폐렴에서 다른 비정형 폐렴균에 비해 더 흔한 원인균임

   ⓒ 국내에서 비정형 폐렴의 기타 원인 미생물로 *M.tb*, NTM, *Leptospira, Orientia tsutsugamushi, Coxiella burnetii* 등을 생각할 수 있음

   ⓓ 결핵을 의심해야 하는 경우: 항생제 치료 반응이 느린 경우, DM, COPD, CRF, steroid 장기 복용자

   ⓔ fluoroquinolone의 사용은 결핵 진단을 지연시킬 수 있어 결핵을 배제할 수 없는 경우에는 경험적 1차 치료제로 사용하는 것은 피해야 함

	Etiologies according to severity
외래환자	*S.pneumoniae, M.pneumoniae, H.influenzae, C.pneumoniae, respiratory viruses*
입원환자	*S.pneumoniae, M.pneumoniae, C.pneumoniae, H.influenzae, Legionella spp., respiratory viruses*
ICU환자	*S.pneumoniae, S.aureus, K.pneumoniae, E.coli, P.aeruginosa, Enterobacter, H.influenzae, Legionella spp.,*

Others: *M.tuberculosis, Orientia tsutsugamushi, Leptospira*

Risk factor	Common etiology
Heavy alcohol drinking	*S.pneumoniae, oral anaerobes, G(-)(K.pneumoniae), M.tuberculosis*
COPD ±smoking	*H.influenzae, P.aeruginosa, Legionella spp. S.pneumoniae, M.catarrhalis, C.pneumoniae*
structural lung ds such as bronchiectasis	*P.aeruginosa, B.cepacia, S.aureus*
Aspiration	*Enterobacteriaceae, Anaerobes*
Bronchial obstruction	*Anaerobes, S.pneumoniae, H.influenzae, S.aureus*
influenza season	*S.pneumoniae, S.aureus, H.influenzae*
Occurring in autumn, rash with eschar	*Orientia tsutsugamushi*
Intravenous drug abuser	*S.aureus, Anaerobes, M.tb, S.pneumoniae*
Exposure to air conditioning of building for last 2 weeks	*Legionella spp.*
Exposure to birds	*C.pneumoniae*

(Infection and Chemotherapy: Vol.41, No.3, 2009)

⑤ 주요 원인균의 항생제 내성 실태

　가. 국내 *Streptococcus pneumoniae*의 항생제 내성

　　ⓐ Penicillin 내성률이 매우 높은 것(중등도 이상의 내성: 64.5~91.3%)으로 알려져 왔으나 S.pneumoniae에 의한 폐렴의 임상 성적이 penicillin 내성 정도와 연관성이 별로 없다는 연구 결과가 있어 미국 CLSI의 감수성 판정 기준이 2008년 1월 개정됨

　　　→ 개정된 기준에 따라 분석하면 내성률은 0%, 중등도 내성 25.8%

　　ⓑ Amoxicillin/clavulanic acid: 내성률 9.7%, 중등도 내성 6.5%

　　ⓒ Cefuroxime: 내성률 61.3%, 중등도 내성 3.2%

　　ⓓ Macrolide: 내성률 62.0~87.6%

　　ⓔ Fluoroquinolone: 아직 내성률이 높지 않지만 점차 상승 추세임(ciprofloxacin 12.6%, levofloxacin 2.2~3.0%, moxifloxacin 0~1.7%)

　나. 국내 *Haemophilus influenzae*의 중등도 내성 또는 내성률

　　: Ampicillin 58.1%, amoxicillin/clavulanic acid 13.5%, cefuroxime 9.2%, cefaclor 41.0%, levofloxacin 1.3%

다. 기타

ⓐ M.pneumoniae: 일본의 경우 macrolide 내성률이 14.4%로 증가 추세

ⓑ 지역사회획득 S.aureus 감염에서 MRSA의 비중이 증가 추세

⑥ 입원치료 여부 결정

가. 배경

ⓐ 불필요한 입원은 의료비용을 상승시킴

ⓑ 입원은 혈전증을 증가시키고 내성균의 중복 감염 위험성을 높임

ⓒ 외래 치료를 하다가 입원하는 경우 사망률이 더 높음

ⓓ 중증 환자가 ICU로 입원하지 않고 뒤늦게 ICU로 가는 경우 사망률이 더 높음

→ 환자의 중증도에 따라 입원 여부, ICU 입실 여부를 결정해야 함

나. PSI: Pneumonia Patient Outcome Research Team (PORT)에서 나온 점수체계

ⓐ 단점

i) 나이의 영향이 너무 큼

ii) SpO_2 < 90% or PaO_2 < 60mmHg인 경우에는 PSI에 상관없이 입원 고려해야 함

다. CURB-65: 영국흉부학회에서 최근에 제시한 중증도 지표

ⓐ 장점: 환자의 severity에 대한 assess가 간편함

ⓑ 단점: 기저질환은 고려 대상이 아니어서 기저질환이 있는 환자에게 적용이 어려움

ⓒ 최근 연구에 의하면 > 65세 보다 > 80세가 더 중증도와 예후를 잘 반영한다고 함

ⓓ PSI와 CURB-65 비교: 예측력은 동등하나 적용성 면에서 CURB-65/CRB-65 가 월등

라. 임상적 판단: PSI, CURB-65에서 저위험군으로 나와도 입원이 필요한 경우

ⓐ 폐렴의 합병증 자체

ⓑ 기저질환의 악화

ⓒ 경구복용이 불가능하거나 외래간호가 어려운 상황

ⓓ 점수체계의 여러 항목에서 약간씩 못 미쳐 저위험군으로 판정된 경우

마. 중환자실 입원 결정

ⓐ PSI 5군이나 CURB-65의 3~5점에 해당하는 환자에서 고려 가능

→ 기계환기 보조 필요 or 패혈성 쇼크에는 이견이 없고, 다른 특정 기준은 없어 여러 상황을 고려하여 입실을 결정

PSI (pneumonia severity index) 폐렴 중증도 지표 점수	
Patient characteristic	Points
환자연령	
남자	만연령
여자	만연령-10
요양시설 거주자	+10
동반 질환	
신생물병	+30
간질환	+20
울혈성 심부전	+10
뇌혈관 질환	+10
만성신장 질환	+10
진찰시 징후	
급성 정신상태 장애	+20
호흡수 > 30/분	+20
수축기혈압 < 90mm Hg	+20
체온 < 35°C 혹은 > 40°C	+15
맥박수 > 125/분	+10
검사실 수치	
동맥혈 pH < 7.35	+30
BUN > 30 mg/dL	+20
Na < 130 mEq/L	+20
혈청 포도당 > 250mg/dL	+10
Hb < 9g/dL (Hematocrit < 30%)	+10
PaO_2 < 60 mmHg (SaO_2 < 90%)	+10
CXR 상 흉수	+10
Total Score	

Class	Risk	No. of points	Mortality, %	Recommended site of care
I		*	0.1~0.4	외래
II	Low	1~70	0.6~0.7	외래
III		71~90	0.9~2.8	외래 또는 짧은 입원
IV	Moder	91~130	8.2~9.3	입원
V	High	> 130	27.0~31.1	입원(ICU 고려)

* 기저질환 없는 50세 미만이면서 임상적으로 중한 증상 없는 경우

4

Pulmonology

CURB-65 factors		Mortality, Risk, and Recommended place for Tx			
Clinical factor	Points	Score	Mortality	Risk	치료장소
C (confusion)	1	0	0.7%	Low	외래
U (BUN > 19mg/dL)	1	1	2.1%		
R (RR ≥30/min)	1	2	9.2%	Mod	입원
B (SBP ⟨90mmHg	1	3	14.5%	High	ICU
or DBP ≤60mmHg)		4	40%		
65 (≥65 years)	1	5	57%		

ATS/IDSA 중증 지역사회획득 폐렴 기준

Criteria for severe pneumonia	One major or more Three minor or more
주기준	침습적 기계환기
	승압제가 필요한 패혈성 쇼크
부기준	호흡수 ≥30회/분
	PaO₂/FiO₂ ratio ≤250
	다엽성 침범
	혼돈/지남력 장애
	BUN ≥20 mg/dL
	WBC <4,000/mm³
	Platelet <100,000/mm³
	저체온증 <36℃
	적극적인 수액소생이 필요한 저혈압

⑦ 초기 경험적 치료시 항생제의 선택(약물 나열은 알파벳순임)

　가. 외래에서의 경험적 항생제

　　ⓐ β -lactam ± macrolide (경구)

　　　: amoxicillin 또는 amoxicillin-clavulanate, cefpodoxime, cefditoren

　　　　　± azithr, clarithromycin, erythromycin, roxithromycin

　　ⓑ Respiratory fluoroquinolone (경구): gemifloxacin, levofloxacin, moxifloxacin

　나. 일반병동으로 입원하는 경우의 경험적 항생제(P.aeruginosa 감염이 의심되지
　않는 경우임)

　　ⓐ β -lactam + macrolide (비정형세균에 의한 폐렴 또는 중증에서 임상적 안정
　　도달 비율 높음)

　　　: Cefotaxime, ceftriaxone, ampicillin/sulbactam, or amoxicillin/clavulanate

　　　　+ azithromycin, clarithromycin, erythromycin or roxithromycin

　　ⓑ Respiratory fluoroquinolone: gemifloxacin (PO), levofloxacin (IV or PO),
　　moxifloxacin (IV or PO)

　다. 중환자실로 입원하는 경우의 경험적 항생제(병합요법 권장)

　　ⓐ P.aeruginosa 감염이 의심되지 않는 경우

    i) β-lactam + azithromycin

      : Cefotaxime, ceftriaxone, ampicillin/sulbactam, amoxicillin/clavulanate + azithromycin (IV or PO)

    ii) β-lactam + fluoroquinolone

      : Cefotaxime, ceftriaxone, ampicillin/sulbactam

        + gemifloxacin (PO), levofloxacin (IV or PO), moxifloxacin (IV or PO)

*페니실린 과민반응이 있는 경우에는 호흡기 fluoroquinolone + aztreonam 권장

  ⓑ Pseudomonas 감염이 의심되는 경우의 경험적 항생제

    i) Antipneumococcal, antipseudomonal β-lactam (cefepime, piperacillin/tazobactam, imipenem, meropenem)

      + ciprofloxacin 혹은 levofloxacin (750mg/d)

    ii) Antipneumococcal, antipseudomonal β-lactam+ aminoglycoside + azithromycin

    iii) Antipneumococcal, antipseudomonal β-lactam + aminoglycoside + antipneumococcal fluoroquinolone (gemi, levo, moxi)

  ⓒ MRSA 감염이 의심되는 경우의 경험적 항생제

  vancomycin or teicoplanin or linezolid (clindamycin or rifampin 추가 고려)

    cf. Daptomycin 은 폐렴에서는 권장되지 않음. Tigecycline 도 폐렴에서 근거 부족함

라. 참고 사항

  ⓐ Macrolide, tetracycline 단독요법은 권장 안함(∵ S.pneumoniae의 높은 내성률) (단, 비정형 폐렴균을 표적으로 병용시 macrolide 대신 doxycycline을 투여 가능)

  ⓑ 외래 치료 대상 환자에서 β-lactam 단독, β-lactam + macrolide, quinolone 에 대한 연구는 없어 3가지 모두 추천

  ⓒ 입원 환자에서는 비정형 폐렴균에 효과적인 항생제 포함시 결과가 더 우수하여 β-lactam 단독을 추천하지는 않음

  ⓓ Cefuroxime은 권장하지 않음(∵ 국내에서 S.pneumoniae의 높은 내성률)

  ⓔ 외래환자에서 quinolone 단독 사용은 다음의 이유로 주의해야 함: 결핵에서도 우수한 항균력이 있어 오진 가능성이 있다. S.pneumoniae에서의 내성 유도 위험성이 있다.

  ⓕ Levofloxacin은 500mg 1일 1회 요법보다 750mg 1일 1회 요법이 약역학적으로 더 이상적임(외래 환자의 경우 750mg 1일 1회 5일 요법을 추천)

  ⓖ Pseudomonas에 의한 폐렴의 가능성을 생각해야하는 경우: 음주, 기관지확장증과 같은 폐의 구조적 질환, 반복되는 COPD 악화로 인해 항생제와 스테로이드를 자주 투여해 온 병력, 최근 3개월 이내 항생제 투여 기왕력

ⓗ non-severe CAP에서 corticosteroid 사용은 routine 하게 권고되고 있지 않으며, mortality 나 organ failure 관점에서 benefit 에 대한 date 는 없음

ⓘ 입원한 influenza test (+) 인 CAP 환자의 경우, oseltamivir 와 같은 anti-influenza 치료가 권고됨

ⓙ MRSA 감염이 의심되는 경우의 경험적 항생제 vancomycin or teicoplanin or linezolid (clindamycin or rifampin 추가 고려)

cf. Daptomycin 은 폐렴에서는 권장되지 않음. Tigecycline 도 폐렴에서 근거 부족함

⑧ 원인균에 따른 적절한 항생제

가. 원인 미생물이 확인된 경우 이를 표적으로 항생제를 바꾸는 것을 추천함

나. 권장되는 항생제 및 경구용으로 전환시에는 다음 표를 참고

Recommended Antimicrobial Therapy according to Etiologic Microorganism

Pathogen	Preferred Antibiotics	Alternative Antubuitucs
Streptococcus pneumoniae	penicillin G, high dose amoxicillin	3rd generation cephalosporin (cefotaxime, ceftriaxone), respiratory FQ, glycopeptides
Haemophilus influenzae β-lactamase non-producing β-lactamase producing	amoxicillin 2nd or 3rd generation cephalosporin, β-lactam/β-lactamase inhibitor	respiratory FQ respiratory FQ
Staphylococcus aureus methicillin-susceptible methicillin-resistant	anti-staphylococcal penicillin or 1st generation cephalosporin glycopeptide	clindamycin linezolid
Enterobacteniaceaes	3rd generation cephalosporin, β-lactam/β-lactamase inhibitor	carbapenem (except ertapenem), FQ
Pseudomonas aeruginosa	antipseudomonal β-lactam ±aminoglycoside or FQ	carbapenem, ciprofloxacin or levofloxacin
Mycoplasma pneumoniae	macrolides	respiratory FQ, doxycycline
Chlamydophila spp.	macrolides	respiratory FQ, doxycycline
Legionella spp.	respiratory FQ, macrolides	doxycycline
Coxiella burnetii	doxycycline	macrolide, FQ
Anaerobes	β-lactam/β-lactamase inhibitor, clindamycin	carbapenem
Influenza virus	oseltamivir	

FQ: fluoroquinolone

(Infection and Chemotherapy: Vol.41, No.3, 2009)

⑨ 경구 치료 및 퇴원 시점

　가. 경구 치료로 전환하는 기준

　　ⓐ 기침 및 호흡곤란의 호전

　　ⓑ 해열: 8시간 동안 체온 < 37.8 유지

　　ⓒ 혈액검사에서 백혈구 수의 정상화

　　ⓓ 충분한 경구섭취량 및 정상적인 위장 흡수 기능

　　→ 주사로 사용한 항생제와 동일한 제제 혹은 같은 계열의 항생제 사용이 권장됨

　나. 퇴원 시점

Causes of Pneumonia with no Response to Antimicrobial Therapy	
Misdiagnosis	CHF, pulmonary embolism, AMI, malignant, sarcoidosis, CRF, BOOP vasculitis (Wegener granulomatosis, etc), pulmonary hemorrhage, drug-induced lung diseases, eosinophilic pneumonia, HP
Problem in patients	Focal site: obstruction, foreign body, Immune suppression Complication of pneumonia: pleural empyema, parapneumonic effusion
Problem in drugs	Errors in selection of drugs, dosage, or route of administration Adverse reactions such as drug fever or drug interaction
Problem in micro-organisms	Resistant bacteria, superinfection, uncommon organisms (Mycobacterium, Nocardia, fungus, virus, anaerobes, etc.)
Metastatic infection	Endocarditis, meningitis, arthritis, pericarditis, peritonitis, etc

(Infection and Chemotherapy: Vol.41, No.3, 2009)

　　ⓐ 임상적 안정상태 (발열 호전〉24시간, HR < 100 회/분, 과호흡 호전, 혈압저
　　　하 안정, 저산소증호전, 백혈구 수치 호전)

　　ⓑ 경구식이 가능

　　ⓒ 다른 기저질환의 입원 치료가 필요 없는 상태

　　ⓓ 환자의 관리가 퇴원 후에 문제가 없는 경우

　　→ 모두 만족할 필요는 없지만 만족시키지 못하는 항목이 많을수록 예후 불량

⑩ 적절한 치료 기간

　가. 일반적으로 적어도 5일 이상, 7~10일 정도 항생제를 투여

　　: 원인 미생물, 환자 상태, 항생제 종류, 치료 반응, 합병증 유무 등에 따라 다름

　나. Gemifloxacin과 levofloxacin (750mg/일)은 5일로 충분하다는 연구가 있고 반감
　　기가 긴 항생제(azithromycin)는 3~5일로도 충분함

　다. 단기 치료로 불충분한 경우: 균혈증 동반, 폐외 장기의 감염 동반, 초기에 반응이
　　안 좋았던 경우, cavity 형성, 특히 *Legiollena* 폐렴은 적어도 14일 이상 치료 필요

⑪ 완치 판정을 위한 적절한 검사 및 추적검사 기간

　가. 완치의 정의: 임상증상과 진찰소견이 폐렴 이전 범위로 호전이 있으며 CXR의
　　음영이 소실되거나 호전되었을 때

ⓐ 보통 호흡기 증상은 14일 정도면 호전, CXR는 4~12주 정도, 전반적인 삶의 지표는 최대 6개월 정도 지나야 증상 전의 상태로 회복됨

ⓑ 만일 임상양상과 CXR소견이 불일치하면 CT, 기관지내시경 등이 필요할 수 있음

나. 치료반응 평가 판단 : 치료 3-4일 째 반복하여 CRP 측정은 치료실패 또는 합병증 위험이 증가된 환자들을 확인하는데 도움, Procalcitonin 반복 측정은 예후 예측의 보조적으로 사용, 항생제 사용량이나 기간 줄이는데 도움

다. 재방문 시점: 대부분 CAP의 치료기간이 7~10일 정도이므로 퇴원 후 7일 정도에 재방문이 바람직함. 만성 호흡기 질환이 있거나 고령인 경우 장기간 추적관찰 필요 (50세 이상, 남성, 흡연자에서는 치료 7-12주 이후 폐암 같은 기저질환 감별 필요)

2) Hospital-acquired pneumonia (HAP), Ventilator-associated pneumonia (VAP), Healthcare-associated pneumonia (HCAP)

① 정의

가. HAP: pneumonia occurring > 48h after admission that was not incubating at the time of admission

나. VAP: pneumonia appearing > 48~72h after endotracheal intubation

다. HCAP

: MDR pathogen (특히 HAP 과 연관된) 으로 인한 CAP case를 아우르는 의미로 사용되며, MDR organism 과 관련된 risk factor 를 기반으로 함

② Epidemiology

가. Incidence

ⓐ 병원내 감염: 4~43%; 이 중 45~65%가 하기도감염

ⓑ HAP: 1~21/1,000 hospital admission (한국 data: 6.3/1,000 hospital admission)

; GW보다 ICU에서 HAP가 더 흔함(한국 ICU에서 감염의 30.3%가 HAP이며 90% 이상이 late onset 임)

ⓒ VAP: 3.5~46/1,000 ventilator days (한국 data: 3.5~7.1/1,000 ventilator days)

나. Mortality

ⓐ HAP/VAP의 mortality: 25~54% (limitation이 많은 자료임)

ⓑ 한 연구에 의하면 *Pseudomonas sp.*, *S.aureus* 관련시 mortality가 각각 70.6%, 66.7%로 다른 균에 의한 경우보다 더 높았음

③ Etiology

가. 2 prominent trends in Asia

    ⓐ *Acinetobacter sp.*가 몇몇 나라에서 주원인균으로 대두되고 있음

    ⓑ MRSA가 HAP가 m/c pathogen으로 대두되고 있음(한국과 타이완); 한국에서 HAP로 동정된 *S.aureus*의 80~90%가 MRSA임

나. 한국에서 HAP/VAP의 주 원인균

    ⓐ MRSA (23%), *Pseudomonas sp.* (23%), *K.pneumoniae* (11%), *A.baumannii* (9%), *Enterobacteriaceae* (8%)

    ⓑ In ICU (HAP/VAP): *S.aureus* (35%), *Acinetobacter sp.* (19%), *P.aeruginosa* (13%)

    ⓒ VAP: *S.aureus* (34%; 대부분 MRSA), *A.baumannii* (26%), *P.aeruginosa* (18%), *Klebsiella sp.* (9%), *S.maltophilia* (6%), *E.coli*

④ Risk factor for HAP/VAP

  가. HAP/VAP의 위험인자

    : Male, 기저 폐질환, 다장기 부전, 기도삽관, 장관영양, 기계호흡, supine position, 고령, APACHE II score 〉15, 2주 이상 항생제 사용 경력, DM, 면역저하, 투석, weaning failure로 재삽관한 경우, paralytic sedative 사용, ICU 체류기간

  나. MDR pathogen의 위험인자

MDR pathogen의 위험인자

Risk factors for MDR/VAP
Prior IV antibiotic use within 90d
Septic shock at time of VAP
ARDS preceding VAP
5 or more days of hospitalization prior to the occurrence of VAP
Acute RRT prior to VAP onset
Risk factors for MDR HAP
Prior IV antibiotic use within 90d
Risk factors for MRSA VAP/HAP
Prior IV antibiotic use within 90d
Risk factors for MDR Pseudomonas VAP/HAP
Prior IV antibiotic use within 90d

⑤ Prevention of HAP/VAP

  가. 엄격한 감염 통제 정책(alcohol을 사용한 손 씻기, MDR pathogen에 대한 감시, 침습적 기구의 조기 제거, 항생제 무분별한 사용 제한, subglottic secretion의 continuous aspiration 등)

  나. 비위관 영양보다는 경구 영양을 이용

  다. Endotracheal cuff pressure 〉 20cmH$_2$O

라. Sedative, paralytic agent의 사용 제한

마. 환자의 체위 관리(30~45` semirecumbent position, 체위 변경이나 nebulizer 사용시 ventilator circuit 내의 고여 있는 물이 환자에게 흡입되지 않도록 주의)

바. High blood sugar level 조절

사. H2 antagonist, sucralfate 등으로 ulcer prophylaxis

아. NIV의 적절한 사용(특히 COPD, cardiogenic pul edema)으로 기도삽관을 피함

자. 과도한 수혈을 피함

차. 환자당 간호사수 확보

카. 의료인 교육

⑥ Diagnosis

: Now or progressive radiographic infiltration + 감염 증거가 4개 중 2개 이상

(fever > 38', purulent secretion, leukocytosis or leukopenia)

→ 69% sensitivity, 75% specificity

→ HAP/VAP를 의심하고 routine investigation 시행(blood culture, 가래 혹은 기도 분비물 culture (semiquantitative/quantitative 방법))

참고) 기도 분비물 검체 획득시 정량 검사 해석 기준

가. PSB: > 10^3 colony-forming units (cfu)/mL

나. BAL: > 10^4 cfu/mL

다. Endotracheal aspirates: > 10^6 cfu/mL

라. 하기도 분비물 배양검사 결과 음성인 경우 MDR pathogen 가능성은 매우 낮음

마. 양성인 경우 colonizer와의 감별이 어려운 경우가 많음

⑦ 치료

가. Initial approach to empirical therapy

ⓐ HAP/VAP가 의심되는 경우 우선 다음을 평가

: MDR pathogen에 대한 risk factor, Onset (early or late), 해당 지역이나 병원의 미생물 및 항생제 저항성의 pattern, 환자의 상태, 하기도 분비물 G/S, 약물 알러지 경력, 다른 기저 질환, 진단 및 치료의 제한점, Cost

ⓑ VAP 의심시 S. aureus, P. aeruginosa, gram-negative bacilli 를 cover 할 수 있는 항생제의 선택이 필요

ⓒ For patients with suspected HAP/VAP

- Diagnose with clinical criteria alone

- Microbiologic examination with non-invasive sampling (with semi-quantitative cultures)

- Empiric antibiotics based on the local distribution of pathogens and antimicrobial susceptibilities.

• In case where local antimicrobial susceptibility rates are not available

- High risk of mortality
- MDR risk: Prior intravenous antibiotic use within 90 d

ⓓ 각각의 상황에 따라

- *K.pneumoniae*, *Acinetobacter* sp.가 ESBL+ 의심될 때: carbepenem이 choice
- *L.pneumophila* 의심시: aminoglycoside 보다 macrolide (azithromycin) 또 는 fluoroquinolone을 병합
- MRSA risk factor가 있거나 해당 지역에 MRSA 빈도가 높으면 vancomycin 병 합 고려
- 한국에서 MRSA가 흔하지만 initial Tx로 vancomycin 사용은 일반적으로 추천 안함
- vanco 저항성 S.aureus 출현 가능성 때문
- G/S 결과 G(+) cocci 나올경우 vancomycin add
- G/S 결과 G(+) cocci 가 없을 경우 사용 중지 권고
- Asian guideline에서 sulbactam이 포함된 regimen이 있는 이유
- MDR Acinetobacter 때문

ⓔ MDR pathogen에 대한 special consideration

특정 항생제 저항성 pathogen의 항생제 요법

Pathogen	Rank	Antibiotic regimen
MRSA	1	Vancomycin or teicoplanin
	2	Linezolid or tigecycline
MDR *P.aeruginosa*	1	Piperacillin/tazobactam or carbapenems +/- aminoglycosides or fluoroquinolones (cipro)
	2	Polymyxin B or colistin +/- ciprofloxacin
MDR *Acinetobacter*	1	Cefoperazone/sulbactam and/or tigecycline
	2	Polymyxin B or colistin
ESBL+ *K.pneumoniae*	1	Carbapenems or tigecycline
	2	Piperacillin/tazobactam
ESBL+ *E.coli*	1	Carbapenems or tigecycline
	2	Piperacillin/tazobactam

- MRSA

i) Teico: Vanco (nephrotoxicity, ototoxicity)보다 side effect가 적음 blood level 측정이 필요 없으나 cost ↑

ii) Linezolid: vanco, teico보다 MRSA pneumonia에 효과 ↑, resistant strain 출현을 막기 위해 2차 약제로 남겨둠

- *Pseudomonas aeruginosa*
  i) Fluoroquinolone: 호흡기로의 생체이용률↑ 병합요법으로 사용시에는 cipro or levofloxacin을 추천(in vitro에서 더 효과적) FQ에 대한 저항성이 증가하고 있어 해당 지역의 내성 패턴을 참고해야함
- *Acinetobacter* sp.
  i) 일반적으로 virulence가 낮으나 항생제 내성이 강함
  ii) enzyme inhibitor인 sulbactam은 직접적인 항균 작용을 나타냄

Initial Empiric Antibiotic Therapy for HAP

Mortality - Not high risk Likelihood of MRSA - No	Mortality - Not high risk Likelihood of MRSA - Yes	Mortality - High risk 90일이내 정맥주사 항생제이력
One of the following	One of the following	Two of the following, avoid 2 β-lactams
Piperacillin-tazobactam 4.5g IV q6h	Piperacillin-tazobactam 4.5g IV q6h	Piperacillin-tazobactam 4.5g IV q6h
또는	또는	또는
Cefepime 2g IV q8h	Cefepime or ceftazidime 2g IV q8h	Cefepime or ceftazidime 2g IV q8h
또는	또는	또는
Levofloxacin 750mg IV daily	Levofloxacin 750mg IV daily Ciprofloxacin 400mg IV q8h	Levofloxacin 750mg IV daily Ciprofloxacin 400mg IV q8h
	또는	또는
Imipenem 500mg IV q6h Meropenem 1g IV q8h	Imipenem 500mg IV q6h Meropenem 1g IV q8h	Imipenem 500mg IV q6h Meropenem 1g IV q8h
	또는	또는
	Aztreonam 2g IV q8h	Amikacin 15-20mg/kg IV daily Gentamicin 5-7mg/kg IV daily Tobramycin 5-7mg/kg IV daily
		또는
		Aztreonam 2g IV q8h
	Plus: Vancomycin 15mg/kg IV q8-12h with goal to target 15-20 mg/mL trough level (consider loading dose of 25-30mg/kg x 1 for severe illness)	Plus: Vancomycin 15mg/kg IV q8-12h with goal to target 15-20 mg/mL trough level (consider loading dose of 25-30mg/kg x 1 for severe illness)
	또는	또는
	Linezolid 600mg IV q12h	Linezolid 600mg IV q12h

Empiric Treatment Options for Clinically Suspected VAP

Gram-positive antibiotics with MRSA activity	Gram-negative antibiotics with Antipseudomonal activity : β-Lactam-Based Agents	Gram-negative antibiotics with Antipseudomonal activity : Non-β-Lactam-Based Agents
Glycopeptides Vancomycin 15mg/kg IV q8-12h (consider a loading dose of 25-30mg/kg x1 for severe illness)	Antipseudomonal penicillins Piperaacillin-tazobactam 4.5g IV q6h	Fluoroquinolones Ciprofloxacin 400mg IV q8h Levofloxacin 750mg IV q24h
또는	또는	또는
Oxazolidinones Lineozolid 600mg IV q12h	Cephalosporins Cefepime 2g IV q8h Ceftazidime 2g IV q8h	Aminoglylcosides Amikacin 15-20mg/kg IV q24h Gentamicin 5-7mg/kg IV q24h Tobramycin 5-7 mg/kg IV q24h
	또는	또는
	Carbapenems Imipenem 500mg IV q6h Meropenem 1g IV q8h	Polymyxins Colistin 5mg/kg IV x1 (loading dose) followed by 2.5mg x (1.5 X CrCl + 30) IV q12h (maintenance dose) Polymyxin B 2.5-3.0mg/kg/d divided in 2 daily IV doses
	또는	
	Monobactams Aztreonam 2g IV q8h	

⑧ 치료 기간

　가. 7-10 일 (NF GNB infection - longer course)

　나. 일반적으로 적절한 치료시 6일 이내에 임상적 반응을 보임

　다. Culture결과와 임상양상에 따라 항생제를 변경

　라. 지속적으로 열이 나는 환자는 비감염성원인, 포함되지 못한 저항성균주, 폐외감
　　염등을 고려

　마. PK/PD optimization of antibiotic therapy

　　: Antibiotic dosing be determined using PK/PD data, rather than the manu-
　　facturer's prescribing information

4
Pulmonology

4. Lung abscess

1) 개요

① Infection에 의해서 pulmonary parenchymal necrosis, cavitation이 발생한 경우임

② m/c cause: aspiration (식도운동장애, 간질, 신경문제(bulbar dysfx) 등)
- 그 밖에 periodontal ds, alcoholism 등과 관련이 있음

③ microbiology: anaerobe (m/c), *S.aureus, K.pneumoniae, Nocardia sp.*, G(-), fungi, parasite

2) 임상양상

① Cough, purulent sputum, pleuritic pain, fever, hemoptysis
- anaerobe 감염에 의한 경우 진행이 느리고 무증상인 경우도 있음

② 악취나는 입냄새, poor dentition도 diagnostic clue임

③ Chronic case의 경우 clubbing, hypertrophic pulmonary osteoarthropathy도 가능

④ Dependent area (upper lobe, posterior segment of lower lobe)에 주로 발생 (non-dependent region (ex.RML, anterior segment of upper lobe)에 발생하는 경우에는 다른 원인(malignancy)을 고려해야 함)

3) 진단

① 임상증상, predisposing condition (aspiration 가능한 상황, 알코올 중독), chest radiographic finding으로 진단함

② 감별진단: mycobacterial infection, pulmonary sequestration, malig., pulmonary infarction, infected bulla

③ Blood, sputum, pleural fluid 등 가능한 culture를 시행해야하나 anaerobe가 원인인 경우가 많아 모든 경우에서 원인균을 동정할 수는 없음

④ Bronchoscopy는 bronchial obstruction 여부, mycobacterial infection 여부, malig 여부 확인에는 유용하지만 BAL, PSB, abscess의 배액 등은 culture 동정률이 낮고 오히려 균을 다른 부위로 파급시킬 수 있어 주의해야 함

4) 치료

진단시 바로 경험적 항생제 치료를 시작하고, gram 염색, 배양/감수성 결과에 따라 조절

① Clindamycin, carbapenem, β-lactam/β-lactamase inhibitor

ⓐ β-lactamase-producing organism이 증가하고 있음

ⓑ Metronidazole 단독은 치료실패율이 높음
= β-lactam 등 streptococci에는 효과적인 항생제와 병합

② 치료 기간: 4~6주

③ 수술: limited role (refractory hemoptysis, 내과치료에 반응이 적은 경우, bronchial obstruction 으로 drain 불가시, 항생제 치료가 힘든 다제내성균)

5) 예후

① 일반적인 anaerobic lung abscess는 90~95% cure rate

② 나쁜 예후

ⓐ Large cavity size > 6cm

ⓑ Prolonged symptoms prior to presentation > 6주

ⓒ Necrotizing pneumonia characterized by multiple small abscess

ⓓ Bronchial obstruction 동반

ⓔ Aerobic bacteria (S.aureus, Gram (-) bacilli)

ⓕ Elderly, debilitated, immunocompromised

5. Mycobacterial disease

(대한 결핵 및 호흡기학회, 결핵 진료지침. 2020)

1) 폐결핵(Mycobacterium tuberculosis)

① 결핵의 진단

가. 결핵의 증상

ⓐ 뚜렷한 원인 없이 2~3주 이상 기침 등의 호흡기 증상이 있으면 결핵을 의심하고 이에 대한 검사를 시행하여야 한다.

ⓑ 임상 소견상 결핵이 의심되면 결핵의 과거력, 결핵 환자와의 접촉 여부에 대해서 물어 보아야 한다.

나. 흉부 X선 검사

ⓐ 흉부 X선 검사는 결핵의 유용한 진단방법이지만(IA), 흉부 X선 사진 단독으로 결핵을 진단하지 않는다.

ⓑ 흉부 X선 소견상 결핵이 의심되는 병변이 있으면 가능한 한 과거에 시행한 흉부 X선 비교해야 한다.

ⓒ 흉부 X선 사진에서 결핵이 의심되면 객담 결핵균 검사를 실시하여 결핵을 확진하도록 노력하여야 한다.

다. 검사실 진단

ⓐ 항산균 도말검사

: 가장 간단하고 신속한 방법, 가능한 빨리 시행, 도말 양성 결과는 24시간 이

내에 통보해야 한다, 양성인 경우 전염력이 5~20배로 높음. 폐결핵이 의심되는 환자는 객담을 최소한 2회, 가능한 3회 채취하여 항산균 도말 및 배양검사를 시행해야 한다.

(도말검사는 NTM도 양성으로 나올 수 있으므로 핵산 증폭 검사 음성시 NTM을 의심)

ⓑ 결핵균 분자진단 검사

: 결핵이 의심될 때 도말 및 배양 검사와 함께 결핵균 핵산증폭 검사를 시행

다제내성결핵 의심시 Xpert MTB/RIF 검사를 시행

신속하게 내성여부 확인해야할 경우 Xpert MTB/RIF 검사를 시행

* 결핵균 핵산증폭검사(TB-PCR)

: 보통 4~8주가 걸리지만, 약제 내성검사를 할 수 있어 중요

: 결핵균검사를 위해 의뢰된 검체는 항산균 도말

결핵이 의심될 때 도말 및 배양검사와 함께 1회에 한해 시행을 권고(IIIA)

* Xpert MTB/RIF

: Real-time PCR로 결핵균의 DNA 존재 확인 및 리팜핀 내성 유전자를 동시에 확인하는 방법으로 결핵환자 발견과 다제내성 결핵 진단에 모두 사용 가능

: 현재 객담검체에 대해서만 사용이 권고되나 폐외 검체에 대해서도 적용이 가능(폐외 결핵이 의심되는 병소에서 얻은 검체에서 PCR 양성일 경우 결핵을 진단할 수 있으나, 민감도가 낮아 흉수, 뇌척수액, 소변 검체에서 결과가 음성이라 하더라도 결핵을 배제할 수는 없다)

: 초치료 환자의 진단보다는, 재치료와 같이 다제내성 결핵의 가능성이 높거나 중증결핵, HIV 감염인에서 발생한 결핵처럼 약제내성여부를 신속하게 확인해야 하는 경우 초기 진단법으로 시행한다.

: Xpert MTB/RIF에서 리팜핀 내성이 검출되면 반드시 다제내성 결핵치료에 필요한 모든 약제에 대한 전통적 방법의 감수성 검사를 시행한다(국내에서는 리팜핀 단독 내성 결핵이 매우 드물다).

ⓒ 항산균 배양검사

: 활동성 폐결핵을 확진할 수 있는 가장 중요한 검사

: 객담도말검사보다 30배 이상 민감 및 배양검사를 동시에 시행

: 항산균 배양 검체는 고체배지와 액체배지에 각각 접종.

: 항산균 증식이 확인되면 신속하게 결핵균과 비결핵항산균 감별 검사를 시행하여 결과를 통보해야한다.

ⓓ 약제 감수성검사

: 모든 결핵환자의 첫 배양분리균주에 대하여 실시

: 3개월 이상 치료에도 배양 양성이거나 임상적으로 치료실패가 의심되는 경우 재시행

: 이소니아지드 또는 리팜핀 내성 검출시 퀴놀론을 포함한 이차 항결핵제에 대한 신속 감수성 검사와 통상 감수성 검사를 함께 시행

: 신속내성검사, Xpert MTB/RIF 혹은 액체배지 감수성검사에서 약제내성 검출된 경우 주요 일차, 이차 항결핵제애 대한 감수성검사를 시행

라. 조직학적인 진단

ⓐ 결핵진단을 위하여 조직검사를 시행할 경우 조직검체에 대해 항산균 배양검사와 결핵균 핵산증폭검사를 시행.

마. 기타검사

ⓐ 도말음성 폐결핵에서 단순 흉부 X선 검사로 활동성 여부를 판단하기 어려울 때, 결핵과 다른 원인 질환의 감별이 어려울 때 흉부 CT를 고려.

ⓑ 면역학적 진단(결핵균 감염검사)

- 투베르쿨린 검사와 인터페론 감마 분비 검사는 활동성 결핵과 잠복결핵감염을 구별할 수 없음

- 결핵균 검사가 음성이나 임상적으로 결핵이 의심되는 경우 활동성 결핵의 진단을 위해 보조적으로 사용될 수 있다

i) TST : PPD 0.1ml (5TU)를 피내 주사하여 이전 결핵균에 감작된 T림프구에 의한 지연과민반응 발생하는 지 확인하여 진담하는 검사법

→ 48~72시간 뒤 판독하여 경결(induration)의 크기 >10mm를 양성으로 판독

: 위양성-BCG vaccination, NTM infection: 위음성-스테로이드 사용, 면역저하자, 속립성결핵, 중증결핵, 만성신부전 ,영양실조, 유육종증, 심한 감염증이 동반된 환자

ii) IFN-γ Release Assay (IGRAs)

: 결핵균에 감작된 T림프구로부터 분비되는 IFN-γ를 측정하는 검사로 QuantiFERON-TB GOLD와 T SPOT-TB blood test가 있다.

: 피부반응검사보다 특이도가 높음. 한 번의 방문으로 진단이 가능해 환자가 편리함

: 과거 BCG 접종의 영향을 덜 받음(위양성률이 낮음)

→ 잠복결핵의 선별과 치료관리에 더 효과적이나, 활동성 결핵을 구별할 수는 없음

2) 결핵의 치료

① 항결핵약제

항결핵제	용법	부작용
Isoniazid	300 mg qd	간독성, 말초신경병증, 피부과민반응
Rifampin	450 mg qd (<50 kg) 600 mg qd (≥50 kg)	간독성, flu-like syndrome, 혈소판 감소증, 피부과민반응, 위장장애
Ethambutol	1600mg qd	시신경병증
Pyrazinamide	1,000 mg qd (<50kg) 1,500 mg qd (50~70kg) 2,000 mg qd (>70kg)	간독성, 관절통, 위장장애
Kanamycin Amikacin Streptomycin Capreomycin	하루 1회 IM or IV 50세 미만:15 mg/kg 50세 이상:10 mg/kg	이독성, 신독성, 입주위 저린 증상
Levofloxacin Moxifloxacin	750~1000mg qd 400mg qd	위장장애, 두통, 어지러움, 관절통
Cycloserine	500 mg bid(<50 kg) 750 mg bid(50~70 kg) 750~1000 mg bid(>70 kg)	우울증, 정신장애
Prothionamide	500 mg bid(<50 kg) 750 mg bid(50~70 kg) 750~1,000 mg bid(>70 kg)	위장 장애, 간독성
PAS	3.3 g (1 pack) tid	식욕부진, 오심, 구토, 간독성
Rifabutin	300mg qd	간독성, 호중구 감소증

② 결핵 치료의 원칙

    가. 내성 발현을 예방하기 위해서 적어도 3가지 이상의 항결핵제들의 병합요법이 필요

    나. 충분한 항결핵 효과를 얻기 위하여 정확한 용량으로 항결핵제들을 처방
        일차 항결핵제의 경우 최고 혈중 농도가 중요하므로 1일 1회 복용

    다. 환자는 처방된 항결핵제들을 규칙적으로 6개월 이상 장기간 복용

③ 결핵 초치료

    가. 결핵 초치료 처방

        ⓐ 결핵 초치료의 표준 처방: 2HREZ/4HR (E)
            약제감수성 결과 이소니아지드 및 리팜핀에 감수성 결핵으로 확인된 경우에는 치료 2개월 후부터 에탐부톨의 중단을 고려한다(IIB).

        ⓑ 결핵 초치료 환자에서 치료 시작 시 흉부 X선에서 공동이 있고 치료 2개월 후 시행한 객담 배양 양성인 경우에는 유지 치료 기간의 연장을 고려한다 (IIB).

나. 초치료 기간의 연장

ⓐ 치료 시작 시 흉부 X선에서 공동이 있고 동시에 치료 2개월 후 시행한 객담 배양 양성인 경우에는 유지 치료 기간의 연장을 고려하지만 환자의 상황을 감안하여 신중히 결정

④ 결핵 치료 중 경과 관찰

가. 치료 전 검사

ⓐ 결핵 치료 전 병력 청취를 통해 항결핵제에 의한 부작용 발생 위험을 평가 하고, 시력 검사 등의 기저검사를 시행.

ⓑ 치료 전에 일반혈액검사, 간기능, 신장기능검사 등을 확인하고, 가임여성의 경우 임신 여부를 확인.

나. 추구검사

i) 객담검사 및 약제 감수성 검사

: 결핵균 양성(도말 혹은 배양 양성) 폐결핵 환자의 경우 치료 시작 후 도말과 배양 검사가 2회 연속 음성으로 나올 때까지 매달 객담 도말 및 배양 검사를 시행하고, 치료 종결 시점에 마지막 객담검사를 시행.

: 임상적으로 치료 실패가 의심되는 경우 객담 도말 및 배양 검사를 추가로 시행.

: 치료 시작 시 얻은 배양 양성 결핵균에 대해 약제 감수성검사를 시행.

: 치료 실패 시 얻은 배양 양성 결핵균에 대해 약제 감수성검사를 추가시행.

ii) 흉부 X선 검사

: 흉부 X선 검사 단독으로 치료 반응을 평가하지 않는다(ID).

⑤ 치료중단시 대처방법

치료 중단 후 다시 치료 시작시, 약제 내성이 발생해 치료 실패할 위험성이 증가하므로 반드시 객담 배양 검사와 약제 감수성 검사를 시행해야 함.

가. 초기 집중 치료기 때 중단

치료 중단 기간이 14일 미만시, 약물 치료 계속 유지하며, 초기 집중 치료 기간 동안 복용해야 하는 약제를 모두 복용한 후 유지기로 넘어간다. 14일 이상 중단 시, 처음부터 치료를 다시 시작해야 함

나. 유지기 때 치료 중단

총 유지기 용량의 80% 미만을 복용한 후 중단하였고, 중단 기간이 2개월 미만일 경우 유지기를 연장하여 남은 용량을 모두 복용하고, 중단 기간이 2개월 이상이면 처음부터 다시 치료를 시작해야 함.

총 유지기 용량의 80% 이상을 복용하였고, 치료 시작시 도말 음성이라면 치료를 종결하고, 도말 양성이었으면 유지기의 남은 용량을 모두 복용하고 종결함.

⑥ 치료 판정 및 보고

초치료 결과의 분류

완치	치료 종결 후 (마지막 달) 시행한 객담 배양이 음성이며 그 전에 한 번 이상 배양이 음성이었던 경우
완료	치료를 종결하였지만 치료 실패의 증거가 없고, 치료 종결 후 (마지막 달)의 객담 도말 및 배양 음성 결과가 없지만 이전의 도말 및 배양검사가 적어도 1회 이상 음성인 경우
실패	치료 4개월 후 또는 그 이후 시행한 배양이 양성인 경우
사망	어떤 이유로든 치료 시작 전 혹은 도중에 사망한 경우
추적 방문 중단	치료를 시작하지 않았거나 연속하여 2달 이상 치료가 중단된 경우
평가 미정	다른 기관으로 전출되었거나, 치료 결과를 알 수 없는 경우
치료 성공	완치 혹은 완료된 경우

⑦ 특수한 상황에서의 치료

가. 간질환

: 간손상이 심하지 않은 만성 간질환이 있는 결핵 환자는 9개월간 이소니아지드, 리팜핀, 에탐부톨로 치료하면서(9HRE) 간기능을 정기적으로 관찰.
증상 유무와 관계없이 ALT가 정상 상한치의 5배 이상 증가했거나 간염 증상이 동반되면서 정상 상한치의 3배 이상 증가시 즉시 간독성 의심 항결핵제 중단

나. 신질환

: 신기능 저하가 있는 경우 이소니아지드, 리팜핀, 목시플록사신은 용량조절 없이 사용가능하며 기타 약제의 경우 투약 간격을 늘리거나 일일투여량을 변경한다.

: 투석 중인 환자는 모든 항결핵제를 투석 직후 투여.

다. 임신

: 임신한 결핵 환자의 초치료 시 이소니아지드, 리팜핀, 에탐부톨 및 피라진아미드의 표준치료(2HREZ/4HRE) 또는 이소니아지드, 리팜핀, 에탐부톨 9개월 치료(9HRE) 권고(INH는 pyridoxine과 함께 투여) 모유수유 중단 필요없음.

라. HIV

: HIV 감염되지 않은 환자의 치료와 동일, 결핵 진단시 즉시 치료시작
IRIS가 발생하더라도 결핵치료와 ART는 지속적으로 유지되어야 하고, 증상 경미할 경우 NSAID를 사용하고, 증상이 심한 경우 steroid 사용을 고려

마. Thrombocytopenia

: 리팜핀의 과민반응이 가장 가능성있는 원인으로 리팜핀을 중단하고 주기적으로 혈소판 수치 검사, 회복되더라도 재투여 하지 않는다.

바. 관절통

: 투약을 지속하며 NSAID를 투여할 수 있으나 통풍 발생시 피라진아미드 중단.

⑧ 약제 내성 결핵

　가. 이소니아지드 내성

　　: 진단 시점으로부터 리팜핀, 에탐부톨, 피라진아미드, 레보플록사신으로 6개월 치료

　나. MDR-TB (Multidrug resistant): INH와 RFP에 동시 내성

　　A군: 매우 효과적인 약제들, 금기가 없다면 치료 처방에 반드시 포함, 핵심 약제

　　* Levofloxacin or Moxifloxacin, Bedaquiline, Linezolid

　　B군: 치료 처방을 구성할 때 A군 다음으로 선택하는 약제

　　* Cycloserine, Clofazimine

　　C군: A군과 B군만으로 처방이 구성되지 않을 때 다음 단계로 선택할 수 있는 약제

　　* Amikacin (or streptomycin), Ethambutol, Imipenem or meropenem, p-aminosalicylic acid, Prothionamide, Pyrazinamide, Delamanid (개별 약제의 효과와 부작용을 고려하여 선택)

　　A~C 포함되지는 않았으나, 사용할 수 있는 약제는 고용량 이소니아지드, 리파부틴

　　: 집중 치료기는 6개월은 권고, 총 치료기간은 18-20 개월을 권고하며, 배양 음전시기와 치료반응, 치료 약제의 종류를 고려하여 변경할 수 있다

　다. XDR-TB (extensively drug-resistant TB): INH, RFP, quinolones 중 하나 이상, 2차 주사제(amikacin, kanammycin, capreomycin) 등에 모두 내성을 보이는 결핵균

⑨ 결핵환자 관리

　가. 결핵으로 진단되거나 사망한 경우 지체 없이 질병보건통합관리시스템에 신고

　나. 호흡기 결핵환자의 밀접 접촉자에 대해 접촉자 검진을 실시

　다. 전염성 결핵환자의 격리

　　: 격리 병실을 갖추어 전염성 결핵이 의심되면 확진이 되기 전이라도 격리한다

　　: 격리 치료중인 도말양성 결핵환자의 격리 해제를 위해서 최소 2주간의 결핵치료를 시행하고, 임상적으로 호전을 보여야 하며, 추구 객담 도말검사에서 3회 이상 항산균이 검출되지 않아야 한다

　　: 임상소견이 호전되어 퇴원이 가능하면 객담 항산균 도말검사에서 음전되지 않아도 퇴원하여 집에서 균이 음전될 때까지 격리치료를 할 수 있다.

　　: 의료진은 N95 마스크를 착용한 후 진료 및 시술에 임해야 한다.

3) 비결핵 항산균 폐질환(Nontuberculous mycobacteria; NTM)

① NTM

　: 결핵균과 나병균을 제외한 항산균으로, 자연수와 토양 및 자연환경에 정상적으로 존재하고 있으며, 병원성이 낮음. 사람 사이의 전염은 일반적으로 없어 격리 필요없음.

② 원인균종의 빈도

- 국내: M.avium complex (가장 흔함), 2번째 M. abscesus compex

③ 병원성이 낮지만, 과거와 달리 중요한 병원균으로 인식되는 이유

　가. AIDS 등 면역저하자에서 발생하는 기회감염증의 중요한 원인균 중 하나임

　나. 매우 다양한 형태의 폐질환을 일으킴

　　: 결핵과 유사한 '섬유공동형(fibrocavitary form)'과 결절 기관지확장증형 (nodular bronchiectatic form)으로 나뉘며, 섬유공동형 폐질환은 치료하지 않으면 수년 이내에 광범위한 폐 실질의 파괴와 사망으로 진행

④ 비결핵 항산균의 분류(Runyon 분류법)

지연 성장균 지연	M. kansasii M. marinum	빛발색균(photochromogen) (1군)
	M. gordonae M. scrofulaceum	암발색균(scotochromogen) (2군)
	M. avium complex (M. avium, M. intracellulare) M. terrae complex M. ulcerans M. xenopi	비발색균(nonchromogen) (3군)
신속 성장균	M. fortuitum M. chelonae M. abscessus	4군

⑤ 비결핵 항산균 폐질환의 진단기준(2007년 ATS/IDSA 진단기준)

임상적 기준 (모두 만족해야 함)	1. 호흡기 증상 and 2. 흉부 X-ray 결절성 혹은 공동성 병변이 있거나 HRCT 에서 다발성 기관지확장증 혹은 이에 동반된 다발성 소결절
미생물학적 기준	1. 도말 검사결과와 상관없이 최소한 2회 이상의 객담검사에서 배양양성 or 2. 최소한 1회 이상의 기관지 세척액에서 배양 양성 or 3. TBLB 등을 통해 얻은 폐조직에서 배양 양성 또는 조직검사에서 육아종등 항산균의 감염의 병리학적 증거가 있으면서, 1회 이상 객담 또는 기관지세척액에서 배양 양성

⑥ 비결핵 항산균 폐질환의 치료

　: NTM 폐질환의 진단이 즉각적인 치료를 의미하는 것은 아니며, NTM의 치료는 장기간의 항생제 치료가 필요하기 때문에 부작용과 이득을 고려해서 신중히 결정해야 한다.

　: NTM 폐질환은 항생제 병합치료에도 불구하고 아직까지 치료효과가 만족스럽지 않으며, 고령의 환자에서 주로 발생하여 치료에 따른 부작용이 흔하게 동반된다. 치료약제는 원인균에 따라 다르다. 항생제 치료 기간은 객담 배양 음전이 되고 최

소 12개월을 치료하는 것이 권장된다.

원인균	약제			투여기간	폐절제술
	용량	투여 간격			
M. avium complex (3제 병합)	Clarithromycin 500mg bid or Azithromycin 500~600mg qd (결절 기관지 확장증형) 250mg qd (섬유공동형)	매일		객담 배양 음전이 되고 최소한 12개월 지속될 때까지 치료	항생제 치료 실패 or 부작용으로 치료를 계속하지 못하며 병변 국한, 적절한 폐기능 가진 환자의 경우 고려
	+ RMP 600mg	주3			
	+ EMB (첫 2개월 25mg/kg, 이후 15mg/kg)	매일			
	± Amikacin or streptomycin (초기 2-3개월, 섬유 공동형)				
M. abscessus	Clarithromycin 500mg bid or Azithromycin 250mg qd	매일		정주용 항생제를 초기 2~4주간 병합치료 (치료 기간 확립x)	병변이 국한된 경우 고려
	+ AMK 15mg/kg	매일			
	±Cefoxitin 200mg/kg (최대 12g/day) 또는 Imipenem 750mg tid 을 치료 초기에 추가	매일			
M. kansasii	INH 300mg	매일		최소한 12개월 동안의 배양음전 기간을 포함	일반적으로 고려되지 않음
	RMP 600mg (BW <50 kg: 450mg)	매일			
	EMB (첫 2개월 25mg/kg, 이후 15mg/kg)	매일			

6. Bronchiectasis

1) 정의

Abnormal and permanent dilatation of bronchi

2) 병인

① Medium sized bronchial wall의 destructive & inflammatory change

→ Fibrous tissue로 대치 → 기관지 내에 thick & purulent material 축적

② 변성된 기관지에 의해 distal pulmonary parenchyme도 변화

: Fibrosis, emphysema, bronchopneumonia, atelectasis

③ 기관지 염증으로 bronchial artery enlargement 발생

→ Bronchial, pulmonary artery circulation 사이에 anastomosis 발생

→ Bronchial wall의 vascularity가 증가

3) 임상증상
  ① Onset: insidious / specific infection episode
  ② Symptoms
    가. Persistent or recurrent cough and purulent sputum production
    나. Dyspnea, wheezing: widespread bronchiectasis or underlying COPD 때문
    다. Hemoptysis ; 50~70%에서 발생. friable, inflammed airway mucosa로부터의 bleeding 때문. massive hemoptysis는 종종 hypertrophied bronchial arteries에서의 bleeding으로 발생함.
  ③ Physical examination
    가. Abnormal lung sound: crackle, rhonchi, wheezes
    나. Cor pulmonale, RV failure: severe, diffuse disease esp. with chronic hypoxemia

4) 진단
  ① Chest X ray: nonspecific
    가. Tram track (longitudinal), ring shadow (cross-section)
      : dilated airway with thickened wall + platelike atelectasis
    나. Secretion 때문에 dense marking으로 보이는 경우 많음.
    다. Common site: both lower lobe (posterior basal segment가 흔함)
  ② HRCT
    가. Defining modality for diagnosis of bronchiectasis
    나. Proximal airway BE: ABPA
      Upper lobe BE: tuberculosis or ABPA
      Multiple small pulmonary nodules: M. avium complex
  ③ Bronchoscopy
    가. Focal BE: obstruction 유무 및 원인 검사
    나. Biopsy: ciliary dyskinesia 의심시 전자 현미경으로 확인 위해
  ④ PFT: 주로 obstructive pattern, bronchial hyperreactivity

5) 치료
  ① Elimination of an identifiable underlying problem
  ② Improved clearance of tracheobronchial secretion (posttural drainage)
  ③ Control of infection, particularly during acute exacerbation
  ④ Reversal of airflow obstruction

7. Chronic Obstructive Pulmonary Disease (만성폐쇄성 폐질환)

Reference, COPD 진료 지침 2018 개정

1) 정의

완전히 회복되지 않는 기류제한을 특징으로 하는 폐질환으로서 흡연, 직업적 노출, 실내 오염, 감염 등에 의한 기도와 폐 실질의 이상에 의해 발생

2) 위험인자

숙주인자 : 유전자, 노령, 성별, 폐 성장, 기도 과민반응

외부인자 : 외부 유해물질(흡연, 직업성 분진과 화학물질, 실내외 대기오염), 사회 경제적 수준, 만성 기관지염, 호흡기 감염

3) 병리 및 병태 생리

담배연기와 유해물질은 폐 염증 반응을 초래하고, 이들 염증 반응으로 인한 폐실질 파괴와 정상 복구 시스템의 파괴로 폐기종과 소기도 섬유화를 초래하는 병리학적 변화로 공기걸림과 기류제한을 초래

기도 내강의 병리학적 변화로 인해 발생하는 염증과 말초기도의 협착은 주로 FEV_1 감소로 나타나고, 폐기종에 의한 폐실질 손상은 FEV, 감소와 가스 교환(폐확산능) 장애를 주로 초래

4) 진단

흡연 및 위험인자 노출력이 있는 40세 이상의 성인에서 호흡곤란, 기침, 가래가 만성적으로 있는 경우 의심해야하며, 폐활량측정법으로 진단한다.

① 증상: 만성적이고 진행성인 호흡곤란, 기침, 가래

COPD를 의심해야 하는 지표	
40세 이상의 환자가 아래와 같은 지표가 있으면 COPD를 의심하고 폐활량 측정법을 하여 진단한다. 이 지표들이 다수 있다면 COPD 가능성이 높아진다.	
호흡곤란	운동시 심해짐, 움직이지 않으면 덜하거나 없음
기침	있기도 하고 없기도 함
가래	있기도 하고 없기도 함
흡연	현재 흡연력 또는 과거 흡연력
분진, 가스노출력	직업력(분진 및 화학물질), 집안 연기(취사/난방)
COPD 가족력	특히 COPD 형제력
소아기 병력	출생시 저체중, 소아기 호흡기 감염

가. 천명과 흉부 압박감

나. 중증 COPD의 추가적인 특징: 피로, 체중감소, 식욕부진은 불량한 예후를 보이므로 주의한다. 발목 부종이 cor pulmonale의 증상일 수 있다. 우울증, 불안증 등

② 병력

자세한 병력 청취가 필요

가. 흡연이나 직업력으로 분진 및 가스에 장기간 노출력

나. 천식, 알레르기, 부비동염이나 비용종, 소아기의 호흡기 감염, 기타 호흡기질환
의 과거 병력

다. COPD나 다른 만성 호흡기 질환의 가족력

라. 증상 발현양상: COPD는 보통 40세 이후에 발생한다. 환자 대부분은 병원을
찾기 수 년 전부터 호흡곤란이 증가하고 활동이 줄어든다.

마. 급성악화 혹은 호흡기 문제로 입원한 과거력, 심질환/골다공증/근골격계질환/종
양 등의 동반질환

바. 활동제약, 금전적 문제, 정신적 압박감, 우울감, 불안감, 가족 지원여부 등

③ 폐활량 검사(Spirometry)

폐활량측정법을 통하여 FVC(노력성폐활량), FEV₁(1초간 노력성호기량)을 측정하고
1초간 FEV₁/FVC 비를 계산한다.

가. 기관지 확장제(예: Salbutamol 2~4회 흡입) 사용 후 10~15분 후 폐활량 검사를
시행하여 $FEV_1/FVC < 0.7$ 이면 기류제한이 있다고 확인할 수 있다.

나. 폐활량측정법에 의한 검사 결과치를 해석할 때 연령, 키, 체중을 고려한 정상 예
측치와 비교하여 판독한다.

다. 폐쇄성의 심한 정도는 FEV₁ 으로 한다.

감별진단

Diagnosis	Suggestive Features
COPD	· 중년기에 시작, 증상이 느리게 진행 · 장기간의 흡연력 또는 연기에 노출
Asthma	· 어린 시절에 발병, 증상이 날마다 변함 · 야간/새벽에 증상 악화 · 알러지, 비염, 습진 등이 동반 · 천식의 가족력
Congestive heart failure	· 청진상 폐 기저에 양측성 수포음 · Chest X-ray : 심비대, 폐부종 · PFT : volume restriction, airflow limitation (-)
Bronchiectasis	· 다량의 화농성 가래 · 흔하게 세균감염과 동반 · Chest X-ray 기관지 확장, 기관지 벽 비후 확인하여 CT로 확진
Tuberculosis	· Chest X-ray : 폐 침윤 혹은 결절성 병변 · 결핵균 도말 및 배양으로 확인
bronchitis obliterans	· 비흡연자에서 비교적 젊은 나이에 시작 · 류마티스 관절염이나 증기(fume) 노출력 · 폐 또는 골수 이식 후 발생 · CT on expiration : hypodense areas

Diagnosis	Suggestive Features
Diffuse Panbronchiolitis	· 비흡연자, 남성 · 거의 만성 부비동염 동반 · Chest X-ray and HRCT : 미만성 중심소엽성 결절과 과팽창

cf. ACOS (Asthma COPD overlap syndrome) 천식 및 COPD 의 중복 증후군
- 천식과 COPD 특성을 모두 갖고 있는 증후군

천식, COPD, ACOS 에서의 폐활량 측정

폐활량 변수	천식	COPD	ACOS
기관지확장제 투여 전 혹은 후 FEV_1/FVC 정상	진단에 적합	진단에 적합하지 않음	만성적 기류제한의 다른 증거가 없다면 적합하지 않음
기관지확장제 투여 후 FEV_1/FVC <0.7	기류제한을 가리키나, 저절로 혹은 치료 후 호전될 수 있음	진단에 필요함(GOLD)	대체로 있음
FEV_1 ≥80%	진단에 적합(전식조절이 잘 되거나 증상 사이에)	기관지확장제 투여 후 FEV_1/FVC <0.7이라면 경증 기류제한(GOLD A 혹은 B)	경증 ACOS 진단에 적합
FEV_1 <80%	진단에 적합 천식악화의 위험 요인	기류제한 중증도의 지표이며, 향후 급성악화 및 사망에 대한 위험 요인	기류제한 중증도의 지표이며, 향후 급성악화 및 사망에 대한 위험 요인
기관지확장제 투여 후 FEV_1 ≥12%이면서 ≥200 mL 증가(가역적 기류제한)	천신 경과 중 흔하나, 잘 조절되거나 조절제 사용시에는 나타나지 않을 수 있음	흔하며 FEV_1이 낮다면 더욱 가능성이 높으나, ACOS 또한 고려해야 함	흔하며 FEV_1이 낮다면 더욱 가능성이 높으나, ACOS 또한 고려해야 함
기관지확장제 투여 후 FEV_1 > 12%이면서 > 400 mL 증가(현저한 가역성)	천식 확률 높음	COPD에서는 흔하지 않음 ACOS를 고려해야 함	ACOS 진단에 적합함

5) COPD 환자의 평가

COPD 환자의 증상을 평가하는데, 다음 두 가지를 이용하여 환자의 호흡곤란 정도와 삶의 질을 평가한다. 호흡곤란 정도는 영국에서 개발된 것으로 modified Medical Research Council Dyspnea Scale (mMRC 호흡곤란점수)를 이용하며, 삶의 질은 COPD 평가검사(COPD Assessment Test, CAT) 을 이용한다.

① 증상 또는 삶의 질

가. 호흡곤란 점수: modified Medical Research Council (mMRC) Dyspnea scale

점수	호흡곤란 내용
0	힘든 운동을 할 때만 숨이 차다
1	평지를 빨리 걷거나, 약간 오르막길을 걸을 때 숨이 차다
2	평지를 걸을 때 숨이 차서 동년배보다 천천히 걷거나, 자신의 속도로 걸어도 숨이 차서 멈추어 쉬어야 한다.
3	평지를 약 100m 정도 걷거나, 몇 분 동안 걸으면 숨이 차서 멈추어 쉬어야 한다.
4	숨이 너무 차서 집을 나설 수 없거나, 옷을 입거나 벗을 때에도 숨이 차다.

나. 삶의 질 점수

COPD Assessment Test (CAT)는 영국에서 개발한 것을 한국어로 번역하여 진료에 사용한다. CAT는 8개 문항으로 구성되어 있으며 문항 각각에 대해서 0~5 중 점수 하나를 선택하여 8개 문항의 점수를 모두 합한 값을 CAT 점수로 한다. 가장 좋은 상태는 0점이고, 가장 나쁜 상태는 40점이다.

나는 전혀 기침을 하지 않는다.	⓪①②③④⑤	나는 항상 기침을 한다.
나는 가슴에 전혀 가래가 없다	⓪①②③④⑤	나는 가슴에 가래가 가득 차 있다
나는 전혀 가슴이 답답함을 느끼지 않는다	⓪①②③④⑤	나는 가슴이 아주 답답함을 느낀다
나는 언덕이나 계단을 오를 때 전혀 숨이 차지 않다.	⓪①②③④⑤	나는 언덕이나 계단을 오를 때 아주 숨이 차다
나는 집에서 활동하는데 전혀 제약을 받지 않는다.	⓪①②③④⑤	나는 집에서 활동하는데 많은 제약을 받는다
폐질환에도 불구하고 나는 외출하는데 자신이 있다	⓪①②③④⑤	폐질환으로 인하여 나는 외출하는데 전혀 자신이 없다.
나는 잠을 깊이 잔다	⓪①②③④⑤	폐질환으로 인하여 나는 잠을 깊이 자지 못한다
나는 기운이 왕성하다	⓪①②③④⑤	나는 전혀 기운이 없다

② 폐활량측정법에 의한 COPD 분류

(GOLD = Global Initiative for Obstructive Lung Disease)

GOLD 분류	FEV_1(In patients with $FEV_1/FVC < 0.70$)
1 : mild	$FEV_1 \geq 80\%$
2 : moderate	$50\% \leq FEV_1 < 80\%$
3 : severe	$30\% \leq FEV_1 < 50\%$
4 : very severe	$FEV_1 < 30\%$

③ 과거 악화력

급성 악화는 약제를 추가해야 할 정도로 증상이 나빠진 상태를 의미한다.

급성 악화는 호흡기증상이 일상적인 변화 정도를 벗어나서 약제를 추가해야 할 정도로 증상이 나빠진 상태를 의미한다. 급성 악화가 자주 일어나는 것을 예측할 수 있는 가장 좋은 지표는 이전 급성악화 병력이다. 잦은 급성악화는 1년에 2회 이상 악화를 보이는 경우로 정의한다. 또한, 입원할 정도로 심한 악화가 있었던 경우 년 1회라도 고위험으로 분류한다.

④ 동반질환 평가

COPD 환자는 심장병, 골다공증, 우울증/불안증, 당뇨병, 근육약화, 폐암 등의 다른 질환이 더 흔히 동반되는 것으로 알려져 있다. 이러한 동반 질환이 있으면 COPD 환자에게 나쁜 영향을 미쳐서 입원과 사망이 더 많다. COPD 자체가 폐암의 위험성을 증가시킬 수 있다.

⑤ COPD의 종합 평가

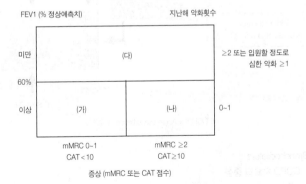

증상 (mMRC 또는 CAT 점수)

가군: 위험 낮음, 증상 경함. FEV1≥60% 이고 지난 해 악화가 없었거나 한 번이며, mMRC 0~1 (또는 CAT < 10)

나군: 위험 낮음, 증상 심함. FEV1 ≥60% 이고 지난 해 악화가 없었거나 한 번이며,
mMRC 2이상 (또는 CAT≥10)

다군: 위험높음. mMRC 혹은 CAT 점수와 상관없이 FEV1 <60% 또는 지난해 2회
이상 급성 악화 있거나 입원할 정도로 심한 악화가 1회 이상 있었던 경우

6) COPD 환자의 치료

COPD 환자의 치료는 안정 시 치료와 급성 악화 시 치료로 나눈다. 안정 시 치료는
금연과 독감 예방 주사 그리고 유산소 운동을 중심으로 하는 호흡재활이 중요하다.
또한, 최근 효과가 잘 입증된 COPD 약제들이 개발되어 널리 사용되고 있다.

COPD 약제는 흡입제가 경구제보다 효과가 좋고 부작용이 적어 추천하지만 흡입제
투여 시 사용법을 환자에게 잘 교육하여야 한다. COPD 환자는 고령인 경우가 적지
않아서 환자가 흡입제를 잘 사용하고 있는지 반드시 확인하여야 한다.

안정시 COPD의 약물 단계치료

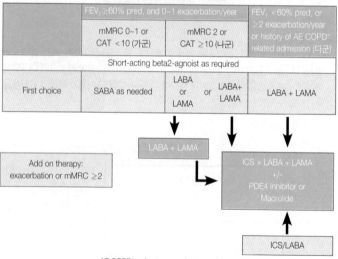

	FEV₁ ≥60% pred, and 0~1 exacerbation/year		FEV₁ <60% pred, or ≥2 exacerbation/year or history of AE COPD* related admission (다군)
	mMRC 0~1 or CAT <10 (가군)	mMRC 2 or CAT ≥10 (나군)	
	Short-acting beta2-agonist as required		
First choice	SABA as needed	LABA or LAMA or LABA+LAMA	LABA + LAMA

LABA + LAMA

Add on therapy:
exacerbation or mMRC ≥2

ICS + LABA + LAMA +/- PDE4 inhibitor or Macrolide

ICS/LABA

AE COPD* = Acute exacerbation of COPD

① Bronchodilators
  · COPD 치료의 중심
      종류 : β2-agonist, anticholinergics, theophyllline, combination Tx
    - long-acting inhaled bronchodilator는 급성악화를 줄이고 short-acting bron-
      chodilator에 비하여 증상 완화에 효과적이다.

- Indacaterol: 효과가 24시간 이상 지속되어 하루 한 번 사용하는 long-acting beta2-agonist로 폐기능 향상의 효과는 1일 2회 투여하는 long-acting beta2-agonist (formoterol, salmeterol)에 비하여 우월하며 tiotropium과는 비슷하다.
- Tiotropium: long-acting muscarinic antagonist로 급성악화와 입원의 감소, 증상 및 삶의 질 호전을 가져오며 호흡재활의 효과를 향상시킨다.

약제	흡입제형	네불라이저용 용액	적용시간(hour)
속효성베타-2작용제(SABA) Salbutamol (albuterol)	100μg/does, 200 does/ea (MDI)	2.5mg/2.5 mL/A 5 mg/mL/vial	4~6
흡입24시간지속성 베타-2작용제(LABA) Indacaterol	150μg/capsule, 300μg/capsule (DPI)		24
속효성항콜린제(SAMA) Ipratropium bromide	150μg/capsule (DPI)	250μg/1mL/A 500μg/2mL/A	6~8
지속성항콜린제(LAMA) Tiotropium	18μg/capsule, 30 capsule/ea (DPI), 2.5μg/does (soft mist inhaler)		24

SABA: Short-acting beta2-agonist, LABA: Long-acting beta2-agonist, LAMA: Long-Acting Muscarinic antagonist, MDI: Metered Dose Inhaler, DPI: Dry Powder Inhaler.

- 고정용량복합(Fixed dose combination): 최근 COPD의 흡입용 치료제로 각광받고 있는 약제로 LABA/LAMA 2가지 약제가 하나의 용기에 담겨있음. 한 가지 약제를 각각 투여하는 것에 비해 편리할 뿐 아니라 FEV_1을 호전시키고 호흡곤란을 개선시키는 데 뛰어나다. 2015년 6월부터 국내에서 시판되고 있다.
- 우리병원에서 사용 가능한 FDS 종류

약제	상품명	용량
Indacaterol 110mcg + Glycopyrronium 50mcg/Cap (30 cap/EA)	Xoterna (R) 110/50mcg, 조터나흡입용캡슐 (브리즈헬러)110/50mcg	1일 1회, 1캡슐을 흡입기에 장착하여 흡입 (max. 1일 1회)
Aclidinium bromide 400mcg + Formoterol fumarate 12mcg/puff (60 puff/EA)	Duaklir (R) Genuair 400/12mcg, 듀어클리어 제뉴에어 400/12mcg, 60회	1일 2회, 1puff 흡입
Vilanterol 25 mcg + Umeclidinium 62.5 mcg/puff (30 puffs/EA)	Anoro (R) 62.5 Elipta, 아노로 62.5 엘립타, 30회	1일 1회, 1puff 흡입

② Glucocorticosteroid

　　가. 흡입 steroid (inhaled corticosteroid, ICS)

　　　　ⓐ 급성악화의 빈도 감소, 증상 및 폐기능을 호전시키고 생활의 질을 개선시키나 폐렴의 위험을 높임

ⓑ Stage III, IV의 symptomatic COPD환자에서 고려(FEV₁ <60% predicted)

ⓒ 장기적으로 효과를 판정하기 위해 6주에서 3개월까지 치료적 시도

나. Combination ICS and long acting bronchodilator

Long-acting beta2-agonist 와 ICS 의 combination 제제는 중등도 이상의 환자에서 각각 투여하는 것에 비하여 폐기능을 호전시키고 급성악화를 감소시키는 데에 효과가 좋음

③ Phosphodiesterase-4 (PDE4) inhibitors

Roflumilast는 항염증작용을 통해 급성악화를 줄임 (가래 호중구와 호산구 감소)

cf. 흔한 부작용 : 설사, 구역 (약물 치료 초기 발생)

Patient Group	RECOMMENDED FIRST CHOICE	ALTERNATIVE CHOICE	OTHER POSSIBLE TREATMENTS**
A	SA anticholinergic prn *or* SA beta₂-agonist prn	LA anticholinergic *or* LA beta₂-agonist *or* SA beta₂-agonist and SA anticholinergic	Theophylline
B	LA anticholinergic *or* LA beta₂-agonist	LA anticholinergic LA beta₂-agonist	SA beta₂-agonist *and/or* SA anticholinergic Theophylline
C	ICS + LA beta₂-agonist *or* LA anticholinergic	LA anticholinergic and LA beta₂-agonist *or* LA anticholinergic and PDE-4 Inhibitor *or* LA beta₂-agonist and PDE-4 Inhibitor	SA beta₂-agonist *and/or* SA anticholinergic Theophylline
D	ICS + LA beta₂-agonist *and/or* LA anticholinergic	ICS + LA beta₂-agonist and LA anticholinergic *or* ICS + LA beta₂-agonist and PDE-4 Inhibitor *or* LA anticholinergic and LA beta₂-agonist *or* LA anticholinergic and PDE-4 Inhibitor	Carbocysteine N-acetylcysteine SA beta₂-agonist *and/or* SA anticholinergic Theophylline

④ 기타 약물적 치료

가. Vaccines

모든 COPD 환자에게 인플루엔자 백신 접종을 권장 (심각한 합병증, 사망률 감소)

65세 이상 모든 COPD 환자에게 폐렴구균 백신 접종을 권장

(FEV₁ <40% 인 환자에서 CAP를 낮춤)

나. Antibiotics

예방적 사용은 효과 없음. bacterial infection으로 인한 급성 악화 시 치료 함

다. Mucolytic agents (e.g. N-acetylcysteine, carbocysteine)

항산화과, 흡입 스테로이드제제를 사용하지 않는 환자에서 급성 악화를 감소

라. Antitussives: Not recommended

마. Vasodilators: Not recommended

⑤ 비 약물 치료

질병에 대한 교육, 흡입기 사용 교육, 금연, 위험요인의 노출 피할 것 (작업장 먼지, 연기, 가스), 야외활동자제, 호흡재활, 산소요법

* 산소요법 적응증

ⓐ 고탄산혈증 여부와 관계없이 PaO2 최소 55 mmHg 이하 or SaO2) 88% 이하 or

ⓑ PaO2 55-60 mmHg or 산소포화도 89% with pulmonary HTN, CHF or Polycythemia (Hematocrit > 55%)

* Surgical treatment

ⓐ 폐용적축소술 lung volume reduction surgery (LVRS)

ⓑ 기관지내시경 폐용적축소술 bronchoscopic lung volume reduction (BLVR)

ⓒ 폐이식 lung transplantation

ⓓ 기포절제술 bullectomy

7) COPD 급성악화

① 정의

COPD 환자의 기본적인 호흡기 증상이 매일-매일의 변동 범위를 넘어서 치료 약제의 추가가 필요할 정도로 급격히 악화된 상태

② 분류

경증 악화 : 속효성 기관지 확장제 치료만 필요

중등증 악화 : 속효성 기관지 확장제, 항생제 or 경구 스테로이드 치료 필요

중증 악화 : 응급실 방문이나 입원이 필요한 악화 (급성 호흡부전 동반 가능)

③ 원인

4

Pulmonology

주된 원인 : 기도 감염 (바이러스, 세균)

Primary	· Tracheobronchial infection · Air pollution
Secondary	· Pneumonia · Pulmonary embolism · Pneumothorax · Rib fractures/chest trauma · Inappropriate use of sedatives, narcotics, beta blocking agents · Right and/or left heart failure or arrhythmias

④ 진단과 중증도 평가

　가. 병력 : 과거 급성 악화의 빈도/중증도, 안정시 기류제한의 중증도, 증상악화 기간/정도 동반질환 여부(특히 심장질환), 현재 치료 약제, 재택 산소 요법 여부

　나. 진찰 소견 : 부속호흡근육 사용, paradoxical respiration, 청색증, 말초부종 혈역학적 불안정, 의식변화

　다. 검사 소견

　　ⓐ SpO_2 < 90% : 입원 치료 고려, 호흡부전 의심시 반드시 ABGA 시행

　　ⓑ Chest X-ray : 이전에 비해 변화시 입원 가능성 높음

　　ⓒ ECG : 심장 동반 질환 확인

　　ⓓ 혈액 검사 : 빈혈, 적혈구 증가증, 백혈구수 확인, 전해질 불균형, 고혈당 등

　　ⓔ 가래 배양 검사: 화농성 가래시 항생제 치료고려 (배양검사시 항생제 선택에 도움)

⑤ 입원 적응증

Hospital admission
· 증상이 매우 심한 경우 (급격히 악화되는 안정시 호흡곤란, 의식변화) · 급성 호흡부전 · 새로 발생한 진찰소견 (청색증, 부종) · 초기 치료에 반응하지 않는 급성 악화 · 심각한 동반질환 (특히 심혈관 질환) · 가족이나 주위 사람의 도움을 기대하기 어려운 경우

ICU admission
· 초기의 응급치료에 적절한 반응을 보이지 않는 중증의 호흡곤란 · 의식변화 동반시 · 산소공급이나 비침습적 기계환기에도 불구, 저산소증(PaO2 < 40mmHg)이나 · 중증의 호흡성 산증(pH < 7.25)이 지속되거나 악화될 때 · Invasive mechanical ventilator 필요시 · Hemodynamic instability - need for vasopressors

⑥ 약물치료

: 기관지확장제, 스테로이드, 항생제 (악화로 인한 증상 호전, 악화 기간과 향후 재발 줄임)

가. 기관지 확장제 : 속효성항콜린제와 동시 혹은 단독으로 속효성베타 작용제 사용

나. 스테로이드제 : 전신 스테로이드는 회복/재원기간 줄임. Prednisolone 30-40mg/day x 10-14일 권고 (최근 PD 40mg 5일 단기 치료도 비슷한 연구 결과, 경구 투여가 주사제에 비해 치료효과 비슷)

다. 항생제 : 호흡곤란 악화, 가래양, 가래 화농성 증가 만족 또는 가래 화농성 증가 포함 2가지 주요 증상 만족시 항생제 고려 (5-7일 투여 권고)

⑦ 호흡보조요법

가. 산소요법

ⓐ Target saturation 88~92%

ⓑ 고농도 산소 투여시 CO_2 retention 가능성 있어 주의

ⓒ Venturi mask가 nasal prong 보다 정확한 공급 장치 이나, 환자의 불편감 호소

ⓓ 30분 후에 ABGA로 CO_2 retention, acidosis 여부 확인이 바람직함

나. 비침습적 기계환기 (다음중 한가지 해당)

ⓐ 호흡산증 pH 7.35 이하 or $PaCO_2$ 45 mmHg 이상

ⓑ 호흡 보조근 사용, 역설적 복근운동, 늑간수축(함몰) 이 관찰될 정도의 심한 호흡곤란

ⓒ 산소 치료에도 불구하고 저산소혈증 지속

NIV initial protocol

· 환자의 머리를 30도 이상 sitting position을 취하게 한다.

· 환자에게 교육과 reassurance를 시행한다.

· mask와 ventilator tubing 그리고 O_2 line을 machine에 연결한다.

· CPAP mode with 3~5cmH$_2$O pressure 또는 Start with low pressure in spontaneous triggered mode with backup rate: BiPAP (8~12 cmH$_2$O inspiratory pressure; 3~5 cmH$_2$O expiratory pressure) (Tidal volume 10ml/kg) ventilator를 켠다.

· 환자가 mask를 편안하다고 판단하면 headgear와 끈을 이용하여 fitting시킨다. (너무 쪼이지 않도록 뺨과 mask사이에 1~2 finger가 들어갈 수 있을 만큼의 여유)

· 천천히 inspiratory pressure를 증가 시키거나(10~20cmH$_2$O) tidal volume (10~15ml/kg)을 증가시킨다.

· O_2 saturation을 90% 이상 되도록 FiO2를 조절한다.

· 환자가 기계와 호흡을 잘 맞추고 불안해하지 않도록 reassurance와 상태를 자주 볼것

· ABGA f/u (첫 1~2시간 내 그 후로는 필요에 따라)

다. 침습적 기계환기

- 비침습적 기계환기법을 환자가 견디지 못하거나 치료 실패시
- 호흡정지 or 심정지
- 의식상태 저하 or 진정제로 조절되지 않는 agitation
- 다량의 흡인, 지속적 구토
- 가래 배출 능력 없는 경우
- 수액 치료나 승압제에도 불구하고 심한 혈류역학장애 호전되지 않을 경우
- 중증 심실성 부정맥
- 비침습적 기계환기법을 견디지 못하는 환자 중 치명적인 저산소증

⑧ 퇴원과 추적관찰

- 모든 임상적 자료, 검사 결과 검토
- 유지 치료 및 질병에 대한 환자 이해 정도 확인, 흡입기 사용 숙련도 재평가
- 스테로이드, 항생제 같은 약물 중지에 대한 확인
- 장기 산소 치료의 필요성 검토
- 동반 질환 확인
- 추적 관찰 : 빠르면 4주 이내, 늦어도 12주 이내

8) Complications

① Patients with severe COPD and chronic hypoxemia → pulmonary hypertension and right heart failure.

② Increased risk for lung cancer, pneumothorax, arrhythmias, and psychiatric disorders such as anxiety and depression.

③ Sleep disturbances (50%) → Newer non-benzodiazepines medications such as zolpidem in patients with less severe COPD (Proc Am Thorac Soc 2005;5:536)

9) Outcome/Prognosis

The BODE index is a composite of body mass index, airflow obstructions, dyspnea, and exercise tolerance that has been validated as a more accurate predictor of COPD mortality than FEV_1 alone (N Eng J Med 2004;350:1005)

BODE Index				
	Points on BODE Index[a]			
Variable	0	1	2	3
FEV_1(% of predicted)	≥65	50~64	36~49	≤35
Distance walked in 6 min (meters)	≥350	250~349	150~249	≤149
MMRC dyspnea scale	0~1	2	3	4
Body mass index	> 21	≤21		

FEV_1, forced expiratory volume in the first second; MMRC, modified medical research council.
The total possible cumulative values range from 0 to 10.
From Celli BR, Cote CG, Marin JM, et al. The body mass index, airway obstruction, dyspnea, and exercise capacity index in chronic obstructive pulmonary disease. *N Eng J Med* 2004 Mar 4;350(10):1005-1012.

8. Interstitial Lung Disease (간질성 폐질환)

간질성폐질환(interstitial lung disease, ILD)은 폐 간질부(interstitial compartment)의 증식과 함께 다양한 염증세포들의 침윤 및 때로는 섬유화(fibrosis)가 동반되어 비정상적인 콜라겐 침착을 나타내는 질환들을 총칭한다.

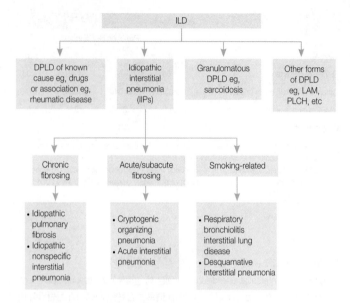

1) Idiopathic interstitial pneumonia (IIP)

간질성 폐질환 중 밝혀진 원인이 없는 경우임

폐 간질에 염증 및 섬유화가 진행하는 질환

이 질환군은 그 원인이 밝혀지지 않고 최종적인 진단은 조직학적 형태에 기반

① 분류

2002년 초 특발성 간질성 폐렴(IIP)라는 명칭 하에 미국 및 유럽 흉부 학회가 합동 제한한 분류가 쓰였음. 가장 최근에는 미국 및 유럽 흉부 학회가 2013년 IIP guideline을 발표하여 이에 따른 분류를 현재 사용하고 있음.

Histologic and Clinical Classification of Idiopathic Interstitial Pneumonias	
Histologic Patterns	Clinical-Radiologic-Pathologic Diagnosis
Usual interstitial pneumonia	Idiopathic pulmonary fibrosis (IPF)/cryptogenic fibrosing alveolitis
Nonspecific interstitial pneumonia	Nonspecific interstitial pneumonia (provisional) (NSIP)
Organizing pneumonia	Cryptogenic organizing pneumonia (COP)
Diffuse alveolar damage	Acute interstitial pneumonia (AIP)
Respiratory bronchiolitis	Respiratory bronchiolitis interstitial lung disease (RB-ILD)
Desquamative interstitial pneumonia	Desquamative interstitial pneumonia (DIP)
Lymphoid interstitial pneumonia	Lymphoid interstitial pneumonia (LIP)

② 진단적 접근 방법

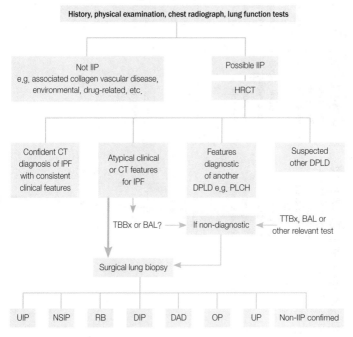

Diagnostic Process in DPLD

History, physical examination, chest radiograph, lung function tests

Not IIP
e.g. associated collagen vascular disease, environmental, drug-related, etc.

Possible IIP

HRCT

Confident CT diagnosis of IPF with consistent clinical features

Atypical clinical or CT features for IPF

Features diagnostic of another DPLD e.g. PLCH

Suspected other DPLD

TBBx or BAL? → If non-diagnostic ← TTBx, BAL or other relevant test

Surgical lung biopsy

UIP   NSIP   RB   DIP   DAD   OP   UP   Non-IIP confimed

③ 방사선학적 진단

진단	조직학 소견	방사선 소견	전형적인 distribution	전형적인 CT 소견	CT상 감별질환
IPF/CFA	UIP	Basal-predominant reticular abnormality with volume loss	Peripheral, Subpleural, Basal	Reticular, honeycombing Traction brochiectasis/ architectural distortion Focal ground glass	Asbestosis Collagen vascular ds Hypersensitivity, pneumonitis Sarcoidosis
NSIP	NSIP	Ground glass and reticular opacity	Peripheral, Subpleural, Basal, symmetric	Ground glass attenuation Irregular lines consolidation	UIP, DIP, COP Hypersensitivity, pneumonitis
COP	OP	Patchy bilateral consolidation	Subpleural /Peripheral	Patchy consolidation and/or nodules	Infection, vasculitis, sarcoidosis, alveolar- carcinoma, lymphoma, eosinophilic pneumonitis, NSIP
AIP	DAD	Progressive diffuse ground glass density / consolidation	Diffuse	Consolidation and ground glass opacity, often with lobular sparing. Traction bronchiectasis later	Hydrostatic edema Pneumonia Acute eosinophilic pneumonitis
DIP	DIP	Ground glass opacity	Lower zone, Peripheral prodominance in most	Ground glass attenuation Reticular lines	RB-ILD Hypersensirtivity pneumonia Sarcoiddosis, PCP
RB-ILD	RB	Bronchial wall thickening ; ground glass opacity	Diffuse	Bronchial wall thickening Centrilobular nodules Patchy ground glass opacity	DIP NSIP Hypersensitivity, pneumonitis
LIP	LIP	Reticular opacitys, nodules	Diffuse	Centrilobular nodules ground glass attenuation septal and bronchovascular thickening, thin-walled cysts	Sarcoidosis, lymphangitic ca. Langerhans cell histiocytosis

④ IPF (Idiopathic pulmonary fibrosis)

가. IIP중에 가장 흔함(약 2/3정도)

나. 병리학적으로 UIP로 진단 + 원인 미상(결체조직 질환, 가능한 약제 복용력 없음)

: UIP의 20~30%에서 교원성 혈관 질환, 기타 면역학적 질환이 원인인 경우가

있으므로 이에 대한 자세한 병력 청취가 중요

다. IPF의 임상양상

- 주로 장년층(50~70세), 남 : 녀 = 2 : 1

- 천천히 발병(기침과 호흡곤란이 1~3년에 걸쳐 서서히 진행)

- Exertional dyspnea, chronic dry cough

- 미열, 체중 감소, 피로감 등과 같은 전신증상은 드묾.

라. 진찰 소견: 양쪽 폐 하부에 fine inspiratory crackle, 곤봉지 50% 이상에서 관찰

마. Lab: ESR↑, 약 절반에서 결체조직 질환의 동반 없이도 FANA 및 RF(+)

바. PFT: restrictive pattern

- Forced vital capacity (FVC)↓, Total lung capacity (TLC)↓, DLco↓

사. BAL: 호중구 증가의 소견

아. UIP의 방사선학적 특징

ⓐ CXR: 폐 하부 1/3에 간질성 폐 음영, peripheral and bibasilar irregular linear
opacity, subtle opacities, honeycombing and loss of lung volume

ⓑ HRCT: reticular density involving predominantly the basal and subpleural
lung regions, traction bronchiectasis, honeycombing, ground-glass opac-
ity

자. 진단

: 2018년 ATS에서 새로운 진단 기준을 발표

1. Exclusion of other known causes of ILD (e.g., domestic and occupational
environmental exposures, connective tissue disease, and drug toxicity), and
either #2 or #3:

2. The presence of the HRCT pattern of UIP

3. Specific combinations of HRCT patterns and histopathology patterns in pa-
tients subjected to lung tissue sampling

HRCT criteria for UIP pattern

1) UIP

Subpleural and basal predominant; distribution is often heterogeneous

Honeycombing with or without peripheral traction bronchiectasis or bronchiolectasis

2) Probable UIP

Subpleural and basal predominant; distribution is often heterogeneous

Reticular pattern with peripheral traction bronchiectasis or bronchiolectasis

May have mild GGO

3) Indeterminate for UIP

Subpleural and basal predominant

Subtle reticulation; may have mild GGO or distortion ("early UIP pattern")

CT features and/or distribution of lung fibrosis that do not suggest any specific etiology ("truly indeterminate for UIP")

4) Alternative Diagnosis

Findings suggestive of another diagnosis, including:
- CT features:
  Cysts
  Marked mosaic attenuation
  Predominant GGO
  Profuse micronodules
  Centrilobular nodules
  Nodules
  Consolidation

- Predominant distribution:
  Peribronchovascular
  Perilymphatic
  Upper or mid-lung

- Other:
  Pleural plaques (consider asbestosis)
  Dilated esophagus (consider CTD)
  Distal clavicular erosions (consider RA)
  Extensive lymph node enlargement (consider other etiologies)
  Pleural effusions, pleural thickening (consider CTD/drugs)

Histopathologica criteria for UIP pattern

1) UIP

- Dense fibrosis with architectural distortion (i.e., destructive scarring and/or honeycombing
- Predominant subpleural and/or paraseptal distribution of fibrosis
- Patchy involvement of lung parenchyma by fibrosis
- Fibroblast foci
- Absence of features to suggest an alternat diagnosis

2) Probable UIP

- Some histologic features from column 1 are present but to an extent that precludes a definite diagnosie of UIP/IPF *AND*
- Absence of features to suggest an alternative diagnosis *OR*
- Honeycombing only

3) Indeterminate for UIP

- Fibrosis with or without archiltectural distortion, with features favoring either a pattern other than UIP or features favoring UIP secondary to another cause
- Some histologic features from column 1, but with other features suggesting an alternative diagnosis

4) Alternative Diagnosis

- Features of other histologic patterns of IIPS (e.g., absence of fibroblast foci or loose fibrosis) in all biopsies
- Histologic findings indicative of other diseases (e.g., hypersensitivity pneumonitis, Langerhans cell histiocytosis, sarcoidosis, LAM)

Diagnostic algorithm for IPF

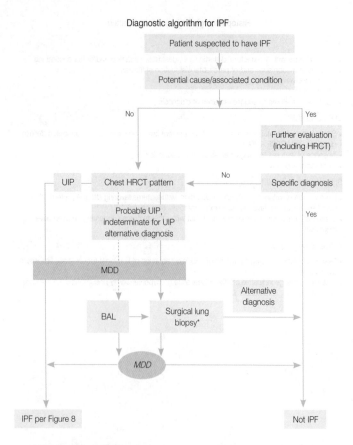

* Combination of HRCT pattern and surgical lung biopsy pattern (아래 표 참조)

IPF suspected		Histopathology pattern			
		UIP	Probable UIP	Indeterminate for UIP	Alternative diagnosis
HRCT pattern	UIP	IPF	IPF	IPF	Non-IPF dx
	Probable UIP	IPF	IPF	IPF (Likely)	Non-IPF dx
	Indeterminate for UIP	IPF	IPF (Likely)	Indeterminate for IPF	Non-IPF dx
	Alternative diagnosis	IPF (Likely) / non-IPF dx	Non-IPF dx	Non-IPF dx	Non-IPF dx

차. 치료
- NSIP와 UIP가 구분되지 않았던 1994년 이전에는 corticosteroids, cytotoxic drug 사용 시 10~30%에서 치료 반응이 있었음.
- 당시 치료 반응이 있었던 환자들이 아마도 NSIP 환자였던 것으로 추정됨.
- 현재 IPF 환자들에서는 상기 약제에 반응이 없는 것으로 알려져 있음.
- 최근 Nintedanib과 Pirfenidone이 IPF 치료에서 안전성과 효과가 입증되어 치료제로 사용되고 있음. 두 약제 모두 rate of FVC decline, severe respiratory events (acute exacerbation, 입원), mortality 감소에 효과가 있음.

Pharmacologic Management of IPF

Variable	Nintedanib	Pirfenidone
Mechanism of action	Tyrosine kinase inhibition	Inhibition of TGF-β production and downstream signaling, collagen synthesis, and fibroblast proliferation (selected list)
Efficacy	Slows FVC decline by 50%	Slows FVC decline by 50%
FDA-approved dose	150 mg by mouth twice daily	600mg by mouth three times daily (한국, 일본)
Common side effects	Diarrhea	Anorexia, nausea, photosensitivity
Enzyme metabolism	Ester cleavage (major), CYP 3A4 (minor)	CYP 1A2 (major), other CYP enzymes (minor)
Cautions	Risks of both bleeding and arterial thrombosis; risk of gastrointestinal perforation (rate); anticoagulant and prothrombotic drugs should be avoided	CYP 1A2 inhibitors (e.g., fluvoxamine and ciprofloxacin) can raise pirfenidone levels; CYP 1A2 inducers (e.g., omeprazole and smoking) cna lower pirfenidone levels
Need for liver-function monitoring	Yes	Yes
Clinical strategies to minimize side effects	Use of antidiarrheal agents, temporary dose reduction to 100 mg twice daily	Slow dose increase over 14-day period, medication to be taken with food, use of antacids, use of antiemetic agents, sun avoidance

카. 예후
- 중앙 생존값은 진단 후 3년 내외.
- IPF 환자들에서는 정맥내 혈전증, 폐암, 폐고혈압 발생률이 증가함.
- 진행하는 IPF 환자들은 폐 이식의 대상이 됨.

⑤ NSIP (Nonspecific interstitial pneumonia)

가. IPF에 비해 다른 NSIP의 임상적 특징

    ⓐ 주로 40~70세에 발병(평균 50대 초), IPF에 비해 적은 나이에 발생

    ⓑ Idiopathic NSIP는 비흡연자인 중년 여성에서 더 흔하지만 CTD에 의한 NSIP
       는 남, 녀 유병률이 비슷함.

    ⓒ 임상경과가 1년내에 걸쳐 진행하여 IPF만큼 길지는 않음.

    ⓓ BAL: lymphocyte dominant

    ⓔ HRCT: honeycombing이 거의 없다는 점이 IPF와의 감별점

나. 임상 양상 및 진찰 소견

    ⓐ 수주, 수 개월에 걸쳐서 진행하는 호흡곤란, 기침

    ⓑ 발열, 체중 감소, Flu-like symptoms, CTD 관련 증상들 (CTD 동반 시)

    ⓒ Fine crackles, clubbing, exam featues of rheumatological disease

다. NSIP의 치료 반응 및 예후

    ⓐ Mild disease는 경과 관찰이 가능함

    ⓑ Moderate to severe disease: systemic steroid therapy or immunosuppre-
       sive agent(azathioprine or mycophenolate)

    ⓒ More severe disease require hospitalization

    ⓓ Refractory disease despite systemic steroid and immunosuppressive
       agents: cyclophosphamide, rituximab, or calcineurin inhibitors 같은 약제
       사용, 폐 이식 고려

    ⓔ 전반적인 예후는 IPF보다 좋음

⑥ COP (idiopathic BOOP)

가. Epidemiology

    발병 연령은 50~60세(20~80세에 걸쳐 나타날 수 있음), 남녀비는 같음

나. Pathogenesis: alveolar epithelial injury-〉 leakage of plasma proteins, recruit-
    ment of fibroblasts, and fibrin formation within the alveolar lumen

다. 증상:

    - 독감 증상(기침, 객담, 발열, 식욕 감퇴, 전신 쇠약감), 호흡곤란으로 진행

    - 임상 경과가 보통 3개월 이내로 빠른 편

    - Community aquired pneumonia에 대한 경험적 항생제 치료에 반응이 없어서
      추가적인 diagnostic work up 후 진단되는 경우가 있음

      청진: 흡기성 수포음

라. BAL: nonspecific, lymphocye dominant

마. Radiology: patch air-space consolidation, ground-glass opaciies, small no-
    duolar opacities, and bronchial wall thickening with dilation

바. 진단

    - Typical histopathologic features와 함께 COP에 합당한 임상적, 방사선학적

특징을 보일 때 진단 가능함.

- Histopathologic features: intraluminal plugs of inflammatory debris, mild intersitial inflammation, 다른 DPLD의 histopathologic features가 없어야 함.
- cryptogenic OP인지, secondary OP인지는 자세한 history taking, P/Ex이 필요함.

사. 치료

　IIP중에서 corticosteroids에 가장 치료 반응이 좋지만 일부에서 재발

⑦ AIP (acute interstitial pneumonia)

가. 특징: 수주에서 1-2개월 이내에 급격하게 진행

나. 증상: 독감 증상(발열, 인후통, 두통, 근육통)

다. Radiology: 양측 전폐에 미만성 폐포성 침윤

라. 진단: 임상적으로 ARDS에 유사한 양상을 보이나 알려진 원인이 있는 ARDS와는 구분이 필요함. 병리학적으로는 DAD 소견이 보이며, ARDS와는 구분이 불가능함

마. 예후: 기계호흡이 필요한 호흡부전이 흔함. 70% 이상 사망. 적절한 기계호흡 및 고용량 corticosteroids 사용하면 60%이상 생존한다는 보고도 있음.

⑧ DIP, RB-ILD, LIP

가. 매우 드물게 보고되고 있는 질환들

나. DIP, RB-ILD: 흡연과 관련, 금연시 호전, 단기간 스테로이드 치료에 우수한 효과

다. LIP: lymphoproliferative disease의 일종으로 여겨지는 질환, 임상경과 중에 임파종으로 진행하는 경우도 있음

2) Sarcoidosis

① 발생 빈도

가. 전세계적으로 100,000명당 1~64명 정도(인종, 지역에 따라 다양한 유병률)

나. 구미에서는 흔한 질환이지만 에스키모, 캐나다 인디언, 뉴질랜드의 마오리족, 동남아시아인들에게는 매우 드묾(우리나라에서도 드문 질환이지만 점차 증가 추세)

다. 여자에서 약간 더 흔함

라. 대체로 20~40세 사이에 많이 발생

② 임상양상

가. 대부분 무증상

나. Sarcoidosis= multi-organ granulomatous disease로 폐를 포함한 전신 장기를 침범함

다. 폐

　ⓐ 가장 흔함. 90%가 이환 기간 동안 CXR상 이상 소견 (+), 5%는 pulmonary

4

Pulmonology

artery hypertension으로 진행

ⓑ The inflammatory process involes alveoli, small bronchi and small blood vessels

ⓒ The Scadding scale
- Stage I: bilateral hilar lymphadenopathy
- Stage II: bilateral hilar lymphadenopathy with pulmonary infiltrate
- Stage III: pulmonary infiltrate alone
- Stage IV: fibrosis

라. 임파선
ⓐ 흔함. 특히 흉곽내 임파절은 대부분의 환자에서 발생(대개 hilar LN)
ⓑ 말초 임파절도 흔히 침범(cervical, axillary, inguinal)고무 같은 느낌이 들고 압통이나 궤양형성은 없다.

마. 피부
ⓐ 약 25%에서 침범(주로 결절성 홍반 형태, 얼굴, 둔부, 사지)
ⓑ 결절성 홍반, 반흔, 피부 발진, 피하결절, lupus pernio 등의 형태로 침범
ⓒ 결절성 홍반: 하지의 전면에 양측성, 동통성 적색결절로 나타남
유육종증에만 보이는 특징적인 병변은 아님
주로는 급성 전신증상을 보일 때 다발성 관절통과 함께 나타남
이 병변은 2~4주에 자연적으로 소실되므로 치료는 필요 없음.
ⓓ Lupus perino: 청색-자색의 융기된 반짝거리는 병변
코, 뺨, 입술, 귀, 손가락 및 무릎에 나타남
ⓔ 광범위한 폐섬유화가 동반되면 곤봉지 변화 가능

바. 눈
ⓐ 약 25%에서 침범
ⓑ 주로 포도막염 형태(75%에서는 전방 포도막염, 25~35%에서는 후방 포도막염)
ⓒ 그외 홍채염, 결막염, 누선 병변도 가능
ⓓ 증상: 시력이 흐려지고 눈물이 나며 눈부심이 발생
ⓔ 포도막염은 빠르게 발전 가능하며, 6~12개월에 걸쳐 자연 호전도 가능하지만, 만성으로 진행하면 실명 가능

사. 상기도
ⓐ 20%에서 침범(주로 nasal obstruction)
ⓑ 구강구조물도 어디든 침범이 가능, 주로 편도선
ⓒ 쉰 목소리, 호흡곤란, 천명, 천음, 완전폐쇄 가능

아. 골수, 비장, 간, 신장, 신경계, 내분비 생식기도 침범 가능

③ 진단적 검사
가. The diagnosis of sarcoidosis is confirmed when typical clinical and radiologi-

cal findings are supported by histological evidence of non-necrotic granulomas and by exclusion of possible alternative diagnosis

나. Neurologic exam, ECG, Opthalmologic exam: To exclude critical organ involvement

다. Imaging:

HRCT: lung interstitial and parenchymal involvement

PET scanning: areas of active granulomatous inflammation

라. Laboratory findings:

ACE levels ↑ (40~80%, due to cell membrane of granulomas)

Hypercalciuria and hypercalcemia (10%, d/t vitamin D hydroxylation by macrophages)

Lymphopenia, eosinophilia, ESR ↑, polyclonal IgG ↑, cutaneous anergy (70%), BAL 상 lymphocyte ↑, CD4+/CD8+ ratio ↓

마. Lymph node biopsy (non-caseating granulomas with multinucelated giant cells)

④ 치료

Glucocorticoid

Major organ (eye, heart, CNS) 침범여부에 따라 치료여부를 결정

Treatment of Selected Interstitial Lung Diseases	
ILD	Potential Therapeutic Interventionsa
Medication-induced ILD	Discontinue culprit medication Corticosteroids
Connective tissue disease-associated ILD, IPF, NSIP, COP	Corticosteroids Cytotoxic therapy (e.g., cyclophosphamide, azathioprine)
DIP, RB-ILD	Smoking cessation Corticosteroids
Sarcoidosis	Hydroxychloroquine Infliximab
Hypersensitivity pneumonitis	Avoid offending antigens Corticosteroids Cytotoxic therapy

ILD, interstitial lung disease; IPF, idiopathic pulmonary fiibrosis; NSIP, nonspecific interstitial pneumonitis; COP, cryptogenic organizing pneumonia; DIP, desquamative interstitial pneumonia; RB-ILD, respiratory bronchiolitis-interstitial lung disease.

4 Pulmonology

3) Pulmonary hemorrhage syndromes
   ① Goodpasture's syndrome (+anti-GBM)
   ② Wegener's granulomatosis (+ANCA)
   ③ Idiopathic pulmonary hemosiderosis (IPH)

4) 기타 질환들
   ① Bronchiolitis obliterans with organizing pneumonia (BOOP)
   ② Pulmonary alveolar proteinosis (PAP) : accumulation of surfactant-like phospholipid
   ③ Eosinophilic pneumonias (eosinophilic pulmonary infiltrates ± peripheral blood eosinophilia) : e.g., allergic bronchopulmonary aspergillosis (ABPA)
   ④ Eosinophilic granulomas (histiocytosis X)
   ⑤ Amyloidosis
   ⑥ Gastrointestinal or liver disease : IBD, PBC, chronic active hepatitis
   ⑦ GVHD
   ⑧ Lymphangioleiomyomatosis

9. Diffuse panbronchiolitis

1) 역학
① 동아시아인(특히 일본)에서 주로 발생(유럽, 북미에서는 드묾)
② 11명/10만 명 in Japan
③ 주로 10~40대, 남 : 여 = 2:1
④ 2/3이 nonsmoker (흡연과 관련성이 없음)

2) 원인
① 유전, 환경 등 다양한 factor가 작용
② Specific HLA haplotype (HLA-Bw54 & HLA-A11)
→ 한국, 일본, 중국에서만 보고

3) 임상증상
① 기침, 다량의 화농성 객담, 운동 시 호흡곤란, 쌕쌕거림, 체중 감소
② 80% 이상에서 chronic paranasal sinusitis 병력(+)

4) 방사선 소견
① CXR: normal or hyperinflated lung volumes, diffuse ill-defined nodules up to 3mm in diameter, and/or an increase in bronchovascular markings
② HRCT: centrilobular nodular opacities, nodular and linear (tree-in-bud) opacities corresponding to bronchioles with intraluminal mucous plgus, thicked and dilated bronchiolar walls (bronchiolectasis), and, as late finding, large cystic opacities accompanied by dilated proximal bronchi

5) 검사실 소견 및 미생물 검사
① Persistent elevation of cold agglutinin: 정상보다 4~16배 상승
하지만 anti-mycoplasma Ab(-)
② Serum IgA elevation, rheumatic factor (+)
③ CD4/CD8 ratio 감소
④ hypoxia: $PaO_2 < 80mmHg$
⑤ PFT: 주로 폐쇄성($FEV_1/FVC < 70\%$, RV > 150%), DLCO 감소
⑥ Sputum culture: 초기에는 44%에서 H.influenzae, 22%에서 P.aeruginosa 동정
→ 시간이 지날수록 *P.aeruginosa*가 차지하는 비율 증가
(*P.aeruginosa*는 destructive process의 가속화를 조장, 나쁜 예후와 관련 있음)

6) 진단기준

Diagnostic criteria for diffuse panbronchiolitis
1. Persistent cough, sputum and exertional dyspnea
2. History of chronic paranasal sinusitis
3. Bilateral diffuse small nodular shadows on plain chest radiography film or centrilobular micronodules on chest computed tomography images
4. Coarse crackles
5. FEV₁/FVC < 70% and PaO2 < 80mmHg
6. Persistent elevation of cold hemagglutinin (≥1:64)

진단: 1 ~ 3 (모두 만족) + 4 ~ 6중(2개 이상)

유병율이 낮은 국가에서는 surgical lung biopsy 시행하여 확진

7) 치료

① Macrolide

　가. 초기에 투여할 수록 효과가 좋음

　나. Erythromycin 400 or 600mg orally

　다. Erythromycin에 효과가 없거나 부작용이 있는 경우

　　a. Clarithromycin 200 or 400mg orally

　　b. Roxithromycin 150 or 300mg orally

② 반응 평가 및 치료 기간

　가. 최소 6개월 간 치료 후 반응 평가

　　a. Clinical, radiologic, pulmonary function 평가

　나. 치료 기간

　　a. 평가 상 호전 시 2년 치료 후 종결

　　b. Extensive bronchiectasis or respiratory failure: 2년 이상 치료

　　c. 치료 종결 후 증상 재발하면 치료 재시작

8) 예후

① Chronic & progressive illness with poor prognosis

　Development of diffuse bronchiectasis, progressive respiratory failure leading to cor pulmonale, and ultimately death over the cource of a few years

② Sputum에서 P. aeruginosa(+) → 나쁜 예후

③ 치료 받지 않는 경우 5YSR 〈50%

　EM 치료시 10YSR > 90%

10. Pulmonary embolism

1) 정의

① Venous thromboembolism (VTE): encompass DVT and PE

② Deep venous thrombosis (DVT): thrombosis of the popliteal, femoral, or iliac veins (PE 환자의 79%에서 DVT가 있음)

③ Pulmonary embolism (PE) : thrombosis originating in the venous system and embolizing to the pulmonary arterial circulation (DVT 환자의 50%에서 PE 발생)

2) 위험인자

Risk factor for VTE		
Hereditary factors	Acquired factors	
Antithrombin deficiency	Reduced mobility or cast	Antiphospholipid antibody syndrome
Protein C deficiency	Advanced age	Oral contraceptives
Protein S deficiency	Cancer	Polycythemia vera
Factor V Leiden	Acute medical illness	Heparins
Activated protein C resistance	Pregnancy and postpartum period	Hormone-replacement therapy
Prothrombin gene mutation	Trauma	Chemotherapy
Dysfibrinogenemia	Spinal cord injury	Obesity
Plasminogen deficiency	Major surgery	Central venous cath
Probable factors: lipoprotein (a) ↑, tissue factor-pathway inhibitor ↓, homocysteine ↑		

3) 병태생리

① Physiology

가. Acute PE는 circulation, gas exchange를 모두 방해한다.

나. Acute pressure overload로 인한 RV failure가 주 사망 원인이다.

다. Anatomical obstruction과 hypoxic vasoconstriction이 PVR을 상승시킨다. 갑자기 상승한 PVR은 RV dilatation을 유발한다.

라. RV pressure 및 volume의 증가는 wall tension과 myocyte stretch를 증가시킨다. RV 수축기가 늘어나고 neurohormonal activation이 RV의 inotropic, chronotropic stimulation을 유발한다. 이로 인해서 PAP가 증가하여서 pulmonary flow 개선, SBP를 안정화시킨다. 하지만 이러한 보상 기전에도 thin-walled RV는 mean PAP > 40mmHg의 압력을 낼 수는 없다.

마. V/Q mismatch가 hypoxemia를 유발한다.

② RV dysfunction

가. Progressive RV failure가 흔한 사망 원인으로 중요한 예후 인자

나. PE → ↑pulmonary vascular resistance → ↑RV wall tension → RV dilatation

& dysfunction → interventricular septum bulges into LV → diastolic LV impairment → ↓ cardiac output → ↓ systemic arterial pressure

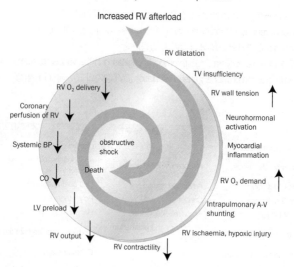

4) 임상양상

① 전형적인 것이 없음(의심하지 않으면 진단이 어려움)
② Calf-vein thrombosis : 80% resolve spontaneously
③ DVT: calf pain, edema, venous distention
④ PE: dyspnea, pleuritic chest pain, cough, hemoptysis
⑤ Massive PE with acute cor pulmonale: syncope, hypotension

5) 이학적 검사

① DVT
  가. Lower extremity swelling & edema (> 3 cm compared with unaffected side)
  나. Erythema, warmth, tenderness
  다. Pain on dorsiflexion (Homan's sign)

② PE
  가. Tachypnea, tachycardia, fever, cyanosis
  나. Isolated crackles, pleural friction rub, loud P2, right-sided S3, pulmonary insufficiency murmur, ↑ JVP

6) 진단적 검사

① D-dimer(>500mg/ml)

　가. High NPV (ELISA: 95~100%, latex agglutination: ~90%)

　나. Not specific (Sepsis, systemic diseases에서 모두 증가)

② Cardiac biomarkers

　가. Troponin, NT-proBNP

　나. 합병증 발생 및 사망률 증가 예측 인자

③ ECG

　: Sinus tachycardia, atrial fibrillation, RAD, RBBB, P pulmonale, RV strain (T wave inversion V1-V4), S1Q3T3

④ CXR

　가. 대부분에서 정상

　나. Pleural effusion, focal oligemia (Westermark's sign), elevated hemidiaphragm (Hampton's sign), enlarged right decending pulmonary artery (Palla's sign)

⑤ Chest CT

　가. Pulmonary embolism 진단에서 가장 기본적인 검사

　나. RV, LV visualization이 되어 risk stratification에 도움

⑥ Echocardiography

　가. Pulmonary embolism의 진단에 신뢰할 수 있는 검사는 아님

　나. RV function의 평가 및 타질환의 감별(MI, tamponade)에 도움

　다. McConnell's sign: hypokinesis of the RV free wall with normal or hyperkinetic motion of the RV apex

⑦ Ultrasonography of lower extremity

　가. Pulmonary embolism의 진단에 필수적인 검사는 아님

　나. PE의 대부분이 DVT에서 기인하기 때문에 확인

　다. Compression ultrasonography

　　: Sensitivity > 90%, specificity > 90%

⑧ Lung V/Q scan

　가. CT를 못하는 경우에 고려(신부전, 조영제 알러지)

⑨ Pulmonary angiography

　가. 현재는 chest CT로 거의 대체됨

　나. Morbidity 5%, mortality < 0.5%

⑩ Other tests

4

Pulmonology

가. Thrombophilia work up

　: Routine check는 recommend 하지 않음

　　Age < 50, F/Hx(+), unusual location, massive, recurrent한 경우 고려

나. Malignancy work up

　: "idiopathic" DVT/PE의 12%는 악성 종양이 동반

PE의 진단적 접근

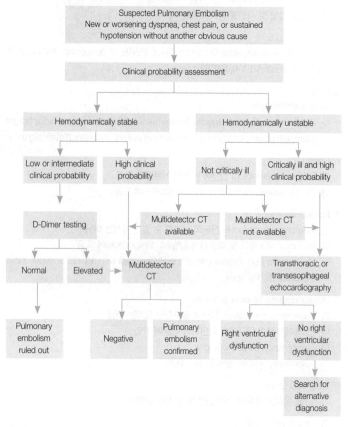

7) 치료

① Risk stratification: 치료 방법 결정에 중요

Early mortality		Indicators of risk			
		Haemodynamic instability	Clinical parameters of PE severity and/ or comorbidity: PESI class III-V or sPESI≥1	PV dysfunction on TTE or CTPA	Elevated cardiac troponin levels
High		+	(+)	+	(+)
Intermediate	Intermediate-high	-	+	+	+
	Intermediate-low	-	+	One (or none) positive	
Low					Assesment optional; if assessed, negative

② Primary therapy: clot dissolution with thrombolysis or embolectomy

③ Secondary prevention: anticoagulation (heparin, warfarin) or IVC filter

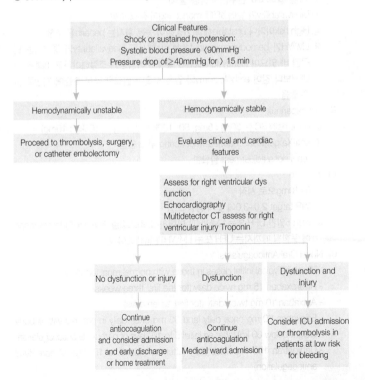

④ 항응고 요법
  가. Anticoagulation
    ⓐ Subcutaneous, weight adjusted LMWH or fondaparinux, UFH, NOAC
    ⓑ LMWH, fondaparinux는 UFH에 비해서 major bleeding risk가 낮고 HIT 가능
      성이 낮아서 선호됨
    ⓒ UFH는 overt hemodynamic instability나 imminent hemodynamic
      decompensation 환자에서 primary reperfusion treatment가 필요할 때 사용
      함
  나. Heparin (UFH)
    ⓐ 80 IU/kg or 5000 IU bolus IV 이후 18 IU/kg/hr CIV
    ⓑ aPTT를 6시간 간격으로 monitoring 하면서 nomogram을 이용하여 thera-
      peutic range (정상의 1.5~2.5 배)에 맞춤
  다. Enoxaparin (LMWH)
    ⓐ 1mg/kg sc bid (신부전시 감량 필요)
    ⓑ Bioavailability가 높아 aPTT monitoring이 필요 없음
    ⓒ High risk이거나 unstable해질 가능성이 높은 환자는 heparin을 추천
    ⓓ LMWH가 hemodynamic unstable pts에서도 bioavailability가 좋을지는 연
      구된 바 없으며 kidney function에 따라 투여용량을 조절해야하고, half life가
      UFH보다 길어 embolectomy와 같은 수술이 필요한 경우 수술에 지장을 줄
      수 있음
  라. Fondaparinux
    ⓐ once daily SC (<50kg : 5mg, 50~100kg : 7.5mg, >100kg : 10mg)
    ⓑ anti-Xa pentasaccharide로 monitoring 필요 없음
    ⓒ renal dose adjustment 필요함
  마. Warfarin
    ⓐ 5~10mg으로 시작
    ⓑ INR target 2.0~3.0에 맞게 용량 조절
    ⓒ 최소 5일간 UFH 또는 LMWH과 병행하며, 최소 2일 연속 INR이 target range
      에 포함될 때까지는 UFH 또는 LMWH과 병행해야 함
  바. Novel Oral Anticoagulants
    · Dosing(Typical initial doses in those with normal renal function)
    - Rivaroxaban 15 mg twice daily (for the first three weeks)
    - Apixaban 10 mg twice daily (for first seven days)
    - Edoxaban 60 mg once daily (and 30 mg once daily in patients with a body
      weight below 60 kg) (after an initial 5 to 10 days of parenteral anticoagulation)
    - Dabigatran 150 mg twice daily (after an initial 5 to 10 days of parenteral
      anticoagulation)

⑤ 항응고 치료 기간

가. temporary (reversible) risk factor (major surgery, acute medical illness or trauma에 의한 immobilization)

나. idiopathic or unprovoked PE, cancer 환자, 재발한 경우: 주기적으로 risk, benefit을 따져 정해진 기간 없이 치료 유지

다. 참고 사항

ⓐ 모든 PE 환자에서 3개월 이상의 therapeutic anticoagulation을 시행하는 것이 권고됨

ⓑ Major transient/reversible risk factor가 있는 PE/VTE 환자의 경우 therapeutic oral anticogulation을 3개월 시행 후 중단

ⓒ Major transient/reversible risk factor와 관련 없는 recurrent PE 환자의 경우 정해진 기간 없이 oral anticoagulant treatment를 유지

ⓓ Antiphospholipid antibody syndrome 환자의 경우 정해진 기간 없이 VKA 치료 유지

ⓔ Extended oral anticoagulation of indefinite duration should be considered for a patients with a first episode of PE and no identifiable risk factor, persistent risk factor other than antiphospholipid antibody syndrome, and a minor transient or reversible risk factor

ⓕ 암 환자의 경우 6개월 이상 anticoagulation이 필요하고 이 때 Warfarin 보다 LMWH가 추천되며 GI cancer가 아닐 경우 Edoxaban, Riaroxaban도 LMWH 대신 사용 가능함

ⓖ 임산부의 경우 hemodynamic instability가 없을 경우 LMWH를 투여할 수 있고 high-risk PE의 경우 thrombolysis나 surgical embolectomy를 고려해야 함

⑥ Intravenous Thrombolysis: hemodynamically unstable한 경우 사용

가. 금기: history of hemorrhagic stroke or stroke of unknown origin, ischemic stroke in previous 6 months, central nervous system neoplasm, major trauma, surgery, or head injury in previous 3 weeks, bleeding diathesis, active bleeding

나. rtPA 100mg over 2 hrs

다. 증상 발생 후 48시간 이내에 치료를 시작하는 것이 가장 효과적이나 6-11일 가량 경과한 환자에게도 사용 가능함

라. High-risk PE 환자에서는 mortality, recurrent PE event의 유의미한 감소 효과가 있음(severe bleeding: 9.9%, intracranial bleeding 1.7%)

마. Intermediate-risk PE 환자에서는 hemodynamic decompensation이나 collapse의 risk를 줄여주나 severe extracranial and intracranial bleeding의 risk를 증가시킴

4
Pulmonology

⑦ IVC filter

　가. 적응증

　　: 항응고 치료를 시행할 수 없는 active bleeding

　　: intensive anticoagulation에도 반복하는 VTE

Recommendations for acute-phase treatment of high-risk pulmonary embolism

Recomendations	Class	Level
It is recommended that anticoagulation with UFH, including a weight-adjusted bolus injection, be initiated without delay in patients with high-risk PE.	I	C
Systemic thrombolytic therapy is recommended for high-risk PE.	I	B
Surgical pulmonary embolectomy is recommended for patients with high-risk PE, in whom thrombolysis is contraindicated or has failed.	I	C
Percutaneous catheter-directed treatment should be considered for patients with high-risk PE, in whom thrombolysis is contraindicated or has failed.	IIa	C
Norepinephrine and/or dobutamine should be considered in patients with high-risk PE.	IIa	C
ECMO may be considered, in combination with surgical embolectomy or catheter-directed treatment, in patients with PE and refractory circulatory collapse or cardiac arrest	IIb	C

Recommendations for acute-phase treatment of intermediate-or low-risk pulmonary embolism

Recomendations	Class	Level
Initiation of anticoagulation		
Initiation of anticoagulation is recommended without delay in patients with high or intermediate clinical probability of PE, while diagnostic workup is in progress.	I	C
if anticoagulation is initiated parenterally, LMWH or fondaparinux is recommended (over UFH) for most patients.	I	A
When oral anticoagulation is started in a patient with PE who is eligible for a NOAC (apixaban, dabigatran, edoxaban, or rivaroxaban), a NOAC is recommended in preference to a VKA	I	A
When patients are treated with a VKA, overlapping with parenteral anticoagulation is recommended until and INR of 2.5 (range 2.0-3.0) is reached.	I	A

NOACs are not recommended in patients with severe renal impairment, during pregnancy and lactation, and in patients with antiphospholipid antibody syndrome.	III	C
Reperfusion treatment		
Rescue thrombolytic therapy is recommended for patients with haemodynamic deterioration on anticoagulation treatment.	I	B
As and alternative to rescue thrombolytic therapy, surgical embolectomy or percutaneous catheter-directed treatment should be considered for patients with haemodynamic deterioration on anticoagulation treatment.	IIa	C
Routine use of primary systemic thrombolysis is not recommended in patients with intermediate- or low-risk PE.	III	B

8) Prevention

Prevention of Venous Thromboembolism

Condition	Prophylaxis Strategy
High-risk general surgery	Mini-UFH or LMWH
Thoracic surgery	Mini-UFH+IPC
Cancer surgery, including gynecologic cancer surgery	LMWH, consider 1 month of prophylaxis
Total hip replacement, total knee replacement, hip fracture surgery	LMWH, fondaparinux (a pentasaccharide) 2.5mg sc once daily or (except for total knee replacement) warfarin (target INR 2.5); rivaroxaban or dalteparin in countries where it is approved
Neurosurgery	IPC
Neurosurgery for brain tumor	Mini-UFH or LMWH,+IPC+predischarge venous ultrasonography
Benign gynecologic surgery	Mini-UFH
Medically ill patients	Mini-UFH or LMWH
Anticoagulation contraindicated	IPC
Long-haul air travel	Consider LMWH for very high risk patients

Note: Mini-UFH, minidose unfractionated heparin, 5000 units subcutaneously twice (less effective) or three times daily (more effective); usually 10~18mmHg; LMWH, low-molecular-weight heparin, typically in the United States, enoxaparin, 40mg once daily, or dalteparin, 2500 or 5000 units once daily; IPC, intermittent pneumatic compression devices.

4

Pulmonology

11. Pleural effusion

1) 진단

① Chest X–ray (PA and lateral)

　가. Blunting of costophrenic angle (PA > 150cc, lateral > 50cc effusion)

　나. Underlying pleural thickening, pulmonary infiltrates, evidence of congestive heart failure 등을 확인

　다. Always take lateral decubitus film (〉5cc effusion)

　　: 흉수의 이동(shifting)이 있는지 확인(두께가 10mm 이상이면 천자 가능)

② Thoracentesis 적응증

　가. 원인이 불명확한 흉수환자

　나. 절대적인 금기사항은 없으며 대부분의 환자에서 안전하게 시행될 수 있음

③ 주의사항

　가. 반드시 lateral decubitus view를 촬영하여 흉수의 이동(shifting) 여부를 확인

　　→ 측면와위 촬영에서 폐의 바깥면과 흉벽의 안쪽면 사이가 10mm 이하이거나 shifting이 되지 않고 국한(loculation)된 경우에는 초음파 유도 하에 시행

　나. 천자 시행 부위

　　ⓐ X-ray 사진을 참고하여 촉각진탕음(Tactile fremitus)의 소실이나 타진시 탁음(flat)이 들리는 부위부터 하나 내지 두 개 아래의 늑간에서 늑골의 바로 위를 따라 천자

　　ⓑ 흉수에 소방이 형성되지 않은 경우는 후액와선과 척추돌기선의 중앙선을 추천

　다. 합병증

　　ⓐ 기흉(10%) : 대부분 흉관 삽관없이 호전

　　ⓑ 혈관미주신경반응(vasovagal reaction) : 서맥, 심박출량 저하, 저혈압, 현기증 등이 나타날 수 있으며 atropine으로 치료

　　ⓒ 흉막내감염, 혈흉, 간 혹은 비장 손상

2) Pleural fluid analysis

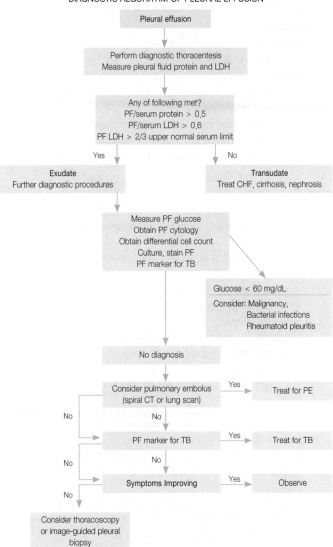

DIAGNOSTIC ALGORITHM OF PLEURAL EFFUSION

Pleural effusion

Perform diagnostic thoracentesis
Measure pleural fluid protein and LDH

Any of following met?
PF/serum protein > 0.5
PF/serum LDH > 0.6
PF LDH > 2/3 upper normal serum limit

Yes / No

Exudate
Further diagnostic procedures

Transudate
Treat CHF, cirrhosis, nephrosis

Measure PF glucose
Obtain PF cytology
Obtain differential cell count
Culture, stain PF
PF marker for TB

Glucose < 60 mg/dL
Consider: Malignancy,
Bacterial infections
Rheumatoid pleuritis

No diagnosis

Consider pulmonary embolus
(spiral CT or lung scan) — Yes → Treat for PE

No

PF marker for TB — Yes → Treat for TB

No

Symptoms Improving — Yes → Observe

No

Consider thoracoscopy
or image-guided pleural
biopsy

4 Pulmonology

① 흉수의 육안적소견(appearance of the pleural fluid)

　가. 흉수 천자시 육안적 소견은 진단에 도움이 될 수 있으므로 반드시 기록

　나. 흉수의 냄새로 empyema나 urinothorax 등을 진단할 수도 있음

② Light's criteria

　가. Pleural fluid protein / serum protein > 0.5

　나. Pleural fluid LDH / serum LDH > 0.6

　다. Pleural fluid LDH > 2/3 normal upper limit for serum

　　　→ 하나라도 만족하면 exudate, 모두 만족하지 않으면 transudate

　라. Serum pleural protein gradient

　　　① Light's criteria는 transudate의 25% 가량을 exudate로 잘못 판단하게 됨

　　　② Serum protein - pleural fluid protein > 3.1g/dL

　　　　　→ Transudate Light's criteria 적용시 exudate로 판단되어도 상기에 합당하
　　　　　　면 transudate

③ 백혈구수 및 감별계산

　가. WBC

　　　ⓐ 10,000/mm³ 이상일 경우에는 부폐렴성 흉수(parapneumonic effusion)가 가
　　　　장 많음

　　　ⓑ 백혈구수 자체는 감별계산보다는 유용성이 떨어짐

　나. PMN dominant

　　　: 주로 급성 경과를 밟는 질환을 시사하며 폐렴, 폐전색증, 췌장염, 복강내 농양,
　　　　결핵의 초기 등에서 관찰됨

　다. Lymphocyte dominant

　　　: 만성 경과를 갖는 질환이 많으며 악성 흉수, 결핵이 대표적 그러나 이런 구분은
　　　　절대적이지 않으며 질환별로 다양하게 나타남

　라. Eosinophil elevation

　　　: 흉강내 혈액 또는 공기, asbestosis, 약제, 기생충에 의한 질환, Churg-Strauss
　　　　syndrome

④ 세균도말검사 및 배양검사(smear and cultures of the fluid)

　가. 흉막강내는 정상적으로 무균상태

　나. 흉수에서 세균, 결핵균, 진균 등이 검출되면 진단적 의미가 있음

　　　→ 삼출성 흉수에서 Gram 염색, 호기성 및 혐기성 세균배양, 결핵균, 진균배양
　　　　필수

　다. 세포검사(cytology) : 악성 흉수환자의 40~87%가 세포검사로 진단이 가능. 최
　　　근에는 세포검사로 진단률을 높이기 위해 DNA 분석, immunocytometry, 전자
　　　현미경, immunohistochemical study 등도 시행함

⑤ Adenosine deaminase (ADA)

　가. 활성화된 T 림프구, 단핵세포, 대식세포에서 세포성 면역과 관련된 효소임

　나. 흉수에서 림프구 > 50% 인 경우 결핵성과 악성흉수의 감별진단에 유용

　다. 림프구 우위의 흉수, ADA > 40U/L: 결핵성 흉수일 가능성이 매우 높다.

　　> 70 U/L을 기준으로 하면 민감도 97~100%, 특이도 79~97%

　　: 위양성: 농흉, 류마티스성 흉수

⑥ 화학적분석(glucose, amylase, LDH, pH, protein, lipid)

　가. Pleural fluid glucose < 60mg/dL ; 부폐렴성 흉수, 악성 흉수, 결핵성 흉수, 류마티스 관절염, 혈흉, Churg-Strauss syn., 폐흡충

　나. Pleural fluid amylase > 혈청 정상치 ; 식도천공, 췌장 질환, 늑막의 악성종양

　다. Pleural fluid LDH

　　ⓐ 삼출성 흉수의 원인질환 감별에는 유용하지 못함

　　ⓑ 흉막의 염증 정도의 좋은 지표임

　　　→ 반복적인 흉강천자에서 LDH가 감소하면 흉막의 염증이 점차 감소한다는 의미

　라. 흉수 pH ; parapneumonic effusion에서 배액관 삽입의 기준 등으로 이용
(원내에서 코드 BL2028로 분석하는 방법은 blood gas analyzer를 사용하지 않기 때문에 BL2028에 의한 pH 결과는 임상적 유용성이 낮음)

⑦ Pleural biopsy (흉막조직검사)

　가. 적응증: 원인이 불분명한 삼출성 흉수, 결핵성과 악성 흉수 감별, 류마티스성, 진균성, 유육종증, 기생충에 의한 흉수의 진단에도 이용

　나. 금기증: 흉막유착, 협조가 안되는 환자, 항응고제를 사용중인 환자, 중등도이상의 요독증, 농흉, 조직검사 부위에 피부병변이 있을 경우

　다. 악성흉수는 39~77%에서 진단이 가능, 결핵성 흉수는 60~95%에서 진단이 가능

3) Differential diagnosis

Differential Diagnosis of Pleural Effusion (아래 표와 함께 추가)

Transudate	Exudate

Congestive heart failure
Cirrhosis
Nephrotic syndrome
Peritoneal dialysis
Superior vena cava obstruction
Myxedema
Urinothorax
	Nephrotic syndrome
	  a. Metastatic disease
	  b. Mesothelioma
	Infectious diseases
	  a. Bacterial infections
	  b. Tuberculosis
	  c. Fungal infections
	  d. Viral infections
	  e. Parasitic infections
	Pulmonary embolization
	Gastrointestinal disease
	  a. Esophageal perforation
	  b. Pancreatic disease
	  c. Intraabdominal abscesses
	  d. Diaphragmatic hernia
	  e. After abdominal surgery
	  f. Endoscopic variceal sclerotherapy
	Collagen vascular diseases
	  a. Rheumatoid pleuritis
	  b. SLE
	  c. Drug-induced lupus
	  d. Immunoblastic lymphadenopathy
	  e. Sjogren's syndrome
	  f. Wegener's disease
	  g. Churg-Strauss syndrome
	Post-CABG
	Asbestos exposure
	Sarcoidosis
	Uremia
	Drug-induced pleural disease*
	Trapped lung
	Radiation therapy
	Post-cardiac injury syndrome
	Hemothorax
	Iatrogenic injury
	Pericardial disease
	Chylothorax

*Drugs: Nitrofurantoin, dantrolene, methysergide, bromocriptine, procarbazine, amiodarone, dasatinib

4) Parapneumonic effusions (PPE) and empyema

① 개요

가. CAP의 44%에서 발생, 이중 10%에서 부폐렴성 흉수나 농흉

나. 일반적으로 수술적인 배액이 필요, 이병율과 사망률이 증가

→ 폐렴 환자에서 흉수가 발생하면 다음 두가지가 중요

ⓐ 임상적인 상황에 맞는 경험적인 항생제 투여

ⓑ 흉막강에 고인 흉수의 배액

→ 즉, 흉수가 폐의 염증에 대한 반응성으로 발생한 것인지 흉수에 감염이 동반된 것인지 감별이 중요, 후자의 경우는 항균제의 늑막강으로 침투가 용이하지 않으므로 흉수 배액이 중요함

② 치료

가. 흉관 삽입 고려 기준

ⓐ Loculated pleural fluid

ⓑ Pleural fluid pH < 7.20

ⓒ Pleural fluid glucose < 60mg/dL

ⓓ Gram stain(+) or culture(+) of the pleural fluid

ⓔ Gross pus

(ⓓ, ⓔ가 empyema 진단 기준에 해당함)

나. 흉강내 혈전용해제 주입

: Location 시

→ 수술적 방법 고려해야 하지만, 덜 침습적인 방법으로 intrapleural fibrolytics infusion 가능

다. 수술적인 방법을 이용한 치료

ⓐ VATS (Video-assisted thoracoscopic surgery)

ⓑ 박피술(Decortication): 개흉술을 통해 염증에 의해 섬유화된 조직을 제거하고 늑막강의 농을 완전히 없애주는 수술. 만성농흉의 가장 일반적인 수술 방법임

ⓒ 농술(open drainage, Eloesser procedure): 항생제, 흉관삽입, 혈전용해제의 치료에 반응이 없고, 박피술을 받기에는 상태가 너무 안 좋은 경우 시행.

〈삼성서울병원 intrapleural fibrolytics infusion protocol〉

1. 흉관의 distal part를 clamping한 상태로 환자의 흉막강내로 주사기를 이용하여 uro-kinase 100,000 IU + normal saline 100 cc mix 용액을 주입한다.

2. 2시간 경과 후 clamping을 풀고 20 cmH$_2$O 음압을 건다. (10시간)

3. 12시간 간격(하루 2회)으로 시행하면서 매일 배액량 및 chest PA & lateral을 확인한다.

4. 최소 3일간 시행(총 6회)하며, loculated effusion이 존재하면 1주일까지 시행(총 14회)한다.

5. 폐가 원하는 만큼 펴지고 배액량이 하루 total 50cc (주입 용액 제외) 이하로 줄어들면 흉관 제거를 고려할 수 있다.

*참고
 1. 소수에서는 발열 반응이 있을 수 있는데 이런 경우에도 반복 투여는 안전하다.
 2. UK의 흉막강내 주입은 혈액의 항응고 효과에 미치는 영향이 거의 없다.

*실패율이 높은 경우
 1. Pleural glucose가 낮은 경우
 2. Pleural LDH가 높은 경우
 3. Sonography에서 multiseptated effusion인 경우
 4. CT에서 parietal pleural thickening > 5mm 인 경우

5) Tuberculous pleurisy
   : Massive pleural effusion의 4%
     20%에서 parenchymal disease 동반

① 임상양상 ; fever, weight loss, dyspnea, chest pain (pleuritic)

② 진단 ; Lympho-dominant exudate (초기에는 poly-dominant도 가능)
     Pleural fluid에서 ADA > 40 IU/L, IFN-r > 140pg/mL, TB PCR(+)
     Pleural fluid culture, needle biopsy of pleura, thoracoscopy등도 가능
     Eosinophil > 10% or Mesothelial cell > 5% → Rule out TB pleuritis

③ 치료
   가. 화학요법: 일반적인 결핵 치료와 동일
   나. 배액술
      : Effusion 양이 많아 증상을 유발할 정도가 아니면 필요 없음
        Loculation이 된 경우는 반드시 배액
   다. 흉수는 대개 6주에서 길게는 12주내에 흡수됨
   라. Sputum test(+)시에만 격리 필요

6) Other causes of pleural effusion

① Heart failure
   가. Pleural effusion의 가장 흔한 원인
   나. Diagnostic thoracentesis가 필요한 경우

; 양측성이 아닌 경우, fever 동반, pleuritic pain 동반

다. Pleural fluid NT-proBNP > 1500pg/mL: CHF에 의한 effusion 진단에 유용

② Hepatic hydrothorax

가. LC, ascites가 있는 환자의 5%가량에서 hepatic hydrothorax 동반됨

나. 횡경막의 작은 구멍을 통해서 peritoneal fluid가 직접 이동해서 발생함

→ isolated Rt-sided effusion인 경우가 대부분임

다. 복수와 함께 천자하여 비교해 보면 진단에 도움이 됨

③ Hemothorax

가. Pleural Hct > 1/2 × pph blood Hct 이면 진단

나. Tube thoracostomy를 적극적으로 시행해야하고 출혈양을 파악하여 200mL/h 이상이면 수술을 적극적으로 고려

④ Chylothorax

가. thoracic duct의 손상으로 chyle이 pleural space에 쌓여서 발생

나. 원인: trauma, tumor in the mediastinum

- trauma Hx가 없다면 lymphangiogram, chest CT를 적극적으로 고려

다. 성상: 우윳빛, pleural fluid TG 〉110mg/dL

라. 치료: chest tube insertion + octeotide, 실패하면 pleuroperitoneal shunt Op

(Chest tube를 오래 유지하면 malnutrition, 면역력 저하가 발생하므로 금기)

7) Pleurodesis (삼성서울병원 protocol)

① Malignant effusion일 경우 – Talc, Bleomycin, Picibanil

가. 시행 전 chest PA 촬영하여 complete lung expansion을 확인하고 하루 배액량이 150ml 이하인지 확인한다.

나. 시술 10~30분 전 premedication을 시행

; Pethidine 50mg + NS 50cc MIV (폐기능이 좋지 않거나 respiratory depression 일으킬 가능성이 높으면 용량 감소 혹은 skip 한다.)

다. Lidocaine 3mg/kg + NS 50cc를 pleural space에 주입(aseptic technique)

ex) 60kg이면 lidocaine 180mg = 2% lidocaine 9cc (2% lidocaine 20cc = 400mg)

; contraindication〉 known sensitivity to the drug

; 환자의 규칙적인 체위변경은 필요 없다.

라. Tube는 15분간 clamp한 상태로 유지

마. Talc powder 2~4g + NS 50cc mix를 먼저 pleural space에 주입후 NS 50cc를 추가로 주입한다. 이후 4시간동안 clamp 유지(Talc양은 환자의 상태에 따라 결정)

- Talc대신 Bleomycin 1mg/kg (usual maxium dose: 60mg) + NS 50ml 사용
  가능
- Picibanil (picibanil 10KE + NS 50ml)로 desis시에는 미리 skin test를 해야 함
  ; 환자의 규칙적인 체위변경은 필요 없다.

바. 4시간부터 suction (-15cmH₂O)을 tube 제거할 때까지, 적어도 48시간동안 적용

사. 배액관은 배액량이 100 cc/day 이하로 줄면 제거한다.

② Pneumothorax일 경우–Talc

가. 시행 전 chest PA 촬영하여 full expansion을 확인하고 air leakage는 없어야 함

나. 상기의 premedication, lidocaine 주입, desis 약물 주입, 배액관 clamp 유지 시
  간과 동일(상기의 '나'~'바'에 해당)하다.
  (단, bleomycin이나 picibanil은 사용하지 않고 Talc만 이용한다.)

다. 배액관은 폐가 완전히 펴진 상태에서 24시간 동안 air leakage가 없고 하루 배액
  량이 100ml 이하일 때 제거한다.

③ Persistent air leakage가 있는 경우의 desis – Talc, autologous blood patch

가. Premedication 시행

나. 흉관과 배액통 사이의 연결관을 50cm
  이상으로 바꾸고 이 연결관 부분을 환자
  의 몸보다 60cm 정도 높게 hanger에 걸
  어둔다(inverted U-shape, 옆 그림 참조)

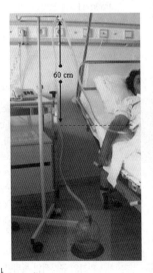

다. 상기와 같은 용량의 lidocaine을 흉강으
  로 주입하고 15분 뒤 상기와 같은 용량의
  Talc를 흉강으로 주입한다. 이때 흉관을
  clamping하지 않는다!

  - Autologous blood patch 방법을 이용
    할 때에는 여기서 Talc대신 미리 채혈한
    venous blood 50cc를 응고되기 전에
    흉강에 주입후 NS 20~30cc를 추가로
    주입하는 방법을 사용한다.
  ; 환자의 규칙적인 체위 변경은 필요 없다.
  ; 배액관이 높게 걸려 있기 때문에 air는
    tube를 통해 나올 수 있고 talc를 포함한
    용액은 흉강 내에 고여 있게 되는 원리이다.

라. 4시간 뒤 suction (-15cmH₂O)을 건다.

8) Chest tube (흉관)의 삽입과 관리

① 흉관삽입술

　가. 폐허탈(기흉, 혈흉)에 대한 치료(재팽창) 및 기타 흉강내 치료를 위해 시행함

　나. 삽입부위 : 기흉 : 전방액와 선의 제 4늑간간

　　혈흉 or 흉수 : 후방액와선의 제 5늑간 혹은 제 6늑간

② Three-bottle system

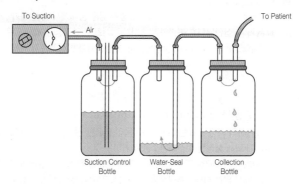

To Suction
Air
To Patient

Suction Control
Bottle

Water-Seal
Bottle

Collection
Bottle

　→ Suction을 이용할 때 two-bottle system에서 흡인조절병으로 체액이 넘어가는 단점을 보완하기 위해 배액병과 흡인조절병 사이에 하나의 밀봉병을 조합시킨 형태

③ 흉관 배액의 관리

　가. 배액병의 기능관찰

　　: 환자의 호흡에 따라 물의 파동이 발생하는지 관찰

　　(흡기시 늑막강내압이 저하되어 물기둥이 올라오고 호기시는 반대)

　　→ 파동이 없는 경우: 폐가 완전히 펴진 경우, 흉관이 막힌 경우

　　→ 흉관이 막혔는지 살펴보고 CXR를 확인하여 폐가 펴진 상태인지 확인

　나. 일반적 주의사항

　　: 배액병에 모인 물질이 다시 환자에게 들어가지 않도록 항시 배액병이 환자의 흉곽보다 낮은 위치에 있도록 주의(일반적으로 흉곽보다 70~90cm 아래에 배액병이 위치하도록 함)

　다. 배액병에 suction 연결

　　: 일반적으로 환기운동, 기침, 심호흡만으로도 체액 배출, 폐의 재팽창에 충분함하지만 충분하지 못할 경우 suction을 시행함흡인의 강도는 흡인 조절병의 물높이로 조절

　　최소한 환자의 흡기시 형성되는 늑막강 내의 음압보다는 높아야 하므로 일반

적으로 10~15cmH$_2$O의 음압을 유지
　라. 흉관의 제거하는 시점
　　ⓐ 배액량 감소(< 50~70ml/day)
　　ⓑ 흉수 성상이 혈액이나 농이 아님
　　ⓒ 호흡에 따른 배액병 물의 진동이 없음
　　ⓓ CXR에서 폐의 완전한 팽창
　마. 제거하는 방법
　　ⓐ "Inflate and hold" 흡기 상태에서 호흡을 멈춘 상태에서 흉관 제거
　　ⓑ 제거 후 삽입부위를 봉합하거나 바세린 거즈로 덮고 넓은 테이프로 붙임
　　ⓒ 주위조직에 피하기종이 발생하는지, 호흡장애가 발생하는지 관찰

12. 급성호흡부전(Acute respiratory failure)

- 호흡기계의 가장 중요한 기능: 우리 몸이 필요한 산소를 받아들이고, 체내 대사 작용에 의해 생성된 이산화탄소를 제거하는 것
- 호흡부전: 가스교환 기능에 장애가 생겨 충분한 산소화가 유지 되지 않거나 환기가 되지 않는 상태→저산소증과 때로는 고이산화탄소증이 발생

1) 호흡부전의 분류
　: 호흡부전은 호흡기 기능의 병태생리학적 장애에 따라 분류 가능
　① 제1형(type I): 급성 저산소혈성 호흡부전(acute hypoxemic respiratory failure)
　② 제2형(type II): 폐포 저환기(alveolar hypoventilation)
　③ 제3형(type III): 수술주위 호흡부전(perioperative acute respiratory failure)
　④ 제4형(type IV): 저관류/쇼크(hypoperfusion/shock)

2) 제1형
　: 급성저산소혈성 호흡부전-폐포의 충만에 의한 폐 단락으로 가스교환이 이루어 지지 않을 때 발생(intrapulmonary shunt)

① 폐포의 충만(alveolar flooding) 원인
　가. Fluid: pulmonary edema
　나. Inflammatory exudate: pneumonia
　다. Blood: alveolar hemorrhage

② 임상소견
　가. 중증 저산소혈증(severe hypoxemia): 가스교환이 이루어지지 않으므로 고농도 의 산소 공급에도 저산소혈증 지속

나. 저이산화탄소혈증(hypocapnia): 이차적 변화

③ 치료

: 호기말양압(PEEP)으로 충만된 폐포를 모집하여 가스교환을 향상

3) 제2형

: 폐포 저환기-대사작용으로 생성된 이산화탄소가 환기가 부족하여 배출이 안되어 발생(hypoventilation)

① 폐포 저환기의 원인

가. Impaired CNS drive to breathe: drug overdose, brain stem injury, sleep-disordered breathing, hypothyroidism

나. Impaired strength with failure of neuromuscular function in respiratory system: myasthenia gravis, phrenic nerve injury, myopathy, fatigue

다. Increased load on respiratory system: bronchospasm, edema, atelectasis, pneumothorax, effusion, embolism, sepsis

② 임상소견

가. 고이산화탄소혈증(hypercapnia)

나. 중증 저산소혈증(hypoxemia) 동반은 드물며 일반적으로 산소공급에 교정 가능한 저산소증 동반

4) 제3형

: 수술주위 호흡부전 - 수술 전후로 비정상적인 호흡기계 및 복부 역학으로 인해 기능성 잔기량이 감소하여 폐허탈을 초래하여 가스교환장애가 오는 경우(atelectasis)

① 폐허탈의 원인

가. Supine position

나. Inadequate analgesia to perioperative pain

다. Impaired expectoration

라. 비만이나 복수가 심한 내과계 환자에서도 발생

② 예방 및 치료

: 가능한한 환자를 똑바로 앉히고, 충분한 통증조절을 해 주고, 폐 물리요법, 과도한 수액투여 자제, 양압제공 등으로 방지

5) 제4형

: 저관류/쇼크 - 쇼크 상태에서 심한 저관류로 인해 호흡근육의 대사 요구량을 맞출 수 없는 상태(hypoperfusion)

① 정상적으로 호흡근육은 전체 심박출량 및 산소 공급의 5% 미만을 사용하나 쇼크

상태에서는 심박출량의 40%까지 호흡근육으로 분포

② 기계호흡을 통해 호흡일(work of breathing)을 줄이고, 심박출량을 다른 장기로의 전환을 유도하여 함

6) 중환자실에서 관찰되는 호흡부전

① 호흡부전의 다원적 원인(multifactorial causes)

  가. 한 가지 병태생리로 호흡부전을 설명하기 어려움

  나. 한 가지 원인으로 여러 가지 병태생리 가능

② 호흡부전 치료의 근본

  가. 호흡부전의 주된 원인 확인 및 교정

  나. 적절한 산소 운반(oxygen transport)을 보장하고 호흡일(work of breathing)을 감소

13. 기계환기의 기초

1) 기계환기(Mechanical ventilation)의 목적

폐내 가스교환을 향상시키고, 산소화의 개선, 이산화탄소 배출, 호흡일을 줄여 호흡근육 피로를 방지하거나 피로에서 회복시키고 폐 손상을 최소화하고 손상된 폐의 회복을 도모

2) 기계환기기의 종류

공기의 이동은 압력이 높은 곳에서 낮은 곳으로 발생하며 호흡도 공기의 이동이라는 관점에서 구강입구의 압력이 폐포의 압력보다 상대적으로 높아야 흡기가 일어날 수 있으며 폐포의 압력이 구강입구의 압력보다 높아야 호기가 일어날 수 있음

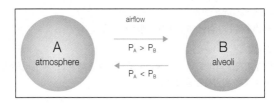

① 음압환기(negative ventilation):

늑강압이 음압으로 떨어져서 폐포압이 구강입구압보다 낮아짐으로써 압력차가 발생

② 양압환기(positive ventilation):

구강입구에 높은 압력을 제공함으로써 압력차를 인위적으로 만드는 방식

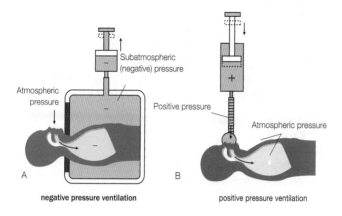

negative pressure ventilation   positive pressure ventilation

3) 폐를 팽창시키는 데에 필요한 압력

기계환기는 높은 압력의 가스를 이용하여 폐를 팽창시키는 기계이다. 이런 기계환기
기의 원리를 이해를 하기 위해서는 호흡기계를 단순화시켜 기류에 대해 저항 R을 갖
고 있는 튜브와 C의 유순도를 갖고 있는 bag으로 단순화시켜 보자. 따라서 이 model
에다가 유속(flow) V로 VT의 용적(volume)을 집어 넣기 위해서는 압력(ventilation pres-
sure)이 필요하게 되고 이 압력에는 기류저항의 극복을 위해 필요한 압력(resistive
pressure, Presistive)과 튜브의 탄성도를 극복하는 데 필요한 압력(elatic pressure,
Pelastic)이 포함된다. (Ventilation pressure = Elastic pressure + Resistive pressure)

4) Definition of pressure

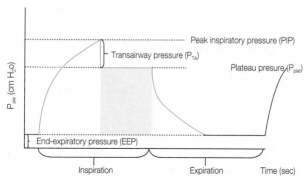

5) 유순도 및 저항

① 유순도(compliance)

　가. Elastance (e): tendency to return to its original form

　나. Compliance (C): elastance와 반비례(1 / e)

　　ⓐ Δvolume / Δpressure = exhaled VT/(Pplat-EEP)

　　ⓑ Normal compliance in intubated patients: 40~50 (up to 100) mL/cmH$_2$O

　　　cf. unintubated patients: 50~170 mL/ cmH$_2$O

② 저항(resistance)

　가. Frictional forces

　나. Resistance (Raw): PTA/flow

　　ⓐ Δpressure / Δflow = (PIP - Pplat)/flow

　　ⓑ normal resistance in intubated pts: 6 cmH$_2$O/L/sec

6) 양압 기계환기

① 환기양식을 조절하는 인자

　- 기계환기기의 구동 원동력인 압력을 어떻게 조절하느냐에 따라 환기양식이 결정됨

　- 어떻게 조절되는냐는 조절인자와 phase인자에 의해 결정됨

　- 기계환기기는 용적(volume), 압력(pressure), 시간(time), 기류(flow)만 조절 가능

　가. 조절인자(control variable): 매 호흡(breath)마다 기계환기기가 항상 일정하게 유지하려는 인자로 양식을 결정짓는 가장 중요한 인자. 조절인자가 용적인 경우는 항상 일정한 용적을 환자에게 제공하며 조절인자가 압력인 경우는 항상 일정한 압력까지만 환자에게 가스를 제공

용적조절방식과 압력조절방식의 비교

	장점	단점
용적	일정한 일회 환기량이 보장됨 많은 의사들에게 익숙함	폐유순도 감소시 기도 고평부압의 과도한 상승이 나타남 흡기기류가 고정되어 있어서 환자의 요구에 반응을 할 수 없음
압력	폐포 과팽창의 위험성 감소 흡입가스의 분포가 균일 환자와 synchrony가 좋다.	환자의 역학에 따라 일회환기량이 변함

　나. Phase 인자

　　ⓐ Trigger: 인공호흡기가 한 breath을 언제 시작하느냐를 결정짓는 인자

　　　- Time trigger: rate (frequency) control

ex.) RR 20 → every 3 seconds (60sec / 20)

    - Patient trigger

      i) Pressure trigger: negative pressure

        ex.) $-2cmH_2O$ → less than $-2cmH_2O$ of baseline pressure

      ii) Flow trigger: change in flow

        ex.) 5 L/min → detect amount of change in flow

      iii) Volume trigger: drop in volume in the circuit during exhalation

ⓑ Limit: 흡기 동안 어떤 인자를 설정해 놓은 한계 이상 오르지 않게 하느냐를 결정짓는 인자. 보통 조절인자가 용적인 경우는 flow-limited breath를 주게 되고 압력인 경우 pressure-limited breath가 환자에게 제공

    i) Pressure limit (pressure-controlled ventilation): allow pressure to rise to a certain value but not exceed

    ii) Flow limit (volume-controlled ventilation)

      - Volume: flow during a specific interval (flow x time)

      - Flow could not exceed that needed to deliver the volume in the designed time

      - Not volume limit in actively breathing patient

ⓒ Cycle: 흡기에서 호기를 넘어가게 되는 기전을 결정해 주는 인자. 조절인자가 용적인 경우에는 용적, 압력인 경우에는 시간, pressure-support 양식은 flow-cycled.

    i) Volume cycle

      - Terminated when the set volume has been delivered

      - Not true volume cycled in recent ventilators (SERVO-300,-i)

    ii) Time cycle

      - Terminated when a predetermined time has elapsed

      - VT (1000mL)=flow (V/T,0.5L/sec) × Tinsp (2sec) (SERVO-i)

      - Commonly called PCV

    iii) Flow cycle

      - Terminated when the flow has decreased to a predetermined value during inspiration

    iv) Pressure cycle

ⓓ 그 외에 기계환기기를 설정하는 경우에는 호흡수, 흡기대 호기비(혹은 흡기 시간), PEEP, FiO_2,여러 감시기능 등을 결정해야 함.

② Mode of ventilation
   가. Determining factors of mode
      ⓐ Type of breath
      ⓑ Target control variable
      ⓒ Timing of breath delivery

Basic mode of positive pressure ventilation

Mode	Breath	Control	Trigger	Limit	Cycle
PCV	M (A)	Pressure	T (P)	Pressure	T
PSV	S	Pressure	P	Pressure	F
VCV	M (A)	Volume	T (P)	Flow	T (V)
SIMV (V)	SIMV	Volume	T (P)	Flow	T (V)
CPAP	S	N/A	N/A	N/A	N/A

PCV, pressure controlled ventilation; PSV, pressure supportive ventilation; VCV, volume controlled ventilation; SIMV, synchronized intermittent mandatory ventilation; CPAP, continuous positive airway pressure; M, mandatory breath; A, assisted breath; S, spontaneous breath; T, time; P, patient; F, flow

③ 호기말양압(positive end-expiratory pressure: PEEP)
   가. 고농도 산소로 교정이 안 되는 저산소증이 있는 경우 호기말양압을 적용해야 함.
   나. PEEP은 부정적인 측면도 있기 때문에 항상 득실을 따져봐서 시행해야 함.

Positive effects	Negative effects
Recruits collapsed alveoli and/or keeps recruited units open - decrease shunt, improves PaO_2 - increases lung compliance - may reduces ventilator-associated lung injury Improves triggering (decreases work of breathing) in spontaneously breathing patients with auto PEEP	Increases risk of barotrauma (overdistension) Hemodynamic compromise

14. ARDS ventilator strategies
① Oxygenation goal : PaO_2 55 - 80 mm Hg or SpO_2 88 - 95 %
② Use a minimum PEEP of 5 cm H_2O
③ Check high PEEP test (> 12 cm H_2O)
   - Oxygenation improvement
   - Without hemodynamic impairment or significant decrease in lung compli-

ance

- Maintain Pplat < 30cmH$_2$O, continuous monitoring

If, high PEEP available, consider use of incremental FiO$_2$/PEEP combinations with below table

FiO$_2$	0.3	0.4	0.5	0.5	0.6	0.7	0.7	0.7	0.8	0.9	0.9	1
PEEP	5	5	8	10	10	10	12	14	14	16	18	18-24

④ Monitor driving pressure (⊿P, calculated as aPEEP in PCV mode)
   - goal : ⊿P ≤ 15 cm H$_2$O
⑤ Optimal ventilation setting range

Variables	Target
Tidal volume	6 ml/kg PBW
Driving pressure	≤ 15 cm H$_2$O
Pplat	≤ 30 cm H$_2$O
FiO$_2$	Lowest possible to monitor PaO2 55 - 80
pH	7.30 - 7.45

⑥ Light sedation and interrupt sedation daily
⑦ Screen patients daily for spontaneous breathing trial
⑧ Options for refractory hypoxemia management
   가. Prone positioning
   나. Neuromuscular blocker
   다. ECMO
   라. Alveolar recruitment maneuver
   마. Nitric oxide inhalation

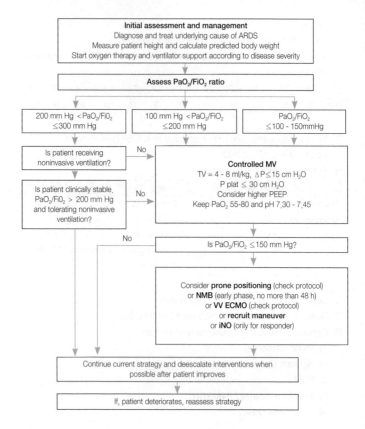

Initial assessment and management
Diagnose and treat underlying cause of ARDS
Measure patient height and calculate predicted body weight
Start oxygen therapy and ventilator support according to disease severity

Assess PaO₂/FiO₂ ratio

200 mm Hg < PaO₂/FiO₂ ≤300 mm Hg

100 mm Hg < PaO₂/FiO₂ ≤200 mm Hg

PaO₂/FiO₂ ≤100 - 150mmHg

Is patient receiving noninvasive ventilation?

Is patient clinically stable, PaO₂/FiO₂ > 200 mm Hg and tolerating noninvasive ventilation?

Controlled MV
TV = 4 - 8 ml/kg, △P≤15 cm H₂O
P plat ≤ 30 cm H₂O
Consider higher PEEP
Keep PaO₂ 55-80 and pH 7.30 - 7.45

Is PaO₂/FiO₂ ≤150 mm Hg?

Consider **prone positioning** (check protocol)
or **NMB** (early phase, no more than 48 h)
or **VV ECMO** (check protocol)
or **recruit maneuver**
or **iNO** (only for responder)

Continue current strategy and deescalate interventions when possible after patient improves

If, patient deteriorates, reassess strategy

14-1. Weaning from Mechanical Ventilation

1) Weaning (process of discontinuing ventilatory support)

: 환자에게 적용한 기계적 환기를 점차적으로 줄이는 과정(gradual reduction of ventilatory support)으로 기계적 환기의 중단(discontinuation)을 위한 이탈 과정 MV를 적용한 환자에서는 여러 가지 iatrogenic problem (hemodynamic distur-bances, need for sedation, VAP, GI bleeding, muscle wasting & weakness 등) 이 발생할 수 있으므로 가능한 일찍 weaning을 하려고 노력하고, daily screening 을 통해 조기에 weaning을 시도

· WIND Classification of patients according to the weaning process and results (Am J RespirCrit Care Med, 2017 Mar 15;195(6):772-783)

① Short weaning: the first separation attempt resulted in a termination of the weaning process within 24 h (successful separation or early death)

② Difficult weaning: weaning was terminated after more than one day but in less than one week after the first separation attempt (successful separation or death)

③ Prolonged weaning: weaning was still not terminated 7 days after the first separation attempt (by success or death)

2) Weaning process

: Mechanical ventilator 적용 후 24시간이 지난 모든 환자에서 다음의 과정을 시행

① Daily screening for readiness to wean (표 1)

가. Evidence for some reversal of the underlying cause for respiratory failure

나. Adequate oxygenation (eg, PF ratio 〉200, requiring PEEP ≤5cmH$_2$O, FiO$_2$ ≤ 0.4)

다. Hemodynamic stability

라. Capability to initiate an inspiratory effort

표 1. Considerations for assessing readiness for weaning

Clinical assessment	Adequate cough Absence of excessive tracheobronchial secretion Resolution of disease acute phase for which the patient was intubated
Objective measurements	Clinical stability Stable cardiovascular status (i.e. HR ≤ 120회, SBP 90~140mmHg, no or minimal vasopressors) Stable metabolic status Adequate oxygenation SaO$_2$ > 90% on FiO$_2$ ≤ 0.4 (or PF ratio > 200) PEEP ≤5cmH$_2$O Adequate pulmonary function RR < 35/min Negative inspired pressure (NIP)* ≤-15cmH$_2$O VT > 5mL/kg VE <10~15L/min RSBI [RR (inbreaths/min)/VT (inliters)] < 105 No significant respiratory acidosis Adequate mentation No sedation or adequate mentation on sedation

* 20초간의 end-expiratory pause동안 voluntary inspiration시 측정되는 airway pressure 중 최저치를 반영

② Rapid shallow breath index (RSBI)

가. CPAP of 5cmH$_2$O for 3min

나. measure RSBI: RR (in breaths/min) / VT (in liters)

③ Spontaneous breathing trial (SBT) (표 2)

　가. PSV 8 cmH_2O, PEEP 0 cmH_2O (FiO_2 will be maintained the same as before the SBT, usually 40%)

　　〈JAMA. 2019 Jun 11;321(22):2175-2182〉

　나. assess ability to breath after 30~120min

　　ⓐ 첫 번째 SBT인 경우 30min 관찰 후 성공 여부 확인

　　ⓑ 두 번째 이후의 weaning인 경우 120min까지 관찰

　　ⓒ 첫 번째 SBT는 30분 후, 두 번째 또는 prolonged 은 120분 후 ABGA 시행

　　ⓓ SBT 중 distress 발생 시 F/U ABGA 후 ventilator 연결

　　ⓔ Vital sign은 5분 간격으로 시행을 원칙(invasive monitoring이 어려울 경우 15분 간격으로 시행)

표 2. Criteria for SBT failure

Clinical assessment	Objective measurements
Agitation and anxiety	$PaO_2 < 60$mmHg or $SaO_2 < 90\%$ on $FiO_2 \geq 0.4$
Depressed mental status	$PaCO_2 > 45$mmHg and an increase in $\geq 20\%$ from
Diaphoresis	pre-SBT
Cyanosis	pH < 7.32 or a decrease in pH ≥ 0.07
Evidence of increasing effort	RR > 35/min or increased by $\geq 50\%$
Increased accessory muscle activity	HR > 140/min or increased by $\geq 20\%$
Facial signs of distress	SBP > 180mmHg or increased by $\geq 20\%$
Dyspnea	SBP < 90mmHg
	Cardiac arrhythmias

④ Extubation (표 3)

　: 다음 사항을 확인 후 extubation 여부 결정

　가. Achievement of adequate oxygenation and ventilation with spontaneous breathing

　나. Minimal risk of upper airway obstruction (based on clinical judgments)

　다. Adequate airway protection and minimal risk of aspiration

　라. Adequate clearance of pulmonary secretion

표 3. Criteria for extubation failure within 24hr after extubation

---

RR > 25/min for 2 hr (연속적으로 2시간 이상)
HR > 140/min or sustained increase or decrease of ≥20%
Clinical signs of respiratory muscle fatigue or increased work of breathing
Inadequate oxygenation: PaO_2 < 60mmHg or SaO_2 < 90% on FiO_2 ≥0.4
Inadequate ventilation: $PaCO_2$ > 45mmHg or an increase in ≥20% from pre-extubation

---

3) Common problems on difficult or prolonged weaning

① Respiratory problems

　가. Increased work of breathing: inappropriate ventilator settings

　나. Reduced compliance: VAP, cardiogenic or non-cardiogenic edema, pulmonary fibrosis, pulmonary hemorrhage, diffuse pulmonary infiltrates

　다. Airway bronchoconstriction

　라. Increased resistive load

　　ⓐ During SBT: endotracheal tube

　　ⓑ Post-extubation: glottic edema, increased airway secretions, sputum retention

② Cardiac problems

　가. Cardiac dysfunction prior to critical illness

　나. Increased cardiac workload leading to myocardial dysfunction: dynamic hyperinflation, increased metabolic demand, unresolved sepsis

③ Neuromuscular

　가. Depressed central drive: metabolic alkalosis, mechanical ventilation, sedative/hypnotic medications

　나. Central ventilatory command: failure of the neuromuscular respiratory system

　다. Peripheral dysfunction: primary causes of neuromuscular weakness, critical illness neuromyopathy (CINM)

④ Neuropsychologic: delirium, anxiety, depression

⑤ Metabolic: metabolic disturbance, corticosteroid, hyperglycemia

⑥ Others: overweight, malnutrition, ventilator-induced diaphragm dysfx, anemia

4) Post-extubation oxygen supplement with HFNC

　① Initial setting: O_2 flow of 30L/min with FiO_2 of 40% (단, HFNC 첫 적용시 discomfort 호소율이 높음으로 flow 20 L/min으로 시작 후 target 30 L/min까지 서서히 올려 유지)

② 환자의 O_2 및 flow 요구량이 높을 시에는 증량하여 적용

③ 익일 오전 flow 를 25 L/min 으로 감량, 30분후 ABGA tolerable 할 시 nasal prong으로 변경

5) Post-extubation laryngeal edema

① Laryngeal edema: secondary inflammatory response to mechanical irritation of E-tube

　가. 탈관후 후두부종은 E-tube의 기계적 손상에 의해 발생하는 상기도의 염증성 부종으로, 전체 환자의 약 20%에서 발생하며 탈관 후 재삽관의 가장 흔한 원인

　나. 진단

　　ⓐ Direct laryngoscopic visualization (gold standard)

　　ⓑ Postextubation stridor: hallmark clinical manifestation

　　ⓒ Quantitative cuff-leak test: predictor for post-extubation stridor

　다. 치료

　　ⓐ 산소투여등보존적치료

　　ⓑ Epinephrine (1mL 1:1000 solution diluted with 2 mL saline) nebulisation: 30 - 60 분간격

② Post-extubation laryngeal edema 예방: 발관 12시간 또는 24시간 전 스테로이드 정주가 탈관 후 후두부종 및 재삽관을 예방할 수 있다는 보고들이 있으며 최근 메타분석에 의하면 후두부종(OR 0.38, 95% CI 0.17~0.85) 및 재삽관율(RR 0.29, 95% CI 0.15~0.58)을 의미있게 줄일 수 있다고 보고하고 있어 고위험 환자에게는 적용

　가. 고위험환자: cuff leak test 양성 환자

　나. Methylprednisolone IV 0.5mg/kg every 6 hrs starting 24 hours before planned extubation (last dose just before extubation)

6) Weaning protocol in SMC

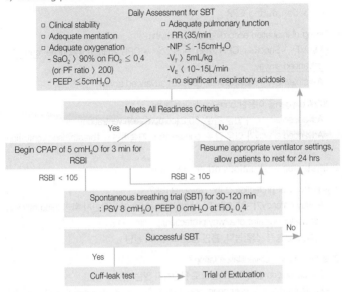

Daily Assessment for SBT

- Clinical stability
- Adequate mentation
- Adequate oxygenation
  - SaO$_2$ > 90% on FiO$_2$ ≤ 0.4 (or PF ratio > 200)
  - PEEP ≤5cmH$_2$O
- Adequate pulmonary function
  - RR <35/min
  - NIP ≤ -15cmH$_2$O
  - V$_T$ > 5mL/kg
  - V$_E$ < 10~15L/min
  - no significant respiratory acidosis

Meets All Readiness Criteria

Yes / No

Begin CPAP of 5 cmH$_2$O for 3 min for RSBI

RSBI < 105 / RSBI ≥ 105

Resume appropriate ventilator settings, allow patients to rest for 24 hrs

Spontaneous breathing trial (SBT) for 30-120 min
: PSV 8 cmH$_2$O, PEEP 0 cmH$_2$O at FiO$_2$ 0.4

Successful SBT

No / Yes

Cuff-leak test → Trial of Extubation

15. Airway Management

1) Intubation during CPR

① Timing of intubation according to heart rhythm
- Vf/pVT → Shock → CPR 2min → Shock → CPR 2min, epinephrine, <u>consider advanced airway</u>
- Asystole/PEA → epinephrine, <u>consider advanced airway</u>

② 100% oxygen을 이용한 bag-mask ventilation
- Advanced airway가 없을 경우, 30:2 (compression:ventilation)
- Advanced airway가 있을 경우, compression 지속하면서 1breath/6sec ventilation

2) Intubation in situations other than CPR

① Is patency or protection of the airway at risk?
- Airway patency가 유지되는지, Airway protection이 필요한지 확인 (Gag reflex is not useful indicator of airway protection)
- 의식, 발음능력, 삼킴능력, 흡인 등을 고려하여 판단

② Is oxygenation or ventilation failing?
- Clinical criteria 없이 ABGA만으로 판단하지 않는다.
- Acute cardiogenic pulmonary edema 나 COPD acute exacerbation 시 NIPPV를 고려하여 intubation을 피할 수 있는지 평가 후 intubation을 고려한다.

③ Is a need for intubation anticipated?
- Clinical course의 악화가 예상될 때
  ex) Inhalation burn, Shock, Anterior neck trauma or hematoma

3) Classification of airway: 환자 상태에 따라 적절한 방법의 airway 확보
① Difficult airway: 해부학적 및 기타의 이유로 airway 의 확보가 원활하지 못하는 경우
② Crash airway: 반응이 없는 환자의 airway 확보의 경우
③ Failed airway: 본원에서는 1회의 기도 확보 시도에도 실패하는 경우

4) Rapid Sequence Intubation (7 P's)

10분 전	Preparation	Airway evaluation, 장비의 준비, 사용 할약제의 결정과 준비
5분 전	Preoxygenation	100%O2 공급 (Mechanical Ventilator 사용 권장)
3분 전	Pre-intubation optimization	Preoxygenation확인 IV fluid loading, early vasopressor 고려 Fentanyl 100ug/회(0.5~2 ug/kg, sympathetic reflex 완화)
0	Paralysis with induction	① Midazolam 0.2~0.3mg/kg ② Etomidate 0.3mg/kg (sepsis 외 hemodynamic unstable 경우) ③ Ketamine 1~2mg/kg (airway disease, hemodynamic unstable 경우) +/- ① Succinylcholine 1.5mg/kg ② Vecuronium 0.08~0.1mg/kg
20~30초	Positioning	Sniffing position (no spine injury)
45초	Placement	기도삽관 시행, 위치확인 (EtCO2)
1분	Postintubation management	튜브의 고정, CXR, 환자 상태에 따른 적절한 sedation, MV 연결

5) 인공기도 관리

: 인공기도 적용 시 다음의 내용을 주기적으로 확인 및 평가

① 인공기도 종류 및 적용 일수

② 인공기도 규격

③ 인공기도의 커프 압력: 최대 커프 압력은 20 ~ 25mmHg (25 ~ 30cmH$_2$O)를 넘지 않도록 함

④ 인공기도의 적절한 위치: 흉부 방사선 사진을 통해 tube의 끝이 carina 상방 3~5cm에 위치하는 지 확인

6) 인공기도 적용 환자의 주의관찰사항 및 대처방안

① 기도폐쇄(tube obstruction): 인공기도 적용 환자에서 발생하는 응급상황 중 가장 흔한 원인으로 기도폐쇄 발생 시 아래 상황에 대한 사정이 필요

가. Kinking of or biting on the tube

나. Herniation of the cuff over the tube tip

다. Jamming of the tube orifice against the tracheal wall

라. Mucus plugging

→ 기도폐쇄가 의심되면 먼저 환자의 머리(endotracheal tube) 및 목(tracheostomy tube)의 위치를 변경하여 tube의 kinking이나 jamming을 확인하고, 이에 반응이 없으면 cuff herniation 감별을 위해 deflation 시켜본다. 이럼에도 기도 폐쇄가 회복되지 않을 경우 suction catheter를 tube 안으로 삽입시켜 저항을 확인하거나 기침반사 여부를 확인하여 기도폐쇄의 원인을 감별한다.

4
Pulmonology

② 커프의 누출(cuff leak): 커프와 기도 점막 사이의 공간으로 누출이 발생하여 기계환기로 적용되는 용적이나 압력이 감소 → 환기량이 감소될 수 있으므로 커프 누출의 발생 여부를 확인하여야 하고, 누출 발생 시 아래 사항에 대한 사정이 필요

가. Appropriate cuff pressure

나. Satisfactory Tube position

다. Appropriate tube size

라. Leak from circuit

→ Leak의 원인을 감별하기 위해 커프 압력, tube 위치, tube 크기 등을 확인

→ 원인이 명확하지 않다면, circuit의 leak 여부를 확인

→ Leak의 원인이 커프 손상에 의한 경우 재삽관

③ 우발적인 발관(accidental extubation): endotracheal tube 또는 tracheostomy tube가 기관으로부터 우발적으로 발관될 수 있으며, 다음과 같은 경우 의심해야 함

가. Decreased breath sound

나. Decreased airflow through the tube

다. Audible breathing sound from mouth

→ 우발적인 발관 발생 시 우선 발관된 tube를 완전히 제거

→ 산소를 공급하며 환자의 상태를 주의 깊게 관찰

→ 안정적으로 호흡이 가능하고, 기도폐쇄 소견이 없다면 재삽관 없이 경과를 관찰

→ 기도가 확보되지 않거나 호흡이 불안정할 경우 100% 산소 및 bag valve mask를 이용하여 인공환기를 하면서 재삽관을 준비(RSI에 따라 재삽관을 시행)

16. Management of shock

1) Definition of shock

심각한 순환장애로 인해 조직으로 전달되는 산소량이 감소하여 발생하는 세포 및 조직의 산소부족 상태

진단은 clinical, hemodynamic, biochemical sign을 종합하여 이루어짐.

Systemic arterial hypotension: systolic arterial pressure is less than 90 mm Hg or mean arterial pressure is less than 70 mm Hg with tachycardia

Tissue hypoperfusion: cutaneous (cold and clammy, with vasoconstriction and cyanosis), renal (urine output of <0.5ml per kilogram of body weight per hour), neurologic (altered mental state, which typically includes obtundation, disorientation, and confusion)

Hyperlacticema: indicating abnormal cellular oxygen metabolism

2) Classification of shock

	MAP	CO	DO2	SVR	Preload	Afterload
Distributive	↓	↑	↑	↓	↓ ↑→	↑
Hypovolemic	↓→	↓	↓	↑	↓	↑
Cardiogenic	↓→	↓	↓	↑	↑	↑
Obstructive	↓	↓	↓	↑→	↓	↓

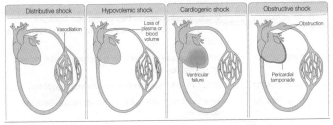

(N Engl J Med, 2013 Oct 31;369(18):1726-34)

3) Initial approach to the patients in shock

① Investigation of the cause and start management

② Resuscitation
  ● Fluid resuscitation
    1) Check fluid responsiveness (Ann Intensive Care, 2018 May 22;8(1):66)
      *Mini-volume challenge : dynamic test to assess fluid responsiveness

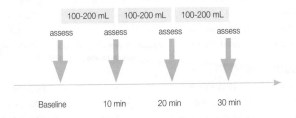

      - Do not change anything and do not touch the patient!
      *Passive leg raising test with SV monitoring: 10% increase in stroke volume and/or cardiac output
      *End-expiratory occlusion test: stopping mechanical ventilation at end expiration for 15 s and measuring the resultant changes in cardiac output (5%

increase in cardiac output)

*Pulse pressure variation, stroke volume variation: normal sinus rhythm and control breath in mechanical ventilation support

*Echocardiography

● Administration of vasoactive agents

Septic shock 환자에서 initial choice는 norepinephrine.

Adrenergic receptors for hemodynamics	
Receptors	Location & action
α1 adrenergic receptor	Smooth m. cell of vascular bed: vascular wall Significant vasoconstriction Inotropic effect with little change of HR (without chronotropy)
β1 adrenergic receptor	Predominant adrenergic receptor in the heart Positive inotropic and chronotropic response
β2 adrenergic receptor	Smooth m, cell of vascular bed: vascular wall Vasodilation
Dopaminergic receptor	Renal, coronary, cerebral, mesenteric vasodilation Stimulate natriuresis

Mechanism of action and hemodynamic effects of common vasoactive medications (Circulation, 2017 Oct 17;136(16):e232-e268)

Medication	Usual Infusion Dose	Receptor Binding				Hemodynamic Effects
		α₁	β₁	β₂	Dopamine	
Vasopressor/inotropes						
Dopamine	0.5-2 µg · kg⁻¹ · min⁻¹	-	+	-	+++	↑CO
	0.5-10 µg · kg⁻¹ · min⁻¹	+	+++	+	++	↑↑CO, ↑SVR
	10-20 µg · kg⁻¹ · min⁻¹	+++	++	-	++	↑↑SVR, ↑CO
Norepinephrine	0.05-0.4 µg · kg⁻¹ · min⁻¹	++++	++	+	-	↑↑SVR, ↑CO
Epinephrine	0.01-0.5 µg · kg⁻¹ · min⁻¹	++++	++++	+++	-	↑↑CO, ↑↑SVR
Phenylephrine	0.1-10 µg · kg⁻¹ · min⁻¹	+++	-	-	-	↑↑SVR
Vasopressin	0.02-0.04 U/min	Stimulates V₁ receptors in vascular smooth muscle				↑↑SVR, ↔PVR
Inodilators						
Dobutamine	2.5-20 µg · kg⁻¹ · min⁻¹	+	++++	++	-	↑↑CO, ↓SVR, ↓PVR
Isoproterenol	2.0-20 µg/min	-	++++	+++	-	↑↑CO, ↓SVR, ↓PVR
Milrinone	0.125-0.75 µg · kg⁻¹ · min⁻¹	PD-3 inhibitor				↑CO, ↓SVR, ↓PVR

Goal of hemodynamic support

: 'personalized hemodynamic management'하는 것이 원칙이다.

Monitoring with a line: MAP

Monitoring with critical care echocardiography: LVOT VTI, POCUS

Monitoring with central venous catheter: CVP, ScVO2, P(v-a)CO2,

③ Fluid

Initial choice

: crystalloids as the fluid of choice for initial resuscitation and intravascular volume replacement

Either balanced crystalloids or saline

Albumin in addition to crystalloids (when patients require substantial amounts of crystalloids)

④ Four phases of fluid therapy (Ann Intensive Care. 2018 May 22;8(1):66)

- 초기에 shock을 위해 투여되는 fluid는 intravascular volume을 증가시켜, cardiac output을 늘리고, 산소공급을 촉진하여 tissue oxygenation을 증진하는 목적으로 투여된다. 그러나 sepsis등의 경우 capillary leak에 의해 다량의 fluid가 extravasation되고 relative central hypovolemia가 발생하기 때문에 추가적인 fluid administration이 필요하다. 이러한 과정이 fluid overload를 유발하게 되는데 fluid overload는 다양한 end-organ dysfunction을 유발한다.

- Respiratory: Pulmonary edema ↑, pleural effusion ↑, altered pulmonary and chest wall elastance, PaO2 ↓, PaCO2 ↑, Extra vascular lung water ↑, prolonged ventilation ↑, difficult weaning ↑

- Carciovascular: CVP ↑, Venous return ↓, SV ↓, CO ↓, Diastolic dysfunction

- Central nervous system: cerebral edema, impaired cognition, delirium, ICP ↑, CPP ↓

- Hepatic: Hepatic congestion ↑, cholestatis ↑

- Renal : Renal interstitial edema, renal venous pressure ↑, renal blood flow ↓, interstitial pressure ↑, Salt+water retention ↑

- Gastrointestinal : Ascites formation ↑, gut edema ↑, malabsorption ↑, bowel contractility ↓, IAP ↑

· Suggestion for fluid management

- R (resuscitation): Life saving resuscitation phase with focus on patient rescue and early adequate fluid management

- O (optimization): Optimization phase with focus on organ rescue and avoiding fluid overload. Aiming for neutral fluid balance.

- S (Stabilization): Stabilization phase with focus on organ support. Late conservative fluid management is defined as two consecutive negative fluid balance within 1st week.

- E (Evacuation): Evacuation phase with focus on organ recovery and resolving fluid overload with active late goal directed fluid removal and negative fluid balance.

17. Sepsis

1) Sepsis의 중요성
: Sepsis의 incidence는 전세계적으로 증가하고 있고 중환자실 입실의 주요 사유
Time-sensitive illness로 즉각적인 치료가 필요한 응급상태

2) Definition of sepsis (2016 Sepsis-3 Consensus Definitions)
: Life-threatening organ dysfunction caused by a dysregulated host response to infection

3) Clinical criteria for Sepsis
Suspected infection + SOFA score ≥ 2

● Acute change in total SOFA score
: The baseline SOFA score can be assumed to be zero in patients not known to have preexisting organ dysfunction
- SOFA ≥ 2 : overall mortality risk of 10%

Sequential [Sepsis-Related] Organ Failure Assessment Score

System	Score 0	1	2	3	4
Respiration					
PaO_2/FIO_2, mmHg (kPa)	≥400 (53.3)	<400 (53.3)	<300 (40)	<200 (26.7) with respiratory support	<100 (13.3) with respiratory support
Coagulation					
Platelets, x10³/μL	≥150	<150	<100	<50	<20
Liver					
Bilirubin, mg/dL (μmol/L)	<1.2 (20)	1.2-1.9 (20-32)	2.0-5.9 (33-101)	6.0-11.9 (102-204)	>12.0 (204)
Cardiovascular	MAP≥70 mmHg	MAP<70 mmHg	Dopamine <5 or dobutamine (any dose)	Dopamine 5.1-15 or epinephrine ≤0.1 or norepinephrine≤0.1	Dopamine >15 or epinephrine >0.1 or norepinephrine >0.1
Central nervous system					
Glasgow Coma Scale score	15	13-14	10-12	6-9	<6
Renal					
Creatinine, mg/dL (μmol/L)	<1.2 (110)	1.2-1.9 (110-170)	2.0-3.4 (171-299)	3.5-4.9 (300-440)	>5.0 (440)
Urine output, mL/d				<500	<200

4) Definition of septic shock

: Subset of sepsis in which underlying circulatory and cellular/metabolic abnormalities are profound enough to substantially increase mortality

5) Clinical criteria for septic shock

충분한 수액 투여에도 불고하고 다음의 상태에 해당하는 패혈증
평균 혈압 65 mm Hg를 유지하기 위해 승압제가 필요
- 혈청 lactate 〉 2mmol/L
- Hospital mortality of 40%
- Septic shock의 정의는 initial resuscitation 중간 또는 후에 확인

6) Early recognition
- Bedside : qSOFA (Respiratory rate, systolic blood pressure, altered mental status), tachycardia, peripheral perfusion (mottling, cold skin, capillary refill), irritability, restlessness, oliguria, ileus
- Laboratory test : ABGA (respiratory failure, metabolic acidosis, electrolyte abnormalities), lactate
- Quick SOFA : 아래 소견 중 2가지 이상인 경우 양성
- RR ≥ 22/min, altered mental status, SBP ≤ 100 mm Hg
  (한 항목 양성 또는 모두 음성이라도 sepsis가 의심될 때는 적극적으로 진단 및 치료, sepsis를 배제하는 데 사용하지 않음)

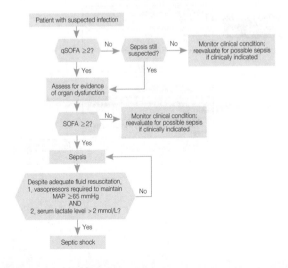

7) Initial sepsis management algorithm (JAMA. 2016 Feb 23;315(8):801-10)

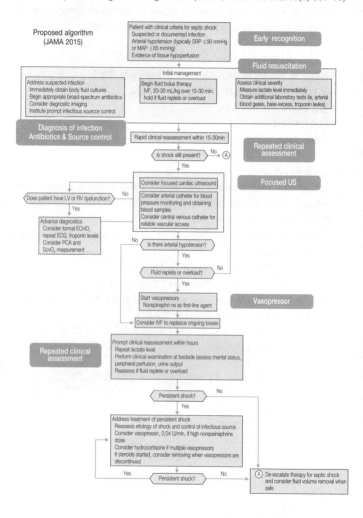

8) Surviving Sepsis Campaign 2016 (Intensive Care Med. 2018 Jun;44(6): 925-928)

(Surviving Sepsis Campaign web site: https://www.sccm.org/SurvivingSepsis-Campaign/Home)

-Hour-1 bundle

Bundle elements with strength of recommendations and under-pinning quality of evidence

Bundle elements	Grade of recommendation and level of evidence
Measure lactate level. Re-measure if initial lactate is > 2 mmol/L	Weak recommendation, low quality of evidence
Obtain blood cultures prior to administration of antibiotics	Best practive statement
Administer broad-spectrum antibiotics	Strong recommendation, moderate quality of evidence
Rapidly administer 30 mL/kg crystalloid for hypotension or lactate ≥ 4 mmol/L	Strong recommendation, low quality of evidence
Apply vasopressors if patient is hypotensive during or after fluid resuscitation to maintain MAP ≥ 65 mmHg	Strong recommendation, moderate quality of evidence

"Time zero" or "time of presentation" is defined as the time of triage in the emergency department or, if presenting from another care venue, from the earliest chart annotation consistent with all elements of sepsis or septic shock ascertained through chart review.

① Measure lactate level: 초기 lactate가 상승되어 있다면 resuscitation guide 목적으로 2-4시간 내에 lactate를 다시 확인한다.
② Obtain blood cultures prior to antibiotics: at least two sets (aerobic and anaerobic). 항생제 투여가 혈액배양 검사를 위해 지연되지 않도록 한다.
③ Administer broad-spectrum antibiotics: Empiric broad-spectrum therapy를 시작하고, 이후 균주 확인 후 혹은 감염이 배제된 후 항생제를 조정하거나 종료한다.
④ Administer intravenous fluid: 환자가 sepsis and/or hypotension and elevated lactate가 확인되면 즉시 투여를 시작. Minimum of 30ml/kg of intravenous crystalloid fluid.
⑤ Apply vasopressors: 초기 fluid resuscitation에 반응이 없는 경우 한 시간 내 MAP 65 mm Hg 이상 도달을 위해 적용한다.

CHAPTER
5

HANDBOOK OF INTERNAL MEDICINE

Endocrinology

1. DM (Diabetes Mellitus)

1) 진단기준

① 일반 성인에서 진단기준

- HbA1c ≥6.5%[a] or
- FPG ≥126 mg/dL[b] or
- 2-hour plasma glucose ≥200 mg/dL[c] during OGTT (75 g) or
- Classic symptoms of hyperglycemia or hyperglycemic crisis, with random plasma glucose≥200 mg/dL

[a] $HbA1c$: NGSP (National glycohemoglobin Standardization Program) 인증받고 DCCT assay로 표준화된 검사실에서 시행

[b] 8시간 이상 금식

[c] WHO 명시 방법으로 75 g anhydrous glucose load 2시간 혈당

* 명백한 hyperglycemia 가 없을 경우 반복 검사로 진단해야 한다.

(Adapted from ADA Diabetes Care-2016)

② 임신성 당뇨병의 진단

가. GDM (Gestational diabetes mellitus) 선별검사의 시기

ⓐ 모든 임신부는 첫 산전 방문 시 공복혈장포도당, 무작위 혈장포도당, 또는 당화혈색소를 측정해 당뇨병 여부를 검사한다.

ⓑ 이전에 당뇨병이나 임신성당뇨병으로 진단받지 않은 임신부는 임신 24-28주에 아래 두가지 방법 중 하나로 임신성당뇨병을 선별검사한다.

- 75 g 경구당부하검사
- 50 g 경구당부하검사 후 양성이면 100 g 경구당부하검사

나. 진단

ⓐ 첫 번째 산전 방문 검사 시 다음중 하나 이상을 만족하면 기왕에 당뇨병이 있는 것으로 진단한다.

- 공복혈장포도당 126 mg/dL이상
- 무작위 혈장 포도당 200 mg/dL 이상
- 당화혈색소 6.5% 이상

ⓑ 임신 24-28 사이에 시행한 75 g 경구당부하검사 결과에서 다음중 하나 이상을 만족하는 경우 임신성당뇨병으로 진단한다 (1단계 접근법)

- 공복혈장포도당 92 mg/dL 이상

- 당부하 후 1시간 혈장포도당 180 mg/dL 이상
- 당부하 후 2시간 혈장포도당 153 mg/dL 이상
ⓒ 임신 24-28주 사이에 시행한 50 g 경구당부하검사에서 양성[당부하 후 1시간 혈장포도당 140 mg/dL이상(고위험 산모의 경우130 mg/dL 이상)] 인 경우 100 g 경구당부하검사를 하고, 다음 중 두가지 이상을 만족하면 임신성당뇨병으로 진단한다 (2단계 접근법)
- 공복혈장 포도당 95 mg/dL 이상
- 당부하 후 1시간 혈장포도당 180 mg/dL 이상
- 당부하 후 2시간 혈장포도당 155 mg/dL 이상
- 당부하 후 3시간 혈장포도당 140 mg/dL 이상

2) 당뇨병의 분류

① 제1형 당뇨병(췌장 베타세포 파괴에 의한 절대적 인슐린 결핍으로 발생한 당뇨)
　ⓐ 면역매개성
　ⓑ 특발성

② 제2형 당뇨병(인슐린 저항성과 점진적인 인슐린 분비 결함에 의해 발생한 당뇨)

③ 임신성 당뇨병(Gestational diabetes mellitus, 임신 2분기 or 3분기에 진단 된 diabetes, not overt diabetes)

④ 기타 당뇨병(이차 당뇨병)
　ⓐ 베타세포기능의 유전적 결함
　　(예: MODY (maturity-onset diabetes of the young)
　ⓑ 인슐린작용의 유전적 결함 : A형 인슐린저항성, 요정증, Rason-Mendelhall 증후군
　ⓒ 췌장외분비기능장애 : 췌장염, 외상/췌장절제술, 췌장종양, 낭성섬유증 등
　ⓓ 내분비질환 : 말단비대증, 쿠싱증후군, 글루카곤분비선종, 크롬친화세포종 등
　ⓔ 간질환 : 만성감염, 간경화
　ⓕ 약물유발
　ⓖ 감염 : 선천풍진, 거대세포바이러스, 기타
　ⓗ 드문 형태의 면역 매개 당뇨병
　ⓘ 당뇨병과 동반될 수 있는 기타 유전적 증후군

3) 당뇨병 발병 위험군(Categories of increased risk for diabetes, prediabetes)

① Impaired Fasting Glucose (IFG): FPG 100~125 mg/dL

② Impaired Glucose Tolerance (IGT): 2-hr PG in 75 g OGTT 140~199 mg/dL

③ HbA1C 5.7~6.4%

* 당뇨병 발병 위험군의 당뇨병 예방(Prevention or Delay of T2DM)

ⓐ 당뇨병 예방을 위해 개별화한 생활습관교정을 교육

ⓑ 체질량지수 23 kg/m^2 미만인 당뇨병전단계 성인은 의학영양요법과 운동요법으로 생활습관을 교정 (주 150분 이상, 중강도 이상의 신체활동)

ⓒ 체질량지수 23 kg/m^2 이상인 성인은 의학영양요법과 운동요법으로 생활습관을 교정, 체중 감량 (주 150분 이상, 중강도 이상의 신체활동, 체중의 5-10%를 감량 학고 유지)

ⓓ 체질량지수 23 kg/m^2 이상인 당뇨병전단계 성인(30-70세)에게 2형당뇨병을 예방하기 위해 메트포민 사용을 고려할 수 있음

(2021 당뇨병 진료지침)

4) 당뇨병 선별검사

성인 제 2형 당뇨병 선별검사

1. 당뇨병 선별은 공복혈장포도당, 경구당 부하검사 혹은 당화혈색소로 검사할 것을 고려한다.
2. 당뇨병 선별검사는 40세 이상 성인이나 위험인자가 있는 30세 이상 성인에게서 매년 시행을 고려한다.
   - 과체중 (체질량지수 23 kg/m^{2}이상)
   - 직계가족 (부모, 형제자매)에 당뇨병이 있는 경우
   - 공복혈당 장애나 내당능장애의 과거력
   - 임신성당뇨병이나 4 kg 이상의 거대아 출산력
   - 고혈압 (140/90 mmHg 이상 또는 약제 복용)
   - HDL 콜레스테롤 35 mg/dL 미만 또는 중성지방 250 mg/dL 이상
   - 인슐린저항성 (다낭난소증후군, 흑색극세포증 등)
   - 심혈관질환 (뇌졸중, 관상동맥질환 등)
   - 약물 (글루코코르티코이드, 비정형 항정신병약 등)
3. 공복혈장 포도당 혹은 당화혈색소 수치가 아래에 해당하는 경우 추가검사를 고려한다
   - 공복혈장포도당 100-109 mg/dL 또는 당화혈색소 5.7-6.0%: 매년 공복혈장포도당 또는 당화혈색소를 측정하며, 체질량지수가 23 kg/m^2 이상이라면 경구포도당내성검사를 고려
   - 공복혈장포도당 110-125 mg/dL 또는 당화혈색소 6.1-6.4%: 경구포도당내성검사
4. 임신성당뇨병을 진단받았던 임신부는 출산 6-12주 후 75 g 경구당부하검사 시행을 고려

(Adapted from 2021 당뇨병 진료지침)

5) 당뇨병 치료

① 당뇨병성 합병증 예방을 위한 관리 및 치료 목표

혈당 조절

1) 미세혈관 또는 대혈관 합병증 발생의 위험을 낮추기 위해 적극적인 혈당조절을 권고한다.

2) 제2형 당뇨병환자의 이상적인 혈당조절 목표는 당화혈색소 6.5% 미만으로 할 것을 권고한다.
   다만 환자의 상태나 목표의식을 고려하여 개별화해야 한다.

3) 중증저혈당의 병력 또는 진행된 미세혈관 및 대혈관합병증을 갖고 있거나, 기대 여명이
   짧거나, 나이가 많은 환자에게서는 저혈당 등 부작용 발생 위험을 고려하여 혈당조절 목표를
   개별화한다.

4) 제1형 당뇨병환자의 혈당조절 목표는 당화혈색소 7.0% 미만으로 할 것을 권고한다.

---

② 의학영양요법

가. 모든 당뇨병 성인은 개별화한 의학영양요법 교육을 받아야 한다.

나. 의학영양요법은 당뇨병 교육의 자격을 갖춘 임상영양사가 교육할 것을 권고한다.

다. 과체중이거나 비만한 성인은 5% 이상 체중을 감량하고, 이를 유지하기 위해 총 열량섭취를 줄여야 한다.

라. 탄수화물, 단백질, 지방의 섭취 비율은 치료 목표와 선호에 따라 개별화한다.

마. 장기적인 이득을 입증하지 못한 극단적인 식사방법은 권고하지 않는다.

바. 탄수화물은 식품섬유가 풍부한 통곡물, 채소, 콩류, 과일, 유제품의 형태로 섭취한다.

사. 당류섭취는 최소화한다.
   - 당류섭취를 줄이는데 어려움이 있는 경우, 인공감미료 사용을 제한적으로 고려할 수 있다.

아. 단백질섭취를 제한할 필요는 없으며, 신장질환이 있는 경우에도 더 엄격하게 제한하지 않는다.

자. 포화지방산과 트랜스지방산이 많은 식품은 불포화지방산이 풍부한 식품으로 대체한다.
   - 불포화지방산 보충제의 일반적인 투여는 권고하지 않는다.

차. 나트륨섭취는 일일 2,300 mg 이내로 권고한다.

카. 혈당을 개선하기 위한 비타민, 무기질 등의 미량영양소 보충제의 투여는 일반적으로 권고하지 않는다.

타. 가급적 금주를 권고한다.
   - 인슐린이나 인슐린분비촉진제를 사용하는 환자에게는 음주 시 저혈당이 발생하지 않도록 예방 교육을 한다.

③ 운동요법

가. 나이, 신체능력, 동반질환 등에 따라 운동의 종류, 빈도, 시간, 강도를 개별화한다.

나. 가능하면 운동전문가에게 운동처방을 의뢰한다.

다. 유산소운동은 일주일에 150분 이상, 중강도로, 일주일에 적어도 3일 이상 하며, 연속해서 2일 이상 쉬지 않는다.

라. 저항운동은 금기가 없는 한 일주일에 2회 이상 한다.

마. 유산소운동과 저항운동은 함께 하는 것이 좋다.

바. 앉아서 생활하는 시간을 최소화한다.

사. 운동 전후, 전신상태나 운동의 강도가 변하거나, 운동시간이 길어질 때는 저혈당이나 고혈당 여부를 확인하기 위해 혈당을 측정한다.

아. 처음 운동을 시작하기 전 심혈관질환 및 미세혈관합병증 유무를 평가하고, 금기사항이 없는지 확인한다.
- 심한 망막병증이 있는 경우 망막출혈이나 망막박리의 위험이 높으므로 고강도운동은 피한다.
- 심한 말초신경병증이나 발질환이 있는 경우 체중부하가 많은 운동은 피한다.
- 심혈관질환이 있거나 심혈관질환 위험이 높은 경우 고강도운동은 피한다.

④ Type 1 Diabetes의 약물 치료

가. 모든 1형당뇨병 성인에게는 인슐린 용량을 스스로 조절해 유연한 식사가 가능하도록 체계화된 교육을 해야 한다.

나. 1형당뇨병 성인의 교육 이해 정도와 수행 능력에 대해 진단 시부터 지속적이며 정기적으로 평가하고 피드백을 해야 한다.

다. 1형당뇨병 소아청소년과 그의 부모 또는 양육자에게는 소아청소년의 발달단계에 적절하도록 개별화된 자기관리 교육이 진단 시부터 이루어져야 하고, 성장과 독립적인 자기관리능력 발달에 따라 정기적으로 재평가해야 한다.

라. 저혈당무감지증이나 중증저혈당이 발생한 1형당뇨병 성인에게는 저혈당을 예방하고 저혈당 인지능력을 회복하기 위해 전문화되고 특화된 교육을 해야 한다.

마. 1형당뇨병 성인에게는 다회인슐린주사나 인슐린펌프를 이용한 치료를 한다.

바. 1형당뇨병 성인에게 다회인슐린주사요법 시 초단기작용인슐린유사체와 장기작용인슐린유사체를 우선 사용한다.

⑤ Type 2 Diabetes의 약물 치료

가. 당뇨병 진단 즉시 생활습관교정을 적극적으로 교육하고 지속하도록 모니터링한다.

나. 심각한 고혈당(당화혈색소 > 9.0%)과 함께 고혈당으로 인한 증상(다음, 다뇨, 체중감소 등)이 동반된 경우는 인슐린치료를 우선 고려해야 한다.

다. 약물치료를 시작할 때 목표와 현재 당화혈색소를 고려하여 단독 또는 병용요법을 한다.

라. 혈당조절 실패의 위험을 낮추기 위해 진단 초기부터 병용요법을 적극적으로 고려한다.

마. 약물 선택 시 혈당강하 효과, 저혈당 위험도, 부작용, 동반질환(심부전, 죽상경화

　심혈관질환, 만성신장질환) 여부, 치료 수용성, 나이, 환자가 추구하는 삶의 가치, 비용을 고려한다.

바. 약물치료 시 주기적으로 복약순응도를 확인하고, 필요한 경우 약물을 조정한다.

사. 목표 당화혈색소에 도달하지 못한 경우 기존 약물의 증량 또는 다른 계열 약물과의 병용요법(2제 이상)을 조속히 시행한다(단, DPP-4억제제와 GLP-1수용체작용제는 병용하지 않는다).

아. 약물치료 시 메트포민을 우선 사용하고 금기나 부작용이 없는 한 유지한다.

자. 메트포민의 금기나 부작용이 있는 경우에는 다른 계열의 약물을 사용한다.

차. 강력한 혈당강하 효과를 중점적으로 고려할 경우 주사제를 포함한 치료를 우선한다.
　　- 혈당조절 강화를 위해 GLP-1수용체작용제와 기저인슐린을 병용할 수 있다.
　　- 혈당조절 강화를 위해 다회인슐린주사요법을 고려한다.

카. 심부전을 동반한 경우 심혈관이익이 입증된 SGTL2억제제를 포함한 치료를 우선 고려한다.

타. 죽상경화심혈관질환을 동반한 경우 병용요법 시 심혈관이익이 입증된 SGLT2 억제제 혹은 GLP-1수용체작용제를 포함한 치료를 우선 고려한다.

파. 알부민뇨가 있거나 추정사구체여과율이 감소한 경우 심혈관 및 신장이익이 입증된 SGLT2억제제를 포함한 치료를 우선 고려한다.

• 치료 알고리즘(American Diabetes Association, 2021 algorithm of T2DM treatment)

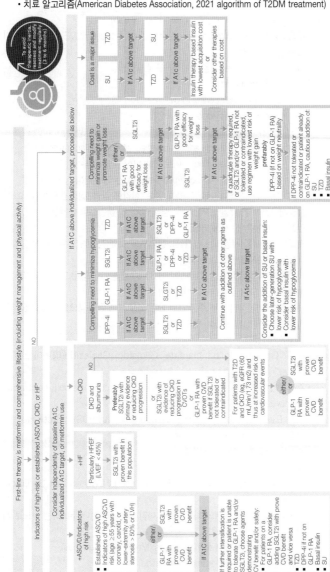

[경구 혈당 강하제]

가. Biguanides: metformin(상품명: 다이아벡스, 글루파)
- 주작용기전: hepatic glucose production ↓ by activating AMP-kinase 말초 인 슐린 감수성 개선
- 이점: Weight-neutral (마른 환자에서도 효율적)
  No hypoglycemia
  Cardiovascular benefit (proven by UKPDS)
  Extensive experience
  Inexpensive
- 단점: Gastrointestinal side effects (diarrhea, abdominal cramping)- m/c
  Vitamin B12 deficiency - 이로 인해 빈혈 유발 가능하나 드물다
  Lactic acidosis - rare complication이나 간 및 신기능 장애시 주의
- 금기: 중증 간, 신장애 (eGFR < 30), 탈수, 심각한 감염, 심혈관계 허탈 (쇼크), 급성심근경색증, 패혈증, 저산소증 상태, 급성 및 불안정형 심부전
- 안정형 만성심부전 사용 가능
- 요오드조영제를 사용하는 검사 시: 동맥투여 시 신장기능과 무관하게 당일부터 48시간까지 중단하고, 신장기능 평가 후 재개.
  정맥투여 시 중등증 신장장애(eGFR1) 30-60)를 동반한 경우 당일부터 48시간까지 중단하고, 신장기능 평가 후 재개.
- 투여방법: 아침식사 또는 주 식사와 함께 복용, 1~2주 간격으로 혈당이 정상화될때까지 증량(1일 2~3회) 최대 용량 1일 2500 mg

나. Sulfonylurea (SU)
- 종류: Glyburide/glibenclamide, Glipizide, Gliclazide(디아미크롱®), Glimepiride(아마릴®)
- 주작용기전: Insulin secretion ↑ by closing KATP channels on β-cell plasma membranes
- 이점: Extensive experience, Microvascular risk ↓ (UKPDS), Inexpensive
- 단점: Hypoglycemia, Weight gain
- 부작용: 관절통, 요통, 기관지염
- 금기: 중증의 간, 신장애
  Renal clearance: higher hypoglycemia risk in CKD (except Gliclazide, Glimepiride)
- 투여방법: 각 해당 약제의 최소량으로 아침식사 30분전에 투여하는 것으로 시작. 1~2주 간격으로 증량.

다. Non-sulfonylurea insulin secretagogues: Meglitinides (-glinides)
- 종류: Repaglinide, Nateglinide, Miglitinide

- 주작용기전: Insulin secretion ↑ by closing KATP channels on β-cell plasma membranes
- 이점: Postprandial glucose excursions ↓ - irregular meal schedule에 장점 Dosing flexibility
- 단점: Hypoglycemia (m/c 부작용이나, SUs보다 적음), Weight gain
  Frequent dosing
- 부작용: 상기도 감염, 변비
- 금기: 중증 간기능장애
- 겜피브로질과 병용투여 금기
- 주의: 중증의 신기능 장애 (repaglinide/mitiglinide)
- 투여방법: 반감기가 짧아 1일 3회 투여를 원칙으로 함.
  ⓐ Nateglinide: 30~120 mg 매 식사 직전 1일 3회 투여
  ⓑ Repaglinide: 0.5~2 mg 매 식사 직전 또는 식사 15분전 1일 3회 투여
  ⓒ Mitiglinide: 5~20 mg 매 식사 직전 1일 3회 투여

라. Insulin sensitizers: thiazolidinedione (TZD)
- 종류: Pioglitazone (Actos®), Rosiglitazone, Lobeglitazone
- 주작용기전: Insulin sensitivity ↑ by activating the nuclear transcription factor PPAR (Peroxisome proliferator-activated receptor)-γ
  간에서 당 생성 감소
- 이점: No hypoglycemia, Durability, HDL-C ↑, Triglycerides ↓ (pioglitazone)
  Decrease CVD events (pioglitazone, PROactive study), Inexpensive
- 부작용: Weight gain, Edema/ Heart failure, Bone fracture, LDL-C ↑
  Increase MI risk (rosiglitazone, meta-analyses) - 처방 금지 조치 되었다가 이후 전향적 연구에서 부인, 처방 금지 조치는 해제됨.
- 금기: 심부전, 유당불내성, 활동성 방광암 및 방광암 병력, 원인이 불명확한 육안적 혈뇨(Pioglitazone)
- 투여방법: Pioglitazone: 식사와 관계없이 15~30 mg 하루 한번 투여.

마. α-Glucosidase inhibitor
- 종류: Acarbose (Glucobay®), Voglibose (Basen®), Miglitol
- 주작용기전: Inhibits intestinal α-Glucosidase by slowing intestinal carbohydrate digestion/absorption
- 이점: No hypoglycemia. Postprandial glucose excursions ↓
  Decrease CVD events (STOP-NIDDM), Nonsystemic
- 부작용: Gastrointestinal side efects (flatulence, diarrhea)
  염증성 장질환, 위무력증 등에서 지양됨. 탄수화물 섭취 줄이면 감소.
- 단점 : Frequent dosing schedule, Generally modest A1C efficacy

- 금기: 소화흡수 장애를 동반한 만성 장질환, 간경화, 중증 신장애(eGFR < 25), 중증감염

바. DPP-IV inhibitors
- 종류: Sitagliptin(자누비아®), Vildagl]iptin(가브스®), Saxagliptin (온글라이자®), Linagliptin(트라젠타®), Alogliptin(네시나®)
- 주작용기전: Inhibits DPP-4 activity → Increase postprandial active incretin (GLP-1, GIP) concentrations → Glucose-dependent insulin secretion ↑ & glucagon secretion ↓
- 이점: No hypoglycemia, Well tolerated
- 부작용: Angioedema/urticaria & other immune-mediated dermatological effects 아나필락시스, 스티븐스-존스 증후군을 포함한 박리성 피부질환, 수포성 유사천포창(Linagliptin, vildagliptin), 중증의 관절통(sitagliptin)
- 단점: Expensive
- 금기: 유당 불내성(Saxagliptin, vildagliptin)
- 주의
  ⓐ 췌장염, 췌장암, 심부전의 병력 또는 중증도-중증의 신장애 등, 심부전으로 인한 입원의 위험요소가 있는 환자(Saxagliptin)
  ⓑ 심부전 NYHA III-IV: 임상경험이 없어 권장되지 않음(alogliptin, teneligliptin, evogliptin, anagliptin, linagliptin, gemigliptin)
  ⓒ 심부전 NYHA IV: 임상경험이 없어 권장되지 않음(vildagliptin)

사. SGLT2 inhibitors (Sodium-Glucose cotransporter 2 inhibitors)
- 종류: Canagliflozin, Dapagliflozin(포시가®), Empagliflozin, Ipragliflozin
- 주작용기전: Inhibits SGLT2 in the proximal nephron → Blocks glucose reabsorption by the kidney → Increase glucosuria
- 이점: No hypoglycemia, Weight ↓, Blood pressure ↓
  Effective at all stages of type 2 diabetes
  Lower CVD event rate & mortality in CVD pt.(EMPA-REG OUTCOME)
- 단점: Genitourinary infections → leading to urosepsis, pyelonephritis
  Polyuria, Volume depletion/ hypotension/ dizziness, LDL-C ↑
  Creatinine ↑ (transient), DKA
  Expensive
- 금기: 유당불내성(dapagliflozin, empagliflozin), eGFR1) 30 미만, 말기 신장질환 또는 투석 중인 환자
- 투여방법: 음식 섭취와 관계없이 하루 중 언제라도 투여 가능

[주사 혈당 강하제]

가. GLP-1 (Glucagon like peptide 1) receptor agonist

- Non-insulin injectables
- 종류: Exenatide (Byetta®), Liraglutide (빅토자 펜®), Albiglutide, Lixisenatide(릭수미아 펜®), Dulaglutide
- 주작용기전: Activates GLP-1 receptors

    → Glucose-dependent insulin secretion ↑ & glucagon secretion ↓,

    Slows gastric emptying, Improves satiety
- 이점: No hypoglycemia, Weight ↓, Postprandial glucose excursions ↓

    Lower some cardiovascular risk factors
- 단점: Gastrointestinal side effects (nausea/ vomiting/ diarrhea)

    Heart rate ↑

    C-cell hyperplasia/ medullary thyroid tumors in animals

    Training requirements
- 금기: 갑상선 수질암의 과거력 또는 가족력, MEN2
- 주의: 췌장염, 중증 간장애, 신장애, 중증 위마비를 포함한 중증 위장관질환에서 권장되지 않음

[인슐린(Insulin) 요법]

가. 적응증

- 제1형 당뇨병
- 중환자, 심인성 쇼크, 즉각적으로 혈당 조절이 필요한 질환, DKA/HHS, 뇌졸중
- 금식 지속 상태, 정맥영양(TPN)
- 수술 전 후, 장기 이식 후
- 임신
- 식사요법, 운동 및 경구혈당강하제로 조절되지 않는 제 2형 당뇨병 및 심한 당뇨병의 경우 초기요법으로 선택 가능
- 대사 이상을 동반하고 고혈당이 심할 경우 당뇨병 진단 초기에도 인슐린을 사용할 수 있음
- 환자 상태에 따라 인슐린과 타계열 약제의 병합요법이 가능

나. 작용 시간에 따른 분류

인슐린 종류 (제품명)	작용시작시간	최고작용시간	작용지속시간
식사인슐린			
초단기작용인슐린			
인슐린 리스프로 (Lyumjev®)	2분	1-2시간	~4.6시간
인슐린 아스파트 (Fiasp®)	4분	1-3시간	3-5시간
인슐린 아스파트 (NovoRapide®)		1-3시간	3-5시간
인슐린 리스프로 (Humalog®)	10-15분	1-2시간	3-5시간
인슐린 글루리진 (Apidra®)		1-2시간	2-4시간
단기작용인슐린			
레귤러인슐린 (Humulin®)	30분	2-3시간	6.5시간
기저인슐린			
중기작용인슐린			
NPH인슐린 (Humulin N®)	13시간	5-8시간	18시간까지
장기작용인슐린			
인슐린 디터머 (Levemire®)	3-4시간	6-8시간	24시간까지
인슐린 글라진 (Lantuse®)	1.5시간		24시간까지
인슐린 데글루덱 (Tresiba®)	2분	없음	42시간 이상
인슐린 글라-300 (Toujeo®)	4분		24-36시간

(2021 당뇨병 진료지침)

* Degludec and Glargine U300 have no peak activity (용량 조정 시 steady state에 이르기까지 약 3일이 걸리는 것을 고려해야 함)
* Glargine and detemir have minimal peak activity.
* Premixed pen: Humalog Mix (lispro mix형), Novomix (aspart mix형), Mixtard (NPH/RI)
* Effective duration of detemir is dose-dependent (shorter at lower dosese).
* Dual: two peaks-one at 2-3 h and the second one several hours later.

(Modified from Harrison internal medicine 20th edition)

다. 투여방법 :

주사 놓을 부위를 알코올 솜으로 닦은 후 피부를 가볍게 집어 올리고 수직 방향으로 주사한다. 피하 지방층이 얇은 부위에 주사할 경우 45도 각도로 주사한다.
- 흡수 속도: 빠른 순서, 복부 → 팔 → 다리 → 둔부
- 운동할 부위 주사하면 흡수 속도 증가
- 주사 부위 순환: 매 주사 시마다 2cm 이동
- 일관성 있게 주사부위 선택하되, 매주 혹은 2주마다 새로운 주사부위 이동
- 피하지방층에 주사, 피하 지방 양 및 바늘길이 고려
- 같은 복부라도 피하지방이 두꺼울수록 흡수가 느리다.

• T2DM에서의 insulin 시작 및 조절 방법

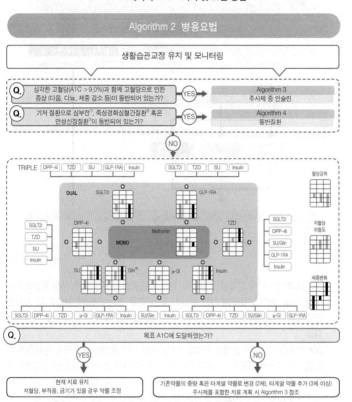

Algorithm 2 병용요법

생활습관교정 유지 및 모니터링

Q. 심각한 고혈당(A1C > 9.0%)과 함께 고혈당으로 인한 증상(다음, 다뇨, 체중 감소 등)이 동반되어 있는가? → YES → Algorithm 3 주사제 중 인슐린

Q. 기저 질환으로 심부전[1], 죽상경화심혈간질환[2] 혹은 만성신장질환[3]이 동반되어 있는가? → YES → Algorithm 4 동반질환

NO

TRIPLE DPP-4i TZD SU GLP-1RA Insulin / SGLT2i TZD SU Insulin

혈당강하

DUAL SGLT2i / GLP-1RA

SGLT2i / TZD / SU / Insulin → DPP-4i / MONO Metformin / TZD → SGLT2i / DPP-4i / SU/Glin / GLP-1RA / Insulin 저혈당 위험도

SU Glin[4] α-GI Insulin

체중변화

SGLT2i DPP-4i TZD α-GI GLP-1RA Insulin / SU/Glin Insulin / SGLT2i DPP-4i TZD SU/Glin α-GI GLP-1RA

Q. 목표 A1C에 도달하였는가?

YES → 현재 치료 유지
저혈당, 부작용, 금기가 있을 경우 약물 조정

NO → 기존약물의 중량 혹은 타계열 약물로 변경 (2제), 타계열 약물 추가 (3제 이상)
주사제를 포함한 치료 계획 시 Algorithm 3 참조

1) Particularly heart failure with reduced ejection fraction (HFrEF, clinical diagnosis of HF and LVEF ≤40%,

2) A history of an acute coronary syndrome or myocardial infarction, stable or unstable angina, coronary hear disease with or without revascularization, other arterial revascularization, stroke, or peripheral artery disease assumed to be atherosclerotic in origin.

3) eGFR < 60 mL/min/1.73 m or urine albumin creatinine ratio ≥30mg/g.

4) Glinide can be used as dual therapy with metformin, TZD, a-GI, or insulin, Glinide can be used as triple therapy with metformin and a-GI, metformin and TZD or metformin and insulin, α-GI, alpha-glucosidase inhibitor;DPP-4i, dipeptidyl peptidase-4 inhibitor; Glin, glinide; GLP-1RA, glucagon-like peptide-1 receptor agonist; SGLT2i, sodium-glucose cotransporter 2 inhibitor; SU, sulfonylurea; TZD, thiazolidinedione.

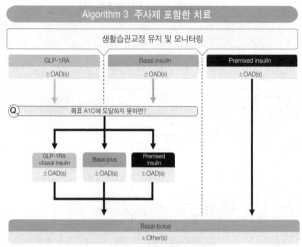

GLP-1RA, glucagon-like peptide-1 recptor agonist; OAd, oral anti-diabetic drug.

(From 2021 당뇨병 진료지침)

* 첫 당뇨병 진단 시 심각한 고혈당과 함께 체중감소 등의 대사이상을 동반하거나 다음, 다뇨 등의 고혈당에 의한 증상이 있는 경우, 또는 당뇨병 치료중 더 강력한 혈당조절이 필요한 경우 어느 단계에서든지 인슐린을 포함한 주사제를 우선 고려 함.
* 장시간작용 GLP-1수용체작용제와 기저인슐린, 사전혼합인슐린 모두 동등하게 추 천함. 장시간작용 GLP-1수용체작용제와 기저인슐린은 서로 장단점이 있으므로 인슐린과 장시간작용 GLP-1수용체작용제는 환자 상태에 맞게 선택함.
* GLP-1수용체작용제 치료로 당화혈색소 목표에 도달 못하면 기저인슐린을 추가하 거나, 기저인슐린으로 당화혈색소 목표에 도달 못하면 GLP-1수용체작용제를 추 가할 수 있음(GLP-1수용제작용제와 기저인슐린의 병용).
* GLP-1수용체작용제를 사용하지 않고 인슐린으로 혈당조절할 경우, 기저인슐린으 로 혈당조절 목표에 도달하지 못하면 기저인슐린을 유지하면서 식사인슐린을 1회 추가(기저-추가인슐린)하고, 식후혈당이 조절되어도 당화혈색소가 목표에 도달하 지 못하면 두번째 식사인슐린을 추가하며, 그래도 목표 당화혈색소에 도달하지 못 하면 다회인슐린주사(기저-볼러스인슐린)로 전환함.

라. 입원환자에서 인슐린 요법의 시작
    Step 1. 인슐린 용량 결정

- 입원 전 인슐린 사용자의 경우 기존의 인슐린 사용량을 기반으로 투여용량 시작
1) 입원 당시 혈당이 140~200 mg/dL일 경우는 하루 총 인슐린 용량을 0.4 U/kg으로 결정한다.
2) 입원 당시 혈당이 201~400 mg/dL일 경우는 하루 총 인슐린 용량을 0.5 U/kg으로 결정한다.
3) 연령이 70세 이상이거나 추정 사구체 여과율이 60mL/min/1.73 m2 미만일 경우는 저혈당 위험성을 고려하여 하루 총 인슐린 용량을 0.2~0.3 U/kg으로 결정한다.

Step 2.
- 하루 총 인슐린 용량의 절반을 일정한 시각에 기저 인슐린으로 주사한다 (glargine이나 degludec은 하루 1회 주사하며, detemir나 NPH의 경우는 하루 2회로 나누어서 주사할 수도 있다).
- 하루 총 인슐린 용량의 절반을 1/3씩 나누어서 매 식전에 기본 bolus insulin으로 식전에 주사한다. 환자가 식사를 하지 못한다면 주사를 하지 않는다.
* 기저인슐린 중 glargine, detemir가 NPH 보다 야간 저혈당 발생이 적다. Glargine U300, degludec은 더욱 야간 저혈당 발생이 적다. 그러나 steady state에 이르기까지 약 3일이 걸리는 것을 고려해 용량을 조정하는 것이 필요하다.
- 식전 인슐린 하루 인슐린 총량의 40~60% (대개 50%), 매식전 1/3씩 배분
* RI는 식전 인슐린으로 부적절하며 초속효성 인슐린을 사용한다.

Step 3. Target Blood glucose 설정, Correction factor 계산
- Correction factor 1700/TDD(total daily dose) or 1800/TDD
- Correction bolus dose = (Current - target BG)/Correction factor
- 고혈당에 대한 correction bolus dose 계산
: 매 식전 pre-meal insulin 투여 시 correction dose 추가하여 투여
- 이전 투여한 bolus insulin의 작용시간에 따른 insulin on board 고려하여 중첩 효과에 주의

Step 4. 기저 인슐린 용량 조절
- 아침 공복 혈당이나 하루 평균 혈당이 140 mg/dL를 초과하고 저혈당이 없는 경우는 basal insulin의 용량을 전일 대비 하루에 20%씩 증량한다.
- 환자가 저혈당(< 70 mg/dL)을 일으킬 경우, 하루 basal insulin 용량을 전일 대비 20% 감량한다.

Step 5. 처방 적용 중 혈당 패턴 및 correction bolus dose 추가량을 고려하여 TDD

와 correction factor 재설정

$$\text{Correction factor} = \frac{1700}{\text{Total daily insulin dose (U)}} = \frac{3000}{\text{Weight (kg)}}$$

$$\text{Correction factor} = \frac{\text{Current blood glucose-Ideal blood sugar (100)}}{\text{Glucose correction factor}}$$

Ex) 인슐린 치료를 처음 시작하는 60kg 남자, BMI = 30 (비만 환자)

→ 하루 인슐린 총량: 60kg ×0.5 = 30U/day

기저인슐린: 30U ÷2 = 15U

식전인슐린: 30U ÷2 = 15U

→ 하루 lantus 15U, 매식전 Lispro 5U SC

**그런데 점심식전 혈당이 250이 나온다면

→ 식전인슐린이 Lispro 5unit으로 고정되어 있는 것이 아니라, 추가로 인슐린을 더 줘서 혈당을 조절해야 한다.

correction factor = 1700/30 = 56

= 3000/60 = 50(50~55정도)

추가해야할 Lispro의 양(correction dose) = 250~100/50 = 3U

→ 따라서 점심 식전에는 Lispro 5U+3U = 8U를 줘야한다.

* 목표 혈당(Ideal glucose)을 100으로 하는 경우 저혈당 위험성이 증가하므로 고령의 환자나 저혈당 무감지증이 있는 경우 목표 혈당을 150으로 하는 것이 안전하다.

* 환자가 식사를 적게하는 경우, 식전 인슐린의 계획된 용량을 줄인다. 예를 들어 탄수화물 섭취량이 평소의 절반이었고, 계획된 Lispro 투여량이 6단위였다면, 3단위로 줄여 투여한다.

이 경우도 식전에 고혈당이 있는 경우, 위와 같은 방법으로 3단위에 correction dose를 더하여 투여한다.

* 제1형 당뇨병이나 심한 혈당 변동이 있는 환자의 경우 carbohydrate counting의 교육을 의뢰하여 mealtime insulin의 양을 결정한다.

* correction dose가 지속적으로 요구될 경우, 통상적으로 하루 요구되는 correction dose의 절반을 다음 날 기저 인슐린에 추가하고, 절반을 다음 날의 식전 인슐린에 추가한다. 단, 지속성 인슐린을 늘렸을 때 새벽 저혈당의 발생이 예상되는 경우 기저 인슐린은 증량하지 않고 식전 인슐린에 배분하여 증량한다.

---

* Carbohydrate-to-insulin ratio & Insulin sensitivity factor

- Pre-meal bolus를 정확히 계산하기 위해선, CIR 및 ISF개념이 필요

- Correction bolus : 혈당치가 높은 상황에서 필요힌 투여량

- Food bolus : 탄수화물 섭취에 대한 투여량

1) Carbohydrate-to-insulin ratio (CIR) = Carbohydrate factor (CarbF)

- 탄수화물 1 단위 당 필요한 인슐린의 양은 개인 차이가 있음

- 1U의 인슐린으로 몇 그램의 탄수화물이 변환되는지 추정하는 요소

- Meal portion of bolus = total grams of CHO contained in meal/CIR

2) Insulin sensitivity factor (ISF) = Correction factor (CorrF)
- 1단위 인슐린 투여 시 강하되는 혈당치 (mg/dL)
- 1800 Rule : 1800/TDD = ISF
- Correction dose (units) = (현재 혈당 - 목표혈당) / ISF

Supplemental bolus insulin scale

Blood gluose (mg/dL)	Very sensitive	Sensitive	Usual	Resistant
140-180	+1U	+2U	+4U	+6U
181-220	+2U	+4U	+6U	+8U
221-260	+4U	+6U	+8U	+10U
261-300	+6U	+8U	+10U	+12U
301-350	+8U	+10U	+12U	+14U
351-400	+10U	+12U	+14U	+16U
>400	+12U	+14U	+16U	+18U

Adapted from the article of Umpierrez et al. (Diabetes Care 2007;30:2186-6) [14] with original copyritht holder's permission. the very sensitive column is added to the original table.

마. 지속적 인슐린 피하 주사요법
 ⓐ 인슐린 펌프의 적응증
  ** The one absolute requirement for using a pump is that you and/or your caregivers are ready and willing to do what it takes to use the pump safely.
  - 연령: 10세 이상
  - 이전에 인슐린 강화 요법을 시행한 병력
   다회 인슐린요법으로 3~6개월간 인슐린 강화요법 시행
   하루에 최소 4회 혈당 모니터링
   자가 인슐린 주사 경험과 인슐린 바늘에 익숙함
   병원 방문 때까지 스스로 인슐린 용량 조정한 경험
 ⓑ 장점 및 제한점

장점	제한점
혈당 변동이 감소됨 야간 저혈당을 포함한 심한 저혈당이 감소 삶의 질 개선 생리적인 인슐린 분비와 유사함 새벽현상(dawn phenomenon)의 조절에 도움 총 인슐린 요구량을 감소시킬 수 있음 정확한 양의 인슐린 투여 및 시초 투여량이 조정 가능함	비싼 가격 주입부위 감염과 DKA발생위험이 있음 인슐린펌프 관련 합병증에 대한 환자의 공포감 간문맥 순환으로 인슐린 분비와 유사하지 않음 환자가 동기부여가 되어있고 능숙해야 적절한 사용이 가능함

바. 인슐린 치료의 부작용:

　ⓐ 저혈당

　　- 저혈당이 발생한 경우 이어서 고혈당 혹은 저혈당이 나타나기 쉬우므로 주의를 요하며 발생 원인을 찾는 노력이 필요하다. (식사량 확인, 발열, 감염 등의 급성질환 호전, 스테로이드 등의 약물 변화…)

　　- 대처 :

　　　i) 환자가 경구섭취가 가능한 경우, 15 g에 해당하는 흡수가 빠른 탄수화물을 섭취토록 한다. (과일쥬스 120cc 또는 탄산음료 120cc, 우유 작은팩 1개-240cc)

　　　ii) 환자가 경구섭취가 불가능한 경우 D50W 25ml을 정주한다.

　　　iii) 혈당체크를 15분 간격으로 실시하여 측정된 혈당이 <70 mg/dL 이면 i) 또는 ii)를 반복

　　- Somogyi phenomenon

　　　원인 : 인슐린 용량 과다 → 새벽 2~3시경 저혈당 발생 → counterregulatory hormone ↑ → 아침에 rebound hyperglycemia

　　　치료 : insulin 용량 감량(특히 저녁에 투여하는 insulin)

　　- Dawn phenomenon

　　　원인 : Nocturnal GH surge → 아침에 hyperglycemia 발생

　　　치료 : Insulin 용량 증량

　ⓑ 체중 증가

6) 당뇨병과 합병증

① 심혈관질환 위험인자 평가 및 치료

　가. 심혈관질환 위험인자 평가

　　제2형 당뇨병환자에게서 심혈관질환 위험인자[나이(남자 45세 이상, 여자 55세 이상), 고혈압, 흡연, 관상동맥질환 조기발병 가족력(남자 55세 미만, 여자 65세 미만), 이상지질혈증(고LDL콜레스테롤, 저HDL 콜레 스테롤)]의 평가를 권고

　나. 선별검사

　　ⓐ 증상이 없고 심혈관질환 위험인자들이 잘 치료되고 있다면 관상동맥질환에 대한 선별검사는 권고하지 않음

　　ⓑ 비전형적인 증상(설명할 수 없는 호흡곤란, 흉부불편감), 연관된 혈관 증상이나 징후[경동맥잡음, 일과성 뇌허혈발작, 뇌졸중, 파행 혹은 말초동맥질환, 심전도 이상소견(Q파)]가 있는 경우에는 선별검사를 고려할 수 있음

　　ⓒ 관상동맥질환의 선별검사로는 운동부하검사를 권고하며, 운동이 불가능한 경우 심근단일광자방출단층촬영술(single photon emission computed tomography, SPECT) 또는 심장컴퓨터단층촬영 검사를 할 수 있음

다. 말초혈관질환 선별검사

말초혈관질환의 선별검사로 발목상완지수(ankle-brachial index)를 우선적으로 한다

라. 심혈관질환 치료

ⓐ 심혈관질환 환자의 경우 항혈소판제와 스타틴 치료를 권고

ⓑ 심혈관질환 환자의 경우 안지오텐신전환효소억제제나 안지오텐신II 수용체 차단제 사용을 고려

ⓒ 심근경색증 병력이 있는 경우 최소한 2년 이상 베타차단제 사용을 고려

② 당뇨병환자의 비만관리

가. 비만한 당뇨병환자는 치료 전 체중의 5-10%을 감량해야 한다.

나. 당뇨병약제를 선택할 때는 약제가 체중에 미치는 영향을 고려한다.

다. 체질량지수 25 kg/m^2 이상(1단계 비만)인 제2형 당뇨병환자가 식사요법, 운동요법 및 행동치료로 체중감량에 실패한 경우 항비만제를 고려할 수 있다.

라. 항비만제를 시작하고 3-6개월 내 치료 시작 전에 비해 체중의 5% 이상 체중이 감소하지 않으면 약제를 변경하거나 중단을 고려한다.

마. 체질량지수 30 kg/m^2 이상(2단계 비만)인 제2형 당뇨병환자가 비수술적 치료로 혈당조절에 실패한 경우 비만수술을 고려할 수 있다.

바. 체질량지수 35 kg/m^2 이상(3단계 비만)인 제2형 당뇨병환자는 혈당조절과 체중 감량을 위해 비만수술을 할 수 있다.

③ 당뇨병환자의 고혈압 관리

가. 혈압이 120/80 mm Hg 이상인 당뇨병환자는 정상혈압 유지를 위하여 생활습관 교정을 해야 한다.

나. 당뇨병환자의 수축기혈압 목표는 140 mm Hg 미만이다.

당뇨병환자의 이완기혈압 목표는 85 mm Hg 미만이다.

다. 심혈관질환이 동반된 당뇨병환자는 혈압을 130/80 mm Hg 미만으로 조절한다.

라. 고혈압을 동반한 당뇨병환자에게 모든 고혈압약제를 일차약제로 권고한다.

마. 알부민뇨를 동반한 경우 안지오텐신전환효소억제제나 안지오텐신II수용체차단제를 권고한다.

바. 일차약제로 혈압조절이 되지 않는 경우, 서로 다른 기전을 가진 약물들의 병합요법을 권장한다. 다만 안지오텐신전환효소억제제와 안지오텐신II수용체차단제의 병합은 권장하지 않는다.

사. 혈압이 160/100 mm Hg를 초과하는 경우 적극적인 생활습관교정과 함께 처음부터 두 가지 이상의 병합요법을 고려할 수 있다.

④ 당뇨병환자의 이상지질혈증관리

가. 심혈관질환의 위험도를 평가하기 위해 당뇨병을 처음 진단했을 때, 그리고 매년

1회 이상 혈청 지질검사(총 콜레스테롤, HDL 콜레스테롤, 트라이글리세라이드, LDL 콜레스테롤)를 한다.

나. 지질의 종류별 목표는 다음과 같다.

- 심혈관질환이 없는 경우 LDL 콜레스테롤의 조절 목표는 100 mg/dL 미만이다.

- 심혈관질환이 있는 경우 LDL 콜레스테롤의 조절 목표는 70 mg/dL 미만이다.

- 표적장기 손상(알부민뇨, 추정사구체여과율 60 mL/min/1.73 m2 미만, 망막 병증), 고혈압, 흡연, 관상동맥질환의 조기발병 가족력(남자 55세 미만, 여자 65세 미만) 등의 위험인자를 하나 이상 가지고 있는 경우 LDL 콜레스테롤 70 mg/dL 미만으로 조절한다.

- 트라이글리세라이드의 조절 목표는 150 mg/dL 미만이다.

- HDL 콜레스테롤의 조절 목표는 남자 40 mg/dL, 여자 50 mg/dL 초과이다.

다. 이상지질혈증을 동반한 경우 적극적인 생활습관교정을 교육하고 실행 여부를 추적관찰한다.

라. LDL 콜레스테롤의 목표치 도달을 우선시하고, 도달하지 못한 경우 약물치료를 한다.

- LDL 콜레스테롤을 낮추기 위해 스타틴을 일차약물로 사용한다.

- 최대내약용량(maximum tolerable dose)의 스타틴으로 목표치에 도달하지 못한 경우 에제티미브의 추가를 고려한다.

- 심혈관질환이 있는 당뇨병 환자에게서 에제티미브를 추가한 후에도 목표치에 도달하지 못한 경우 스타틴과 PCSK9억제제의 병용을 고려한다.

마. 고중성지방혈증의 치료로는 금주와 체중감소를 포함한 생활습관교정과 혈당조절 등의 이차요인의 치료를 우선적으로 고려한다.

바. 심한 고중성지방혈증(500 mg/dL 초과)의 경우 페노파이브레이트, 오메가-3지방산 등의 약물치료를 고려한다.

사. 약물치료 4-12주 후 혈청 지질검사를 하고 치료에 대한 반응과 순응도를 평가한다.

⑤ 항혈소판제

가. 심혈관질환을 동반한 성인에게 이차예방 목적으로 아스피린(일일 100 mg)을 사용한다.

나. 심혈관질환을 동반한 성인에게 아스피린 알레르기가 있는 경우 클로피도그렐(일일 75 mg)의 사용을 고려한다.

다. 급성관상동맥증후군이 발생한 경우에는 아스피린과 P2Y12수용체대항제를 병용한다.

라. 심혈관위험이 높으나 출혈 위험은 높지 않은 환자에게는 심혈관질환의 일차예방을 위해 아스피린(일일 100mg)의 사용을 고려할 수 있다.

⑥ 저혈당관리

　가. 혈당이 70 mg/dL 이하이지만 의식이 있는 환자는 15-20 g의 포도당을 섭취해야 한다. 치료 15분후에도 혈당이 낮다면 포도당 섭취를 반복한다. 인슐린 혹은 인슐린분비촉진제를 사용하는 환자의경우 저혈당 재발을 예방하기 위해, 혈당이 정상으로 회복된 이후에도 주기적으로 자가혈당측정을 하고 필요하면 식사 또는 간식을 추가 섭취하도록 교육한다.

　나. 의식이 없거나 환자 스스로 처치할 수 없는 중증저혈당에서는 10-25 g의 포도당을 1-3분에 걸쳐 정맥주사한다.

⑦ 당뇨병신장질환

　가. 당뇨병 진단 시 그리고 적어도 1년마다 요알부민배설량과 추정사구체여과율을 평가해야 한다.

　나. 당뇨병신장질환의 발생과 진행을 억제하기 위하여 혈당과 혈압을 최적으로 조절해야 한다.

　다. 당뇨병신장질환 환자에게서 단백질의 과다한 섭취나 제한(일일 0.8 g/kg 이하)은 피한다.

　라. 고혈압을 동반한 당뇨병 환자에게서 알부민뇨가 발생하면 안지오텐신전환효소억제제 또는 안지오텐신II수용체차단제를 사용한다.

　마. 혈압이 정상인 환자에게는 당뇨병신장질환의 일차예방 목적으로 안지오텐신전환효소억제제 또는 안지오텐신II 수용체차단제의 사용을 권고하지 않는다.

　바. 알부민뇨가 있거나 추정사구체여과율이 감소한 경우 심혈관 및 신장이익이 입증된 SGLT2억제제를 포함한 치료를 우선 고려한다.

　사. 원인이 불명확한 신장질환 또는 진행한 신장병증(추정사구체여과율 30 mL/min/1.73 m^2 미만)의 경우에는 신장전문의에게 의뢰한다.

7) 당뇨병의 특수상황

① 당뇨병의 급성합병증 치료

　가. 당뇨병성 케톤산증 (Diabetic ketoacidosis, DKA)

　　: 고혈당, 케톤산증, 대사산증

　　ⓐ 임상상

　　　오심, 구토, 다뇨, 다음, 복통, 호흡곤란

　　　빈맥, 빈호흡, 탈수, 저혈압, Kussmaul 호흡, 기면, 뇌부종, 혼수, 저체온

　　ⓑ 유발인자

　　　감염, 불충분한 insulin 투여, 뇌경색, 심근경색, 약물 (corticosteroid, sympatomimetic agents, alcohol, antipsychotics…), 외상, 임신, SGLT2i

　　ⓒ 합병증

　　　- 저혈당: 과도한 insulin therapy에 의해 유발 가능

- 저칼륨혈증: 과도한 bicarbonate therapy에 의해 유발 가능
- 뇌부종: DKA 치료 중 발생 가능하며 DKA children의 0.3~1.0%에서 발생, 20~40%에 이르는 mortality rate 보이나 어른에서는 매우 드물다.

나. 고삼투압성 고혈당 상태(Hyperosmolar hyperglycemic state)

: 고혈당, 고삼투압은 있으나 대사산증, 케톤산증은 동반되지 않음

ⓐ 임상상

노인 환자에서 수주간의 다뇨, 체중 감소, 식욕 저하의 병력 이후 발생한 의식저하, 기면, 혼수, 저혈압, 빈맥 DKA의 특징적 소견인 오심, 구토, 복통, kussmaul 호흡이 없다.

ⓑ 유발인자

감염, 뇌경색, 심근경색, 치매, 수분 섭취를 저하시킬 수 있는 상황(뇌졸중, 경색)의 경우

다. Diagnostic criteria for DKA and HHS

당뇨병성케톤산증과 고삼투압성고혈당상태의 진단기준

	당뇨병성케톤산증			고삼투압성 고혈당상태
	경증	중등증	중증	
혈장 포도당(mg/dL)	> 250	> 250	> 250	> 600
동맥혈 pH	7.25-7.30	7.00-7.24	< 7.00	> 7.30
혈청 중탄산염(mEq/L)	15-18	10-14	< 10	> 15
소변 혹은 혈중 베타하이드록시부티레이트 (mmol/L)	> 3	> 3	> 3	< 3
소변 혹은 혈중 케톤	양성	양성	양성	음성 혹은 양성
유효 혈청 삼투압* (mOsmol/kg)	다양	다양	다양	> 320
음이온 차이**	> 10	> 12	> 12	< 12
의식상태	명료	명료/기면	혼미/혼수	혼미/혼수

* 유효 혈청 삼투압[effective osmolality: 2x[Na+] (mEq/L)+ 포도당 (mg/dL)/18

** 음이온 차이: (Na+)-[Cl- +HCO3-(mEq/L)]

라. DKA or HHS의 치료

- 중증도에 따라 중환자실이나 준중환자실에서 치료
- 목표 : 체액 손실을 보충하여 적절한 체내조직의 관류를 회복, 케톤생성의 중단, 전해질 정상화, 고혈당에서 회복

Monitoring(첫 24시간 동안)

: Capillary glucose every 1-2hr

Electrolyte(K+, bicarbonate, P) & AG every 4hr

BP, pulse, respiration, mental status, fluid intake & output every 1-4hr

Fluid	1. 가장 우선시되는 치료 　DKA에선 100mL/kg, HHS에선 100-200mL/kg의 수분 부족이 　있을것으로 예상 2. 우선 저혈압이나 체내 조직의 저관류 상태를 빠르게 회복시키기 위해 　등장성식염수(0.9% isotonic saline) 1,000-2,000 mL을 1-2 시간에 　걸쳐 주입 3. 이후는 hemodynamics/dehydration 정도/serum electrolyte level 　등에 따라 결정하며, 혈장 나트륨 수치에 따라 등장성식염수를 저장성 　식염수 (0.45% NaCl)로 전환하여, 시간당 250~500ml의 속도로 주입 　(corrected Na level 낮은 경우 0.9% NaCl을 같은 속도로) 4. 혈당이 200-250 mg/dL에 도달하면 5% 포도당액(dextrose 　solution)으로 바꾸어 주입 * 첫 24시간 이내 estimated fluid deficit 복구 * DKA에서는 평균 6L, HHS에서는 평균 9L의 water deficit 　- 총체액량부족(L) = 0.6 x [체중 (kg)] x [1-(Na+ 교정치/140)] 　- [TBW = Wt(Kg) x 0.6 (0.5 in women)
Insulin	1. Low dose insulin infusion protocol 　- RI bolus(0.1U/kg) and then civ(0.1U/kg/hr) or civ only(0.14U/kg/hr) 　둘 중 하나 선택 가능. 2. 시간당 50~75mg/dl 정도의 교정 속도가 되도록 1시간마다 평가하며 　insulin 증량. 3. 목표 혈당 도달시(200mg/dl(DKA) or 300mg/dl(HHS)) 　0.02-0.05U/Kg/hr으로 continuous infusion 속도 감량 　ⓐ DKA에서는 DKA resolution까지 혈당 150~200mg/dl으로 유지 　　mild DKA의 경우에 한해 속효성 insulin 0.1U/kg SC every 2hrs도 　　가능. 　ⓑ HHS에서는 의식 수준이 alert해질 때까지 혈당 200~300mg/dl으로 　　유지 　** 이 단계에서 목표 혈당 유지 위해 다음에 첨부된 dynamic insulin 　　protocol 표를 이용한다. 4. Insulin은 혈당만이 아니라 산증을 교정하기 위한 치료로, 산증이 　교정되지 않으면 혈당이 떨어져도 인슐린을 절대로 중단하지 말고 대신 　glucose를 주입해야 한다. 5. 의식저하가 있거나 중증상태에서는 속효성 인슐린을 지속적으로 　주입하는 것을 권고

Insulin	* Insulin SC치료로의 전환 기준 ⓐ DKA: 혈당 <200mg/dl + 다음 중 2가지 이상(HCO3+ ≥15, venous pH >7.3, anion gap ≤12mEq/L) ⓑ HHS: normal osmolality + normal mental status - 처음 1~2시간은 iv insulin 과 병합한 뒤 iv insulin 중단을 고려할 수 있으며 첫 insulin 치료를 하는 환자의 경우는 multiple insulin injection 을 사용한다. (0.5~0.8U/Kg/day) - 경구 식이가 불가한 상태라면 insulin civ 및 fluid replacement 유지

Potassium	인술린 투여 및 산증의 교정은 세포내로 K+을 이동시킴. 심한 저칼슘혈증은 치료 중 사망의 중요한 원인임. 고칼륨혈증이 없는 한 반드시 main fluid에 K+을 혼합하여 보충하여야 한다.	
	<3.3 mEq/L	insulin 투여 중단하고 >3.3 mEq/L 가 될 때까지 시간당 10-20 mEq 주입
	3.0~5.2 mEq/L	Main fluid 1L당 20 (K+ 3.3 - 4.0) ~ 30 mEq (K+ 4.0-5.2) 포함되도록 하여 주입
	>5.2 mEq/L	K+ 주면 안 된다. (그러나 2시간마다 level check는 유지)

Bicarbonate	* 일반적으로 권고하지는 않음 1. 적응증 : pH <6.9 일 때 (심한 저칼륨 혈증을 피하기 위해 이 이상에서는 투여하지 않는다. 적절한 인슐린 투여와 수액 요법으로 산증을 교정한다.) 2. 100 mmol/L sodium bicarbonate (2 ampules)를 400 mL의 sterile water (isotonic solution)에 20mEq/L KCL와 함께 2시간동안 주입(pH ≥7.0 이 될 때까지 2시간마다 serum K 결과보며 반복)

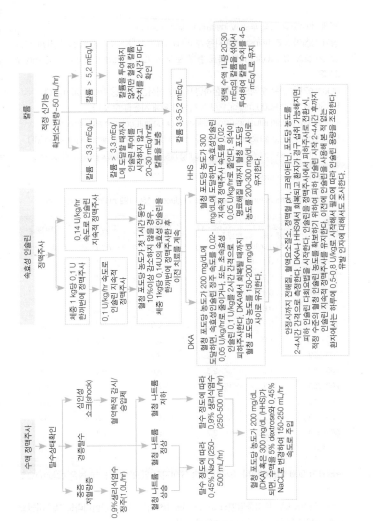

(From 2019당뇨지침)

**5% dextrose 시작 후의 IV insulin infusion protocol

상기 지침에 따라 IV insulin을 사용 후 (RI bolus (0.1U/kg) and then civ (0.1U/kg/hr) or civ only (0.14U/kg/hr)), 목표 혈당 도달 시 (200 mg/dl (DKA) or 300 mg/dl (HHS)),

glucose가 포함된 수액으로 전환하면서 DKA에서는 혈당을 150~200 mg/dL, HHS에서는 200-300 mg/dL으로 유지하기 위해 사용할 수 있다.

- Initiate IV insulin infusion using selected or default column assignment. Reassignment to a higher column before 4 hours of treatment requires an MD order. If BG fails to fall each hour during hrs 1~4, notify MD

*A dynamic insulin protocol for DKA

Physician orders for DKA: target blood glucose 150~199 mg/dL until recovery

Default is column 3	Column 1	Column 2	Column 3	Column 4	Column 5
BG mg/dL	Insulin units/h	Insulin units/h	Insulin units/h	Insulin units/h	Insulin units/h
<90	0.1	0.1	0.1	0.1	←
90~129	0.2	0.3	0.3	0.4	←
130~149	0.4	0.6	0.8	1.0	←
150~169	0.6	1.1	1.5	1.8	2.5
170~179	0.8	1.6	2.3	3.0	4.3
180~199	1.0	2.0	3.0	4.0	6.0
200~229	1.1	2.2	3.3	4.4	6.5
230~259	1.3	2.5	3.8	5.0	7.5
260~289	1.4	2.8	4.2	5.6	8.4
290~319	1.5	3.1	4.6	6.2	9.3
320~359	1.7	3.4	5.1	6.8	10.2
360~399	1.8	3.7	5.5	7.4	11.1
≥400	2.0	4.0	6.0	8.0	12.0

- BST가 200 이상이거나, 3시간 연속 떨어지지 않으면 한 단계 높은 column으로 변경.
- BST가 5% DW 투여중임에도 3시간 연속 180미만이거나 한번이라도 150 미만으로 나오면 한 단계 낮은 column으로 변경.

*A dynamic insulin protocol for HHS

Physician orders for HHS: target blood glucose 200~299mg/dL until recovery

Default is column 3	Column 1	Column 2	Column 3	Column 4	Column 5
BG mg/dL	Insulin units/hr	Insulin units/hr	Insulin units/hr	Insulin units/hr	Insulin units/hr
<100	0.1	0.1	0.1	0.1	←
100~149	0.2	0.2	0.3	0.3	←
150~199	0.3	0.5	0.6	0.7	←
200~219	0.5	0.8	1.1	1.3	1.7
220~239	0.6	1.1	1.5	1.9	2.6
240~259	0.8	1.5	2.1	2.7	3.9
260~299	1.0	2.0	3.0	4.0	6.0
300~329	1.1	2.1	3.2	4.2	6.3
330~359	1.1	2.3	3.4	4.6	6.9
360~399	1.3	2.5	3.8	5.0	7.5
400~449	1.4	2.8	4.2	5.6	8.3
450~599	1.6	3.3	4.9	6.6	9.9
≥600	2.0	4.0	6.0	8.0	12.0

- BST가 300 이상이거나, 3시간 연속 떨어지지 않으면 한 단계 높은 column으로 변경.
- BST가 5% DW 투여중임에도 3시간 연속 280 미만이거나 한번이라도 200 미만으로 나오면 한 단계 낮은 column으로 변경.

Devi R, et al. Diabetes Manage. 2011;1:397-412.

8) 입원 및 중증질환 시 혈당 관리

[입원 환자에서의 혈당 이상 개념]
- Hyperglycemia: > 140 mg/dL
  입원시 HbA1c≥6.5%: 입원 전 이미 당뇨가 있음을 시사
- Hypoglycemia: <70mg/dL
  Clinically significant hypoglycemia: <54mg/dL

[대원칙]
1. 당뇨병을 진단받았거나 고혈당(140 mg/dL 초과)을 보이는 입원 환자에게서는 3개월 이내의 당화혈색소 결과를 확인한다.
2. 당뇨병 환자가 입원하면 당뇨병전문의나 당뇨병관리팀의 협진을 고려한다.
3. 180 mg/dL 이상의 고혈당이 지속되는 경우 인슐린치료를 고려한다.

4. 입원 중 혈당조절 목표는 140-180 mg/dL이다.

5. 엄격한 혈당조절이 필요하다면 저혈당 발생에 주의하면서 목표를 100-140 mg/dL로 낮출 수 있다.

6. 경구섭취를 하는 환자는 매 식전과 취침 전에 혈당을 모니터링한다.
   - 금식하거나 장관영양을 하는 경우에는 4-6시간 간격으로 혈당을 모니터링한다.
   - 정맥인슐린주입을 하는 경우에는 1-2시간 간격으로 혈당을 모니터링할 수 있다

7. 전신상태, 식사여부, 사용약물에 따라 기저, 식사, 교정요소를 고려한 인슐린치료 또는 정맥인슐린주입을 이용한다.

8. 슬라이딩스케일 인슐린처방법(혈당이 높을 때만 비정기적으로 인슐린을 투여)만 사용하는 것은 권고하지 않는다.

9. 병원별로 저혈당관리프로토콜을 마련해 두고, 각 환자마다 저혈당을 방지하고 치료하기 위한 계획을 수립해야 한다.

10. 저혈당이 발생하면 재발을 예방하기 위해 현재 치료방법을 검토하고 필요 시 조정한다.

11. 퇴원이 결정되면 치료계획을 검토하고, 필요 시 현재 치료방법을 조정한다.

① 입원 환자에서의 혈당 강하 요법
: 대부분 insulin이 선호되지만, 평소 복용하던 경구 혈당강하제를 유지하는 것이 좋은 경우도 있다. 입원중 복용 중지했던 자가약은 퇴원 1~2일전 재개를 고려해야 한다.

가. Critical Care Setting(중환자실) - 140 ~ 180 mg/dL target 권유 (ADA)
   - Continuous intravenous insulin infusion 권고
     (하지만, DKA, HHS와 같은 당뇨병 응급질환의 경우, 특히 혈당이 500 mg/dl 이상인 경우에는 다른 추가적인 치료를 위하여 전문의에게 의뢰가 필요함)
   - NPO 환자의 경우 포도당이 포함된 parenteral nutrition, L-tube feeding은 24h continuous infusion을 원칙으로 한다.
   - 혈당 변화에 영향을 미치는 변수(steroid injection, 감염, 발열, feeding, parenteral nutrition 변화 등)를 찾고 혈당 변화를 예측 및 분석하는 것이 어느 인슐린 protocol보다도 중요하다.
   - 혈당 변동이 심한 환자에서 Continuous intravenous insulin infusion 방법 예시
     ⓐ 최초 bolus
        - 초기혈당 250 mg/dl 이상: 초기혈당을 100으로 나눈 값을 0.5 단위의 근사치 값으로 초기 bolus 주입량을 정하고 같은 양으로 초기주입속도로 정함.
          Ex) 초기혈당 335 mg/dl: 335÷100 = 3.35, 근사치인 3 unit을 bolus로

준 후 3 U/hr로 초기주입속도 결정

- 초기혈당 250 mg/dl 미만: 최초 bolus 용량 없음. 초기주입속도는 초기 혈당을 100으로 나눈 값을 0.5 단위의 근사치 값으로 정한다.

  Ex) 초기혈당 172 mg/dl: 172÷100 = 1.72, 최초 bolus없이 2U/hr로 초기주입속도 결정

ⓑ 인슐린 주입 속도 조절

- 혈당 <50 mg/dl: 인슐린 주입 중단, 50% 포도당 50ml 정맥주사 후 10~15분 후 혈당 검사하여 140 이상으로 상승했는지 확인, 1시간 후 다시 혈당 검사하여 140 이상이면 가장 최근 주입한 인슐린 투여 속도의 50%로 주입 다시 시작

- 혈당 50~100 mg/dl: 인슐린 주입 중단, 50% 포도당 25~50ml 정맥주사 후 15~30분 후 혈당 검사하여 혈당이 140 이상으로 상승했는지 확인, 1시간 후 다시 혈당 검사하여 140 이상이면 가장 최근 주입한 인슐린 투여 속도의 75%로 주입 다시 시작

- 혈당 100 mg/dl 이상: 현재 혈당 수치를 파악하고 다음 table에서 해당하는 혈당 수치의 열을 찾는다. 해당 열에서 혈당 수치의 시간당 혈당변화 속도와 일치하는 셀을 찾고 같은 위치의 우측에 있는 지침을 찾아서 인슐린 주입속도를 결정한다.

ⓒ 혈당 측정은 한 시간 마다 측정을 원칙으로 하되, 환자 상태가 안정적이고, 의사표현이 가능하며 4시간 이상 혈당 목표치 140~180 mg/dL에 있으면서 당 변동 폭이 시간당 20 mg/dL 이하인 경우 2시간 간격으로 늘릴 수 있으며, 인슐린 용량을 변경한 경우에는 한 시간 뒤에 다시 혈당을 측정한다.

현재 혈당 100~140mg/dl	현재 혈당 140~180mg/dl	현재 혈당 180~260mg/dl	현재 혈당 >260mg/dl	지침
		시간당 혈당 변화 >40mg/dl 증가	시간당 혈당 변화 >0(혈당 상승)	2Δ 증량
	시간당 혈당 변화 >20mg/dl 증가	시간당 혈당 변화 0~40mg/dl 증가	시간당 혈당 변화 0~40mg/dl 감소	1Δ 증량
시간당 혈당 변화 >0 (혈당 상승)	-20mg/dl≤시간당 혈당 변화 ≤20mg/dl	시간당 혈당 변화 1~40mg/dl 감소	시간당 혈당 변화 41~80mg/dl 감소	변화없음
시간당 혈당 변화 1~20mg/dl 감소	시간당 혈당 변화 21~40mg/dl 감소	시간당 혈당 변화 41~80mg/dl 감소	시간당 혈당 변화 81~120mg/dl 감소	1Δ 감량
시간당 혈당 변화 >20mg/dl감소, 아래 # 참조	시간당 혈당 변화 >40mg/dl 감소	시간당 혈당 변화 >80mg/dl 감소	시간당 혈당 변화 >120mg/dl 감소	30분 인슐린투여 중단후 2Δ 감량

인슐린 투여 중단, 혈당 15~30분 마다 측정, 혈당이 140 이상 상승하면 이전 속도의 75% 로 투여 시작

현재 주입 속도(U/h)	△=속도변화(U/h)	2△=속도변화(U/h)
<3	0.5	1
3~6	1	2
3.5~9.5	1.5	3
10~14.5	2	4
15~19.5	3	6
20~24.5*	4	8
≥ 25*	5	10

(Harrison internal medicine 20th edition)

　나. Noncritical Care Setting
　　- 경구 섭취 불량하거나 NPO 중인 환자: basal with correction insulin regimen
　　- 경구 섭취 불량시 식이 직후 식이량에 따라 속효성 insulin 투여하는 것이 안전.
　　- 경구 섭취가 좋은 환자: basal + nutritional dose with correction components
　　　(basal-bolus), POCT glucose를 식전에 시행하며 조절.
　다. Type 1 Diabetes
　　- Basal insulin dosing은 체중, 신기능(신기능 저하 환자에서 insulin 요구량 적음)
　　　에 근거하여 결정.
　라. 정주 → 피하 insulin 용법으로의 변경
　　- 정주 insulin 중지하기 1~2 hr 전에 피하 insulin을 투여
　　- 하루 정주하던 insulin 용량의 60~80%를 피하 basal insulin으로 변경

② 특수한 상황에서의 혈당 조절
　가. Enteral/Parenteral Feedings

　　• Insulin dosing for enteral/parenteral feedings (Adapted from ADA 2016)

Situation	Basal	Bolus
Continuous enteral feedings	Glargine q.d. or detemir b.i.d.	SC rapid-acting correction every 4 h
Bolus enteral feedings	Continue prior basal; if none, consider 10 IU glargine insulin	SC rapid-acting insulin with each bolus feeding to cover the bolus feeding and to correct for hyperglycemia
Parenteral feedings	Regular insulin to TPN IV bottle	SC rapid-acting insulin every 4 h to correct for hyperglycemia

IV, intravenous; SC subcutaneous; TPN, total parenteral nutrition

　　- 입원 시, 경관 영양(enteral feedings)을 하는 경우에도 기저 인슐린과 식전 인
　　　슐린 및 교정 용량 인슐린이 필요하다.

- 입원 전 기저 인슐린을 사용했다면 동일 용량의 기저 인슐린을 사용할 수 있으며, 하루 총 인슐린 용량 중 30~50%를 기저 인슐린으로 투약할 수 있다. 이전에 기저 인슐린을 사용하지 않았다면, NPH나 detemir 5 U을 12시간마다 투약하거나 glargine 10 U을 24시간마다 투여하는 방법이 있다.
- 경관 영양을 지속 주입(continuous enteral feeding) 하는 경우는 탄수화물 10~15 g당 1U의 인슐린으로 계산 하여 투약할 수 있으며, 기존 사용하던 하루 총 인슐린 요구량의 50~70% 정도로 투약할 수도 있다.
- 간헐적인 경관 영양(enteral bolus feedings)을 하는 경우에는 10~15 g당 1 U의 속효성 혹은 초속효성인슐린을 교정 용량과 함께 식전 피하주사할 수 있다.
- 총 정맥영양(total parenteral nutrition, TPN)을 시행중 고혈당이 문제되는 경우(특히, 하루 총 인슐린 교정 용량이 20 U을 초과하는 경우)에는 continuous intravenous insulin infusion을 시행하거나 정맥영양 수액에 regular insulin을 추가해서 조절할 수 있다. 처음 수액에 인슐린을 추가할 때에는 dextrose 10 g당 1 U의 regular insulin을 추가해 볼 수 있고, 이후 혈당에 따라 용량을 조절해야 한다.

나. Glucocorticoid Therapy
- Glucocorticoid 작용 시간 동안 hyperglycemia를 예방해야 함.
- 하루 한 번 short-acting steroid (예: prednisone) 용법: 8h째 peak 농도에 도달하므로 오후, 특히 점심 식후 혈당 상승이 두드러짐.
  → 인슐린을 시작하는 경우, 작용 시간을 고려할 때 아침 NPH 투여가 효율적이다. MDI를 하는 환자인 경우 점심 식전의 식전 인슐린 용량을 상대적으로 늘려 점심 식후 혈당 상승에 대응한다. Premixed insulin을 사용하는 환자의 경우 아침 용량을 늘리고, 중간형 인슐린의 비율을 높이는 것을 고려한다.(예를 들어 중간형 70: 초속효성 30 제제를 중간형 75: 속효성 25제제로 변경)
- Long-anting steroid (예: dexamethasone) 또는 multidose or continuous 용법: 인슐린을 시작하는 경우, glargine이나 detemir 등의 long-acting insulin 투여를 시작한다. 이미 인슐린을 사용하던 환자에서 식후 고혈당이 심하게 나타나는 경우, 특히 고용량의 인슐린이 요구되어 기존 용법의 유지가 어려운 경우 반드시 MDI로 전환한다.
- 어느 제제를 선택하든 POC glucose 결과에 따라 조절이 필요 (중간형 인슐린 [NPH 혹은 premixed insulin]을 사용하는 환자의 경우, 4~10시간 후 peak effect가 나타나는 작용 시간을 고려하여 아침 용량의 적절성은 오후의 혈당 [일반적으로 저녁 식전의 혈당]을 기준으로 조정하도록 한다)

상기 원칙대로 대응해야 효율적인 조절이 가능하며, steroid 사용 환자를 포함한 모든 원내 혈당 조절에서, sliding scale에 의해 속효성 인슐린만으로 조절하는 것은 피할 것을 강력히 권고한다 (예를 들어 IV bolus로 intermittent RI를 사용하는 것은 권장되지 않는 방법이다).

다. Perioerative Care
  - 수술 및 전신마취는 에피네프린, 글루카곤, 코티솔 및 여러 사이토카인 등의 분비를 일으키며, 이로 인해 인슐린 저항성, 인슐린 분비 장애, 지방분해, 단백질 분해 등이 증가하여 고혈당과 심지어 케톤산증을 유발할 수도 있으므로 수술 전후 혈당 조절은 중요
  - 수술 전후의 혈당 조절 목표는 많은 경우 80~180 mg/dL로 한다
  - 큰 수술의 경우 수술 전후로 정맥 인슐린 치료법이 필요한데, 이는 피하 인슐린 주사에 비해서 정맥 인슐린 주사 요법이 혈당 변동을 적게 가져올 수 있기 때문
  - Ischemic heart disease의 고위험군, autonomic neuropathy나 renal failure가 동반된 환자에서 preoperative risk assessment 시행
  - 수술이나 시술 당일 아침, 모든 경구약제는 hold, long-acting analog 나 pump basal insulin은 full dose로 투여. (NPH 투여하던 환자라면 half dose로)
  - 매 4~6 h 마다 혈당을 monitor하고 필요시 short-acting insulin 투여

[Alberti's method]

시작: RI 15U + 20 mEq KCl in 1000mL 5% DW, 100mL/hr (protocol A)

혹은 RI 30U + 20mEq KCl in 1000mL 10% DW, 100mL/hr (protocol B)

1) BST q 2hr (q 1hr if necessary), electrolyte q 12h since overnight fasting

2) 5% 혹은 10% DW 1000mL + KCl 20mEq/L (2M KCl로 10mL) with 100mL/h miv

If K < 4 mEq/L, increase KCl to 40mEq/L (2M KCl로 20mL)

If 4 < K < 5 mEq/L, continue to 20mEq/L (2M KCl로 10mL)

If 5 < K, KCl 0 mEq/L로

3) 아래에 따라 조정

plasma glucose (mg/dL)	인슐린 용량(u/L)	
	protocol A	protocol B
< 80	5 감량	10 감량
< 120	3 감량	5 감량
120~180	변경하지 않음	
> 180	3 증량(혈당이 감소 추세 시 증량 없이 유지*)	5 증량(혈당이 감소 추세 시 증량 없이 유지*)
> 270	5 증량(혈당이 감소 추세 시 증량 없이 유지*)	10 증량(혈당이 감소 추세 시 증량 없이 유지*)

*예를 들어 혈당이 450mg/dL → 250mg/dL로 감소했을 때 혈당이 비록 > 180mg/dL이나 인슐린을 증량하지 않고 이전 용량으로 유지해야 한다.

[Separate line method의 예시]

BST q 1~2 h --〉 if stable, BST q 4-6h

Check potassium level twice a day.

Insulin과 N/S를 1:2로 mix

BGL < 80 → Stop RI for 1hr*

※아래 '저혈당 확인 시' 참조

80≤BGL < 140 → Rate -0.5unit/hr

140≤BGL < 180 → Maintain rate

180≤BGL < 240 → Rate +0.5unit/hr

※감소 추세일 경우 maintain

240≤BGL < 300 → Rate +1unit/hr*

※감소 추세일 경우 maintain

300≤BGL → Rate +2unit/hr*

※Notify

* 저혈당 확인 시

1) Glucose < 50 → 인슐린 주입 중단, 50% glucose 50ml 정맥 주사 후 10~15분 후 혈당 검사하여 혈당이 110 이상으로 상승하는 지 확인, 1시간 후 다시 혈당 검사하여 110 이상이면 가장 최근 주입한 인슐린 투여 속도의 50%의 근사값으로 주입 다시 시작

2) Glucose 50~80mg/dl→인슐린 주입 중단, 50% 포도당 25-50mL 정맥 주사 후 15~30분 후 혈당 검사하여 혈당이 110 이상으로 상승했는 지 확인, 1시간 후 다시 혈당 검사하여 110 이상이면 가장 최근 주입한 인슐린 투여 속도의 75%의 근사값으로 주입 다시 시작

라. 저혈당
- 저혈당을 1단계(주의가 필요한 저혈당; 혈당 <70 mg/dL), 2단계(임상적으로 명백한 저혈당 혈당 < 54 mg/dL), 저혈당 상태를 벗어나기 위해서 외부의 도움을 요하는 경우로 구분
  중증저혈당을 경험하였거나 저혈당 무감지증이 있는 경우 치료약제를 재평가하고 혈당 목표를 상향 조정하도록 권고
- 유발요인: Sudden reduction of corticosteroid dose, altered ability of the patient to report symptoms, reduced oral intake, emesis, new NPO status, inappropriate timing of short-acting insulin, reduced infusion rate of intravenous dextrose, unexpected interruption of oral, enteral, or parenteral feedings.
- 처치: 70미만 저혈당시 병원에 표준화된 nurse-initiated protocol에 따라 즉각 대응한다.
  i) 환자가 경구섭취가 가능한 경우, 15 g에 해당하는 흡수가 빠른 탄수화물을 섭취토록 한다. (과일쥬스 120cc 또는 탄산음료 120cc, 우유 작은팩 1개)
  ii) 환자가 경구섭취가 불가능한 경우 50% DW 20~30mL을 정주한다.
  iii) 혈당체크를 15~30분 간격으로 실시하여 측정된 혈당이 <70 mg/dL 이면 i) 또는 ii)를 반복 및 NPO status라면 dextrose 포함된 main fluid 연결 또는 증량 고려

마. Discharge plan
- 병원에서 hyperglycemia 있었던 환자는 퇴원 후 1달 이내 외래 추적관찰이 권고 되며, 퇴원시 혈당약이 변경되었거나 당조절이 적절하지 못했던 경우 더 면밀한 추적이 필요
- Discharge plan에 포함되어야 할 최소한의 권고사항들(by AHRQ)
  • Medication reconciliation
    ⓐ 기존 chronic medication이 실수로 중단되지 않고 새로운 처방의 안전성을 확인하기 위해 환자약을 cross-check
    ⓑ 새로 추가되거나 변경된 약은 퇴원전 조제하여 환자 및 보호자와 함께 확인
  • Structured discharge communication
    ⓐ 약 변경에 대한 정보, 시행할 검사, 추적관찰 필요성 등에 대해 외래에서 볼 의료진이 정확히 확인할 수 있도록 명기
    ⓑ 일차 진료의에게 갈 경우 퇴원요약을 전달
    ⓒ 퇴원 전 외래 예약 일정 잡는 것을 권장

9) 당뇨병과 임신

① 주산기 또는 산과합병증을 감소시키기 위해 철저한 혈당조절을 해야 한다.

② 임신성당뇨병에서 혈당조절 목표는 공복혈당 95 mg/dL, 식후 1시간 혈당 140 mg/dL, 식후 2시간 혈당 120 mg/dL 미만으로 한다.

③ 임상영양요법은 임신 중 당뇨병 관리의 기본으로, 임신 중 필요한 열량과 영양소를 충족해야한다.
  - 탄수화물 제한식사(탄수화물 50%, 단백질 20%, 지방 30%)는 식후 혈당을 개선시켜 태아의 과도한 성장을 예방하는 데에 도움이 되므로 고려할 수 있다.

④ 가벼운 운동(예, 20–30분/1–2회 걷기)도 혈당을 조절하고 과도한 태아성장을 예방하는데 도움이 된다. 금기사항(임신고혈압, 조기양막파열, 조기진통, 자궁경관무력증, 자궁출혈, 자궁내성장 제한 등)이 없다면 임신 중인 모든 당뇨병환자에게 고려할 수 있다.

⑤ 임상영양요법과 운동요법으로 목표혈당에 도달하기 어려운 경우에는 인슐린치료를 시행한다.
  - 항인슐린항체가 태반을 통해 이동하는 것을 최소화하고 알레르기반응을 감소시킬 수 있는 사람인슐린을 사용해 왔으나, 초속효성인슐린유사체 중 리스프로와 아스파르트 또한 위험 없이 당뇨병 임신부에게 식후 혈당을 낮추는 목적으로 사용할 수 있다.
  - 지속형인슐린유도체인 디터미어는 임신한 제1형 당뇨병환자들을 대상으로 한 연구에서 그 효능과 안전성이 입증되어 임신부에게도 사용할 수 있으나, 글라르진과 데글루덱은 연구가 부족해 임신 중 사용이 아직 권장되지 않고 있다.
  - 경구혈당강하제 중 글리부라이드와 메트포르민은 임신 중 안전성과 임상적 효과를 증명한 연구들이 있어 인슐린을 사용할 수 없는 경우에 고려해 볼 수 있다.

⑥ 자가혈당측정은 임신 중 당뇨병 관리에 매우 중요하며, 공복 또는 식전 혈당보다 식후 혈당 조절에 더 비중을 둔다.

10) 노인당뇨병
  가. 노인당뇨병 환자에게는 신체적(동반질환 등), 정신적(인지기능 등), 사회적(일상생활의 독립 등) 여건과 노쇠의 정도를 포함하는 포괄적 평가가 이뤄져야 하고, 이를 치료에 반영해야 한다.
  나. 혈당조절 목표는 일반적으로 당화혈색소 7.5% 미만이지만, 기대여명과 노쇠의 정도를 고려해 개별화한다.
  다. 적절한 영양섭취와 규칙적인 운동은 혈당조절에 도움이 되고, 심혈관질환의 위

　　험을 낮추며, 삶의 질 향상에 도움이 되므로 적극적으로 권고한다.

　라. 당뇨병약물을 선택할 때는 저혈당의 위험을 고려하는 것이 가장 중요하며, 복약
　　순응도, 약물상호작용, 동반질환, 소화기능, 체중변화, 약제비용 및 사회지지 등
　　도 감안한다.

　마. 합병증 선별검사는 개별화하며, 기능장애를 평가하는데 주안점을 둔다.

　바. 심혈관위험인자의 치료약물은 개인의 상태를 고려하여 결정한다.

11) 소아 및 청소년의 2형당뇨병 관리

　가. 10세 이상이거나 사춘기가 시작된 소아청소년에게 당뇨병 위험인자가 있는 경
　　우에는 당뇨병 선별검사를 한다.

　나. 당뇨병을 진단받은 소아청소년과 그의 가족 또는 보호자는 전문가로 구성된 팀
　　으로부터 교육을 받고, 소아청소년 환자는 즉시 생활습관교정을 시작해야 한다.

　다. 혈당조절 목표는 당화혈색소 7.0% 미만이다.

　라. 초기 약물요법은 메트포민 단독치료, 인슐린 단독치료, 또는 메트포민과 인슐린
　　병용치료이다.

　마. 케톤증/케톤뇨/케토산증이 있으면 즉시 인슐린치료를 한다.

　바. 당뇨병 증상이 없고 당화혈색소 8.5% 미만인 소아청소년에게는 메트포민 단독
　　요법으로 치료한다.

　사. 메트포민 단독요법으로 혈당조절 목표에 도달하지 못하면 기저인슐린을 병용한
　　다.

　아. 메트포민과 기저인슐린 병용요법으로 혈당조절 목표에 도달하지 못하면 식사
　　전 초단기작용인슐린의 추가를 고려한다.

　자. 2단계이상의 비만(체질량지수 95백분위수의 120%)을 동반한 2형당뇨병 소아
　　청소년에게 비만수술을 제한적으로 고려할 수 있다.

　차. 2형당뇨병 소아청소년에게 동반질환 및 미세혈관합병증을 진단 시부터 주기적
　　으로 평가한다.

　카. 2형당뇨병 소아청소년들에게 우울, 불안, 섭식장애, 수면무호흡, 수면장애를 주
　　기적으로 평가한다.

　타. 2형당뇨병 소아청소년은 적절한 시기에 성인클리닉으로 이행되어야 한다.

12) 췌장 및 췌도 이식

　가. 말기신장질환으로 신장이식을 받았거나 받을 예정이거나, 또는 적극적인 혈당
　　관리에도 불구하고 케토산증이나 중증저혈당이 반복되는 1형당뇨병 환자에게
　　췌장이식을 고려할 수 있다.

　나. 중증저혈당 및 치료에도 불구하고 지속되는 저혈당무감지증이 있는 1형당뇨병
　　성인에게 췌도이식을 고려할 수 있다.

13) 비알코올지방간질환

가. 모든 2형당뇨병 성인에게 비알코올지방간질환의 평가를 권고한다.

나. 비알코올지방간질환을 평가하기 위한 일차적인 선별검사는 알라닌아미노기전 달효소(alanine aminotransferase) 또는 복부초음파이다.

다. 비알코올지방간질환을 동반한 2형당뇨병 성인에게는 vibration-controlled transient elastography를 고려할 수 있으며, 지방간염 또는 진행된 간섬유화가 의심되면 다른 만성간질환을 배제하기 위해 간조직검사를 고려한다.

라. 비알코올지방간질환을 동반한 2형당뇨병 성인에게서 심혈관위험인자 및 지방간질환 치료를 위해 생활습관교정이 필요하다.

마. 비알코올지방간질환과 2형당뇨병을 동반한 체질량지수 23 kg/m^2 이상인 성인에게서 간내염증을 호전시키기 위해서는 체중을 7% 이상 감량해야 한다.

바. 싸이아졸리딘다이온은 2형당뇨병 성인에서 비알코올지방간질환의 일차치료제로 사용할 수 있다.

사. GLP-1수용체작용제는 2형당뇨병 성인에서 비알코올지방간질환의 치료제로 사용할 수 있다.

아. 메트포민, DPP-4억제제, 비타민E, 스타틴, 어소데옥시콜산(ursodeoxycholic acid), 펜톡시필린(pentoxifylline)은 비알코올지방간질환의 치료 목적으로 사용하지 않는다.

14) 백신접종

가. 당뇨병 환자에게 매년 인플루엔자백신 접종을 권고한다.

나. 당뇨병 환자에게 폐렴사슬알균백신 접종을 고려한다.

다. 당뇨병 환자에게 COVID-19백신 접종을 권고한다.

2. 뇌하수체 질환

1) 복합 뇌하수체 자극검사(Combined anterior pituitary test, Cocktail test)

① 적응증

가. 뇌하수체 전엽 기능부전이 의심되는 환자

나. 뇌하수체-시상하부 부위의 수술, 방사선 치료 등을 시행하기 전후의 환자

** 뇌하수체 종양과 관계된 칵테일 검사

- 뇌하수체 종양 수술 전, 수술 후 3개월에 시행하며, 수술 후 3개월에 정상이면 더 이상 시행하지 않는다.

- 수술 후 3개월에 뇌하수체 호르몬 결핍이 있었던 환자는 수술 후 1년에 재검사한다.

- 뇌하수체 종양의 재발이나 경과 중 뇌하수체 호르몬 결핍이 임상적으로 의심
되면 재검사한다.
- 뇌하수체 외부 방사선 치료를 받은 경우 뇌하수체 결핍이 확인될 때까지 매년
시행한다.

② 검사과정

TRH (prolactic, TSH 자극)	500 μg (1 ampule)
LHRH (prolactic, TSH 자극)	100 μg (1 ampule)
Regular insulin (RI) (GH, ACTH 자극)	0.1 unit/kg
D/W 50ml, 5% DW 1000mL, N/S 1000mL	

- Glucose intolerance (DM, Cushing's syndrome, Acromegaly 등)가 있는 경우 RI
0.15~0.3unit/kg 이상을 사용
- 심한 뇌하수체 기능부전증이 의심되는 경우 RI 0.05unit/kg 정도를 사용
- GH과 cortisol 자극을 위해 GHRH와 CRH를 사용하는 방법은 특별한 경우가 아니
면 종래의 RI을 사용하는 것을 원칙으로 한다. (GHRH 1~5 μg/kg, CRH 100 μg
IV)
- 인슐린에 의한 자극은 혈당이 40 mg/dL 이하로 떨어진 경우에만 충분한 것으로
판정한다. 만일 충분한 자극이 되지 않은 경우에는 GH, cortisol의 검사 의뢰는 취
소하고, 나머지 검사는 그대로 진행한다. 인슐린의 용량을 0.05~0.1 unit/kg 증량
하여 주사한 후 저혈당이 발생한 시점을 검사 30분으로 간주하고, 저혈당 시간에
맞추어 GH, cortisol 연속 검사를 진행한다.
- 인슐린 투여시 cortisol이 심하게 감소되어 있는 환자는 심한 저혈당이 유발될 수
있으므로 주의를 요하며 허혈성 심질환이나 경련(epilepsy) 등이 있는 경우에는 저
혈당의 유발이 위험하므로 인슐린 투여는 금기이다.

③ 각 호르몬 측정을 위한 채혈시기 및 판독

	0분	30분	60분	90분	120분	최대반응	정상반응
Glucose	+	+	+	+	+	30~45분	<40mg/dL
TSH	+	+	+	+	+	20~40분	Basal: 0.30~5.00 mU/L 1) 기저치보다 2.5배 이상 증가 2) 기저치보다 여자 5mU/L, 남자 2mU/L 이상 증가 3) Free thyroid hormone이 낮은 상태에서 TSH가 적절히 증가하지 않는다면 기능이상으로 해석할 수 있다.
PRL	+	+	+	+	+	15~20분	Basal: 3.1~16.5 μg/L 기저치보다 2.5배 이상 증가
LH	+	+	+	+	+	15~45분	Basal: 1.4~11.1IU/L 1) 기저치보다 10IU/L 이상 증가 또는 2배 이상 증가 2) 폐경기 여성은 기초 LH, FSH가 반드시 증가되어 있어야 정상이며, 그렇지 않은 경우 기능 이상으로 해석 3) 남자의 경우 LH, FSH가 낮은 상태에서 testosterone 정상 이하이면 기능 이상으로 해석
FSH	+	+	+	+	+	60~90분	Basal: 1.6~17.8IU/L 기저치보다 2IU/L 이상 증가 또는 1.5배 이상 증가
hGH	+	+	+	+	+	40~90분	Basal <3 μg/L Peak > 3 μg/L 나이와 성별에 맞는 IGF1 수치 참고
Cortisol	+	+	+	+	+	60분	Basal: 5~25 μg/dL Peak > 18 μg/dL or 7 μg/dL 이상 증가

(서울 삼성 병원 내분비-대사 질환 검사 지침서 2011)

2) Screening tests for functional pituitary adenomas

	Test	Comments
Acromegaly	Serum IGF-1	Interpret IGF-1 relative to age and sex-matched control
	Oral glucose tolerance test with GH obtained at 0, 30, 60 min	Normal subjects should suppress GH to < 1 μg/L
Prolactinoma	Serum PRL	Exclude medications Sellar MRI should be ordered if prolactin is elevated
Cushing's disease	24hr urine free cortisol	Ensure urine collection is total and accurate
	Dexamethasone (1 mg) at 11 p.m. and fasting plasma cortisol measured at 8 a.m.	Serum cortisol cencentration > 1.8 μg/dL (50 nmol/L) : positive finding
	ACTH assay	Distinguished adrenal adenoma (ACTH suppressed) from ectopic ACTH or Cushing's disease (ACTH normal or elevated)

(Harrison's Principles of internal Medicine, 20th Edition)

3) Screening for Pituitary Incidentalomas

Evaluation & Treatment of Pituitary Incidentalomes

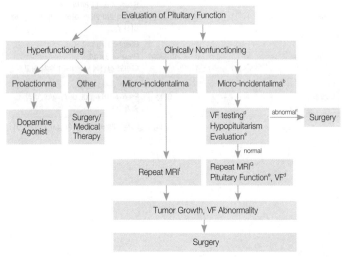

(Freda et al. J Clin Endocrinol Metab, April 2011, 96(4):894-904)

① Baseline evaluation in all patients should include a history and physical exam evaluating for signs and symptoms of hyperfunction and hypopituitarism and a laboratory evaluation for hypersecretion. The evaluation for hypersecretion should include an assessment for prolactin, GH and ACTH hypersecretion.

② The recommendation for surgery includes the presence of abnormalities of VF or vision and signs of tumor compression.

③ VF testing is recommended for patients with lesions abutting or compressing the optic nerves or chiasm at the initial evaluation and during folol w-up.

④ Evaluation for hypopituitarism is recommended for the baseline evaluation and during follow-up evaluations. This is most strongly recommended for macrolesions and larger microlesions(6-9mm), and not necessarily in smaller microincidentalomas. Some recommend a minimal screening with the measurement of free T4, morning cortisol, and testosterone levels, whereas others recommend that the initial evaluation should also include the measurement of TSH, LH, and FSH and IGF-I. If baseline testing suggests hypopituitarism, further stimulation tests of the pituitary-adrenal or GH-IGF-I axis should be performed.

⑤ In microadenoma, repeat MRI in 1 yr, yearly for 3 yr, and then less frequently thereafter if no change in lesion size.

⑥ In macroadenoma, repeat the MRI in 6 months, yearly for 3 yr, and then less frequently if no change in lesion size.

4) Hormone Replacement in Hypopituitarism

Glucocorticoids, thyroid hormone, sex steroids, GH 및 vasopressin을 포함한 호르몬 대체요법은 대체로 안전하고 부작용이 없으며 정상적인 호르몬 분비와 유사하게 치료하면 만족스러운 임상적 평형상태를 유지할 수 있다.

glucocorticoid replacement는 ACTH 결핍에 의한 대부분의 증상들을 호전시킨다. Acute severe hypopituitarism에서 nausea, vomiting, fatigue, weakness, dizziness, and circulatory collapse 가 발생할 수 있고, 의심될 경우 즉각적 치료가 이루어져야 한다. stressfull 상황에서는 용량 증량이 필요하다.

Secondary hypothyroidism의 경우에는 갑상선호르몬 대체요법 시행 전 ACTH deficiency에 대한 진단 및 적절한 glucocorticoid replcement가 이루어져야 한다(in order not to provoke an Addisonian crisis due to increased cortisol clearance). 용량은 serum TSH level 보다는 serum free T4 수치와 임상적 지표들을 보고 조절한다.

성인에서 GH replacement (recombinant human GH, SC injection once a day)는

심한 임상증상(fatigue, poor quality of life, increased truncal obesity, unfavourable lipid profile, low muscle mass or strength, and low BMD)을 보일 때 고려할 수 있다. 장기간의 GH replacement 는 Bone density 및 cholesterol parameter의 호전을 보인다.

Gonadotrophin deficiency의 경우에는 성별 및 fertility desire에 따라 치료가 이루어진다. 남성에서 testosteron 보충요법은 정상적인 성장과 외부생식기 및 2차 성징의 발달, 성행위와 근육량 유지 및 골밀도 유지 등 남성호르몬 동화작용을 위해 필요하다. HCG나 hMG와 같은 생식선자극호르몬 주사는 생식능 회복을 위한 치료로 사용된다. 폐경전 여성에서 에스트로겐과 프로게스테론의 주기적 보충은 2차성징의 특징들과 비뇨생식기 점막의 통합성 유지, 조발성 골다공증의 발생을 예방한다. 생식선자극호르몬치료는 배란 유도를 위해 사용된다.

(여성에서 androgen therapy 역할은 아직 정립되지는 않았습니다.)

3. 갑상선 질환

1) Hypothyroidism

① 원인

Primary	1) Autoimmune hypothyroidism: Hashimoto's thyroiditis, atrophic thyroiditis 2) Iatrogenic: 131-I treatment, subtotal or total thyroidectomy, external irradiation of neck for lymphoma or cancer 3) Drugs: iodine excess (including iodine-containing contrast media and amiodarone), lithium, antithyroid drugs, p-aminosalicylic acid, interferon α and other cytokines, aminoglutethimide, tyrosine kinase inhibitors (e.g., sunitinib) 4) Congenital hypothyroidism: absent or ectopic thyroid gland, dyshormonogenesis, TSH-R mutation 5) Iodine deficiency 6) Infiltrative disorders: amyloidosis, sarcoidosis, hemochromatosis, scleroderma, cystinosis, Riedel's thyroiditis 7) Overexpression of type 3 deiodinase in infantile hemangioma and other tumors
Transient	1) Painless thyroiditis, including postpartum thyroiditis 2) Subacute thyroiditis 3) Withdrawal of supraphysiologic thyroxine treatment in individuals with an intact thyroid 4) After 131I treatment or subtotal thyroidectomy for Graves' disease

Secondary	1) Hypopituitarism: tumors, pituitary surgery or irradiation, infiltrative disorders, Sheehan's syndrome, trauma, genetic forms of combined pituitary hormone deficiencies 2) Isolated TSH deficiency or inactivity 3) Bexarotene treatment 4) Hypothalamic disease: tumors, trauma, infiltrative disorders, idiopathic

(Harrison's Principles of internal Medicine, 20th Edition)

② 임상양상

Symptoms	Signs
Tiredness, weakness Dry skin Feeling cold Hair loss Difficulty concentrating and poor memory Constipation Weight gain with poor appetite Dyspnea Hoarse voice Menorrhagia (later oligomenorrhea or amenorrhea) Paresthesia Impaired hearing	Dry coarse skin; cool peripheral extremities Puffy face, hands, and feet (myxedema) Diffuse alopecia Bradycardia Peripheral edema Delayed tendon reflex relaxation Carpal tunnel syndrome Serous cavity effusions

③ 갑상선기능저하증의 진단

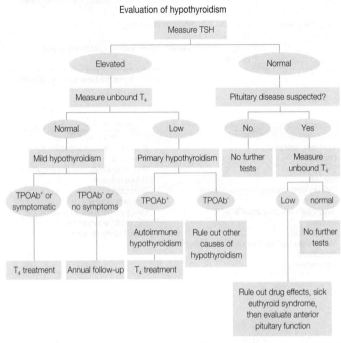

(Harrison's Principles of internal Medicine, 20th Edition)

④ 갑상선기능저하증의 치료

가. Clinical Hypothyroidism

초기용량: 60세 이하 심장질환이 없는 성인환자에서 50~100µg/day 으로 시작

유지용량: 남아있는 갑상선 기능이 없는 경우 100~150µg/day (1.6 µg/kg)

   - 식사 30분 전 섭취

치료목표: Normal TSH, ideally in the lower half of the reference range

추적검사: 용량변경 약 2개월 후, TSH 농도에 따라 12.5~25µg 씩 용량 변경

안정화된 이후, annual f/u

치료효과: TSH 정상화 된 3~6개월 이후 임상증상 호전

T4 요구량이 변화되는 조건들

- 요구량이 감소되는 경우
  고령(65세 이상)
  TBG를 감소시키는 약제 : androgen, anabolic steroid, glucocorticoids
- 요구량이 증가되는 경우
  임신
  Malabsorption
  약물
- 흡수를 감소시키는 것: sucralfate, aluminum hydroxide, ferrous sulfate, cholestyramine, calcium carbonate
- 대사율을 증가시키는 것: phenobarbital, rifampin, carbamazepine, phenytoin
- T4로부터 T3로의 전환을 억제시키는 것: amiodarone, glucocorticoid, propranolol, propylthiouracil, ipodate

나. Subclinical Hypothyroidism

무증상 갑상선기능저하증은 증상이 없고 혈청 갑상선호르몬은 정상이면서 혈청 TSH가 증가한 경우를 말한다.

치료의 명확한 지침은 확립되어있지 않으나 TSH가 10 mIU/L 이상인 경우 치료를 고려하며, 임신중이거나 임신 예정인 경우 치료가 필요하다. TSH가 10 mIU/L 이하인 경우에서는 hypothyroidism의 증상이 동반되거나, positive TPO antibodies, 또는 heart disease 가 있는 경우 치료를 고려할 수 있다. 치료전 적어도 3개월 이상 지속적으로 TSH 상승을 확인한 후 치료를 시작하는 것이 중요하다. 낮은 용량의 levothyroxine (25~50 µg/d)을 투여하여 TSH를 정상화시키는 것이 목표이며, 만일 치료하지 않는경우에는 매년 thyroid function을 평가하여야 한다.

다. SPECIAL TREATMENT CONSIDERATIONS

- 노인이나 심장질환이 있는 갑상선기능저하증 환자의 치료

60세 이상의 노인이나 관상동맥질환 등의 심장질환이 있는 경우에는 T4를 소량부터 시작하여 서서히 증량하여야 한다. 초기에 T4 투여를 1일 12.5~25µg으로 시작하여 4~6주 간격으로 12.5~25µg 씩 증량하여야 한다. 만약에 갑자기 처음부터 많은 양의 T4를 투여하게 되면, 이미 동맥경화증 등에 의하여 혈류량이 부족한 상태에서 대사율이 갑자기 증가하여 심근 및 뇌의 산소요구량이 증가되어, 심부전, 협심증, 심방세동 및 골다공증 등을 악화시키거나 유발할 수 있다.

또한 노인에서는 갑상선에서의 T4 생산율도 나이가 듦에 따라 감소하므로 T4의 투여 용량도 약간 감소(10% 정도)하게 된다. 임상적으로 적절하다고 생각되는 T4 용량을 투여하여도 혈청 T4, TSH 농도가 정상범위내로 회복되지 않을 수 있다. 따라서 개인별 용량을 설정하여야 하며, 특히 노인에서는 T4의 용량을 변화시켜야 할 여러 요인들(심장상태, 병용하고 있는 약제, 동반된 다른 질환 등)이 존재하기 때문에 젊은 환자보다 더 자주 상태를 평가하여야 한다.

- 임신이 동반된 갑상선기능저하증 환자의 치료

갑상선기능저하증이 있는 임산부의 경우 임신 중에는 갑상선호르몬의 증량이 필요하다. T4의 일부가 태반을 통과하여 소실되며, 티록신 결합 글로불린 (TBG)의 증가로 혈중 유리 T4 농도가 감소하고, 갑상선호르몬의 distribution volume의 증가, T4의 대사가 증가되기 때문이다.

갑상선호르몬은 태반을 잘 통과하지 않으므로 태아에 영향이 없다. 만약에 임신을 하였다고 해서 갑상선호르몬의 복용을 중단하게 되면 유산이나 조산 등이 발생하는 등 임신의 유지에 많은 문제점이 발생하게 된다.

2) Thyrotoxicosis

- Thyrotoxicosis

: 말초 혈액 및 조직에 갑상선 호르몬이 과잉 공급되어 나타나는 모든 임상 상태를 의미

(cf, thyrotoxic crisis or storm: 갑상선기능항진증의 경과 중 증상 악화로 발생하는 응급 상황)

- Hyperthyroidism

: 갑상선에서 갑상선호르몬이 과다하게 생산되어 갑상선중독증이 나타나는 상태

① 원인

Primary Hyperthyroidism	1) Graves' disease 2) Toxic multinodular goiter 3) Toxic adenoma 4) Functioning thyroid carcinoma metastases 5) Activating mutation of the TSH receptor 6) Activating mutation of GSα (McCune-Albright syndrome) 7) Struma ovarii 8) Drugs: iodine excess (Jod-Basedow phenomenon)
Thyrotoxicosis without Hyperthyroidism	1) Subacute thyroiditis 2) Silent thyroiditis 3) Other causes of thyroid destruction: amiodarone, radiation, infarction of adenoma 4) Ingestion of excess thyroid hormone (thyrotoxicosis factitia) or thyroid tissue
Secondary Hyperthyroidism	1) TSH-secreting pituitary adenoma 2) Thyroid hormone resistance syndrome: occasional patients may have features of thyrotoxicosis 3) Chorionic gonadotropin-secreting tumorsa 4) Gestational thyrotoxicosisa

(Harrison's Principles of internal Medicine, 20th Edition)

② 임상증상

Symptoms	Signs
Hyperactivity, irritability, dysphoria Heat intolerance and sweating Palpitations Fatigue and weakness Weight loss with increased appetite Diarrhea Polyuria Oligomenorrhea, loss of libido	Tachycardia; atrial fibrillation in the elderly Tremor Goiter Warm, moist skin Muscle weakness, proximal myopathy Lid retraction or lag Gynecomastia

- Graves' disease
  · Diffuse toxic goiter
    : 정상의 2~3배, firm, vascularity가 증가되어 thrill 이나 bruit이 있을 수 있음
  · Graves' opthalmopathy
    : Extraocular muscle의 림프구 침윤, 부종, 섬유화 등의 염증변화와 retrobulbar fat 및 결체조직의 증식이며 이 결과 retrobulbar space내의 압력 증가로 안구 돌출이 나타남
      * No SPECS scheme   (extent and activity of the orbital changes in Graves' ds.)
      0 = No signs or symptoms
      1 = Only signs (lid retraction or lag), no symptoms
      2 = Soft-tissue involvement (periorbital edema)
      3 = Proptosis (> 22m)
      4 = Extraocular-muscle involvement (diplopia)
      5 = Corneal involvement
      6 = Sight loss
  · Thyroid dermopathy (< 5% of patients)
    : non inflamed, indurated plaque with a deep pink or purple color and an "orange skin" appearance, 주로 anterior and lateral aspects of the lower legs, 대부분 중등도 이상의 ophthalomopathy 동반되어 있음

③ 진단

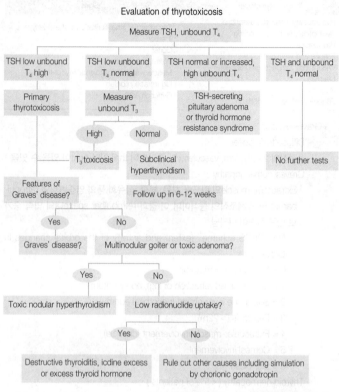

Evaluation of thyrotoxicosis

Measure TSH, unbound T_4

| TSH low unbound T_4 high | TSH low unbound T_4 normal | TSH normal or increased, high unbound T_4 | TSH and unbound T_4 normal |

Primary thyrotoxicosis

Measure unbound T_3

TSH-secreting pituitary adenoma or thyroid hormone resistance syndrome

High / Normal

T_3 toxicosis

Subclinical hyperthyroidism

No further tests

Features of Graves' disease?

Follow up in 6-12 weeks

Yes / No

Graves' disease?

Multinodular goiter or toxic adenoma?

Yes / No

Toxic nodular hyperthyroidism

Low radionuclide uptake?

Yes / No

Destructive thyroiditis, icdine excess or excess thyroid hormone

Rule cut other causes including simulation by chorionic gonadotropin

(Harrison's Principles of internal Medicine, 20th Edition)

갑상선기능항진증이 의심될 때 선별검사로 예민도 및 특이도가 가장 높은 검사는 혈청 TSH치이지만, 갑상선기능항진증이 강력하게 의심될 때에는 처음부터 혈청 유리 T_4와 TSH치를 같이 측정하는 것이 진단의 정확도를 높이는 방법이다.

현성 갑상선기능항진증의 경우 혈청 유리 T_4와 T_3치가 모두 증가되고 TSH치는 측정 한계 이하로 억제된다. T_3-toxicosis는 유리 T_4치는 정상이고, T_3치만 상승되며 TSH 치는 억제되어있는 경우를 말한다. 갑상선기능항진증의 초기 또는 자율기능성 갑상 선결절에서 주로 나타난다. 불현성 갑상선기능항진증은 혈청 T_3 또는 유리 T_3, 유리 T_4치는 정상이고 TSH치만 정상 범위보다 낮은 상태를 말한다.

TSH치가 정상이면서 총 T_4치가 높은 경우를 "euthyroid hyperthyroxinemia"라고 하

는데 이 경우는 갑상선기능항진증은 아니며 대개 T_4에 결합하는 단백의 농도 변화 등에 기인한다. 갑상선호르몬 결합단백의 유전적 변이, 임신 또는 여성호르몬제 투여, 간염, 다양한 약물 등에 의해 나타날 수 있다.

갑상선중독증의 임상상을 보이는 환자에서 TSH수용체항체 검사를 시행하여 그레이브스병을 진단할 수 있다. TSH수용체항체 검사를 시행할 수 없는 경우에는 99mTcO4 또는 123I을 이용한 갑상선섭취율 검사나 갑상선스캔을 이용하여 갑상선기능항진증을 진단할 수 있으며 초음파검사(color Doppler검사)도 감별진단에 도움이 된다.

④ 치료

(J Korean Thyroid Assoc 2013 May 6(1): 1-11 갑상선기능항진증의 진단 및 치료 - 대한갑상선학회 합의안)

갑상선중독증의 증상이 있는 노인이나, 안정 시 심박수가 분당 90회를 넘는 경우에는 베타차단제 투여를 고려할 수 있다. 그레이브스병에 의한 갑상선기능항진증 환자는 항갑상선제, 방사성요오드(I-131), 갑상선절제술 중 선택하여 치료하여야 한다.

가. 적응증
- ⓐ 항갑상선제
  - 관해 가능성이 높은 경우: 갑상선종이 작고 경증의 갑상선기능항진증을 보이며 TSH수용체항체가 없거나 역가가 낮은 여성 환자
  - 노인 또는 수술 위험도가 높거나 기대 수명이 짧은 질환을 가지고 있는 경우
  - 요양원 등 공동 시설에 거주하여 방사선 안전 규칙을 지키기 어려운 경우
  - 중간 정도 내지 중증의 안병증이 동반된 경우
  - 숙련된 외과의가 없는 경우
- ⓑ 방사성요오드 치료
  - 향후 임신을 계획하고 있는 여성환자: 단, 방사성요오드 치료 후 4~6개월이 지나고, 갑상선기능이 정상인 상태에서 임신하도록 권유
  - 수술 위험도가 높은 질환이 병발된 경우
  - 이전에 목 부위에 수술이나 방사선 조사치료를 받은 경우
  - 숙련된 외과의가 없는 경우
  - 항갑상선제 치료가 금기인 경우
- ⓒ 수술(갑상선절제술)
  - 압박증상이 있거나 80 g 이상의 큰 갑상선종이 있는 경우
  - 방사성요오드섭취율이 상대적으로 낮은 경우
  - 갑상선암이 의심되거나(세포검사 결과가 갑상선암 의심 또는 미결정으로

　　　　나온 경우) 확진된 경우
　　　- 큰 결절(스캔상 냉결절)이 있는 경우
　　　- 수술 적응증이 되는 부갑상선기능항진증이 동반된 경우
　　　- 4~6개월 이내에 임신을 계획하고 있는 경우
　　　- TSH수용체항체의 역가가 매우 높은 경우
　　　- 중간 정도 내지 중증의 안병증이 동반된 경우
　나. 금기
　　ⓐ 항갑상선제
　　　- 항갑상선제에 대한 중대한 부작용이 나타나는 경우
　　ⓑ 방사성요오드
　　　- 임신, 수유 중인 경우
　　　- 갑상선암이 확진되었거나 의심되는 경우
　　　- 4~6개월 이내에 임신을 원하는 경우
　　　- 방사선 안전규칙을 수행할 수 없는 경우
　　ⓒ 수술
　　　- 수술위험도가 높은 질환 또는 기대 수명이 짧은 질환이 동반된 경우
　　　　: 심장 및 폐질환, 말기암 등
　　　- 임신
　　　　: 상대적 금기, 갑상선기능항진증을 신속하게 치료할 필요가 있는 경우 또
　　　　는 항갑상선제를 사용할 수 없는 경우에 수술 고려. 임신 중후기(5~6개
　　　　월)에 시행하는 것이 가장 전하나 4.5~5.5% 정도의 조기 분만의 위험이
　　　　있다.
　다. 치료법
　　ⓐ 항갑상선제
　　　- 항갑상선제의 종류 및 선택
　　　　우리나라에서는 메티마졸, PTU (propylthiouracil), 카비마졸이 사용되고 있
　　　　는데 메티마졸에 대한 선호도가 압도적으로 높다. 카비마졸은 체내에서 빠
　　　　르게 메티마졸로 전환되므로 메티마졸과 동일하게 작용하며, 메티마졸의
　　　　60% 정도의 역가를 보인다(카비마졸 10 mg이 메티마졸 6 mg으로 전환된
　　　　다.). 치료 초기에는 하루 10~20 mg의 고용량을 투여하여 정상 갑상선기능
　　　　으로 회복시키고 이후 갑상선기능검사 결과에 따라 용량을 조절하여 하루
　　　　5~10 mg 정도의 유지용량으로 감량한다. 메티마졸은 PTU에 비해 작용시
　　　　간이 길어 하루 한번 투여가 가능하고 중대한 부작용의 위험도가 낮다는 장
　　　　점이 있다. PTU는 작용시간이 더 짧으므로 하루 2~3회 복용하여야 한다.
　　　　치료 초기에는 갑상선기능항진증의 정도에 따라 50~150 mg을 하루 3회
　　　　복용하는 것으로 시작하고 갑상선기능이 정상으로 회복되면 50 mg을 하루

2~3회 복용하는 유지용량으로 감량한다.
- 항갑상선제의 부작용

경증	중증
피부 발진, 두드러기(3~5%)	다발관절염(1~2%)
관절통(1~5%)	무과립구증(0.1~0.5%)
위장관 증상(1~5%)	간기능 장애(0.1~0.2%) - PTU
미각 변화(드물다)	담즙정체성 황달(드물다) - MMI
타액선염(매우 드물다)	혈관염(드물다)
	SLE-like syndrome
	혈소판감소증, 재생불량성 빈혈(매우 드물다)
	저혈당증(드물다) - anti-insulin Ab

피부발진, 가려움증 등의 경미한 부작용이 있는 경우 항갑상선제를 중단하지 않고 항히스타민제 등으로 치료할 수 있다. 그러나 경미한 부작용이 지속되는 경우에는 다른 종류의 항갑상선제로 바꾸거나 항갑상선제를 중단하고 방사성요오드 치료 또는 수술을 시행할 수 있다. 무과립구증, 간독성, 혈관염 등의 중증 부작용이 있는 경우에는 항갑상선제 간 교차반응이 있으므로 다른 종류의 항갑상선제로 바꾸는 것은 권장되지 않는다.

- 항갑상선제 치료시 추적검사

항갑상선제를 시작하기 전에 기저 백혈구수(differential count 포함) 검사, 간기능검사를 시행하도록 한다. 항갑상선제 치료 시작 4주 후 갑상선기능검사를 시행하여 그에 따라 항갑상선제의 용량을 조절하도록 한다. 이후 주기적으로 갑상선기능검사가 필요한데 초기에는 4~8주 간격으로, 갑상선기능이 정상이 된 후에는 2~3개월 간격으로 시행한다. 무과립구증은 갑자기 발현하므로 CBC를 정기적으로 시행하여도 조기 진단할 수 없다. 환자에게 반드시 발열, 인후통이 있을 때 즉시 병원을 방문하도록 교육한다. 응급실에 항갑상선제를 복용하는 환자가 발열로 방문한 경우 반드시 CBC를 시행하고 즉시 내분비내과에 환자를 의뢰한다.

- 항갑상선제의 치료기간

그레이브스병의 일차 치료로 메티마졸을 선택한 경우약 12~18개월 이상 지속적으로 복용하여야 한다. 이후 혈청 TSH치가 정상이 되고 TSH수용체 항체가 음성이 되면 항갑상선제를 중단을 고려한다. 메티마졸 치료가 끝난 뒤 그레이브스병이 재발한 경우에는 방사성요오드 치료 또는 갑상선절제술을 고려한다. 그러나 환자가 다른 치료법을 원하지 않는 경우,또는 소량의 항갑상선제로 정상 갑상선기능을 잘 유지하는 경우 등에는 저용량의 메티마졸을 장기간(2~3년 이상) 투여할 수 있다.

ⓑ 방사성요오드

방사성요오드 치료 후 갑상선중독증이 더 심해질 경우 위험도가 증가되는 그레이브스병 환자들(갑상선중독증 증상이 심하거나 fT4치가 정상 상한치의

2~3배 이상이 되는 경우)은 방사성요오드 치료 전 베타차단제를 투여하여야 한다.

이 경우 방사성요오드 치료 전 메티마졸 투여도 고려하여야 한다.

방사성요오드 치료 시에는 한번에 충분한 용량(통상10~15 mCi)을 투여하여 갑상선기능저하증이 되도록 하여야 한다.

방사성요오드 치료를 받은 후 1~2달 내에 갑상선기능검사를 시행하여 갑상선기능항진 상태라면 4~6주 간격으로 갑상선기능을 모니터링한다.

방사성요오드 치료 후 6개월에도 갑상선기능항진증이 지속되는 경우 또는 치료 후 3개월 후에도 최소한의 반응만 나타날 때에는 방사성요오드를 한 번 더 투여해야 함을 시사한다.

ⓒ 수술

갑상선기능항진증 치료를 위해 갑상선절제술을 하게 될 경우, 불가능한 경우가 아니라면 항갑상선제 치료로 정상 갑상선기능을 유지하도록 한다. 수술 직전에는 요오드화칼륨(KI)도 투여하여야 한다. 루골용액(방울당 요오드 8 mg)은 5~7방울씩 하루 3회, SSKI(방울당 요오드 50 mg)는 1~2방울씩 하루 3회 물 또는 오렌지 주스에 혼합하여 수술 전 10~14일간 투여한다. 응급 수술 등의 경우 코르티코스테로이드를 투여하면 빠르게 전처치를 할 수 있다. 갑상선절제술 전에 정상 갑상선기능에 도달하도록 할 수 없는 예외적인 경우(응급 수술, 항갑상선제 부작용 등)에는 수술 전에 베타차단제 및 요오드화칼륨으로 적절한 치료를 하여야 한다. 외과의 및 마취과 의사는 이러한 상황에 대한 경험이 있어야 한다.

그레이브스병의 치료를 위해 갑상선절제술을 시행할 경우 근전절제술 또는 전절제술이 가장 좋은 선택이다. 수술 후 5년 동안 갑상선기능항진증이 지속되거나 재발할 가능성은 갑상선전절제술 시에는 거의 0%이고 아전절제술의 경우에는 약 8%라는 보고가 있다. 갑상선절제술 시 항갑상선제는 중단하여야 하며 베타차단제는 수술 후 중단한다.

갑상선절제술 후 갑상선호르몬제는 환자의 체중에 따라 적절한 용량(1.7 ug/kg)으로 시작하며 수술 후 6~8주에 혈청 TSH치를 측정한다.

⑤ Thyrotoxic crisis or thyroid storm

매우 드물며 생명을 위협하는 갑상선기능항진증의 악화로 발열, 섬망, 경련, 혼수, 구토, 설사, 황달 등을 동반한다. 치료에도 불구하고 심부전, 부정맥 또는 고체온으로 인한 사망률이 30%에 이른다. 대개 급성염증, 수술, 갑상선기능항진증을 부분적으로 치료하거나 전혀 치료하지 않고 방사성 요오드 치료를 시행한 경우에 촉발된다.

치료는 적극적인 모니터와 보존적인 치료, 촉발 원인의 확인과 치료 및 갑상선 호르몬의 합성을 감소시키는 방법으로 구성된다. 대량의 PTU (500-1000 mg loading 후 4시간마다 250 mg)를 경구 또는 코위영양관 또는 직장을 통해 투여해야 한다.

T4→T3 전환을 억제하기 때문에 우선 선택되는 약제이다. (아니면, methimazole을 20 mg 씩 6시간 간격으로 줄 수 있다)

첫 번째 PTU 투약 후 한시간 뒤, 갑상선 호르몬 생성을 억제하기 위해 Stable iodide 주어야 한다(Via the Woff-Chaikoff effect : (the delay allows the antithyroid drug to prevent the excess iodine from being incorporated into new hormone) SSKI (6시 간마다 5방울) 또는 ipodate, iopanoic acid (12시간마다 500 mg)를 경구로 투여해 준다. 다른 방법으로 sodium iodide 0.25 g을 6시간 간격으로 정맥주사도 가능하다. 또한 빈맥과 다른 교감신경 증상을 감소시키기 위해 propranolol을 투여해야한다 (40~60 mg 경구로 매 4시간마다 투약, 또는 매 4시간마다 2 mg IV). 추가적인 치료 방법으로 glucocorticoid, 감염이 있는 경우 항생제 투여, 체온냉각, 정맥수액공급 등이 있다.

3) Sick euthyroid syndrome (SES, Nonthyroidal illness)

급성 중증질환은 기저 갑상선질환이 없어도 혈중 TSH 또는 thyroid hormone 농도의 변화를 야기할 수 있어 측정치를 잘못 해석할 가능성이 있다. IL-6 와 같은 cytokine 의 분비가 이러한 호르몬 변화의 중요한 원인이다. 따라서 갑상선질환이 강력하게 의심되지 않으면 급성 질환 환자에서 통상적인 갑상선기능검사는 피해야 한다.

가장 흔한 양상은 total T3 및 unbound T3 는 감소하고 T4 및 TSH 수치는 정상인 low T3 syndrome이다. very sick patient에서는 total T3 및 T4 수치의 감소가 확인 되며(low T4 syndrome), 나쁜 예후를 시사한다.

갑상선호르몬 투약에 대해서는 논쟁의 여지가 많다. 대부분의 전문가들은 hypothyroidism에 대한 병력 또는 임상적 증거가 없다면 갑상선 호르몬을 투약하지않고 회복기간 동안 갑상선 기능을 모니터하는 것을 추천하고 있다.

4) Thyroid benign neoplasm & thyroid cancer

Benign
Hyperplasia
- Colloid nodule
Follicular epithelial cell adenomas
- Hürthle cell variant (oncocytic), Conventional

Malignant	Approximate Prevalence, %
Follicular epithelial cell Well-differentiated carcinomas	
Papillary carcinomas (Classic, follicular variant, Diffuse sclerosing variant, Tall cell, columnar cell variant)	80~85
Follicular carcinomas (Conventional, Oncocytic(Hurthle cell)	5~7
Poorly differentiated carcinomas	3~5
Anaplastic (undifferentiated) carcinomas	1
C cell (calcitonin-producing)	
Medullary thyroid cancer (Sporadic, Familial, MEN 2)	< 10
Other malignancies	
Lymphomas	1
Metastases (breast, melanoma, lung, kidney)	

(Harrison's Principles of internal medicine, 20th Edition)

① 임상적 혹은 우연히 발견된 갑상선결절

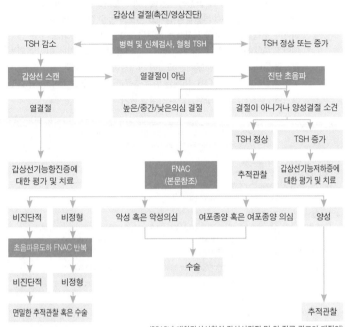

(2016년 대한갑상선학회 갑상선결절 및 암 진료 권고안 개정안)

ⓐ 초음파검사 상 악성을 시사하는 소견

앞뒤가 긴 모양(taller than wide), 침상(spiculated) 혹은 불규칙한 경계, 고형 성분의 현저한 저에코, 미세 및 거대 석회화, 경부림프절 종대의 동반

ⓑ FNAC 적응증

- 일반적으로 크기가 1 cm 이상인 결절
- 고위험인자를 동반하지 않으면서 초음파검사상 완전한 낭종 혹은 spongiform 소견을 보일 때에는 거의 양성이므로 2cm 이상일 때 검사 고려
- 1cm 미만에서도 고위험 인자 동반할 경우, FNA가 고려될 수 있음
  : 두경부에 방사선 조사의 과거력, 소아기에서 청소년기 사이에 전신 방사선 조사의 과거력이 있는 경우, 갑상선암의 가족력, 갑상선암으로 엽절제술을 받은 경우, F-18 FDG-PET 양성인 경우, MEN2/FMTC와 연관된 RET 유전자 변이가 발견된 경우, 혈청 칼시토닌이 100pg/ml 이상인 경우, 초음파검사상 악성을 시사하는 경우(taller than wide, 침상 혹은 불규칙한 경계, 고형

성분의 현저한 저에코, 미세 및 거대 석회화, 경부림프절 종대의 동반)
- 대부분의 0.5cm 이하의 갑상선암은 예후가 양호하고 0.5cm 이하의 결절에서 FNAC를 시행할 때 부절절한 검체의 빈도가 높은 점 고려할 때 고위험군이거나 초음파상 악성을 시사하는 소견을 보이는 경우 0.5cm보다 큰 경우에만 FNAC 시행 고려. 다만 원격전이가 진단된 경우 혹은 악성이 의심되는 림프절 종대가 동반된 경우에는 크기에 관계없이 FNAC 시행.
- 모든 결절들은 첫 FNAC 6~18개월 이후 초음파검사가 필요하며, 만약 결절 크기에 변화가 없으면 추적관찰의 간격을 증가

The Bethesda system for Reporting Thyroid Cytopathology: Recommended Diagnostic Categories

I. Nondiagnostic or unsatisfactory
  Cyst fluid only
  Virtually acellular specimen, No follicular cells present
  Other (obscuring blood, clotting artifact etc.)

II. Benign
  Consistent with a benign follicular nodule (includes adenomatoid nodule, colloid nodule, etc)
  Consistent with lymphocytic (Hashimoto) thyroiditis in the proper clinical context
  Consistent with granulomatous (subacute) thyroiditis

III. Atypia of undetermined significance/follicular lesion of undetermined significance
IV. Follicular neoplasm/"suspicious"for follicular neoplasm Specify if Hurthle cell type

V. Suspicious for malignancy
  Suspicious for papillary carcinoma
  Suspicious for medullary carcinoma
  Suspicious for metastatic carcinoma
  Suspicious for lymphoma

VI. Malignant
  Papillary thyroid carcinoma
  Poorly differentiated carcinoma
  Medullary thyroid carcinoma
  Undifferentiated (anaplastic) carcinoma
  Squamous cell carcinoma
  Carcinoma with mixed features
  Metastatic carcinoma
  Non-Hodgkin lymphoma
  Other

The Bethesda system for Reporting Thyroid Cytopathology : Implied Risk of Malignancy and Recommended Clinical Management		
Diagnostic Category	Risk of Malignancy (%)	Usual Management
Nondiagnostic	1~4	Repeat FNA with ultrasound
Benign	0~3	Clinical follow-up
Atypical follicular lesion of undetermined significance	5~15	Repeat FNA
Suspicious for follicular neoplasm	15~30	Surgical lobectomy
Suspicious for malignancy	60~75	Near-total thyroidectomy or surgical lobectomy
Malignant	97~99	Near-total thyroidectomy

② 갑상선 분화암

가. 수술적 치료

"비정형" 또는 "여포종양 혹은 여포종양 의심" 단일 결절이고, 제한적인 수술 원하는 환자에게는 초기 치료로 갑상선엽절제술(lobectomy)이 추천된다.

"악성 의심"이거나 " 비정형" 또는 "여포종양 혹은 여포종양 의심" 중 4cm 이상의 큰 결절이 있거나, 심한 비정형 소견을 보이거나, 갑상선암의 가족력, 방사선 조사의 과거력이 있는 환자들에게서는 암의 위험도가 증가하므로 갑상선전절제술(total thyroidectomy)을 적용한다. 양쪽 엽에 갑상선 결절이 있거나, 혹은 반대편 옆의 재수술의 가능성을 피하고자 처음부터 양쪽 엽의 완전한 제거를 원하는 환자들 역시 갑상 선전절제술을 적용할 수 있다.

갑상선암의 크기가 1cm 초과 4cm 미만이면서 갑상선외 침윤이 없고, 임상적으로 경부 림프절의 증가가 없는 경우에는 처음 수술로 엽절제술을 적용할 수도 있다. 그러나 수술 후 방사선요오드 치료계획, 추적 검사의 효율, 환자의 선호도 등을 고려하여 감상선(근)전절제술을 선택할 수도 있다. 단일 병소이고 크기가 1cm 미만으로 작고 갑상선 내에 국한되어 있으며, 주변 경부 림프절 전이가 없는 저위험군 갑상선유두암 환자에서는 갑상선엽절제술을 고려할 수 있다.

나. 갑상선 절제술 후 방사선 요오드 잔여갑상선제거술

ⓐ 치료 적응증

- 고위험군 갑상선분화암 환자 : 갑상선전절제술 후 방사선요오드 치료를 일률적으로 권고 (권고수준 1)

- 중간위험군 갑상선분화암 환자 : 갑상선전절제술 후 방사선요오드 보조치료를 고려 (권고수준 3)

- 저위험군 갑상선분화암 환자 : 갑상선전절제술 후 방사선요오드 잔여갑상선제거술은 일률적으로는 권고되지 않으나, 재발 위험에 영향을 미치는 각환자의 특성, 질병추적에의 영향, 환자의 선호도를 고려하여 의사결정을 권고 (권고수준 3)

ㄱ) 단일병변이고 갑상선 내에 국한된 미세유두암 환자에서 엽절제술 혹은

갑상선전절제술 후 일률적인 방사선요오드 잔여갑상선제거술은 권고하지 않음 (권고수준 1)

ㄴ) 다병변 미세유두암 환자에서 갑상선전절제술 후 방사성요오드 잔여갑상선제거술은 일률적으로는 권고하지 않으나, 다른 위험인자가 있으면 고려할 수 있음 (권고수준 3)

ⓑ I-131 투여 용량

- 최소 30~100mCi, 현미경학적으로 잔여 병소가 확인되거나, 예후가 나쁜 조직형일 경우에는 고용량 100~200mCi이 적절할 수 있다.

ⓒ 방사선요오드 투여 전에 갑상선호르몬을 중단하는 방법

- 방사선요오드 치료나 전신스캔을 시행하는 환자는 최소한 3주간 Levothyroxine (LT4)을 중단하고 2~4주간 Levotriiodothyronine (LT3)로 변경한 후 LT3를 2주간 중단한 후 TSH 농도를 측정하여 적절한 검사/치료 시기(TSH 30mU/L 이상)를 결정할 수 있다. 방사성 요오드 투여 후 2~3일에는 갑상선 호르몬 치료를 다시 시작하도록 한다(LT3를 7~10일간 같이 쓸 수도 있다.).

- 갑상선기능저하 상태를 견디지 못하거나 내인성 TSH가 충분히 상승될 수 없는 환자에서는 갑상선 호르몬 중단 대신 재조합 인간 갑상선자극호르몬 (rhTSH, thyrogenTM)를 투여할 수 있다.

- 방사선요오드 잔여갑상선제거술 준비를 위해 1~2주의 저요오드식이(하루 50 μ g 미만)가 추천된다.

- 방사선요오드 갑상선제거술 후에는 치료 후 전신스캔이 권장된다. 촬영 시기의 결정에 대해 발표된 근거 자료는 부족하지만, 일반적으로 투여 후 2~10일 사이에 시행하고 있다.

다. TSH 초기 억제 치료:

- 고위험군과 중간 위험군 - 혈청 TSH: 0.10mU/L 미만으로 유지
- 저위험군 - 0.50mU/L ~ 2.00mU/L 사이로 유지

라. 갑상선분화암의 장기 치료 및 추적

- 혈청 Tg 농도: 수술 및 방사선 치료 후 잔여 갑상선암을 발견하는데 민감도 및 특이도가 높다(혈청 Tg 농도를 6~12개월 간격으로 측정한다). Tg 농도를 측정할 때마다 항 Tg 항체를 동시에 정량적 방법으로 측정한다.

- 진단적 방사선요오드 전신스캔: 방사선요오드 잔여갑상선제거술을 시행 받은 중간위험군 또는 고위험군 환자에서는 6~12개월 후 시행하는 진단적 전신스캔이 유용할 수 있다. 이때에는 I-123 또는 저용량의 I-131을 이용하여 시행하여야 한다. 방사선요오드 잔여갑상선제거술을 시행 받은 저위험군 환자에서 TSH-억제 Tg가 측정되지 않고, 경부 초음파가 음성이면 전신스캔을 일상적으로 시행할 필요는 없다.

- 경부 초음파: 경부 전이 여부 평가하기 위해 시행

- F-18 FDG-PET 스캔

4. Disorders of adrenal cortex

1) Cushing's syndrome

(1) 임상양상

Central obesity, plethora, moon face, buffalo hump, easy bruisability, cutaneous striae, osteoporosis, muscle weakness, hypertension, emotional change, irritability, severe depression, confusion, frank psychosis, acne, hirsutism, oligo- or amenorrhea, impaired glucose tolerance

(2) 원인

① Exogenous, iatrogenic cause
: 다양한 이유로 외부에서 steroid 투여하는 경우(iatrogenic) 전체 Cushing's syndrome의 가장 흔한 원인

② Endogenous glucocorticoid overproduction

ACTH-dependent Cushing's syndrome	90%
Cushing's disease (=ACTH-producing pituitary adenoma)	75%
Ectopic ACTH syndrome (due to ACTH secretion by bronchial or pancreatic carcinoid tumor, small cell lung cancer, medullary thyroid carcinoma, pheochromocytoma and others)	15%
ACTH-independent Cushing's syndrome	10%
Adrenocortical adenoma	5~10%
Adrenocortical carcinioma	1%
Rare causes: ACTH-independent massive adrenal hyperplasia	< 1%

(3) 진단

쿠싱증후군의 임상 소견이 의심되는 경우 약물 복용력을 문진하여 의인성 쿠싱증후군이 배제된다면 검사를 진행하여야 한다. 여러 가지 검사의 결과가 일관되게 쿠싱증후군을 시사한다면 확진할 수 있다.

Algorithm for Management of the Patient Suspected Cushing's Syndrome

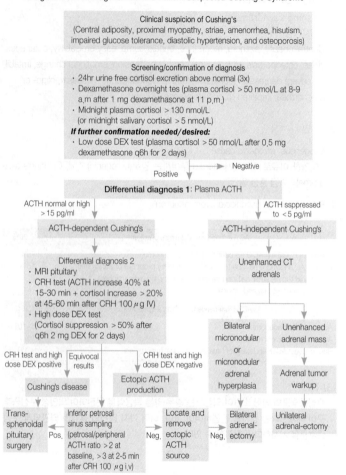

Clinical suspicion of Cushing's
(Central adiposity, proximal myopathy, striae, amenorrhea, hisutism, impaired glucose tolerance, diastolic hypertension, and osteoporosis)

Screening/confirmation of diagnosis
· 24hr urine free cortisol excretion above normal (3x)
· Dexamethasone overnight tes (plasma cortisol > 50 nmol/L at 8-9 a.m after 1 mg dexamethasone at 11 p.m.)
· Midnight plasma cortisol > 130 nmol/L (or midnight salivary cortisol > 5 nmol/L)
If further confirmation needed/desired:
· Low dose DEX test (plasma cortisol > 50 nmol/L after 0.5 mg dexamethasone q6h for 2 days)

Positive → Negative

Differential diagnosis 1: Plasma ACTH

ACTH normal or high > 15 pg/ml → **ACTH-dependent Cushing's**

ACTH ssppressed to < 5 pg/ml → **ACTH-independent Cushing's**

Differential diagnosis 2
· MRI pituitary
· CRH test (ACTH increase 40% at 15-30 min + cortisol increase > 20% at 45-60 min after CRH 100 μg IV)
· High dose DEX test (Cortisol suppression > 50% after q6h 2 mg DEX for 2 days)

Unenhanced CT adrenals

CRH test and high dose DEX positive | Equivocal results | CRH test and high dose DEX negative

Cushing's disease | Ectopic ACTH production

Bilateral micronodular or micronodular adrenal hyperplasia | Unenhanced adrenal mass

Adrenal tumor warkup

Trans-sphenoidal pituitary surgery ← Pos. — Inferior petrosal sinus sampling (petrosal/peripheral ACTH ratio > 2 at baseline, > 3 at 2-5 min after CRH 100 μg i.v) — Neg. → Locate and remove ectopic ACTH source — Neg. → Bilateral adrenal-ectomy | Unilateral adrenal-ectomy

(Harrison's Principles of internal Medicine, 20th Edition)

※ 본원의 경우 serum cortisol 단위가 μg/dL 로 1mg DMST 검사결과의 기준은 1.8 이다.
False positive의 가능성을 줄이기 위해 3-5 μg/dL 의 높은 cutoff level을 이용할 수 있다.

(4) 감별진단

일반 인구집단에서도 뇌하수체나 부신의 결절이 발견되는 것이 흔하기 때문에 cortisol과잉이 증명된 이후에 영상검사를 시행하여야 한다.

① 혈장 ACTH 측정
- ACTH 의존성 및 ACTH 비의존성 쿠싱 증후군의 감별을 위해 측정

② 부신영상검사
- ACTH 비의존성 코티솔 과잉이 확진된 경우 unenhanced CT를 시행
- Hounsfield units (HU) 으로 악성과 양성을 구분하는데 도움이 된다.

③ 뇌하수체 MRI 검사
- ACTH 의존성 코티솔 과잉으로 진단된 경우
- 40% 이상에서는 이상소견을 찾아내지 못할 수 있다
- Pituitary incidentaloma가 존재할 수 있기 때문에 5mm 이하의 병변의 경우 ACTH 과다 분비의 원인이 pituitary origin이 아닐 가능성이 있다.

④ High dose dexamethasone suppression test
- After q6hr 2 mg Dexa for 2 days
- 24hr urine free cortisol이 기저치의 50% 이상으로 억제되면 pituitary macroadenoma, 90% 이상으로 억제되면 pituitary microadenoma로 해석할 수 있다. 반면에 이소성 ACTH 증후군, 부신선종, 부신암 등에서는 억제되지 않는다.
- 하룻밤 고용량(8 mg) Dexa복용 후 다음날 혈중 cortisol 50% 이상억제시에도 쿠싱병의심가능

⑤ CRH 자극검사
- 쿠싱병과 이소성 ACTH 증후군의 감별에 사용
- ACTH increase > 40% at 15~30min + cortisol increase > 20% at 45~60min after 100ug IV
- Cushing's disease 에서는 CRH 자극 검사 후 ACTH, cortisol이 증가, 이소ACTH 증후군에서는 증가하지 않는다.

⑥ Inferior petrosal sinus sampling (IPSS)
- 뇌하수체 쿠싱병과 이소성 ACTH 증후군과의 감별이 어려운 경우에 시행
- 매우 높은 민감도와 특이도
- 기저치에서 IPSS central/peripheral plasma ACTH ratio 가 2 이상이고 CRH 주입 2~5분 후 3 이상일 경우 Cushing's disease로 진단가능
- IPSS 결과로 뇌하수체 내의 종양의 위치를 예측하는 것(lateralization)은 신뢰도가 낮다.

(5) 치료

① ACTH independent disease
- Surgical remocal of adrenal tumor
- Patients with metastasized, glucocorticoid-producing carcinomas may require long-term antiglucocorticoid

② Cushing's disease
- Selective removal of the pituitary corticotrope tumor, usually via an endoscopic trans-sphenoidal approach
- If recur, several options, including second surgery, radiotherapy, stereotactic radiosurgery, and bilateral adrenalectomy
- In some patients with very severe, overt Cushing's, medical therapy to rapidly control the cortisol excess during the period leading up to surgery

③ Oral agents in Cushing's syndrome
- Metyrapone: inhibits cortisol synthesis at the level of 11β-hydroxylase star-ting dose 500 mg tid, maximum dose 6 g
- Ketoconazole: inhibits the early steps of steroidogenesis starting dose 200 mg tid, maximum dose 1200 mg
- Mitotane: derivative of the insecticide o,p'DDD, adrenolytic agent because of its side effect, most commoly used in carcinoma but, low dose has also been used in benign Cushing's syndrome.

④ Hydrocortisone replacement
- Stress doses of glucocorticoids must be given pre- and postoperatively.
- 수술 직후 HPA axis suppression 상태가 지속될 수 있으므로 수술시에 우선 hy-drocortisone replacement를 시작하는 것이 필요하고, 회복기에 접어들면 slowly tapering하는 것이 필요하다. (Prednisolone 5~7.5 mg/day or hydrocortisone 20 mg or dexamethasone 0.5 mg)

2) Mineralocorticoid Excess
(1) 원인

Primary Aldosteronism	
Adrenal (Conn's) adenoma	30%
Bilateral (micronodular) adrenal hyperplasia	60%
Glucocorticoid-remediable hyperaldosteronism (dexamethasone-suppressible hyperaldosteronism)	< 1%
Other Causes (Rare)	< 1%

Syndrome of apparent mineralocorticoid excess (SAME), Cushing's syndrome, Glucocorticoid resistance, Adrenocortical carcinoma, Congenital adrenal hyperplasia, Progesterone-induced hypertension, Liddle's syndrome

(2) 임상 양상
조절되지 않는 고혈압 (특히 이완기혈압)과 저칼륨혈증이 가장 큰 특징이다. 동반된 수분 저류로 인하여 혈청 나트륨이 정상수치를 보이는 경향이 있으며, 일부에서는 말초부종이 동반될 수 있다. 중증 저칼륨혈증에 의한 근무력, 근위부 근육병, 저칼륨 마비가 동반될 수 있으며 중증 알칼리증은 근육경련, tetany를 초래할 수 있다. 저칼륨혈증이 동반되지 않는 경한 primary hyperaldosternism에서도 나타날 수 있다.

(3) 진단
모든 고혈압 환자에게 권장되지는 않지만 약물저항성 고혈압, 저칼륨혈증, 부신종괴가 있거나 40세 이전에 고혈압이 진단된 경우에는 시행되어야 한다.

① 선별검사: Plasma aldosterone-renin ratio (ARR)
ARR > 750 pmol/L: ng/mL/hour 이면서 aldosterone 수치가 > 450 pmol/L (ARR > 30 ng/dL/ng/mL/hr and plasma aldosterone > 15ng/dL) 경우 양성으로 판정한다.
※ 적어도 4주간 mineralocorticoid receptor antagonists는 중단하고, 그 외의 항고혈압 약제는 보통 검사결과에 영향을 끼치지 않지만 일부에서는 B-blocker의 경우 위양성을 보일 수 있고 ACE/AT1R inhibitors는 위음성을 나타낼 수 있다.

Drug	Effect on Renin	Effect on Aldosterone	Net Effect on ARR
β Blockers	↓	↑	↑
α₁ Blockers	→	→	→
α₂ Sympathomimetics	→	→	→
ACE inhibitors	↑	↓	↓
AT1R blockers	↑	↓	↓
Calcium antagonists	→	→	→
Diuretics	(↑)	(↑)	→/(↓)

② 확진검사

　가. Intravenous saline load test: Standard confirmative test Saline 2L를 4시간에
　　　걸쳐 정맥주입, Aldosterone level이 140 pmol/L (5 ng/dL) 이하로 억제되지 않
　　　으면 양성

　나. Ioral sodium loading test
　　　3일간 하루 300 mmol NaCl 복용

　다. Fludrocortisone suppression test
　　　4일간 fludrocortisone 0.1 mg q6hr 및 NaCl 30mmol q8hr 복용

③ Subtype classification

　가. Adrenal imaging: Fine-cut CT scanning
　　　아주 작은 선종이 있는 경우나 hyperplasia에 microadenoma가 같이 있는 경우
　　　양측성 증식증과의 감별이 어려울 수 있으며, nonfunctioning unilateral adrenal-
　　　macroadenoma 등도 종종 있기 때문에 CT만으로는 한계가 있을 수 있다.

　나. Selective adrenal vein sampling (AVS)
　　　수술의 적응증이 되는 환자로 CT상 명확한 병변이 보이지 않거나, 40세 이상
　　　unilateral lesion이 확인된 경우 incidentaloma 와 감별을 위하여 시행한다.
　　　IVC와 각 adrenal vein의 cortisol 비가 3 이상일 경우 adrenal vein으로 정확하게
　　　catheterization 되었음을 확인가능하다. Lateralization을 위해서는 문헌마다 차
　　　이가 있으나, aldosterone/cortisol ratio 가 한쪽이 다른 한쪽보다 적어도 4배 이
　　　상 높아야 한다.

(4) 치료

　40세 미만의 젊은 환자에서 unilateral lesion이 확인된 경우는 수술(Laparoscopic
　adrenalectomy)이 가장 좋은 치료방법이다.

Algorithm for Management of the Patient Suspected Mineralocorticoid Excess

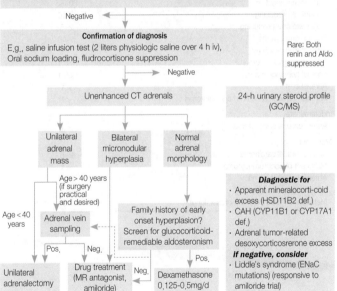

Clinical suspicion of Mineralocorticoid Excess
Patients with hypertension *and*
· Severe hypertension (> 3 BP drugs, drug-resistant) *or*
· Hypokalemia (spontaneous or daiuretic-induced) or
· Adrenal mass *or*
· Family hx of early-onset hypertension or cerebrovascular events at
  < 40 years of age

→ Negative

Positive ↓

Screening
Measurement of aldosterone-renin ratio (ARR) on current blood
pressure medication (stop spironolactone for 4wks) and with
hypokalemia corrected (ARR screen positive if ARR > 750 pmol/L:
ng/ml/h *and* aldosterone > 450 pmol/L) (consider repeat off ß-blockers
for 2 wks if results are equivocal)

Negative ←

Confirmation of diagnosis
E.g., saline infusion test (2 liters physiologic saline over 4 h iv),
Oral sodium loading, fludrocortisone suppression

Rare: Both
renin and Aldo
suppressed

→ Negative

Unenhanced CT adrenals

24-h urinary steroid profile
(GC/MS)

Unilateral
adrenal
mass

Bilateral
micronodular
hyperplasia

Normal
adrenal
morphology

Age > 40 years
(if surgery
practical
and desired)

Age < 40
years

Adrenal vein
sampling

Family history of early
onset hyperplasion?
Screen for glucocorticoid-
remediable aldosteronism

Pos. | Neg.

Pos.

Unilateral
adrenalectomy

Drug treatment
(MR antagonist,
amiloride)

Neg.

Dexamethasone
0.125-0.5mg/d

Diagnostic for
· Apparent mineralocorti-coid
  excess (HSD11B2 def.)
· CAH (CYP11B1 or CYP17A1
  def.)
· Adrenal tumor-related
  desoxycorticosrerone excess
if negative, consider
· Liddle's syndrome (ENaC
  mutations) (responsive to
  amiloride trial)

(Harrison's Principles of internal Medicine, 20th Edition)

5

Endocrinology

수술적응증이 되지않거나 bilateral lesion이 확인된 환자의 경우 약물치료를 받아야한다. spironolactone을 12.5~50 mg bid 로 시작하여 400 mg/d 까지 titration 하여고혈압과 저칼륨혈증을 조절할 수 있다. More selective MR antagonist인 eplere-none (25~50mg bid) 또는 sodium channel blocker인 amiloride (5~10 mg bid) 도사용해 볼 수 있다.

3) Adrenal incidentaloma

일반인구에서 autopsy 및 CT상 적어도 2% 의 유병률을 보이며 호르몬 과분비 여부및 양성과 악성을 구분하기 위한 진단적 평가가 필요하다.

Classification of Unilateral adrenal massess	
Benign	Approximate prevalence (%)
Adrenocortical adenoma	
Endocrine inactive	60~85
Cortisol-producing	5~10
Aldosterone-producing	2~5
Pheochromocytoma	5~10
Adrenal myelolipoma	<1
Adrenal ganglioneuroma	<0.1
Adrenal hemangioma	<0.1
Adrenal cyst	<1
Adrenal hematoma/hemorrhagic infarction	<1
Indeterminate	
Adrenocortical oncocytoma	<1
Malignant	
Adrenocortical carcinoma	2~5
Malignant pheochromocytoma	<1
Adrenal neuroblastoma	<0.1
Lymphomas	<1
Metastases (most frequent: breast, lung)	15

Algorithm for the Management of the Patient with an Incidentally Discovered
Adrenal Mass

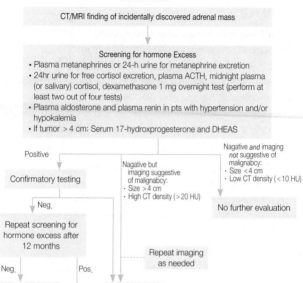

(Harrison's Principles of internal Medicine, 20th Edition)

4) Adrenal insufficiency

(1) 원인

① 일차성 부신기능 저하증(primary adrenal insufficiency)

- 약 1/2은 후천적 원인이며 주로 자가면역에 의한 부신의 파괴이다. 나머지 1/2은
유전적 원인으로 대부분 부신 내 스테로이드 형성에 관여하는 효소의 장애 때문이
다.

② 이차성 부신기능 저하증(secondary adrenal insufficiency)

- Dysfunction of the hypothalamic-pituitary component of the HPA axis

- Iatrogenic suppression: 치료목적으로 외부에서 투약된 glucocorticoid로 인한
HPA axis 억제에 의해 발생, 선진국의 0.5~2%

- 그 이외는 뇌하수체나 시상하부의 종양, 이에 대한 수술 및 방사선조사가 원인의
다수를 차지하며 pituitary apoplexy, autoimmune disease or pituitary infiltration

등에 의해 발생할 수 있다.

(2) 임상양상

① 일차성 부신기능 저하증(primary adrenal insufficiency)
- Glucocorticoid & mineralocorticoid secretion insufficiency
- 부신의 90% 이상 파괴되어야 증상이 나타나며, 점진적인 부신피질 파괴시에는 fatigability, weakness, anorexia, weight loss, cutaneous and mucosal pigmentation, hypotension, hypoglycemia 등이 나타난다.
- 검사실 소견에서 hyponatremia, hyperkalemia, mild to moderate hypercalcemia, normocytic anemia, relative lymphocytosis, moderate eosinophilia, 심전도에서 낮은 전압이 관찰된다.

② 이차성 부신기능 저하증(secondary adrenal insufficiency)
- Only glucocorticoid secretion insufficiency
- Pigmentation이 없고, mineralocorticoid 분비는 유지되기 때문에 dehydration, hypotension, 전해질 이상 등이 급성 스트레스시 이외에는 나타나지 않으나 hyponatremia는 나타날 수 있다.

③ 급성 부신피질 기능저하증
- Loss of both glucocorticoid and mineralocorticoid secretion
- Nausea, vomiting, abdominal pain이 나타나고, fever, lethargy, somnolence, hypovolemic vascular collapse가 동반될 수도 있다. 동반질환, 수술이나 다른 스트레스, glucocorticoid inactivation의 증가(e.g, hyperthyroidism) 에 의해 촉발되기도 한다.

(3) 진단

① Short cosyntropin test, rapid ACTH stimulation test
- Cosyntropin (synthetic ACTH) 250 mg 투약 30분, 60분 후 채혈
- Cortisol levels <500~550 nmol/L (18~20 μg/dL) 이면 진단, increment가 아닌 peak cortisol level로 진단한다.
- 일차성 부신피질 기능저하증인 경우 전혀 반응을 하지 않고, 이차성 부신피질 기능저하증의 경우 종종 중간정도의 반응을 보인다.
- 반응이 정상으로 나올 때 일차성 부신피질 기능저하증은 완전히 배제할 수 있다.
- 이차성 부신 피질 저하증에서는 basal cortisol level은 유지되면서 ACTH의 자극에 의한 적절한 mounting 효과가 없을 수 있다. 또한 뇌하수체 수술 후 4~6주 이내와 같이 HPA 이상의 초기에는 아직 부신의 위축이 오지 않아 exogenous ACTH 자극에 대한 반응이 있을 수 있다.

- 단백질수치가 낮거나 기능이상이 있는경우 위양성 결과를 보일수도 있음

② 유지요법

ⓐ Hydrocortisone (cortisol)

- 15~25 mg/day (2/3은 아침에 1/3은 저녁에 투여 - 반감기가 짧으므로 반드시 하루 2회 이상으로 나누어 투약한다.)
- 지속적인 호르몬 투여가 필요하므로 환자 교육이 중요하며 발열이나 감기 같은 급성 스트레스 상황에서는 2배 정도 증량이 필요하다.
- Long-acting glucocorticoids (PD or Dexa)의 경우 선호되지 않는데, 이는 생리적으로 cortisol 분비가 적은 시간대에도 glucocorticoid receptor를 지속적으로 활성화하여 glucocortid exposure를 증가시키기 때문이다. 만약 prednisolone을 투여하는 경우, 하루 1회(아침)만 투여한다.

ⓑ Fludrocortisone (mineralocorticoid)

- 0.05~0.1 mg/day
- Iatrogenic adrenal insufficiency, 뇌하수체 기능 저하증 등 2차성 부신피질 기능 저하증에서는 RAS의 기능은 정상이므로 보충하지 않아야 한다.
- 1차성 부신피질 기능 저하증(양측성 부신 절제술, 결핵 등)에서는 보충이 필요할 수 있다.
- 40 mg hydrocortisone은 100 μg fludrocortisone과 equivalent effect
- 더운 날씨, 열대성 기후 조건에 살거나 여행시 증량이 필요

ⓒ Adrenal androgen replacement

- 적절한 스테로이드 보충에도 불구하고 증상이 있을 경우 보충 할 수 있다.

❖ Relative potencies and Equivalent doses of common Corticosteroids

Corticosteroid	Relative Antiinflammatory Activity	Relative Mineralocorticoid Activity	Equivalent Dose (mg)	Plasma Half-life (min)
Cortisone	0.8	0.8	25	30
Hydrocortisone	1.0	1.0	20	90
Prednisone	4.0	0.8	5	60
Prednisolone	4.0	0.8	5	200
Triamcinolone	5.0	0.0	4.0	300
Methylprednisolone	5.0	0.0	4.0	180
Betamethasone	25.0	0.0	0.75	100~300
Dexamethasone	25~30	0.0	0.75	100~300
Fludrocortisone	10	125	-	200

❖ Critical illness–related corticosteroid insufficiency (CIRCI)

Putative signs and symptoms of CIRCI (Guidelines for the diagnosis and management of critical illness-related corticosteroid insufficiency (CIRCI) in critically ill patients (Part I): Society of Critical Care Medicine (SCCM) and European Society of Intensive Care Medicine (ESICM) 2017)

General	Fever, asthenia
Neurological	Confusion Delirium Coma
Cardiovascular	Hypotension refractory to fluid resuscitation Decreased sensitivity to catecholamines High cardiac index
Digestive	Nausea Vomiting Intolerance to enteral nutrition
Respiratory	Persistent hypoxia
Laboratory	Hypoglycemia Hyponatremia Hyperkalemia Metabolic acidosis Hypereosinophilia
Imaging	Hemorrhage or necrosis in hypothalamus, pituitary gland or adrenal gland

1. The task force was unable to reach agreement on a single test that can reliably diagnose CIRCI, although delta cortisol (change in baseline cortisol at 60 min of <9 μg/dl) after cosyntropin (250 μg) administration and a random plasma cortisol of <10 μg/dl may be used by clinicians.
   많은 경우에 검사 결과만이 아닌 임상양상이 결정에 중요함.

2. For treatment of specific conditions, we suggest using intravenous (IV) hydrocortisone <400 mg/day for ≥3 days at full dose in patients with septic shock that is not responsive to fluid and moderate- to high-dose vasopressor therapy (conditional, low quality of evidence).

3. We suggest not using corticosteroids in adult patients with sepsis without shock (conditional recommendation, moderate quality of evidence).

4. We suggest the use of IV methylprednisolone 1 mg/kg/day in patients with early moderate to severe acute respiratory distress syndrome (PaO_2/FiO_2 < 200 and within 14 days of onset) (conditional, moderate quality of evidence).

5. Corticosteroids are not suggested for patients with major trauma (conditional, low quality of evidence).

5. Pheochromocytoma

1) 개요

Pheochromocytoma는 카테콜라민을 생산하는 크롬친화세포 종양으로 부신수질에 발생한다. 부신 외에 교감신경절에 발생될 수 있는데 이를 부신경절종(paraganglioma)라고 한다. 크롬친화세포종은 고혈압의 증상으로 나타나는데 전체 고혈압환자의 약 0.1%를 차지한다.

성인에서 pheochromocytoma의 약 80%는 단측성, 단일종양이며, 10%가 양측성, 10%가 부신외에 위치하고 있다. MEN (Multiple Endocrine Neoplams)의 일환으로 발생될 때는 양측성인 경우가 많다.

2) 임상양상

Pheochromocytoma의 증상과 징후
고혈압 : 지속적(60%) 혹은 발작적, 두통, 발한, 심계항진, 불안, 진전(tremor), 창백(pallor), 혈당증가, 오심, 구토, 복통, 체중감소, 변비, 기립성 저혈압(혈장량의 감소와 교감신경반사의 둔화 때문), 부정맥, 흉통, hematocrit 증가

발작적인 카테콜라민의 분비를 증가시키는 자극
활동 : 자세 변동, 성행위, 음식, 술, 흡연, 소변 및 배변 행위, 감정적인 스트레스 외상 및 통증,전신 마취, barbiturate,호르몬/약물 : glucagon, ACTH, histamine

3) 검사

Diagnostic Method	Sensitivity	Specificity
24-h urinary tests		
Catecholamines	+++	+++
Fractionated metanephrines	++++	++
Total metanephrines	+++	++++
Plasma tests		
Catecholamines	+++	++
Free metanephrines	++++	+++
Imaging		
CT	++++	+++
MRI	++++	+++
MIBG scintigraphy	+++	++++
Somatostatin receptor scintigraphya	++	++
18Fluoro-DOPA PET/CT	+++	++++

① 생화학적 검사

Catecholamines 및 이의 대사물인 metanephrines의 혈장 및 요중 수치 증가가 진단의 기본이다.

요중 VMA, metanephrines (total or fractionated), catecholamines 검사가 널리 이용되고 보통 초기검사로 사용된다. 그 중 urine fractionated metanephrines과 catecholamines이 가장 민감하다. Plasma test는 이보다 더 편리하며 주로 catecholamines, metanephrines을 검사한다. 혈장 free metanephrine이 가장 sensitivity가 높은 검사이며 정맥천자와 같은 스트레스로 인한 위양성률이 적다.

생리적인 스트레스 반응과 카테콜라민 분비를 증가시키는 약물들은 검사에 혼동을 줄 수 있다. 위양성을 야기하는 식이 또는 약물(levodopa, 교감신경항진제, 이뇨제, TCA, alpha and beta blockers)에 대한 노출을 배제한 후 검사를 진행하여야 한다.

② 영상검사

생화학적 검사를 시행하여 phechromocytoma를 진단한 후 병변의 위치를 찾기 위해 다음 단계로 영상의학적 검사를 시행해야 한다.

- Contrast CT 또는 Gadolinium enhanced T2-weighted MRI: sensitivity 및 specificity가 유사하며, extraadrenal phechromocytoma의 진단에 있어서는 MRI가 보다 선호되는 방법이다.

- 131I-MIBG scan: 생화학적으로 pheochromocytoma의 증거는 있으나, CT 또는 MRI에서 병변이 관찰되지 않을 때 시행할 수 있다. Extra-adrenal tumor, 5cm 이상의 tumor로 malignancy 위험이 클 때, multifocal lesion이 의심될 때에도 시행한다.

4) 치료

Complete tumor removal이 최종 치료 목적이다.

① 수술전 처치

- 수술전 내과적 치료의 목적은 수술 과정 중 카테콜라민으로 인한 고혈압성 위기, 부정맥, 폐부종, 허혈에 의한 생명을 위협하는 부작용을 예방하는 데에 있다.

- 적어도 수술 10~14일 전(적어도 일주일, 혈압이 160/90mmHg 이하로 유지)부터 전처치가 필요하다.

- 자유로운 염분 섭취 및 수분 섭취가 수술 중 저혈압을 예방하는데 도움이 된다.

가. α- blocker: phenoxybenzamine은 5~10 mg bid~tid로 시작하여 2~3일 간격으로 증량하여 하루 용량 최대 1 mg/kg까지 증량할 수 있다. doxazosin은 1 mg qd에서 16 mg qd까지 사용해 볼 수 있다.

나. β-adrenoceptor blocker: α-blocker를 사용하면서 추가할 수 있으며 tachycardia가 있을 경우 증량하여 사용한다. 고혈압성 위기를 예방하기 위해 반드시 α-blocker사용이 수일 간 선행되어야 한다. propranolol 40 mg tid 또는 atenolol 25~50 mg qd로 사용할 수 있다.

다. Calcium-channel blockers (dihydropyridines) 또는 ACE-inhibitor: phenoxybenzamine만으로 혈압조절이 되지 않을 때 추가하여 사용해볼 수 있다.

② 수술
- Laparoscopic adrenalectomy: conventional laparotomy와 비교하여 수술 전후의 morbidity 및 재원기간을 줄일 수 있다는 보고가 있어 최근 선호되는 방법이다.
- 가족성 갈색세포종의 경우 양측성인 경우가 많은데, 양측성 부신 절제술후의 평생 동안의 부신 호르몬 보충을 피하기 위해 부분 부신 절제술을 시행하여 normal adrenal cortex를 preserve하여 부신피질 기능을 보전 할 수 있다.
- 수술 중 고혈압성 위기가 발생한 경우 nitroprusside infusion이 효과적이며, 저혈압이 발생한 경우 volume infusion에 반응이 좋다.
- 수술 후 카테콜라민이 정상화되었는지 추적 관찰이 필요하다.
- 2017 WHO Classification에 모든 pheochromocytoma 및 paraganglioma는 malignant potential을 갖는 것으로 고려하여 최근 유럽 guidline에서는 완전 제거 수술 이후에도 지속적인 재발 확인을 위한 검사를 매해 적어도 10년 간 하도록 권고하고 있다.

6. Osteoporosis

(대한골대사학회 골다공증 치료지침 2018)

1) 정의
골강도의 약화로 골절의 위험성이 증가하게 되는 골격계 질환(NIH 정의)

2) 골다공증의 위험인자

유전적 요인	생활습관 및 영양	질병	약제

· 백인 또는 아시아인
· 어머니의 골절 병력
· 작은 체구
· 45세 이하의
  조기폐경
	· 지속되는 이차
	  무월경
	· 흡연
	· 과도한 알코올 섭취
	· 비활동성
	· 지속된 활동저하
	· 저체중
		· 신경성 무식욕증
		· 소화 흡수장애
		· 부갑상선기능항진증
		· 갑상선기능항진증
		· 성선기능저하증
		· 유즙 분비 종양
		· 쿠씽씨 병
		· 골형성 부전증
		· 류마티스 관절염
		· 만성 폐쇄성 폐질환
		· 만성 신경장애
		· 만성 신부전증
		· 당뇨병
		· 장기 이식후
			· 글루코코르티코이드
			  사용
			· 갑상선 호르몬
			· 항응고제
			· 항암제
			· 항전간제
			· 인산 결합 제산제
			· 경구혈당강하제 중
			  thiazolidinedione
			· 양성자펌프억제제

3) 진단

BMD를 측정하여 골다공증을 진단한다.

① L-spine BMD 측정

- L1에서 L4까지의 평균치를 기준으로 진단
- 압박성 골절 및 퇴행성 부위가 있는 부위를 배제한다.
- 정상에서는 L1에서 L4로 가면서 골밀도가 증가하는데 이런 경향이 역전되거나 T 값이 주위 L-spine과 1 표준편차 이상 차이를 나타내면 퇴행성 변화 등으로 판정에 적합하지 않을 부위일 가능성이 높다.
- 평가할 수 있는 L-spine이 한 부위밖에 남지 않은 경우에는 대퇴골이나 요골 골밀도 결과를 기준으로 진단해야 한다.

② Femur BMD 측정

- Total femur 및 femur neck 두 곳의 BMD중 낮은 부위를 택하여 진단한다.

③ L-spine 및 femur의 BMD 해석

Bone density	T-score
Normal	$\geq$ -1.0
Osteopenia or low bone mass	< -1.0 & > -2.5
Osteoporosis	$\leq$ -2.5
Severe osteoporosis	$\leq$ -2.5 + osteoporotic fracture

요추, 대퇴골경부, 대퇴골전체 중 가장 낮은 T-값을 이용하여 골다공증을 진단한다.

Z-값이 -2.0 이하이면 대사성 골질환의 감별을 위해 추가적인 검사가 필요하다.

소아, 청소년, 폐경 전 여성과 50세 미만의 남성에서 T-score 대신에 Z-score를 사용한다. Z-score 가 -2.0 이하이면 '연령기대치 이하(Below the expected range of age) 라 정의한다.

◆ 골밀도 측정의 적응증
   ⓐ 6개월 이상 무월경을 보이는 폐경전 여성
   ⓑ 골다공증 위험 요소를 지닌 폐경 이행기 여성
   ⓒ 폐경 후 여성
   ⓓ 골다공증 위험인자를 갖는 50~69세 남성
   ⓔ 70세 이상 남성
   ⓕ 골다공증 골절의 과거력
   ⓖ 방사선 소견에서 척추 골절이나 골다공증이 의심될 때
   ⓗ 이차성 골다공증이 의심될 때

ⓘ 골다공증의 약물요법을 시작할 때

ⓘ 골다공증 치료를 받거나 중단한 모든 환자의 경과 추적

4) 생화학적 골표지자

① 종류

골흡수 표지자

소변 - Free and total pyridinoline (PYD)

　　　Free and total deoxypyridinoline (DPD)

　　　N-telopeptide of collagen cross-links (NTX)

　　　C-telopeptide of collagen cross-links (CTX)

혈청 - N-telopeptide of collagen cross-links (NTX)

　　　C-telopeptide of collagen cross-links (CTX) (표준검사)

골형성 표지자

혈청 - Bone specific alkaline phosphatase (BSALP)

　　　Osteocalcin (OC)

　　　Procollagentype1Cterminalpropeptide(P1CP)

　　　Procollagentype1Nterminalpropeptide(P1NP)(표준검사)

② 임상적 적용

- 치료 후 가장 먼저, 현저하게 변화하기 때문에 치료효과를 평가하는 수단이 된다
- 골흡수 억제제를 투여한 후 골흡수 표지자는 투여 후 3~6개월 사이, 골형성 표지자는 6개월에 측정하여 투여 전 값과 비교
- 치료제를 투여한 후 유의한 변화가 없으면 약제 순응성, 흡수 장애 및 이차성 골다공증 유무 등의 가능성을 먼저 고려하고, 그렇지 않다면 약제 비반응성으로 판단하여 약제 용량의 증가, 투여 방법의 변경, 대체 약물로의 변경 등을 고려.
- 골형성촉진제인 PTH(1-34)치료 1-3개월 골형성표지자 증가와 골절위험 감소와 관련이 있다는 보고가 있음.
- 골흡수표지자는 일중변동이 있고, 가장 많이 측정하는 혈청CTX는 2-5AM에 가장 높고 11AM-2PM경 가장 낮으며, 식사여부가 영향을 줌. 이에 혈청검사는 공복상태에서 7:30AM-10AM채취를 권장함. 골형성표지자는 일중변동 10% 미만이므로 하루 중 언제나 검체 채취가능함

5) 치료

① 골다공증의 생활관리

- 칼슘은 1일 800-1000mg 섭취를 권장, 한국인 1일 칼슘섭취량은 권장량에 비해 부족하므로 1차적으로 음식으로 섭취를 증가시키고 음식을 통한 칼슘섭취가 용이하지 않을 시 보충제 사용을 권장함.
- 비타민D는 1일 800 IU섭취를 권장. 비타민D 결핍 의심될 시 혈액 25(OH)D 농도

측정을 하며, 골다공증 예방을 위해 혈액 25(OH)D 농도는 최소 20ng/mL이상을 유지해야함. 골다공증치료, 골다공증 골절과 낙상예방을 위해서는 30ng/mL이상이 필요할 수 있다.

- 카페인 음료의 섭취는 줄이고 음식은 싱겁게 먹도록, 과도한 음주는 제한, 금연 운동(유산소 운동 외에도, 체중 부하 운동, 근력 운동, 안정성 운동을 포함), 낙상 예방

② 약물 치료지침

　가. 대퇴골골절 또는 척추골절

　나. 골다공증(대퇴골경부, 총대퇴골, 요추 T-값-2.5 이하): 이차성 원인배제 후

　다. 골감소증의 경우

　　ⓐ 과거의 기타 골절

　　ⓑ 골절 위험이 증가된 이차성 원인

　　ⓒ WHO에서 제시한* 10년 내 대퇴골골절 위험도가 3% 이상이거나 주요 골다공증 골절(임상적 척추, 전환, 상완골 포함) 위험도가 일본은 15%, 미국은 20% 이상인 경우

　　　(이 항은 www.shef.ac.uk/FRAX)에 한국을 선택해 결과를 얻을 수 있으나 국내에서 일치된 의견이 제시될 때까지는 참조사항임)

　라. 약물 치료기간은 정해진 바가 없으며 처음 3~5년간 약물치료 후에는 환자의 골절 위험도에 따라 치료기간을 개별화해야 한다.

③ 치료약제 (▨ : 골흡수억제제제, ▨ : 골형성촉진제)

종류		용량	투여 방법
비스포스포네이트	Alendronate	10mg	1일 1회 경구
		70mg	1일 1회 경구 정제, 액상형
	Alendronate+ Cholecalciferol	70mg+2,800 IU	1주 1회 경구
		70mg+5,600 IU	1주 1회 경구
	Alendronate+ Calcitriol	5mg+0.5μg	1일 1회 경구
	Risedronate	5mg	1일 1회 경구
		35mg	1주 1회 경구
		35mg 장용정	1주 1회 경구, 식사와 무관
		75mg	1개월 2회 경구
		150mg	1개월 1회 경구
	Risedronate+ Cholecalciferol	35mg+5,600 IU	주 1회 경구
		150mg+30,000 IU	1개월 1회 경구
	Pamidronate	30mg	3개월 1회 정주

비스포스포네이트	Ibandronate	150mg	1개월 1회 경구
		3mg	3개월 1회 정주
	Ibandronate+ Cholecalciferol	150mg+24,000 IU	1개월 1회 경구
	Zoledronate	5mg	1년 1회 정주
부갑상선호르몬	Teriparatide	20μg	1일 1회 피하주사
		56.6μg	주 1회 피하주사
PTHrP 유사제	Abaloparatide	80μg	1일 1회 피하주사
여성호르몬	Estrogen± Progestogen	종류에 따라 용량 차이	1일 1회 경구
			1일 1회 에스트로겐 겔
조직선택적 에스트로겐 복합체(TSEC, Tissue- Selective Estrogen Complex)	Bazedoxifene+ Conjugated estrogen***	20mg+0.45mg	1일 1회 경구, 식사와 무관
선택적 에스트로겐 수용체 조절체(SERM, Selective Estrogen Receptor Modulator)	Raloxifene	60mg	1일 1회 경구
	Bazedoxifene	20mg	1일 1회 경구
선택적 조직 에스트로겐 활성 조절제(Selective tissue Estrogenic Activity Regulator, STEAR)	Tibolone	2.5mg	1일 1회 경구
활성형 비타민D	Calcitriol	0.25μg	경구, 상태에 따라 복용 횟수 차이
	Alfacalcidiol	0.5μg	
Sclerostin 억제제	Romosozumab	210mg	1개월 1회 피하주사 (105mg를 다른투여부위로 연속2회 가능)

*** 골다공증 예방으로 승인, 비급여

기타

종류		용량	투여 방법
RANKL 억제제	Denosumab	60mg	6개월 1회 피하주사

가. 여성 호르몬
- 금기증: 불명확한 질출혈, 활동성 혈전색전증, 급성 담낭질환, 급성 간질환, 유방암, 자궁내막암과 같은 에스트로겐 의존성 암

나. 티볼론(Tibolone)
- 2.5 mg 1일 1회 경구

- STEAR (Selective Tissue Estrogenic Active Regulator) 계통의 약제, 에스트로겐 수용체를 통해 에스트로겐 유사역할을 하며 효소 활성화의 변화에 의해 조직선택성을 나타내 유방과 자궁내막 조직은 자극하지 않으면서 폐경 증상을 완화하고 폐경후 골소실을 예방
- 골절 감소 효과: 폐경 후 골다공증 여성에서 3년간 1.25 mg을 투여했을 때 척추 골절 43%감소, 비척추 골절 26%감소

다. SERM (selective estrogen receptor modulator)
  ⓐ Raloxifen
   - 하루 60 mg 복용
   - 호르몬제는 아니지만 에스트로겐 수용체에 결합해 뼈에 서는 에스트로겐 작용을 통해 뼈의 질을 개선해 뼈의 강도를 증가시켜 골절 감소 효과를 나타내며 자궁내막과 유방에서는 에스트로겐 길항작용을통해 폐경후 여성에서 골다공증 치료제로 사용
   - 유방암 발생 감소, 자궁내막증과 자궁내막암의 발생 위험은 증가시키지 않음
   - 심혈관질환의 고위험군인 여성에서 심뇌혈관질환의 발생 위험을 감소, 정맥혈전색전증의 위험을 약 2~3배 증가
   - 금기: 정맥혈전증의 병력이 있는 경우, 장기간 절대 안정이 필요한 경우, 수술전후 등
  ⓑ Bazedoxifene
  ⓒ Lasofoxifene
   - 3세대 SERM 제제로 에스트로겐 수용체에 높은 선택적 친화도를 갖는다. 또한 경구적 생체이용률이 좋으며 질 위축과 골다공증의 치료에 높은 효능이 있다.
  ⓓ 조직선택적 에스트로겐 복합제 (TSEC, Tissue selective estrogen complex)
   - TSEC의 목적은 선택적 에스트로겐 수용체 조절제의 유방과 자궁내막에 대한 중립적 또는 길항적 역할과 에스트로겐의 역할을 부작용 없이 사용하는 것으로 Bazedoxifen과 접합 에스트로겐의 복합제는 첫번째 TSEC로 분류된다.

라. Bisphosphonate
  ⓐ 경구용 비스포스포네이트

제제	용량/용법	폐경후 골다공증		스테로이드 유발성 골다공증		남성 골다공증	비고
		예방	치료	예방	치료		
Alendronate	5 mg/day	●	●		●	●	
	10 mg/day		●		●	●	
	70 mg/week		●			●	
	5 mg + calcitrial 0.5 μg/day		●		●	●	장용정 가능
	70 mg + cholecalciferol 2,800 IU/week		●			●	
	70 mg + cholecalciferol 5,600 IU/week		●			●	
Risedronate	5 mg/day	●	●	●	●		
	two 75 mg consecutively/ month	●	●				
	150 mg/month	●	●				
	35 mg + cholecalciferol 5,600 IU/week	●	●			●	
	150 mg + cholecalciferol 30,000 IU/week	●	●				
	35 mg/week	●	●			●	장용정 가능
Ibandronate	150 mg/month	●	●				
	150 mg + cholecalciferol 24,000 IU/month		●				

- 투여방법: 장내 흡수를 최대화하기 위해 아침 식전 최소 30분전에 200 mL 이상의 물과 함께 복용, 식도염 유발을 예방하기 위해 투약후 1시간 가량 눕지 않도록, 특히 우유나 유제품, 주스, 광천수, 보리차, 커피, 칼슘, 철분제, 제산제 등은 약제 흡수를 방해하므로 유의
- 금기증: 식도협착, 중증 신부전증, 저칼슘혈증, 골연화증 환자
- 이상반응
  i) 연하곤란, 오심 등의 위장장애, 식도염, 위궤양
  ii) 처음 투약 또는 과량 투약시 독감유사증상(발열, 두통, 근육통): 대개 특별한 치료없이 호전가능하나 아세트아미노펜, 항히스타민제, 스테로이드 등을 치료 또는 예방 차원에서 투여가능

- 장기간 사용시 주의사항

  i) MRONJ (Medication related osteonecrosis of jaw): 10만명당 1~10명으로 매우 드문 것으로 알려져 있다. 위험요인은 고령, 불량한 구강 위생, 발치 및 구강외과적 수술, 스테로이드 투여, 음주, 흡연 및 동반질환이 있는 경우이며 이의 예방을 위한 권고사항으로 (1) 투여기간이 3년 미만이고 위험요인이 없는 경우 치과 치료를 지연시키거나 비스포스포네이트를 중단할 필요가 없으며, (2) 투여기간이 3년 미만이나 위험요인가 있는 경우 또는 3년 이상 투여한 경우 침습적 치과치료 3개월전에 비스포스포네이트 중지를 고려할 수 있다. 치료로 구강세정제로 세정하고 감염시 국소 및 전신 항생제를 투여하면서 제한적으로 괴사 조직을 제거하고 비스포스포네이트 투여를 중단하면 대부분 치유된다.

  ii) 비전형적 대퇴골절(atypical femur fracture)

  iii) 신독성: CCr 30~35ml/분 이하인 중증신부전 환자에서 금기

- 약물 휴지기(Drug holiday)

  비스포스포네이트의 장기간 사용으로 인한 턱뼈 괴사와 비전형적 대퇴골절 등의 우려로 이 약제를 언제까지 투여할 것인가가 이슈가 되고있다. 비스포스포네이트는 타 약제와 달리 투약 중단후에도 이미 뼈에 침착된 비스포스포네이트의 잔여 효과에 의해 골밀도가 서서히 감소한다.

  따라서, 일단 비스포스포네이트를 3~5년간 복용후 골절 위험도를 재평가해 휴약 또는 SERM이나 PTH과 같은 기타 치료제로 전환을 고려할 수 있다. 고위험군에서는 비스포스포네이트를 지속 투여시 이득이 있을 수 있으며 휴약시 골밀도가 감소해 골절 위험이 증가할 수 있으므로 정기적으로 골밀도와 골표지자 검사를 통해 적절한 시기에 치료 재개를 고려해야 한다.

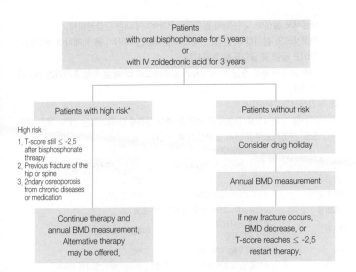

ⓑ 주사용 비스포스포네이트
- 주사용 비스포스포네이트는 경구용 제제를 복용하기 어려운 환자에서도 투여 가능하고 투약 간격이 길다는 장점이 있다. 위장장애를 제외한 두통, 근육통 등의 독감 유사 증상과 신기능 장애는 경구용 비스포스포네이트보다 자주 발생하는 것으로 알려져 있다.

제제	용량/용법	폐경후 골다공증 예방	폐경후 골다공증 치료	스테로이드 유발성 골다공증 예방	스테로이드 유발성 골다공증 치료	남성 골다공증	비고
Ibandronate	3 mg/3 month		●				15~30초간 정맥주사
Pamidronate	30 mg/3 month		●				생리식염수 500mL에 혼합하여 2시간 이상 정맥주사
Zoledronate	5 mg/year	●	●	●	●	●	15분 이상 정맥주사

마. RANKL 억제제: Denosumab
- 골절있거나 골절 고위험 폐경후 골다공증에서 일차 약제로 권고.
- 남성 골다공증, 남성 호르몬 억제치료로 골절위험이 증가된 전립선암 남성, 아로마타제 억제제 치료로 골절위험이 증가된 여성과 GIOP에도 허가되어 있음.
- 6개월마다 60 mg 피하주사

- 파골세포 활성화 및 분화에 필수적인 RANKL에 대한 단클론항체
- 파골세포의 분화를 촉진하는 세포막 단백질인 RANKL을 억제하여 골소실을 줄이고 골량 및 골강도를 증가시킴
- 잔존 효과가 없고 중단 후 골밀도가 감소하므로 BP처럼 약물 휴지기를 권고하지않음.

바. 부갑상선호르몬(PTH)
- PTH를 지속적으로 고농도로 유지할 경우 골흡수가 증가하는 반면, 적은 용량으로 간헐적으로 투여시 골형성이 촉진된다.

	PTH (1-34): teriparatide	PTH (1-84): preotact
사용량 (μg)	20	100
골절감소	척추(65%) 비척추(53%)	척추(58%)
이상반응	고칼슘혈증, 고요산혈증, 현기증, 하지통증	
적응증	폐경 후 골다공증 남성 골다공증	폐경 후 골다공증
사용	한국(18개월), 미국, 유럽	유럽
금기증	파제트병, 고칼슘혈증, 골의 악성 종양, 신기능 저하, 방사선 치료자	
임상 적용	비스포스포네이트 치료 실패, 다발성 골절을 지닌 고위험군	

사. Sclerostin 억제제 : Romosozumab
- Wnt를 억제하는 sclerostin단백질에 대한 단클론항체. 골형성 촉진과 더불어 일시적으로 골흡수를 억제하는 이중작용의 특성
- 매월 210mg(105mg 주사2개로 구성)을 12개월간 피하주사
- 12개월 이후 골형성효과가 사라지므로 12개월 사용 후 골흡수억제제와 같은 골다공증 치료제 사용.
- 골절위험도가 매우 높은 군 또는 다발척추압박골절이 있는 경우 골형성 촉진제 우선권장.
- 심혈관질환 병력이 있는 환자에서 신중하게 선택(ARCH연구)

6) 중증 골다공증의 치료
새로 도입한 진행된 중증 골다공증은 65세 이상에서 골밀도 T점수 -2.5 이하이면서 골다공증성 골절이 2개 이상 발생한 경우로 제안한다. 중증 골다공증의 치료는 다음과 같은 추가적인 지침이 권고된다.
① 골절이 발생한 경우는 그 부위와 적응증에 따라 골절고정(수술)이 필요한 경우는 가능한 조기에 수술 후 거동 권장하여 사망 또는 내과적 합병증(폐색전증 · 폐렴 · 요로 감염 · 욕창 등)의 발생을 예방해야 한다.
② 중증 골다공증에서 romosozumab 1년간 사용한 이후 골흡수저해제 사용을 권한다

7) 골감소증의 관리

골감소증은 골밀도 검사상 T점수가 -2.5와 -1.0 사이인 경우를 의미한다.

골감소증 환자에서 추가적인 위험인자를 고려해 골절의 위험이 큰 환자를 감별하는 것이 중요하며 골절의 위험이 큰 환자에서는 약물치료를 고려해야 한다. 골절 위험도 평가를 위하여 WHO가 제시한 10년 내 골절 위험도 평가도구(FRAX)의 적용을 고려할 수 있다. 골감소증 환자에서 골절 위험도가 높다고 판단되는 경우 척추골절의 유무를 확인하기 위해 영상학적 검사를 시행해볼 수 있다. 골감소증에서 골다공증으로의 이행을 확인하기 위해 정기적인 골밀도 추적 검사가 필요하다.

8) 폐경 이후 여성에서의 골다공증 치료 (2020 미국내분비학회 JCEM guideline update)

① 칼슘과 비타민D 복용하며 생활습관 및 영양공급 개선

② 이전의 골절력 및 10-year fracture risk 계산하여 Risk 구분하여 High-Very high risk(moderate도 고려가능)부터 치료약제 시작

Management of postmenopausal osteoporosis

(2020 미국내분비학회 JCEM guideline update)

** Low risk : no prior hip or spine fractures, a BMD T-score at the hip and spine both above -1.0, a 10-year hip fracture risk < 3% & 10-year risk of major osteoporotic fractures < 20%

** Moderate risk : no prior hip or spine fractures, a BMD T-score at the hip and spine both above -2.5, and 10-year hip fracture risk < 3% or risk of major osteoporotic fractures < 20%

** High risk : a prior spine or hip fracture, or a BMD T-score at the hip or spine of -2.5 or below, or 10-year hip fracture risk ≥ 3% or risk of major osteoporotic fracture risk ≥ 20%

** Very high risk : multiple spine fractures and a BMD T-score at the hip or spine of -2.5 or below

7. Disorders of lipoprotein metabolism (Dyslipidemias)

1) SCREENING, DIAGNOSIS

- 21세 이상의 성인, 매 4-6년마다 공복 후 total cholesterol, TG, HDL-C, LCL-C 검사
- LDL-C = total cholesterol - TG/5 - HCL-C (TG가 400 mg/dL이 넘는 경우 상기 공식에 의한 LDL-C의 정확도가 떨어져 LDL-C 직접 측정법을 권장함).
- 치료전 cardiovascular risk 평가가 필요

한국인의 이상지질혈증 진단 기준

LDL 콜레스테롤[a]	(mg/dL)
매우 높음	≥ 190
높음	160~189
경계	130~159
정상	100~129
적정	<100

총콜레스테롤	(mg/dL)
높음	≥ 240
경계	200~239
적정	<200

HDL 콜레스테롤	(mg/dL)
낮음	≤ 40
높음	≥ 60

중성지방	(mg/dL)
매우 높음	≥ 500
높음	200~499
경계	150~199
적정	<150

2) Major Approved Drugs Used for the Treatment of Dyslipidemia

Drug	Major Indications	Mechanism	Common Side Effects
HMG-CoA reductase inhibitors (statins)			
Lovastatin	Elevated LDL-C; increased CV risk	↓ Cholesterol synthesis ↑ Hepatic LDL receptors ↓ VLDL production	Myalgias, arthralgias, elevated transaminases, dyspepsia
Pravastatin			
Simvastatin			
Fluvastatin			
Atorvastatin			
Rosuvastatin			
Pitavastatin			
Cholesterol absorption inhibitor			
Ezetimibe	Elevated LDL-C	↓ Cholesterol absorption ↑ LDL receptors	Elevated transaminases
Bile acid sequestrants			
Cholestyramine	Elevated LDL-C	↑ Bile acid excretion ↑ LDL receptors	Bloating, constipation, elevated triglycerides
Colestipol			
Colesevelam			
PCSK9 inhibitors			
Evolocumab	Elevated LDL-C	↑ Bile acid excretion ↓ LDL receptors	Bloating, constipation, elevated triglycerides
Alirocumab			
MTP inhibitor			
Lomitapide	HoFH	↓ VLDL production	Nausea, diarrhea, increased hepatic fat
ApoB inhibitor			
Mipomersen	HoFH	↓ VLDL production	Injection site reactions, flu-like symptoms, increased hepatic fat
Nicotinic acid			
Immediate-release	Elevated LDL-C, elevated TG	↓ VLDL production	Cutaneous flushing, GI upset, elevated glucose, uric acid, and elevated liver function tests
Sustained-release			
Extended-release			
Fibric acid derivatives			
Gemfibrozil	Elevated TG	↑ LPL, ↓ VLDL synthesis	Dyspepsia, myalgia, gallstones, elevated transaminases
Fenofibrate			
Omega-3 fatty acids			
Omega-3 acid ethyl esters	Elevated TG	↑ TG catabolism	Dyspepsia, fishy odor to breath
Icosapent ethyl			

(Harrison's Principles of internal Medicine, 20th Edition)

3) 새로운 한국인에서의 치료 기준(2018 이상지질혈증진료지침)

- 초고위험군 환자는 관상동맥질환, 허혈성 뇌졸중, 일과성허혈발작, 말초혈관질환
  등이 있는 경우로 정의된다.

  관상동맥질환은 침습적 또는 비침습적 검사로 확인된 경우, 급성관동맥증후군의
  병력, 관상동맥 혈관재통술-중재술 또는 우회수술의 병력을 포함한다.

  말초혈관질환은 동맥경화성 협착의 증상 또는 징후가 있는 경우, 증상이 없더라도
  발목-위팔 혈압지수(ankle-brachial index, ABI) 0.9 미만인 경우, 혈관재통술의 병
  력이 있는 경우를 포함한다.

- 고위험군 환자는 당뇨병, 경동맥질환, 복부동맥류 등이 동반된 경우로 정의된다.

- 중등도위험군 환자는 초고위험군 및 고위험군에 해당하지 않으면서 LDL-C을 제
  외한 주요 위험인자를 2개 이상 동반하고 있는 경우로 정의된다.

- 저위험군 환자는 초고위험군 및 고위험군에 해당하지 않으면서 LDL-C을 제외한
  주요 위험인자가 1개 이하인 경우로 정의된다.

위험도 및 LDL 콜레스테롤 농도에 따른 치료의 기준

위험도	LDL 콜레스테롤 농도				
	70~99	100~129	130~159	160~189	≥ 190
초고위험군* 관상동맥질환 허혈성 뇌졸중 일과성 뇌허혈발작 말초혈관질환	생활습관 개선 및 투약시작	생활습관 개선 및 투약시작	생활습관 개선 및 투약시작	생활습관 개선 및 투약시작	생활습관 개선 및 투약시작
고위험군 경동맥질환 † 복부동맥류 † 당뇨병 ‡	생활습관 개선 및 투약고려	생활습관 개선 및 투약시작	생활습관 개선 및 투약시작	생활습관 개선 및 투약시작	생활습관 개선 및 투약시작
중등도 위험군§ 주요위험인자 2개 이상	생활습관 개선	생활습관 개선 및 투약고려	생활습관 개선 및 투약시작	생활습관 개선 및 투약시작	생활습관 개선 및 투약시작
저위험군§ 주요위험인자 1개 이하	생활습관 개선	생활습관 개선	생활습관 개선 및 투약고려	생활습관 개선 및 투약시작	생활습관 개선 및 투약시작

* 급성심근경색 발생 시 기저치의 LDL 콜레스테롤 농도와 상관 없이 바로 스타틴을 투약한다. 급성심근경
색 이외의 초고위험군의 경우 LDL 콜레스테롤 70 mg/dL 미만에서도 스타틴 투약을 고려할 수 있다.

† 유의한 경동맥 협착이 확인된 경우

‡ 표적장기손상 혹은 심혈관질환의 주요 위험인자를 가지고 있는 경우 환자에 따라서 목표치를 하향조정
할 수 있다.

§ 중등도 위험군과 저위험군의 경우는 수주 혹은 수개월간 생활습관 개선을 시행한 뒤에도 LDL 콜레스테
롤 농도가 높을 시 스타틴 투약을 고려한다.

위험도 분류에 따른 LDL 콜레스테롤 및 non-HDL 콜레스테롤 목표치

위험도	LDL 콜레스테롤 목표 (mg/dL)	non-HDL 콜레스테롤 목표 (mg/dL)
초고위험군 　관상동맥질환 　허혈성 뇌졸중 　일과성 뇌허혈발작 　말초혈관질환	<70	<100
고위험군 　경동맥질환* 　복부동맥류 　당뇨병 †	<100	<130
중등도 위험군 　주요위험인자§ 2개 이상	<130	<160
저위험군 　주요위험인자§ 1개 이하	<160	<190

*유의한 경동맥 협착이 확인된 경우

† 표적장기손상 혹은 심혈관질환의 주요 위험인자를 가지고 있는 경우 환자에 따라서 목표치를 하향조정할 수 있다.

§ 연령(남≥45세, 여≥55세), 관상동맥질환 조기발병 가족력, 고혈압, 흡연, 저HDL 콜레스테롤

LDL 콜레스테롤을 제외한 주요 위험인자*

흡연
고혈압
　수축기혈압 140 mmHg 이상 또는 이완기혈압 90 mmHg 이상 또는 항고혈압제 복용
저HDL 콜레스테롤(<40 mg/dL)
연령
　남자 45세 이상
　여자 55세 이상
관상동맥질환 조기 발병의 가족력
　부모, 형제자매 중 남자 55세 미만, 여자 65세 미만에서 관상동맥질환이 발병한 경우

*고HDL 콜레스테롤(60 mg/dL)은 보호인자로 간주하여 총 위험인자 수에서 하나를 감하게 된다.

- 고중성지방혈증에 대한 치료지침
  - 중성지방농도가 500mg/dl 이상인 경우 이차적인 원인(체중증가, 음주, 탄수화물 섭취, 만성신부전, 당뇨병, 갑상선기능저하, 임신, 에스트로겐, tamoxifen, glucocorticoid 등의 투약력) 및 지질대사 이상 등 유전적인 원인을 확인하고 교정
  - 원인 교정후에도 지속적으로 500mg/dl 이상인 경우 약물치료 시작
  - Fibrate, Omega-3 fatty acid 등을 1차 약제로 선택

- 경과 모니터링
  - 약물 치료 4~12주 후 혈중 지질 농도 측정, 이후에는 환자의 심혈관계 위험도 및 투약 뒤 지질강하정도에 따라 3~12개월 간격으로 검사

4) 당뇨병에서의 치료 기준(2021 대한당뇨병학회 진료지침)

1. 심혈관질환의 위험도를 평가하기 위해 당뇨병을 처음 진단했을 때, 그리고 매년 1회 이상 혈청 지질검사(총 콜레스테롤, HDL 콜레스테롤, 트라이글리세라이드, LDL 콜레스테롤)를 한다. [전문가의견, 일반적권고]

2. 지질의 종류별 목표는 다음과 같다.

2-1) 심혈관질환이 없는 경우 LDL 콜레스테롤의 조절 목표는 100 mg/dL 미만이다. [무작위대조연구, 일반적권고]

2-2) 심혈관질환이 있는 경우 LDL 콜레스테롤의 조절 목표는 70 mg/dL 미만이다. [무 작위대조연구, 일반적권고]

2-3) 표적장기 손상(알부민뇨, 추정사구체여과율 60 mL/min/1.73 m2 미만, 망막병증), 고혈압, 흡연, 관상동맥질환의 조기발병 가족력(남자 55세 미만, 여자 65세 미만) 등의 위험인자를 하나 이상 가지고 있는 경우 LDL 콜레스테롤을 70 mg/dL 미만으로 조절한다. [무작위대조연구, 제한적권고]

2-4) 트라이글리세라이드의 조절 목표는 150 mg/dL 미만이다. [비무작위대조연구, 일반적권고]

2-5) HDL 콜레스테롤의 조절 목표는 남자 40 mg/dL, 여자 50 mg/dL 초과이다. [비 무작위대조연구, 일반적권고]

3. 이상지질혈증을 동반한 경우 적극적인 생활습관교정을 교육하고 실행 여부를 추적관찰한다. [무작위대조연구, 일반적권고]

4. LDL 콜레스테롤의 목표치 도달을 우선시하고, 도달하지 못한 경우 약물치료를 한다.

4-1) LDL 콜레스테롤을 낮추기 위해 스타틴을 일차약물로 사용한다. [무작위대조연구, 일반적권고]

4-2) 최대내약용량(maximum tolerable dose)의 스타틴으로 목표치에 도달하지 못한 경우 에제티미브의 추가 를 고려한다. [무작위대조연구, 제한적권고]

4-3) 심혈관질환이 있는 당뇨병 환자에게서 에제티미브를 추가한 후에도 목표치에 도달하지 못한 경우 스타틴 과 PCSK9억제제의 병용을 고려한다. [무작위대조연구, 제한적권고]

5. 고중성지방혈증의 치료로는 금주와 체중감소를 포함한 생활습관교정과 혈당조절 등의 이차요인의 치료를 우 선적 으로 고려한다. [비무작위대조연구, 일반적권고]

6. 심한 고중성지방혈증(500 mg/dL 초과)의 경우 페노파이브레이트, 오메가-3지방

산 등의 약물치료를 고려한 다. [비무작위대조연구, 일반적권고]
7. 약물치료 4-12주 후 혈청 지질검사를 하고 치료에 대한 반응과 순응도를 평가한다. [전문가의견, 일반적권고]

5) 2019 ACC/AHA Guideline on the Primary Prevention of Cardiovascular Disease

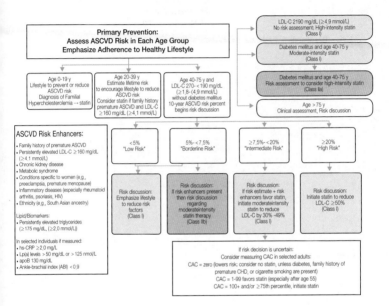

Primary prevention.
Colors correspond to Class of Recommendation in Table 1. ABI indicates ankle-brachial index; apoB, apolipoprotein B; ASCVD, atherosclerotic cardiovascular disease; CAC, coronary artery calcium; CHD, coronary heart disease; HIV, human immunodeficiency virus; hs-CRP, high-sensitivity C-reactive protein; LDL-C, low density lipoprotein cholesterol; and Lp(a), lipoprotein (a). Reproduced with permission from Grundy et al. 54,3-1 Copyright ⓒ 2018, American Heart Association, Inc., and American College of Cardiology Foundation.

High-intensity and moderate-intensity statin therapy*

High-intensity statin therapy	Moderate-intensity statin therapy
Lowers LDL cholesterol by ≥ 50% Atorvastatin 40~80 mg Rosuvastatin 20~40 mg	Lowers LDL cholesterol by 30% to < 50% Atorvastatin 10~20mg Rosuvastatin 5~10mg Simvastatin 20~40mg Pravastatin 40~80mg Lovastatin 40mg Fluvastatin XL 80mg Pitavastatin 1~4mg

*Once-daily dosing.

Nephrology

1. 요검사의 해석

Specific gravity	1.003~1.030 > 1.020 농축된 소변 < 1.005 희석된 소변 (1.008~1.009 = uOsm 280 mOsmol/kg 에 해당, SG 0.001 ↑ = 35~40 mOsmol/kg ↑)	uOsm의 범위: 50~1200 　(ADH effect(-)~Peak ADH effect) uOsm: # particles in the solution SG: # & size of particles in the solution 대개는 uOsm과 SG는 상관관계가 성립됨 (예외: radiocontrast media, carbenicillin, glucose 등이 요에 있을시 SG는 falsely high)
pH	5.0~9.0	요 채취 후 상온에서 방치하면 세균에 의한 urea의 분해 및 암모니아 방출로 pH ↑ 요로 감염시 urea가 NH3로 대사 되면서 pH ↑ pH 측정은 metabolic alkalosis와 요로 결석 치료 때 유용(metabolic alkalosis 치료 중에도 low urine pH가 지속시 inadequate volume repletion을 생각)
Nitrite	정상(-)	세균이 nitrate → nitrite로 환원 양성이면 소변 1mL당 10개 이상의 균 의미 위음성: 4시간 이내 방광저류G (+) cocci, yeast (nitrate → × nitrite), 고농도 ascorbic acid (+) Sensitivity low, specificity > 90%
Leukocyte esterase	정상(-)	(+)시 HPF당 WBC > 5개 이상임을 의미 UTI screening test Low sensitivity by high SG Sensitivity 76~94%, specificity 68~81% with nitrite: negative predictive value 97%
Glucose	정상(-)	요당은 신장의 proximal tubule에서 당 재흡수가 안되거나 혈당이 높아 urinary spillage(재흡수 능력 초과)가 있을 시(혈당 180mg/dl 이상)에 검출됨. 위음성: aspirin이나 ascorbic acid를 복용 시
Ketone	정상(-)	Detect acetoacetate and acetone, not β-hydroxybutyrate DM, starvation, ketoacidosis
Bilirubin	정상적으로 소량 측정 가능. Direct bilirubin 임.	Only conjugated bilirubin is passed into the urine: hemolysis 시(-), ↑ in biliary obstruction 위음성: ascorbic acid, nitrite, prolonged storage 위양성: contaminated with stool
Urobilinogen	정상: 소량배설(trace) 장내 세균에 의한 bilirubin의 분해 산물	정상적으로 소변에서 urobilinogen의 농도는 낮음. 경도의 간장애시 간에서 섭취되지 않아 상승, 매우 심한 간장애나 담도 폐쇄시 장내로 배설이 안되어 감소. ∴ urobilinogen (-)면 담도 폐쇄 의심

2. Urine sediment

Urine sediment	
Epithelial cells	① Squamous cell: 방광, 요도, 질강을 덮는 네모난 큼직한 세포 ② Cylindrical cell: 방광, 수뇨관, 신우를 덮는 세포로서 그 부위의 병변을 시사함 ③ Round cell: 신우, 수뇨관, 방광의 깊은 층에도 있으므로 혈뇨나 농뇨와 같이 나오면 그 부위의 병변을 시사함.

원주(cast)	세뇨관에서 생겨나므로 병변이 신 자체에 있다는 것을 알 수 있다.
	 모든 cast의 organic matrix는 Tamm-Horsfall mucoprotein으로 구성
	 ① Hyaline cast: not indicative of disease
	                   observed with concentrated urine or diuretic therapy
	 ② Epithelial cast: ATN, acute glomerulonephritis,
	                   disorders in which epithelial cells are desquamated
	 ③ Granular cast: represent degenerating cellular casts or aggregated proteins
	                   observed in numerous disorders
	 ④ Waxy cast: last stage of the degeneration of a granular cast
	                   consistent with the presence of advanced renal failure
	 ⑤ Red cell casts: diagnostic of glomerulonephritis or vasculitis
	 ⑥ White cell cast: consistent with a tubulointerstitial disease or
	                   acute pyelonephritis, observed with glomerular disorders

결정체 (crystal)	① 산성뇨에서 나타나는 결정체
	   a. Uric acid
	   b. Calcium oxalate
	 ② 알칼리뇨에서 나타나는 결정체
	   a. Triple phosphate, ammonium biurate, calcium carbonate, calcium phosphate

3. GFR

Kidney function을 전반적으로 체크하는 데에 가장 좋은 index

Measure of the filtering capacity of the kidneys

GFR에 영향을 주는 인자들: serum creatinine concentration, age, gender, race, and body size

* 20~30세부터는 정상적으로 해마다 GFR이 감소한다.: $1mL/min/1.73m^2$

  (가령 70세 남자의 평균 GFR은 70정도 되며, GFR은 여자가 남자보다 약간 더 낮다)

① 혈청 Cr에 영향을 주는 인자들

Test	Cr	기전	GFR을 구하기 위하여 clearance를 측정해야 경우
Kidney disease	↑	↓ GFR	① 고령, body size가 아주 작거나 큰 경우
↓ Muscle mass	↓	Reduced Cr generation, old, malnourished	② Severe malnutrition, 비만
Cooked meat	↑	Cr 일시적 상승	③ Skeletal muscle의 질환 侑 ④ Paraplegia, quadriplegia
Malnutrition	↓	↓ Cr generation d/t decreased muscle mass, 육류 섭취	⑤ 채식주의자 ⑥ 신기능이 빠르게 변할 때
Trimethoprim Cimetidine	↑	Tubule에서 Cr 분비의 억제 때문	⑦ 신독성이 강한 약제를 사용하고자 할 때

② GFR의 계산 방법(→ estimated Ccr)

Estimation of GFR

가. MDRD: Estimated GFR (mL/min/1.73 m²)

= $175 \times$ (standardized SCr)$^{-1.154} \times$ (age)$^{-0.203} \times$ [0.742 if female] (in SMC)

나. CKD-EPI: eGFR

= $141 \times \min(\text{PCr}/k,1)^a \times \max(\text{PCr}/k,1)^{-1.209} \times 0.993^{Age} \times 1.018$[if female]$\times 1.159$[if black]

다. Cockcroft-Gault equation

Ccr = (140-age) $\times$ Bwt(kg)/72 $\times$ SCr(mg/dL) $\times$ [0.85 if female]

③ Measurement of creatinine clearance using 24-hour urine collections

: 수식으로 구한 GFR 보다 항상 우월하지는 않으나 다음의 경우에서 도움이 된다.

(1) Estimation of GFR in individuals with exceptional dietary intake (vegetarian diet, creatine supplements) or muscle mass (amputation, malnutrition, muscle wasting)

(2) Assessment of diet and nutritional status

(3) Need to start dialysis

4. 단백뇨(proteinuria)

1) 단백뇨의 원인

분류	빈도	병인
Transient proteinuria (secondary to fever or heavy excerise)	남 4%, 여 7%	Angiotensin II 또는 norepinephrine (NE)에 의한 사구체 여과의 일시적인 증가
Orthostatic proteinuria	청소년의 2~5%	정확한 기전은 모름 성인이 되면 거의 사라짐.
CHF Renovascular HTN		Angiotensin II나 NE에 의한 사구체 여과 ↑
Glomerular disorder (DM)		사구체 미세혈관 손상에 의함
Tubulointerstitial disease		정상적으로 여과된 단백질의 재흡수 장애 이차적 사구체 손상과 nephron 손실
Multiple myeloma	드물다	Overproduction of light-chains, leading to tubular obstruction, nonalbumin proteinuria (ARF시 dipstick(-), sulfosalicylic acid (+))

2) 단백뇨의 정의

Healthy individuals excrete

< 150mg/day of total protein and < 30mg/day of albumin.

Relationship among categories for albuminuria and proteinuria

Measure	Categories		
	Normal to mildly increased (A1)	Moderately increase (A2)	Severely increased (A3)
AER (mg/24 hours)	<30	30-300	>300
PER (mg/24 hours)	<150	150-500	>500
ACR (mg/mmol) (mg/g)	<3 <30	3-30 30-300	>30 >300
PCR (mg/mmol) (mg/g)	<15 <150	15-50 150-500	>50 >500
Protein reagent strip	Negative to trace	Trace to +	+ or greater

Abbreviations; ACR, albumin-to-creatinine ratio; AER, albumin excreation rate; PCR, protein-to-creatinine ratio; PER, protein excretion rate.

Albuminuria and proteinuria can be measured using excretion rates in timed urine collections, ratio of concentrations to creatinine concentration in spot urine samples, and using reagent strips in spot urine samples. Relationships among measurement methods within a category are not exact. For example, the relationships between AER and ACR and between PER and PCR are based on the assumption that average creatinine excretion rate is approximately 1.0 g/d or 10 mmol/d. The conversions are rounded for pragmatic reasons. (For an exact conversion from mg/g of creatinine to mg/mmol of creatinine, multiply by 0.113.) Creatinine excretion varies with age, sex, race and diet' therefore the relationship among these categories is approximate only. ACR < 10 mg/g (< 1 mg/mmol) is considered normal; ACR 10-30 mg/g (1-3mg/mmol) is considered "high normal." ACR >2,200 MG/G (>220 mg/mmol) is considered "nephrotic range." The relationship between urine reagent strip results and other measures depends on urine concentration.

3) 단백뇨 환자의 접근 방법

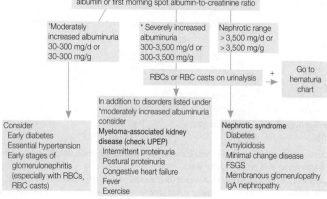

EVALUATION OF PROTEINURIA

PROTEINURIA ON URINE DIPSTICK

Quantify by 24-h urinary excretion of protein and albumin or first morning spot albumin-to-creatinine ratio

'Moderately increased albuminuria 30-300 mg/d or 30-300 mg/g

* Severely increased albuminuria 300-3,500 mg/d or 300-3,500 mg/g

Nephrotic range > 3,500 mg/d or > 3,500 mg/g

RBCs or RBC casts on urinalysis + → Go to hematuria chart

Consider
Early diabetes
Essential hypertension
Early stages of glomerulonephritis (especially with RBCs, RBC casts)

In addition to disorders listed under *moderately increased albuminuria consider
Myeloma-associated kidney disease (check UPEP)
Intermittent proteinuria
Postural proteinuria
Congestive heart failure
Fever
Exercise

Nephrotic syndrome
Diabetes
Amyloidosis
Minimal change disease
FSGS
Membranous glomerulopathy
IgA nephropathy

* Moderately and severely increased albuminuria were previously termed "microalbuminuria" and "macroalbuminuria," respectively.

Harrison 20th ed

① Conventional Dipstick
- 주로 알부민 측정(Bence Jones protein을 배출하는 multiple myeloma 같은 경우는 dipstick 검사로 놓칠 수 있다.)
- False positive in urine pH > 7.0, concentrated urine, contaminated with blood

	Trace	1+	2+	3+	4+
Protein (mg/dL)	15~30	30~100	100~300	300~1,000	> 1,000

② Sulfosalicylic acid: 모든 단백질 측정 가능

③ Spot urine
: PCR (protein (mg/dL)/creatinine (mg/dL)) ≒ g/day of proteinuria
ACR (albumin (mg/dL)/creatinine (mg/dL)) ≒ g/day of albuminuria
(First morning sample이 가장 좋으나 random urine도 가능하다.)

④ 24hr urine collection
정확성과 불편함이 가장 큰 문제가 된다.
정확한 collection의 지표로서 24hr urine Cr이 쓰인다.

정상 24hr creatinine excretion: (Comprehensive clinical nephrology 3rd ed.)

ages 20~50yrs: 18.5~25.0mg/kg/day in men, 16.5~20.2 in women

ages 50~70yrs: 15.7~20.2mg/kg/day in men, 11.8~16.1 in women

(영양부족이나 muscle mass가 적은 환자는 더 낮을 수 있다.)

⑤ Selectivity of proteinuria

Selectivity index = Clearance of IgG/Clearance of transferrin

= Clearance of IgG/Clearance of albumin

Highly selective < 0.1 → 예) minimal change disease

Non-selective > 0.2 → 예) diabetic nephropathy, FSGS

Dipstick을 통한 알부민과 단백질 검사에서 발생하는 흔한 오류

	False positive	False negative
수분균형	탈수로 인한 요단백의 농도 증가	과도한 수액공급으로 인한 요단백 농도 감소
혈뇨	혈뇨로 인한 요단백의 증가	
운동	운동은 요단백을 증가시킴(특히, 알부민)	
감염	요로감염은 미생물과 그로 인한 세포성 반응으로 인해 단백질을 증가시킴	
알부민 이외의 단백질		Dipstick은 알부민이 아닌 단백질에는 반응하지 않음.
약물 또는 알칼리 수액	심한 알칼리뇨에서는(pH > 8) dipstick이 단백뇨와 유사한 색반응을 일으킨다.	

5. 혈뇨환자

Definition of hematuria: > 2~5 RBCs/HPF or detected by dipstick

정상인에서는 ≤ 1~2 RBCs/HPF (×400)

As little as 1mL blood per 1L urine → visible color change 가능

1) 혈뇨환자의 접근 방법

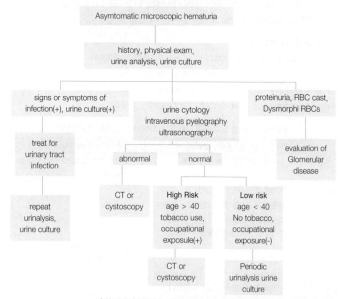

EVALUATION OF HEMATURIA

출처:대한내과학회지: 제 79 권 제 1 호 통권 제 599 호 2010 '혈뇨의 진단'

2) 혈뇨의 해석

① a. Isolated hematuria: stones, neoplasm, tuberculosis, trauma, and prostatitis

 b. Single urinalysis with hematuria: menstruation, viral illness, allergy, exercise, or mild trauma

 c. Persistent or significant hematuria:

 Significant renal or urologic lesions in 9.1% of cases

 a) > 3 RBCs/HPF on three urinalyses

 b) a single urinalysis with > 100 RBCs

② Dipstick: Heme peroxidase activity를 측정

 - positive: RBC, Hb, Myoglobin

③ Sediment

 - Dysmorphic RBC casts는 GN 시사

 - Microscopic exam

	비 사구체 질환	사구체 질환
색	핑크	코카콜라
Clots	±	-
단백뇨	< 500mg/day	> 500mg/day
적혈구 모양	정상	Dysmorphic
적혈구 원주	-	±

④ Diagnostic clues of non-glomerular hematuria

- Painful hematuria: urinary stone
- Isolated painless hematuria: urogenital neoplasm (old age),
- Idiopathic or congenital anomaly (pediatrics or young adults)
- Pyuria and bacteriuria: UTI
  (여성에서 acute cystitis나 urethritis가 gross hematuria를 유발할 수 있다.)
- Hypercalcemia or hyperuricosuria: unexplained isolated hematuria

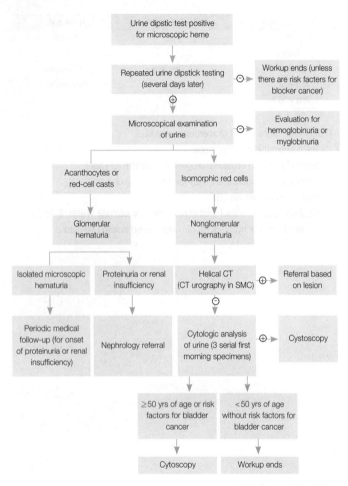

Urine dipstic test positive for microscopic heme

↓

Repeated urine dipstick testing (several days later) —⊖→ Workup ends (unless there are risk facters for blocker cancer)

⊕↓

Microscopical examination of urine —⊖→ Evaluation for hemoglobinuria or myglobinuria

Acanthocytes or red-cell casts → Glomerular hematuria

Isomorphic red cells → Nonglomerular hematuria

Isolated microscopic hematuria → Periodic medical follow-up (for onset of proteinuria or renal insufficiency)

Proteinuria or renal insufficiency → Nephrology referral

Helical CT (CT urography in SMC) —⊕→ Referral based on lesion

⊖↓

Cytologic analysis of urine (3 serial first morning specimens) —⊕→ Cystoscopy

↓

≥50 yrs of age or risk factors for bladder cancer → Cytoscopy

<50 yrs of age without risk factors for bladder cancer → Workup ends

(NEJM 348: 23 JUNE 5, 2003)

< Evaluation of Microscopic Hematuria >

If hematuria is determined to be nonglomerular in origin, computed tomography (CT) should be performed without contrast medium if a stone is suspected to be present or first without and then with contrast medium if no stone is suspected. Ultrasonography should be performed instead of CT in pregnant patients and those with hypersensitivity to contrast medium.

Risk factors for bladder cancer include cigarette smoking, occupational exposure to chemicals used in certain industries (leather, dye, and rubber or tire manufacturing), heavy phenacetin use, past treatment with high doses of cyclophosphamide, and ingestion of aristolochic acid found in some herbal weightloss preparations.

Plus signs indicate positive findings, and minus signs negative findings.

6. 신생검(Renal biopsy)

1) 신생검의 적응증

① Not routinely performed
  - Isolated glomerular hematuria without progressive disease such as increasing proteinuria or a rising serum creatinine concentration
  - Low-grade proteinuria (less than 500 mg/day) without glomerular hematuria, normal kidney function, and clinical or serologic evidence of a systemic disease that can cause glomerulonephritis

② Nephrotic syndrome

③ Acute nephritic syndrome:

  Microsopic polyangitis, granulomatosis with polyangitis (Wegener's), anti-GBM Ab disease, lupus nephritis, glomerulonephritis associated with hepatitis C or B

  * NOT performed: d/t infection 호전 시 kidney disease 호전

  a. 임상적으로 poststreptococcal glomerulonephritis (PSGN)이 의심될 때

  b. Glomerulonephritis이 endocarditis 나 shunt nephritis와 연관되어 있을 때

④ Unexplained acute or subacute kidney injury

⑤ KT환자에서 재발 또는 rejection이 의심될 때

Protocol for post biopsy order (SMC))

1. V/S q 15min for 1h → q 1h for next 4h → then q 4h
2. ABR for 6hr in supine position (sand bag apply for 2h) and overnight BR
3. NPO for 4h
4. IV fluid keep vein for 24h
5. Urine collection 3 bottles
6. CBC F/U in next morning
7. Bx. 1일 후 퇴원 → 1~2주후 외래 예약
   (퇴원검사: CBC, chemi, electro, CRP, U/A, spot urine protein/Cr ratio)

---

2) 합병증

① 출혈

ⓐ 출혈위치: collecting system (hematuria), underneath the renal capsule (pressure tamponade and pain), perinephric space (hematoma formation)

ⓑ 임상적으로 의미 있는 출혈은 대부분 12~24시간 이내에 발생한다. 따라서 특별한 bleeding risk가 없는 환자라면 biopsy 후 24시간의 observation으로 충분하다.

ⓒ 위험인자: bleeding tendency, hypertension (SBP 130 이상), renal insufficiency (Cr 2.0mg/dl 이상), anemia (Hb 12 이하)

ⓓ 예방:
- 생검 전 PT/aPTT, platelet count, bleeding time을 정상화
  (Uremic bleeding tendency를 교정하는 치료를 고려)
- Aspirin이나 NSAID는 시술 1주일 전, heparin은 시술 1일전 중단, BP를 120/80 이하로 낮추면 출혈을 최소화(biopsy 이후에도 140/90 이하 유지), 4~6시간동안 supine position and overnight bed rest, 약 2주간 과도한 운동이나 힘든 일을 피하도록 함.
- Biopsy 전에 desmopression 투여가 bleeding risk를 감소시킨다는 의견도 있으나 controversial.

종류	빈도	경과 및 치료
Transient microscopic hematuria	3.5%	Evidence of intrarenal or perinephric hematoma in 60~80%, 대개는 경과가 좋음
Bleeding		Transient gross hematuria: 3~18% Hb 1g/dL 이상 감소 > 50% 수혈이 필요한 경우: up to 6% 수술이 필요한 경우: 0.1~0.4% Nephrectomy: 0.3% Risk of mortality: 0.02~0.1%
Pain lasting > 12 hrs	4%	
Arteriovenous fistulas	4~18%	Clinically silent 특별한 치료 없이도 1~2년 후에 사라짐. 증상(+) → arterial embolization or surgical ligation
Chronic hypertension	very rare	
Perirenal infection	0.2%	

(Up To Date 02. 2021)

3) 신생검의 금기증
(1) 절대적 금기증
   ① Uncorrectable bleeding diathesis
   ② Severe hypertension, which cannot be controlled with medications
   ③ An uncooperative patient
(2) 상대적 금기증
   ① Solitary native kidney
   ② Small kidneys which are generally indicative of chronic irreversible disease
   ③ Multiple, bilateral cysts or a renal tumor
   ④ Hydronephrosis
   ⑤ Active renal or perirenal infection
   ⑥ Anatomic abnormalities of the kidney which may increase risk

7. Renal imaging

종류	적응증과 특징
Ultrasonography	- The test of choice to exclude urinary tract obstruction, thereby avoiding the potential allergic and toxic complications of radiocontrast media - Kidney size, cortical thickness(AKI, CKD 감별), hydronephrosis 유무, renal cysts 유무, mass 유무 * Increased echogenicity: cystic disease or " medical renal disease" * Small, "hyperechoic" kidney: generally indicate chronic kidney disease * Large kidneys: generally indicate tumors, infiltrating diseases or diseases causing nephrotic syndrome * Size disparities and scarring: suggest vascular, urologic or tubulointerstitial diseases due to stones or infection

Doppler renal ultrasonography	- To evaluate renal vascular flow in multiple disorders, including renal vein thrombosis, renal infarction, and renal artery stenosis, but requires a high level of expertise.
	- CT나 MR에 비해 sensitivity는 낮음
	- Renal resistive index를 구할 수 있음
	  Renal resistive index: (Peak systolic velocity - end diastolic velocity) ÷ Peak systolic velocity
	* Normal resistive index < 0.7
	* High resistive index:
	  Extrarenal hemodynamics ≫ intrarenal factors
	  Commonly measured in transplanted kidneys but is an insensitive and nonspecific indicator of rejection

Intravenous pyelogram (IVP)	- Caliceal anatomy, the size and shape of the kidney, renal stones 확인에 유용하나 CT나 sono로 대체 됨 - 단점: contrast dye allergy, radiocontrast nephrotoxicity
CT	- Noncontrast CT: gold standard for renal stone disease - Contrast CT: to evaluate and stage renal tumors, to diagnose renal vein thrombosis, to localizae ureteral obstruction - CT urography: almost completely replace IVP - CT angiography: renal artery stenosis 진단에 유용. sensitivity 96%, specificity 99% for hemodynamically significant stenosis
MRI	- Renal venography, CT 와 함께 renal vein thrombosis 진단의 gold standard - Solid mass와 cystic mass 감별에 유용
Renal arteriography	- Non invasive 한 CT나 MR angiography가 있어서 덜 이용 - Vasculitis의 evaluation: polyarteritis nodosa에서 특징적으로 multiple aneurysm과 large vessel의 irregular constriction이 보임
DMSA scan	신장의 upper pole과 renal parenchyme의 scar를 보는데 유용 좌우신장의 기능 차이를 평가하는데 유용

DTPA scan	DTPA는 EDTA의 analog로 사구체에서 여과되고 재흡수가 안되어 GFR을 평가 할 수 있음. Cr 3.0mg/dL 이상의 신부전에서는 유용치 않다. Half life: 6 hours

(Harrison 20th ed, NKF/KDOQI guidelines, 2002, Up To Date 2020.03.)

Choice of radionuclide in renal imaging	
Glomerular filtration rate	^{99m}Tc-DTPA
Glomerular filtration rate with renal impairment	^{99m}Tc-MAG3, ^{131}I-OIH
Effective renal plasma flow	^{99m}Tc-MAG3, ^{131}I-OIH
Renal scarring	^{99m}Tc-DMSA, ^{99m}Tc-GH
Renal pseudotumor	^{99m}Tc-DMSA
Upper renal tract obstruction	^{99m}Tc-DTPA
Upper renal tract obstruction with renal impairment	^{99m}Tc-MAG3

^{99m}Tc-DTPA: Technetium-99 labeled diethylenetriamine pentaacetic acid

^{99m}Tc-MAG3: Technetium-99 labeled mercaptoacetyl triglycine

^{131}I-OIH: Iodine 131 labeled o-iodohippurate

^{99m}Tc-DMSA: Technetium-99 labeled dimercaptosuccinate

8. 산염기 장애

1) 정의

① Acidemia → pH < 7.35

② Alkalemia → pH > 7.45

③ Acidosis → ECF pH를 저하시키는 process, ↓ HCO_3 or ↑ CO_2

④ Alkalosis → ECF pH를 증가시키는 process, ↑ HCO_3 or ↓ CO_2

⑤ Metabolic acidosis: a disorder associated with ↓ pH, ↓ HCO_3

⑥ Metabolic alkalosis: a disorder associated with ↑ pH, ↑ HCO_3

⑦ Respiratory acidosis: a disorder associated with ↓ pH, ↑ PCO_2

⑧ Respiratory alkalosis: a disorder associated with ↑ pH, ↓ PCO_2

2) SIMPLE ACID-BASE DISORDERS

⟨Prediction of Compensatory Responses to Simple Acid-Base Disturbances and Pattern of Changes⟩

Disorder	Prediction of Compensation	Range of Values		
		pH	HCO_3^-	$Paco_2$
Metabolic acidosis	$PaCO_2 = (1.5 \times HCO_3) + 8 \pm 2$ *or* $PaCO_2$ will ↓1.25 mmHg per mmol/L ↓in$[HCO_3]$ *or* $PaCO_2 = [HCO_3] + 15$	Low	Low	Low
Metabolic alkalosis	$PaCO_2$ will ↑0.75 mmHg per mmol/L ↑in$[HCO_3]$ *or* $PaCO_2$ will ↑6 mmHg per 10 mmol/L ↑in$[HCO_3]$ *or* $PaCO_2 = [HCO_3] + 15$	High	High	High
Respiratory alkalosis		High	Low	Low
Acute	$[HCO_3^-]$ will ↓0.2 mmol/L per mmHg ↓ in $PaCO_2$			
Chronic	$[HCO_3^-]$ will ↓0.4 mmol/L per mmHg ↓ in $PaCO_2$			
Respiratory alkalosis		Low	High	High
Acute	$[HCO_3^-]$ will ↑0.1 mmol/L per mmHg ↑ in $PaCO_2$			
Chronic	$[HCO_3^-]$ will ↑0.4 mmol/L per mmHg ↑ in $PaCO_2$			

(Harrison's internal medicine, 20th ed)

3) MIXED ACID-BASE DISORDERS

Compensatory responses로만 교정되지 않는 coexisting disorders로 ICU 환경에서 종종 보며, extremes pH 로 나타날 수 있음

Examples of Mixed Acid-Base Disorders

Mixed Metabolic and Respiratory

Metabolic acidosis-respiratory alkalosis

Key: High- or normal-AG metabolic acidosis; prevailing $Paco_2$ below predicted value
Example: Na^+, 140;K^+, 4.0;Cl^-, 106;HCO_3^-, 14;AG, 20;$Paco_2$, 24;pH, 7.39 (lactic acidosis, sepsis in ICU)

Metabolic acidosis-respiratory acidosis

Key: High- or normal-AG metabolic acidosis; prevailing $Paco_2$ above predicted value
Example: Na^+, 140;K^+, 4.0;Cl^-, 102;HCO_3^-, 18;AG, 20;$Paco_2$, 38;pH, 7.30 (severe pneumonia, pulmonary edema)

Metabolic alkalosis-respiratory alkalosis

Key: $Paco_2$, does not increase as predicted; pH higher than expected

Example: Na^+, 140;K^+, 4.0;Cl^-, 91;HCO_3^-, 33;AG, 16;$Paco_2$, 38;pH, 7.55 (liver disease and diuretics)

Metabolic alkalosis-respiratory acidosis

Key: $Paco_2$ higher than predicted; pH normal

Example: Na^+, 140;K^+, 3.5; Cl^-, 88; HCO_3^-, 42;AG, 10; $Paco^2$, 67;pH, 7.42 (COPD on diuretics)

Mixed Metabolic Disorders

Metabolic acidosis-metabolic alkalosis

Key: Only detectable with high-AG acidosis; $\Delta AG \gg \Delta HCO_3^-$

Example: Na^+, 140;K^+, 3.0;Cl^-, 95; HCO_3^-, 25;AG, 20; $Paco_2$, 40; pH, 7.42 (uremia with vomiting)

Metabolic acidosis-metabolic acidosis

Key: Mixed high-AG-normal-AG acidosis; ΔHCO_3^- accounted for by combined change in ΔAG and $\Delta Cl-$

Example: Na^+, 135;K^+, 3.0;Cl^-, 110;HCO_3^-, 10;AG, 15; $Paco_2$, 25; pH, 7.20 (diarrhea and lactic acidosis, toluene toxicity, treatment of diabetic ketoacidosis)

Harrison's internal medicine, 20th ed

Metabolic acidosis and alkalosis에서 respiratory compensation은 1~2시간 내에 시작되어 12~24시간에 완전한 compensation에 도달함.

Respiratory acidosis and alkalosis에서 완전한 compensation까지는 3~5일이 소요됨.

Compensation 만으로는 pH가 정상 level까지는 도달하지 못한다.

4) 산염기 장애의 접근 방법

① ABGA 및 전해질검사를 시행한다.

② Primary disorder를 찾는다.

③ Compensation 정도를 계산한다. (상기 표 이용) compensation이 적합하게 되지 않았다면 또 다른 산염기 장애가 함께 공존하는 것이다.

④ 대사성 산증의 경우 Anion gap을 계산한다.

⑤ High AG인 경우 $\Delta AG/\Delta HCO_3^-$ 평가한다.(metabolic acidosis에서 추가 설명)
   normal AG인 경우: urine AG를 평가한다.

⑥ 대사성 알카리증에서는 소변 Cl을 평가한다.(metabolic alkalosis에서 추가 설명)

5) Metabolic acidosis

Acidosis 기전	High AG	normal AG

① Acid production 증가	Lactic acidosis
	Ketoacidosis
	  DM
	  Starvation
	  Alcohol ingestion
	Toxin
	  Methanol
	  Ethylene glycol
	  Aspirin
	  Toluene
	Massive rhabdomyolysis
		Ammonium chloride
		Hyperalimentation fluids

② Loss of HCO_3 or HCO_3 precursors		Diarrhea or other intestinal loss (eg, tube drainage) Type 2 (proximal) RTA Posttreatment of ketoacidosis Carbonic anhydrase inhibitors Ureteral diversion (eg, ileal loop)
③ Renal acid excretion 감소	severe kidney dysfunction	Moderate kidney dysfunction Type 1 (distal) RTA Type 4 RTA (hypoaldosteronism)

① Metabolic acidosis의 감별진단

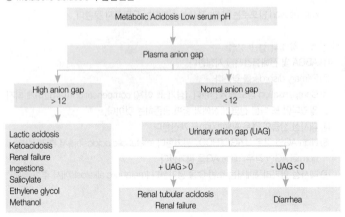

가. Anion gap (AG)계산은 metabolic acidosis의 원인을 감별하는데 중요하다.

  AG = measured cations - measured anions ≒ unmeasured anions

= Na - (Cl + HCO₃) (정상: 10~12 meq/L)

If AG > 20mEq/L, probably high AG is present.

If AG > 30mEq/L, certainly high AG is present.

※정상인에서 가장 중요한 unmeasured anion은 albumin이다.

Albumin 1 g/dL ↓ → AG 2.5meq/L ↓

Corrected AG = AG + [(4 - serum albumin) × 2.5]

나. High AG metabolic acidosis

Lactic acidosis → hypoperfusion Hx., drug Hx. (metformin), lactate level

Ketoacidosis → DM/starvation Hx., blood glucose level, urine ketone

Methanol ingestion → history, alcohol odor, blood methanol level

Ethylene glycol → 부동액(파란색 용액), urine oxalate crystal

CKD → CKD Hx., BUN/Cr level

다. △ Anion gap/△ plasma HCO₃ (corrected AG를 이용하여 계산한다.)

△ Anion gap/△ plasma HCO₃ 1-2: 대사성 산증 단독

△ Anion gap/△ plasma HCO₃ < 1 : 대사성 산증 or 호흡성 알카리증 복합 의심

△ Anion gap/△ plasma HCO₃ > 2 : 대사성 알카리증 or 호흡성 산증과 복합 의심

ex) Lactic acidosis → △ Anion gap/△ plasma HCO₃ ≒ 1.6 (acute에서는 1:1)

ex) Ketoacidosis → △ Anion gap/△ plasma HCO₃ ≒ 1 (urine으로의 ketone
   의 loss가 intracellular buffering과 균형을 이룸)

② Metabolic acidosis 합병증: 특히 호흡기, 심혈관계, 신경계에 영향을 많이 미침

가. 호흡기

- Ventilation 증가, 특히 TV 증가(Kussmaul respiration)

나. 심혈관계

- Cardiac contractility 감소

- Peripheral arterial vasodilation and central venoconstriction

- Central and pulmonary vascular compliance 감소로 pulmonary edema 증가

다. 신경계

- CNS function 감소: 두통, 무력함, 의식변화(심하면 coma까지도 발생)

라. 기타: Glucose intolerance 발생

③ Metabolic Acidosis의 치료(Harrison 20ed.)

가. 기저질환을 치료하는 것이 원칙이다.

나. Indication of bicarbonate therapy

- 증상이 없는 pH 7.2 이상의 산증은 alkali therapy의 적응증이 아님

- 합병증이 있거나 pH < 7.2, HCO₃ 10 미만의 심한 대사성산증에서는 akali
  therapy 시행

- 단, Diabetic ketoacidosis나 lactic acidosis에서는 bicarbonate 투여의 benefit

이 분명하지 않아 ketoacidosis에서는 pH < 7.0, lactic acidosis에서는 pH < 7.1~7.15 일 때 신중하게 투여를 고려.

(HCO$_3$에 의한 H+의 buffering은 β-hydroxybutyrate와 lactate를 남겨두게 된다.)

다. Bicarbonate deficit의 계산

HCO$_3$ deficit = HCO$_3$ space × HCO$_3$ deficit per liter

HCO$_3$ space = [0.4 + (2.6 ÷ [HCO$_3$])] × body weight (kg)

∴ HCO$_3$ < 10mEq/L → HCO$_3$ space ≒ 0.7 × body weight

HCO$_3$ < 5mEq/L → HCO$_3$ space ≒ 1 × body weight

Ex] HCO$_3$ < 10mEq/L 일 때 Target HCO$_3$ level이 12이면(pH ≒ 7.2)

Total HCO$_3$ deficit ≒ 0.7 × Body weight(kg) × (12 - [HCO$_3$])

→ 이를 over 4~8시간으로 5DW에 mix 하여 투여할 수 있다.

라. Lactic acidosis 때의 bicarbonate 치료(hypoperfusion-induced)

기저질환이 치료되지 않으면 bicarbonate로 intracellular acidosis를 교정할 수 없고 일부 연구에서 shock-induced lactic acidosis의 치료에서 saline infusion 과 비교했을 때 어떠한 이득도 없었으며 CPR 중에도 alkali therapy가 도움이 된 다는 evidence가 없다.

※ CPR시 bicarbonate therapy의 효과는 현재까지 확립되지 않음

preexisting metabolic acidosis with severe hyperkalemia가 있는 경우에 고 려해볼 수 있다.

→ Bicarbonate치료는 acute, severe acidemia (pH < 7.0)일 때 cardiovascular function 악화를 막기 위해 기저질환이 치료될 때까지 일시적으로 적응증이 될 수 있다.

※ Bicarbonate therapy의 부작용과 주의 할 점

i) Fluid overload (sodium bicarbonate 1A = Na$^+$ 20mEq + HCO$_3^-$ 20 mEq) → Saline에 mix하지 않는다. 5DW에 mix 한다.

ii) Postrecovery metabolic alkalosis (∵ excess lactate → bicarbonate로 변환됨)

iii) Hypernatremia

iv) ↑ Protein binding → ↓ ionized calcium → ↓ cardiac contractility(∵ Hy-pocalcemia의 위험이 있어 iCa level check 하면서 replace 해줘야)

마. CKD환자에서의 chronic metabolic acidosis 치료 원칙
  → 총 ammonium excretion은 GFR 40~50mL/min 이하로 떨어지면 감소하기
    시작함. 그러나 HCO_3 16mmol/L 이하의 심한 acidosis가 있는 경우, 다른 원
    인을 감별해야 한다. (특히 $HCO_3 < 10$mmol/L는 unusual)
  → ESRD환자: plasma $HCO_3 ≒ 12$~20mmol/L에서 평형을 이룬다.
  → Alkali therapy: 목표 ≒ 22mmol/L (20~24mmol/L) 이상으로 유지.
  i) Sodium bicarbonate: daily dose of 1.0~1.5mmol/Kg/day(Oral sodium bi-
    carbonate 1g = 11.9mEq)
  ii) Dialysate에 bicarbonate mix하는 방법도 있다.

6) Metabolic alkalosis

① 원인(Harrison's internal medicine, 20th ed)

Exogenous HCO_3^- loads

① Acute alkali administration
② Milk-alkali syndrome

Effective ECFV contraction, normotension, K^+ deficiency, and secondary hyperreninemic hyperaldosteronism

A. Gastrointestinal origin
① Vomiting
② Gastric aspiration
③ Congenital chloridorrhea
④ Villous adenoma
⑤ Gastrocystoplasty
B. Renal origin
① Diuretics
② Posthypercapnic state
③ Hypercalcemia/hypoparathyroidism
④ Recovery from lactic acidosis or ketoacidosis
⑤ Nonabsorbable anions including penicillin, carbenicillin
⑥ Mg^{2+} deficiency
⑦ K^+ depletion
⑧ Bartter's syndrome
⑨ Gitelman's syndrome

ECFV expansion, hypertension, K^+ deficiency, and mineralocorticoid excess

A. High renin
① Renal artery stenosis
② Accelerated hypertension
③ Renin-secreting tumor
④ Estrogen therapy
B. Low renin
① Primary aldosteronism: acidemia, hyperplasia, carcinoma
② Adrenal enzyme defects: 11β-hydroxylase deficiency, 17-hydroxylase deficiency
③ Cushing syndrome or disease
④ Licorise, Carbenoxolone, Chewer's tabaco

Gain-of-function mutation of renal sodium channel with ECFV expansion, hypertension, K^+ deficiency, and hyporeninemic-hypoaldosteronism

Liddle's syndrome

② Urine electrolyte

Metabolic alkalosis때는 volume depletion이 되더라도 urine sodium이 정상일 수 있다. (metabolic alkalosis 땐 excess HCO_3^-의 배설 증가로 Na^+의 배설도 증가)

→ if UNa ↑, urine pH > 7.0 → check bicarbonate

→ Metabolic alkalosis때는 UNa 보다는 UCl가 volume status (saline

-responsiveness)를 더 잘 반영함

UCl <20mEq/L	UCl >20mEq/L
① Vomiting or L-tube suction	Hypertensive
② Loop or thiazide diuretics - remote treatment	① Primary mineralocorticoid excess
③ Factitious diarrhea	② Exogenous mineralocorticoids
④ Posthypercapnea	③ Apparent mineralocorticoid excess
⑤ Cystic fibrosis	④ Renovascular and malignant hypertension
⑥ Low chloride intake	⑤ Cushing's syndrome
⑦ Villous adenoma	
	Normotensive
	① Severe hypokalemia (K⁺ < 2.0 mEq/L)
	② Exogenous alkali load
	③ Loop or thiazide diuretics - remote treatment
	④ Bartter's syndrome Gitelman's syndrome

③ Metabolic alkalosis의 접근방법

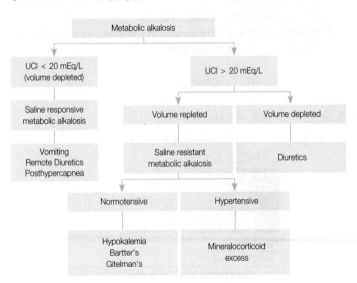

④ Urine electrolyte를 이용한 metabolic alkalosis의 진단

Clinical setting	Urine electrolyte			
	Na	K	Cl	pH
Low ECF volume (not edematous)				
Recent vomiting	High	High	Low	> 7
Recent diuretics	High	High	High	< 6
Nonreabsorbable anions	High	High	Low	> 6
Bartter's syndrome	High	High	Usually 40 mEg ↑	5~7
Euvolemic or ↑ ECF	High	High	High	5~8

⑤ Metabolic alkalosis의 치료
　가. Correcting the underlying stimulus for HCO_3^- generation
　나. Removing the factors that sustain the inappropriate increase
　　　in HCO_3^- reabsorption
　다. Isotonic saline, if ECFV contraction is present
　라. Saline 투여가 어려울 때, acetazolamide, carbonic anhydarase inhibitor 투여고려
　　　→ renal HCO_3^- loss 증가(K$^+$ loss 주의)

9. Sodium and Water Homeostasis

Composition of Body Fluids

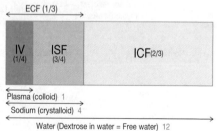

정상적인 수분 균형

	Water intake (mL/day)			Water output (mL/day)	
	Obligatory	Elective		Obligatory	Elective
물섭취량	400	1,000	소변	500	1,000
음식물 물함유량	850		피부	500	
물의 산화량	350		호흡기	400	
			대변	200	
Total	1,600	1,000		1,600	1,000

Daily water and electrolyte requirements

Water	20mL/kg	Fever 1℃ ↑ → ↑ 15%
Sodium	75~175mEq	Sweat → replace with hypotonic saline esp. fever > 38.3℃ or room temperature > 32℃ (500~1200mL/d)
Potassium	20~60mEq	Fever or sweating → 4mEq or more needed
Dextrose	100~150g	to minimize protein catabolism

※ Fasting → loss of 80 g/day protein in 70 kg male

　　　　　100 mg or more dextrose → protein loss decreases by one half

　　　　　(100~150 g of dextrose → 340 to 510 calories)

　Fasting > 4~8 days (1 week)

　　　　　High calorie solution indicated

　　　　　Ca, Mg, P, vitamins, protein replacement may be necessary

　　　　　→ 1주일 이상 NPO 예상시 TPN 처방을 고려

최소 water 요구량

　　[(daily solute load를 배출시키기 위한 필요 urine output (500mL) + insensible water loss (400~500 mL) - 대사에 의해 생성된 water의 양(250~350mL)]

　　※ Water loss는 체온 1℃ 상승 시 100~150mL/day 증가(위 표 참조)

예) 특별한 기저질환이 없는 정상 성인에서 short term NPO시 fluid therapy

　　10DW or 5DW 1L + NaCl 2A + KCl 0.5A mix 80cc/hr

　　→ Dextrose 100~200g, water 2L, Na 160 mEq, K 40 mEq

　　→ 이와 유사한 조성의 원내 fluid: 10DNK2 or 5DNK2

Electrolyte concentration in Gastrointestinal Fluids

Location	Na (mEq/L)	K (mEq/L)	Cl (mEq/L)	HCO$_3$ (mEq/L)
Stomach	65	10	100	-
Bile	150	4	100	35
Pancreas	150	7	80	75
Duodenum	90	15	90	15
Mid-small bowel	140	6	100	20
Terminal ileum	140	8	60	70
Rectum	40	90	15	30

SMC 원내 수액제제

약품명	약품코드	Volume (mL)	Approx (pH)	mOsm/L	Calorie value/L	전해질 (mEq/L) Na$^+$	K$^+$	Ca^{2+}	Mg^{2+}	Cl$^-$	Lactate	others
Dextrose-Saline Injections												
Dextrose 5%	X5DW5O X5DW1 X5DW2, X5DW2B X5DW5 X5DW	50 100 200 500 1,000	3.5~6.5	278	187							
Dextrose 10%	X10DW5 X10DW	500 1,000	3.5~6.5	555	374							
Dextrose 15%	X15DW	1,000	3.9~4.2	920	578							
Dextrose 20%	X20D20 X20DW	20 1,000	3.5~6.5	1,110	748							
Dextrose 50%	X50D1B X50DW5	100 500	3.5~6.5	2,775	1,870							
Dextrose 5% in NaCl 0.9%	X5DS5 X5DS	500 1,000	3.5~6.5	586	187	154				154		
Dextrose 5% in NaCl 0.45%	X5DHN	1,000		432	187	77				77		
NaCl 0.45%	XHNS XHNS5	1,000 500	4.5-8.0	154		77				77		
NaCl 0.9%	XNS20 XNS30 XNS50 XNS1 XNS150 XNS250 XNS5 XNS, XNSB	20 30 50 100 150 250 500 1,000	4.5-8.0	308		154				154		
Electrolyte Injections												
Lactated Ringer's	XHS5 XHS	500 1,000	5.0-7.0	279		130	4	3		109	28	
Dextrose 5% in Lactated Ringer's soln	XHD	1,000	4.0-6.5	550	187	130	4	3		109	28	
Plasma solution	XPLAS5 XPLAS	500 1,000	7.4	294		140	5		3	98		Acetate 27 Gluconate 23
Premixed Potassium Chloride Injections												
Dextrose 5% in Nad with KCl	XDNK1 XDNK2 XDNK3 XDNK2H	1,000 1,000 500 500	3.0-6.5	491 472 386 472	187	77 77 34 77	30 20 20 20			107 97 54 97		

Dextrose 10% in NaCl with KCl	X10DNK1 X10DNK2	1,000 1,000	4.2~4.6	768 749	374	77 77	30 20		107 97
KCl in Nad 0.9%	XNSK20	100	3.5~6.5	710		154	200		
Mannitol Injections									
Mannitol 15%	X15M2 X15M5	250 500	4.5~7.0	823 823					
Mannitol 20%	X20M1	100	4.5~7.0	1,100					
Miscellaneous									
Dextran 40 10% in Dextrose 5%	XDEX40	500	3.0~7.0	255	187				
Glycerin 10% Fructose 5% in NaCl 0.9%	XGLYC	500	3.0-5.0	1,671	640	154			154

1) Water balance

① 정의

가. Osmolality: solute or particle concentration of a fluid

나. Measured osm : osmometer로 측정하며 가장 정확

Calculated serum osm = 2xNa+glucose/18+BUN/2.8

  * 대부분, calculated osmolality ≒ measured osmolality

    세포외액 중에 상기 식에 포함되지 않는 물질이 증가 된 상태

    (ex:ethanol, methanol, isopropyl, alcohol, mannitol 등)

다. Water balance

- Vasopressin secretion, water ingestion, and renal water transport는 체내 osmolality를 280-295 mOsm/kg 유지하는데 역할을 함

2) Fluid maintenance therapy

① 환자의 fluid status 확인하는 가장 좋은 방법: 체중 측정

② 환자의 volume status (sodium balance)

지표: History, Bwt., orthostatic hypotension (> 15~20mmHg drop in BP on standing), orthostatic tachycardia (an increase of > 15~20 beats/min upon standing), edema, mucous membrane (tongue), skin turgor, dry/wet axilla, jugular venous pressure, BUN/Cr ratio, urine Na concentration (환자의 기저질환을 고려하여 종합적으로 판단)

※ Jugular venous pressure가 effective circulating volume을 잘 반영 못하는 경우

Pulmonary hypertension	
① Chronic emphysema	② Pulmonary emboli
③ Idiopathic pulmonary hypertension	

Impaired right-ventricular emptying	
① Pulmonary-valve stenosis or insufficiency	② Cardiomyopathy
③ Right-ventricular infarction	④ Tricuspid-valve insufficiency

Impaired right-ventricular filling	
① Tricuspid-valve stenosis	② SVC syndrome
③ Cardiac tamponade	

Poor left-ventricular output (ineffective circulating volume)	
① Aortic-valve stenosis or insufficiency	

3) Distribution of infused fluid:
   ① Water (5% DW): 1/12 in intravascular(IV)
   ② NS (0.9% saline): 1/4 in IV
      즉 NS 1liter 주입시 혈장에 남게 되는 수액량은 250cc
      Equilibrium: 30 min after rapid iv
      (천천히 주입되는 NS는 결국 equilibrium을 이루어 실제로 IV에 남는양은 소량)
   ③ Albumin
      - Plasma half life: 16 hours (after 2hr: 90% in IVS)
      - 1g of albumin iv binds 18mL of water by its oncotic activity
      - 100mL of 20% albumin (20g albumin): ↑ IVV over 30~60min to a fina
        volume of 400~500mL
      - Recommended use: edematous hypovolemic patient with low serum
        albumin, hepatorenal syndrome
      - 문제점: long dwell time (원하지 않는 pulmonary edema 등 fluid overload)
        → 환자의 underlying disease, volume status, Na concentration, potassium
        concentration등을 종합적으로 고려하여 수액의 조성을 결정해야 한다.

10. Hyponatremia

- Plasma Na < 135mEq/L
- Occur in up to 22% of hospitalized patients

1) 발생기전

① Solute에 비하여 excess water일 때 발생

($\because$ plasma Na=[Na_e + K_e]/total body water), e: exchangeable

② 대개는 AVP 분비가 증가하거나 AVP에 대한 renal sensitivity가 증가하면서 발생하나, 드물게 low solute intake에 의해 발생하는 경우가 있다.

③ Calculation for hyponatremia

가. Quantitation of renal water excretion

Cwater(e) = V × [1- (UNa + UK)/PNa

Cwater(e): electrolyte free water clearance, V: urine volume

→ 만일 Cwater(e)이 negative라면 water retention 상태가 될 것임.

나. Estimation of water excess

= 0.6 × Bwt. × (1- [Na^+]/140) (0.5 in women or obese individuals)

(예: 체중 60kg인 사람이 plasma Na이 130 mEq/L이면 약 2.57L의 water excess 상태임.)

다. Calculation of sodium deficit = TBW (0.6 × Bwt.) × (desired [Na]-actual [Na])

(예: 체중 60kg인 사람이 plasma Na 130 mEq/L이면 140을 기준으로 했을 때 약 360 mEq의 sodium deficit 상태임 → 3% saline 약 0.7L 필요)

2) 증상

- Hypotonic ECF에서 ICF로 수분이 이동하게 되면서 주로 neurologic symptom이 나타난다.
- 혈청 Na 농도가 120 mEq/L 이상에서는 대부분 무증상이나, 급성(즉, 2일 이내)으로 발병할 경우 이보다 높은 농도에서도 증상 발생(medical emergency)
- Sx: nausea, vomiting, seizure activity, brainstem herniation, coma and death

3) 원인

Disorders in which ADH levels are not elevated
Primary polydipsia due to psychosis
Low dietary solute intake (beer drinker's potomania, tea and toast diet)

Disorders with impaired urine dilution but normal suppression of ADH
Advanced renal impairment
Diuretic-induced hyponatremia

Disorders with impaired urine dilution due to unsuppressed ADH secretion
Reduced effective arterial blood volume
True volume depletion (hypovolemic hyponatremia)
Heart failure and cirrhosis (hypervolemic hyponatremia)
Addison's disease
SIADH (euvolemic hyponatremia)
CNS disturbances
Malignancies
Drugs
Surgery
Pulmonary disease
Hormonal deficiency (secondary adrenal insufficiency and hypothyroidism)*
Hormone administration (vasopressin, desmopressin, oxytocin)
Acquired immunodeficiency syndrome

Disorders with impaired urine dilution due to abnormal V2 receptor (nephrogenic SIADH)

Abnormally low osmostat
Acquired reset osmostat of chronic illness
Genetic reset osmostat
Reset osmostat of pregnancy

Exercise-induced hyponatremia

Cerebral salt wasting

출처: (up to date 2021)

4) 진단

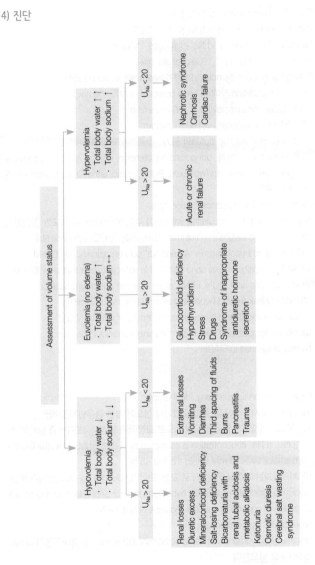

Assessment of volume status

Hypovolemia
· Total body water ↓
· Total body sodium ↓↓

$U_{Na} > 20$
- Renal losses
- Diuretic excess
- Mineralcorticoid deficiency
- Salt-losing deficiency
- Bicarbonaturia with renal tubal acidosis and metabolic alkalosis
- Ketonuria
- Osmotic diuresis
- Cerebral salt wasting syndrome

$U_{Na} < 20$
- Extrarenal losses
- Vomiting
- Diarrhea
- Third spacing of fluids
- Burns
- Pancreatitis
- Trauma

Euvolemia (no edema)
· Total body water ↑
· Total body sodium ↔

$U_{Na} > 20$
- Glucocorticoid deficiency
- Hypothyroidism
- Stress
- Drugs
- Syndrome of inappropriate antidiuretic hormone secretion

Hypervolemia
· Total body water ↑↑
· Total body sodium ↑

$U_{Na} > 20$
- Acute or chronic renal failure

$U_{Na} < 20$
- Nephrotic syndrome
- Cirrhosis
- Cardiac failure

(Harrison's internal medicine, 20th ed)

① First step: plasma osmolality의 평가

Pseudohyponatremia 배제(lipid, protein 확인)

Corrected Na = measured Na + (glucose - 100) × 0.016

(예, Na ↓ 1.6 mEq per ↑ 100mg/dl glucose)

② Second step: urine osmolality의 평가(free water excretion ability)

Free water excretion 장애 시 urine osmolality > 100mosm/kg

- Polydipsia: urine osmolality < 100 mOsm/kg
- SIADH: urine osmolality > 100 mOsm/kg

③ Third step: ECF volume status의 평가

지표: history, Bwt. 변화, orthostatic hypotension, edema, mucous membrane (Tongue), skin turgor, dry/wet axilla, BUN/Cr ratio, urine Na concentration (종합적으로 판단)

④ Fourth step: urine Na concentration 평가

일반적으로 effective circulating volume이 부족하면 urine Na 농도가 감소한다. (예외 metabolic alkalosis → volume depletion이 있어도 high urine Na)

- Hypovolemic hyponatremia: A urine Na^+ concentration < 20-30 mM
- SIADH: typically excrete urine with an Na^+ concentration that is > 30 mM.

⑤ Other tests: uric acid, BUN, FENa, acid base and potassium balance

Metabolic alkalosis and hypokalemia: diuretics use or vomiting

Metabolic acidosis and hypokalemia: diarrhea or laxative abuse

Metabolic acidosis and hyperkalemia: mineralocorticoid deficiency

Normal acid-base in SIADH

5) 치료

① Three major considerations guide therapy

가. 응급하게 치료해야 할 증상이 있거나 정도가 심한 경우인지를 확인

나. ODS가 발생하지 않을 정도의 속도로 교정(특히 만성저나트륨혈증 환자에서) (plasma Na^+ concentration is corrected by < 8~10 mM within the first 24 h and/or by < 18 mM within the first 48 h)

다. 치료효과는 예측이 어려우므로 교정하는 동안 plasma Na^+ 농도는 자주 확인

② Euvolemic hyponatremia (SIAD, hypothyroidism, or secondary adrenal failure): correction of underlying cause + increase in plasma Na^+

③ Hypovolemic hyponatremia

: Intravenous hydration with isotonic normal saline: AVP 를 줄여주면서 water diuresis를 일으킨다.

④ Hypervolemic hyponatremia (congestive heart failure, liver cirrhosis)

    :correction of underlying cause

⑤ Water deprivation: conerstone of therapy for chronic hyponatremia

    Urine:plasma electrolyte ratio ($U_{Na} + U_K/P_{Na}$) > 1: aggressive water restriction

                                               (< 500 mL/day)

    Urine:plasma electrolyte ratio ($U_{Na} + U_K/P_{Na}$)~1: restricted to 500~700 mL/d

    Urine:plasma electrolyte ratio ($U_{Na} + U_K/P_{Na}$) < 1: restricted to < 1 L/d.

⑥ Hypokalemia: potassium replacement

    K을 보충해 줌으로써 plasma Na^+ 농도도 함께 높아지므로 aggressive

    potassium replacement는 Na^+ overcorrection이 될 수 있다.

⑦ Oral urea, salt tablet: plsma Na 농도 상승에 영향(+)

⑧ Pharmacologic therapy Plasma

    - Oral furosemide (20 mg bid, renal insufficiency시 higher dose 필요)+salt

      tablet : SIADH 환자

    - Demeclocycline

      : SIADH 환자에서 furo+tablet에 fail 시 사용해 볼 수 있으나, LC환자에서 피해

       야 하고, renal toxicity(+)

    - Vasopressin antagonist (vaptans)

      : SIADH 환자와 LC나 HF 와 같은 hypervolemic hyponatremia 환자에서 효과

       적임

      : 수분 제한을 해제하고(> 2 L/d), Na close monitoring 필요

      * Tolvaptan: oral 제재

      * Conivaptan: IV 제재

⑨ Acute, symptomatic hyponatremia의 치료 - hypertonic 3% saline 투여

    가. Na^+ deficit = 0.6 x body weight × (target plasma Na^+ concentration -

       starting plasma Na^+ concentration)

    나. Correction rate

      : Severe hyponatremia

        3% saline 투여 초기에 100 cc bolus 10분 간격으로 3번까지 투여

        or 150 cc bolus 20분 간격으로 2번까지 투여

      : increase plasma Na^+ concentration by 4~6 mmol/L in the first 6hr

     - Avoid increasing plasma Na^+ concentration by > 10mmol/L/day

      ODS의 high risk의 경우 하루 8 미만으로 교정

      * Chronic hyponatremia 의 경우에는 좀 더 천천히 교정해 주어야 한다.

       : 8~10 mmol/L in the first 24hr

     - Avoid increasing plasma Na concentration by > 10-12 mmol/L/day

    다. 3% saline

Sx. (+) 혹은 Na^+ < 120~125mEq/L 이면 투여 및 daily correction goal인 4 to 6 mEq/L 달성 시 중단.

★ 3% saline 만드는 방법: Nacl 40mEq 5 + 0.9% NS 400cc mixNacl 40mEq 3 + 5% DW 180cc mix

★ Tip: initial 3% saline (half body weight) cc/hr로 start 하면 ongoing water loss 및 gain이 없다고 가정했을 때 약 0.5mEq/L/hr로 교정될 것으로 예상할 수 있다(예; 60 kg이면 30 cc/hr로 start 이후 e' 결과보고 용량 증감).

라. Overcorrection 된 경우 re-lowering 하는 방법

방법 1.Infusionof 10 ml/kg body weight of electrolyte-freewater (e.g. glucose solutions) over 1 h understrict monitoring of urine output and fluidbalance

방법 2.Administer 2-4 mg of desmopressin in combination with repeated 3-mL/kg infusions of 5% dextrose in water administered over 1 hour measuring the serum [Na]

마. Others

- Supplemental oxygen, ventilatory support: acute pulmonary edema or hypercapnic respiratory failure
- Intravenous loop diuretics: acute pulmonary edema free-water excretion 을 높여줌으로써 도움이 된다.
- Vasopressin antagonist: acute hyponatremia에는 인정되지 않음

바. Expected change in serum Na^+ (1L 투여 시 예상 변화량)

$$\triangle \text{ Serum } Na^+ = \frac{(\text{infusate } Na^+ - \text{serum } Na^+)}{\text{total body water} + 1} \quad (Na^+ \text{ containing fluid})$$

$$\triangle \text{ Serum } Na^+ = \frac{(\text{infusate } Na^+ + \text{infusate } K^+)}{-\text{serum } Na^+} \quad (Na^+, K^+ \text{ containing fluid})$$

사. Close lab F/U

: e' q 2~4hrs initially and then q 6~8hrs, if stable. uOsm, uNa$^+$ q24hrs

6) SIADH

① 특징

: Hyponatremia, Hypoosmolality, Uosm > 100mosmol/kg, UNa$^+$ > 40mEq/L Normal acid-base, K balance, Normal renal, adrenal, thyroid

→ 위와 같은 검사소견을 보이면 언제든지 의심을 한번쯤 해야 한다.

→ 대개는 serum Na^+ ≒ 125~135mEq/L

② 원인

↑ ADH 생성 in hypothalamus

(1) Neuropsychiatric disorders
  → Infections: 뇌막염, 뇌농양
  → Vascular: thrombosis, SAH, SDH, temporal arteritis
  → CNS neoplasm
  → 정신 질환
  → Guillian-Barre syndrome, autonomic neuropathy, post-transphenoidal surgery

(2) 약물
  ① Cyclophosphamide
  ② Carbamazepine
  ③ Vincristine, vinblastine
  ④ Haloperidol
  ⑤ Amitriptyline
  ⑥ Fluoxetine or sertraline
  ⑦ Monoamine oxidase inhibitors
  ⑧ Bromocriptine

(3) 호흡기계 질환
  ① Pneumonia
  ② TB
  ③ Acute respiratory failure

(4) 수술 후 환자

(5) HIV infection

Ectopic ADH

lung ca, duodenal ca, pancreatic ca, thymic ca, olfactory neuroblastoma

Potentiation of ADH effect

Chlorpropamide, carbamazepine, psychosis, cyclophosphamide, tolbutamide

③ 치료
  ⓐ 기저 질환의 교정이 가장 중요
  ⓑ Restrict total fluid intake < 800mL/day
  ⓒ Sx(+) or for rapid correlation: 3% saline infusion(isotonic saline는 추천(-))

7) Osmotic demyelination syndrome

① 위치
  주로 pons를 침범(central pontine myelinolysis) > cerebellum, lateral geniculate
  body, thalamus, putamen, and cerebral cortex or subcortex

② Risk factors
  Major risk factors: serum sodium at presentation < 105mEq/L, duration of
                      hyponatremia(길수록), rapid rate of correction (exceed 8 mEq/

L in 24-hour: 시간 당 correction rate 보다는 24시간 동안의
correction rate이 더 중요)

Other risk factors: alcoholism, malnutrition, liver disease, and hypokalemia

③ 증상

대개 rapid sodium correction 후 2~6일 이내에 나타남.

Dysarthria, dysphagia, paraparesis or quadriparesis, lethargy, coma (seizure may
also be seen but less common)

④ 진단

Risk factor가 있고, 증상이 있는 모든 환자에서 의심이 필요

MRI or CT (MR이 unavailable 할 시)

* ODS 발생 후 최대 4주까지 MR에서 negative 소견일 수 있음

⑤ 치료

예후가 매우 불량하며 특별한 치료는 없다.

회복되는 경우도 드물지 않으므로 회복 불가능하다는 판단을 내리기 전에 최소 6~9
주간 supportive care를 하면서 기다리는 것이 필요하다.

Relowering of plasma Na concentration: 신경학적 증상이 악화되는 경우에는 Na 농
도를 떨어뜨리기 위해 desmopressin과 dextrous water를 투여해 볼 수 있다.

⑥ 예방

Correction rate < 6~8mEq/L over 24hrs and < 18mEq/L over 48hrs

8) Postoperative hyponatremia

원인: Hypotonic fluid infusion

ADH secretion

After major abdominal or thoracic surgery, probably mediated by pain

ADH release from the injured posterior pituitary (complication of TSA)

Small subgroup of females, accompanied by cerebral edema, particularly
after gynecologic surgery.

Medication

11. Hypernatremia
- 혈청 Na$^+$ > 145mEq/L

1) 발생 기전
: Deficit of water relative to sodium → hyperosmolar state

거의 모든 경우에서 loss of hypotonic fluid나 impaired access to free water 때문에 발생한다.

2) 임상증상
- Predominantly neurologic

altered mental status (most common), nausea, vomiting, anorexia, mild confusion, letharge, coma

3) 원인(up to date 2021)

Unreplaced water loss

A. Insensible and sweat losses
B. Gastrointestinal losses
C. Central or nephrogenic diabetes insipidus
D. Osmotic diuresis
  1. Glucose in uncontrolled diabetes mellitus
  2. Urea in high-protein tube findings
  3. Mannitol
E. Hypothalamic lesions impairing thirst or osmoreceptor function
  1. Primary hypodipsia
  2. Reset osmostat in mineralocorticoid excess

Water loss into cells

A. Severe exercise or seizures

Sodium overload

A. Intake or administration of hypertonic sodium solutions
B. ICU-acquired positive solute balance

4) 진단

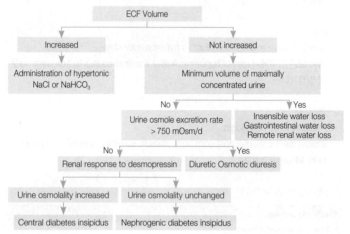

Diagnostic approach to hypernatremia

(Harrison's internal medicine, 20th ed.)

5) 치료

① Correction of underlying cause

② Replace the calculated free-water deficit over 48hrs

　가. Fluid: 5DW (blood glucose를 모니터링하면서), hypotonic saline (1/4 or 1/2 normal saline), frank hypotension이 있을 경우에는 normal saline을 사용한다.

　나. Free water deficit
　　- Calculate free-water deficit: [(Na - 140)/140] × TBW
　　- Estimate total-body water (TBW): 50% of LBW in women and 60% in men

　다. Ongoing water loss
　　Caculate free water clearance, C_eH_2O

$$C_eH_2O = V \times \left(1 - \frac{(U_{Na}+U_K)}{P_{Na}} \right)$$

　　V is urinary volume, UNa is urinary [Na], UK is urinary [K], and PNa is plasma [Na]

　라. Insensible losses: 5~10 mL/kg/day

　마. Correct the water deficit over 48~72hr and replace daily water loss.

12. Diabetes insipidus

1) 정의

production of abnormally large volumes of diluted urine (24-hr urine volume >
40mL/kg, urine osmolality < 300 mosmol/L)

2) 원인

Central Diabetes Insipidus	Nephrogenic Diabetes Insipidus
Pituitary diabetes insipidus	Gestational diabetes insipidus
Acquired	Pregnancy (second and third trimesters)
Head trauma (closed and penetrating)	Nephrogenic diabetes insipidus
including pituitary surgery	Acquired
Neoplasms	Drugs
Primary	Lithium
Craniopharyngioma	Demeclocycline
Pituitary adenoma (suprasellar)	Methoxyflurane
Dysgerminoma	Amphotericin B
Meningioma	Aminoglycosides
Metastatic (lung, breast)	Cisplatin
Hematologic (lymphoma, leukemia)	Rifampin
Granulomas	Foscarnet
Sarcoidosis	Metabolic
Histiocytosis	Hypercalcemia, hypercalciuria
Xanthoma disseminatum	Hypokalemia
Infectious	Obstruction (ureter or urethra)
Chronic meningitis	Vascular
Viral encephalitis	Sickle cell disease and trait
Toxoplasmosis	Ischemia (acute tubular necrosis)
Inflammatory	Granulomas
Lymphocytic infundibuloneurohypophysitis	Sarcoidosis
Granulomatosis with polyangiitis	Neoplasms
(Wegener's)	Sarcoma
Lupus erythematosus	Infiltration
Scleroderma	Amyloidosis
Chemical toxins	Idiopathic
Tetrodotoxin	Genetic
Snake venom	X-linked recessive (AVP receptor-2 gene)
Vascular	Autosomal recessive (AQP2 gene)
Sheehan's syndrome	Autosomal dominant (AQP2 gene)
Aneurysm (internal carotid)	Primary polydipsia
Aortocoronary bypass	Acquired
Hypoxic encephalopathy	Psychogenic
Idiopathic	Schizophrenia
Congenital malformations	Obsessive compulsive disorder
Septo-optic dysplasia	Dipsogenic (abnormal thirst)
Midline craniofacial defects	Granulomas (sarcoidosis)
Holoprosencephaly	Infectious (tuberculous meningitis)
Hypogenesis, ectopia of pituitary	Head trauma (closed and penetrating)
Genetic	Demyelination (multiple sclerosis)
Autosomal dominant	Drugs
(AVP-neurophysin gene)	Idiopathic
Autosomal recessive	Iatrogenic
Type A (AVP-neurophysin gene)	
Type B (AVP-neurophysin gene)	
Type C (Wolfram's [4p-WFS 1] gene)	
X-linked recessive (Xq28)	

(Harrison's internal medicine, 20th ed)

3) 감별검사 및 진단

※ 과거에는 수분제한 검사, 고장성 식염수 부하검사, 바소프레신 주입검사가 이루
어졌으나, 이는 환자가 검사하기에 불편하기도 하고, special facility 및 staff가 필요
하다는 점에서 Harrison's Principles of Internal Medicine 20th ed에서는 더 간단하
고, 덜 힘들며, equally reliable한 방법을 새롭게 소개하고 있음

〈Simplified approach to the differential diagnosis of diabetes insipidus〉

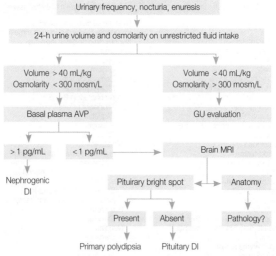

(Harrison's Principles of Internal Medicine, 20th ed.)

① Urine osmolality & volume 및 plasma osmolality 측정

Uosm > 60mOsm/h, Uosm/Posm > 0.7, Cosm* > 3 mL/min → osmotic diuresis
Uosm < 60mOsm/h, Uosm/Posm > 0.7, Cosm* < 3 mL/min → mixed diuresis
Uosm < 60mOsm/h, Uosm/Posm < 0.7, Cosm* < 3 mL/min → water diuresis
* Cosm (osmolar clearance) = Uosm × Urine volume / Posm (mL/min)

② ADH (AVP) 측정

혈청과 소변의 osmolality 측정이 쉽고 간편하며, 혈청 osmolality가 매우 높으면서
(Sosm > 310mOsm/kg) 동시에 소변의 osmolality가 낮으면(Uosm < 300mOsm/kg)
ADH의 저항성 혹은 결핍을 예측할 수 있다. 따라서 혈중 ADH의 단독 측정은 임상
에서 흔히 이용되지는 않는다.

③ 수분제한검사(Water deprivation test)

Determining the cause of a water diuresis in adults and adolescents with polyuria and normal serum sodium using water restriction and desmopressin

Inset 1: Water restriction protocol

The goal of water restriction is to raise the plasma sodium to at least 145 mEq/L and plasma osmolality to at least 295 mosmol/kg; this will stimulate enough ADH release to maximally concentrate the urine in normal subjects. If water restriction alone does not successfully raise the plasma sodium and osmolality to these levels, hypertonic saline infusion may be necessary.

The protocol for water restriction depends in part upon the patient's baseline urine osmolality:

If the baseline urine osmolality is > 100 mosmol/kg, prescribe **overnight** fluid restriction and measure plasma sodium and osmolality and urine osmolality in the morning.

If the baseline urine osmolality is < 100 mosmol/kg, prescribe **2 to 3 hours** of fluid restriction and measure plasma sodium and osmolality and urine osmolality.

Inset 2: Judging the response to desmopressin

Urine osmolality rises < 15% to a value < 300 mosmol/kg:
complete nephrogenic DI

Urine osmolality rises 15 to 45% to a value < 300 mosmol/kg:
partial nephrogenic DI

Urine osmolality more than doubles (ie, rises by > 100%):
complete central DI

Urine osmolality rises 15 to 100% to a value > 300 mosmol/kg:
partial central DI

Minimal or no rise in urine osmolality and a value > 300 mosmol/kg:
nondiagnostic
When the test is nondiagnostic, the etiology of polyuria is usually partial central DI or primary polydipsia

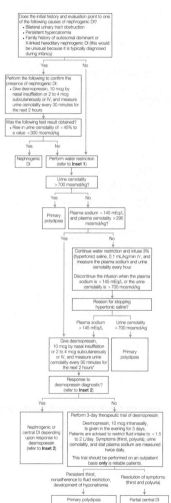

DI: diabetes insipidus; IV: intravenously; ADH: antidiuretic hormone.
* If primary polydipsia is strongly suspected, then aqueous vasopressin (10 units intramuscularly or subcutaneously) should be given instead of desmopressin. (uptodate 2021)

가. 적응증: 다뇨 및 요붕증의 원인 감별을 하고자 할 때

나. 주의사항

i) Hypertonic dehydration 상태에서는 시행하지 않는다.

ii) 검사로 인해 환자가 위험한 상황에 처하게 될 수 있고, 검사후 3~5%에서 심각한 합병증이 발생할 수 있기 때문에 입원환자에 한하여 검사를 하며, 의료인의 감시하에 검사가 진행되어야 한다

iii) 환자의 검체가 나가는 즉시 Sosm와 Uosm 결과를 보고받을 수 있도록 검사실과 협조하에 검사를 시행해야 한다.

iv) 준비: aqueous vasopressin (Pitressin) 5 unit (1 ample = 20 unit)

다. 검사과정

i) 수분제한검사 전에는 수분섭취를 충분히 하도록 하고, 저녁식사는 간단히 하되 홍차, 커피, 음주 및 흡연은 금해야 한다. 저녁식사 이후부터 금식을 하되 수분제한시까지 물을 마시는 것은 허용한다.

ii) 요량이 10L/day 이하이면 그 전날 저녁 6~12시 사이에 수분제한을 시작하고, 요량이 10L/day 이상이면 새벽 4~6시 사이에 수분제한을 시작한다.

iii) 수분제한검사 시작시에 기초적인 검사를 시행한다. 즉 체중, 누운상태의 혈압, 기립시 혈압, 맥박수, 혈청과 소변의 osmolarity, BUN, Na, plasma vasopressin (AVP) 등을 측정한다.

iv) 환자가 아침에 일어난 후에는 Uosm는 매시간마다, Posm와 체중, 혈압, 맥박, BUN, Na 등은 매 2시간마다 측정한다. 또한 Plasma vasopressin (AVP)는 매 4시간마다 측정한다.

v) 수분제한검사가 종료 기준(목표)에 도달하면 Pitressin 5 unit (0.3 ug/kg SC or IV)를 주사하고 30분, 1시간 후에 각각 체중, 누운상태의 혈압, 기립시 혈압, 맥박수, 혈청과 소변의 osmolality, BUN, Na, plasma vasopressin (AVP) 를 측정한다.

라. 수분제한검사의 종료기준(목표)

i) Body weight, plasma osmolality, and/or sodium concentration, urine volume, and urine osmolality를 매시간 측정해서 2개의 endpoint가 달성될 때까지 모니터링한다.

ii) 매시간 측정한 Uosm 변화가 없을 때: 연속 3시간동안 시간당 Uosm의 증가가 30mOsm/kg 이하일 때

iii) Posm가 300mOsm/kg에 이를 때(Pitressin 주사 전의 Posm는 최소한 288 mOsm/kg 이상이어야 한다.)

iv) 체중이 5% 이상 감소될 때

v) 환자 상태가 악화되었을 때

마. 분석

- Urine concentration (osmolality > 300mosmol/L, specific gravity > 1.010) 에 도달하지 않으면

→ Severe pituitary DI or severe nephrogenic DI

☞ Pitressin 검사를 시행한다.

- Concentration of urine (+)

→ Partial pituitary DI, partial nephrogenic DI,

or primary polydipsia

☞ 수분제한검사 중에 AVP level을 측정하여 plasma and urine osmolality와의 관계를 비교한다.

(이때 대개 hypertonic saline loading이 필요하게 된다.)

☞ MRI of the pituitary and hypothalamus

④ 고장성 식염수 부하검사(Hypertonic saline loading test)

가. 주의점: 수분제한 검사보다 위험성이 더 많은 검사이므로 경험이 있는 의사와 적절한 조치가 가능한 환경에서 검사를 시행하여야 한다.

나. 적응증: 수분제한 검사상 결과가 애매한 경우에 partial DI의 감별진단

다. 준비: 3% saline 500mL, Normal saline 1,000mL

라. 검사과정:

i) 기저 Sosm와 plasma AVP를 위한 채혈을 하면서, 한쪽 팔에 3% saline을 주사하고, 다른쪽 팔에는 채혈용으로 normal saline을 정맥주사한다.

ii) 3% saline은 2시간동안 주사하며 주입속도는 0.1mL/kg/min로하며, 환자의 의식상태를 면밀히 감시하여야 한다.

iii) 매 20분마다 Sosm와 plasma AVP측정을 한다.

iv) Sosm와 plasma AVP의 결과를 plot한다.

마. 분석:

Sosm가 >300mOsm/kg이면서 plasma AVP가 예상보다 낮게 나온다면, 환자는 정상 Sosm를 유지하기 위한 plasma AVP의 생산이 불충분한 것으로 해석되어 partial central DI로 진단한다.

⑤ 바소프레신 주입검사(Vasopressin infusion test)

가. 적응증: primary polydipsia와 partial nephrogenic DI의 감별

나. 준비: aqueous vasopressin (Pitressin) 5 unit (1 ample=20 unit), Normal saline 500mL x 2

다. 검사과정:

i) 기저 plasma AVP를 위한 채혈을 하고, 채뇨를 하여 Uosm를 측정한다(이때 환자의 방광은 완전히 비워져야 한다). 한쪽 팔에 Pitressin을 섞은 saline을 주사하고, 다른쪽 팔에는 채혈용으로 normal saline을 정맥주사한다.

ii) Pitressin을 90분 동안 2 milliunit/kg/min의 속도로 주입한다.

iii) 매 30분마다 Uosm와 plasma AVP측정을 한다. (3회)

iv) Pitressin을 90분 동안 5 milliunit/kg/min의 속도로 주입한다.

v) 매 30분마다 Uosm와 plasma AVP측정을 한다. (3회)

vi) Uosm와 log AVP의 결과를 plot한다.

라. 분석:

　　i) Curve가 정상범위내에 위치하면 신장에서의 vasopressin에 대한 반응이 정상이다. 환자가 polydipsia가 있으면서 neurogenic DI가 제외된다면 primary polydipsia를 진단할 수 있다.

　　ii) Curve가 정상범위의 우측으로 이동되어 있는 경우에는 신장에서 소변의 농축 능력의 저하가 있는 경우이므로 partial nephrogenic DI를 진단한다.

◈ 수분제한검사에 대한 반응

　　→ Uosm > Posm: central DI (partial), primary polydipsia, normal

　　→ Posm > Uosm: central DI (complete), nephrogenic DI

◈ Pitressin 주사에 대한 반응

　　→ Uosm 50% 이상 증가: central DI (complete)

　　→ Uosm 15~45% 증가, <300mosmol/kg: nephrogenic DI (partial)

　　→ Uosm 15~45% 증가, >300mosmol/kg: central DI (partial)

　　→ Uosm 15% 이하 증가, <300mosmol/kg: nephrogenic DI (complete)

수분제한검사 및 Pitressin 주사후 반응

감별진단	최대 Uosm (mOsm/kg)	최대 Posm (mOsm/kg)	Pitressin 주사 후 Uosm의 증가(%)
정상	농축(764 ± 212)	289 ± 7	변화없음(<15)
Complete central DI	매우 희석(168 ± 59)	306 ± 12	현저한 증가(>50)
Partial central DI	약간 증가(438 ± 116)	294 ± 4	증가(15~45)
Nephrogenic DI	희석(<150)	302~320	변화없음(<15)
Primary polydipsia	최대로 농축은 아님 (696 ± 190)	>288	변화없음(<15)
High set osmoreceptor	농축(>600)	>295	변화없음(<15)

*수분제한 검사 결과가 애매한 경우에 필요에 따라 Hypertonic saline loading test, vasopressin infusion test를 시행할 수 있다.

4) Central DI의 치료

　① Desmopressin (DDAVP) (Treat of choice): IV, SC, nasal intranasal, oral

　　가. Intranasal spray: initial dose 5μg at bedtime → increment by 5μg

　　　　　　　　maintenance dose: 5~20μg qd or bid

　　나. Oral tablet: 1/10~1/20 potency of nasal form

　　　　　　0.1mg tablet = 2.5 to 5μg of the nasal spray

initial dose 0.05mg

maintenance dose: 0.1mg to 0.8mg in divided doses

다. Subcutaneous injection: 1μg administered subcutaneously every 12 hours

라. Intravenous administration: SC에 효과가 없는 환자

2 μg of desmopressin acetate over 2min.

duration of action : 12 hours or more

② Other drugs(잘 사용하지 않음): chlorpropamide, carbamazepine, clofibrate, nonsteroidal antiinflammatory drug (NSAID), thiazide diuretics

5) Nephrogenic DI의 치료

① Thiazide diuretics (25mg qd or bid) ±a low solute diet and a prostaglandin synthesis inhibitor (e.g., indomethacin)

② Amiloride: lithium nephrotoxicity 에 의한 경우에 효과가 있음

additive effect with the thiazide diuretics

13. Potassium and calcium homeostasis

Cellular potassium shifts (CCN 5rd ed)	
Intracellular shifts	Extracellular shifts
Insulin	Acidosis
Beta-agonist	Hyperglycemia
Alkalosis	Beta-blocker
Alpha-blocker	Alpha-agonist
	Increase in osmolality
	Exercise

1) Hypokalemia

① 정의: K <3.5mEq/L

② 임상양상

가. K^+ <3.0 이면 대개 증상이 나타난다.

나. Fatigue, myalgia, muscular weakness of L/E, constipation, paralytic ileus

다. If K^+ <2.5mEq/L → flaccid paralysis, hyporeflexia, tetany, respiratory paralysis, rhabdomyolysis

라. 부정맥, flattening of T wave, prominent U wave, prolonged PR interval

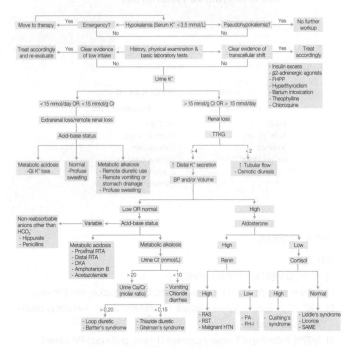

Plasma K+
(meq/L)

마. Metabolic alkalosis (∵ ↑HCO₃ 재흡수, ↑ renal ammonia생성, ↑ H secretion)
바. Hypokalemic nephropathy, 소변 농축능력의 결함.

③ 진단적 접근
- Hypokalemia는 절대로 K intake이 감소된 것만으로는 오지 않는다.
  (∵ efficient renal excretion system 때문)
- GI loss중에는 colon content에서 가장 K함유량이 많으므로 설사 시(특히 VIPoma, villous adenoma) hypokalemia가 자주 동반된다.

(Harrisons' Principles of Internal Medicine, 20 ed)

④ 원인

I. Decreased intake

Starvation

Clay ingestion

II. Redistribution into cells

A. Metabolic alkalosis

B. Hormonal

Insulin

β2-adrenergic agonist, ↑ β2 adrenergic sympathetic activity

α-adrenergic antagonists

Thyrotoxic periodic paralysis

Downstream stimulation of Na^+/K^+-ATPase

: theophylline, caffeine

C. Anabolic state

Vitamin B12 or folate administration

G-CSF

Total parenteral nutrition

D. Other

Pseudohypokalemia

Hypothermia

Familial hypokalemic periodic paralysis

Barium toxicity

III. Increased loss

A. Non-renal: Gastrointestinal loss (diarrhea)

Integumentary loss (sweat)

B. Renal

Diuretics, Osmotic diuresis, Salt-wasting nephropathies

Mineralocorticoid excess

Distal delivery of nonreabsorbed anions

: Vomiting, nasogastric suction, proximal RTA,

Diabetic ketoacidosis

Magnesium deficiency

⑤ 치료

가. Serum K^+이 반드시 총 K^+을 반영하는 것은 아니므로 K^+ replace 시 반드시 electrolyte f/u 해야 한다.

Oral therapy	IV therapy
① Mild to moderate hypokalemia (serum potassium 3.0 to 3.4 mEq/L) 일 때 oral 제제 복용 ② K contin 20~100 mEq/day (1T ≒ 8 mEq)	① Infusion 농도 - Peripheral vein: < 40mEq/L Central vein: < 60mEq/L ② Rate of infusion: < 20mEq/hour ※Mix K^+ to NS (∵ DW에 mix시 insulin-mediated shift → ↓K) ※Monitor ECG, neuromuscular examination Paralysis 혹은 life-threatening arrhythmia시 200mEq/L (NS 100mL에 KCl 20mEq mix)까지 쓸 수 있다.

☞ 이뇨제를 쓰고 있는 환자에서는(CHF, cirrhosis) amiloride, triamterene, spironolactone 같은 K-sparing diuretics를 고려해 볼 수 있다. CHF나 간경화 환자에서는 mild hypokalemia도 치료하는 것이 원칙인데 그 이유는 간경화환자에서는 간성 혼수가 유발될 수 있고 심부전 환자에서는 digoxin을 복용하는 환자가 많기 때문이다.

⑥ Hypokalemic periodic paralysis

가. 임상양상

Exercise, stress, carbohydrate meal 후 갑자기 K^+이 세포안으로 들어가면서 혈청 K^+이 1.5~2.0meq/L까지 감소되고 이로 인하여 muscle weakness나 paralysis를 야기함. 특히 hyperthyroidism이 동반된 동양 남자에게 호발

나. 치료

경구로 KCl을 60~120 meq 투여시 대개 15~20분 내에 증상을 소실한다. (그러나 normokalemic, hyperkalemic periodic paralysis가 있기 때문에 의심이 되더라도 K level check후 투여하여야 한다) K^+ supplementation, K-sparing diuretics, a low-carbohydrate diet, carbonic anhydrase inhibitor (acetazolamide)를 예방 목적으로 투여할 수 있다.

2) Hyperkalemia

① 정의: K^+ > 5.5mEq/L

② 임상양상: (Few symptoms and signs and only with very high levels)

Ascending muscular weakness, cardiac conduction abnormality, arrhythmias (sensory, sphincter tone, cranial nerve are typically intact)

→ Respiratory muscle weakness (rare), flaccid quadriplegia

☞ Arrhythmia and conduction abnormalities

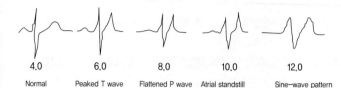

4.0	6.0	8.0	10.0	12.0
Normal	Peaked T wave	Flattened P wave	Atrial standstill Prolonged PR interval Depressed ST segment Peaked T wave	Sine-wave pattern Prolonged QRS duration Further peaking T waves

③ Hyperkalemia의 원인(up to date 2021)

Increased potassium release from cells
Pseudohyperkalemia
Metabolic acidosis
Insulin deficiency, hyperglycemia, and hyperosmolality
Increased tissue catabolism
Beta blockers
Exercise
Hyperkalemic periodic paralysis
Other
Overdose of digitalis or related digitalis glycosides
Red cell transfusion
Succinylcholine
Arginine hydrochloride
Activators of ATP-dependent potassium channels (eg, calcineurin inhibitors, diazoxide, minoxidil, and some volatile anesthetics)

Reduced urinary potassium excretion
Reduced aldosterone secretion
Reduced response to aldosterone
Reduced distal sodium and water delivery
Effective arterial blood volume depletion
Acute and chronic kidney disease
Other
Selective impairment in potassium secretion
Gordon's syndrome
Ureterojejunostomy

④ Hyperkalemia의 접근 방법

   가. 먼저 pseudohyperkalemia를 배제한다. (Hemolysis, PLT > 400,000 (40만)/mm^3 WBC > 100,000 (십만)/mm^3, tourniquet, lab error, hereditary spherocytosis)

   나. 그 다음 redistribution을 배제한다. (↓insulin, acidosis, beta blocker, digoxin toxicity, exercise, hyperkalemic periodic paralysis)

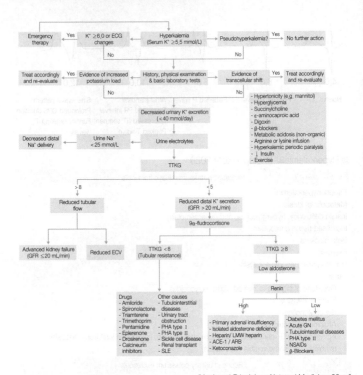

(Harrisons' Principles of Internal Medicine, 20 ed)

※ $CCD[K^+] = U[K^+] \div (Uosm/Posm)$

$$TTKG = \frac{CCD[K^+]}{P[K^+]} = \frac{U[K^+] \div (Uosm/Posm)}{P[K^+]}$$

TTKG 6~12 normal

TTKG < 5~7 suggests aldosterone deficiency or resistance

TTKG > 10 suggests normal aldosterone action and an extrarenal cause

기전	약물	용량	작용 시간
Antagonism of membrane action (stabilizes cell membrane) Transient effect	Calcium gluconate	1g iv over 2~3min 1ⓐ = 2 g	Can repeat every 5 min if ECG change persistent. Should not be given in bicarbonate-containing solutions (∵ precipitation of CaCO3) Should be administered only when absolutely necessary (loss of P waves or widening of QRS) in patients taking digitalis (∵ risk of digitalis toxicity)
↑ K entry into cells (transient effect)	Insulin + glucose	50% DW 50cc + RI 10U iv (If glucose > 250mg/dL → insulin만 투여할 수 있다.) 비당뇨환자의 경우 10% DW 10gtt iv 유지 (∵ hypoglycemia의 위험이 있으며 이는 hyperkalemia 를 악화시킬 수 있다.)	Begin 15min, peak 60min, last hours (4 to 6hrs) (↓ K by 0.5~1.5 mEq/L); drive K into cells
	Bicarbonate	45 mEq ivs over 5 min Bivon 1ⓐ = 20 mEq	Can repeat in 30 min Begin 30 to 60min, last hours Metabolic acidosis가 동반된 severe hyperkalemia가 있을때만 쓴다.
	Albuterol/ Salbutamol nebulizer	Albuterol: 10~20mg by nebulizer over 15min (with 4mL of saline) (IV, nebulizer 모두 가능) Salbutamol: 1ⓐ = 20mL (5mg/mL) (IV 투여 안됨)	Within 30 mins with iv infusion, 90 min with nebulizer, last 2~4hrs (↓ K by 0.5~1.5 mEq/L in 30min) Side effect: mild tachycardia (Possible induction of angina → avoided in patients with known active coronary disease)

Removal of excess K	Lasix	Furosemide 20~40mg iv (higher dose with renal insufficiency)	If renal function is good
	Kayexalate (binds K and release Na) / Kalimate (bind K and release Ca) (kalimate 1P) = 5g)	Kalimate Enema: 50g + 20% DW 100~200mL enema q 6hrs (최소 4시간 간격으로 시행) PO: 15g (5~20) 1~4회/day PO sorbitol 함께 투여 가능 Saline과 함께 투여하지 않음. Sorbitol: can directly damage mucosa (postOp. 환자에서 금기)	60g of kalimate ↓ K by 0.5~1.0mEq/L Onset 2~24hrs and last 4~6hrs Enema: should be kept in colon at least 30~60min. 금기: ↓ colonic motility d/t ileus, opiates, postOp. Kalimate는 hypercalcemia 환자에서 주의를 요함.
	Hemodialysis	HD (fast)≫PD	↓ K by 25~50mEq/hr (↓ K by 1.3mEq/L/hr) 적응증: ① 위와 같은 치료가 효과 × ② Severe hyperkalemia ③ Marked tissue breakdown

⑤ 치료

Indication of immediate therapy

: Plasma K^+ > 6.5 mEq/L, severe muscle weakness, marked ECG changes

EKG의 변화가 hyperkalemia를 의심케 하면 검사결과를 기다리지 말고 즉시 치료

※ Severe hyperkalemia의 경우 conservative manage를 시작하면서 동시에 HD를 위한 준비를 시작한다. (∵ conservative manage는 대부분 transient effect이며 kalimate는 onset이 늦고 효과가 보장되지 않음)

→ 투석실에 연락 및 access line 확보

⑥ Hyperkalemia in CHF

가. Potassium intake의 억제

나. K-sparing diuretics, ACE inhibitor 자제,

다. K^+ wasting diuretics의 사용(Furosemide, thiazide)

☞ Risk factors for hyperkalemia in CHF

ⓐ Spironolactone ≥ 50mg/day

ⓑ High ACE inhibitor dose

ⓒ Baseline K ≥ 4.2mEq/L

ⓓ Baseline Cr ≥ 1.6mg/dL

ⓔ Advanced age

ⓕ DM

K⁺이 포함된 식품

- 250mg (6.2mmol)/100g
  - 채소: 시금치, 토마토, 브로콜리, 겨울호박, 사탕무우, 당근, 꽃양배추, 감자
  - 과일: 바나나, 멜론, 키위, 오렌지, 망고
  - 육류: 쇠고기, 불고기, 돼지고기, 송아지 고기, 어린양고기
- 500mg (12.5mmol)/100g 이상
  - 건조 과일(대추 야자, 말린 자두), 호두, 서양배, 귀리시리얼, 강낭콩
- 1,000mg (25mmol)/100g 이상
  - 건조 무화과, 당밀, 해초

3) Hypercalcemia

① 정의: Mild hypercalcemia (up to 11~11.5 mg/dL)

   severe hypercalcemia (> 12~13 mg/dL)

② 임상양상: Severity and rate of hypercalcemia가 중요.

Cause of hypercalcemia (Harrison 20th ed.)
Excessive PTH production
① Primary hyperparathyroidism (adenoma, hyperplasia, rarely carcinoma)
② Tertiary hyperparathyroidism
③ Ectopic PTH secretion
④ FHH
⑤ Alterations in CaSR function (lithium therapy)
Hypercalcemia of malignancy
① Overproduction of PTH계(many solid tumors)
② Lytic skeletal metastasis (breast, myeloma)
Excessive 1,25(OH)2D production
① Granulomatous diseases (sarcoidosis, tuberculosis, silicosis)
② Lymphomas
③ Vitamin D intoxication
Primary increase in bone resorption
① Hyperthyroidism
② Immobilization
Excessive calcium intake
① Milk-alkali syndrome
② Total parenteral nutrition
Other causese
① Endocrine disorders (adrenal insufficiency, pheochromocytoma, VIPoma)
② Medications (thiazides, vitamin A, antiestrogens)

③ Hypercalcemia의 접근 방법

　가. Repeat lab, correct for albumin

　나. Pseudohypercalcemia 배제(high albumin, lab error)

　다. Corrected Ca = measured Ca + 0.8 × (4 - albumin
　　　 Albumin 1 g/dl ↓ → total Ca 0.8mg/dl ↓

　라. 환자의 병력과 medication을 반드시 확인한다.

　마. 먼저 intact PTH, P, ALP, TFT check → vitamin D level

　바. 종양이 의심되는 환자는 PTH-rP를 check 해볼 수 있다. (단, PTH related peptide는 해외위탁검사로 SMC에서 routine하게 시행하지는 않는다)

Diagnostic approach to hypercalcemia

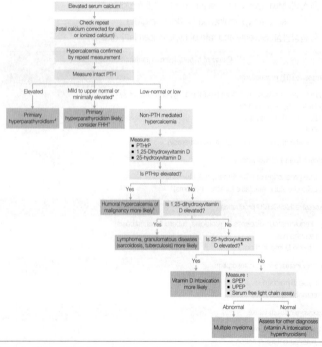

PTH: parathyroid hormone; FHH: familial hypocalciuric hypercalcemia; PTHrp: parathyroid hormone-related peptide; SPEP: serum protein electrophoresis; UPEP: urine protein electrophoresis.

* Serum PTH typically ranging from 35 to 65 pg/mL in an assay whose normal range is 10 to 60 pg/mL.

¶ Serum 25-hydroxyvitamin D must be markedly elevated before hypercalcemia develops. Although the serum concentration of 25-hydroxyvitamin D at which hypercalcemia typically occurs is undefined, many experts define vitamin D intoxication as a value > 150 ng/mL (374 nmol/L).

◿ Refer to UpToDate content on primary hyperparathyroidism.

◇ Refer to UpToDate content on primary hyperparathyroidism and familial hypocalciuric hypercalcemia for details.

§ Additional work-up is warranted to identify malignancy.

④ Hypercalcemia의 치료의 적응증

가. No necessity of immediate treatment

Asymptomatic or mildly symptomatic (eg. constipation) and serum calcium < 12mg/dL

Well-tolerated chronic hypercalcemia (serum calcium 12 to 14mg/dL)

나. Indication of immediate treatment

Symptomatic hypercalcemia

Serum calcium > 14mg/dL, regardless of symptoms

⑤ Hypercalcemia의 치료

급성기 치료	비고
Volume repletion with isotonic saline: Initial 200~500mL/h, maintain urine output 100~150mL/h	Age, Comorbid condition (CHF, CKD), Edema 여부, severity of hypercalcemia 등 고려
Lasix 20~40mg iv (not routine administration)	e', Ca, iCa, BUN/Cr, Mg F/U q12hr 반드시 volume repletion 이후 사용 Thiazide는 금기
Elcatonin IM4IU/kg q 12h (Maximum up to 8IU/kg q 6hr)	S/E: safe and relative nontoxic, 빠른 효과(within 2hr) Duration: 6 to 8 hours, hypercalcemic effect diminishes within 24 to 48 hours
Pamidronate 90mg + NS 500mL iv over 4h (Ca 12~14mg/dL → 30~60mg, Ca 14~16mg/dL, → 60~90mg, Ca > 16mg/dL → 90mg)	S/E: fever, ↓ PO4, ↓ Mg, osteonecrosis of jaw (반복 사용시) 2~4일에 시작, 4~7일에 최대 효과 Duration: 약 15일(7일 이내에 투여 ×)
Prednisolone 20~40mg/day	Endogenous 1,25(OH)2 Vit.D 증가시(Lymphoma, sarcoidosis) 효과적 2~5일 이내에 효과, 작용시간 5~10일
Gallium nitrate	Potential nephrotoxicity Continuous infusion over 5 days
Dialysis	low calcium or calcium-free dialysate로 HD나 PD

※ Intravenous salcatonin: 5~10IU/kg with 500mL saline over at least 6hrs (Miacalcic, Novartis product information)

※ Bisphosphonate in treatment of hypercalcemia (IV > > PO)

Zolendronate 4mg iv over 30min,

Pamidronate 60~90mg IV over 2~4h

Ibandronate 2mg iv over 2hr (Onset 1~3 days)

※ Renal failure and bisphosphonate

Renal dysfunction을 유발하거나 악화시킬 수 있으나 반복, 지속 투여가 아닌 경우 monitoring 하면서 투여할 수 있다. Cr > 3mg/dL에서는 dose adjustment가 필요하다. (An expert panel from the American Society of Clinical Oncology)

14. Phosphate and magnesium

1) Treatment of hypophosphatemia

체내 P의 1%만이 ECF에 존재하므로 serum P가 체내 양을 반영하지 못한다.

① Acute moderate hypophosphatemia (1.0~2.5mg/dL)

Underlying cause를 교정하는 이외에 특별한 치료를 필요로 하지 않는다.

Symptomatic patients(1.0~1.9 mg/dL): oral phosphate replacement (joulie sol)

② Acute severe hypophosphatemia (<1.0mg/dL)

IV phosphate 치료. Serum P > 1.5mg/dL이면 투여 중단

Potassium phosphate 1A = K^+ 20 mEq + PO4- 20mmol (= P 620mg)

0.25 to 0.5mmol/kg (maximum 80mmol) over 8 to 12 hours

(60kg 기준 0.5~1.5A over 8 to 12hrs, maximum 4 ample over 8 to 12hrs)

Potassium phosphate를 50~100mL NS에 mix하여 single administration 가능하다. (Primer on Kidney disease 5th ed.)

※ IV potassium phosphate 치료시 주의사항

Potassium이 함께 들어있으므로 K^+ infusion rate < 20mEq/hr가 되도록 함.

Serum K^+ > 4.0mEq/L 일 때 가능하면 투여하지 않음.

Hypotension이 나타나면 acute hypocalcemia가 의심되므로 투여를 중단.

Serum calcium, phosphorus, potassium level을 최소 q 8hr로 F/U

③ Chronic hypophosphatemia

Vitamin D deficiency가 있다면 먼저 치료한다.

필요시 경구로 보충: 우유 또는 Joulie solution

Elemental phosphorus 0.5~1.0 g PO bid or tid

(Joulie solution 1mL = P 34mg 따라서 10~30 cc bid or tid)

2) Treatment of hypomagnesemia

체내 Mg의 1%만이 ECF에 존재하고 뼈와 세포내의 Mg과의 교환이 느리다.

따라서 serum Mg은 체내 Mg의 양을 잘 반영하지 못한다.

① Asymptomatic chronic hypomagesemia

Deficiency가 심하더라도 malabsorption이 없다면 경구로 보충이 원칙

초기용량 30~60 mEq/day divided 3~5 times (up to 720mg/day)

Magnes 1T = Mg 48mg ≒ Mg 4mEq

Mg oxide 500mg ≒ Mg 25mEq (설사를 더 많이 유발)

경구로 보충을 할 수 없으면 IV 투여

② Severe symptomatic hypomagnesemia

정상 신기능의 경우 4시간 동안 IV 투여된 Mg의 50%가 요로 배설됨.

첫 24시간 동안 1.0~1.5 mEq/kg를 투여 이후 매일 0.5~1.0mEq/kg를 투여

     $MgSO_4$ (10%) 1A = $MgSO_4$ 2g = Mg 192mg = Mg 16 mEq

     (60kg 기준 60~90mEq/day ≒ 4~5 ample of 10%MgSO4)

보통 수일 이상의 투여가 필요함(3~7일)

※ $MgSO_4$ IV 투여시 주의사항

신기능이 저하된 경우 Mg의 투여는 극히 주의해야 함.

IV 투여시 통증이나 경화(induration)를 유발할 수 있으므로 반드시 희석

(50~100mL NS or 5DW에 1~2g $MgSO_4$를 mix iv over 5~10min 가능)

Hypotension, DTR 감소 여부를 주의깊게 관찰

안면 홍조나 온감(feeling of warmth): 빠른 속도로 주입되고 있음을 시사

IM injection은 동통을 유발하므로 IV 투여 경로가 없는 경우에만 한해서 시행

15. Acute Kidney Injury

1) 정의

Criteria for acute kidney injury

	RIFLE[1]	AKIN[2]	KDIGO[3]
Dianostic criteria*			
		Increase in serum creatinine of >0.3 mg/dL or >50% within 48 hours OR Urine output of <0.5 mL/kg/hour for >6 hours	Increase in serum creatinine of >0.3 mg/dL within 48 hours or >50% within 7 days OR Urine output of <0.5 mL/kg/hour for >6 hours
Staging criteria			
Risk (RIFLE) or stage 1 (AKIN/KDIGO)	Increase in serum creatinine to 1.5 times baseline OR Urine output of <0.5 mL/kg/hour for 6 to 12 hours	Increase in serum creatinine of >0.3 mg/dL or to 150 to 200% baseline OR Urine output of <0.5 mL/kg/hour for 6 to 12 hours	Increase in serum creatinine of >0.3 mg/dL or 1.5 to 1.9 times baseline OR Urine output of <0.5 mL/kg/hour for 6 to 12 hours
Injury (RIFLE) or stage 2 (AKIN/KDIGO)	Increase in serum creatinine of to 2 times baseline OR Urine output of <0.5 mL/kg/hour for 12 to 24 hours	Increase in serum creatinine to 200 to 300% baseline OR Urine output of <0.5 mL/kg/hour for 12 to 24 hours	Increase in serum creatinine to 2.0 to 2.9 times baseline OR Urine output of <0.5 mL/kg/hour for 12 to 24 hours
Failure (RIFLE) or stage 3 (AKIN/KDIGO)	Increase in serum creatinine to 3 times baseline OR Increase in serum creatinine by >0.5 mg/dL to >4.0 mg/dL OR Urine output of <0.3 mL/kg/hour for >24 hours OR Anuria for >12 hours OR Initiation of renal replacement therapy	Increase in serum creatinine to >300% baseline OR Increase in serum creatinine by >0.5 mg/dL to >4.0 mg/dL OR Urine output of <0.3 mL/kg/hour for >24 hours OR Anuria for >12 hours OR Initiation of renal replacement therapy	Increase in serum creatinine to >3.0 times baseline OR Increase in serum creatinine of >0.3 mg/dL to >4.0 mg/dL ¶ OR Urine output of <0.3 mL/kg/hour for >24 hours OR Anuria for >12 hours OR Initiation of renal replacement therapy
Loss (RIFLE)	Need for renal replacement therapy for >4 weeks		
End stage (RIFLE)	Need for renal replacement therapy for >3 months		

RIFLE: risk, injury, failure, loss, ESRD; AKIN: Acute Kidney Injury Network; KDIGO: Kidney Disease: Improving Global Outcomes; ESRD: end-stage renal disease.

* AKIN and KDIGO provided both diagnostic and staging criteria. RIFLE provided a graded definition of AKI that is implicit in the staging criteria-

¶ In patients <18 years, stage 3 AKI is also defined by KDIGO as a decrease in estimated glomerular filtration rate (eGFR) to <35 mL/min/1.73 m2.

(Reference : up to date 2020)

소변량에 따른 용어

① Nonoliguria: urine output > 400mL/24h

② Oliguria: urine output = 100~400mL/24h

③ Anuria: urine output < 100mL/24h

2) 원인

급성기 치료	비고
① Hypovolemia A. Hemorrhage, burns, dehydration B. GI fluid loss: vomiting, surgical drainage, diarrhea C. Renal fluid loss: diuretics, osmotic diuresis (DM), hypoadrenalism D. Sequestration in extravascular space: pancreatitis, peritonitis, trauma, burns, severe hypoalbuminemia ② Low cardiac output A. Diseases of myocardium, valves, and pericardium; arrhythmias; tamponade B. Other: pulmonary hypertension, massive pulmonary embolism, positive pressure mechanical ventilation ③ Altered renal systemic vascular resistance ratio A. Systemic vasodilation: sepsis, antihypertensives, afterload reducers, anesthesia, anaphylaxis B. Renal vasoconstriction: hypercalcemia, norepinephrine, epinephrine, cyclosporine, FK506, amphotericin B C. Cirrhosis with ascites (hepatorenal syndrome) ④ Renal hypoperfusion with impairment of renal autoregulatory responses (Cyclooxygenase inhibitors, ACE inhibitors) ⑤ Hyperviscosity syndrome : MM, macroglobulinemia, polycythemia	① Renovascular obstruction (bilateral or unilateral in the setting of one functioning kidney) A. Renal artery obstruction: atherosclerotic plaque, thrombosis, embolism, dissecting aneurysm, vasculitis B. Renal vein obstruction: thrombosis, compression ② Disease of glomeruli or renal microvasculature A. GN, vasculitis B. HUS/TTP, DIC, accelerated hypertension, radiation nephritis, SLE, scleroderma, toxemia of pregnancy ③ Acute tubular necrosis A. Ischemia: as for prerenal ARF (hypovolemia, low cardiac output, renal vasoconstriction, systemic vasodilatation), obstetric complications (abruptio placentae, postpartum hemorrhage) B. Toxins C. Exogenous: radiocontrast, cyclosporin, antibiotics (AG), chemotherapy (cisplatin), organic solvents (e.g., ethylene glycol), acetaminophen D. Endogenous: rhabdomyolysis, hemolysis, uric acid, oxalate, plasma cell dyscrasia (e.g., myeloma) ④ Interstitial nephritis A. Allergic: antibiotics (e.g.,β-lactams, sulfonamides, trimethoprim, rifampicin), NSAID, diuretics, captopril B. Infection: bacterial (e.g., APN, leptospirosis), viral (e.g., CMV), fungal (e.g., candidiasis) C. Infiltration: lymphoma, leukemia, sarcoidosis D. Idiopathic ⑤ Intratubular deposition and obstruction: Myeloma proteins, uric acid, oxalate, acyclovir, methotrexate, sulfonamides ⑥ Renal allograft rejection

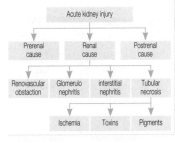

3) 진단

Prerenal AKI 을 시사하는 소견		
★History	★Examination	★Laboratory/ Other
ECF loss or sequestration from skin, GI, renal source	Orthostatic hypotension and tachycardia	Normal UA
Orthostatic lightheadedness	Dry mucous membranes	Urinary indices c/w nl tubular fx
Thirst	No axillary moisture	↑BUN-Cr ratio
Oliguria	↓skin turgor	
Symptoms of heart failure	Evidence of CHF edema (+)	
Edema		

Acute GN 을 시사하는 소견		
★History	★Examination	★Laboratory/ Other
Recent infection	Hypertension	hematuria, red cell casts, and proteinuria
Sudden onset of edema, dyspnea	Edema	
Systemic ds (SLE, Wegener's granulomatosis, Goodpasture's syndrome)	Rash	Serologic or culture evidence of recent infection
	Arthropathy	
	Prominent pulmonary findings	low complement, cryoglobulinemia, FANA, RF, GBM Ab
No evidence of other causes of renal failure	ABE or SBE의 stigmata visceral abscess	

Acute Interstitial Nephritis 를 시사하는 소견		
★History	★Examination	★Laboratory/ Other
Medication exposure	Fever	WBC cast, eosinophilic casts, low grade proteinuria, eosinophilia renal biopsy
Severe pyelonephritis	Rash	
Systemic infection	Back or flank pain	

Vascular AKI 를 시사하는 소견		
★History	★Examination	★Laboratory/ Other
담배, HTN, DM, 고지혈증, 중풍 claudication, MI aorta를 포함한 catheterization scleroderma 임신, tacrolimus cyclosporin 전신증상(+)	HTN, A, fib scleroderma palpable purpura AAA, 발가락 괴사 vascular bruits SBE or ABE의 stigmata ileus	↓plt microangiopathic hemolysis coagulopathy hematuria low-grade proteinuria

Urine Diagnostic Indices in Differentiation of Prerenal versus Intrinsic Renal AKI

Diagnostic Index	Typical Findings	
	Prerenal AKI	Intrinsic Renal AKI
FENa (Fractional excretion of sodium) (%) $\dfrac{UNa \times PCr}{PNa \times UCr} \times 100$	< 1	> 1
Urine sodium concentration (mmol/L)	< 10	> 20
Urine creatinine to plasma creatinine ratio	> 40	< 20
Urine urea nitrogen to plasma urea nitrogen ratio	> 8	< 3
Urine specific gravity	> 1,020	~1,010
Urine osmolality (mosmol/kg H_2O)	> 500	~300
Plasma BUN/creatinine ratio	>20	<10~15
Renal failure index $\dfrac{UNa}{UCr/PCr}$	< 1	> 1
Urinary sediment	Hyaline casts	Muddy brown granular casts

★ Intrinsic renal damage에도 불구하고 FENa가 1% 미만인 경우

① Severe Renal Vasoconstriction
   Liver disease (hepatorenal syndrome)
   CHF
   Norepinephrine, dopamine 투여
   Burns, sepsis
   NSAIDs
   Acute bilateral ureteral obstruction
   방사선 조영제에 의한 ARF
   Rhabdomyolysis 초기
   Afferent arteriole의 질환(예; TTP, scleroderma)
② Vascular inflammation
   Acute glomerulonephritis
   Acute vasculitis
   신이식 거부반응

4) 치료

① Principles
   가. Optimization of hemodynamics
   나. Correction of fluid and electrolyte imbalances
   다. Discontinuation of nephrotoxic medications
   라. Dose adjustment of administered medication

② Prerenal azotemia: renal perfusion을 최적화할 수 있는 치료
   가. Packed RBC: severe acute blood loss
   나. Colloid
   다. Isotonic crystalloid: colloid 보다 가격이 싸면서 비슷한 효과를 가진다.
      Excessive chloride administration으로 인해 hyperchloremic metabolic acidosis를 유발할 수 있다.
   라. Inotropic agent, preload- and afterload-reducing agents, antiarrhythmic drugs, mechanical aid (IABP, ECMO) 등을 고려한다.

AKI의 보존적 치료	
PREVENTION AND TREATMENT OF COMPLICATIONS	
Intravascular volume overload	Salt (1~2g/d) and water (usually < 1L/d) restriction Diuretics (usually loop diuretics ± thiazide) : 반응이 없으면 중단한다. Ultrafiltration or dialysis
Hyponatremia	Restriction of enteral free water intake (< 1L/d) Hypertonic saline is rarely necessary in AKI. Vasopressin antagonists are generally not needed.
Hyperkalemia	Restriction of dietary potassium intake Discontinuation of potassium-sparing diuretics, ACE inhibitors, ARBs, NSAIDs Loop diuretics to promote urinary potassium loss Potassium binding ion-exchange resin (sodium polystyrene sulfonate) Insulin (10 units regular) and glucose (50 mL of 50% dextrose) to promote entry of potassium intracellularly Inhaled beta-agonist therapy to promote entry of potassium intracellularly Calcium gluconate or calcium chloride (1 g) to stabilize the myocardium
Metabolic acidosis	Sodium bicarbonate (maintain serum bicarbonate > 15mmol/L or arterial pH > 7.2) Dialysis
Hyperphosphatemia	Restriction of dietary phosphate intake (usually < 800mg/d). Phosphate binding agents (calcium carbonate, aluminum hydroxide)
Hypocalcemia	Symptom이 없으면 잘 치료하지 않는다.
Hypermagnesemia	Discontinue Mg^{2+}-containing antacids
Hyperuricemia	Acute treatment is usually not required except in the setting of tumor lysis syndrome
Nutrition	Sufficient protein and calorie intake (20-30 kcal/kg per day) to avoid negative nitrogen balance. Nutrition should be provided via the enteral route if possible
Drug dosing	Careful attention to dosages and frequency of administration of drugs, adjustment for degree of renal failure Note that serum creatinine concentration may overestimate renal function in the non-steady state characteristic of patients with AKI

(Harrison's Principles of Internal Medicine, 20th ed)

AKI 때 투석 적응증	CRRT 적응증
① Progressive azotemia (BUN > 100mg/dL, Cr > 10mg/dL) ② Resistant/severe hyperkalemia ③ Resistant/severe acidosis ④ Pulmonary edema ⑤ Uremic symptoms	① Hemodynamically unstable ARF pts (혈압이 낮거나, Inotropics를 사용하고 있거나, 혈압이 낮아질 우려가 높은 환자: sepsis, cardiogenic shock with pulmonary edema) ② IICP가 있거나 발생할 우려가 있을 때 ③ 예상되는 input이 많을 때(IV fluid, transfusion)

5) CVVH/CVVHDF

	Hemodialysis	Hemofiltration
Dialysate	Yes	No
Driving force	Concentration gradient	Pressure gradient
Primary flux	Solutes	Solvents
Removal of solutes	Diffusion	Convection (solvent drag)
Removal of fluid	Ultrafiltration	Ultrafiltration (large amount)
Clearance of solute	Small solute	Middle molecule (500~10,000 dalton)
Membrane	Semipermeable low resistance to diffusion	Highly permeable low resistance to pressure

6) CRRT 사용 시 처방

---

1. Type of CRRT: CVVHDF
2. Blood Flow Rate: ( )mL/min (100~200mL/min)
3. Replacement fluid rate: ( )mL/hr(1,000~2,000mL/min)
4. Dialysate flow rate: ( )mL/hr
5. Net I/O balance: Remove( )mL/hr → (+)로 CRRT를 유지하지 않는다!
6. Anticoagulant ( ) - no anticoagulation/heparin/futhan

   Heparin: APTT, Futhan: ACT f/u → 용량 조절

   Heparin 사용시

   1) Initial bolus: ( )units (1,000~2,000u)

   2) Continuous infusion ( )mL/min with [NS 20mL + heparin 2,000u] (5~10U/kg)
7. Lab. F/U: electrolyte/TCO2 or HCO_3^-/ iCa/ Mg/ P q 6-8hrs

   Chest AP or PA f/u q 24hrs
8. If serum K ≤ 4.5mmol/L

   → Multibic 4K for dialysate fluid and pre-replacement fluid / Hemosol BO

      for post-replacement fluid

   If 4.5 < serum K < 5.0 mmol/L

   → Multibic 4K for dialysate fluid / Hemosol BO for pre- and post-replacement fluid

   If serum K ≥ 5.1 mEq/L

   → Hemosol BO for dialysate fluid and pre- and post-replacement fluid

---

9. If serum P < 3.0 mg/dL

   → P replacmenet (pot.phosphate 1A mix to main fluid or joulie solution po)
10. If serum Mg < 2.0mg/dL

    → Mg replacement (MgSO4 1A + NS 100mL IV over 1 hours/ 경구 투약 가능할 경우

       상태에 따라 Magnesium lactate or MgO)

---

7) 예후: AKI를 일으킨 원인에 의해 결정

AKI 원인	사망률(+%)	AKI에서 poor prognostic factor
Obstetric pts	~15	① Oliguria
Toxin-related	~30	② ↑ Cr > 3mg/dL
Trauma, postop	~60	③ Old age
~5% 정도는 ESRD로 진행함		④ Multiorgan failure

16. Contrast nephropathy

1) 특징

① Iodinated contrast 노출 24-48시간 이내에 serum Cr 상승

② 조영제 노출 3-7일 이내에 Cr level이 baseline으로 감소

2) 빈도

2~7% in general population, serum Cr > 1.5mg/dL시 10~35%

Baseline Cr	Incidence
Normal	Negligible(7%까지 보고되기도 함)
1.5~4.0mg/dL	4~11%
4~5.0mg/dL	> 50%
Mild to mod renal insufficiency & DM	9~38%

3) 위험 인자

① Chronic kidney disease (e.g. sCr > 1.5mg/dL or estimated GFR < 60mL/min/1.73m^2)

② Diabetic nephropathy with renal insufficiency

③ Reduced intravascular volume (Liver cirrhosis, heart failure)

④ Nephrotoxic drugs (NSAIDs, aminoglycosides, amphotericin, cyclosporine, FK506)

⑤ Multiple myeloma

⑥ Advanced age (e.g. greater than 75 years old)

⑦ Repeated injections within 72 hr

4) 임상양상: prerenal AKI 와 비슷

Contrast에 노출된 지 2~3일만에 sCr 상승하기 시작, Cr peak: 3일, 회복: 7~14일
dose-related, 대부분 non-oliguric

5) 예방

① IV hydration recommendations (Choose either NaCl or NaHCO$_3$)

　가. NaCl (0.9% Normal saline)

　　- Pre-procedure: 1mL/kg/hr x 12 hours

　　- Post-procedure: 1mL/kg/hr x 12 hours

　나. NaHCO$_3$ (Dextrose 5% 500mL + NaHCO$_3$ 91mL)

　　- Pre-procedure: 3mL/kg/hr x 1 hour

　　- Post-procedure: 1mL/kg/hr x 6 hours

　다. Special consideration

　　ⓐ Heart failure (LVEF < 40%) (Choose either NaCl or NaHCO$_3$)

　　　- NaCl (0.9% Normal saline)

        : 0.5mL/kg/hr 12hr pre & post procedure (total 24hr)

      - NaHCO$_3$ (Dextrose 5% 500mL + NaHCO$_3$ 91mL)

        : 1 mL/kg/hr x 1hr (pre-procedure) & 0.5mL/kg/hr x 6hr (post-procedure)

    ⓑ Liver cirrhosis

      - 20% albumin 1B (100/100): 50cc for 2hr pre & post procedure

② Follow up

    Check serum creatinine at 24~48 hours post-exposure

Protocol for prevention of contrast-induced nephropathy-
For patients with estimated GFR < 60mL/min/1.73 m^2

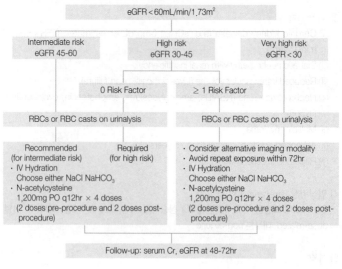

Follow-up: serum Cr, eGFR at 48-72hr

17. Chronic kidney disease

1) 정의

1. GFR 감소의 유무와 상관없이 kidney의 구조적 혹은 기능적 이상으로 정의되는 kidney damage가 3개월 이상 지속된 경우(kidney damage는 다음으로 정의)
   ① Pathological abnormalities
   ② Markers of kidney damage
      (blood 혹은 urine test 이상 혹은 imaging test의 이상)
2. Kidney damage 유무와 상관없이 GFR < 60mL/min/1.73m²이 3개월 이상 지속

2) Stages of Chronic Kidney Disease

Prognosis of CKD by GFR and Albuminuria Categories: KDIGO 2012			Persistent albuminuria categories Description and range		
			A1	A2	A3
			Normal to mildly increased	Moderately increased	Severely increased
			<30 mg/g <3 mg/mmol	30-300 mg/g 3-30 mg/mmol	>300 mg/g >30 mg/mmol
GFR categories (mL/min/1.73m²) Description and range	G1	Normal or high ≥90			
	G2	Mildly decreased 60-89			
	G3a	Mildly to moderately decreased 45-59			
	G3b	Moderately to severely decreased 30-40			
	G4	Severely decreased 15-29			
	G5	Kidney failure <15			

Green: low risk (if no other markers of kidney disease, no CKD); Yellow: moderately increased risk; Orange: high risk; Red: very high risk

3) Cause of ESRD in Korean patients (2019)

DM (48.4%)
HTN (19.1%)
Chronic Glomerulonephritis (9.1%)
(대한신장학회, 2020년 우리나라 신대체요법의 현황)

4) Monitoring of kidney disease progression

① Proteinuria trend

(First morning specimens are preferred)

- Spot urine P/C ratio

② GFR trend

Estimation of GFR

가. MDRD

Estimated GFR (mL/min/1.73 m^2)

= 186 × (standardized SCr)$^{-1.154}$ × (age)$^{-0.203}$ × [0.742 if female] (in SMC)

나. Cockcroft-Gault equation

Ccr = (140-age) × Bwt (kg)/72 × SCr (mg/dL) × [0.85 if female]

5) Causes of acute decline of GFR in CKD

ECF volume depletion

IV iodinated radiographic contrast

Selected antimicrobial agent

NSAIDs

ACEi/ARB

CSA, Tacrolimus

Obstruction of urinary tract

New onset of an acute kidney disease

◈ CKD with normal kidney size

PCKD, Amyloidosis, DM, HIV, Malignant nephrosclerosis,

Obstructive uropathy, Scleroderma

6) Clinical abnormalities in uremia

Fluid and electrolyte disturbances	Cardiovascular and pulmonary disturbances
Volume expansion	Arterial hypertension (I or P)
Hyponatremia (I)	Congestive heart failure or pulmonary edema (I)
Hyperkalemia (I)	Pericarditis (I)
Hyperphosphatemia (I)	HCMP or DCMP (I, P or D)
Endocrine-metabolic disturbances	Uremic lung (I)
Secondary hyperparathyroidism (I or P)	Accelerated atherosclerosis (P or D)
Adynamic bone (D)	Hypotension and arrhythmias (D)
Vitamin D-deficient osteomalacia (I)	Vascular calcification (P or D)
Carbohydrate intolerance (I)	**Dermatologic disturbances**
Hyperuricemia (I or P)	Pallor (I)
Hypertriglyceridemia (I or P)	Hyperpigmentation (I, P, or D)
Increased Lp (a) level (P)	Pruritus (P)
↓ High-density lipoprotein level (P)	Ecchymoses (I)
Protein-calorie malnutrition (I or P)	Nephrogenic fibrosing dermopathy (D)
↓ Growth and development (P)	Uremic frost (I)
Infertility and sexual dysfunction (P)	**Gastrointestinal disturbances**
Amenorrhea (I/P)	Anorexia (I)
β2-Microglobulin associated amyloidosis (P or D)	Nausea and vomiting (I)
Neuromuscular disturbances	Gastroenteritis (I)
Fatigue (I)	Peptic ulcer (I or P)
Sleep disorders (P)	Gastrointestinal bleeding (I, P, or D)
Headache (P)	Idiopathic ascites (D)
Impaired mentation (I)	Peritonitis (D)
Lethargy (I)	**Hematologic and immunologic cx**
Asterixis (I)	Anemia (I)
Muscular irritability	Lymphocytopenia (P)
Peripheral neuropathy (I or P)	Bleeding diathesis (I or D)
Restless leg syndrome (I or P)	↑ Susceptibility to infection (I or P)
Myoclonus (I)	Leukopenia (D)
Seizure (I or P)	Thrombocytopenia (D)
Coma (I)	
Muscle cramps (P or D)	
Dialysis disequilibrium syndrome (D)	
Myopathy (P or D)	

I: 치료하면 호전; P: 투석으로도 호전되지 않는 증상; D: 투석 후 나타나는 증상

(Harrison's Principles of Internal Medicine, 20th ed)

7) 치료(NKF/KDOQI guidelines 2012)

① Prevention of CKD progression (2012 KDGIO guideline)

　가. Protein intake

　　GFR <30 mL/min/1.73 m^2 (G4-G5) 성인 환자는 0.8g/kg/day로 단백질 섭취를 감량

　　Avoid high protein intake (>1.3g/kg/day)

　나. Glycemic control

　　HbA1c 7.0% target으로 치료.

　다. Salt intake

　　하루 2g 미만의 sodium uptake 권고 (5g의 NaCl)

　라. Hyperuricemia: Hyperuricemia의 증상 유무와 관계없이, serum uric acid lowering agent 투여가 CKD의 진행을 늦춘다는 근거는 없다.

　마. Lifestyle

　　People with CKD be encouraged to undertake physical activity compatible with cardiovascular health and tolerance (aiming for at least 30 minutes 5 times per week), achieve a healthy weight (BMI 20 to 25, according to country specific demographics), and stop smoking. (1D)

② Hypertension in CKD patients

　가. Goal of antihypertensive therapy (2021 KDIGO guideline)

　　Target: 당뇨 유무 관계없이 SBP <120mmHg

　　단, very limited life expectancy, symptomatic postural hypotension 환자는 less intensive BP lowering therapy 할 수 있다.

　나. 비약물 요법

　　ⓐ Sodium intake: 하루 <2g의 soidium intake (90mmol sodium or <5g sodium chloride)

　　　DASH type diet(곡물, 과일, 채소 등, sodium을 potassium으로 대체)는 hyperkalemia 위험이 있어, CKD 환자에게는 부적절할 수 있다.

　　ⓑ Physical activity: 주 150분 이상의 moderate intensity physical activity

　다. 약물요법

　　Albuminuria (30-300) 동반되면 RASi(ACEi or ARB)를 첫번째로 투여 권고한다.

③ Anemia

　가. Diagnosis of anemia

　　Adults and children >15 years with CKD

　　Male: Hb 13.0 g/dl

　　Female: Hb12.0 g/dl

나. Target Hb: 11~12g/dL, should not exceed 13g/dL

다. Initial assessment of anemia in CKD

CBC, absolute reticulocyte count, s-ferritin, TSAT (s-iron/TIBC)

라.

Causes of anemia in ESRD/CKD
Insufficient production of EPO by decreased kidneys
Iron deficiency
Blood loss
Severe hyperparathyroidism
Acute and chronic inflammatory conditions
Aluminum toxicity
Folate and Vit. B12 deficiency
Shortened red cell survival

마. Iron (NKF/KDOQI guidelines 2012, Primer on Kidney Disease, 6th ed)

ⓐ Targets of iron therapy

HD-CKD: s-ferritin > 200ng/mL and TSAT > 20%

ND (Non-dialysis)-CKD or PD-CKD

: s-ferritin > 100ng/mL and TAST > 20%

ⓑ Route

HD-CKD: IV > Oral

ND-CKD, PD-CKD: IV or Oral

ⓒ Iron Therapy

i) IV iron (iron dextran, iron sucrose, iron gluconate)

Total dose = 1,000mg = Sodium ferric gluconate 125mg x 8 doses

or Iron sucrose 100mg x 10 doses

(maximum 250~300mg per session)

(SMC: Venoferrum (XFESU) 1 amp = iron sucrose 100mg)

보험 인정 기준: Hb ≤ 10g/dl인 경우 투여시작, 11g/dL까지 인정 투석환자로 s-ferritin < 100ng/mL 또는 TSAT (transferrin saturation) < 20% (다만, 복막투석환자는 경구투여가 곤란한 경우만 인정) 충분한 양의 EPO 투여에도 빈혈이 개선되지 않는 EPO 저항인 경우에 s-ferritin < 300ng/mL 또는 TSAT < 30% 미만인 경우

Target: TSAT 20~50%, Ferritin 100~500ng/mL

TSAT < 20%, Ferritin < 100ng/mL 이면 투여시작

→ Sodium ferric gluconate 31.25~125mg or Iron sucrose 25~100mg once weekly or every other week

→ TSAT > 50%, Ferritin > 800ng/mL (→ 1개월간 중단)

→ TSAT < 50%, Ferritin < 500ng/mL (→ 1/3~1/2로 감량) Side effect:

Hypersensitivity (hypotension, dizziness, nausea)

→ 보통 금방 없어짐. 다량을 짧은 시간동안 투여시 발생.

ii) Oral iron - Non-hemodialysis CKD patients

최소 투여 필요량: 200mg of elemental iron daily

Feroba Tab (ferrous sulfate): Fe2+ 80mg/Tab

must be oxidized by stomach acid

→ most effective 1 hour before or 2 hours after meal

Side effect: gastrointestinal (epigastric pain, constipation)

바. ESA (Erythropoiesis-Stimulating Agent) (NKF/KDOQI guidelines 2012, Primer on Kidney Disease, 6th ed)

ⓐ Indication in CKD: Hb < 11g/dL

보험인정기준: 투석을 받고 있는 환자 중 투여 시작 시 Hb < 10g/dl (또는 Hct 30%), 투여 중 Hb 11g/dL (또는 Hct 33%)까지 인정

ⓑ Route: IV administration in HD-CKD patients

(SC administration - more risk of pure red cell aplasia)

SC administration in ND-CKD patients

Efficacy - EPO (erythropoietin): SC 20~30% more effective than IV

Darbepoietin: SC = IV

ⓒ Initial starting dose

Epoetin alpha (Espogen 1,000U, 2,000U, 4,000U in SMC)

: IV or SC: 50U/kg × 3/wk

Epoetin beta (Recormon 2,000U, 6,000U in SMC)

: SC: 20U/kg × 3/wk

IV: 40U/kg × 3/wk

rhuEPO (Darbepoietin 20 mcg, 30 mcg, 40 mcg in SMC) (SC = IV)

: 0.45 mcg/kg once weekly (40~60ug)

ND patients: 0.75mcg/kg, 2주 1회 SC (2배 용량 월1회 투여 가능)

Mircera (Mircera 30mcg, 50mcg, 75mcg, 120mcg, 150mcg in SMC)

: 1.2 mcg/kg once monthly

ⓓ Side effects of ESA

HTN: 20~30% - elevation of DBP > 10mmHg (IV > SC)

Headache: 15%

Influenza like syndrome: 5%

Pure red cell aplasia

ⓔ Hypo-responsiveness to EPO (Nephrology Board Review 2008)

정의 - NFK/DOQI guidelines 2006: Hb < 11g/dL despite an ESA dose equivalent to epoetin greater than 500 U/kg/wk.

European Guideline: 300 U/kg/week EPO or 1.5ug/kg/week of darbe-poietin

Cause: Iron deficiency, Inflammation, 2nd hyperparathyroidism, Malignancy, Aluminum toxicity, Hemoglobinopathy, ACEi and/or ARB, HIV infection, PRCA

　　※ Pure red cell aplasia (PRCA)

: ESA therapy for more than 4 weeks

AND Sudden rapid decrease in Hb level at the rate of 0.5 to 1.0g/dL/wk, or requirement of red blood cell transfusions at the rate of approximately 1 to 2 per week

AND Normal platelet and white blood cell counts

AND Absolute reticulocyte count less than 10,000/uL

→ Evaluation for PRCA

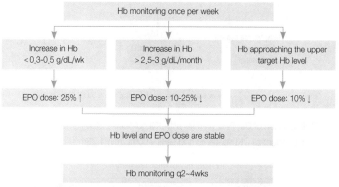

④ Renal osteodystrophy

　가. Spectrum of renal osteodystrophy (Clinical nephrology 3rd)

　　ⓐ Osteitis fibrosa: a manifestation of hyperparathyroidism characterized by increased osteoclast and osteoblast activity and peritrabecular fibrosis

　　ⓑ Osteomalacia: a manifestation of defective mineralization of newly formed osteoid most often caused by aluminum deposition

　　ⓒ Adynamic bone disease: a condition characterized by abnormally low bone turnover

　　ⓓ Osteopenia or osteoporosis

　　ⓔ Combination of these abnormalities termed mixed renal osteodystrophy

　　ⓕ Other abnormalities with skeletal manifestations, for example, chronic acidosis and β2-microglobulin amyloidosis

나. Pathogenesis (harrison's internal medicine)

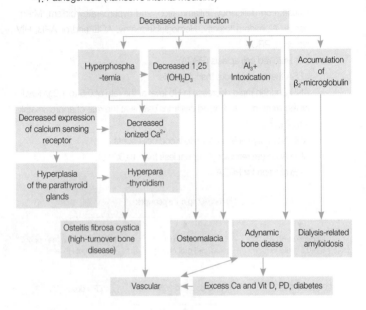

다. Evaluation of Ca, P, iPTH (NKF/KDOQI guidelines 2012)

Indication: all CKD patients and GFR < 60mL/min/1.73m²

Frequency of measurement

	GFR (mL/min/1.7m²)	iPTH	Calcium/Phosphate
CKD 3	30~59	Every 12 months	Every 12 months
CKD 4	15~29	Every 3 months	Every 3 months
CKD 5	< 15 or dialysis	Every 3 months	Every month

라. Assessment of bone disease (NKF/KDOQI guidelines 2012)

ⓐ Iliac crest bone biopsy: 가장 정확한 방법이나 대부분의 상황에서 시행하기 힘들며 필요치 않음. 다음과 같은 상황에서 시행을 고려한다.

   i) 비정상적인 골절(with minimal or no trauma, pathologic fracture)

   ii) 100 < iPTH < 500 이면서 다음의 질환이 동반될 때:

     설명되지 않는 hypercalcemia, 심한 bone pain 또는 설명되지 않는 bone alkaline phosphatase activity의 증가.

   iii) Aluminum bone disease가 의심될 때(symptoms or exposure)

ⓑ Bone radiography: CKD 환자에서 bone disease를 평가하는데 사용되지 않음. 다음 상황에서 유용함: severe peripheral vascular calcification and bone disease d/t β2 microglobulin amyloidosis

ⓒ BMD (Bone Mineral Density): by dual energy X-ray absorptiometry 골절이 있는 환자나 osteoporosis의 위험인자를 가진 환자에서 시행.

마. Target range of P, Ca & i-PTH

	P	Ca	iPTH
CKD 3 CKD 4	2.7~4.6mg/dL	8.4~10.2mg/dL	35~70 pg/mL 70~110 pg/mL
CKD 5	3.5~5.5mg/dL	8.4~9.5mg/dL	150~300 pg/mL

바. CKD – MBD (KDIGO guideline 2017)

1) 일차적 치료 목표: 높은 혈청 인을 정상 범위로 낮추고 혈청 칼슘을 정상화 하는 것을 목표로 하되, 치료 과정에서 고칼슘혈증이 발생하지 않도록 주의 한다.

2) 고인산혈증의 치료는 혈청 인 수치가 상승하거나, 지속적인 고인산혈증을 보일 때 시작한다.
치료는 인 섭취의 식이 제한을 기본으로 하고, 잘 조절되지 않을 경우 phosphate binder를 투여한다.

3) Phosphate binder는 calcium-free phosphate binder (Sevelamer, Lanthanum)가 우선적으로 권장되며, calcium-based phosphate binder의 사용을 자제한다(vascular calcification 위험성 때문).

4) 저칼슘혈증이 있는 경우 calcium based phosphate binder (Ca carbonate, Ca acetate)를 투여할 수 있으나, 경도의 무증상 저칼슘혈증은 교정하지 않고 지켜볼 수 있다(고칼슘혈증의 위험을 피하는 것이 더 중요함).

5) 혈청 칼슘과 인 농도에 따른 약제 조절은 다음 표를 참고한다.
- P > 7.0이면 phosphate binder 용량을 두 배로 시작하는 것으로 고려한다.
- Sevelamer와 Lanthanum의 국내 급여 기준은 투석 환자에서 각각 P ≥ 5.5 mg/dl (sevelamer), ≥ 5.6 mg/dl (lanthanum) 에서 시작 가능하며, 투여 중인 경우에는 P ≥ 4.0 mg/dl 까지 유지 가능하다(2018년 급여 기준에서 Ca X P ≥ 55 기준이 삭제되어 급여 범위가 확대되었다.).
- Lanthanum의 경우 500mg 정제와 1,000mg 가루 제형 두 가지가 존재한다. 정제는 식사와 함께 씹어서 복용하고 가루 제형은 물이 아닌 음식물과 함께 섭취한다.

P(mg/dL) \ Ca	Ca < 8.4 mg/dL	8.4≤Ca<9.5 mg/dL	9.5 mg/dL≤Ca
P < 4.0	P binder 사용 중이면 중단 저칼슘혈증의 증상이 있으면 Ca supplement 시행 (CACA/CAAC 3T/day, 3P1)	P binder 사용 중이면 중단	P binder 사용 중이면 중단
4.0≤ <5.5	저칼슘혈증의 증상이 있으면 Ca supplement 시행 (CACA/CAAC 3T/day, 3P1)	약 유지	CACA/CAAC 쓰던 경우 중단
5.5≤	CACA/CAAC 3T/day, 3W (sevelamer or lanthanum 도 투여 가능)	Sevelamer 2,400mg/day, 3W Lanthanum 1,500mg/day, 3W Lanthanum powder 1pkg 2W or 3W (tube feeding 환자)	Sevelamer 2,400mg/day, 3W Lanthanum 1,500mg/day, 3W Lanthanum powder 1pkg 2W or 3W (tube feeding 환자)

⑤ Dyslipidemia

모든 CKD 환자에서 dyslipidemia에 대한 evaluation을 시행해야 한다.

　가. CKD: TG↑, HDL↓, LDL → or ↑

　나. Lipid check :

　　　하루 밤 공복 후 측정: LDL, TG, HDL, Total cholesterol

　　　HD 환자: 투석 전 또는 투석하지 않는 날 혈액 채취

　　　PD 환자: 투석액을 저류 상태에서 혈액 채취

　　　처음 투석 시작 시, 3mo, 1yr 마다 검사

　다. Target: LDL < 100mg/dL (< 70mg/dL is a therapeutic option)

　　　Non-HDL cholesterol < 130mg/dL

　라. Management (NFK/KDOQI guidelines 2012)

　　　ⓐ LDL 100~129mg/dL

　　　　→ Therapeutic life style change (TLC) 3mo

　　　　→ LDL ≥ 100이면 Statin start

　　　ⓑ LDL ≥ 130mg/dL

　　　　→ TLC + Statin start

　　　　→ LDL ≥ 130mg/dL → Bile acid sequestrant 고려

　　　ⓒ LDL < 100, TG ≥ 200mg/dL, non-HDL ≥ 130mg/dL

　　　　→ TLC + Statin start

　　　ⓓ TG ≥ 500mg/dL → TLC, Fibrate (Gemfibrozil, etc)

⑥ Hyperglycemia

　가. Target (NFK/KDOQI guidelines 2012, American Diabetes Association)

　　　HbA1c ≤ 7.0%, CKD의 유무와 관계없음.

　　　Preprandial capillary glucose: 90~130mg/dL

　　　Peak postprandial capillary glucose (1~2hrs after meal) < 180mg/dL

　나. Abnormal glucose metabolism

Impaired insulin sensitivity

: Increased hepatic gluconeogenesis

Reduced hepatic and/or skeletal muscle glucose uptake

Impaired intracellular glucose metabolism

Increased risk for hypoglycemia in CKD patients

: Decreased clearance of insulin and of other oral agents Impaired renal gluconeogenesis

다. Medication (2021 ADA guideline) in CKD

ⓐ Metformin: CKD stage 4 이상 (eGFR $\langle 30$ mL/min/1.73 m^2)에서는 Lactic acidosis 유발가능성으로 권고되지 않음. eGFR of $\rangle 45$ mL/min/1.73 m^{2}에서는 투여 가능.

ⓑ SGLT2 inhibitor/GLP1-R agonist

- Metformin 투여로 target A1C 도달 못하거나, Metformin 금기증에서 투여를 고려한다.

CKD의 진행, CVD risk를 낮춘다.

Empagliflozin, Canagliflozin (eGFR > 45 mL/min/1.73 m^2)

Canagliflozin (eGFR 30 mL/min/1.73 m^2)

Liraglutide, Semaglutide는 CKD stage 4에서도 투여 가능(Dose adjustment 필요)

ⓒ Sulfonylurea/Meglitinide/DPP4 inhibitor (Uptodate 2021)

CKD stage 4에서 short acting low dose sulfonylurea투여 가능(Glipizide)

Meglitinide (Repaglinide)는 주로 간에서 대사

CKD 환자에게 DPP4 inhibitor의 효과나 안정성의 근거는 제한되어있다.

Linagliptin은 dose adjustment가 필요하지 않다.

⑦ Uremic pericarditis (Up To Date 2021)

가. 6~10% of advanced renal failure patients (acute or chronic)

나. 대개 BUN > 60mg/dL (azotemia의 정도와 correlation)

No relationship with the underlying cause of renal failure

* Dialysis-associated pericarditis: 13% of HD, may seen with PD (d/t inadequate dialysis and/or fluid overload)

다. Similar clinical features with other causes except ECG

ECG: no typical diffuse ST elevation and T wave inversion

(lack of penetration of inflammatory cell into the myocardium)

라. 치료: Start HD or increase intensity of HD

Heparin-free hemodialysis (∵ hemorrhage의 risk ↑)

NSAIDs - 증상완화, effusion 자체를 줄이지는 못함.

Systemic steroid - HD가 효과적이지 않을 때 고려

★ Drainage 적응증: Intensive HD 시행 7~14일 이내에 소실되지 않을 때

Hemodynamic compromise (↓ BP)

Mod. to large effusion (> 250mL)이 빠르게 발생

⑧ Cardiovascular W/U

　가. Evaluation (NFK/KDOQI guidelines 2012)

　　<u>투석 시작 시 증상 여부와 관계없이 모든 환자에서 ECG, Echo 시행.</u>

　　ECG: 나이에 관계없이 모든 투석환자에서 매년 시행

　　ECHO: 투석 시작 시, 투석 시작 3개월 이내(건체중 도달 후), 3년마다

　　Stress test - Exercise or pharmacological stress echocardiography or
　　　　　　　　 nuclear imaging tests

　　* 고려대상: 이식예정인 환자에서 당뇨가 있는 경우

　　　　　　　 투석환자에서 significant LV dysfunction (EF < 40%)

　　* 모든 투석환자에서 routine하게 추천되지는 않으며 고위험군에서 고려

　　　CAG 고려

　　* ESRD 환자의 경우 PCI 후 혈관 재협착 위험 높으므로 12~16주 째 부하 검

　　　사 시행 고려

　나. Coronary artery disease

　　ⓐ 건체중 유지, Hb 유지(K/DOQI guideline 대로)

　　ⓑ Antiplatelet agent: aspirin, clopidogrel

　　ⓒ B-blocker, ACEi/ARB, Statin and/or CCB as indicated

　　* 수술/시술 전 7일간 아스피린 중단에 따른 합병증: 11/1,000명

　　유지≫중단: 발치, 척추마취, 피부과 시술, 위장관 내시경, 백내장, 복막

　　　도관 삽입, 고관절 수술

　　중단>유지: 편도선 절제술, TUR-P, 두 개내 수술(수술/시술의 종류와 환

　　　자의 심혈관 위험도에 따라서 결정 필요)

　　(J Intern Med 2005)

　다. Peripheral vascular disease

　　<u>투석을 시작하는 모든 환자에서 evaluation 해야 한다.</u>

　　→ Physical exam (arterial pulse, skin integrity), esp. in DM patients

　　→ If abnormal → Duplex scan or invasive testing

⑨ Bleeding diathesis in CKD (Comprehensive clinical nephrology 4th ed)

　Platelet dysfunction is one of main determinants of uremic bleeding

　가. Pathogenesis: Uremic toxin

　　Platelets are dispersed from endothelium d/t anemia

　　Increased NO (inhibitor of platelet aggregation)

나. Treatment

ⓐ Correction of anemia: Hct > 25~30% → platelet function 향상

ⓑ dDAVP (desmopressin): ↑ factor VIII:von Willebrand factor multimers

적응증: <u>Acute bleeding 또는 procedure 직전에 사용</u>

Onset within one hour and last 4 to 24hrs

Dosage - 0.3μg/kg + NS 50mL mix IV over 15~30min or SC

3μg/kg intranasal (onset: 1시간, Duration: 4~24시간)

2회 사용 후 tachyphylaxis 유발 가능

ⓒ Adequate dialysis (Kt/V > 1.2 in HD, Kt/V > 1.7 in PD)

ⓓ Estrogen

적응증: <u>Chronic control</u> of bleeding time such as angiodysplasia

Onset: first day, peak: 5~7 days, duration: > 1wk

Dosage - conjugated estrogen 0.6mg/kg/d IV for 5 days premarin

2.5~25mg orally transdermal estradiol 50~100μg twice weekly.

ⓔ Cryoprecipitate: ↓ bleeding time

적응증: <u>Life threatening bleeding</u> resistant to dDAVP

Onset within one hour and lasts 4 to 24 hrs

Dosage - 10 units IV every 12 to 24 hrs

⑩ Nutrition

Daily intake	Normal	Predialysis	HD	PD
Cal (kcal/kg)	35~37	35 (<60yrs) 30~35 (≥ 60yrs)	35 (<60yrs) 30~35 (≥ 60yrs)	35 (<60yrs) 30~35 (≥ 60yrs) include dialysate calories
Protein (g/kg)	0.8	0.6~0.75 (1.0 for nephrotic syndrome)	1.2	1.2 + 1.3
Na (mg)	제한 x	<2,000	<2,000	<2,000
K	제한 x	K > 5.5시 감량	K > 5.5시 감량	K > 5.5시 감량 (일반적으로 필요 없음)
Ca (mg)	제한 x	In CKD stage 3~5 ≤ 2,000	≤ 2,000 (diet & medication)	≤ 2,000 (diet & medication)
P	제한 x	Protein intake의 정도에 따라 감량		
Fluid (mL)	제한 x	제한 x	1,000 + U/O	1,500~2,000

⑪ Renal replacement therapy

가. Indications (Up to date 2015)

ⓐ Refractory fluid overload

ⓑ Hyperkalemia

ⓒ Metabolic acidosis

ⓓ Sign of uremia (such as pericarditis, neuropathy)

HD	PD
장점	**장점**
① 의료진이 투석을 담당하므로 안전함	① Portability
② 대사장애 교정이 빠르다	② Better preservation of residual renal function
③ 주 3회로 충분함	③ Hemodynamic 부담이 적다
④ Urea등 저분자량의 물질제거시 효과적임	④ 항응고제, vascular access 필요 없음
	⑤ DM환자는 insulin을 첨가하여 혈당조절可
	⑥ 식사제한 필요 없음
	⑦ Self로 할 수 있다.
단점	**단점**
① 병원과 일상생활이 묶임	① 3~4회 exchange 매일
② 투석사이에는 체내에 노폐물이 쌓이므로 음식, 수분조절 필수적임	② Risk of infection
③ 혈액 손실	③ Slow removal of volume and solute
④ 항응고제 사용에 따른 위험	④ Protein loss via PD fluid(10g/d)
⑤ Vascular access에 따른 invasiveness	⑤ Dialysate의 고농도의 glucose가 체내로 흡수되어 혈당치에 영향 or 대사 장애 시술이 필요
합병증	**합병증**
① Vascular access problem(~80%)	① Infection: 우리나라에서 복막 투석실패의 most common cause (70%)
② Systemic anticoagulation	② Cath-related problem: leak, obstruction, migration
③ Hypotension, arrhythmia	③ 복막상승에 따른 합병증: hernia, 치질, rectocele, cystocele, pleural effusion, venous strangulation
④ Dialysis disequilibrium, dementia	④ 대사장애: poor nutrition, weight gain, ↑ lipid
⑤ β2-microglobulin amyloidosis	
금기	**금기**
	① 요통이나 비만증이 심한 환자
	② 복강내 유착이 예상되는 환자
	③ noncompliance

** 복막투석의 개요

1) 복막투석의 원리
   ① Diffusion: concentration gradient에 의한 uremic solutes의 이동
   ② Ultrafiltration: osmotic gradient에 의한 water의 이동
   ③ Absorbtion: lymphatic absorption (only a small proportion)

2) 복막투석의 종류
   ① CAPD (continuous ambulatory peritoneal dialysis)
   ② APD (automated peritoneal dialysis): cycler 기계를 사용하여 2~3시간
      간격으로 투석을 수회 연속 시행할 수 있어 주로 밤에 사용하며 day time dwell
      여부에 따라 다양하게 분류된다.

3) Standard Peritoneal Equilibrium Test (PET)
   ① Semiquantitative assessment of peritoneal membrane transport function
      가. Method
         2.5% 2L 8~12hr 저류
         앉은 자세로 최소 20분간 배액
         2.5% glucose dialysate 2L를 주입
         주입전 dialysate glucose (Do)

검사	Dialysate (D)		Plasma (P)
0 시간	Glucose (D0)	0으로 간주	2시간치와 같은 것으로 간주
2 시간	Glucose (D2)	Creatinine	Creatinine
4 시간	Glucose (D4)	Creatinine	2시간치와 같은 것으로 간주

* Ultrafiltration failure (Handbook of dialysis 4th)
   2.5% dialysate가 아닌 4.5% dialysate로 시행한 modified PET에서 400mL 이내
   로 drain 되면서 significant volume overload의 임상적 증거 있는 경우로 catheter
   malfunction이나 leakage 등이 감별되어야 한다.

Membrane (D/P Cr)	Predicted Response to CAPD		Preferred Dialysis
	UF	Dialysis	
High 0.82~1.03	Poor -1560mL	Adequate	NIPD, DAPD Avoid long dwells Partial dwells may be required
High Average 0.65~0.81	Adequate -2085mL	Adequate	Standard dose PD
Low Average 0.50~0.64	Good -2650mL	Adequate Inadequate	Standard dose PD High dose PD
Low 0.34~0.49	Excellent -3226mL	Inadequate	High dose PD HD

Causes of fluid overload in PD patients

1. Inappropriate bag selection
2. Inappropriate prescription for membrane transport status
   a. Long, dextrose-containing daytime or nocturnal dwells
   b. Failure to optimize for regimen for transport status
   c. Failure to use icodextrin-containing solutions
3. Noncompliance with PD prescription
4. Noncompliance with salt and water restriction
5. Loss of residual renal function
6. Abdominal leak
7. Catheter malfunction
8. Poor blood glucose control
9. Peritoneal membrane dysfunction

4) 투석액의 종류(Handbook of dialysis, 4th)

* 투석액을 선택할 때에는, 투석액의 농도 뿐 아니라, 환자의 Ca level, 혈당 조절여부 등을 고려해야 하며, 하루 총 제수량과 환자의 체중을 측정하여 적절한 투석액을 선택해야 한다.

Commonly available peritoneal dialysis solutions									
	Manufacturer	pH	Osmotic agent	Na mM	Ca mM	Mg nM	Lactatemm	Bicarbmm	Pouches
Dianeal PD1	Baxter	5.5	Glucose	132	1.75	0.75	35	0	1
Dianeal PD4	Baxter	5.5	Glucose	132	1.25	0.25	40	0	1
Stay-safe 2/4/3	FMC	5.5	Glucose	134	1.75	0.5	35	0	1
Stay-safe 17/19/18	FMC	5.5	Glucose	134	1.25	0.5	35	0	1
Gambrosol Trio 10	Gambro	6.3	Glucose	132	1.75	0.25	40	0	3
Gambro Trio 40	Gambro	6.3	Glucose	132	1.35	0.25	40	0	3
Nutrineal	Baxter	6.5	Amino acids	132	1.25	0.25	40	0	1
Extraneal	Baxter	5.5	Icodextrin	132	1.75	0.25	40	0	1
Physioneal	Baxter	7.4	Glucose	132	1.75	0.25	10	25	2
Balance	FMC	7.4	Glucose	134	1.25 1.75	0.5	34	2	2
BicaVera	FMC	7.4	Glucose	134	1.75	0.5	0	34	2
BicaNova	FMC	7.4	Glucose	134	1.25	0.5	0	39	2

18. CAPD exit site and tunnel infections (ISPD guidelines 2010)

1) Exit site infection

- Purulent drainage from the exit site (erythema +/-)

	0 point	1 point	2 point
	Exit-site scoring system (score > 4; infection should be assumed) (Purulent drainage, even if alone, is sufficient to indicate infection)		
Swelling	No	Exit only; <0.5cm	> 0.5 and/or tunnel
Crust	No	< 0.5cm	> 0.5
Redness	No	< 0.5cm	> 0.5
Pain	No	Slightly	severe
Drainage	No	Serous	Purulent

Tunnel infection

- Erythema, edema, tenderness over the subcutaneous pathway
  종종 증상이 없이 sonographic study를 통해서 진단 가능하기도 함.
  보통 exit site infection과 함께 발생하나 드물게 단독발생도 가능
    * USG: useful in evaluating the extent of infection
    * Most serious and common exit site pathogens
      - S. aureus, P. aeruginosa
      → 종종 peritonitis를 유발하므로 적극적으로 치료한다.

2) 치료(till exit site appear entirely normal, 최소 2주)

① Empiric therapy: always cover S. aureus. If P. aeruginosa Hx. (+) → cover

② Antibiotics choice
  - Oral antibiotics is as effective as IP therapy (except MRSA)
  - G (+): Oral penicillinase-resistant penicillin or 1st cephalosporin Vancomycin
    for MRSA. If slowly resolving or severe-appearing S. aureus infection→ RFP
    600mg daily add (Tb endemic area에서는 주의)
  - P. aeruginosa: often require prolonged therapy with two antibiotics
    Oral quinolone (first choice)
    (Sevelamer나 calcium, sucralfate 등에 의해 흡수 감소하므로 최소한 2시간 간격
    필요) Anti-pseudomonal drug (such as IP ceftazidime)

19. CAPD peritonitis

1) 진단 (ISPD guidelines 2010)

Diagnostic criteria for CAPD peritonitis (3개 중 2개 이상 만족)

① Sx. and sign of peritoneal inflammation

② Cloudy peritoneal fluid with and elevated peritoneal fluid cell count (WBC ≥ 100/mL and neutrophil ≥ 50%)

③ Demonstration of bacteria in the peritoneal effluent by gram stain or culture

→ Cloudy effluent이면 cell count 기다리지 말고, 즉시 항생제 치료 시작

Initial Clinical Evaluation of patient with Suspected Peritoneal Dialysis-Related Peritonitis
Symptoms: Cloudy fluid and abdominal pain
Do cell count and differential count
Gram stain and culture on initial drainage
Initiate empiric therapy
Choice of final therapy should always be guided by antibiotics sensitivities

2) 원인균

Frequency of organisms isolated in patients with peritonitis	
Organism	Frequency (%)
Bacteria	80~90
S.epidermidis	30~45
S.aureus	10~20
Streptococcus sp.	5~10
Coliforms	5~10
Klebsiella and Enterobacter	5
Pseudomonas	3~8
Others	<5
M. tuberculosis	<1
Candida and other fungi	<1~10
Culture negative	5~20

3) 검사

① Cell count with differential

② Identification of pathogen

Gram stain & culture, AFB S/Cx, Fungus Cx

Blood culture bottle: injection with 5~10mL of effluent, culture negative rate of 20%

Culturing the sediment after centrifuging 50ml of peritoneal effluent

: Culture negative rate < 5%

(SMC protocol: 4시간 이상 저류된 투석액으로 검사. 집에서 배액된 투석액을 가져온 경우 그 검체로 바로 검사한다.)

4) 치료(ISPD guideline 2010)

관류액의 신속한 교환(2~3회)으로 복통 완화

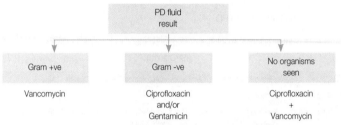

(SMC protocol: 투석액이 혼탁하고 환자의 증상이 있으면 C/C & D/C 결과 상관없이 항생제 IP를 시작하고 증상은 없고 투석액만 혼탁하면 C/C & D/C 결과를 확인 후 항생제 IP를 시작 한다.)

① Heparin

If extremely cloudy effluent (+)

→ 500 units/L to dialysate to prevent occlusion of catheter by fibrin

Usually added in hemoperitoneum (1,000 units/2L bag)

② Antibiotics route

IP (intraperitoneal) > IV ≫ PO

If patient appears toxic, administer loading doses IV rather than IP

Monitor drug levels for aminoglycosides and vancomycin

③ 항생제의 선택

가. Empirical antibiotics: both G (+) and G (-) organism cover

G (+): Cefazolin, vancomycin

G (-): AG, Ceftazidime, cefepime, carbapenem, quinolone

나. Vancomycin, AG, Cephalosporin - can be mixed

AG + Penicillin - should not be mixed

다. 항생제는 최소 6시간 이상 dwell time을 유지해야한다.

④ 항생제의 투여 방법 및 용량

가. Intermittent dosing vs. continuous dosing

CAPD 환자에서 intermittent dosing은 continuous dosing 만큼 효과적

APD 환자에서 1세대 cephalosporin의 효과에 대해서는 의문이 있음.
Vancomycin은 APD 환자에서 사용할 수 있음.

나. APD 환자에서 peritonitis 발생

APD를 CAPD로 전환해야 하는지에 대해서는 불분명함.

(SMC protocol: peritonitis 발생시 CAPD로 전환)

다. 항생제의 기간: 최소 2주, 심한 감염의 경우 3주(organism에 따라 다름)

라. 항생제의 투여 용량

**APD: Automated PD

Intraperitoneal antibiotics dosing recommendation for APD patients
(ISPD 2010)

Intermittent Dosing of Antibiotics in Automated Peritoneal Dialysis	
Drug	IP dose
Vancomycin	Loading does 30mg/kg in IP in long dwell, repeat dosing 15mg/kg IP in long dwell every 3~5 days, following levels (Opinion)
Cefazolin	20mg/kg OP every day, in long day dwell [Ref.(153)]
Tobramycin	Loading does 1.5mg/kg IP in long dwell, then 0.5mg/kg IP each day in long day dwell [Ref.(153)]
Fluconazole	200mg IP in one exchange per day every 24~45 hours
Cefepime	1g IP in one exchange per day (Evidence from unpublished date)

Intraperitoneal Antibiotic Dosing Recommendations for CAPD Patients
(ISPD 2010)

- Residual Renal Function (> 100mL/day urine output) 있는 환자는 25% dose

	Intermittent (per exchange, once daily)	Continuous (mg/L, all exchanges)
Aminoglycosides		
Amikacin	2mg/kg	LD25, MD12
Gentamicin Netilmicin ortobramycin	0.6mg/kg	LD8, MD4
Cephalosporins		
Cefazolin Cephalothin, Cephradine	15mg/kg	LD500, MD125
Cefepime	1g	LD500, MD125
Ceftazidime	1,000~1,500mg	LD500, MD125
Ceftizoxime	1,000mg	LD250, MD125
Penicillins		
Azlocillin	ND	LD500, MD50
Ampicillin Oxacillin Nafcillin	ND	MD125
Amoxicillin	ND	LD250~500, MD250
Penicillin G	ND	LD50,000 units, MD25,000 units

Quinolones		
Ciprofloxacin	ND	LD50, MD25
Others		
Aztreonam	ND	LD1000, MD250
Daptomycin (115)	ND	:D100, MD 20
Linezolid (41)	Oral 200~300mg q.d	
Teicoplanin	15mg/kg	LD 400, MD 20
Vancomycin	15~30mg/kg every 5~7 days	LD1000, MD25
Antifungals		
Amphotericin	NA	1.5
Fluconazole	200mg IP every 24~48 hrs	
Combinations		
Ampicillin/sulbactam	2g every 12 hours	LD1000, MD100
Imipenem/cilastatin	1g b.i.d.	LD250, MD50
Quinupristin/dlafopristin	25mg/L in alternate bags[a]	
Trimethoprim/sulfamethoxazole		Oral 960mg bid

ND=no data; b.i.d.=two times per day;NA=not applicable;LD=loading does, in mg;MD=maintenance does, in mg.

[a]Given in conjunction with 500mg intravenous twice daily.

Organism	Antibiotic	Duration
CNS	First generation cephalosporin (Continuous dosing > Intermittent dosing) 재발시 카테터의 biofilm 형성 및 intra-abdominal portio 의 colonization 가능성 있어 카테터 교환 고려	2 weeks
Streptococcus, Enterococcus	IP Ampicillin ± AG (once daily IP as 20mg/L) for synergy VRE - Ampicillin, if ampicillin susceptible Linezolid Quinuprisitin/dalfopristin (E.faecalis - X)	2~3 weeks
S. aureus (MSSA)	Cephalosporin	2~3 weeks
MRSA	Vancomycin ± RFP 600mg/day orally (<1week, avoided in Tb endemic area) Teicoplanin	3 weeks
Culture (-)	3일째 no growth → Repeat cell count with differential Infection 호전 없으면, lipid dependent yeast, mycobacteria, legionella, slow growing bacteria, campylobacter, fungi, ureaplasma, mycoplasma, enterovirus 고려 Clinically improving → 항생제 유지(2주)	
P. aeruginosa	Two antibiotics with different mechanism 사용	3 weeks

Stenotrophomonas	두 가지 항생제로 3~4주 치료	3~4 weeks
Polymicrobial organisms	Metronidazole + ampicillin + ceftazidime or AG ± Laparotomy	
Fungus	즉시 catheter 제거 Ampho B+flucytosine until culture results are available Candida, filamentous fungi → voriconazole 가능 Catheter removal 후에도 flucytosine 1000mg+ fluconazole 100~200mg daily for 10 days	
Mycobacteria	대부분 predominance of polymorphonuclear WBC AFB smear negative - common → ↑ sensitivity of AFB stain by centrifugating 100~150mL of the dialysate RFP(12mo), INH(12mo), PYZ(3mo), Ofloxacin(3mo) + pyridoxine (EMB - not recommended d/t high risk of optic neuritis in ESRD)	

SMC protocol

항생제		복막 투석과 관련된 복막염의 초기 치료
Cefazolin	LD	20mg/kg × 1/2
	MD	20mg/kg (# 투석 횟수)
Ceftazidime	LD	20mg/kg × 1/2
	MD	20mg/kg (# 투석 횟수)
Heparin		500IU/L (1000IU/2L) 매 투석 교환시

예: 60kg인 경우, 3회/day인 경우

　　LD: 20mg × 60kg × 1/2 = 600mg IP

　　MD: 1,200mg × 1/3 = 400mg (400mg × 3회/day) IP

　　　→ 추후 항생제는 culture 결과를 보고 sensitivity있는 약물을 선택하여 투약 균주가 MRSA이면 1일 소변량에 상관없이 vancomycin을 매 5~7일마다, 15~30mg/kg씩 3주 투여(정확한 용량과 투여 간격은 drug level에 따라 결정)

마. PD schedule: peritonitis로 복막의 permeability가 증가하므로 투석액의 배액량이 감소할 수 있어 BWt, I/O 고려하여 투석액의 종류와 횟수를 조절해주어야 한다.

5) Refractory peritonitis and indications for cath removal

① 치료 48시간 이내에 호전이 없다면 cell count, culture 다시 시행

② Terminology of peritonitis

　Recurrent: 치료 종료 4주 이내에 다른 organism에 의해 발생

Relapsing: 치료 종료 4주 이내에 같은 organism에 의해 발생

Repeat: 치료 종료 4주 이후에 같은 organism에 의해 발생

Refractory: 적절한 항생제 치료 5일 이후에도 effluent가 clear하지 않은 경우

Catheter related peritonitis: exit site infection 혹은 tunnel infection과 같은 organism(혹은 한 곳이 sterile)에 의해 발생

③ Catheter removal indication

- Indications for Catheter Removal for Peritoneal Dialysis Related infections
  ① Refractory peritonitis
  ② Relapsing peritonitis
  ③ Refractory exit-site and tunnel infection
  ④ Fungal peritonitis
  ⑤ Consider catheter removal if not responding to therapy
     Mycobacterial peritonitis
     Multiple enteric organisms

(ISPD guideline 2010)

④ Catheter reinsertion: catheter removal 후 최소 2~3주 뒤 시행가능

20. Vascular access for hemodialysis

1) Types of Vascular Access

삽입 부위	장점	단점
Subclavian vein	가장 편안함	기술적으로 어려움
	몇 주간(3~4주) 사용 가능	삽입시 위험한 합병증 유발 가능성 높음
	삽입 후 보행 가능	협착 또는 혈전 형성 빈도가 높음
Internal (External) jugular vein	협착, 혈전 형성 빈도 적음	환자의 불편감 심함
	몇 주간(3~4주) 사용 가능	
	삽입 후 보행 가능	
	인공호흡기, 의식 소실환자에게 유용	
Femoral site	삽입이 쉽고 합병증 적음	48~72hr 내에 제거
	급박한 상태나 호흡장애시 유용	가능한 한 누워있어야 함

2) Permanent vascular access

① Tunneled cuffed catheter (TCC)
- 1yr patency rate 30~74%
- Use in patients with short life expectancy
- 장점: May be used immediately (no maturation time), no risk of arterial steal d/t low morbidity, no needle punctureeasy correction
- 단점: Chronic low blood flow, inadequate dialysis, high morbidity d/t thrombosis, infection & removal, Risk of central venous stenosis, thrombosis

② AV fistula

③ AV graft

	AVF	AVG
Ischemia		<
Infection	2%	26%
Vascular steal syndrome		<
Thrombosis	11%	64%
Localized ballooning	Aneurysm (2%)	Pseudoaneurysm (17%)
Maturation time	3~4mo	2 weeks
Intraaccess blood flow	600~800mL/min	800~1000mL/min
Palpation	Soft, compressible	Firm, compressible
Common site of stricture	Juxta-anastomotic	Vein-graft anastomosis
Mean patency	2~4 yrs	18~22 months
1yr primary patency rate	60~78%	40~62%
Secondary patency rate	80~93%	70~84%

3) Arteriovenous access

① Evaluation of the patient
   가. Medical Hx: peripheral ischemia, stroke, amputation or additional vascular surgery, smoking, former catheterization of central veins, pacemaker insertion
   나. PEx: palpation of arterial pulses and venous vasculature, venous filling capacity using a BP cuff, venous collaterals and swelling
   다. Blood Pressure: measurement in both arms
   라. Vascular mapping: Doppler US is preferred

② Upper arm vein should be used for (save an Arm)
   : Venipuncture, IV catheter, Central line catheter

③ Preparation (KDOKI 2012)

　가. Fistula - placed at least 6mo before HD

　　＊ Rule of 6's for AVF, Minimum fistula diameter: 6mm, Less than 6mm
　　deep, Blood flow > 600mL/min, Evaluated for nonmaturation after 6wks

　나. Graft - placed at least 3~6 weeks before HD

　　cf.) PD catheter - placed at least 2weeks before PD

④ Postop care: arm should be elevated

　Tight circumferential dressing 금기

　Daily check fistula blood flow by feeling thrill and listening for bruit

　Fistula: never use for venipuncture!!

　Regular hand grip exercise for AVF

4) Catheter occlusion

Protocols for Urokinase Administration

NKF-K/DOQI Protocol for Urokinase Administration

1. Attempt to aspirate the occluded catheter lumen to remove heparin
2. Steadily inject urokinase (1mL or volume sufficient to fill lumen) with 3mL or other small syringe
   into the occluded catheter lumen (urokinase 5,000U/mL)
3. If needed, fill remainder of the catheter lumen with saline in the same manner (eg, for a 1.3mL
   catheter lumen use 1mL urokinase and 0.3mL saline)
4. Add 0.3mL saline every 10minutes x 2 to move active urokinase to distal catheter
5. Aspirate catheter
6. Repeat procedure if necessary

Manufacturer's Protocol for Urokinase Adminstration

1. Attempt to aspirate the occluded catheter lumen to remove heparin
2. Steadily inject urokinase(1mL or volume sufficient to fill lumen) with 3mL or other small syringe
   into the occluded catheter lumen (urokinase 5,000U/mL)
3. Fill entire catheter lumen (urokinase 5,000U/mL)
4. After 30minutes, aspirate catheter. May be repeated as needed

(NKF/KDOQI guidelines 2012)

5) Catheter related infection (cuffed catheter) (NFK/DOQI guidelines 2012)

① Exit site infection, in the absence of a tunnel infection

　- Topical and/or oral antibiotics in general, it should not be necessary to remove
　　the catheter

② Bacteremia – if fever (–) within 48hr and clinically stable,

　catheter salvage might be considered by using an interdialytic antibiotic lock
　solution and 3wks of IV antibiotics, F/U blood Cx. 1 week after completion of

antibiotics

③ Short term (uncuffed) catheter – should be removed when infected

6) Infection rate of vascular access
Relative risk of bacteremia
AVF: 0.2/1,000 dialysis
AVF (1) < AVG (2.5) < TCC (15.5) < Uncuffed catheter (22.5)

21. 투석 적절도(Dialysis adequacy)의 평가

1) HD adequacy

① Kt/V
K: dialyzer urea clearance rate (L/hr)
t: dialysis time (hr)
V: urea distribution volume (L)

② Kt/V = −ln (R−0.008×t) + (4−3.5×R)×0.55×UF/W
R: postdialysis BUN/predialysis BUN
UF: ultrafiltration volume in liters
W: patient postdialysis weight in Kg

③ URR (urea reduction ratio)

$$=100 \times \left(1- \frac{\text{postdialysis BUN}}{\text{predialysis BUN}}\right)$$

④ Accepted dose – spKt/V: 1.2, URR: 65%
Target dose - spKt/V: 1.4, URR: 70%

2) PD adequacy

① Weekly Kt/V = Residual Kt/V + Peritoneal Kt/V

$$\text{Residual Kt/V} = \frac{\text{Curea (mL/min)} \times 1440 \text{ (min)} \times 7 \text{ (day)}}{1000 \text{ (mL)} \times V}$$

$$\text{Peritoneal Kt/V} = \frac{24\text{hr D/Purea} \times 24\text{hr drain volume (L)} \times 7 \text{ (day)}}{V}$$

② Ccr – no longer recommend for dialysis adequacy

Weekly CCr = Residual CCr + Peritoneal CCr

$$\text{Residual CCr} = \frac{\text{Curea (mL/min) + Ccr (mL/min)}}{2}$$

$$\text{Residual CCr (L/wk)} = \frac{\text{Corrected CCr (mL/min)} \times 1,440 \text{ (min)} \times 7 \text{ (days)}}{1,000 \text{(mL)}}$$

Peritoneal CCr = 24h D/Pcr × 24hr drain volume (L) × 7days

③ Target dose: 2.0 → 1.7 (ISPD 2010)

22. 혈액 투석 합병증(Complication during dialysis)

1) Hypotension during HD

① 원인

Causes of intradialytic hypotension
1. Volume related
a. Large weight gain (high ultrafiltration rate)
b. Short dialysis (high ultrafiltration rate)
c. Low target ("dry") weight
d. Nonvolumetric dialysis (inaccurate or erratic ultrafiltration)
2. Inadequate vasoconstriction
a. High dialysis solution temperature
b. Autonomic neuropathy
c. Antihypertensive medications
d. Eating during treatment
e. Anemia
f. Acetate buffer
3. Cardiac factors
a. Diastolic dysfunction
b. Arrhythmia
c. Ischemia
4. Uncommon causes
a. Pericardial tamponade
b. Myocardial infarction
c. Occult hemorrhage
d. Septicemia
e. Dialyzer reaction
f. Hemolysis
g. Air embolism

② 예방

★ Strategy to prevent hypotension during dialysis

① Use a dialysis machine with an ultrafiltration controller
② Counsel patient to limit salt intake, which will result in a lower interdialytic weight gain (ideally < 1kg/day)
③ Reassess the patient's dry weight
④ Use a dialysis solution with a time-averaged concentration of Na 140~145mM
⑤ Give daily dose of antihypertensive medications after dialysis
⑥ Use bicarbonate-containing dialysis solution
⑦ Use a dialysis solution temperature of 35.5 ℃ with adjustment downward (or upward)
⑧ Ensure a predialysis Hb ≥ 11g/dL
⑨ Do not give food or glucose orally during dialysis to hypotension prone patients
⑩ Consider use of a blood volume monitor
⑪ Consider use midodrine prior to dialysis
⑫ Consider a 6 week trial of sertraline
⑬ Extend the length of dialysis by 30min
---

2) Muscle cramps

① Predisposing factor

Hypotension, Hypovolemia, High ultrafiltration rate,
Use of low Na dialysis solution

② Management

0.9% NS, Hypertonic solution, Mannitol, Nifedipine 10mg, Forced stretching

③ Prevention

Raising Na level

Avoiding low predialysis level of Mg, Ca, K

Quinine

Carnitine, oxazepam, prazosin

Compression devices

3) Dialysis disequilibrium syndrome

① 기전: rapid flux of osmolality → brain edema

② 예방

Target reduction in plasma urea nitrogen level < 40%
Dialysate Na > 140mEq/L
Glc > 200mg/dL

23. 이뇨제와 refractory edema

1) 부종의 정의

부종: 세포외액의 용적이 증가하는 것

원인: 울혈성심부전(congestive heart failure), 간경화(cirrhosis), 신증후군(nephrotic syndrome), 신부전(renal failure) 등

치료원칙: 염분섭취의 제한 + 원인질환의 교정

원인질환 교정이 불가능하거나 치료에 반응하지 않는다면 이뇨제(diuret-ics)를 사용한다. 이뇨제는 소디움과 물의 배설을 항진시키는 약제이다.

2) 이뇨제의 작용기전에 따른 분류

신장에서 NaCl의 배설양은 사구체를 통한 여과량과 세뇨관에서 재흡수된 양의 차로 결정된다. 정상적으로 여과된 소디움의 99% 이상이 세뇨관에서 재흡수된다. 이뇨제의 작용기전은 세뇨관의 소디움 재흡수를 억제하는 것이다.

Classification of Diuretics

Proximal diuretics	Loop diuretics	DCT diuretics	CD diuretics
Carbonic anhydrase inhibitors · Acetazolamide	Na-K-2Cl inhibitors · Furosemide · Bumetanide · Torasemide · Ethacrynic acid	Na-Cl inhibitors · Hydrochlorothiazide · Metolazone · Chlorthalidone · Indapamide	Na channel blockers · Amiloride · Triamterene · Aldosterone antagonists · Spironolactone
	Loop diuretics inhibit sodium reabsorption by blocking the $Na^+/K^+/2Cl^-$ cotransport system in the thick ascending limb of the loop Henle	Thiazide diuretics inhibit sodium reabsorption from the distal convoluted tubule	Potassium-sparing diuretics inhibit sodium reabsorption in the end section of the distal tubule and the cortical collecting duct

3) 이뇨제의 용량 결정

이뇨제의 효과는 이뇨제의 작용부위, 작용지속기간, 소디움 섭취량 등 여러가지 요인의 영향을 받는다. 이뇨제는 작용부위인 세뇨관에 얼마나 도달하느냐가 그 이뇨제의 소디움배설의 정도를 결정한다.

** Dose-response curve of loop diuretics

용량-반응 곡선을 보면 sigmoid 곡선으로 이뇨제는 반응을 하기 위해서는 일정량 이상이 세뇨관에 도달하여야 하는 threshold level이 존재하며, 일정양이 넘으면 세뇨관의 이뇨제 수용체의 포화로 인하여 plateau level이 있음을 알 수 있다. 그러므로 40mg의 furosemide를 투여하여 반응이 없다면 40mg을 한번 더 투여하는 것이 아니라 80mg으로 증량하여 투여하여 반응을 평가하여야 한다. 즉 이뇨작용이 있을 때까지 1회 용량을 두배씩 증가하면서 반응을 평가한다(iv bolus로 furosemide를 줄 때 80mg 이상이면 5DW 50~100cc에 섞어서 30~60min에 걸쳐서 투여한다! → ototoxicity의 risk를 낮추기 위함).

- Furosemide의 continuous intravenous infusion: (Up To Date 2015)

Mix 방법: furosemide 200mg mix to 5DW 180cc

장점: Bolus에 비하여 같은 용량에서 더 효과적이고 toxicity는 적다.

Diuretic-response 확인, infusion 용량 결정, 빠른 치료농도 도달을 위해 loading dose로 시작할 수 있다. (furosemide 40~80mg)

용량: 신기능에 따라 다르나 5mg/hr로 시작하여 40mg/hr까지 증량할 수 있다. 40mg/hr에도 반응하지 않는다면 80~160mg/hr까지 증량할 수는 있지만 ototoxicity의 risk를 고려하면서 다른 이뇨제와의 병행요법이나 투석을 시행 했을 시에 benefit을 고려하여 결정.

Concurrent albumin infusion:

Rationale: 일부 hypoalbuminemia가 있는 환자에서 conventional diuretic therapy에 대체로 resistant 함. 이때 albumin과 함께 투여하면 albumin-furosemide complex를 형성하여 vascular space에 오래 머물면서 kidney delivery를 증가시킨다고 생각되어짐. 그러나 아직 확립되지는 않은 요법이다.

용량: Furosemide 40~80mg을 albumin 6.25~12.5g에 mix

적응증: Serum albumin < 2.0g/dl, 다른 치료에 효과가 없을 때, 적극적 이뇨가 필요할 때

- Other diuretics

Hydrochlorthiazide:

· 기저 질환 없는 초기 고혈압 환자에서 일차 치료제이다.

· 12.5mg 1T qd부터 시작한다. CCr < 30인 경우 효과가 없다.

· Hyperuricemia를 악화시킬 수 있으므로 주의한다.

Metolazone:

· 5mg, 10mg 경구 제제가 있고 대개 loop diuretics에 병합 치료 한다.

· CCr < 30 인 경우에도 효과가 있다.

· Hyperuricemia를 악화시킬 수 있으므로 주의한다.

Spironolactone, amiloride:

· K- sparing diuretics 로서 LC환자의 복수 조절에 쓰이는 일차 약제이다.

· Lasix 사용하여 HypoK 발생 환자에게 병용가능

- Maximum effective intravenous dose: (oral: iv furosemide ≒ 2:1)

  LC with normal GFR: 40mg furosemide, 10~20mg torasemide

  CHF with normal GFR: 40~80mg furosemide, 20~50mg torasemide

  Nephrotic syndrome with normal GFR: 120mg furosemide, 50mg torasemide

  Moderate renal failure: 80mg furosemide, 20~50mg torasemide

  Severe renal failure: 200mg furosemide, 50~100mg torasemide

  Oliguric AKI: 500mg furosemide (over 30~60 min)

4) 이뇨제 저항성(diuretic resistance)

   정의: 고용량의 이뇨제를 사용하여도 이뇨 반응이 일어나지 않을 때를 말하며 명확
   한 수치로의 정의는 없다.

   원인: ① 부적절한 식이습관

   ② 흡수 감소 :울혈성 심부전의 경우 GI tract 부종으로 GI 흡수가 늦어짐

   ③ Drug interaction: NSAID, Probenecid

   ④ Hypoalbuminemia

   ⑤ Renal perfusion 감소

   위의 원인 교정 후에도 이뇨제 저항성이 지속 된다면

   ① 이뇨제를 1회 최대 허용 용량까지 증가

   ② 이뇨제의 지속적 정주(continuous IV infusion),

   ③ 하부세뇨관에 작용하는 이뇨제와의 병용요법을 고려(thiazide or metolazone 등)

Algorithm for diuretic resistance

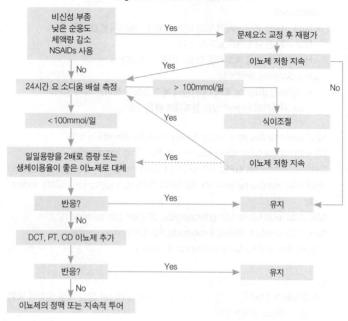

5) 이뇨제에 의한 수분 및 전해질 이상

① 세포외액 결핍 및 azotemia

- 신기능 감소, 심한 부종, 간경변증에서 발생

② Hypo or hypernatremia

가. Hyponatremia

- Thiazide diuretics > loop diuretics
- Risk factors: old age, women

나. Hypernatremia (보통 hypovolemic hypernatremia)

- Loop diuretics, osmotic diuretics

③ Hypo or hyperkalemia

가. Hypokalemia

- Thiazide diuretics, loop diuretics
- 심질환 환자: 부정맥 예방 위해 3.5mEq/L 이상 유지

- 간경변증: 간성혼수 유발 가능
나. Hyperkalemia (CD)
- Risk factors: 신기능 감소, 고령, K 공급, ACE Inhibitor/ARB

④ Hypo or hypercalcemia
가. Hypocalcemia
- Loop diuretics
나. Hypercalcemia
- Thiazide diuretics: hypocalciuria 유발

⑤ Hypomagnesemia
- Loop diuretics, thiazide diuretics
- Hyponatremia 및 hypocalcemia가 교정되지 않을 때 의심

⑥ Metabolic acidosis or alkalosis
가. Hypokalemic metabolic alkalosis
- Loop diuretics, thiazide diuretics
나. Hypokalemic metabolic acidosis
- Proximal diuretics (acetazolamide)
다. Hyperkalemic metabolic acidosis
- Collecting duct diuretics (spironolactone, amiloride)

⑦ Hyperuricemia, hyperlipidemia, glucose intolerance
- Loop diuretics, thiazide diuretics

24. Primary glomerulonephritis

1) 개요

① 국소성 또는 초점성(Focal)
광학 현미경 소견상 사구체들 중 50% 미만에서 병변이 있는 경우

② 미만성(Diffuse)
광학 현미경 소견상 사구체들 중 50% 이상에서 병변이 관찰되는 경우

③ 분절성(Segmental)
한 개의 사구체를 관찰할 때 일부 분절에 병변이 있는 경우

④ 전엽성(Global)
한 개의 사구체를 관찰할 때 사구체 모든 분절에 병변이 있는 경우

⑤ 막성(Membranous)

사구체 모세혈관벽의 비후

⑥ 증식성(Proliferative)

사구체 내에 세포수가 증가한 경우.

- 이 세포들은 사구체 세포들이 증식하거나 염증 세포들이 침윤한 경우일 수 있다.
- 삼출성(exudative)이라는 용어는 호중구(neutrophil)의 현저한 침윤이 있을 때 사용
- Endocapillary - mesangial and/or endothelial
- Extracapillary - epithelial cells of the glomerulus and Bowman's capsule
- Crescentic cell mass

⑦ 막증식성(Membranoproliferative)

막성 변화와 증식성 변화가 모두 관찰되는 경우

⑧ Crescent(반월)

- Bowman's space에 세포들(epithelial cells, fibroblasts, lymphocytes, macro-phages, often with local fibrin deposition)이 증식한 것
- Crescent는 종종 capillary tufts를 압박하며, LM에서 50% 이상 사구체에서 cres-cents가 존재할 때 crescentic GN이라 부름
- 임상적으로 crescentic GN은 수주~수개월에 걸쳐 신부전증이 빠르게 진행하는 급속진행성 사구체신염(rapidly progressive GN: RPGN)과 연관

⑨ 사구체경화증(Glomerulosclerosis)

분절성 또는 전엽성으로 capillary collapse가 발생하여 capillary lumen이 폐쇄된 경우

2) 사구체 질환의 증후군들

① 신증후군(Nephrotic syndrome, NS)

② 신염증후군(Nephritic syndrome)

③ 급속진행성 사구체 신염(Rapidly progressive glomerulonephritis, RPGN)

④ 무증상적 요이상(Asymptomatic urinary abnormalities, AUA)

⑤ 만성사구체 신염(Chronic glomerulonephritis, CGN)

Differentiation between nephrotic and nephritic syndrome

신증후군	신염증후군
- 사구체 모세혈관벽의 charge- 혹은 size-selective barriers 결함 - 소변으로 다량의 혈장 단백이 누출. - 어떤 원인이건 사구체 모세혈관 벽의 투과성을 변화시키는 질병 과정 → 신증후군 발현	- 다양한 immune-complex (IC) formation mechanism에 의해 주로 mesangium, subendothelial space에 IC deposition → glomerular injury
임상적 특성 - 단백뇨 - 알부민뇨(Albuminuria) (> 3~3.5g/day) - 저단백혈증(Hypoalbuminemia) - 고지질혈증(Hyperlipidemia) - 부종(Edema)	임상적 특성 - 임상 발현은 사구체 염증을 반영 - 고질소혈증(즉, GFR 감소) - 혈뇨와 단백뇨(non-nephrotic) - 염분과 수분 정체 - 순환 울혈(circulatory congestion), 고혈압과 부종 발생 가능함.

성인에서 신증후군으로 발현하는 흔한 사구체 질환들★
- Minimal change disease
- Focal segmental glomerulosclerosis
- Membranous nephropathy
- Membranoproliferative GN
- Amyloidosis
- Diabetic nephropathy
	신염증후군으로 발현하는 흔한 사구체 질환들★
	- Poststreptococcal GN
	- Other postinfectious disease
	  Endocarditis
	  Abscess
	  Shunt nephritis
	- IgA nephropathy
	- SLE

3) 사구체 질환 환자 입원시 시행할 검사 항목

① CBC c reticulocyte, Blood cell morphology

② PT/aPTT/fibrinogen

③ Chemistry profile, electrolyte profile, lipid profile

④ CRP,ESR

⑤ 단백면역: IgG/A/M/ C3/C4/C1q/CH50

⑥ 일반혈청

　　FANA, ANCA: (+) 시 quantitation

　　ANCA(+)시 anti-MPO, PR3 (proteinase 3) 시행

　　Cryoglobulin: HBV, HCV(+) 이거나 C3/C4 감소 시 시행

　　RF, anti-ds-DNA, ASO

⑦ Anti-HCV, HIV, HbsAg/sAb/cAb (RIA)

⑧ 요검사

　　UA c micro, random urine protein/Cr, albumin

　　24hr urine collection - CCr, PU, microalbumin, E'

(If monoclonal gammopathy (+) 예를 들어 A/G ratio reverse가 있거나 urine PCR, ACR 수치의 차이가 심할 경우, urine PEP & immunofixation with 24hr urine)

ⓙ 40세 이상

Serum PEP (Urine PEP)

Serum Immunofixation (IgG, A, M) (If (-), IgD, IgE)

Serum Free light chain (kappa, lambda) (BL33371)

→ 상기 3가지 검사 중 양성이 나오면 24hr urine collection 하여 Urine PEP, immunofixation 시행

4) 감별진단

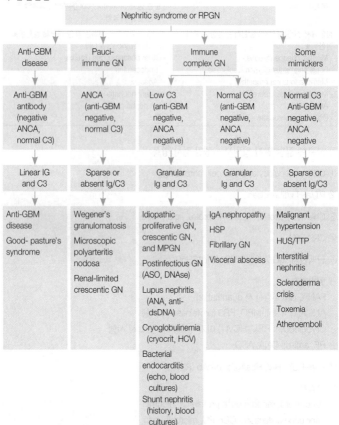

Nephritic syndrome or RPGN				
Anti-GBM disease	Pauci-immune GN	Immune complex GN		Some mimickers
Anti-GBM antibody (negative ANCA, normal C3)	ANCA (anti-GBM negative, normal C3)	Low C3 (anti-GBM negative, ANCA negative)	Normal C3 (anti-GBM negative, ANCA negative)	Normal C3 Anti-GBM negative, ANCA negative
Linear IG and C3	Sparse or absent Ig/C3	Granular Ig and C3	Granular Ig and C3	Sparse or absent Ig/C3
Anti-GBM disease Good-pasture's syndrome	Wegener's granulomatosis Microscopic polyarteritis nodosa Renal-limited crescentic GN	Idiopathic proliferative GN, crescentic GN, and MPGN Postinfectious GN (ASO, DNAse) Lupus nephritis (ANA, anti-dsDNA) Cryoglobulinemia (cryocrit, HCV) Bacterial endocarditis (echo, blood cultures) Shunt nephritis (history, blood cultures)	IgA nephropathy HSP Fibrillary GN Visceral abscess	Malignant hypertension HUS/TTP Interstitial nephritis Scleroderma crisis Toxemia Atheroemboli

Glomerular diseases에서 혈중 complement level

complement level 감소	complement level 정상
PSGN	Minimal change NS (MCD)
Idiopathic MPGN	FSGS
Lupus nephritis	Membranous nephropathy (MGN)
Cryoglobulinemia	IgA nephropathy
Subacute bacterial endocarditis	Henoch-Schonlein purpura
Visceral abscess	anti-GBM disease
Shunt nephritis	Pauci-immune RPGN
	Polyarteritis nodosa
	Wegener's granulomatosis

5) Nephrotic syndrome (NS)의 치료

★ NS 에서 갑작스런 신기능 저하의 원인

① Drug-induced interstitial nephritis

② Scute renal vein thrombosis → check renal Doppler sono

③ Superimposed crescentic GN

④ Acute volume depletion (diuretics history)

⑤ Infection → check UA and urine culture

⑥ Obstruction

⑦ Uncontrolled HTN

⑧ Electrolyte imbalance

① Minimal Change Disease, MCD

(Up To Date 2015, Treatment of primary glomerulonephritis 2nd ed.)

MCD에서 corticosteroid 치료 시 90%에서 단백뇨의 complete remission이 오며 성인의 치료반응은 소아보다 느리고 25% 이상에서 CR 발생까지 12~16주가 걸리기도 한다. Idiopathic MCD의 경우 자연관해가 가능하나 수주에서 수개월이 걸리고 nephrotic state에서 thrombosis, atherogenesis, infection 등의 위험이 있어 치료하는 것을 recommend 한다.

가. Corticosteroid

- Dose: 1mg/kg of ideal body weight/d (max 80mg/d) until remission (max 16weeks) or for 6 weeks. In case of no remission continue for additional 2 weeks and at progressively reduced dose for 3~5 months.

- Contraindication to Pd: cyclosporine alone or in combination with low-dose (10~15mg/d) PD

나. Relapse

50~75%의 glucocorticoid responsive adults에서 relapse를 경험하게 되고

10~25%에서 frequent relapse가 발생한다.

- Initial Pd regimen으로 치료 할 수 있으나 overall Pd exposure를 줄이기 위해 1mg/kg/d for 4 weeks then tapering in 5mg increments every three to four days within one to two months
- Frequently relapsing or glucocorticoid-dependent MCD: glucocorticoid induced remission 후 low-dose (10~15mg/D) PD + cyclophosphamide, chlorambucil, azathioprine, MMF, cyclosporine, tacrolimus 등을 add한다.

다. Steroid-resistance MCD

5~10%에서 발생. 16주 이상의 치료 후 remission 도달하지 않을 경우 steroid resistance나 misdiagnosis of FSGS를 고려해야 한다.

- 치료는 cyclosporine

② FSGS (Focal segmental glomerulosclerosis)

성인 NS의 15%, MCD인지 알고 steroid 썼는데 효과 없으면 FSGS 의심

Primary FSGS의 경우 acutely overt nephrotic syndrome의 양상을 주로 보이나 secondary FSGS의 경우 asymptomatic proteinuria를 보임.

Primary FSGS는 immunosuppressive therapy에 잘 반응한다. steroid 치료로 45~60%에서 완전 또는 부분 관해가 발생함. 완전 관해가 발생하면 예후는 현격히 좋아짐.

가. Glucocorticoid

: Prednisone induces complete or partial remission in 40 to 80 percent of patients with relatively preserved renal function. Prednisone (an initial dose of 1mg/kg per day is usually administered for a minimum of 12 to 16 weeks. The efficacy of immunosuppression in patients with significantly decreased kidney function (eg, GFR <25 to 35mL/min per 1.73 m^2) is unclear.

나. Cyclosporine

: Complete remission or partial remission 후 최소한 6개월간 유지

다. Relapsing disease

: Second course of PD or cyclosporine and low-dose PD

라. Steroid-resistant or steroid-dependent disease

: Cyclosporine or MMF

마. Poor prognostic factors

: Persistent heavy proteinuria (> 15g/d), renal biopsy상 tubulointerstitial fibrosis, renal dysfunction

③ MPGN (membranoproliferative GN)

성인 NS의 5% 미만

Proteinuria, hematuria, azotemia, edema, HTN 등이 다 나타남.

Resolution of the MPGN usually occurs following successful treatment of the underlying infection. In comparison, the outcome is generally not so good in patients with apparently idiopathic MPGN. Up to 50 to 60 percent of untreated patients will progress to end-stage renal disease within 10 to 15 years, while 25 to 40 percent will maintain apparently normal renal function; spontaneous improvement occurs in less than 10 percent of cases

가. Causes

Idiopathic	
Type I	With subendothelial and mesangial immune deposits
Type II	With intramembranous dense deposits containing sparse or no Ig; associated with C3 nephritic factor
Type III	Features of type I MPGN and membranous nephropathy

Idiopathic	
Systemic immune-complex disease	SLE, mixed cryoglobulinemia, Sjogren's syndrome
Chronic infections	Hepatitis B and C, HIV, bacterial endocarditis, ventriculoatrial shunts, visceral abscess
Malignancy	Leukemias, lymphomas
Liver disease	Chronic active hepatitis and cirrhosis (usually associated with hepatitis B or C)
Miscellaneous	Partial lipodystrophy, heroin use, sarcoidosis, inherited C2 deficiency, thrombotic microangiopathies

나. Treatment
- 과거에 원발성 MPGN이라고 알려져 있던 환자들은 많은 경우에 HCV 감염과 연관되었을 가능성이 높음
- sx(-), azotemia(-) and subnephrotic proteinuria: close follow up
- NS or azotemia(+): Pd 1mg/kg/d for 3~6 months course
  → 만일 Cr↓, 단백뇨↓ → Pd tapering to 20~30mg qd over several months → maintenance for several years
- 3mo 이내에 response(-): steroid stop→cyclosporine, tacrolimus or MMF
- cytotoxic agent: 효과가 확실치 않음

④ MGN (Membranous glomerulopathy)

성인 NS의 most common 원인(30~40%), 약 75%에서 idiopathic으로 나타남. 임상적으로 MCD와 감별이 힘들다. 30~40% DVT 발생(RVT 발생율도 높음), 50세 이상에서는 20%가 악성 종양과 관련 있음.

가. Causes

Conditions Associated with Membranous Glomerulopathy

Idiopathic (majority)

In association with systemic diseases or drugs

Infection

Hepatitis B and C, secondary and congenital syphilis, malaria, schistosomiasis, leprosy, hydatid disease, filariasis, enterococcal endocarditis

Systemic autoimmune diseases

SLE, rheumatoid disease, Sjogren's syndrome, Hashimoto's disease, Graves' disease, mixed connective tissue disease, primary biliary cirrhosis, ankylosing spondylitis, dermatitis herpetiformis, bullous pemphigoid, myasthenia gravis

Neoplasia

Carcinoma of the breast, lung, colon, stomach, and esophagus; melanoma; renal cell carcinoma; neuroblastoma; carotid body tumor

Drugs

Gold, penicillamine, captopril, NSAIDs, probenecid, trimethadione, chlormethiazole, mercury

Miscellaneous

Sarcoidosis, diabetes mellitus, sickle cell disease, Crohn's disease, Guillain-Barre syndrome, Weber-Christian disease, Fanconi's syndrome, $\alpha 1$-antitrypsin deficiency, angiofollicular lymph node hyperplasia

나. Pathology

LM: GBM이 미만성으로 두꺼워짐(subepithelial spikes)

EM: irregular, discontinuous subepithelial deposits

IF: IgG, C3, C1q, C4 등이 fine granular deposits

다. 예후 및 진행 위험인자들

- 단백뇨는 5~25% 환자에서 자연관해된다.

- 부분관해(단백뇨 < 2g/d)는 25~40% 환자에서 발생함

- ESRD 발생율은 5년에 14%, 10년에 35%, 15년에 41%임

- 진행 위험인자(면역 억제 치료 고려) :serum Cr 상승, 지속되는 심한 단백뇨

ⓐ Low risk - Proteinuria remains less than 4 g/day and creatinine clearance remains normal for a six-month follow-up period (CKD risk < 8%).

ⓑ Moderate risk - Proteinuria is between 4 and 8 g/day and persists for more than six months. Creatinine clearance is normal or near normal and remains stable over six months of observation. (CKD risk - approximately 50% over five years)

ⓒ High risk - Proteinuria is greater than 8 g/day and persists for three months and/or renal function that is either below normal (and considered due to MN) or decreases during the observation period. (CKD risk - approximately 75% over five years)

→ 이 분류는 renal failure progression에 대해 분류한 것이므로 nephrotic
syndrome과 관련 있는 atherosclerosis 진행, hypercoagulable state
에 의한 thromboemboli risk에 대해 고려하지 않았으며 이런 risk를 최
소화하기 위해서라도 치료는 필요하다 할 수 있다.

라. Treatment

- 치료에 앞서 50세 이상의 경우는 underlying cancer evaluation이 필요하다.
- Low-risk patients: 진행 위험이 낮으면 보존적 치료
  (BP control, lipid-lowering Tx, ACEi or ARB)
- 단백뇨 > 10g/d or albumin < 2.5g/dL→ warfarin or low dose aspirin 고려
  (for prophylaxis of DVT)
- Moderate-risk patients: 6개월간 ACEi으로 proteinuria가 4 g/day 미만으로
  줄어들지 않으면 치료 고려.
    ⓐ Cytoxan + corticosteroid
      : Oral Pd (0.5mg/kg/D) or MethylPd (0.4mg/kg/D) for months 1, 3, 5 (시
      작 때 IV MethylPd 1g/D for 3 days) plus oral cytoxan
      (2.0~2.5mg/kg/D) for months 2, 4, 6
    ⓑ Cyclosporine or tacrolimus (cytoxan contraindication)
      : Cyclosporine -3 to 5mg/kg/D for 6 months
      (Blood trough level 120~200 ug/L)
        → CR이면 2~4달 안에 tapering
        → PR이면 1.5 to 2.5mg/kg/D for 1 to 2 years
      : Tacrolimus - 0.05mg/kg/D → 용량 증가(blood trough level 5~8ug/L)
        → CR or PR이면 12개월 더 유지하고 6개월간 tapering
      : 두 약제 모두 4~6개월 이내에 반응 없으면 중단
- High-risk patients
    ⓐ Cytoxan + corticosteroid
      : Oral Pd (0.5mg/kg/D) or MethylPd (0.4mg/kg/D) every other day for
      6 months
      (시작 때 IV MethylPd 1g/D for 3days in 1,3,5 months) plus oral
      cytoxan (1.5~2.0mg/kg/D) for 1year
    ⓑ Cyclosporine (cytoxan contraindication)
      : 3.5mg/kg/D for 12 months (blood trough level 110~170 ug/L)
- Relapsing disease
    : Cytotoxic therapy로 치료받은 환자는 calcineurin inhibitor 로 변경
    : Cyclosporine으로 치료받던 경우는 3~5mg/kg/D로 다시 유지하거나
    cytotoxic agent로 변경한다.

25. 전신 질환과 신장질환

1) DM nephropathy

① Natural history

가. 인슐린 의존형 당뇨병(insulin-dependent diabetes mellitus, IDDM)

당뇨병의 발생 초기에는 신장 기능은 정상이며, 사구체 여과율의 측정 시 정상보다 25~50% 증가되어 있다. 이는 발병 초기에 신장의 크기가 약 20%정도 증가되는 것과 관련이 있다. 5년에서 10년 사이에 microalbuminuria가 발생(약 40%)하는데 이 시기를 "incipient nephropathy" 라고도 부른다.

* microalbuminuria = albumin excretion rate 30~300mg/day or spot urine
albumin/Cr ratio 30~300mg/mg

Microalbuminuria발생 후 약 50%에서 10년 이내 macroalbuminuria 발생하며 이중 약 50%에서 7~10년 이내에 ESRD로 진행한다. 즉, 대부분 당뇨병 발생 후 10~30년(평균 16년)에 단백뇨의 양이 증가하고, 사구체 여과율이 감소하며, 고혈압이 발생하는 등 당뇨성 신병증의 임상 증상이 발현되고, 당뇨성 망막증(diabetic retinopathy)이 동반되어 있다.

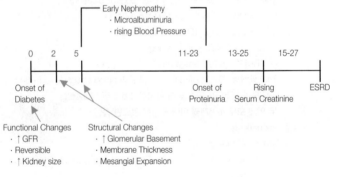

나. 인슐린 비의존형 당뇨병(non-insulin-dependent diabetes mellitus, NIDDM)

NIDDM 환자 50% 이상에서 발병 초기에 단백뇨와 고혈압이 관찰된다. 그러나 말기 신부전증으로 이해하는 환자는 10~20% 뿐이다. 당뇨병성 신병증의 경과는 매우 다양하며, 신생검으로 당뇨병성 신병증으로 진단 받은 NIDDM 환자 중 1/3은 당뇨성 망막증이 없다.

② 병태생리 및 위험인자

가. Systemic hemodynamics

나. Renal hemodynamics

다. Glycemic control-advanced glycosylation end products (AGE)

라. Genetics

마. Renal hypertrophy

바. Race

사. Smoking

③ 치료(Up To Date 2015)

   가. 치료의 목표는 신기능의 저하 속도를 늦추는 것

      - 효과적인 방법: 혈당조절과 혈압조절

        • 항고혈압제: 1차 선택약제는 ACE inhibitor로, hypertension과 intraglo-
merular hypertension을 조절함.

        : ACEi의 alternative = ARBs (type2 DM에서 당뇨병성 신증의 발생을 늦추
는 것으로 연구됨)

        : 위의 약으로 목표 혈압에 도달하지 못하면 diuretics, nondihydropyridine
CCB를 add. 만일 b-blocker를 쓰고 있으면 dihydropyridine CCB를 add
한다.

      - 목표 혈압: 130/80mmHg 미만

      Spot urine protein-to-creatinine ratio≥1000mg/g이면 systolic BP를 더욱
낮추면 renal disease progression을 늦출 수 있다.

      - Microalbuminuria가 발생하면 고혈압이 없더라도 ACEi를 처방한다.

      - 말기 신부전으로 진행되면 적절한 시점(크레아티닌 청소율 15~20mL/min)에
신 대체 요법을 준비한다.

   나. Restriction of protein intake: ADA에서,

      Microalbuminuria에서는 0.8g/kg/day,

      Macroalbuminuria에서는 <0.8g/kg/day로 제한할 것을 권고

   다. Hyperlipidemia 조절

2) 낭창성 신염(Lupus nephritis)

   - Kidney involvement in SLE (Lupus nephritis): A major contributor to SLE-
associated morbidity and mortality

   - 50% of SLE patients: clinically evident kidney disease at presentation

   - 75% of patients (during follow-up): kidney involvement

   (National kidney foundation of primer on kidney disease, 6th edition)

① 낭창성 신염 정의

   가. 지속적으로 단백뇨가 1일 0.5g 이상 or dipstick 검사 시 albumin이 3+ 이상일 때

   나. 요 침사 검사에서 cellular cast (RBC, hemoglobin, granular, renal tubular cell,
mixed)가 관찰될 때

★ ② **Lupus nephritis 때 신생검(renal biopsy)의 적응증**

· Abnormal urinary sediment (cellular casts)
· Proteinuria > 1.0 g/day, or urine-protein/creatinine > 1.0
· Discordant evidence of activity between clinical disease activity and laboratory tests
· Assessing strength of continuing indications for treatment and risk/ benefit for extended therapy
· Assessing cause of protracted proteinuria(> 1.0g/day) and unexplained persistent low-grade glomerular hematuria (When other clinical and laboratory signs of lupus activity have subsided)

** SLE activity을 나타내는 지표: anti-ds DNA↑, C3↓, C4↓, CH50↓

② 병리학적 분류와 임상상

Designation	Description	Characteristic Clinical Features
Class I	No LM abonormalities; isolated mesangial IC deposits on IF and/or EM	Normal urine or microscopic hematuria
Class II	Mesangial hypercellularity or matrix expansion with mesangial IC deposits on IF and/or EM	Microscopic hematuria and/or low-grade proteinurua
Class III	<50% of glomeruli on LM display endocapillary and/or extracapillary proliferation or sclerosis	Nephritic urine sediment and subnephrotic proteinuria
Class IV	>=50% of glomeruli on LM display endocapillary and/or extracapillary proliferation or sclerosis	Nephritic and nephrotic syndromes, hypertension, reduced kidney function
Class V	Diffuse thickening of the glomerular capillary walls on LM with subepithelial IC deposit on IF and EM	Nephritic syndrome
Class VI	> 90% of glomerull on LN are globally sclerosed with no residual activity	Markedly reduced kidney fucntion, hypertension

**National kidney foundation of primer on kidney disease, 6th edition

③ 예후와 activity index

Lupus nephritis의 조직소견에 따른 임상소견 및 예후

WHO class	Urinary Sediment Active(%)	Proteinuria (%)	NS (%)	Renal insufficiency (%)	5YSR
I. Normal	0	0	0	0	100
II. Mesangial	< 25	25~50	0	< 15	> 90
III. Focal proliferative	50	67	25~33	10~25	85~90
IV. Diffuse proliferative	75	> 95	50	> 50	60~90
V. Membranous	25	> 95	90	10	70~90

④ 치료(Primer on kidney disease, 6th ed)

Clinical features와 histologic class 사이에는 correlation이 좋지 않으므로 renal biopsy findings이 Tx의 guide가 된다.

- Class I, II: extra-renal manifestation을 중점적으로 치료
- Class III, IV: steroid ± immunosuppressives
- Class V (membranous LN): 신기능 정상이면서 subnephrotic proteinuria를 보이면 angiotensin antagonist만 쓰면서 observation 할 수 있다.

가. Class III/IV Induction therapy

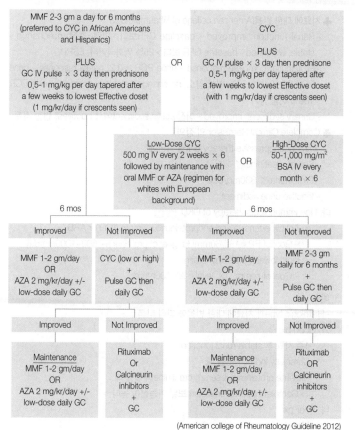

(American college of Rheumatology Guideline 2012)

나. Class V induction therapy

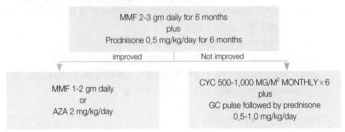

MMF 2-3 gm daily for 6 months
plus
Prodnisone 0.5 mg/kg/day for 6 months

improved | Not improved

MMF 1-2 gm daily
or
AZA 2 mg/kg/day

CYC 500-1,000 MG/M² MONTHLY × 6
plus
GC pulse followed by prednisone
0.5-1.0 mg/kg/day

♣ 치료에 대한 반응(American college of Rheumatology)
  - Renal function: improved - baseline GFR보다 > 25% 호전, no change - stable, worsened - baseline GFR 보다 > 25% 악화되거나, ESRD
  - Proteinuria: complete response - urine PCR < 0.2, partial response - urine PCR 0.2~2.0 or 50% 이상 감소, no change - stable, worsened - urine PCR 100% 이상 증가
  - Urinary sediment: improved - 이전 active sediment에서 inactive로 변한 경우
♣ Complete Clinical Remission의 정의
  Immunosuppressive therapy 6개월 동안에,
  - Serum creatinine ≤ 1.4
  - Proteinuria ≤ 330mg/day
  - Inactive urine sediment
다. Non immunologic therapy of CKD
  ⓐ Antihypertensive and antiproteinuric therapy: ACEi or ARB
    - Goal of BP < 130/80mmHg, goal of proteinuria < 500~1000mg/day
  ⓑ Lipid lowering therapy: statin
    - Goal of serum LDL level < 80~100mg/dL

⑤ 예후
  - Histologic type과 치료에 대한 반응에 따라 다름
  가. Good px:
    4주 치료 후 stable renal function
    Chronicity index가 낮을 때
    Baseline proteinuria & serum creatinine이 낮을 때
    ⇒ Complete clinical remission 보일 가능성이 높다.
  나. Poor px:
    Male gender
    Lupus 진단 후 nephritis가 조기에 발생한 경우

Active LN가 relapse 한 경우
치료에 반응하지 않는 경우
Serum Cr > 3.0, high chronicity index score

3) Vasculitis

Large vessel vasculitis	
Giant cell (temporal) arteritis	Granulomatous arteritis of the aorta and its major branches, with a predilection for the extracranial branches of the carotid artery. Often involves the temporal artery. Usually occurs in patients older than 50 and often is associated with polymyalgia rheumatica.
Takayasu arteritis	Granulomatous inflammation of the aorta and its major branches. Usually occurs in patients younger than 50.
Medium-sized vessel vasculitis	
Polyarteritis nodosa	Necrotizing inflammation of medium-sized or small arteries without glomerulonephritis or vasculitis in arterioles, capillaries, or venules.
Kawasaki disease	Arteritis involving large, medium-sized, and small arteries, and associated with mucocutaneous lymph node syndrome. Coronary arteries are often involved. Aorta and veins may be involved. Usually occurs in children.
Medium-sized vessel vasculitis	
Wegener's granulomatosis	Granulomatous inflammation involving the respiratory tract, and necrotizing vasculitis affecting small to medium-sized vessels, e.g., capillaries, venules, arterioles, and arteries. Necrotizing glomerulonephritis is common.
Churg-Strauss syndrome	Eosinophil-rich and granulomatous inflammation involving the respiratory tract and necrotizing vasculitis affecting small to medium-sized vessels, and is associated with asthma and blood eosinophilia
Microscopic polyangitis	Necrotizing vasculitis with few or no immune deposits affecting small vessels, i.e., capillaries, venules, or arterioles. Necrotizing arteritis involving small and medium-sized arteries may be present. Necrotizing glomerulonephritis is very common. Pulmonary capillaritis often occurs.
Henoch-Schonlein purpura	Vasculitis with IgA-dominant immune deposits affecting small vessels, i.e., capillaries, venules, or arterioles. Typically involves skin, gut, and glomeruli, and is associated with arthralgias or arthritis.
Essential cryoglobulinemic vasculitis	Vasculitis with cryoglobulin immune deposits affecting small vessels, i.e., capillaries, venules, or arterioles, and associated with cryoglobulins in serum. Skin and glomeruli are often involved.
Cutaneous leukocytoclastic angiitis	Isolated cutaneous leukocytoclastic angiitis without systemic vasculitis or glomerulonephritis

*Large artery: the aorta and the largest branches directed toward major body regions (e.g., to the extremities and the head and neck)

*Medium-sized artery: the main visceral arteries (e.g., renal, hepatic, coronary and mesenteric arteries)

*Small vessel: the distal arterial radicals that connect with arterioles (e.g., renal arcuate and interlobular arteries), as well as arterioles, capillaries, and venules

4) Alport syndrome (Up To Date 2015)

① Progressive glomerular disease with sensorineural hearing loss & ocular abnormalities

Incidence: 1 in 5000 to 10000 in US

Most common 유전성 사구체 질환

② Pathogenesis
- Type IV collagen protein을 coding하는 gene mutation

X-linked trait (major): COL4A5 gene mutation (α-5 chain) in Xq22-24

females - carriers

AR trait (15%): COL4A3 &COL4A4 gene mutation (α-3, 4 chain)

AD trait (20~30%)

③ 병리

Earliest change: thinning of the GBM (thin basement membrane disease에 포함)

EM: longitudinal splitting of the GBM - laminated appearance

⇒ Tubules drop out, glomeruli scar (glomerulosclerosis) & interstitial fibrosis

④ 임상양상

가. Renal

초기증상: asymptomatic microhematuria

10세 이전까지 대부분 persistent microhematuria 有

Hypertension, proteinuria (1~2g/day), renal insufficiency develop

16~35세: ESRD가 대부분 나타난다.

Female carrier (X-linked trait): 12% 정도에서 40세 이전 ESRD develop

나. Extrarenal

ⓐ Sensorineural hearing loss (most common)

ⓑ Eye changes - anterior lenticonus

White or yellow flecking of perimacular region of retina

Posterior polymorphous dystrophy

Recurrent corneal erosion

ⓒ Megathrombocytopenia

ⓓ Leiomyomatosis

* CRF risk factor → gross hematuria in childhoodsensorineural hearing loss-heavy proteinuriarenal biopsy finding (extensive GBM change)

⑤ 진단

- 가족력이 중요(15%에서는 가족력이 없음)
- Renal biopsy: analysis of type IV collagen expression
    * DDx: IgA nephropathy, thin membrane disease
- Skin biopsy: type IV collagen (α-5 chain) negative
- Genetic testing: lx- prenatal dx, biopsy equivocal, carrier state exclusion, x-linked or AR DDx

⑥ 치료

- No specific treatment
- ACE inhibitors: ↓ protein excretion, renal protective, disease progression
- Cyclosporine: severe proteinuria↓, disease progression↓ 할 것으로 생각
- KT: de novo anti-GBM Ab disease (3~4%)가 발생할 수 있으나, Goodpasture's syndrome은 rare하며, graft survival도 비교적 양호함

5) HFRS (Hemorrhagic fever with renal syndrome)

① 개요

가. Etiology

- Bunyaviridae Hantavirus
* 5 species: Hantaan virus (KHF) & Dobrava virus (severe renal disease)Seoul virus (도시형, mild form of KHF), Puumala virus (benign long term Px), Sin Nombre virus (pulmonary syndrome)

나. 감염경로

- 전파경로: aerosolized virus containing particle의 inhalation이나, 감염된 설치류의 배설물(urine, secretions or feces)에 접촉되어 전파됨
- 자연계 숙주: 등줄쥐(Apodemus agrarius coreae; 목부터 꼬리부분까지 검은 줄), 집쥐(Rattus rattus, Rattus norvegicus)
- 감염 장소: 들판, 논과 밭, 산기슭 등의 들쥐의 서식처
- 인수전염병(Zoonosis)

② 임상양상과 치료

	임상양상	치료
발열기	- 거의 모든 환자에서 나타나는 가장 흔한 증상으로 통상 급격하게 시작되어 3~7일간 지속되는데 일중 변동이 거의 없다는 점이 특징이다. - 대부분의 경우 오한이 동반되고 체온은 38~41°c 까지 증가하지만 맥박수는 상대적인 서맥을 보인다. - 이 시기에 두통, 안구통, 근육통 등이 동반되고 발열과 동시에 70~90% 이상에서 back pain이 있음 - 콧물, 기침 등의 호흡기계 증상은 가볍게 나타난다. - 안면홍조: 안면홍조가 목, 상부 흉부에 나타나고 햇볕에 금방 덴 듯한(sunburn erythema) 양상으로 보인다. 보통 액와부위까지에 국한된다. - 점상출혈: 연구개, 결막, 안면, 두피 혹은 액와에 출혈성 반점을 보이고 1주일 정도가 지나면 소실. - 결막충혈: 환자의 약 70%에서 나타난다. 안와 주위와 결막의 부종이 동반되기도 한다.	대증 요법
저혈압기	- Last 1~2 day of febrile phase (after 3 days of fever) Tachycardia, vomiting, 불안, delirium, 혼수, blurred vision, shock ↓ Platelet→Proteinuria→Hct↑ → ↓ BP ★Clinical warning signs and laboratory findings : Hematocrit > 50% (sudden increase) Platelet < 50,000/mm³ WBC > 30,000/mm³ → Check vital signs more frequently	Absolute bed rest Maintain circulation volume Volume expander, albumin, Vasopressor Oliguria (< 20mL/hr) : Norepinephrine, dopamine Other trial: TRH, naloxone, glucagon Correction of metabolic acidosis Correction of electrolyte imbalance
핍뇨기	- 환자가 2차 또는 3차 병원 내원 당시 보이는 가장 흔한(60%) 임상 병기로서 저혈압의 경과 중 대개 발병 4~9 병일(평균 7일)에 시작되어 3~5일 간 지속된다. - 45~60%에서 하루 400mL 이하의 핍뇨가 나타나며 급성 신부전의 소견을 보인다. - 4~15%에서 무뇨가 발생하는데 이 경우 임상 증상이 중해서 사망률이 높다.	Maintain fluid balance Fluid restriction UO + 20mL/hr Weight change < 0.5kg/day Maintain electrolyte and acid-base balance Rx of hyperkalemia, prevention of hyponatremia and hyperphosphemia Nutrition Restrict protein, CHO > 100 gram/day, calorie 45Cal/kg Prevention of complication Treatment of hypertension

핍뇨기	- 요독증이 심해짐에 따라 <u>중추 신경계 증상</u>이 나타나 일부 환자에서 급성 정신증을 보이거나 진전(tremor), 경련을 일으키고 혼수에 빠지기도 한다. - 고혈압은 25~60%의 환자에서 주로 핍뇨기 시작후 2~3일부터 이뇨기 초기에 나타나는데 대부분 이뇨기 시작 1주 후 부터 정상으로 회복된다.	Treatment of hypervolemia Dialysis	
이뇨기	- 요량의 증가와 더불어 신장기능이 회복되기 시작하면서 상태가 급격히 호전된다. - 하루 요량이 3,000~6,000mL이 보통이며 다뇨로 인해 체액 및 전해질의 평행 장애가 생길 수 있다.		
회복기	- 보통 3주에서 3개월간이며 요량이 하루 2,000mL 정도 또는 그 이하로 감소된 후 1~2개월이 지나면서 육체적 운동능력이 정상으로 회복된다.	Activity Walk to bathroom Walk at will Mild exercise Full exercise	urine SG 1,012~1,012 1,013~1,015 1,016~1,019 1,020~1,025

* Renal manifestations
- Proteinuria: 거의 대부분 나타남, Puumala virus에서는 0~12.3g/day(평균 2.6g/day)로 보임, 25%에서는 nephrotic range
- Microscopic hematuria: Hantaan & Dobrava virus에서는 85~100%에서 보이고, Puumala virus에서는 58~85%에서 보임(macroscopic hematuria는 uncommon)
- GFR감소: Hantaan virus, Seoul, or Dobrava virus에서는 20~40%에서, Puumala virus에서는 5%에서 dialysis 필요

③ Pathologic findings
- Acute tubulointerstitial nephritis
- Medullary vessel의 congestion & dilatation

④ 진단
- High fever, headache, abdominal and back pain을 보일 때 의심
- History가 중요함
- Lab findings: leukocytosis, CRP 상승, thrombocytopenia, serum creatinine 상승, proteinuria, hematuria serologic test: IgM & IgG antiviral Ab
- Kidney USG: non specific but kidney size↑
- DDx: leptospirosis, drug induced AIN, non infectious pulmonary hemorrhagic diseases

⑤ Complications

가. 감염

- 20~35%의 환자에서 관찰
- 중요 사망 원인의 하나

나. 호흡기계 합병증

- 폐 부종, 폐 출혈, 폐렴, 급성호흡부전

다. 기타 합병증

- 신경계 합병증(뇌병증): 경련, 의식장애, 안면신경마비, 뇌졸증
- 뇌하수체 기능저하증: 뇌하수체 전엽의 출혈과 응고성 괴사
- 순환기계 합병증: 부정맥

라. 뇌하수체 기능저하증

- 급성 뇌하수체 부전증을 일으키거나 발병 후 수개월 또는 수년이 경과된 후에 진단되어 호르몬 치환요법을 요하는 경우가 있다.
- 뇌하수체 후엽의 위축성 변화로 중추성 요붕증이 관찰되기도 한다.

마. 신장후유증

- 신증후성 출혈열에 의한 급성 신부전은 일반적으로 원래의 신기능으로 회복된다.
- 드물게 만성 신장염의 소견이 유럽의 경우 10%에서 보고되고 있고, 일부 환자에서는 proteinuria, hypertension이 지속될 수 있다.

⑥ 사망률 및 사인

- 이 질환에 대한 인식이 높아지고 진단방법이 개선되어 초기에 비하여 사망률이 감소하였다. 그러나 아직도 일반인에서는 7~10%로 높은 치명율을 보이고 있다.
- 주요 사망의 원인으로는 호흡부전, 패혈증, 쇼크, 뇌병증 등을 들 수 있다.
- 사망 시기로는 저혈압기(40~50%)와 핍뇨기(35~45%)에 사망하는 경우가 많다.

⑦ 예방

- 1990년, 녹십자 "한타박스".
- 0.5mL 한달 간격으로 2회, 피하 또는 근육주사
- 그러나 protective effect는 확실하지는 않은 상태임

★ 접종 대상자

바이러스에 접촉할 기회가 많은 위험집단
- 논밭에서 일을 많이 하는 농부
- 야외에서 훈련하는 군인
- 등산, 낚시, 캠핑, 골프 등을 즐기는 사람들

6) Renal diseases in Multiple Myeloma

(Up To Date, 2015)

① 다발성 골수종에서 신기능 저하(Cr > 2.0mg/dL)는 매우 흔하며, 진단 당시에 약 20%에서 신기능 저하를 동반하고, 신장 질환 동반 여부와 치료반응에 따라 예후가 달라질 수 있음

② Types of renal disease

　가. Myeloma cast nephropathy (myeloma kidney)
　　- Most common (40~60%)
　　- Toxic light chain에 의한 tubular injury와 intratubular cast formation & obstruction
　　- Cast formation을 촉진시키는 factor: volume depletion, loop diuretics, hypercalcemia

　나. Primary amyloidosis & light chain deposition disease
　　- Nephrotic syndrome의 양상을 보일 때 고려
　　- AL amyloidosis: Congo red positive light chain deposit, beta pleated fibril(+)
　　- Light chain deposition disease: Congo red negative, fibril(-)

　다. Renal tubular dysfunction
　　- GFR은 유지되면서 tubular damage 나타날 수 있음
　　- 주로 proximal tubule damage
　　- Sign: RTA type II, hypophosphatemia, hypouricemia, osteomalacia

　라. 기타 renal disease의 원인(신기능 저하 시 고려해 보아야 함)
　　ⓐ Volume depletion
　　ⓑ Hypercalcemia, with or without nephrocalcinosis
　　ⓒ TIN
　　ⓓ Plasma cell infiltration of the kidneys
　　ⓔ Hyperviscosity syndrome
　　ⓕ Nephrotoxic drugs (NSAIDs, ACEi, ARBs)
　　ⓖ Infection
　　ⓗ Iv radiocontrast media
　　ⓘ Hyperuricemia

③ 진단

　가. Myeloma kidney 의심해야 하는 경우
　　- 40세 이상에서 unexplained acute or subacute renal failure가 보일 때
　　- urine protein negative or trace (dipstick)이면서 nephrotic syndrome의 임상 양상이 보일 때

　나. Kidney biopsy가 필요한 경우

- Hx or 임상양상이 myeloma nephropathy에 전형적이지 않을 때(ATN, GN, LCDD, amyloidosis가 의심 될 때)
- Drug induced AIN이 의심될 때

④ 치료

가. AKI

ⓐ Myeloma cast nephropathy: chemotherapy (thalidomide + dexamethasone or dexamethasone alone). Once stabilized, HSCT can be considered

ⓑ IV fluid therapy: isotonic or half isotonic saline을 150mL/hr로 주입하고urine output 100~150mL/hr 유지하도록 함(oliguric AKI인 경우 volume status를 보면서 24시간 경과관찰 후 volume overload가 되지 않도록 조절)

ⓒ Loop diuretics: volume overload 시에 사용(주의: myeloma cast 형성 악화 가능)

ⓓ Hypercalcemia & hyperuricemia Tx

ⓔ Nephrotoxic drug은 피한다.

ⓕ Dialysis: azotemia에서 시행(free light chain 제거에는 비효과적) HD or PD

ⓖ Plasmapheresis: circulating free light chain 제거 myeloma nephropathy에서 고려(not routinely recommended)

나. CRF

ⓐ Chemotherapy alone: light chain production 감소 목적

ⓑ ESRD: HD or PD 시행

ⓒ KT: outcome이 좋지 않음

⑤ 예후

가. AKI

- Renal function improvement: 50~80%
- Hypercalcemia or volume depletion으로 인한 AKI인 경우 good prognosis
- Cast formation or tubular damage의 경우 poor prognosis

나. CRF

- 1yr survival 45%, 2~3yrs survival 25~30%

⑥ Renal failure의 예방

ⓐ Light chain filtration & tubular obstruction을 유발하는 risk factor를 최소화 한다.

ⓑ Fluid therapy

ⓒ Dexamethasone-based chemotherapy

ⓓ Avoid nephrotoxic drugs or agents

7) Hypertensive nephrosclerosis

(Harrison's 19th, Up To Date 2015)

① 개요

Risk factor: 조절되지 않은 고혈압 환자, 흑인, underlying CKD 환자

② 병리

Atherosclerosis: medial hypertrophy, fibroblastic intimal thickening

chronic nephrosclerosis

Interstitial fibrosis in the absence of immune deposits

③ 임상양상

10년 이상의 고혈압 병력

대부분 proteinuria < 1g/day, 드물지만, 10g/day 나타나기도 함

Progression to ESRD risk factor

: Blacks, 조절되지 않은 혈압, diabetes nephropathy와 같은 underlying CKD 동반

④ 진단

임상양상으로 진단(HTN history, retinopathy, small kidney, LVH)

Kidney biopsy로 진단이 필요한 경우는 드물다.

⑤ 치료

BP control (< 130/80 mmHg)

Low dose thiazide + ACE inhibitors or ARB

CHAPTER
7

Hematology-Oncology

● HANDBOOK OF INTERNAL MEDICINE

I Hematology

1. Thrombocytopenia

1) 정의: Thrombocytopenia is defined as a platelet count below the lower limit of normal (ie, <150,000/microL [150 x 109/L] for adults).

* Pseudothrombocytopenia
- Anticoagulant로 EDTA를 사용한 tube에 blood를 sampling 했을 때 PLT이 서로 응집되거나 백혈구에 붙어 마치 thrombocytopenia가 있는 것처럼 검사 결과가 나올 수 있음

2) 발생 원인

DISORDERS ASSOCIATED WITH THROMBOCYTOPENIA
HYPOPLASIA OF HEMATOPOIETIC STEM CELLS
Aplastic anemia
Marrow damage from drugs, chemicals, ionizing radiation, alcohol, infection
Congenital and hereditary thrombocytopenias
Thrombocytopenia with absent radii syndrome
Wiskott-Aldrich syndrome
May-Hegglin anomaly
REPLACEMENT OF NORMAL MARROW
Leukemias
Metastatic tumor (prostate, breast, lymphoma)
Myelofibrosis
INCREASED DESTRUCTION OF PLATELETS
Immune disorders
Idiopathic thrombocytopenic purpura
Secondary causes :
Cancer : chronic lymphocytic leukemia, lymphoma, systemic autoimmune disorders (SLE, polyarteritis nodosa)
Infectious diseases : infectious mononucleosis, CMV, HIV
Drugs : quinine/quinidine, heparin, sulfa compounds
Nonimmune disorders
Disseminated intravascular coagulation
Cavernous hemangioma
Thrombotic thrombocytopenic purpura
Hemolytic-uremic syndrome
Sepsis
Malaria
Paroxysmal nocturnal hemoglobinuria
Congenital cyanotic heart disease
Acute renal transplant rejection
DISORDERS OF DISTRIBUTION Hypersplenism
DILUTIONAL Secondary to transfusion

3) Thrombocytopenia 접근 방법

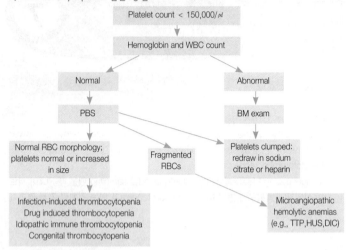

① Infection–induced thrombocytopenia
- Many viral & bacterial infection can affect both platelet production and platelet survival, and immune mechanisms can be at work, as in infectious mononucleosis and early HIV infection

② Heparin–induced thrombocytopenia (HIT)
- Resulting from antibody formation to a complex of the platelet-specific protein platelet factor 4 (PF4) & heparin
- Developing HIT after exposure to heparin 5~14days
- Not usually severe, with nadir platelet counts rarely <20,000/ul
- Not associated with bleeding, in fact, increasing the risk of thrombosis
- "4T scoring system" is useful in excluding a diagnosis of HIT
  : Thrombocytopenia, Timing of platelet count drop, Thrombosis and other sequelae such as localized skin reaction, Other causes of thrombocytopenia not evident
- Early recognition is key in treatment of HIT, with prompt discontinuation of heparin and use of alternative anti-coagulants if bleeding risk does not outweigh thrombotic risk

③ Drug–induced thrombocytopenia

DRUGS REPORTED AS DEFINETELY OR PROBABLY CAUSING ISOLATED THROMBOCYTOPENIA	
Abciximab	Imipenem/Cilastatin
Acetaminophen	Ibuprofen
Aminoglutethimide	Iopanoic acid
Aminosalicylic acid	Levamisole
Amiodarone	Linezolid
Amphotericin B	Meclofenamate
Ampicillin	Methicillin
Carbamazepine	Methyldopa
Chlorpropamide	Nalidixic acid
Danazol	Naproxen
Captopril	Oxyphenbutazone
Cimetidine	Phenytoin
Diatrizoate meglumine (Hypaque Meglumine)	Piperacillin
	Procainamide
Diclofenac	Quinine
Digoxin	Quinidine
Dipyridamole	Rifampin
Eptifibatide	Simvastatin
Ethambutol	Sulfa-containing drugs
Famotidine	Tamoxifen
Fluconazole	Tirofiban
Furosemide	Trimethoprim/sulfamethoxazole
Glyburide	Valproic acid
Gold	Vancomycin
Hydrochlorthiazide	

2. Immune thrombocytopenic purpura (ITP)

1) 정의

- Acquired disorder with immune-mediated destruction of platelets and possibly inhibition of platelet release from the megakaryocyte.
  · In children: usually acute disease, following an infection, a self-limited course
  · In adults: usually more chronic course
  * Secondary ITP: autoimmune disorder (esp. SLE), infections (HIV, HCV)

2) 임상양상

: Mucocutaneous bleeding (oral mucosa, gastrointestinal, or heavy menstrual bleeding), low platelet count, otherwise normal peripheral blood cells and smear, usually ecchymosis, petechiae, or thrombocytopenia incidently found on a routine CBC

3) 진단

① Testing for antibodies (serologic testing): low sensitivity, low specificity

② Indication of BM exam
   - ITP로 설명되지 않는 signs나 lab abnormalities가 있을때
   - Iinitial therapy에 반응하지 않을 때

③ PB smear: large platelets, with otherwise normal morphology

④ Secondary ITP evaluation labs
   - Testing for HIV infection & hepatitis C (&other infections if indicated)
   - Serologic testing for SLE
   - Serum protein electrophoresis & immunoglobulin levels to potentially detect hypogammaglobulinemia, IgA deficiency, or monoclonal gammopathies
   - Direct antiglobulin testing (Coombs test)
     : if anemia is present, to rule out combined autoimmune hemolytic anemia with ITP (Evans syndrome)

4) 치료

① 진단했다고 반드시 치료가 필요한 것은 아님
   (Plt count > 30,000/㎕ → thrombocytopenia 관련된 mortality의 증가는 없어 보임)

② Initial treatment in patients without significant bleeding symptoms, severe thrombocytopenia (Plt count < 5,000/㎕) or signs of impending bleeding (e.g., retinal hemorrhage or large oral mucosal hemorrhages) can be instituted as an outpatient using single agents
   · Prednisolone 1mg/kg
   · Rh 0 (D) immune globulin therapy at 50~75㎍/kg (must be used only Rh +)
   · IVIG at 1~2g/kg total, given in divided doses over 1~5 days
     (S/Ex: volume of infusion, infrequent aseptic meningitis, acute kidney injury)

③ Severe ITP or symptoms of bleeding 있을 시 입원하여 combined therapy 시행
   : High-dose glucocorticoids with IVIG or anit-Rh 0(D) therapy 필요시 additional immunosuppressive agents (Rituximab in refractory ITP)

④ Indication of Splenectomy

: Glucocorticoids를 tapering하는 과정에서 relapse하는 경우

(Vaccination against encapsulated organisms such as pneumococcus, menigococcus and H. influenzae is recommended before splenectomy)

⑤ Indication of TPO receptor agonist (Romiplostim SC, Eltrombopag PO)

: At risk of bleeding who relapse after splenctomy or unresponsive to at least one other therapy, or a contraindication to splenectomy

→TPO levels reflect megakaryocyte mass, effectly raise platelet counts

3. TTP (Thrombotic thrombocytopenic purpura)

*Thrombotic thrombocytopenic microangiopathy: TTP, HUS

: group of disorders characterized by thrombocytopenia, a microangiopathic hemolytic anemia evident by fragmented RBCs, hemolysis, microvascular thrombosis

DISORDERS ASSOCIATED WITH THROMBOCYTOPENIA AND MICROANGIOPATHIC ANEMIA
Thrombotic thrombocytopenic purpura
Hemolytic-uremic syndrome
Disseminated intravascular coagulation
Malignant hypertension
Eclampsia
Vasculitis
Systemic lupus erythematous
Polyarteritis nodosa
Cavernous hemangioma (Kasabach-Merritt syndrome)
Disseminated carcinoma
Renal allograft rejection
Prosthetic heart valves
Malignant angioendotheliomatosis

1) 발생기전

- Deficiency of, or Antibodies to, the metalloprotease ADAMTS13, which cleaves VWF (Persistence of ultra-large VWF molecules is   thought to contribute to pathogenic platelet adhesion & aggregation)
- Antibody formation (ticlopidine & possibly clopidogrel)
- Direct endothelial toxicity (cyclosporine,mitomycinC,tacrolimus,quinuine)

  * More common in Female, HIV infection, Pregnant women

2) Pentad of clinical manifestation

  ① MAHA (microangiopathic hemolytic anemia)

  ② Thrombocytopenia (purpura가 발생하기도 하나 severe bleeding은 흔치 않음)

  ③ Acute kidney injury

  ④ Neurologic abnormalities(대개 fluctuating)

  ⑤ Non infectious fever

3) 치료

  ① Plasmapheresis: continued until the platelet count is normal and signs of he-molysis are resolved for at least 2 days

  ② High dose corticosteroid: only used as an adjunct to plasma exchange

  ③ Immunomodulatory therapies (rituximab, vincristine, azathioprine, cyclophos-phamide) splenectomy: refractory or relapsing TTP

4. HUS (Hemolytic uremic syndrome)

1) 임상적 특징

  - ADAMTS-13 levels의 감소 소견 없음

  - Thrombocytopenia, MAHA, Fever, AKI

  - TTP와 유사하나, 신장에 국한되어 발생하는 것이 특징, 신부전으로 사망함

  - E.coli O157:H7에 의한 bloody diarrhea 동반시 D(+) HUS 라고 하며, Shiga-like verotoxin에 의한 renal vascular endothelial cell의 손상이 원인으로 생각됨

  - 신경학적 증상이 별로 없고 주로 신장에 국한된 경우를 HUS 로

2) 치료

  - Supportive care: dialysis 등

  - Eculizumab therapy: platelet count 상승 및 renal function 보존 효과

5. DIC (Disseminated intravascular coagulation)

1) 정의

- Clinicopathologic syndrome characterized by widespread intravascular fibrin formation in response to excessive blood protease activity that overcomes the natural anticoagulant mechanisms.

2) 원인

Sepsis	Bacterial: Staphylococci, streptococci, pneumococci, meningococci, G(-) bacilli Viral Mycotic Parasitic Rickettsial
Immunologic disorders	Acute hemolytic transfusion reaction Organ or tissue transplant rejection Graft-versus-host disease
Trauma and tissue injury	Brain injury (gunshot) Extensive burns Fat embolism Rhabdomyolysis
Drugs	Fibinolytic agents Aprotinin Warfarin (esp. in neonates with protein C def.) Prothrombin complex concentrates Recreational drugs (amphetamines)
Vascular disorders	Giant hemangiomas (Kasabach-Merrritt SD) Large vessel aneurysm (e.g.aorta)
Envenomation	Snake, Insects
Obstetrical Complications	Abruptio placentae Amniotic-fluid embolism Dead fetus syndrome Septic abortion
Liver disease	Fulminant hepatic failure Cirrhosis Fatty liver of pregnancy
Cancer	Adenocarcinoma (prostate, pancreas etc.) Hematologic malignancies (APL)
Miscellaneous	Shock Respiratory distress syndrome Massive transfusion

3) 기전
  - Uncontrolled generation of thrombin by exposure of the blood to pathologic

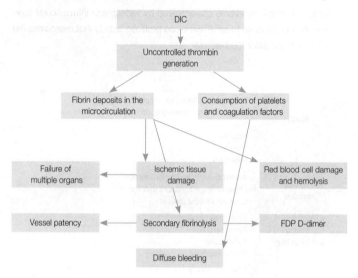

4) 증상
  - Magnitude of Imbalance of hemostasis와 underlying disease와 관련
  - Bleeding ranging from oozing from venipuncture sites, petechiae, and ecchymoses to severe hemorrahge from the GI tract, lung, or into the CNS
  - Thrombosis of large vessels and cerebral embolism
  - Skin or mucosal bleeding in chronic DIC
  - Hemodynamic complications and shock in acute DIC

5) 진단
  Cinical and laboratory abnormalities of coagulation or thrombocytopenia
  - Prolongation of PT and/or aPTT
  - Platelet counts μ100,000/μL, or a rapid decline in platelet numbers
  - Presence of Schistocytes (fragmented red cells) in blood smear
  - Elevated level of FDP: the most sensitive test for DIC
  - Antithrombin III or plasminogen activity < 60% of normal

6) 치료

DIC와 관련된 mortality와 morbidity는 DIC의 complication 보다 underlying disease 에 좌우되기 때문에 underlying disease를 치료하는 것이 가장 중요함

- Hemorrhagic symptoms 치료

  : Marked thrombocytopenia (plt count < 10,000~20,000/㎕)

    → plt concentrates at a dose of 1~2U/10kg body weight are sufficient to correct the hemostasis

    Prolonged PT (> 1.5 times the normal) - FFP replacement

    → 1 unit of FFP increases most coagulation factors by 3% in an adult without DIC

    Low level of fibrinogen (< 100mg/dL) - Cryoprecipitate replacement

    → replacement of 10U cryoprecipitate for every 2~3U of FFP is sufficient to correct the hemostasis

6. Approach to the adult patient with anemia

1) 정의

Anemia is defined for patient care as a reduction in one or more of the major red blood cell (RBC) measurements obtained as a part of the complete blood count (CBC): hemoglobin concentration, hematocrit, or RBC count. A low hemoglobin concentration and/or low hematocrit are the parameters most widely used to diagnose anemia.

Normal Values for Red Blood Cell parameters in Men and Women†

Red cell parameter	Adult men	Adult women
Hemoglobin,g/dL	16.0±2.0	13.0±2.0
Hematocrit, percent	46.0±4.0	40.0±4.0
RBC count, million/µL	5.2±0.7	4.6±0.5
Reticulocytes, percent	1.6±0.5	1.4±0.5
Mean corpuscular volume (MCV) (fL)	90±8 fL	
Mean cell hemoglobin (MCH) (pg)	30±3 pg	
Mean cell hemoglobin concentration (MCHC) (%)	33±2 %	
Red cell volume distribution width, percent (RDW)	13.1±1.4	

* Corrected reticulocyte count
  - 낮은 hematocrit에 따른 오차를 보정
  - Corrected reticulocyte count = reticulocyte × Hct/45

* Reticulocyte production index (RPI)
  - 정상적으로 peripheral blood에서 reticulocyte는 life span이 일이지만, Hct이 20% 대로 감소하면 life span이 2일로 증가하게 됨, 이러한 Maturation time을 correction하는 것
  - RPI = corrected reti. count/maturation time

Maturation time of reticulocytes

Hematocrit (%)	Reticulocyte maturation time (days)
45	1.0
35	1.5
25	2.0
15	2.5

2) Approach

① History taking & physical examination
  - Nutritional history related to drug or alcohol intake, G6PD deficiency
  - Lymphadenopathy, Splenomegaly
  - DOE의 정도 및 진행 양상, 두통, 현기증 등

② Lab test

```
I. Complete blood count (CBC)
   A. Red blood cell count
      : Hb, Hct, Reti count
   B. Red blood cell indices
      : MCV, MCH, MCHC, RDW
   C. White blood cell count
      : cell differential, nuclear segmentation of neutrophils
   D. Platelet count
   E. Cell morphology
      : cell size, Hb content, anisocytosis, poikilocytosis, polychromasia
II. Iron supply studies
    : serum iron, TIBC, serum ferritin
III. Marrow examination
    A. Aspirate: M/E ratio, cell morphology, iron stain
    B. Biopsy: cellularity, morphology
```

3) Functional classification

- Marrow production defects (Hypoproliferation)
- Red cell maturation defects (Ineffective erythropoiesis)
- Decreased red cell survival (Blood loss/Hemolysis)

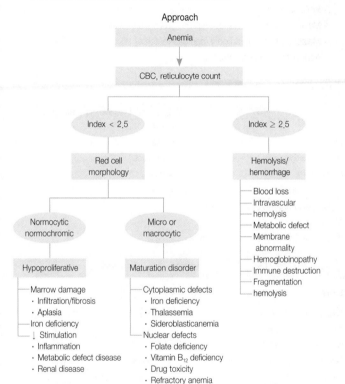

Approach

Anemia
↓
CBC, reticulocyte count

Index < 2.5

Red cell morphology

Normocytic normochromic → Hypoproliferative

- Marrow damage
  · Infiltration/fibrosis
  · Aplasia
- Iron deficiency
- ↓ Stimulation
  · Inflammation
  · Metabolic defect disease
  · Renal disease

Micro or macrocytic → Maturation disorder

- Cytoplasmic defects
  · Iron deficiency
  · Thalassemia
  · Sideroblasticanemia
- Nuclear defects
  · Folate deficiency
  · Vitamin B_{12} deficiency
  · Drug toxicity
  · Refractory anemia

Index ≥ 2.5

Hemolysis/ hemorrhage

- Blood loss
- Intravascular
- hemolysis
- Metabolic defect
- Membrane abnormality
- Hemoglobinopathy
- Immune destruction
- Fragmentation
- hemolysis

7. Iron deficiency anemia (IDA)

1) 원인

- Increased demand for iron
  · Rapid growth in infancy or adolescence
  · Pregnancy, Erythropoietin therapy

- Increased iron loss
  - Acute/Chronic blood loss, Blood donation, Menses
  - Phlebotomy as treatment for polycythemia vera
- Decreased iron intake or absorption
  - Inadequate diet
  - Malabsorption from disease (sprue, Crohn's disease)
  - Malabsorption from surgery (postgastrectomy)
  - Acute of chronic inflammation

2) 검사실 소견

검사	Iron deficiency anemia
MCV	< 85 fL
RDW	> 14%
Red cell protoporphyrin	> 100ug/dL
Serum ferritin	< 15ug/L
Transferrin saturation	< 10%

* Serum ferritin: total body iron storage 반영

3) Diagnosis of Microcytic Anemia

검사	IDA	Inflammation	Thalassemia	Sideroblastic Anemia
Smear	Micro/hypo	Normal micro/hypo	Micro/hypo with targeting	Variable
Serum iron	<30	<50	Normal to high	Normal to high
TIBC	>360	<300	Normal	Normal
% Saturation	<10	10~20	30~80	30~80
Ferritin	<15	30~200	50~300	50~300
Hb pattern on EP	Normal	Normal	α-can be normal β-abnormal	Normal

cf. Normal range for the serum iron: 50~150 μg/dL

Normal range for TIBC: 300~360 μg/dL

Normal range for Transferrin Saturation = 25~50%, (Serum Iron)/(TIBC) × 100%

4) 치료

- Underlying cause correction
- Red cell transfusion: anemia 증상, cardiovascular instability가 있을 때
- Oral iron: ferrous sulfate 325mg (elemental iron: 65mg) tid ~ qid

· Elemental iron supply = 200~300mg/day → 50mg 흡수됨
· 공복에 복용, 위장 장애가 있는 경우 식사 도중 혹은 식사 직후 투여
· Feroba-U (R): ferrous sulfate dried 256mg, elemental iron 80mg
· 치료 후 호전 양상
  : 증상 → Reticulocyte → MCV → Hb (2주~2개월) → TIBC → Serum ferritin
· Hb 정상화된 이후에도 iron store를 위해 6~12개월간 더 복용

경구용 철 제제의 흡수에 영향을 미치는 인자	
철 흡수를 감소시키는 인자	H2-blocker PPI Tetracycline
철 흡수를 증가시키는 인자	Vitamin C (ascorbic acid)

- Intravenous iron supply
  · IBD 환자나, oral iron에 intolerance가 있는 환자에서 고려할 수 있음
    e.g persistent gastrointestinal bleeding
  · Erythropoiesis-stimulating agents (eg. darbepoetin)를 투여받는
    빈혈이 있는 암환자에서 경구 철분제제에 intolerance 가 있을 때
  · The amount of iron needed by an individual patient is calculated by the following formula:

Body weight (kg)×2.3×(15−patient's hemoglobin, g/dL)+500 or 1,000 mg (for stores)

8. Anemia of chronic disease (ACD)

1) 정의

- Rheumatic disease, inflammatory bowel disease 등의 inflammation, cancer와 같이 proinflammatory cytokine이 분비되는 질환, infection, tissue injury 등에서 발견되는 빈혈로 저장철의 양은 정상이거나 증가되어 있으나 적혈구 생산이 감소되는 질환, 실제 입원 환자의 가장 흔한 빈혈
- Serum iron↓, TIBC↓, ferritin → or ↓, transferrin saturation → or ↓ Hypoproliferative marrow, red cell protoporphyrin↑
- Microcytic hypochromic anemia, hypoproliferative anemia 에 속하는 빈혈로 IDA 와 감별해야 할 가장 중요한 질환임

2) Diagnosis of Hypoproliferative Anemias

Tests	Iron Deficiency	Inflammation	Renal Disease	Hypometabolic States
Anemia	Mild to severe	Mild	Mild to severe	Mild
MCV (fL)	60~90	80~90	90	90
Morphology	Normo-microcytic	Normocytic	Normocytic	Normocytic
SI	< 30	< 50	Normal	Normal
TIBC	> 360	< 300	Normal	Normal
Saturation (%)	< 10	10~20	Normal	Normal
Serum ferritin (μg/L)	< 15	30~200	115~150	Normal
Iron stores	0	2~4+	1~4+	Normal

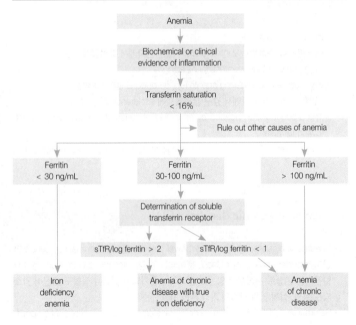

3) 치료

- Underlying cause correction
- Transfusion
- Hb < 7~8g/dL 일 때 수혈 시행-With more physiologic compromise: Hb > 11g/dL 필요하기도 함
  · A unit of packed red cells increases the Hb level by 1g/dL

- 수혈은 certain infectious risks와 관련 있고, 만성 수혈은 iron overload 및 morbidity, mortality 를 증가시킴
- Documented tissue hypoxia 가 없을 때는 conservative apprach 를 더 선호
  - Erythropoietin (recombinant human erythropoietin ; epoetin-EPO)
    - Endogenous erythropoietin level이 낮은 anemia에서 유용 e.g CKD, AI
    - In CKD, usual dose of EPO is 50~150 U/kg three times a week IV
    - In chemotherapy-induced anemia, up to 300U/kg three times a week IV
    - But, EPO 사용은 thromboembolic complications and tumor progression risk 가 증가하기 때문에, risk/benefit을 잘 고려하여 사용해야 함
    - Darbepoetin alfa는 recombinant human EPO보다 half life가 3~4배 김

9. Megaloblastic anemia

1) 정의
- Presence of distinctive morphologic appearances of developing red cells in BM
- Hypercellular bonemarrow, Ineffective erythropoiesis
- Impaired DNA synthesis

2) 원인

(1) Cobalamin deficiency
① Inadequate intake: Vegeterians (rare)
② Malabsorption: Pernicious anemia
③ Gastric causes
: Total or partial gastrectomy
Congenital absence of intrinsic factor or functional abnormality
④ Intestinal causes
: Intestinal stagnant loop syndrome (jejunal diverticulosis,ileocolic fistula, anatomic blind loop, intestinal stricture), Ileal resection & Crohn's disease, Topical sprue, Fish tapeworm, Transcobalamin II deficiency

(2) Folic acid deficiency
① Inadequate intake: unbalanced diet (alcoholics, teenagers, some infants)
② Malabsorption: topical sprue, gluten-induced enteropathy
③ Excess utilization or loss
- physiologic: pregnancy, lactation, prematurity

- pathologic: hematologic dz, malignant dz, hemodialysis/peritoneal dialysis
  inflammatory dz (tuberculosis, Crohn's dz, psoriasis, malaria)
④ Anti-folate drug: anticonvulsants (phenytoin, barbiturates), sulfasalazine,
  methotrexate

3) 임상증상
  ① Cobalamine deficiency
    - Hematologic: symptoms of anemia (weakness, vertigo, angina)
    - GI: sore tongue, anorexia, Wt loss, diarrhea
    - Neurologic: numbness & paresthesia of extremities, weakness, ataxia, mild
      irritability, dementia
  ② Folic acid deficiency
    - 나머지 증상은 비슷하나 neurologic abnormality 없음
4) Lab findings
  - Macrocytosis (MCV > 100fL)
  - Hypersegmented neutrophil
  - Leukocyte & platelet may be decreased
  - BM: Hypocelluar, decreased M/E ratio
  - Decreased serum cobalamin (Vit B12), folate level

5) 치료
  - Cobalamin (actinamide) 1mg/1ample IM weekly for 8 times
    After then 1mg (1 ample) IM monthly
  - Folic acid 1mg po qd
  - Pyridoxine (Vit B6) 300mg po qd
    : 1개월 치료 후에도 호전 없으면 다른 원인을 고려
      Neurologic Sx 은 호전되지 않을 수 있음

10. Hemolytic anemia

1) 분류

	Intracorpuscular Defects	Extracorpuscular Factors
선천적	Hemoglobinopathies, Enzymopathies Membrane-cytoskeletal defects	Familial (atypical) hemolytic uremic syndrome
후천적	Paroxysmal nocturnal hemoglobinuria (PNH)	Mechanical destruction (microangiopathic) Toxic agents Drugs Infections Autoimmune

2) 특징

① General exam: jaundice, pallor
② Spleen may be enlarged ; bossing of skull in severe congenital cases
③ Hb 정상~심한 감소
④ MCV, MCH 대개 증가
⑤ Reticulocytes 증가
⑥ Bilirubin 증가(mostly unconjugated)
⑦ LDH 증가(intravascular hemolysis 의 경우 정상의 10배까지)
⑧ Haptoglobin: reduced to absent (if hemolysis is part intravascular)
⑨ Urobillongen: urine & stool에서 모두 증가
  (mainly intravascular hemolysis 일 경우 hemoglobinuria)
⑩ BM biopsy: 대개 필요치 않음

* Autoimmune hemolytic anemia (AIHA)

	Warm, IgG, optimal 37°C	Cold, IgM, optimal 4-30°C
Primary	AIHA (idiopathic)	CAD
Secondary to infection	HIV, Viral vaccines	EBV, CMV, Mycoplsma
Secondary to other dz	SLE, CLL, Malignancy, after Allogenic SCT	CAD in Waldenstrom's dz, Lymphoma
Secondary to drug	Cefotetan, Ceftriaxone	Lenalidomide

① 특징
  - triad: Hb 4g/dl 까지 수일내에 감소, Jaundice 발생, Splenomegaly
  - Evan's syndrome : AIHA + ITP

② 치료

- Severe acute AIHA는 medical emergency 로 RBC transfusion이 필요할 때가 있으나 compatibility 문제가 발생할 수 있어 life threatening 하지 않다면, 반드시 수혈을 시행하지는 않음
- Prednisolone 1mg/kg daily: 1st line Tx, 50%에서 remission
- Rituximab: 2nd line Tx 으로 사용되나 Pd 와 함께 1st line Tx 로 사용되기도 함
- Splenectomy: relapsing or refractory to medical Tx 시 시행, curative Tx 는 아니나 anemia 호전, Pd dose 감소 효과

* PNH (Paroxysmal Nocturnal Hemoglobinuria)

① 특징

- Acquired chronic hemolytic anemia
- Triad: Persistent intravascular hemolysis, Pancytopenia, Venous thrombosis
- Recurrent attack of severe abdominal pain related to venous thrombosis
- Thrombosis가 hepatic vein invasion 시 ascites, hepatomegaly 발생하기도 함

② 진단

- Lab: anemia, reticulocytosis, unconjugated bilirubin 상승, LDH 상승, undetectable haptoglobin
- Hemoglobinuria in a random urine sample
- Surface of proteins (particularly CD 59 & CD 55)의 결핍으로 보체에 대한 RBC의 susceptibility가 증가
- Flow cytometry (gold standard): CD55 & CD59 negative on granulocytes

③ 치료

- Filtered red cell transfusion
- 반드시 Folic acid supplement (at least 3mg/d)
- 주기적으로 iron level을 check 하여 결핍 시 iron supplement
- Eculizumab (complement component C5): IV every 14 days
- Allogenic BMT: definitive curative Tx

11. Approach to the adult patients with pancytopenia

- Differential diagnosis of pancytopenia

Pancytopenia With Hypocellular Bone Marrow
Acquired aplastic anemia
Constitutional aplastic anemia (Fanconi's anemia, dyskeratosis congenita)
Some myelodysplasia
Rare aleukemic leukemia
Some acute lymphoid leukemia
Some lymphomas of bone marrow

Pancytopenia With Cellular Bone Marrow
Primary bone marrow diseases
Myelodysplasia
Paroxysmal nocturnal hemoglobinuria
Myelofibrosis
Some aleukemic leukemia
Myelophthisis
Bone marrow lymphoma
Hairy cell leukemia
Secondary to systemic diseases
Systemic lupus erythematosus
Hypersplenism
B_{12}, folate deficiency
Overwhelming infection
Alcohol
Brucellosis
Sarcoidosis
Tuberculosis
Leishmaniasis

Hypocellular Bone Marrow ± Cytopenia
Q fever
Legionnaires' disease
Anorexia nervosa, starvation
Mycobacterium

12. Aplastic Anemia

1) 정의

- Pancytopenia with bone marrow hypocellularity
- Distinguished from iatrogenic marrow aplasia

2) 원인

Classification of Aplastic Anemia and Single Cytopenias

Acquired	Inherited
Aplastic Anemia	
Secondary	Fanconi's anemia
Radiation	Dyskeratosis congenita
Drugs and chemicals	Shwachman-Diamond syndrome
Regular effects	Reticular dysgenesis
Idiosyncratic reactions	Amegakaryocytic thrombocytopenia
Viruses	Familial aplastic anemias
Epstein-Barr virus (infectious mononucleosis)	Preleukemia (monosomy 7, etc.)
Hepatitis (non-A, non-B, non-C hepatitis)	Nonhematologic syndrome (Down's,
Parvovirus B19 (transient aplastic crisis,	Dubowitz, Seckel)
PRCA)	
HIV-1 (AIDS)	
Immune diseases	
Eosinophilic fasciitis	
Hyperimmunoglobulinemia	
Thymoma/thymic carcinoma	
Graft-versus-host disease in	
immunodeficiency	
Paroxysmal nocturnal hemoglobinuria	
Pregnancy	
Idiopathic	
Cytopenias	
PRCA	Congenital PRCA (Diamond-Blackfan anemia)
Neutropenia/Agranulocytosis	Kostmann's Syndrome
Idiopathic	Shwachman-Diamond syndrome
Drugs, toxins	Reticular dysgenesis
Pure white cell aplasia	
Thrombocytopenia	Amegakaryocytic thrombocytopenia
Drugs, toxins	Thrombocytopenia with absent radii
Idiopathic amegakaryocytic	

* PRCA: Pure red cell aplasia
   - anemia, reticulocytopenia, absent or rare erythroid precursor cells in the bone marrow

Some Drugs and Chemicals Associated with Aplastic Anemia

Agents that regularly produce marrow depression as major toxicity in commonly employed doses or normal exposures:

Cytotoxic drugs used in cancer chemotherapy: alkylating agents, antimetabolites, antimitotics, some antibiotics

Agents that frequently but not inevitably produce marrow aplasia:
  Benzene

Agents associated with aplastic anemia but with a relatively low probability:
  Chloramphenicol
  Insecticides
  Antiprotozoals: quinacrine and chloroquine, mepacrine
  Nonsteroidal anti-inflammatory drugs (including phenylbutazone, indomethacin, ibuprofen, sulindac, aspirin)
  Anticonvulsants (hydantoins, carbamazepine, phenacemide, felbamate)
  Heavy metals (gold, arsenic, bismuth, mercury)
  Sulfonamides: some antibiotics, antithyroid drugs (methimazole, methylthiouracil, propylthiouracil), antidiabetes drugs (tolbutamide, chlorpropamide), carbonic anhydrase inhibitors (acetazolamide and methazolamide)
  Antihistamines (cimetidine, chlorpheniramine)
  D-Penicillamine
  Estrogens (in pregnancy and in high doses in animals)

Agents whose association with aplastic anemia is more tenuous:
  Other antibiotics (streptomycin, tetracycline, methicillin, mebendazole, trimethoprim/sulfamethoxazole, flucytosine)
  Sedatives and tranquilizers (chlorpromazine, prochlorperazine, piperacetazine, chlordiasepoxide, meprobamate, methyprylon)
  Allopurinol
  Methyldopa
  Quinidine
  Lithium
  Guanidine
  Potassium perchlorate
  Thiocyanate
  Carbimazole

3) 임상 특징

- Bleeding: easy bruising, oozing from gums, nose bleeds, heavy menstrual flow
- Petechiae, ecchymoses, retinal hemorrhage
- Lymphadenopathy & splenomegaly: highly atypical for AA
- Cafe au lait spot, short stature in Fanconi anemia
- Peculiar nails & leukoplakia in dyskeratosis congenita

4) 진단

- Combination of pancytopenia with a fatty bone marrow
  ① PB: large erythrocytes, paucity of platelets and granulocytes,

absence or few reticulocytes count, increased MCV

② BM: hypocellular marrow (hematopoietic cell < 25%), mainly fat,

5) Severe aplastic anemia

1YS 20%, 아래의 조건 중 2가지 이상을 만족하는 경우

① Absolute neutrophil count < 500/uL (very severe: ANC < 200/uL)

② Platelet count < 20,000/uL

③ Corrected reticulocyte count < 1%

  (or absolute reticulocyte count < 60,000/uL)

    → Reticulocytes (> 25,000/uL), Lymphocytes (> 1,000/uL)

      : better predictors of response to Tx & long term outcome

6) 치료

① Hematopoietic stem cell transplantation (HSCT)

  - Best therapy for the young patient with a fully histocompatible sibling donor

    → fully matched children에서는 survival rate가 90%에 이르나, adults는 chronic GVHD, serious infection 등으로 morbidity/mortality 증가

  - Transfusion should be minimized to prevent alloimmunization

  - Unrelated donors: ↓ survival rate, ↑ complication

② Immunosuppression

  - Overall survival is equivalent with BMT, but frequent relapse and possibility of transformation to MDS(15%) and leukemia is the problem

  - Anti-thymocyte globulin (ATG) with Cyclosporine

    : hematologic recovery in 60~70% of Pts

  - Serum sickness: 치료 시작 10일 후에 나타나는 flu-like illness 로 cutaneous eruption, arthralgia 가 특징적임

  - MethylPD with Cyclosporine: immune consequence를 개선

    → but, 과다 사용시 avascular joint necrosis 유발

  - Older patients do better with ATG & cyclosporine, whereas transplant is preferred if granulocytopenia is profound

③ Other therapy

  : occasional response (androgen therapy, hematopoietic growth factors (G-CSF,GM-CSF,IL-3), splenectomy)

④ Supportive care

  - Infection with neutropenia: prompt use of broad spectrum antibiotics

- Transfusion: platelet (> 10,000/ul) hemoglobin (> 7g/dL)
- Menstruation should be suppressed (oral estrogens, FSH/LH antagonists)
- Aspirin, NSAIDs: must be avoided

13. Myelodysplastic syndrome (MDS)

1) 정의
- Cytopenias due to bone marrow failure
- Cellular bone marrow 이면서 dysmorphic morphology
  →Ineffective blood cell production 을 시사
- High risk of development of acute myeloid leukemia (AML)

2) 원인
- Environmental exposure: radiation, benzene
- Secondary MDS
  · Late toxicity of cancer treatment: combination of radiation and the radiomimetic alkylating agents (busulfan, nitrosurea, procarbazine),   DNA Topoisomerase II inhibitor (itoposide, teniposide)
  · Acquired aplastic anemia following immunosuppressive treatment and Fanconi's anemia can evolve into MDS

3) 분류(WHO classification)

Name	Ring Sideroblasts	Myeloblasts	Karyotype
MDS with single lineage dysplasia (MDS-SLD)	⟨15% (⟨5%)a	BM ⟨5%, PB ⟨1%, no Auer rods	Any, unless fulfills all criteria for MDS with isolated del(5q)
MDS with multilineage dysplasia (MDS-MLD)	⟨15% (⟨5%)a	BM ⟨5%, PB ⟨1%, no Auer rods	Any, unless fulfills all criteria for MDS with isolated del(5q)
MDS with ring sideroblasts (MDS-RS)			
MDS-RS with single lineage dysplasia (MDS-RS-SLD)	≥15% / ≥5%a	BM ⟨5%, PB ⟨1%, no Auer rods	Any, unless fulfills all criteria for MDS with isolated del(5q)

Name	Ring Sideroblasts	Myeloblasts	Karyotype
MDS-RS with multilineage dysplasia (MDS-RS-MLD)	≥15% / ≥5%a	BM <5%, PB <1%, no Auer rods	Any, unless fulfills all criteria for MDS with isolated del(5q)
BM <5%, PB <1%, no Auer rods	None or any	BM <5%, PB <1%, no Auer rods	del(5q) alone or with 1 additional abnormality except -7 or del (7q)
MDS with excess blasts (MDS-EB)			
MDS-EB-1	None or any	BM 5-9% or PB 2-4%, no Auer rods	Any
MDS-EB-2	None or any	BM 10-19% or PB 5-19% or Auer rods	Any
MDS, unclassifiable (MDS-U)	None or any	BM <5%, PB=1%, no Auer rods	Any
with 1% blood blasts	None or any	BM <5%, PB=1%, no Auer rods	Any
with single lineage dysplasia and pancytopenia	15%	BM <5%, PB=1%, no Auer rods	MDS-defining abnormality
based on defining cytogenetic abnormality			
Refractory cytopenia of childhood	None	BM <5%, PB <2%	Any

4) 임상양상

- 50 % 이상 Asymptomatic, 증상이 있는 경우 anemia 로 인한 gradual onset of fatigue, weakness, dyspnea, pallor 호소
- Fever, Wt loss 는 MDS 보다 Myeloproliferative disorder 를 시사
- Splenomegaly: 20% of patients
- Sweet syndrome 이 MDS 에 동반되기도 함

5) 진단

- Careful history taking and physical examination
- CBC: Anemia, Macrocytosis
- PB smear: Dimorphic large RBC, Large platelets

- Bonemarrow: usually normal ~ hypercellular, 20%는 hypocellular dyserythro-
poietic changes, ringed sideroblasts in erythroid leanage
- Prognosis는 marrow blasts proportion과 관련 있음

6) 예후(International Prognostic Scoring System (IPSS))

	Score Value				
Prognostic Variable	0	0.5	1.0	1.5	2.0
Bone marrow blasts (%)	< 5%	5~10%		11~20%	21~30%
Karyotype[a]	Good	Intermediate	Poor		
Cytopenia[b] (lineages affected)	0 or 1	2 or 3			

Risk Group Scores	Score
Low	0
Intermediate-1	0.5~1.0
Intermediate~2	1.5~2.0
High	≥2.5

[a]Good, normal, ~Y, del(5q), del (20q); intermediate, all other abnormalities; poor, complex (≥3 abnormalities) or chromosome 7 abnormalities.
[b]Cytopenias defined as Hb < 100g/L, platelet count < 100,000/μL, absolute neutrophil count < 1500 μL

(Harrison's Principles of Internal Medicine, 20th ed, 2018)

7) 치료

① Hematopoietic stem cell transplantation (HSCT)
- 유일한 curative Tx
- Tx-related mortality & morbidity는 recipient age에 따라 증가

② Cytotoxic agents (epigenetic modifier)
· Demethylating mechanism to alter gene regulation and allow differentiation to mature blood cells from the abnormal MDS stem cell
· Major toxicity: myelosuppression
* Azacitidine (Vidaza)
: 75mg/m^2 SC daily for 7 days, at 4 weeks intervals, for at least 4 cycles
* Decitabine (Dacogen)
: closely related to azacitidine and more potent effect 15mg/m^2 q8hr CIV, for 3 days, repeating at least 4 cycles every 6 weeks

③ Thalidomide derivative-Lenalidomide
· effective in reversing anemia in MDS with 5q-syndrome

· PO 10mg/d, 복용 3개월 후 호전
· Toxicity: myelosuppression, DVT/Pulmonary thromboembolism risk ↑
④ ATG, Cyclosporine, Alemtuzumab (anti CD52 monoclonal Ab)
· In younger MDS patients (<60yr) with more favorable IPSS scores
⑤ Hematopoietic growth factors (HGF)
· EPO 단독 혹은 G-CSF와의 병용 요법시 low EPO level, 수혈 필요성이 높지 않은 군에서 Hb 수치와 survival 을 향상시켰다는 보고가 있음
⑥ RBC 수혈은 secondary hemochromatosis 예방을 위해 iron chelation을 같이 해야 함

*** Myeloproliferative neoplasm (WHO classification)
: Clonal expansion of a multipotent hematopoietic progenitor cell with the over production of one or more of the formed elements of the blood
1. Chronic myeloid leukemia (CML), BCR-ABL1 (+)
2. Chronic neutrophilic leukemina (CNL)
3. Chronic eosinophilic leukemia (CEL), NOS
4. Polycythemia vera (PV) (m.c)
5. Primary myelofibrosis (PMF)
6. Essential thrombocytosis (ET)
7. Mastocytosis
8. Myeloproliferative neoplasm, unclassifiable

14. Polycythemia vera (PV)

1) 정의

- Overproduction of phenotypically normal red cells, granulocytes, and platelets in the absence of physiologic stimulus

2) 임상양상

- Aquagenic pruritis (물이 닿으면 간지러운 현상): PV 에서 특징적
- Hyperviscosity로 인한 Neurologic Sx
  : vertigo, tinnitus, headache, visual disturbances, TIA
- Systolic HTN: red cell mass elevation 시사
- Venous or arterial thrombosis: Intra-abdominal venous thrombosis, epistaxis, easy bruising, GI bleeding, digital ischemia
- Hyperuricemia with secondary gout, uric acid stones

3) 감별진단

Causes of Erythrocytosis
Relative Erythrocytosis
Hemoconcentration secondary to dehydration, diuretics, ethanol abuse, androgens or tobacco abuse
Absolute Erythrocytosis
Hypoxia
Carbon monoxide intoxication
High-oxygen-affinity hemoglobin
High altitude
Pulmonary disease
Right to left cardiac or vascular shunts
Sleep-apnea syndrome
Hepatopulmonary syndrome
Renal disease
Renal artery stenosis
Focal sclerosing or membranous glomerulonephritis
Postrenal transplantation
Renal cysts
Batter's syndrome
Tumors
Hypernephroma
Hepatoma
Cerebellar hemangioblastoma
Uterine myoma
Adrenal tumors
Meningioma
Pheochromocytoma

> Drugs
>> Androgen
>> Recombinant erythropoietin
> Familial (with normal hemoglobin function)
>> VHL mutations (von Hippel-Lindau)
>> Erythropoietin receptor mutations
>> 2,3-BPG mutation (bisphosphoglycerate)
> Polycythemia vera

(Harrison's Principles of Internal Medicine, 19th ed, 2015)

4) 진단

2016 revised WHO criteria for polycythemia vera

Major criteria
1. Hemoglobin > 16.5 g/dL in men, 16.0 > g/dL in women
   or Hematocrit > 49% in men, > 48% in women
   or Increased red cell mass*
2. Bone marrow biopsy showing hypercellularity for age with trilineage growth (panmyelosis) including prominent erythroid, granulocytic, and megakaryocytic proliferation with pleomorphic, mature megakaryocytes (differences in size)
3. Presence of JAK2 V617F or JAK2 exon 12 mutation

Minor criteria
1. Subnormal serum erythropoietin level

Diagnosis of PV requires meeting either all 3 major criteria, or the first 2 major criteria and the minor criterion¶

* More than 25% above mean normal predicted value.

¶ Criterion number 2 (bone marrow biopsy) may not be required in cases with sustained absolute erythrocytosis: hemoglobin levels > 18.5 g/dL in men (hematocrit, 55.5%) or > 16.5 g/dL in women (hematocrit, 49.5%) if major criterion 3 and the minor criterion are present. However, initial myelofibrosis (present in up to 20% of patients) can only be detected by performing a bone marrow biopsy; this finding may predict a more rapid progression to overt myelofibrosis (post-PV MF).

5) 치료

- Thrombosis 예방을 위해 Hb ≤ 14g/dL (Hct < 45%) in men
  $\qquad$ ≤ 12g/dL (Hct < 42%) in women 유지필요
- Periodic phlebotomy: target level 에 도달 후 3개월 주기로 시행
- Pegylated INF-α: symptomatic splenomegaly 치료, hematologic remission 유도
- INF-α, PUVA therapy, Hydroxyurea: 일반적인 치료에 intractable pruritus 치료
- Allopurinol: uric acid 상승 억제,
- Anagrelide: plt count 감소, hydroxyurea 의 marrow toxicity 없음

15. Primary myelofibrosis (PMF)

1) 정의

- A clonal disorder of a multipotent hematopoietic progenitor cell of unknown etiology characterized by marrow fibrosis, extramedullary hematopoiesis, and splenomegaly.

2) Myelofibrosis 를 유발하는 질환

- Malignant: Acute leukemia (lymphocytic, myelogenous, megakaryocytic) CML, Hairy cell leukemia, HL, PMF, Lymphoma, MM, PV Metastatic carcinoma, Systemic mastocytosis
- Non-malignant: HIV infection, Hyperparathyroidism, Renal osteodystrophy SLE, Tuberculosis, Vit D deficiency, Gray plt syndrome

3) 임상양상

- No signs or symptoms are specific for PMF
- Night sweats, fatigue, weight loss
- Splenomegaly: abdominal pain, portal hypertension, easy satiety, cachexia

4) 진단

- Extramedullary hematopoiesis: teardrop-shaped red cell, nucleated red cells, myelocytes, promyelocytes, myeloblasts
- LDH, ALP 상승
- BM exam: myelofibrosis로 aspiration은 어려움
           biopsy 상 Hypercellular marrow with trilineage hyperplasia
- Bone X ray: osteosclerosis

5) 치료

- No specific therapy exists for PMF.
- Corticosteroid: anemia, constitutional symptom (fever, chill, night sweats, anorexia, weight loss) 개선
- Low dose thalidomide with prenisolone: thrombocytopenia 교정
- Ruxolitinib (JAK 2 inhibitor): splenomegaly 감소, constitutional symptom 호전
- Allogenic SCT: only curative therapy, young age에서 고려

16. Essential thrombocytosis (ET)

1) 정의

- ET (other designations include essential thrombocythemia, idiopathic throm-bocytosis, primary thrombocytosis, and hemorrhagic thrombocythemia) is a clonal hematopoietic stem cell disorder associated with mutations in JAK2 (V617F), MPL, and CALR and manifested clinically by overproduction of plate-lets without a definable cause.

2) 원인

Tissue inflammation: collagen vascular disease, inflammatory bowel disease
Hemorrhage
Malignancy
Iron-deficiency anemia
Infection Surgery
Myeloproliferative disorders: polycythemia vera, primary myelofibrosis, essential thrombocytosis, chronic myelogenous leukemia
Rebound: Correction of vitamin B12 or folate deficiency, post-ethanol abuse
Myelodysplastic disorders: 5q-syndrome, idiopathic refractory sideroblastic anemia
Hemolysis
Postsplenectomy or hyposplenism
Familial: Thrombopoietin overproduction, JAK2 or MPL mutations

3) 진단

- About 50% of ET pts express the JAK2 V617F mutation
- JAK2 V617F mutation이 없다면 thrombocytosis가 CML이나 5q- syndrome같은 MPN에 의한 것은 아닌지 cytogenetic evaluation (absence of the Philadelphia chromosome, molecular studies of the BCR/ABL gene rearrangement)이 필요함
- Splenomegaly는 또다른 MPN을 시사하기도 함
  → Red cell mass determination이 필요
- ET는 수 년 뒤 PV or PMF로 진행하기도 함
  → ET와 PV 사이에 JAK2V617F neutrophile allele burden이 overlapping되어 있어 red cell mass 와 plasma volume determination으로 둘을 감별

4) 치료

- 치료에 있어 가장 중요한 것은 "Do no harm"
- Asymptomatic thrombocytosis without cardiovascular risk 환자에서 치료는 반드시 필요하지 않음

Criteria for response in CML	
Hematologic	
Complete (CHR)	Peripheral blood (PB) WBC 〈 10 × 109/L
	Platelets 〈 450 × 109/L
	No immature cells, such as myelocytes, promyelocytes, or blasts in PB
	No signs or symptoms of disease with disappearance of palpable splenomegaly
Cytogenetic*	
Complete (CCyRa)	No Ph+ metaphases
Partial (PCyRa)	1-35% Ph+ metaphases
Minimal (mCyR)	36-65% Ph+ metaphases
Minor (minCyR)	66-95% Ph+ metaphases
No CyR	〉 95% Ph+ metaphases
Molecular	
MR4.5	≥ 4.5-log reduction in International scale of BCR-ABL mRNA (BCR-ABLIS ≤ 0.0032%)
MR4	≥ 4-log reduction in International scale of BCR-ABL mRNA (BCR-ABLIS ≤ 0.01%)
Major (MMR)	≥ 3-log reduction in International scale of BCR-ABL mRNA (BCR-ABLIS ≤ 0.1%)

CML, chronic myelogenous leukemia; WBC, white blood cell; CCyR, complete cytogenetic response; PCyR, partial cytogenetic response; mCyR, minimal cytogenetic response; minCyR, minor cytogenetic response, IS, international units; MMR, major molecular response.

aA minimum of 20 metaphases should be examined. Fluorescence in situ hybridization (FISH) can replace chromosome study after achieving a CCyR, and more than 200 metaphase nuclei should be evaluated.

① Imatinib (Gleevec®, 글리벡)

- Imatinib은 BCR-ABL 단백을 선택적으로 억제하도록 개발된 약제이다.
- competitive inhibition at the ATP-binding site of the ABL kinase in the inactive conformation → inhibition of tyrosine phosphorylation of proteins involved in BCR-ABL signal transduction
- 400mg/d (orally)
- S/Ex: fluid retention, nausea, muscle cramps, diarrhea, skin rashes
    → supportive care
    myelosuppression (rare) → 투약 hold, G-CSF 투여
- complete hematologic remission rate: 95% (vs IFN-α: 56%)
  complete cytogenetic remission rate (at 18 months): 76% (vs IFN-α: 15%)

② Dasatinib (Sprycel®, 스프라이셀)
  - 100mg/d (po)
  - all stages of CML, with intolerance/resistance of prior therapy (+imatinib)
  - S/Ex: pleural effusion (22%), grade 3~4 toxicity (7%)

③ Nilotinib
  - 400mg bid (po), food restriction before/after dosing
  - chronic and accelerated phase of CML, with intolerance/resistance of prior therapy (+imatinib)

④ Allogenic HSCT: transplant procedure로 인한 early mortality의 가능성 있음

⑤ Interferon: imatinib 이전의 TOC

⑥ Chemotherapy: hydroxyurea, busulphan

⑦ Autologous HSCT: CMR 상태에서 collection 될 경우 cure 가능하나 대개 재발하지 않으므로 사용 ↓

⑧ Blast crisis의 치료
  primary blast crisis의 치료는 ineffective 함
  (imatinib 사용 시: 52% hematologic remission (21% CMR)
                    median overall survival: 6.6 months)
  CHR이 되거나 2nd chronic phase 로 접어든 환자는 allogenic HSCT를 고려
  TKI 사용 후 induction chemotherapy ± additional CTx HSCT 도 고려 가능
  imatinib을 initial Tx 로 사용한 후 발생한 blast crisis 의 예후는 매우 좋지 않음

18. Granulocyte-colony stimulating factor (G-CSF) and Erythropoietin
1) Granulocyte-colony stimulating factor (G-CSF)

* Physiology
  - Stimulates cell proliferation and function through receptor mediated signals
  - Expressed on immature and mature granulocytes, and less so on monocytes and macrophages
  - Promote the conversion of granulocyte colony-forming units (CFU-G) into polymorphonuclear leukocytes

2) Guidelines for use of Colony-stimulating factors (CSF)

① Primary prophylactic CSF administration

　가. Routine administration of prophylaxis of neutropenia

　　- Not recommended!!! (infection으로 인한 mortality를 감소시키고, overall survival을 향상시키며, antibiotics에 대한 response rates를 향상시킨다는 증거가 없음)

　　- Exceptions: high risk patients with an expected incidence of fever and neutropenia of ≥ 40% (NCCN: 20%)

Patients risk factors for developing febrile neutropenia

Treatment-related	Cancer-related
· Previous history of severe neutropenia with similar chemotherapy	· Bone marrow involvement with tumor
· Type of Chemotherapy (anthracyclines)	· Advanced or uncontrolled cancer
· Planned relative dose intensity > 80%	· Elevated Lactate Dehydrogenase (Lymphoma)
· Preexisting neutropenia (< 1000) or lymphopenia	· Leukemia
· Extensive prior chemotherapy	· Lymphoma
· concurrent or prior radiation therapy to marrow containing bone	· Lung cancer
	Conditions associated with risk of serious infection
Patient-related	· Open wounds
· Age(> 65y)	· Active tissue infection
· Female Gender	
· Poor performance status (ECOG ≥ 2)	Comorbidities
· Poor nutritional status (eg, low albumin)	· COPD
· Decreased immune function	· Cardiovascular disease
	· Liver disease (elevated bilirubin, alkaline phosphatase)
	· Diabetes mellitus
	· Low baseline hemoglobin

② Secondary prophylactic CSF administration

　· Severe neutropenia or febrile neutropenia의 episode가 있은 뒤, dose reduction을 해야 할 때, chemotherapy dose maintenance를 위해 사용할 수 있음.

③ Guidelines for CSF therapy

　가. Afebrile neutropenic patients: not recommended

　나. Febrile neutropenic patients

　　- Should not be routinely used as adjunct therapy for the treatment of uncomplicated fever and neutropenia

　　- Uncomplicated neutropenic fever

　　　· fever of ≤ 10 days in duration

　　　· no evidence of pneumonia, cellulitis, abscess, sinusitis, hypotension,

multi-organ dysfunction, invasive fungal infection
- · no uncontrolled malignancies
- High risk group: consider use of CSF
  - · profound neutropenia (ANC < 100/uL)
  - · uncontrolled primary disease
  - · pneumonia, hypotension, multiorgan dysfunction, invasive fungal infection
  - · severe comorbidity, performance status ≥ 3
- 실제로 G-CSF는 훨씬 더 많은 경우에서 사용됨. Acute leukemia의 경우 chemotherapy가 끝난 지 24시간 이상 지났고, peripheral blood에서 blast가 소실되면 fever가 없더라도 G-CSF를 start함. Neutropenic fever의 경우에도 G-CSF를 start함.

④ Use of CSFs to increase chemotherapy dose-intensity: no justification

⑤ Use of CSFs as adjuncts to progenitor cell transplantation
  가. Mobilization of peripheral blood progenitor cells collection (autologous-PBSCT)
  - 10 μ g/kg/day dose of G-CSF → greater content of CD34+ progenitor cells in the peripheral blood progenitor cell product
  나. After progenitor cells infusion: shorten the period of neutropenia, reduce infectious complications

⑥ Guidelines for use of G-CSFs in patients with acute leukemia and MDS
  가. Acute leukemia
  - Primary CSF administration after induction chemotherapy: not routinely administrated, but, can be considered if the patients have high risk factors (in elderly patients, receiving intensive regimens, uncontrolled infections, or clinical trials)
  - After completion of consolidation chemotherapy: can be recommended
  나. MDS
  - Overt leukemia로의 conversion을 증가시킨다는 증거는 없음
  - Severe neutropenia and recurrent infection 환자군에서 intermittent administration of CSF를 고려할 수 있음.

⑦ Use of CSFs in patients receiving concurrent chemo-radiotherapy
  가. Should be avoided in patients receiving concomitant chemo-radiotherapy, particularly involving mediastinum → significant increase in thrombocytopenia and pulmonary toxicity

⑧ Dosing and duration

　가. G-CSF (filgrastim or lenograstim): 5 μ g/kg/day

　나. GM-CSF (sargramostim): 250 μ g/m^2/day

　다. PBSC collection: G-CSF 10 μ g/kg/day

　라. Chemotherapy 후 최소한 24시간에서 72시간이 지난 뒤부터 시작한다. Chemotherapy administration 후 24시간이 되기 전까지는 시작해서는 안됨.

　마. Until the occurrence of an ANC of 10,000/μ L after the neutrophil nadir: safe and effective

⑨ Toxicity of colony-stimulating factors

　가. Flu-like symptoms: fever, flushing, malaise, myalgia, arthralgia, anorexia, headache, rash → disappear with continued administration

　나. G-CSF: not dose limiting toxicity: acute febrile neutrophilic dermatosis or Sweet's syndrome, cutaneous necrotizing vasculitis

3) Erythropoietin

① Clinical use of recombinant erythropoietin

Absolute indication	Often useful	Possibly useful
Anemia of CRF Anemia of prematurity Anemia secondary 　to platinum-based 　chemotherapy	Anemia of multiple myeloma Anemia of cancer Potentiation of preoperative 　autologous blood donation Myelodysplasia Anemia of HIV infection Chemotherapy-induced anemia	Perisurgical Anemia of chronic disease Post allogeneic hematopoietic 　stem cell transplantation

• CRF에서의 EPO 사용은 CRF part 참조

② Recommendations for the use in patients with cancer (E-poietin)

　가. Chemotherapy-associated anemia

　나. Hb ≤ 10g/dL

　다. 10g/dL < Hb < 12g/dL: Hb level이 10g/dL 미만으로 감소할 때까지 기다릴 것인지, erythropoietin therapy를 시작할 지 결정이 필요함. RBC transfusion 역시 therapeutic option임

　라. Starting dose: 150U/kg, 3 times per week for 4 weeks

　마. 300U/kg 3 times per week for an additional 4 to 8 weeks까지 증량

　바. alternate-week dosing regimen (40,000U/wk)도 가능함

　사. nonresponder: underlying tumor progression, IDA에 대한 검사를 시행하여야 함(6~8주 뒤 기저치보다 Hb 1~2g/dL 이상 상승하지 않는 경우)

아. Hb > 12.0g/dL: dosage를 titration하거나 치료 중단하였다가 Hb < 10.0g/dL 되면 다시 시작할 수 있음

자. Low-risk myelodysplasia 환자에서 erythropoietin therapy가 도움이 된다. Symptomatic or transfusion dependent MDS (endogenous erythropoietin level < 200mU/L)일 때는 EPO 450U/kg, a weekly, subcu.로 시작 → 4~6주 뒤에도 response 없으면 10,000U/kg per day까지 증량 가능함. 2개월 뒤에도 반응이 없으면 EPO를 중단할 것. 반응이 있는 환자는 3개월간 유지. 3개월간 Hb level이 잘 유지되면 gradual reduction을 시도할 수 있음. Endogenous erythropoietin level이 500mU/L 이상이면 EPO에 반응하지 않음

차. 치료를 하지 않은 MM, NHL, CLL 환자에게 erythropoietin therapy가 도움이 된다는 증거는 미약함. MM, NHL, CLL 환자에게 chemotherapy and/or corticosteroids 치료를 시작하였음에도 불구하고 Hb이 상승하지 않을 경우 erythropoietin의 사용을 고려해볼 수 있음.

[Use of erythropoietin in patients with cancer: evidence-based clinical practice guidelines of the American Society of Clinical Oncology and the American Society of Hematology. Blood 100 (2002)]

19. Transfusion medicine

1) Blood product

Component (volume)	적응증	Clinical response
pRBC (320cc)	· Hb > 10g/dL → no transfusion · Hb < 9g/dL → transfusion if > 65세, COPD, DM, PAOD, CVA · Hb < 7~9g/dL → transfusion all patients *ICU 환자에서 Hb target을 7 or 10으로 하였을 때 mortality에 차이가 없었음(NEJM, 1999;340:409)	1 pack → Hb 1g/dL, Hct 3% 증가

Platelet (40cc)	Clx:
	· autoimmune thrombocytopenia
	· TTP except for life-threatening hemorrhage
	
	Ix
	· Perioperative
	  - Cardiothoracic > 100K/uL
	  - Neurologic, 안과 nearly 100K/uL
	  - Surgical > 50K/uL
	  - Vaginal delivery can be performed at < 50K/uL
	· Invasive procedure
	  - Biopsy, catheter insertion, centesis:
	    at least 40K~50K/uL
	  - Lumbar puncture > 20K/uL
	· Platelet function defects
	· Aplastic anemia > 5K/uL
	· ITP: life-threatening bleeding, splenectomy
	· TTP/HIT with thrombosis: life-threatening bleeding
		1 unit → PLT 5K~10K/uL 상승
		1 unit → PLT 5K~10K/uL 상승

Single-donor apharesis platelets (200~250cc)	Multiple transfusion이 필요한 환자에게는 single-donor apharesis platelets 혹은 leukocyte-depleted platelet concentrates가 alloimmunization의 위험을 낮출 수 있음	CCI ≥ 10,000K/uL within 1hr, ≥ 7500K/uL within 24hr
FFP (200cc)	· Contains coagulation factors V, VIII, protein C & S, antithrombin · Ix: DIC, HUS/TTP, liver disease, warfarin toxicity, dilution after massive transfusion, prevascular invasive procedure, prolonged PT	Coagulation factors 2% 상승
Cryoprecipitate (10~15cc)	· vWD, hemophilia, fibrinogen < 100mg/dL, contains fibrinogen, factor VIII, vWF disorder · cryoprecipitate 10 U씩 transfusion	Topical fibrin glue, 80 IU factor VIII Fibrinogen 5~10IU ↑
Irradiated products	· at risk for GVHD (immunodeficiency, s/p transplantation, intensive chemotherapy · leukemia, HSCT, lymphoma, aplastic anemia	
Leukocyte-depleted product	· WBCs가 febrile reaction 및 CMV transmission을 초래할 수 있음 · 2~3회 수혈 후 계속 발열하는 환자, 면역 결핍환자, 이식환자, hematology 환자	

7

Hematology-Oncology

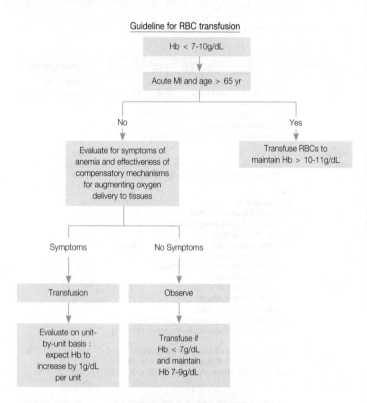

Guideline for RBC transfusion

Hb < 7-10g/dL

↓

Acute MI and age > 65 yr

No → Evaluate for symptoms of anemia and effectiveness of compensatory mechanisms for augmenting oxygen delivery to tissues

Yes → Transfuse RBCs to maintain Hb > 10-11g/dL

Symptoms → Transfusion → Evaluate on unit-by-unit basis : expect Hb to increase by 1g/dL per unit

No Symptoms → Observe → Transfuse if Hb < 7g/dL and maintain Hb 7-9g/dL

Threshold for platelet transfusions

Platelet Count/μL	Clinical Situation or Procedure
50,000	Surgery in absence of other coagulation abnormalities
20,000~50,000	Invasive procedures, e.g., lumbar puncture, organ biopsies, dental extraction, central venous catheter
15,000~20,000	Acute leukemia with signs of hemorrhage, high fever, rapidly falling platelet count, etc,; bladder and necrotic tumors
10,000~20,000	Bone marrow aspiration/biopsy
10,000	Chronic, stable thrombocytopenia, e.g., aplastic anemia

2) 수혈부작용

Transfusion reaction	Etiology	Frequency (pRBC)	Onset	Symptoms	Diagnosis	Treatment
Acute hemolytic	Incompatibility of blood groups causing acute hemolysis through complement; 83% due to ABO incompatibility	1/20,000	수혈 초기	Fever, chills, nausea, flushing, dyspnea oliguria, hypotension, hemoglo-binemia hemoglo-binuria, DIC	Coombs, direct anti-globulin testing, Hb/Hct, haptoglobin, total/ direct bilirubin, LDH, enal fx, coagulation	Stop transfusion, fluids and low-dose dopamine, treat DIC
Delayed hemolytic	Gradual immunologic destruction of sensitized donor cells, either primary immunization or secondary amnestic response with at least one antibody	1/1,000	5–10d for amnestic several weeks for primary	Drop in posttrans-fusion Hct, fever, chills, mild jaundice	Coombs, direct anti-globulin Hb/Hct, total/ direct bilirubin, LDH, renal fx, coagulation	No treatment of mild; treat anemia prn; avoid future exposure
Febrile non-hemolytic	Antibodies to donor HLA antigen or granulocyte-specific antibodies	1~4/100	< 2 hrs of trans-fusion com-pletion	↑ In temp of ≥1℃; sometimes chills, N/V, HA, back pain	Coomb, direct anti-globulin testing, Hb/Hct	Discontinue; r/o acute hemolytic reaction; acetamin-ophen or fever; hydrocortisone (100mg) Demerol for chills; use LD RBCs
Allergic	Recipient Ab's to donor, plasma proteins	urticaria 1~4/100 anaphylaxis 1/120,000	수혈 초기	Urticaria, itch, HA, N/V, dyspnea, wheeze, anxiety, ↓ BP, no fever	If anaphylactic, test for IgA deficiency	If mild, discontinue; give diphenhydramine and may resume; if anaphylaxis, discontinue, give epinephrine, steroids
TRALI (transfusion related acute lung injury)		1/5,000	2~4h 후	respiratory failure	CXR: bilateral infiltrates	ventilator support, diuretics iv, stop transfusion, steroid 고려

3) Infectious complication

hepatitis B   1:220,000

hepatitis C   1:1,800,000

HIV–1,–2   1:2,300,000

HTLV–I and –II   1:2,993,000

Malaria 1:4,000,000

4) massive transfusion 후의 합병증

합병증	정의	Presentation	Triggering Rate
Ionized hypocalcemia	Ca++ < 1.1mmol/L	↓ Blood pressure, ↓ Pulse pressure, ↑ QT interval, ↑ Ventricular filling pressure	~1mL/kg/min (varies with blood preservative used)
Hyperkalemia	K+ > 5.5mEq/L	Peaked T waves Widened QRS, Asystole ↓ Cardiac output	~0.3mL/kg/min (varies with blood storage period)
Hypomagnesemia	Mg++ < 0.6mmol/L	Torsades de pointes, ↑ QT interval, Ventricular fibrillation	Undefined
Hypothermia	Temp < 35.0° C	↓ Enzyme function, Coagulopathy, ↑ Infection risk, ↓ Drug metabolism	1 unit of blood at 4° C decreases temperature by 0.25° C
Acidosis	pH < 7.35	↓ Cardiac output, ↓ Enzyme function	~1.2mL/kg/min (highly variable)

5) Refractoriness to platelet transfusion therapy

Refractoriness to Platelet Transfusion의 원인

Common
  Infection-fever
  Alloimmunization
  Splenomegaly
  Bone marrow (stem cell) transplantation-autologous or allogeneic
Less common
  Bleeding
  Disseminated intravascular coagulation
  Autoimmune thrombocytopenia
  Drug therapy
Most common
  No apparent explanation

- Acceptable CCI: 10×10^9/mL, 1hr after transfusion 7.5×10^9/mL, 18 to 24 hr after transfusion (by Harrison)
- Platelets Refractoriness: CCI < 5,000 platelets/uL on each (연속 2회) (by Hoffman)
* CCI (Corrected Count Increment)

$$= \frac{\text{posttransfusion count - pretransfusion count}}{\text{number of platelets transfused} \times 10^{11}} \times BSA$$

20. Introduction of Acute leukemia

1) Treating hyperleukocytosis in acute myeloid leukemia (Harrison 20th)

Hyperleukocytosis (HL)

Defenition : WBC > 100000/μL, caused by leukemic cell proliferation

Associated AML, CML, less frequently (because small size of lymphocyte) ALL and CLL

more common in monocytic AML subtypes (FAB classification M4/M5), microgranular variant of APL, AML with inv16,11q23 rearrangements, FLT3-ITD

▶ 주의할 점

1) pRBC 수혈 금기 → viscosity↑(blast count↓ 까지 기다려야 함, platelet 수혈은 괜찮음)

2) pseudohyperkalemia, pseudohypoxemia 유발가능(∵ ↑ metabolism by WBC) → 이럴땐 pulseoximetry가 더 정확

▶ 예후

(1) a higher risk of early death resulting from HL complications

(2) a higher probability of relapse and death in the long run

Complication : leukostasis, TLS, DIC

Complication of leukostasis → respiratory failure, intracranial hemorrhage

Treatment of pulmonary and intracerebral leukostasis

- Leukapheresis : initial treatment option

  APL 에서는 coagulopathy 를 악화시킬 수 있고 induction death 의 risk 를 높인다는 보고가 있어 권장되지 않음

- Hydroxyurea : 최대 50-60mg/kg/day로 WBC 가 10,000-20,000/uL 미만이 될 때까지 투여

Indication of leukapheresis in Hyperleukocytosis

① blast count > 10만 이거나 급성으로 증가 추세인 백혈병에서는 5만 이상시

② evidence of CNS or pulmonary sx

③ fractional volume of leukocytes가 20% 이상 → blood viscosity↑ → interfere with pulmonary and cerebral blood flow

★ single leukapheresis: generally reduces WBC count by 30~60%

2) Response criteria for acute myeloid leukemia (Blood 2017; 129:424)

▶Response

① CR without minimal residual disease ($CR_{MRD}-$)

CR with negativity for a genetic marker by RT-qPCR, or CR with negativity by MF

② Complete remission (CR)

Bone marrow blasts 〈5%, absence of circulating blasts and blasts with Auer rods, absence of extramedullary disease

ANC ≥1.0 × 109/L (1,000/microL)

platelet count ≥100 × 10^9/L (100,000/microL)

③ CR with incomplete hematologic recovery (CRi)

All CR criteria except for residual neutropenia (〈1.0 × 10^9/L [1,000/microL]) or thrombocytopenia (〈100 × 10^9/L [100,000/microL])

④ Partial remission

Decrease of at least 50% in the percentage of blasts to 5 to 25% in the BM aspirate

▶Treatment failure

No CR or CRi after 2 courses of intensive induction treatment

▶Relapse

① Hematologic relapse (after $CR_{MRD}-$, CR, CRi) :

Bone marrow blasts ≥5%; or reappearance of blasts in the blood; or development of extramedullary disease

② Molecular relapse (after $CR_{MRD}-$) : reoccurrence of MRD as assessed by RT-qPCR or by MFC

3) Classification of acute leukemias

① Morphologic & Cytochemical classification

PB or BM에서 blast가 20% 이상이면 급성 백혈병이라고 진단 할 수 있으며 myeloperoxidase, PAS, esterase 등 염색법을 통해서 그 종류를 구분하는데 도움이 된다.

② Immunophenotypic classification

cell surface antigen인 cluster designation (CD) molecule을 통해서 lymphoid인지 myeloid인지 혹은 그 분화 정도 등을 알 수 있다.

③ Chromosomal classification

　　예후와 특히 관련성이 높다. Ph'chromosome, t(15;17), t(8;21), inv(16)...

④ Molecular classification

　chromosomal study가 발전함에 따라서 leukemogenesis에 관여하는 gene에 대해서도 관심을 갖게 되었으며, 대표적인 예가 AML, M3의 t(15;17) - PML-RARa gene 그리고 CML의 t(9;22) - BCR/ABL gene이다.

Morphologic, cytochemical and Biochemical characteristics helpful in distinguishing ALL from AML

Characteristic	ALL	AML
Nuclear/cytoplasmic ratio	High	Low
Nuclear chromatin	Clumped	Spongy
Nucleoli	0~2	2~5
Granules	-	+
Auer rods	-	+/-
Cytoplasm	Blue	Blue-gray
Cytochemical Reaction		
Peroxidase	-	+
Sudan black B	-	+
Periodic-acid-Schiff	+/-	-
Naphthyl ASD chloracetate esterase	-	+/-
Naphthyl acetate esterase	-	+/-
Naphthyl butyrate esterase	-	-
Terminal deoxynucleotidyl transferase	+[a]	-

Wide variation in morphology is encountered in both disease categories. Diagnostic evaluation should include more refined classification of disease according to FAB subtype.

[a]. Tdt is usually negative in typical FAB L3 ALL

- Acute basophilic leukemia: 최소 2개의 myeloid markers, <1 B-cell marker, 그리고 <2 T-cell markers
- Acute undifferentitated leukemia: 단지 한 개의 myeloid marker 혹은 markers가 없으면 진단

21. Acute Myelocytic Leukemia (AML)

2016 revision to the World Health Organization classification (Blood 2016; 127:2391)

I. AML with recurrent genetic abnormalities
  AML with t(8;21)(q22;q22,1);RUNX1-RUNX1T1*
  AML with inv(16)(p13.1q22) or t(16;16)(p13.1;q22);CBFB-MYH11*
  APL with PML-RARA*
  AML with t(9;11)(p21.3;q23.3);MLLT3-KMT2A
  AML with t(6;9)(p23;q34.1);DEK-NUP214
  AML with inv(3)(q21.3q26.2) or t(3;3)(q21.3;q26.2); GATA2, MECOM
  AML (megakaryoblastic) with t(1;22)(p13.3;q13.3);RBM15-MKL1
  AML with mutated NPM1
  AML with biallelic mutations of CEBPA
II. AML with myelodysplasia-related changes
III. Therapy-related myeloid neoplasms
IV. AML not otherwise specified
  AML with minimal differentiation
  AML without maturation
  AML with maturation
  Acute myelomonocytic leukemia
  Acute monoblastic/monocytic leukemia
  Pure erythroid leukemia
  Acute megakaryoblastic leukemia
  Acute basophilic leukemia
  Acute panmyelosis with myelofibrosis
V. Myeloid sarcoma
VI. Myeloid proliferations related to Down syndrome
  Transient abnormal myelopoiesis
  Myeloid leukemia associated with Down syndrome
VII. Blastic plasmacytoid dendritic cell neoplasm
VIII. Acute leukemia of ambiguous lineage
  Acute undifferentiated leukemia
  Mixed phenotype acute leukemia with t(9;22)(q34;q11,20); BCR-ABL11
  Mixed phenotype acute leukemia with t (v;11q23); MLL rearranged
  Mixed phenotype acute leukemia, B/myeloid, NOS
  Mixed phenotype acute leukemia, T/myeloid, NOS
*diagnosis is AML regardless of blast count.
** French-American-British (FAB) Classification
M0: Minimally differentiated leukemia
MI: Myeloblastic leukemia without maturation
M2: Myeloblastic leukemia with maturation
M3: Hypergranular promyelocytic leukemia
M4: Myelomonocytic leukemia
M4Eo: Variant: Increase in abnormal marrow eosinophils
M5: Monocytic leukemia
M6: Erythroleukemia (DiGuglielmo's disease)
M7: Megakaryoblastic leukemia

1) Immunophenotyping of AML using monoclonal antibodies

Immunophenotyping of Acute Myeloid Leukemia Using Monoclonal Antibodies

Type	Flow Cytometry (Blood/Bone Marrow)	Immunohistochemistry (Biopsy)
Precursor antigens	CD45, TdT, CD34, HLA-DR	CD34, CD34, TdT
Lymphoid antigens		
B lineage	CD19, CD20, CD22, CD79a, CD10	CD20, CD79a
T lineage	CD2, CD3, CD5, CD7	CD3, CD5, CD7
Myeloid antigens	CD13, CD33, CD117, CD15	Myeloperoxidase, CD117, CD15
Monocytic	CD14, CD4, CD11b, CD11c, CD64, CD36	Lysozyme, CD68
Erythroid	Glycophorin A	Glycophorin A, hemoglobin A
Megakaryocytic	CD41, CD61 (cytoplasmic)	von Willebrand factor, factor VIII, CD61

HLA, human leukocyte antigen, TdT, terminal deoxynucleotidyl transferase

2) Prognostic factors in AML

Prognostic Factors in Acute Myeloid Leukemia

Factor	Favorable	Unfavorable
Clinical		
Age	< 50 years	> 60 years
Leukemia	De novo	Secondary
WBC count	< 25,000/mm^3	> 100,000/mm^3
FAB type	M3, M4Eo	MO, M5a, M5b, M6, M7
Cytogenetics	t(15;17), inv16 Normal cytogenetics	Abnormalities of 5, 7, 8, and Philadelphia Chromosomes.
Extramedullary disease	Absent	Present
Auer rods	Present	Absent
Phenotype	CD34-	CD34+
In Vitro	Mdrt (-)	Mdrt (+)
Clonogenic assay	Normal growth	Abnormal growth
Ara-CTP retention	High	Low
Labeling index	High	Low

3) Genetic Prognostic factors in AML (2017 ELN risk stratification by genetics)

Favorable	t(8;21)(q22;q22.1); *RUNX1-RUNX1T1* inv(16)(p13.1q22) or t(16;16)(p13.1;q22); *CBFB-MYH11* Mutated *NPM1* without *FLT3*-ITD or with *FLT3*-ITD[low †] Biallelic mutated *CEBPA*
Intermediate	Mutated *NPM1* and *FLT3*-ITD[high †] Wild-type *NPM1* without *FLT3*-ITD or with *FLT3*-ITD[low †] (without adverse-risk genetic lesions) t(9;11)(p21.3;q23.3); *MLLT3-KMT2A*[†] Cytogenetic abnormalities not classified as favorable or adverse
Adverse	t(6;9)(p23;q34.1); *DEK-NUP214* t(v;11q23.3); *KMT2A* rearranged t(9;22)(q34.1;q11.2); *BCR-ABL1* inv(3)(q21.3q26.2) or t(3;3)(q21.3;q26.2); *GATA2,MECOM(EVI1)* -5 or del(5q); -7; -17/abn(17p) Complex karyotype, monosomal karyotype Wild-type *NPM1* and *FLT3*-ITD[high] Mutated *RUNX1*, Mutated *ASXL1*, Mutated *TP53*

4) Treatment (NCCN AML guideline, Harrison 20th)

▶ Chemotherapy 없이 supportive care만으로는 median life expectancy가 6개월에 지나지 않는다. Performance status가 비교적 좋은 노인에서도, chemotherapy와 비교하여, supportive care는 survival 혹은 morbidity에서 열등하므로, 나이가 매우 많거나 혹은 쇠약한 환자를 제외하고는 모두 항암화학요법을 받는 것이 권장된다.

① Non-APL

가. Induction

- APL 이외 most commonly used induction regimen, 7+3
  : 3일 동안의 anthracycline (daunorubicin, 60~90mg/m², or idarubicin, 12mg/m² daily)과 7일 동안의 standard-dose cytarabine (100~200mg/m2 CIV daily)
  : 젊은 환자에서는 60-80%, 고령의 환자에서는 33-60%가 CR에 도달한다
- 1차 Induction 이후 14-21일 후에 골수 검사 시행
  : blasts가 지속되면, high dose cytarabine 혹은 standard-dose cytarabine with anthracycline
  : hypoplasia를 보이면, 골수(leukemic or normal)가 회복될 때까지 2차 induction을 지연한다.

: 만일 2차 induction에도 실패하게 되면, HCT or clinical trial 을 고려한다
- 고령의 환자 치료
: 고령의 adverse risk genetics를 가진 환자는 induction Tx 로 hypomethylating agent (decitabine or azacitidine) 고려

나. Postremission management

Post remission therapy 없이는 사실상 모든 환자가 재발함

- Consolidation: CR 이후 곧바로 진행하는 intensive treatment
: Chemotheraphy, autologous hematopoietic cell transplantation (HCT), allogeneic HCT 중 한가지 이상으로 진행
: 젊은 환자에서 high(3g/m2)/intermediate dose(IDAC, 1-1.5 g/m2) cytarabine for 2-4 cycle 이 표준 요법
: 젊은 favorable/intermediate-risk 환자: intermediate dose cytarabine 추천
: 젊은 intermediate/adverse-risk 환자: allogeneic HCT 고려
: 고령의 favorable-risk 환자: attenuated cytarabine doses (0.5-1g/m2)
: 고령의 unfavorable-risk 환자: allogeneic HCT (up to age 75 years) or investigational therapy
: allogeneic HCT는 hematopoietic support 뿐만 아니라 antileukemic effect (graft-versus-leukemia effect)를 제공한다

- Maintenance: 수개월에서 수년동안 진행하는 non-myelosuppressive chemotherapy and/or a targeted therapeutic agent

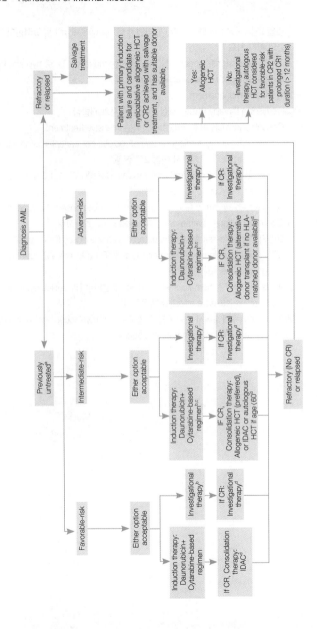

② APL (M3)

▶ Cure rate 이 높아졌지만 초기 사망률이 적지 않고, 초기 사망의 대부분의 원인은 coagulopathy 에 의한 bleeding

- low-risk APL (WBC≤10,000/uL)

  : ATRA plus arsenic trioxide (ATO)

  : CR rates 100%, with excellent long-term survival

- high-risk APL (WBC≥10,000/uL)

  : ATRA plus ATO plus idarubicin

  ATRA plus ATO plus gemtuzumab ozogamicin(GO)

- Remission 평가

  Day 28에 bone marrow 시행

  First cycle 이후 PML-RARA RT-PCR amplification 로 residual disease를 평가한다. RT amplication 의 소실은 long term disease free survival 과 연관됨.

- ATRA syndrome

  기전: differentiated neoplastic cells이 pulmonary vasculature에 adhesion되어 발생함

  증상: pleural/pericardial effusions, weight gain, edema, dyspnea, fever, hypotension. 사망률은 10% 미만

  치료: Glucocorticoids, Chemotherapy. Severe ATRA syndrome(renal failure, respiratory failure)에선 일시적 ATRA 중단

22. Acute Lymphoid Leukemia (ALL)

1) Immunological, Cytogenetic, Molecular, and Clinical Characteristics of Adult ALL (harrison 20th)

Subtypes	Marker	Incidence	Frequent Cytogenetic Aberrations	Fusion Transcripts and Mutations	Clinical Characteristics	Relapse Kinetics and Localization
B-lineage ALL	HLA-DR+, TdT+, CD19+ and/or CD79a+ and/or CD22+	76%				
Pro B-ALL	No additional differentiation markers, Freq. myeloid coexpression (> 50%)	12%	t(4;11) (q21;q23)	70% ALL1-AF4 (20% Flt3 in MLL+)	High WBC (> 100,000/mL) (26%)	Mainly BM (> 90%)

Common ALL	CD10	49%	t(9;22)(q34;q11) del(6q)	33% BCR-ABL (30-50% in c/preB)	Higher age > 50 years (24%)	Mainly BM (> 90%) Prolonged relapse kinetics (up to 5-7 years)
Pre-B-ALL	CD10±, cylg+	11%	t(9;22)(q34;q11) t(1;19)(q23;p13)	4% t(1;19)/ PBX-E2A		
Mature B-ALL	CD10 ±, slg+	4%	t(8;14)(q24;q32) t(2;8)(p12;q24) t(8;22)(q24;q11)		Higher age > 55 years (27%) Frequent organ involvement (32%) and CNS-involvement (13%)	Frequent CNS (10%) Short relapse kinetics (up to 1-1,5 years)
T-lineage ALL	cyCD3 or sCD3	24%			Younger age (90% ‹50 years) Frequent mediastinal tumors (60%) Frequent CNS involvement (8%) High WBC (> 50/mL) (46%)	Frequent CNS (10%)/ extramedullary (6%) Intermediate relapse kinetics (up to 3-4 years)
Early Pro/Pre T-ALL	No additional differentiation markers, mostly	6% 12%	t(10;14)(q24;q11) t(11;14)(p13;q11)	5% HOX11-TCR ‹5% LMO/TCR 2% SIL-TAL1 In T-ALL		
Cortical T-ALL	CD2- CD1a+, sCD3± sCD3+, CD1a-	6%		4% NUP213-ABL1 33% HOX11b 5% HOX11L2b 50% Notch1b		
Mature T-ALL						

2) Adverse Prognostic factors in adult ALL (Williams Hematology, 9e)

Factors	Precursor B Cell	Precursor T Cell
Age (years)*	> 35	> 35
Leukocyte count (× 10^9/L)	> 30	> 100
Immunophenotype	Pro-B (CD10-)	Pre-T
Genetics	t(9;22) [BCR-ABL1] t(4;11) [MLL-AF4] Hypodiploidy?	HOX11L2 expression? ERG expression?
Treatment response	Delayed remission (> 4 weeks) Minimal residual disease > 10^{-4} after induction	Delayed remission (> 4 weeks) Minimal residual disease > 10^{-4} after induction

3) CYTOGENETIC RISK GROUPS FOR B-ALL (NCCN Guidelines Version 2.2019)

RISK GROUPS	CYTOGENETICS
Good risk	Hyperdiploidy (51-65 chromosomes; cases with trisomy of chromosomes 4, 10, and 17 appear to have the most favorable outcome); t(12;21)(p13;q22): ETV6-RUNX1
Poor risk	Hypodiploidy (<44 chromosomes);KMT2A rearranged (t[4;11] or others); t(v;14q32)/IgH; t(9;22)(q34;q11.2): BCR-ABL1(defined as high risk in the pre-TKI era); complex karyotype (5 or more chromosomal abnormalities); Ph-like ALL; intrachromosomal amplification of chromosome 21 (iAMP21)

4) Treatment (Harrison 20th NCCN 2019)

- Adult ALL에서 overall survival 36% (chemo regimen과 HCT 결과에 따라 27-60% 정도 variation을 보인다)
- Standard risk 환자에서 항암치료 단독으로 50-70%의 overall survival(OS) rate을 보임.
- High risk 환자에서 first CR이후 allogenic HCT를 받으면 OS 20-30%에서 50% 이상으로 증가한다.
- 70세 이상에서는 cure가 흔하지 않기 때문에 quality of life를 유지하는 것이 주요 목적이다.

① Remission Induction
- 최근의 regimen으로 CR rate 은 80-90% (standard risk 90% 이상, high risk ~80%)
- Regimen : daunorubicin, vincristine, prednisone with or without L-asparaginase and/or cyclophosphamide
- 65세 이상에서는 intensity를 조절하여 진행

② Post remission therapy
- Consolidation-intensification : high dose MTX, cytarabine, 6-MP, cyclophos-phamide, vincristine, corticosteroid, L-asparaginase
- Allogenic/Autologus HCT : high risk feature를 보이는 환자(Ph positive, Ph-like, or persistent $_{MRD}$)에서 고려된다.
- Maintenance : daily 6-MP+ weekly MTX with monthly vincristine/corticosteroid for 2-3 years

③ CNS prophylaxis
- Central nervous system (CNS)은 leukemic cells의 흔한 sanctuary site
- ALL로 진단되는 모든 환자에서 CNS prophylaxis를 시행한다.

진단 당시 CNS involve 가 있는 경우는 드물지만(3-7%) prophylaxis를 시행하지 않으면 50% 이상에서 CNS leukemia가 생긴다

CNS leukemia 위험인자: mature B cell immunophenotype, T cell immuno-phenotype, high WBC count, elevated LDH level

- CNS directed therapy : cranial irradiation, IT chemotherapy (methotrexate, cytarabine, corticosteroid), systemic chemotherapy (high dose MTX, intermedi-ate/high dose cytarabine, pegaspargase). IT therapy는 induction 과정 중 시행
- Systemic chemotherapy와 IT chemotherapy 의 사용으로 진단 당시 overt CNS leukemia가 있는 경우를 제외하고 부작용이 많은 CNS irradiation을 피할 수 있게 되었다.
- Consolidation regimens에서 사용되는 고용량의 cytosine arabinoside와 metho-trexate는 blood-brain barrier를 통과하므로 CNS leukemia의 위험을 감소시킬 수 있다.

④ Testicular disease

진단 당시에 testicular disease의 clinical evidence가 있었고 induction 이후에도 resolve 되지 않은 사람은 radiation을 고려할 수 있다. Maintenance chemotherapy first cycle에 함께 시행한다.

⑤ Relapsed ALL

- Early relapse는 poor prognosis와 관련이 있다
- 처음 진단시점 기준 36개월 이상에서 재발한 경우 initial induction regieme을 사용하지만 그렇지 않은 경우에는 clinical trial을 고려한다. Clinical trial이 여의치 않은 Ph-precursor B cell ALL 환자에서는 Blinatumomab (anti CD3/CD19 monoclonal antibody) or Inotuzumab을 induction regimen으로 고려한다.
- Induction 후 consolidation으로 Allogenic HCT가 Chemotherapy alone에 비해 나은 결과를 보인다.

⑥ Ph+ ALL treatment

- Child ALL 3%, adult ALL 25%
- Poor outcome을 보이며 TKI 도입 이전 CR rate 60-70%, 3 year OS with che-motherapy가 20% 미만이었으나 TKI 도입 이후 CR rate 80-90%, 5 year survival 50-60% 이상으로 증가하였다.

하지만 first CR 이후 allogenic HCT가 아직 best treatment option

Donor가 없는 환자는 consolidation 이후 TKI + daily 6-MP+ weekly MTX mainte-nance therapy

23. Hematopoietic stem cell transplantation (HSCT)

1) Introduction

① Indication
- Nonmalignancy disease
  immunodeficiency disorders
  aplastic anemia
  hemoglobinopathies
  other nonmalignant diseases (Kostmann's syndrome, chronic granulomatous disease, leukocyte adhesion deficiency, Blackfan-Diamond anemia, storage diseases caused by enzymatic deficiencies)
- Malignant Diseases
  acute leukemia
  chronic leukemia
  myelodysplasia and myeloproliferative disorders
  lymphoma
  myeloma
  solid tumors (testicular cancer, neuroblastoma, pediatric sarcomas)
  posttransplant relapse

② Donor
  ⓐ Syngeneic : identical twin donors : higher risk of relapse
  ⓑ Allogeneic
    - Related-matched: complete match at HLA-A, -B, -DR
    - Related-mismatched: single antigen mismatched, higher risk of GVHD, overall survival은 fully matched sibling donor와 다르지 않음
    - Unrelated-matched: high risk of GVHD
    - Cord blood: reduce risk of GVHD (due to low T cell count), less stringent criteria for HLA matching
  ⓒ Autologous: early engraftment, low graft rejection, risk of relapse

③ Overview
  ⓐ Donor selection with HLA-typing
    - Good performance status
    - Tolerable anesthesia: adequate cardiac, pulmonary, hepatic and renal function
    - History and physical examination
    - Hx of past bleeding events and allergies, malignancy

- Past surgical and obstetrical history
- Serology: HIV, HBV, HCV, CMV, herpes virus
- ABO blood typing & routine lab
- Chest X-ray
- EKG
- HLA (human lymphocyte antigen) typing: HLA-A, HLA-B, HLA-DR
  · Class I: "Transplant", cytotoxic T cell restriction, "self"와 "non-self"를 구분함. HLA-A, HLA-B, HLA-C
  · Class II: "Immune communication", Helper T cell restriction, immune system의 cells 사이의 communication, HLA-DR, HLA-DQ, HLA-DP
  · Class III: "Complement"
ⓑ HSC collection
- Bone marrow harvest: in OR, under general anesthesia or spinal anesthesia
- Peripheral blood stem cell collection: G-CSF iv 후 pheresis를 통해 peripheral blood에서 CD34(+) cell을 collection함.
ⓒ Conditioning therapy: eradication of malignant cells, suppression of the recipient's immune system
- Myeloablative(MA) : irreversible cytopenia, mandatory SC support
  : CTx with RT : TBI/CY/VP16, TBI/VP16, TBI/Ara-C with and without CY
  : CTx without RT : Bu/Cy, BEAM(BCNU, VP16, Ara-C, Mel), BCNU/VP16/CY
- Nonmyeloablative (mini-BMT, NMA) : minimal cytopenia, nonmandatory SC support
  : Decrease the treatment-related morbidity
  : Indication: age > 55 years, coincident disease, poor organ dysfunction
  : Flu/TBI, TLI/ATG
- Reduced intensity conditioning (RIC) : do not fit criteria for MA or NMA regimens
  : Flu/Mel, Flu/Bu2, Flu/Cy, Flu/Bu/TT
ⓓ HSC infusion
- Just like transfusion
- Immediate side effects: fever, chills, hives, hypotension, shortness of breath
ⓔ Engraftment
- Average time: 2~4 weeks after infusion (WBC: 1~3 weeks, RBC, PLT: 10 days~4 weeks)
- Supportive care: protective isolation, TPN, transfusion, pain control, etc.

- Engraftment syndrome: fever, skin rash, noncardiac pulmonary edema, diarrhea → GVHD와 감별이 어려움

ⓕ Prophylaxis of complication
- GVHD prophylaxis : ATG, pharmacologic prophylaxis (MTX, MMF, cyclosporine, tacrolimus)
- Infections prophylaxis

ⓖ Recovery & supportive care
- Screening for long term complication
- Vaccinations

※ RBC, platelet, and plasma transfusion support for patients undergoing ABO-incompatible HSCT (EBMT 2019 handbook 167p)

ABO incompatibility	Recipient	Donor	Phase I[c] All products	Phase II and phase III[c]				
				RBC	Platelets		Plasma	
				All products Choice	First Choice	Second Choice[a]	First Choice	Second Choice
Major	O	A	Recipient	O	A	AB,B,O	A	AB
	O	B	Recipient	O	B	AB,A,O	B	AB
	O	AB	Recipient	O	AB	A,B,O	AB	-
	A	AB	Recipient	A,O	AB	A,B,O	AB	-
	B	AB	Recipient	B,O	AB	B,A,O	AB	-
Minor	A	O	Recipient	O	A[b]	AB,B,O	A	AB
	B	O	Recipient	O	B[b]	AB,A,O	B	AB
	AB	O	Recipient	O	AB[b]	A,B,O	AB	-
	AB	A	Recipient	A,O	AB[b]	A,B,O	AB	-
	AB	B	Recipient	B,O	AB[b]	B,A,O	AB	-
Bidirectional	A	B	Recipient	O	AB	B,A,O	AB	-
	B	A	Recipient	O	AB	A,B,O	AB	-

- not applicable

[a] Choices are listed in the order of preference

[b] For practical reasons, the use of donor type platelets might be defined as first choice, in phase III, i.e., after complete engraftment

[c] Phase I until preparative regimen, phase II until complete engraftment, phase III after complete engraftment.

2) Conditioning and infusion

① 전처치 요법(Preparative regimens)
ⓐ 환자의 residual malignant or dysfunctional cells을 완전히 소멸
ⓑ 환자의 체내에 남아 있는 immunologically active cells에 의한 allograft rejection을 방지
ⓒ Host immune system을 충분히 억제
ⓓ 이식편 생착을 위한 골수 내의 공간을 마련하기 위해 이식 전 투여

② Regimen 선택의 원칙

    ⓐ Regimen 가운데 최소 한 성분의 dose-limiting toxicity는 hematopoietic 이어야 함

    ⓑ Regimen의 각 성분의 독성은 중복되지 않아야 함

    ⓒ Unrelated donor에 의한 transplantation 시 engraftment failure가 발생하지 않도록 충분한 immunosuppression이 되어야 함

③ Infusion

    ⓐ CD34(+) cells: 1-3 × 106/kg

    ⓑ Total nucleated marrow cells: 1-2 × 108/kg

    ⓒ Total nucleated peripheral blood cells: 5-8 ×108/kg

    ⓓ Donor T-cell depletion이 있거나 donor와 recipient 사이에 HLA mismatch가 있으면 보다 많은 수의 donor cells 주입이 필요하다. Donor와 recipient 사이에 major ABO red cell incompatibility가 있으면 용혈성 수혈 부작용을 방지하기 위해서 이식편으로부터 RBC의 제거 혹은 plasma exchange가 필요하다.

    ⓔ Allograft로부터 T cells를 제거하면 GVHD의 발생과 정도는 감소하나 graft rejection과 tumor relapse (absence of graft-versus-tumor effect)의 위험은 증가한다.

3) Complication after HSCT

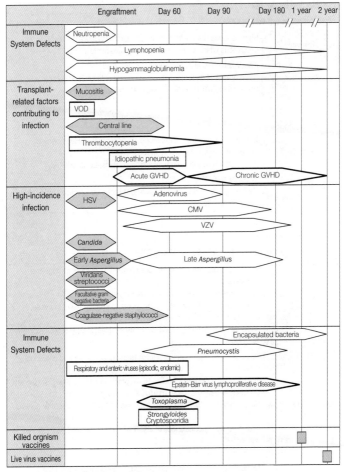

| | Engraftment | Day 60 | Day 90 | Day 180 | 1 year | 2 year |

Immune System Defects: Neutropenia; Lymphopenia; Hypogammaglobulinemia

Transplant-related factors contributing to infection: Mucositis; VOD; Central line; Thrombocytopenia; Idiopathic pneumonia; Acute GVHD; Chronic GVHD

High-incidence infection: HSV; Adenovirus; CMV; VZV; Candida; Early Aspergillus; Late Aspergillus; Viridans streptococci; Facultative gram negative bacteria; Coagulase-negative staphylococci

Immune System Defects: Encapsulated bacteria; Pneumocystis; Respiratory and enteric viruses (episodic, endemic); Epstein-Barr virus lymphoproliferative disease; Toxoplasma; Strongyloides Cryptosporidia

Killed organism vaccines

Live virus vaccines

· RRT: Regimen-related toxicity
· IP: Interstitial pneumonitis
· "Immunocompetent" after HSCT/at least 24 months post-HSCT/not receiving immunosuppressive therapy/not have GVHD

7
Hematology-Oncology

① Infection

ⓐ Bacterial infection

Early infection (neutropenia)

Etiology	Endogenous : normal flora in GI tract, Gram-negative bacteria exogenous vascular devices, Gram-positive bacteria
Prophylaxis	Handwashing, oral hygiene, low-bacterial diets, gastrointestinal decontamination using oral antibiotics (for acute leukaemia/HSCT by ECIL guideline A1, quinolone)

Late infection

etiology	Encapsulated bacteria (Streptococcus pneumoniae, Haemophilus influenzae, Neisseriae meningitidis) rare cause: Mycobacterium, Nocardia, Listeria, Legionella
Prophylaxis for encapsulated bacteria	Vaccination 6-12 after HSCT Severe hypogammaglobulinemia가 있고 repeated infection이 있을 때 penicillin(or macrolide) Ig replace

ⓑ Fungal infection

intermediate/late phase에 가장 흔하게 일어난다

Etiology	Yeast (candida): translocation from intestinal mucosa or through the catheters Candida는 early phase의 most common pathogen Moulds (aspergillus) : inhalation of spores (conidia) present in the air, causing rhinosinusitis or pneumonias Aspergillous infection은 HSCT 5-15%에서 발생하고 이중 60%의 mortality 를 보인다.
Prophylaxis for fungus	Isolation room equipped with HEPA filters, pharmacological antifungal prophylaxis Fluconazole : 대부분의 Candida 및 Cryptococcus에 effective, C. glabrata, C.krusei, Aspergillus, other moulds에 ineffective Posaconazole : GVHD 환자에서 fluconazole과 비교했을 때 better survival 보임 Voriconazole : fluconazole과 비교했을 때 survival benefit 은 없지만 aspergillus infection의 빈도 감소 Micafungin : fluconazole 과 유사한 efficacy
Prophylaxis for PCP	Mandatory practice in autologous and allogeneic HSCT from the beginning of the procedure until CD4+ T-cell counts are above 200-400 x 10^6/L Best regimen : oral TMP-SMX 2-3 days/week alternative : aerosolised pentamidine, dapsone, atovaquone

	Histopathology(gold standard), imaging techniques, microbiology (hall mark)
	Image
	Halo and crescent signs : compatible with IA
	Reverse halo sign : suggestive of zygomycosis.
	Microbiology
	Culture, serological method (Aspergillus galactomannan antigen, beta-D-glucan)
	Galactomannan(GM) : follow-up of patients at risk of IA (위음성: prophylaxis against moulds, 위양성: food, antibiotics)

Diagnosis	Proven IFI	Probable IF	Possible IFI
	Histological or culture evidenve (in sterile material)	Host factors (neutropenia, immunosuppressants) + Mycological criteria (direct - cytology, culture of non sterile material - or indirect tests - GM or βDG) + Clinical criteria (+CT/MRI, FBS, retinal)	Host factors + Clinical criteria

GM: galactomannan; βDG: beta-D-glucan; FBS: fibrobranchoscopy, Retinal: retinal images suggestive of IFI. For complete description of host, clinical and microbiological criteria see reference

Empirical Treatment	Definition : fever after 5-7 days of anti-bacterial therapy with negative clinical, microbiological and radiological results Drug of choice : caspofungin or liposomal amphotericin B high risk patient에서 antigen test 가 positive 이거나 CT scan이 fungal infection과 일치할 때 early antifungal treatment 권고됨
Invasive candidiasis treatment	Drug of choice : fluconazole severe sepsis, presence of metastasis or focal infection, colonisation by C. krusei, under prophylaxis with fluconazole : candin, voriconazole, amphotericin B
Invasive aspergillus treatment	Drug of choice : voriconazole (50% response rate) severe sepsis, respiratory failure, CNS involvement : antifungal combinations confirmation of response to treatment : GM level reduction, 치료 초기 몇일동안 pulmonary lesion은 커질 수 있다

ⓒ Viral infection

▶ CMV (EBMT, BMT guideline)

diagnosis

  active CMV infection/reactivation : CMV antigenaemia, CMV PCR

CMV disease : infection/reactivation accompanied by clinical manifestations

risk factor (patients with HSCT) The MD Anderson Manual of Medical Oncology, 3e,
- Donor serostatus와 상관없이 CMV-seropositive recipient
- CMV-seronegative recipient with seropositive donor

Allogeneic recipients at risk 은 HCT day +10부터 day +100까지 일주일에 한번은 blood CMV (antigenaemia or PCR detection) 를 확인해야한다

management
Prophylaxis / Preemptive therapy / Disease treatment

1. Prophylaxis

Seronegative recipient
- Prophylaxis
- 가능하면 CMV seronegative donor를 구하는 것이 좋다
- Seronegative donors로부터 수혈 받거나 filtered(eukoreduction) products를 사용한다
- 식기를 공유하는 것을 피한다
- Avoid sharing eating tools
- To use condoms if not monogamous
- Regular handwashing

Seropositive recipient
- High-dose acyclovir or ganciclovir
- Effective but toxic and non-cost-effective approach --> high risk of CMV disease (i.e, cord blood HSCT) 에서만 시행한다

2. Preemptive therapy

Antigenaemia or PCR detection을 통해 CMV disease 로 발전하기전 ganciclovir or foscarnet으로 치료한다

Minimum 2주동안 시행, 2주후에도 antigen이 detection되면 undetectable 해질때까지 maintenance theraphy 유지

3. Disease Treatment

a. CMV pneumonia

Ganciclovir (or foscarnet if a pancytopenia exists) + high dose of IVIG (500 mg/kg every 48 h; seven to 10 doses, followed by a weekly maintenance dose for 2-4 weeks)

b. Other forms of CMV disease: either ganciclovir or foscarnet, without IVIG

▶ EBV

Risk factor for EBV-PTLD	- Unrelated and/or mismatched HSCT - Use of T-cell depletion, ATG or OKT3 - EBV serology mismatch between the donor and the recipient (increased risk for sero-negative patients with a sero-positive donor) - Primary EBV infection - Splenectomy
Monitoring of EBV reactivation	For high risk population - Quantitative PCR f/u (at least once a week for 3 months) - Viral load 증가가 확인되면 pre-emptive treatment 를 시작한다
Pre-emptive treatment	- Rituximab (375 mg/m^2, one or two doses) - Reduction of immunosuppression(when possible) - Donor EBV-specific cytotoxic T-lymphocytes(if available) - Antiviral drugs are not recommended.
established EBV-PTLD treatment	- Same as pre-emptive treatment - 반응이 없으면 donor lymphocyte infusions 이나 chemotherapy 고려

▶ HHV6

Allogeneic HSCT 환자 중 50-70% 에서 reactivation 될 수 있다(typically earlier than CMV)

clinical manifestations

Encephalitis (limbic- and hippocampusderived symptoms, MRI studies, EEG changes, presence of HHV-6 DNA in the CNS)

Marrow suppression (delayed engrafment, graft failure 과 감별 필요)

skin rash (predominant in cheeks, acute GvHD와 유사)

Treatment

Either foscarnet or ganciclovir

▶ vaccination of HSCT patients (Harrison 19th table 79–3)

Vaccine	Hematopoietic Stem Cell Transplantation
Diphtheria-tetanus[b]	Three doses given 6-12 months after transplantation
Poliomyelitis[c]	Three doses given 6-12 months after transplantation
Haemophilus influenzae type b conjugate	Three doses given 6-12 months after transplantation (separated by 1 month)
Hepatitis B	Three doses given 6-12 months after transplantation
PCV13 PPSV23[d]	Three doses of PCV13, beginning 3-6 months after transplantation, are followed by a dose of PPSV23 at least 8 weeks later. A second PPSV23 dose can be given 5 years later.

Quadrivalent meningococcal vaccine[e]	Should be administered to splenectomized pts and to pts living in endemic areas, including college students in dormitories. An additional dose can be given after 5 years.
Influenza	Seasonal immunization (A seasonal dose is recommended and can be given as early as 4 months after transplantation; if given <6 months after transplantation, an additional dose is recommended.)
Measles/mumps/rubella	After 24 months in pts without graft-versus-host disease
Varicella-zoster virus[f]	Contraindicated (CDC recommends use on a case-by-case basis following reevaluation.)

② SOS (Sinusoidal obstruction syndrome)/VOD (veno-occlusive disease)

Cause : regimen related hepatic injury

Pathogenesis : endothelium and hepatocyte damage by toxic metabolite → Cellular debris, RBC and Leukocyte accumulate in space of disease → narrowing of sinusoidal lumen → reduce hepatic outflow

Sx : HSCT day 35-40에 주로 나타나는 jaundice, fluid retention and tender hepatomegaly

Diagnostic criteria for adult (EBMT 2016)

Classical SOS (Baltimore criteria)	Late-onset SOS
In the first 21 days after HSCT Bilirubin ≥2 mg/dL and ≥ 2 of the following - Painful hepatomegaly - Weight gain >5% - Ascites	Classical SOS beyond day 21, OR Histologically proven SOS OR ≥2 of the classical criteria AND ultrasound (US) or hemodynamical evidence of SOS

SOS 진단은 clinical based 이지만, 몇 가지 검사가 진단에 도움을 줄 수 있다 -

- Trans-jugular hemodynamic study : hepatic venous pressure gradient (HVPG) > 10 mmHg = >90% specificity, 50% sensitivity
- Transverse liver biopsy : Trans-jugular hemodynamic study 동안 시행할 수 있음. False negative 가 많고 hemorrhagic complication 위험성이 있음. Crucial differential diagnosis (SOS vs GVHD) 가 필요할 때만 선택적으로 시행
- US : hepatomegaly, splenomegaly, gallbladder wall thickening, ascites를 볼 수 있으나 진단에 specific 하지 않다.

Decrease in velocity or reversal of the portal venous flow은 진단에 specific 하나 disease의 late stage에 나타나는 경우가 많다.

Prophylaxis (Dignan et al.2013; Carreras 2015)

Non-pharmacological measures	
Avoid modifiable risk factors - Treat Iron overload (chelation) - Treat viral hepatitis - Delay HSCT if active hepatitis - Reduce intensity of conditioning - Use CY + BU instead of BU + cy - Try to avoid CNI (if not possible use TAC instead CSA) for GVHD prophylaxis - Avoid hepatotoxic drugs (progestogens)	
Pharmacological	Drug(degree of recommendation)
Not recommended	Sodium heparin(2B),low-molecular-weight heparin(2B), antithrombin III(2B), prostaglandin-1(1B), pentoxifylline(1A)
Suggested	Ursodeoxycholic acid(2C) Defibrotide: In high-risk adult patients (2B)
Recommended	Defibrotide: In high-risk children (1A)

Treatment (Dignan et al. 2013; Carreras 2015)

1) Methylprednisolone (2C)

2) Defibrotide (1B)

Despite the absence of randomized studies, it is the only agent approved by FDA and EMA to treat severe SOS (>80% mortality). In these patients: 50% of complete remission and > 50% SRV at day +100.

Early treatment strongly recommended.

Dose: 6.25 mg/kg q6h in 2h during ≥21 days, depending on the response.

③ GVHD

Acute vs chronic GVHD

과거엔 stem cell infusion day 100을 기준으로 acute/chronic을 분류했으나 reduced intensity conditioning regimens 과 donor lymphocyte infusion(보통 day 100 이후에 주입)이 도입되면서 구분이 모호해져 다음과 같이 분류한다

Distingusishing acute and chronic graft-versus-host disease

Category	Time of symptoms	Acute GvHD features	Chronic GvHD features
ACute GvHD			
Classic acute	≤100 days	Yes	No
Persistent, recurrent or late-onset acute	>100 days	Yes	No
Chronic GvHD			
Classic chronic	No time limit	No	Yes
Overlap syndrome	No time limit	Yes	Yes

ⓐ Acute GVHD

Manifestation : erythematous skin reaction, cholestatic liver disease, gastro-intestinal dysfunction

Diagnosis: GVHD를 mimic 할 수 있는 상황(VOD, infection, drug toxicity)이 많아서 confirmation 은 affected organ (skin liver GI)중 하나 이상의 bx 를 통해 이루어진다

Risk factor (harrison & EBMT)

- Mismatched or unrelated donors
- 고령의 환자
- Male recipients에게 female donor graft 를 사용한 경우
- Prior alloimmunization of the donor (pregnancy, transfusion)
- 환자가 full dose of GvHD prophylaxis 를 받지 못한 경우

Severity index (harrison)

Clinical Stage	Skin	Liver-Bilirubin, μmol/L (mg/dL)	Gut
1	Rash <25% body surface	34-51 (2-3)	Diarrhea 500-1000 mL/d
2	Rash 25-50% body surface	51-103 (3-6)	Diarrhea 1000-1500 mL/d
3	Generalized erythroderma	103-257 (6-15)	Diarrhea >1500 mL/d
4	Desquamation and bullae	>257 (>15)	Ileus
Overall Clinical Grade	Skin Stage	Liver Stage	Gut Stage
I	1-2	0	0
II	1-3	1	1
III	1-3	2-3	2-3
IV	2-4	2-4	2-4

Prevention : calcinuerin inhibitor (cyclosporine or tacrolimus) + antimetabolite (methotrexate or mycophenolate mofetil)

Treatment

Grade 1 : topical steroid of skin lesion

Systemic Tx in advanced grade

1st line Tx : mPD 2 mg/kg/day 7-14 days 사용 후 용량을 서서히 줄여나간다

2nd line Tx

Indication

- Failure to respond (progression within 3 days, incomplete response by 14 days)
- Refractory recurrence after initial dose reduction

Method : monoclonal antibodies recognising T-cells (alemtuzumab, daclizumab, infliximab/etanercept) 중 한개 이상 or ATG

2nd line로 short-term control 은 가능하나 durable effects 가 있는 경우는 많지 않다. 따라서 refractory aGVHD는 80% mortality를 보인다

New agent : denileukin difitox, extracorporeal photopheresis (ECP)

ⓑ Chronic GVHD

Menifestation of cGVHD

- cause by autoimmunity + immunodeficiency
- Sjögren syndrome, scleroderma, primary biliary cirrhosis, immuncytopenias와 같은 자가면역질환과 유사한 feature를 보인다

Pathophysiology : autoreactive T-lymphocytes이 key role을 하는 것으로 추정됨

Risk factor

Major risk factors for the development of chronic graft-verus-hos disease

Given factors	Variable factors
Older age of recipient	Higher degree of HLA mismatch
CMV seropositivity of recipient	Older age of donor
Previous splenectomy	CMV seropositivity of donor
Prior acute GvHD	Female donor to male recipient
	Mobilised blood stem cell graft

Diagnosis

Signs and symptoms of chronic graft-versus-host disease

Organ/Site	Diagnostic	Distinctive	Other features*	Common (both acte and chronic)
Skin	Poikiloderma Lichen planus-like features Sclerotic features	Depigmentation	Sweat impairment Hypopigmentation Hyperpigmentation	Erythema Maculopapular rash Pruritus
Nails		Dystrophy Longitudinal ridging splitting, or brittle features		
Scalp/hair		Alopecia	Premature gray hair	
Mouth	Lichen planus type features	Xerostomia		Mucositis
Eyes		Dry eyes Keratoconjunctivitis sicca	Photophobia Blepharitis	
Genitalia	Lichen planus type features	Erosions, fissures, ulcers		
Gastrointestinal tract	Esophageal web Stricture or stenosis of the esphagus		Exocrine pancreatic insufficiency	Nausea Vomiting Anorexia, weight loss
Liver				Bilirubin or alkaline phosphatase, ALT or AST > 2 × upper limit of normal
Lung	Bronchiolitis obliterans			Bronchiolites obliterans organising pnumonia (BOOP)
Muscles, fascia, joints	Fasciitis, joint stiffness secondary to sclerosis	Myositis Polymyositis	Oedema Muscle cramps Arthralgia, arthritis	
Haematopoietic and immune			Thrombocytopenia Eosinophilia Lymphopenia Hypo- or hyper-gammaglobulinemia Autoantibodies	
Other			Peripheral neuropathy Myasthernia gravis Ascites, pericardial or pleural effusion	

* Can be considered the part of cGvHD symptomatology if the diagnosis is confirmed

Diagnostic signs : any one of these signs itself establishes the diagnosis of cGvHD without further investigation

Distinctive signs : should be confirmed by pertinent biopsy or other relevant test, e.g. Schirmer

other features : not specific to cGVHD

Grading

NIH consensus for global grading of chronic graft-versus-host disease

Number of organs/sites	Mild	Moderate	Severe
1 site	Score 1	Score 2	Score 3
2 sites	Score 1	Score 2	Score 3
3 or more sites		Score 1	Score 3
Lung involvement		Score 1	Score 2

Epidemiology

- 40% of HLA identical sibling unmanipulated SCT
- over 50% of HLA- non-identical related SCT
- 70% of matched unrelated SCT

Most frequently involved sites

- mouth (89%), skin (81%), gastrointestinal tract (48%), liver (47%), eyes (47%)

treatment

Limited disease → local treatment

Extensive disease → systemic treatment (대부분의 환자가 1년이상 치료를 필요로 하고 절반 이상이 2년 이상 치료를 필요로 한다)

24. Multiple Myeloma (MM)

1) Definition & epidemiology

Definition: neoplastic proliferation of clonal plasma cell producing a monoclonal immunoglobulin

전 세계 암 환자의 1.8%

매년 160,000 cases 가 진단되며, 106,000 명이 다발성 골수종으로 사망함

Median age at diagnosis: 65 - 74 years

2) Clinical manifestations

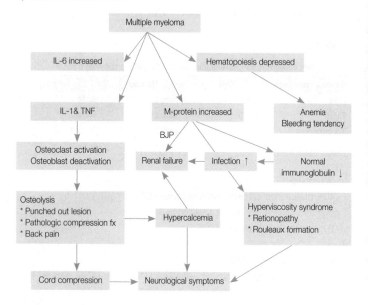

C: hypercalcemia (serum Ca > 10.5mg/dL)

R: renal disease (serum Cr > 2mg/dL or Creatininne clearance < 40mL/min)

A: anemia (Hb < 10g/dL or 정상보다 2g/dL ↓)

B: bone disease (osteolytic lesions or osteoporosis)

① Renal failure (occurs in nearly 20%)

　A. Hypercalcemia: m/c cause of RF

　B. Tubular damage associated with the excretion of light chanis: almost always
　　present.

　→ Directly from light chain toxic effects

　→ Indirectly from the release of intracellular lysosomal enzymes

　Glomerular의 amyloid deposits, hyperuricemia, recurrent infections, use of
　NSAIDs, contrast, bisphosphonate, drug-induced renal damage 역시 renal fail-
　ure를 유발할수 있음

② Anemia

　Normocytic and normochromic anemia: ~80%

　Replacement of normal marrow by expanding tumor cells

Inhibition of hematopoiesis by factors made by the tumor

Reduced production of erythropoietin by the kidney

Dilution (large M protein)

Megaloblastic anemia : vitamin B12 deficiency

③ Bone pain

Most common symptom in myeloma, Nearly 60% of patients

Involve central skeleton (back, neck, pelvis, hip)

Precipitated by movement

Persistent localized pain → pathologic fracture

Radioisotopic bone scanning is less useful in diagnosis than is plain radiograph

④ Bacterial infections

Most common infections : pneumonias and pyelonephritis

(Diffuse hypogammaglobulinemia, low granulocyte lysozymes content, abnormalities in complement functions)

⑤ Neurologic symptoms (Rare, but urgent)

Extradural spinal cord compression

Hyperviscosity

Peripheral neuropathy

CNS involvement

Deep venous thrombosis

Raynaud's phenomenon and impaired circulation

3) 진단을 위한 검사

(1) Detection and evaluation of the M-component

: Serum and urine protein electrophoresis (concentrate of 24-h urine) quantification of IgG, IgA and IgM immunoglobulins characterization of the heavy and light chains by immunofixation

Serum-free light-chain measurement for identifying and monitoring nonsecretory and oligo-secretory MM

(2) Evaluation of bone marrow plasma cell infiltration

Bone marrow aspiration and biopsy

Evaluation of lytic bone lesions: full skeleton X-ray survey

Optional MRI : greater details, recommended if spinal cord compression is suspected.

(3) Biological assessments to differentiate symptomatic and as-
   ymptomatic MM
   Hemoglobin (and full blood cell count)
   Serum creatinine and calcium level (CRAB classification)

4) 진단 기준

① Revised international myeloma working froup diagnostic criteria for multiple my-
   elomal

Definition of multiple myeloma
Clonal bone marrow plasma cells ≥ 10% or biopsy-proven bony or extramedullary plasmacytoma and any one or more of the following myeloma-defining events
Evidence of end-organ damage that can be attributed to the underlying plasma cell proliferative disorder, specifically; • Hypercalcemia: serum calcium > 0.25 mmol/L (> 1mg/dL) higher than the upper limit of normal or > 2.75 mmol/L (> 11mg/dL) • Renal insufficiency: creatinine clearance < 40 mL per min or serum creatinine > 2mg/dL • Anemia: hemoglobin valus of > 2g/dL below the lower limit of normal, or a hemoglobin value < 10g/dL • Bone lesions: one or more osteolytic lesions on skeletal radiography, CT , or PET-CT
Any one or more of the following biomarkers of malignancy; • Clonal bone marrow plasma cell percentage ≥ 60% • Involeved/uninvolved serum free light chain ratio ≥ 100 • > 1 focal lesions on MRI studies

② Revised International Staging system of multiple myeloma

Stage	Criteria	Median Survival (months)
I	All of the following Serum β2-microglobulin < 3.5mg/L Serum albumin ≥ 3.5g/dL No high risk cytopenetics Normal serum LDH level	62
II	Not Stage I or III	45
III	Both of the following Serum β2-microglobulin ≥ 5.5mg/L High risk cytogenetics [t(4;14), t(14;16), or del(17p)] or elevated serum LDH level	29

5) Diagnostic Criteria for Myeloma Variants, and Monoclonal Gammopa-
   thy of Undetermined Significance

(1) Monoclonal Gammopathy of Undetermined Significance (MGUS)

Serum monoclonal protein (non-IgM type) < 3 g/dL

Clonal bone marrow plasma cells < 10%

Absence of end-organ damage such as hypercalcemia, renal insufficiency, ane-
mia, and bone lesions (CRAB) that can be attributed to the plasma cell prolifera-
tive disorder

→ 1% 정도 MM 으로 진행, 주로 무증상이며 f/up 이 중요함

(2) Asymptomatic Myeloma (Smoldering Myeloma)

Serum monoclonal protein (IgG or IgA) > 3 g/dL, or urinary monoclonal protein
> 500 mg per 24 h and/or clonal bone marrow plasma cells 10%-60%

Absence of myeloma defining events or amyloidosis

→ MM의 진단기준에 해당하지만 증상 (CRAB) 은 없음, 진행하지 않으면 치료하지
않음

(3) Nonsecretory Myeloma

No M protein in serum and/or urine with immunofixation

Bone marrow clonal plasmacytosis ≥ 10% or plasmacytoma

Myeloma-related organ or tissue impairment (end organ damage, including bone
lesions)

(4) Solitary Plasmacytoma of Bone

Biopsy proven solitary lesion of bone or soft tissue with evidence of clonal plas-
ma cells

Normal bone marrow with no evidence of clonal plasma cells

Normal skeletal survey and MRI (or CT) of spine and pelvis (except for the pri-
mary solitary lesion)

Absence of end-organ damage such as hypercalcemia, renal insufficiency,
anemia, or bone lesions (CRAB) that can be attributed to a lympho-plasma cell
proliferative disorder

6) Treatment

Bone marrow studies 에서 FISH study를 통해 risk group을 나누고 patient condi-
tion 따라 chemotherapy regimen & 횟수 그리고 자가이식 여부가 달라짐

DVRd : daratumumab, bortezomib, lenalidomine, low-dose dexa

VRd : bortezomib, lenalidomide, low-dose dexa

Rd : lenalidomine + low dose dexa

- Evaluation response

  Anemia

  Hypercalcemia

  Renal insufficiency

  Infection

  Skeletal lesions

  Extramedullary plasmacytomas

  Thrombosis

  Neuropathy

  Hyperviscosity syndrome (oronasal bleeding, blurred vision, headaches, dizziness)

- Relapse disease

  ★ Clinical relapse

    - Development of CRAB symptoms

    - hypercalcemia, renal insufficiency, anemia, or new bone lesions

  ★ Extramedullary plasmacytoma

    - Plasma cell tumors that arise outside of the bone marrow

    - whole body PET

  ★ Rapid rise in paraproteins

    - doubling of the M protein over two to three months

    - absolute levels of M protein of ≥ 1 g/dL in the serum or of ≥ 500 mg per 24 hours in the urine, confirmed by two consecutive measurements

Hematopoietic cell transplantation (HCT),

Re-challenge of the previous chemotherapy regimen, trial of a new regimen

25. Palpable lymph nodes

1) Diseases associated with lymphadenopathy

Diseases Associated with Lymphadenopathy

1. Infectious disease
   a. Viral-infectious mononucleosis syndromes (EBV, CMV), infectious hepatitis, herpes simplex, herpesvirus-6, varicella, varicella-zoster virus, rubella, measles, adenovirus, HIV, epidemic keratoconjunctivitis, vaccinia, herpesvirus-8
   b. Bacterial-streptococci, staphylococci, cat-scratch disease, brucellosis, tularemia, plague, chancroid, melioidosis, glanders, tuberculosis, atypical mycobacterial infection, primary and secondary syphilis, diphtheria, leprosy
   c. Fungal-histoplasmosis, coccidioidomycosis, paracoccidioidomycosis
   d. Chlamydial-lymphogranuloma venereum, trachoma
   e. Parasitic-toxoplasmosis, leishmaniasis, trypanosis, filariasis
   f. Rickettsial-scrub typhus, rickettsial
2. Immunologic diseases
   a. Rheumatoid arthritis
   b. Juvenile rheumatoid arthritis
   c. Mixed connective tissue disease
   d. Systemic lupus erythematosus
   e. Dermatomyositis
   f. Sjögren's syndrome
   g. Serum sickness
   h. Drug hypersensitivity-diphenylhydantoin, hydralazine, allopurinol, primidone, gold, carbamazepine, etc.
   i. Angioimmunoblastic lymphadenopathy
   j. Primary biliary cirrhosis
   k. Graft-versus-host disease
   l. Silicone-associated
3. Malignant disease
   a. Hematologic-Hodgkin's disease, non-Hodgkin's lymphomas, acute or chronic lymphocytic leukemia, malignant histiocytosis, amyloidosis
   b. Metastatic-from numerous primary sites
4. Lipid storage diseases-Gaucher's, Niemann-Pick, Fabry, Tangier
5. Endocrine diseases-hyperthyroidism
6. Other disorders
   a. Castleman's disease (giant lymph node hyperplasia)
   b. Sarcoidosis
   c. Dermatopathic lymphadenitis
   d. Lymphomatoid granulomatosis
   e. Histiocytic necrotizing lymphadenitis (kikuchi's disease)
   f. Sinus histiocytosis with massive lymphadenopathy (Rosai-Dorfman disease)
   g. Mucocutaneous lymph node syndrome (Kawasaki's disease)
   h. Histiocytosis X
   i. Familial mediterranean fever
   j. Severe hypertriglyceridemia
   k. Vascular transformation of sinuses
   l. Inflammatory pseudotumor of lymph node
   m. congestive heart failure

---

2) Clinical assessment

Soft, flat, submandibular node (< 1cm): often palpable in healthy children or young adults

Inguinal nodes of up to 2cm in healthy adults: may be considered normal

- History: sore throat, cough, B symptoms (fever, night sweating, wt loss), pain in the nodes, use of drugs...

- Physical exam: extent of lymphadenopathy, size of nodes, texture, tenderness, signs of inflammation, skin lesions, splenomegaly

  ① ENT exam: cervical LAP & smoker

  ② Localized or generalized adenopathy: 3개 이상의 noncontiguous lymph node areas의 involvement가 있을 때 generalized로 정의→ infectious mononucleosis (EBV or CMV), toxoplasmosis, AIDS, viral infections, SLE, mixed connective tissue disease, acute and chronic lymphocytic leukemias, malignant lymphomas, sarcoidosis

  ③ Size: 1cm 이하는 almost always secondary to benign, nonspecific reactive cause에 의하므로 Sx 또는 sign이 없다면 infectious mononucleosis and/or toxoplasmosis를 배제했을 경우 biopsy없이 관찰하도록 한다.
     장경 1.5~2cm 이상의 node는 malignant or granulomatous LAP를 감별하기 위해 biopsy를 시행해야 함.

  ④ Texture: soft, firm, rubbery, hard, discrete, matted, tender, movable, fixed 등으로 표현

- Laboratory investigation

  ① CBC

  ② Throat culture

  ③ Chest X-ray

  ④ Lymph node biopsy: largest node를 excisional biopsy

  ⑤ Fine-needle aspiration

  ⑥ Cervical lymphadenopathy: mucosal lesion을 찾아야 함 → laryngoscopy, bronchoscopy, EGD

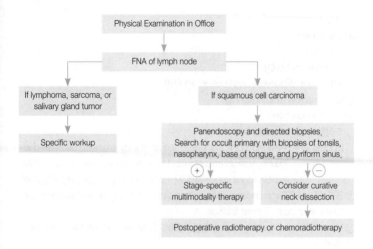

26. Non-Hodgkin's lymphoma (NHL)

1) 임상양상

Painless diffuse lymphadenopathy, centrifugal LN 多, B sx (20%)

① 한국 NHL의 특징

　가. NHL : HD = 8 : 1

　나. follicular lymphoma 드물다. (<5%)

　다. DLBL: m/c (50%)

　라. T cell lymphoma가 상대적으로 흔함(30~40%), 특히 PTCL

2) Staging evaluation for Non-Hodgkin's lymphoma

① Physical examination

② Documentation of B symptoms

③ Laboratory evaluation

　- CBC with PB smear

　- Liver function test

　- Uric acid

　- Calcium

　- Serum protein electrophoresis

　- Serum β2-microglobulin

- LDH
④ Chest X-ray
⑤ Chest CT
⑥ Abdomen-pelvis CT
⑦ ENT exam: Waldeyer's ring involvement 확인
⑧ Bone marrow exam (bilateral)
⑨ Lumbar puncture:
   조직형: lymphoblastic, Burkitt's
   DLBL의 경우: elevated LDH, 2개 이상의 extranodal involvement, decreased al-
                   bumin, testis/retroperitoneal LN/breast/bone/paranasal sinus/BM/
                   orbit/epidural space 침범 시, HIV (+) 시, 임상적으로 증상이 있을 때
⑩ SPECT or PET scan in large-cell lymphoma and other aggressive histologic sub-
   types, equivocal CT scan findings
⑪ Upper GI series: Waldeyer's ring 침범 시(50% GI lymphoma 동반) 혹은 증상이 있
   을 때
⑫ Excisional lymph node biopsy

NHL의 stage

Stage	Definition
I	Involvement of a single lymph node region or lymphoid structure (e.g., spleen, thymus, Waldeyer's ring)
II	Involvement of two or more lymph node regions on the same side of the diaphragm (the mediastinum is a single site; hilar lymph nodes should be considered "lateralized" and, when involved on both sides, constitute stage II disease)
III	Involvement of lymph node regions or lymphoid structures on both sides of the diaphragm
III1	Subdiaphragmatic involvement limited to spleen, splenic hilar nodes, celiac nodes, or portal nodes
III2	Subdiaphragmatic involvement includes paraaortic, iliac, or mesenteric nodes plus structures in III1
IV	Involvement of extranodal site (s) beyond that designated as "E" More than one extranodal deposit at any location Any involvement of liver or bone marrow
A	No symptoms
B	Unexplained weight loss of > 10% of the body weight during the 6 months before staging investigation Unexplained, persistent, or recurrent fever with temperatures > 38° C during the previous month Recurrent drenching night sweats during the previous month
E	Localized, solitary involvement of extralymphatic tissue, excluding liver and bone marrow

Pathology	Stage (Ann Arbor)			
	I	II	III	IV
Indolent sx (-)	watch and wait			
sx (+)	RT		Chemotherapy	
Aggressive poor px factors (-)	Chemo + RT			
factors (+)	Combination chemotherapy			
Highly Aggressive	Chemotherapy + CNS prophylaxis			

※ Aggressive (clinical behavior를 말함): intermediate grade; highly aggressive: high grade (Current Diagnosis & Management of Cancer, 2002)

Risk factors	Definition	Predictive Model
Age	> 60 yrs	
LDH	> 1 x normal	
ECOG performance status	> 1	
Stage	III/IV	
Extranodal sites	> 1	

Risk category	# risk factors	%Cases	CR	DFS of CR	Overall survival
Low	0-1	35	87%	70%	73%
Low intermediate	2	27	67%	51%	51%
High intermediate	3	22	55%	49%	43%
High	4-5	16	44%	42%	26%

*DFS: Disease-free survival at 5 years (NEJM, 1993;329:987)

Response criteria for lymphoma (2007 revised)

REVISED RESPONSE CRITERIA FOR LYMPHOMA (including PET)				
Response	Definition	Nodal Masses	Spleen, Liver	Bone Marrow
CR	Disappearance of all evidence of disease	(a) FDG-avid or PET positive prior to therapy; mass of any size (b) Variably FDG-avid or PET negative; regression to normal size on CT	Not palpable, nodules disappeared	Infiltrate cleared on repeat biopsy; if indeterminate by morphology, immunohistochemistry should be negative
PR	Regression of measurable disease and no new sites	≥50% decrease in SPD of up to 6 largest dominant masses; no increase in size of other nodes (a) FDG-avid or PET positive prior to therapy; one or more PET positive at previously involved site (b) Variably FDG-avid or PET negative; regression on CT	≥50% decrease in SPD of nodules (for single nodule in greatest transverse diameter); no increase in size of liver or spleen	Irrelevant if positive prior to therapy; cell type should be specified
SD	Failure to attain CR/PR or PD	(a) FDG-avid or PET positive prior to therapy; PET positive at prior sites of disease and no new sites on CT or PET (b) Variably FDG-avid or PET negative; no change in size of previous lesions on CT		
Relapsed disease or PD	Any new lesion or increase by ≥50% of previously involved sites from nadir	Appearance of a new lesion (s) > 1.5cm in any axis, ≥50% increase more than one node, or ≥50% increase in longest diameter of a previously identified node > 1cm in short axis Lesions PET positive if FDG-avid lymphoma or PET positive prior to therapy	>50% increase from nadir in the SPD of any previous lesions	New or recurrent involvement

Source: Table 2 from Cheson BD, Pfistner B. Juweid ME, et al. Revised response criteria for malignant lymphoma. J of Clin Onced 2007;25(5):579-586. Reprinted with permission from the American Society of Clinical Oncology.

*Recommended for use with Diffuse Large B-Cell Lymphoma and Hodgkin Disease/Lymphoma.

Source : Table 2 from Cheson BD, et al: J of Clin Oncol 2007; 25: 579-586.

27. Hodgkin's Disease

1) WHO classification

Nodular lymphocyte predominant Hodgkin's disease

Classic Hodgkin's disease

· Nodular sclerosis Hodgkin's disease

- Lymphocyte-rich classic Hodgkin's disease
- Mixed-cellularity Hodgkin's disease
- Lymphocyte-depletion Hodgkin's disease

2) Prognostic factors

<table>
<tr><td>

UNFAVORABLE FACTORS
(localized presentations)

· Bulky disease :
 - Mediastinal mass (chest x-ray) :

$$\frac{\text{Maximum mass width}}{\text{Maximum intrathoracic}} > \frac{1}{3}$$

 - Mediastinal mass greater than 35% of the thoracic diameter at T5-6
· Erythrocyte sedimentation rate $\geq$ 50, if asymptomatic
· > 3 sites
· B symptoms

</td><td>

UNFAVORABLE FACTORS
(localized presentations)

· Albumin < 4g/dL
· Hemoglobin < 10.5g/dL
· Male
· Age $\geq$ 45 years
· Stage IV disease
· Leukocytosis (white blood cell count at least 15,000/mm^3
· Lymphocytopenia (lymphocyte count less than 8% of white blood cell count, and/or lymphocyte count less than 600/mm^3

</td></tr>
</table>

(NCCN Practice Guidelines in Oncology, v.1,2006)

3) Treatment scheme

Classical Hodgkin's disease		
CS IA-IIA	Nonbulky	Chemotherapy+involved-field RTx
	Bulky	
CS IB-IIB	Nonbulky	
	Bulky	
CS IIIA,IIIB,IV	Nonbulky	Chemotherapy alone (eg., ABVD) Or Chemotherapy/RT
	Bulky	Chemotherapy $\pm$ RTx to bulky sites
Nodular lymphocyte-predominant Hodgkin's disease		
CS IA		RTx or observation
CS IIA		RTx Or Chemotherapy+RTx Or Observation
CS I-IIB		Chemotherapy + RTx
CS III-IVA		Chemotherapy $\pm$ RTx Or Observation Or Local RTx (palliation only) Or Rituximab
CS III-IVB		Chemotherapy $\pm$ RTx Or Rituximab

(based on NCCN Practice Guidelines in Oncology-v.1,2006)

1. Oncology overview

① Performance scale: 예후에 매우 중요

ECOG Performance Scale and Corresponding Karnofsky Rating

Grade	Description
0	Fully active, able to carry on all predisease activities without restriction (Karnofsky 100)
1	Restricted in physically strenuous activity, but ambulatory and able to carry out work of a light or sedentary nature, for example, light house- work/office work (Karnofsky 80~90)
2	Ambulatory and capable of all self-care but unable to carry out any work activities; up and about more than 50% of waking hours (Karnofsky 60~70)
3	Capable of limited self-care, confined to bed or chair 50% or more of waking hours (Karnofsky 40~50)
4	Completely disabled; cannot carry on any self-care; totally confined to bed or chair (Karnofsky 30 or less)

② Tumor response measurement

　※ WHO criteria: summing the products of bidimensional lesion measurements

　가. Complete response (CR)

　　The disappearance of all known disease, confirmed at 4 weeks

　나. Partial response (PR)

　　A decrease of at least 50% of the sum of all measurable lesions

　　No detectable new lesions, confirmed at 4 weeks

　다. Stable disease (SD)

　　Neither PR nor PD

　라. Progressive disease (PD)

　　> 25% increase in the size of at least one bidimensionally lesion or 　appearance of a new lesion

　※ Response Evaluation Criteria in Solid Tumors (RECIST)

　　: Summing of the longest diameters (LD) of unidimensional lesion

　가. Measurable disease: 적어도 하나 이상의 measurable lesion이 있을 때.

　　- Measurable lesion: longest diameter가 CT, MRI, P/Ex에서 최소 10mm chest X-ray에서 20mm 이상, lymph node에서 short axis 상 15mm 이상 lytic

bone & mixed lytic-blastic bone lesion, cystic lesion
- Non-measurable lesion: all other lesions, leptomeningeal disease, ascites, pleural/pericardial effusion, inflammatory breast disease, lymphangitic carcinoma, blastic bone lesions

ㄴ. Target lesions: all measurable lesions, up to maximum of 2 lesions per organ and 5 lesions in total
    Non-target lesions: all other lesions (or sites of disease)

ㄷ. Evaluation of target lesions
    - CR: disappearance of all target lesions, confirmed at 4 weeks
    - PR: at least 30% decrease in the sum of the LD, confirmed at 4 weeks
    - SD: neither PR nor PD
    - PD: 20% increase, the sum's absolute increase of at least 5mm, appearance of a new lesion

ㄹ. Evaluation of non-target lesions
    - CR: disappearance of all non-target lesions
    - SD: persistence of one or more non-target lesions
    - PD: appearance of one or more new lesions

③ Tumor markers

Tumor Markers	Cancer	Non-Neoplastic Conditions
Hormones		
Human chorionic gonadotropin (HCG)	Gestational trophoblastic disease, Gonadal germ cell tumor	Pregnancy
Calcitonin Catecholamines	Medullary cancer of the thyroid Pheochromocytoma	
Oncofetal Antigens		
Alphafetoprotein Carcinoembryonic antigen (CEA)	Hepatocellular carcinoma, gonadal germ cell tumor Adenocarcinomas of the colon, pancreas, lung, breast, ovary	Cirrhosis, hepatitis Pancreatitis, hepatitis, IBD, smoking
Enzymes		
Prostatic acid phosphatase	Prostate cancer	Prostatitis, BPH
Neuron-specific enolase Lactate dehydrogenase	Small cell cancer of the lung, neuroblastoma Lymphoma, Ewing's sarcoma	Hepatitis, hemolytic anemia, many others

Tumor-Associated Proteins

Prostate-specific antigen	Prostate cancer	Prostatitis, BPH
Monoclonal immunoglobulin	Myeloma	Infection, MGUS
CA-125	Ovarian cancer, some lymphomas	Menstruation, Peritonitis, Pregnancy
CA 19-9	Colon, pancreatic, breast cancer	Pancreatitis, UC
CD30	Hodgkin's disease, anaplastic large cell lymphoma	
CD25	Hairy cell leukemia, adult T cell leukemia/ lymphoma	

④ Screening(암 조기 검진 사업 실시 기준 고시 개정안)

암 종류	검진 대상	검진 주기	검진 방법
위암	40세 이상 남녀	2년	위장 조영술, 위내시경
유방암	30세 이상 여성	매월	유방 자가 검진
	40세 이상 여성	2년	의사의 유방 촉진, 유방 단순 촬영
자궁경부암	30세 이상 여성	2년	자궁 경부 세포검사
간암	40세 이상 고위험군 (LC, HBV/HCV carrier)	6개월	간 초음파 + aFP
대장암	50세 이상 남녀	1년	분변 잠혈 반응 검사, 이상 시 대장 내시경 또는 대장이중조영검사

2. Chemotherapy overview

Classification of cancer chemotherapeutic agents

Direct DNA-Interacting Agents

Alkylators

Cyclophosphamide (Cytoxan), Ifosfamide (Ifes), Mechlorethaamine (Mustargen),

Chlorambucil (Leukeran), Melphalan (Alkeran), Carmustine (BCNU), Lomustine (CCNU),

Procarbazine,

Dacarbazine (DTIC), Temozolomide, Altretamine (Hexamethylmelamine)

Platium compounds: Cisplatin (Platinol), Carboplatin (Paraplatin), Oxaliplatin

Antitumor Antibiotics and Topoisomerase Poisons

Bleomycin, Actinomycin D, Etoposide (VP16-213), Topotecan, Irinotecan (CPT II),

Mitoxantrone,

Anthracyclines: Daunorubicin, Doxorubicin, Idarubicin, Epirubicin

Indirect DNA-Interacting Agents

Antimetabolites

Deoxycoformycin, 6-Mercaptopurine (6-MP), 6-Thioguanine (6-TG), Azathioprine,

2-Chlorodeoxyadenosine, Hydroxyurea, Methotrexate, 5-Fluorouracil (5-FU), Capecitabine,

Cytosine arabinoside (Ara-C), Azacytidine, Gemcitabine (Gemzar), Fludarabine phosphate,

Asparaginase, Pemetrexed (Alimta)

Antimitotic agents (Metaphase inhibitors)

Vinca alkaloid: Vincristine, Vinblastine, Vinorelbine

Taxanes: Paclitaxel (Taxol), Docetaxel (Taxotere)

Estramustine phosphate, Ixabepilone

Molecularly Targeted Agents

Retinoids: Tretinoin, Bexarotene

Targeted Toxins: Denileukin, Diftitox

Tyrosine kinase inhibitors: Imatinib, Gefitinib, Erlotinib, Dasatinib, Sorafenib, Sunitinib

Proteosome Inhibitors: Bortezomib

Histone Deacetylase Inhibitors: Vorinostat, Romidepsin

mTOR Inhibitors: Temsirolimus, Everolimus

Hormonal agents

Antiestrogens: Tamoxifen, Toremifene, Medroxyprogesterone and Megestrol

Aromatase inhibitor: Aminoglutethimide, Letrozole

Gonadotropin-releasing hormone analogues: Goserelin, Leuprolide

Antiandrogen: Fluoxymesterone

Estrogens: Diethylstilbestrol

Somatostatin analogue: Octreotide

Miscellaneous

Arsenic trioxide

Classification of cancer chemotherapeutic agents

A. Advanced cancers with possible cure 　Acute lymphoid and acute myeloid 　　leukemia (pediatric/adult) 　Hodgkin's disease (pediatric/adult) 　Lymphomas-certain types (pediatric/ 　　adult) 　Germ cell neoplasms 　　Embryonal carcinoma 　　Teratocarcinoma 　　Seminoma or dysgeminoma 　　Choriocarcinoma 　Gestational trophoblastic neoplasia 　Pediatric neoplasms 　　Wilm's tumor 　　Embryonal rhabdomyocarcinoma 　　Ewing's sarcoma 　　Peripheral neuroepithelioma 　　Neuroblastoma 　Small-cell lung carcinoma 　Ovarian carcinoma B. Advanced cancers possibly cured by 　chemotherapy and radiation 　Squamous carcinoma (head and neck) 　Squamous carcinoma (anus) 　Breast carcinoma 　Carcinoma of the uterine cervix 　Non-small cell lung carcinoma (stage 　　III) 　Small-cell lung carcinoma C. Cancers possibly cured with 　chemotherapy as adjuvant to surgery 　Breast carcinoma 　Colorectal carcinoma 　Osteogenic sarcoma 　Soft tissue sarcoma	D. Cancers possible cured with "high-dose" 　chemotherapy with stem cell support 　Relapsed leukemias, lymphoid and myeloid 　Relapsed lymphomas, Hodgkin's and non- 　　Hodgkin's 　Chronic myeloid leukemia 　Multiple myeloma E. Cancers responsive with useful palliation, but not 　cure, by chemotherapy 　Bladder carcinoma 　Chronic myeloid leukemia 　Hairy cell leukemia 　Chronic lymphocytic leukemia 　Lymphoma-certain types 　Multiple myeloma 　Gastric carcinoma 　Cervix carcinoma 　Endometrial carcinoma 　Soft tissue sarcoma 　Head and neck cancer 　Adrenocortical carcinoma 　Islet-cell neoplasms 　Breast carcinoma 　Colorectal carcinoma F. Tumor poorly responsive in advanced stages to 　chemotherapy 　Pancreatic carcinoma 　Biliary-tract neoplasms 　Renal carcinoma 　Thyroid carcinoma 　Carcinoma of the vulva 　Non-small cell lung carcinoma 　Prostate carcinoma 　Melanoma 　Hepatocellular carcinoma

1) Chemotherapy-related toxicity

① Taxol

　가. Side effect

　　ⓐ Neutropenia-dose-limiting toxicity, noncumulative brief duration, more severe with longer infusion schedules

　　ⓑ Hypersensitivity reaction

　　　- 30%→ 1~3% with effective prophylaxis

- Major reaction: dyspnea with bronchospasm, urticaria, hypotension within the 1st 10mins after 1st or 2nd Tx
- Minor reaction: flushing and rashes do not predict the development of major reactions

ⓒ Peripheral neuropathy
- Sensory symptoms such as numbness in a symmetrical glove-and-stocking distribution

ⓓ Transient myalgia, 2 to 4 days after therapy

ⓔ Cardiac rhythm disturbance

ㄴ. Premedication
- Classic
  1) Dexamethasone 20mg PO or IV, 12 and 6hrs before taxol
  2) Diphenhydramine 50mg IV, 30 mins before taxol
  3) Cimetidine 300mg or Ranitidine 50mg or Famotidine 20mg IV, 30 mins before taxol

- Modified
  1) Dexamethasone 20mg IV, 30 mins before taxol
  2), 3) Same as the above
  4) Administration 175mg/m^2 over 3hrs or 135~175mg/m^2 over 24hrs in 5% D/W or N/S every 3wks
  5) Management & rechallenge for hypersensitivity
     ⓐ Major reaction
        - Discontinue immediately
        - Antihistamines, fluids, vasopressors
        - Dexamethasone 20mg IV, every 6hrs for persistant Tx
     ⓑ Minor reaction
        - Diphenhydramine 50mg IV every 4~6hrs if indicated
        - Symptomatic treatment
     ⓒ Rechallenge
        - Dexamethasone 20mg IV every 6hrs × 4 times with the last dose administered 30mins before rechallenge
        - Diphenhydramine 50mg IV 30mins before the rechallenge
        - Cimetidine 300mg IV 30mins before the rechallenge
        - A freshly prepared solution of taxol should be administered at 10% of the rate required to deliver the solution over 24hrs, maintained for 2hrs, increased gradually over next 6hrs to the original 24hr infusion rate.

② Camptothecin (Topotecan,CPT-11): Topoisomerase I inhibitor

　가. CPT-11(Irinotecan)

　　ⓐ Dose-limiting toxicity: diarrhea, myelosuppression

　　ⓑ Antidiarrheal therapy an the onset of an increase of one to two stools per day above their usual baseline level

　　　i) During or shortly after infusion-atropine 0.3mg subcutaneously

　　　ii) Following treatment loperamide 4mg PO every 3hrs, diphenhydramine 25mg PO every 6hrs

③ Gemcitabine (dFdc, 2',2'-difluorodeoxy cytidine)

　가. Side effect

　　- Well tolerated, low incidences of the symptomatic and laboratory toxicities

　　- Myelosuppression (dose-limiting)

④ Nabelvine (Vinorelbine)

　가. Side effect

　　- Vesicant

　　- Neutropenia: principal dose-limiting toxicity but rapidly reversible, noncumulative MTD: $35mg/m^2/wk$

　　- Thrombocytopenia & anemia: less common, less severe

　　- Neurotoxicity: mild due to lower affinity for axonal microtubules

⑤ Ifosfamide plus Mesna & Cyclophosphamide

　가. Side effect

　　- Dose-limiting toxicity

　　　ⓐ Cyclophosphamide-leukopenia

　　　ⓑ Ifosfamide

　　- Hemorrhagic cystitis (acrolein and chloroacetaldehyde)

　　- CNS toxicity with mesna (large single-dose): lethargy, somnolence, confusion, disorientation

　　- High dose therapy of cyclophosphamide: cardiotoxicity, hemorrhagic cystitis

　나. Administration with mesna

　　ⓐ Conventional use

　　　Ifosfamide $1.5g/m^2$ with N/S 500cc IV for 1hr, Mesna $300mg/m^2$ (20%), IV bolus immediately before and 4hrs, 8hrs after infusion

　　ⓑ High dose regimen

　　　Ifosfamide $5g/m^2$, Mesna $5g/m^2$ (the same dose) in 3L of dextrose saline IV over 24hrs, Mesna $1g/m^2$ IV bolus immediately before, $2.5g/m^2$ in 1L dextrose saline IV for 12hrs following ifosfamide

⑥ Carboplatin compared with Cisplatin

가. Side effect

  ⓐ Less nephrotoxic and neurotoxic

  ⓑ Dose-limiting toxicity-myelosuppression with thrombocytopenia predominating

  AUC ∝ thrombocytopenia

  AUC ∝ tumor response (ovarian cancer)

나. Dosing and administration

  Dose (mg) = target AUC (GFR + 25)

  Target AUC = 6 mg/mL/min

  Administer as infusion in 500mL 5% D/W over 1hr

2) General side effects of chemotherapeutic agents

① Extravasation of chemotherapeutic agents

가. 정의

  - Vesicant: a cancer chemotherapeutic agent capable of forming a blister and/or causing tissue destruction.

  - Irritant: a cancer chemotherapeutic agent capable of causing pain at the injection site or along the vein, with or without an inflammatory reaction

나. 임상양상

  - Phlebitis: 약제가 주입될 때 투여되는 정맥을 직접 자극

  - Chemical cellulitis: 유출된 약제가 주변 조직으로 확산되어 국소적 염증 발생

  - Extravasation necrosis: 유출된 약제가 주변 조직으로 확산되어 국소 조직 괴사

다. Vesicant의 종류

Class	Agent	
Vesicant	Actinomycin	Mechlorethamine
	Daunorubicin	Mitomycin
	Doxorubicin	Paclitaxel
	Epirubicin	Vinblastine
	Idarubicin	Vincristine
		Vinorelbine

Irritant	Busulfan	G-CSF and GM-CSF
	Carmustine (BCNU)	Mithramycin
	2-Chlorodeoxyadenosine	Pentostatin
	Dacarbazine (DTIC)	Streptozocin
	Docetaxel	Teniposide (VM-26)
	Etoposide (VP-16)	
Nonvesicant	Asparaginase	Floxuridine (FUdR)
	Azacytidine	Gemcitabine
	Bleomycin	Ifosfamide
	Carboplatin	Interleukin-2
	Cisplatin	Interferons
	Corticosteroids	Irinotecan
	Cyclophosphamide	Methotrexate
	Cytarabine (ara-C)	Mitoxantrone
	Fludarabine	Thioguanine
	5-Fluorouracil	Thiotepa
	Topotecan	

라. 치료
- 혈관외 유출이 의심되는 즉시 약제의 주입을 중단
- 설치되어 있는 카테터를 통해, 국소적으로 남아 있을 약제를 가능한 모두 흡입
- 약제의 희석 혹은 해독제를 투여한 후 카테터를 제거
- 손상 부위를 무균 드레싱한 후 방수 상태에서 국소 가온(vinca alkaloid) 혹은 국소 냉각(mitomycin-C, mechlorethamine, vinca alkaloid를 제외한 약제)
- 손상 부위를 48시간 이상 거상
- 해독제 투여
  i. Mechlorethamine, mitomycin-C: 0.17M sodium thiosulfate를 카테터 제거 전에 손상 부위에 국소 주입, 50~90% dimethyl sulfoxide (DMSO) 국소 도포
  ii. Doxorubicin 등의 anthracycline: 59~90% DMSO 국소 도포
  iii. Vinca alkaloid, epipodophyllotoxin: 150U hyaluronidase를 카테터 제거 전에 손상 부위에 국소 주입
- 시간이 지나도 호전되지 않고, 궤양, 수포 형성 및 지속적인 통증이 있을 경우 수술치료가 필요 → 괴사조직의 광범위한 국소 절제, 이식편을 이용한 재건술

Chemotherapy class vesicant agent (s)	Recommended antidotal maneuvers	Specific regimens
Alkylating agents		
Mechloethamine	0.17 Molar sodium thiosulfate	Mix 4mL of 10% sodium thiosulfate
Cisplatin*		6mL sterile water for injection 2mL into site for each mg of drug extravasated
Mitomycin C	50% (v/v) Dimethyl-sulfoxide (Sol Rimso-50R, Research Products, Inc)	Apply 1.5mL topically to site every 6h for 7~14 days. Allow to air dry
DNA intercalating agents		
Doxorubicin, Daunomycin	Cold application	Apply immediately without pressure, rotate on and off for 24h
Others	50% (v/v) DMSO solution (optional)	Apply 1.5mL topically on sit every 6h for 14days ; Allow to air dry
Plant alkaloids	150units hyaluronidase	Reconstitute 150 u in 1~3mL of saline,
Vinblastine, vincristine	(WydaseR, Wyetg Laboratories) Warm pack	Inject into site using original needle If possible Apply to site without pressure after hyaluronidase
Epiodophyllotoxins * (VM-26, VP-16)	150 u hyaluronidase	Use same schedule as for vincas

* Treatment not typically recommended since the drugs are not ulcer-causing unless a large amount of a highly concentrated solution is extravasated

② Anthracycline—Induced Cardiotoxicity

　가. Early, less-common, acute toxicity

　　- Acute myocarditis - pericarditis syndrome

　　- Slowly progressive, potentially irreversible cardiomyopathy

　　- Congestive heart failure: apparent 4~8wks after last anthracycline dose

　나. Incidence of CHF

　　- Dose-dependent

　　　$500~550mg/m^2 > 4\%, 551~600mg/m^2 > 18\%, 601mg/m^2 > 36\%$

　다. Risk factors

　　- Age > 70yr

　　- Combination therapy

　　- Mediastinal radiotherapy (previous or concomitant)

　　- Previous cardiac disease (coronary, valvular, or myocardial)

　　- Hypertension

- Liver disease
- Whole-body hyperthermia

라. Diagnosis
- Serial echocardiography
- Serial radionuclide angiocardiography
  · Most useful noninvasive test of subclinical cardiac toxicity
  · Patient receiving $\geq$ 400mg/m^2 in one course
- Follow-up
  · Echocardiography: 3, 6, 12months after the completion of therapy and every 2 yrs thereafter
  · Radionuclide angiocardiography: after 12 months and then every 5 yrs

③ Cisplatin Nephrotoxicity
- Dose-dependent and cumulative effects on renal tubules
- Reduction in GFR is the primary injury that is clinically measured
- Sequential measurement of GFR is essential for monitoring nephrotoxicity
- Hypomagnesemia, hypocalcemia, hypokalemia
- Prophylaxis of nephrotoxicity
  · Prehydration: DNK2 1.5L, over 6hrs followed by 20% mannitol 100mL
  · Cisplatin with KCl 20mmol, in HNS 1L, over 4hrs
  · Post-hydration: N/S 2L + KCl 20mmol/L, MgSO$_4$ 10mmol/L over 8hrs

④ BM suppression
가. Preventive uses
  - With the first cycle of chemotherapy
    (so-called primary G-CSF administration)
    Not needed on a routine basis
    Use if the probability of febrile neutropenia is 20%
    Use if patient has preexisting neutropenia or active infection
    Age > 65 years treated for lymphoma with curative intent or other tumor treated by similar regimens
    Poor performance status
    Extensive prior chemotherapy
    Dose-dense regimens in a clinical trial or with strong evidence of benefit
  - With subsequent cycles if febrile neutropenia has previously occurred (so-called secondary G-CSF administration)
    Not needed after short-duration neutropenia without fever
    Use if patient had febrile neutropenia in previous cycle

Use if prolonged neutropenia (even without fever) delays therapy
나. Therapeutic uses
  - Afebrile neutropenic patients: No evidence of benefit
  - Febrile neutropenic patients: No evidence of benefit
    May feel compelled to use in the face of clinical deterioration from sepsis,
    pneumonia, or fungal infection, but benefit unclear
  - In bone marrow or peripheral blood stem cell transplantation
    Use to mobilize stem cells from marrow
    Use to hasten myeloid recovery
  - In acute myeloid leukemia
    G-CSF of minor or no benefit
    GM-CSF of no benefit and may be harmful
  - In myelodysplastic syndromes
    Not routinely beneficial
    Use intermittently in subset with neutropenia and recurrent infection
다. Dose and Schedule
  G-CSF: 5 mg/kg per day subcutaneously
  GM-CSF: 250 mg/m^2 per day subcutaneously
  Peg-filgrastim: one dose of 6 mg 24 h after chemotherapy
라. Therapy begin and end point
  When indicated, start 24~72 h after chemotherapy
  Continue until absolute neutrophil count is 10,000/L
  Do not use concurrently with chemotherapy or radiation therapy

3. Pain control

"Placebos-never indicated for the treatment of cancer pain"
암환자에게서 통증은 혈압, 맥박수, 호흡수, 체온의 4가지 활력증후(vital sign)에 이은 5번째 활력증후이며 심한 통증은 응급상황으로 적절한 통증 관리를 제공해야 함.

1) 통증의 평가 방법

① 시각통증등급(Visual Analog Scale, VAS)
  각각의 끝에 "통증이 없음"과 "가장 심한 통증"이라고 되어 있는 100mm의 직선상에 환자 자신의 통증 정도를 표시하도록 하고, 0mm로부터의 거리를 측정

통증이 없음   가장 심한 통증

② 숫자통증등급(Numeric Rating Scale, NRS)

직선을 0에서부터 10까지 11단계로 나누어 환자가 자신의 통증 정도를 숫자로 표현하도록 한다. 이는 신뢰성과 타당성이 검증되어 있으며 외래에서나 전화로도 통증을 평가할 수 있다는 장점이 있음.

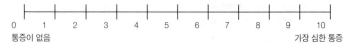

0   1   2   3   4   5   6   7   8   9   10
통증이 없음   가장 심한 통증

NRS 1~10점까지의 통증을 경도(1~4), 중등도(5~6), 중증(7~10)으로 구분하여, WHO 삼단계 진통제 사다리에서 적절한 진통제를 선택하는 지표로 사용함. 향후 연구에 의해 한국인에 적합한 표준 통증 평가 방법이 개발되어야겠지만 현 시점에서 의료진 상호간 및 환자-의료진간 의사소통을 하기 위한 방법으로 유용하여 권장됨.

③ 언어통증등급(Verbal Ratio Scale, VRS)

통증의 정도를 3단계 혹은 5단계의 낱말을 순서상으로 나열하여 가장 아픈 통증을 나타내도록 하고 있음(전혀 없음, 약간, 보통, 심한, 참기 어려운)

④ 얼굴통증등급(Face Pain Scale)

사람의 얼굴의 표정을 통해 통증의 정도를 나타내는 방법으로 5단계에서부터 10단계까지 사용하기도 함. 주로 어린이나 숫자로 표현할 수 없는 경우에 사용.

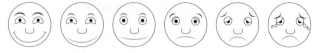

2) Type of pain
- Nociceptive: nociceptors involved
  · Somatic (bone, soft tissue, muscle, skin)
  · Visceral (cardiac, lung, GI tract, GU tract)
- Neuropathic: direct invasion/injury to nerve
  · Peripheral (mono- & polyneuropathies)
  · Central (spinal cord, brainstem, thalamus)
  · S2) Non-opioidal oral analgesics

3) Non-opioidal oral analgesics

마약성 진통제와 대비되는 NSAIDs의 특징
신체적 및 정신적 의존성이 없다. 내성이 없다. 해열 작용이 있다. 천정 효과(약물의 용량을 올려도 어느 용량 이상에서는 진통 작용이 더 상승하지 않는 효과)가 있다.

NSAIDs와 대비되는 Acetaminophen의 특징
소염 작용이 없다. 혈소판 억제가 없다.

경구용 비마약성 진통제(ABC순)

	약물	성인 통상 용량	1일 최대 용량
경 구 용	Acetaminophen	650 mg q 4hr	최대 4,000 mg/일
	Aspirin	650 mg q 4hr	최대 6,000 mg/일
	Diclofenac	50 mg q 8 hr	최대 200 mg/일
	Ibuprofen	400-600 mg q 8hr	최대 3,200 mg/일
	Indomethacin	25 mg q 8~12 hr	최대 200 mg/일
	Ketoprofen	50 mg q 6~8 hr	최대 300 mg/일
	Ketorolac	30~60 mg q 6 hr	최대 150 mg/일
	Mefenamic acid	500 mg 초회 투여후 250 mg q 6 hr	최대 1,000 mg/일
	Naproxen	250~500 mg q 12 hr	최대 1,500 mg/일
	Sulindac	150~200 mg q 12 hr	최대 400 mg/일
	ketoprofen 주	50~100 mg/일	최대 200 mg/일

	약물	성인 통상 용량	1일 최대 용량
주 사 용	Ketorolac 주	초회 10 mg 투여후 10~30 mg을 4~6시간마다 투여	최대 90 mg/일 (고령자 60 mg/일)
	Naproxen 주	초기 275 mg	최대 1,100 mg/일까지 사용
	Piroxicam 주	10~20 mg을 12~24시간마다 투여	최대 40 mg/일

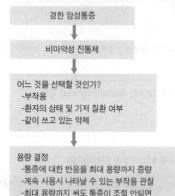

비마약성 진통제 요약

(NRS 3점 이하의 통증일 경우 비마약성 진통제 사용을 고려,

NRS 4점 이상의 통증일 경우 처음부터 마약성 진통제 사용을 고려)

경한 암성통증

비마약성 진통제

어느 것을 선택할 것인가?
- 부작용
- 환자의 상태 및 기저 질환 여부
- 같이 쓰고 있는 약제

용량 결정
- 통증에 대한 반응을 최대 용량까지 증량
- 계속 사용시 나타날 수 있는 부작용 관찰
- 최대 용량까지 써도 통증이 조절 안되면
  WHO 삼단계 진통제 사다리 다음 단계로 감

4) Opioid Pain Killer

① Morphine
  - 피하주사의 경우 15분내에 진통효과가 최대에 달함.
  - 경구 투여: 간 경유, 역가가 2~6배 정도 떨어진다. 진통효과는 30~60분 지나야 최대.
  - 주사를 경구용으로 바꿀 때는: 2~3 배의 용량을 투여
  - 경구에서 주사용으로 바꿀때: 경구 용량의 1/3 피하주사,
                          환자의 반응에 따라 1/2까지 증량

② Codeine
  - 일회 용량이 90mg 이상이 되면 불쾌감, 오심 및 변비가 같은 효과의 morphine에
    비해 더하므로 morphine으로 바꾸는 것이 좋다.

③ Fentanyl
  - Durogesic patch ; 경구투여가 불가능한 환자. 3일간 약효 지속

④ Opioid와 non-opioid의 조합제제
  - 조합비율이 정해져 있어 저용량에서는 문제가 되지 않지만 용량을 증가시켜야 하
    는 경우 문제가 될 수 있다.
    Myprodol: ibuprofen 200mg/T, acetaminophen 250mg/T, codeine 10mg/T

⑤ Opioid의 부작용
  가. 진정작용

나. 호흡억제: 단기간에 과량 투여하여 분당 호흡수가 11회 이하로 되면 일단 opioid
　　의 투여를 중지. 8회 이하로 감소하면 naloxone (0.4-2.0mg/mL IV or IM)
　　airway 확보 및 산소 공급. 필요 시 2~3분마다 반복, 최대 10mg까지 투여 가능

다. 오심/구토: 증상이 계속되면 다른 opioid로 변경하거나 metoclopromide 투여

라. 변비: 변비에 대한 내성은 천천히 발생. MgO와 같은 완화제 투여

마. 경련/발작: 고용량 사용시. 특히 meperidine (demerol)

⑥ 보조약제
- Neuropathic pain: amitriptylline 10~25mg의 낮은 용량에서 시작. 충분한 진통효
　과를 얻을 때까지 수주에 걸쳐 증량한다. Amitriptylline 사용후 진정, 항콜린작용,
　저혈압등의 부작용이 심한 경우 paroxetine (20~40mg/d)등을 사용.
- Bone pain: Bisphosphonate, gallium nitirate, calcitonin, strontium 89, naproxen

※ 신경병증성 통증의 진통보조제(adjuvants for neuropathic pain)

신경병증성 통증의 특징
1. 종양에 의한 직접적인 침범으로 신경 손상과 관련된 통증
2. 전형적인 예: 대상포진후 신경통
3. 임상 진단: - 말초신경 손상인 경우 해당 신경 지배부위   - 화끈거리거나 톡톡 쏘는 듯한 양상
4. 중요 소견: - 마약성 진통제에 효과가 없음: 신경병증성 통증을 해결하기 위해 상당한 용량을 복용해야 할 수도 있음   - 일일 모르핀 1,000mg 이상을 복용하는 환자의 경우, 진단되지 않은 신경병증성 통증을 가지고 있을 가능성을 의심해야 함

Adjuvant analgesics typically selected for neuropathic pain with
predominating continuous dysaesthesias

Class	Examples
First line	
Tricyclic antidepressants	
Non-tricyclic antidepressants	
Oral local anaesthetics	Mexiletine, tocainide, flecainide
For refractory cases	
Alpha-2 adrenergic agonists	Clonidine
Anticonvulsants	Carbamazepine, phenytoin, valproate, clonazepam
Topical agents	Capsaicin, local anaesthetics
Neuroleptics	Prochlorperazine, haloperidol
N-methyl-D-aspartate receptor antagonist	Dextromethorphan, ketamine
Calcitonin	
Baclofen	

Adjuvant analgesics typically selected for neuropathic pain with
predominating lancinating or paroxysmal dysaesthesias

Class	Examples
First line	
Anticonvulsants	Carbamazepine, phenytoin, valproate, clonazepam, Gabapentin
Baclofen	
For refractory cases	
Oral local anaesthetics	Mexiletine, tocainide, flecainide
Tricyclic antidepressants	
Non-tricyclic antidepressants	
Neuroleptics	Pimozide
Alpha-2 adrenergic agonists	Clonidine
Topical agents	Capsaicin, local anaesthetics
N-methyl-D-aspartate receptor antagonist	Dextromethorphan, ketamine
Calcitonin	

Adjuvant analgesics used for malignant bone pain

Corticosteroids

Calcitonin

   Bisphosphonates

   Clodronate

   Pamidronate

Radionuclides

   Strontium-89 (89Sr)

   Rhenium-186 (186Re)

   Samarium-153 (153Sm)

Gallium nitrate

⑦ 진통제 치료의 실제 및 고려 사항

  가. Cancer pain relief의 4 steps

    ⓐ Decrease noxious stimuli: 정확한 진단 및 치료

    ⓑ Raise the threshold

      - Care/concern/counseling

      - Anxiolytic

      - Anti-depressant

    ⓒ Consider opioids

    ⓓ Diagnosis & treat neuropathic pain by adding

      - Tricyclic antidepressant and/or

- Anticonvulsant and/or corticosteroid

나. 진통제 사용의 원칙

- Total pain care and broad spectrum pain control
- 만성 통증은 예방적 투여를 하라
- 가능한 경구용 진통제를 사용하라
- 용량은 각 환자의 상태에 따라 결정하라
- 단순화하라
  · 경한 통증이나 중등도 통증에는 비마약성 진통제를 먼저 사용
  · 뼈 통증이 있는 경우는 NSAIDs+마약성 진통제 사용
  · 병합 투여 시 작용 기전이 다른 진통제를 사용한다
  · 두 가지 약한 진통제를 사용하지 않는다
  · 통증의 정도에 따라 진통제의 종류를 결정
  · morphine agonist-antagonist 를 동시에 사용하지 않는다
- 모든 통증이 다 진통제에 반응하는 것은 아니다
- 보조 진통제를 사용하는 것이 도움이 된다
- 불면증, 우울증 등을 적극적으로 치료해야 한다

다. 신경병증적 통증에는 opioid가 잘 듣지 않는다.

라. Opioid 진통제 투여 방법

- 적정 용량: 심한 부작용 없이 1회 투여로 4시간 동안 통증이 없는 경우 5~10mg의 소량부터 피하 주사하여 4시간 통증이 없는 일회 용량 결정하여 이를 토대로 하루에 필요한 용량을 결정하고 이용량에 3을 곱한 경구용량을 환산
- MS contin을 하루 4회 이상 투여하거나 3번이상 rescue가 필요한 경우 증량

마. 한 가지 opioid에 듣지 않는 경우 투여경로를 바꾸거나 다른 종류의 opioid로 바꾸면 듣는 경우가 많다. MS contin에서 durogesic patch로 바꾸는 경우 patch로 교체후 fentanyl의 진통효과가 올 때까지 12~24시간 동안은 morphine이 계속 투여되어야 한다.

Dose of Fentanyl Equianalgesic to Morphine

Morphine		Fentanyl	
MS contin	SC or IV infusion	Infusion	Patch
30~40mg bid	20~40mg in 24h	600μg in 24h	25μg/h
60~80mg bid	40~80mg in 24h	1200μg in 24h	50μg/h
300mg bid	200~300mg in 24h	6000μg in 24h	5 x 50μg/h

바. opioid 진통제간의 교차내성은 완전치 않으므로 한 가지 opioid에 내성이 발생하면 다른 opioid로 바꿔 equianalgesic dose의 반부터 시작하여 볼 수 있다. 또는

다른 진통제나 진통의 방법을 병행하는 것도 한 방법이다.

사. opioid를 장기간 사용하다가 갑자기 끊으면 금단증상. 이경우 이전 용량의 25% 정도를 다시 투여하면 이런 증상을 억제할 수 있다.

아. PCA (Patient Controlled Anesthesia)
- Bolus, basal, lock time → 총 소요량의 1/6을 bolus로 투여 → lock time은 일반적으로 6~10분
- Morphine 20 ⓐ + 5DW 200cc

자. Opioid overdosage
- Respiratory depression: most serious adverse effect, 대개는 morphine에 노출이 안 되었던 환자에게서 의식 혼탁과 함께 발생한다(∵ tolerance 발생)
- Naloxone: 0.4 mg + NS 10cc mix → 0.5 cc씩 1~2분 간격으로 호흡수가 분당 10회 이상 될 때까지
- Total 10mg까지 투여 후에도 돌아오지 않으면 opioid intoxication 외에 다른 원인도 생각해봐야 한다.
- Meperidine reversal의 경우 seizure가 유발될 수도 있다.

Equianalgesic Doses of opioids

Drug	Dose (mg) equianalgesic to 10mg IM/ morphine		IM/SC : PO ratio	Half-life (h)	Duration of action (h)
	IM/SC	PO			
Morphine	10	20~30	2/3 : 1	2~3.5	3~6
Codeine	130	200	1.5 : 1	2~3	2~4
Oxycodone	15	30	2 : 1	3~4	2~4
Propoxyphene	-	100	-		2~4
Hydromorphone	1.5	7.5	5 : 1	2~3	2~4
Methadone	10	20	2 : 1	15~120	4~8
Pethidine	75	300	4 : 1	2~3	2~4
Oxymorphone	1	10	10 : 1	2~3	3~4
Fentanyl	0.1	-	-	1~2	1~3
Tramadol	100	120	1.2 : 1		4~6
Phenazocine	-	6		3	4~8
Buprenorphine	0.4	0.8	-	2~3	6~9

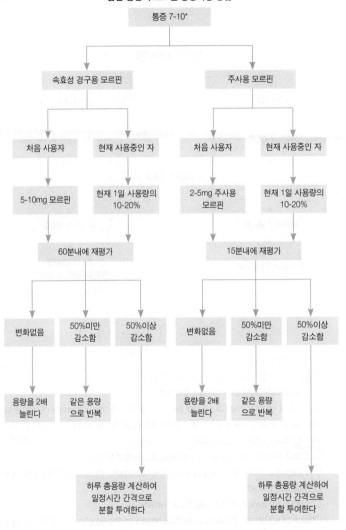

심한 통증의 모르핀 용량적정 방법

통증 7-10*

속효성 경구용 모르핀 / 주사용 모르핀

처음 사용자 → 5-10mg 모르핀
현재 사용중인 자 → 현재 1일 사용량의 10-20%
→ 60분내에 재평가

처음 사용자 → 2-5mg 주사용 모르핀
현재 사용중인 자 → 현재 1일 사용량의 10-20%
→ 15분내에 재평가

변화없음 → 용량을 2배 늘린다
50%미만 감소함 → 같은 용량으로 반복
50%이상 감소함 → 하루 총용량 계산하여 일정시간 간격으로 분할 투여한다

변화없음 → 용량을 2배 늘린다
50%미만 감소함 → 같은 용량으로 반복
50%이상 감소함 → 하루 총용량 계산하여 일정시간 간격으로 분할 투여한다

* : NRS (numeric rating scale)

중등도 통증의 모르핀 용량적정 방법

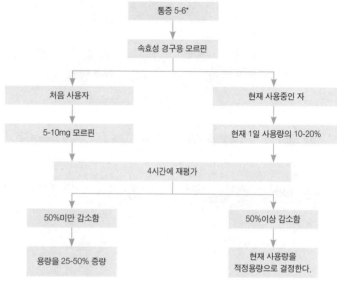

```
                        통증 5-6*
                           │
                           ▼
                   속효성 경구용 모르핀
                           │
          ┌────────────────┴────────────────┐
          ▼                                 ▼
      처음 사용자                        현재 사용중인 자
          │                                 │
          ▼                                 ▼
     5-10mg 모르핀                   현재 1일 사용량의 10-20%
          │                                 │
          └────────────────┬────────────────┘
                           ▼
                      4시간에 재평가
                           │
          ┌────────────────┴────────────────┐
          ▼                                 ▼
     50%미만 감소함                      50%이상 감소함
          │                                 │
          ▼                                 ▼
   용량을 25-50% 증량              현재 사용량을
                                  적정용량으로 결정한다.
```

* : NRS (numeric rating scale)

4. Antiemesis

1) Principles of Emesis Control in the Cancer Patient

- Prevention of nausea/vomiting is the goal.
- The risk or emesis and nausea for persons receiving chemotherapy of high and moderate emetic risk last for at least 4 days. Patients need to be protected throughout the full period of risk.
- Oral and IV antiemetic formulations have equivalent efficacy.
- Use the lowest fully efficacious dose of the antiemetic (s) prior to chemotherapy or radiation therapy.
- Consider the toxicity of the specific antiemetic (s).
- Choice of antiemetic (s) used should be based on the emetic risk of the therapy as well as patient factors.
- There are other potential causes of emesis in cancer patients.
  · Partial or complete bowel obstruction

- Vestibular dysfunction
- Brain metastasis
- Electrolyte imbalance : hypercalcemia, hyperglycemia, hyponatremia
- Uremia
- Concomitant drug treatments including opiates
- Gastroparesis, tumor or chemotherapy (vincristine etc) induced.
- Psychophysiologic
  - Anxiety
  - Anticipatory nausea and vomiting

2) Types of Emesis

Chemotherapy-induced Nausea And/or Vomiting

Classification
1. Acute-onset emesis
2. Delayed-onset emesis
3. Anticipatory emesis
4. Breakthrough emesis (fail to prophylaxis)
5. Refractory emesis (fail to prophylaxis & rescue)

1. Acute-onset emesis
   : a few minutes to several hours after drug administration
     Commonly resolves within the first 24 hours
     Generally peaks after 5 to 6 hours
     Factors of severity
     - Patient's age and gender
     - The environment in which chemotherapy
     - The patient's history chronic alcoholism, motion sickness, previous episodes of nausea and vomiting
     - The dosage & efficacy of the emetogenic agent

2. Delayed-onset emesis
   : more than 24 hours after chemotherapy administration
   Drugs
     Cisplatin, carboplatin, cyclophosphamide, doxorubicin
     Cisplatin: maximal intensity 48 to 72 hours, last 6 to 7 days

3. Anticipatory emesis
   : Before receiving next chemotherapy, conditioned response
   Incidence : 18~57%
     Nausea is more common than vomiting
     Younger patients may be more susceptible

Radiation-induced Nausea And/or Vomiting

Radiation site
  Total body irradiation, Upper abdominal RTx
Factors of severity
  daily fractional dose
  Total dose
  amount of irradiated tissue

3) Non-chemotherapy Etiologies of Nausea and Vomiting

Fluid and Electrolyte Abnormalities
Hypercalcemia
Volume depletion
Water intoxication
Adrenocortical insufficiency
Metabolic disturbances

Drug Induced
Opiates
Antibiotics
Cardiac glycosides
Bronchodilators

Gastrointestinal obstruction
Increased Intracranial Pressure
Peritonitis
Metastasis - Brain, Meninges, Hepatic
Uremia
Infections (septicemia, local)
Radiation therapy, especially to abdomen
Severe Mucositis
Difficulty tolerate tube feeds
Anxiety

4) Site of Action of Drugs Used to Control Chemotherapy

-Induced Nausea and Vomiting

Class of Drug	Example	Receptor	Site of Action
Phenothiazines	Prochlorperazine	Dopamine	GI, CNS
Butyrophenones	Haloperidol	Dopamine	GI, CNS
Benzamides	Metoclopramide	Dopamine Serotonin	GI, CNS
Antihistamine	Diphenhydramine	Histamine	CNS
Anticholinergic	Scopolamine	Acetylcholine	CNS
Cannabinoids	Dronabinol	Unknown	CNS
Corticosteroids	Dexamethasone	Unknown	GI
Serotonin (5HT3) antagonists	Ondansetron	Serotonin	GI, CNS

5) Antiemetic Agents, Administration Schedule

① High (> 90%) emetic risk

D1: 5-HT3 antagonist + dexamethasone + aprepitant

D2, 3: dexamethasone + aprepitant

② Moderate (30~90%) emetic risk

D1: 5-HT3 antagonist + dexamethasone

D2, 3: dexamethasone

③ Low (10~30%) emetic risk: Dexamethasone

④ Minimal (< 10%) emetic risk: no antiemetics recommended

* Classification of the emetic risk

LEVEL	AGENT	
High emetic risk, level 4 (> 90 % frequency of emesis)*	· AC combination (doxorubicin or epirubicin with cyclophosphamide) · Carmustine > 250 mg/m^2 · Cisplatin ≥50 mg/m^2 · Cyclophosphamide > 1,500 mg/m^2 · Dacarbazine	· Doxorubicin > 60mg/m^2 · Epirubicin > 90mg/m^2 · Ifosfamide ≥10g/m^2 · Mechlorethamine · Streptozocin
Moderate emetic risk, level 3 (30~90% frequency of emesis)*	· Aldesleukin > 12~15mlU/m^2 · Amifostine > 300mg/m^2 · Arsenic trioxide · Bendamustine · Busulfan · Carboplatin · Carmustine ≤250mg/m^2 · Cisplatin < 50mg/m^2 · Cyclophosphamide ≤1,500mg/m^2	· Cytarabine > 200mg/m^2 · Dactinomycin · Daunorubicin · Doxorubicin ≤60mg/m^2 · Epirubicin ≤90mg/m^2 · Idarubicin · Irinotecan · Melphalan · Methotrexate ≥250mg/m^2 · Oxaliplatin
Low emetic risk, level 2 (10~30% frequency of emesis)*	· Amifostine ≤300mg/m^2 · Aldesleukin ≤12mlU/m^2 · Cyclophosphamide≤750mg/m^2 · Cytarabine 100~200mg/m^2 · Docetaxel · Doxorubicin (liposomal) · Etoposide · 5-Fluorouracil · Gemcitabine	· Methotrexate 50~250mg/m^2 · Mitomycin · Mitoxantrone · Paclitaxel · Pemetrexed · Pentostatin · Pralatrexate · Thiotepa · Topotecan
Minimal emetic risk, level 1 (< 10% frequency of emesis)*	· Asparaginase · Bevacizumab · Bleomycin · Bortezomib · Cetuximab · Cytarabine < 100mg/m^2 · Decitabine · Denileukin diftitox · Dexrazoxane · Fludarabine	· Methotrexate ≤50mg/m^2 · Nelarabine · Panitumumab · Rituximab · Temsirolimus · Trastuzumab · Vinblastine · Vincristine · Vinorelbine

5. Oncologic Emergencies

1) SVC Syndrome

Superior Vena Cava

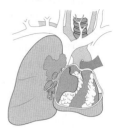

① 병태생리

상대정맥은 두부, 경부, 상지와 상부 흉부로부터의 정맥혈이 모이는 주혈관으로, 상대정맥은 혈관 내 압력이 낮고 혈관 벽이 얇아 주위의 공간점유병변에 의해 잘 눌림. 폐암(SCLC > NSCLC), lymphoma 등의 악성 질환이 60%, 양성 질환이 40%의 원인을 차지

② 임상양상

호흡곤란이 가장 흔한 증상

경정맥 확장(neck vein distension)이 가장 특징적인 이학적 소견

③ 치료

원인 종양에 대한 치료가 원칙!

ⓐ Bed rest with head elevation

ⓑ Oxygen supply

ⓒ Furosemide with low-salt diet(단, 너무 탈진되면 혈전 위험 증가)

ⓓ Glucocorticoids: lymphoma(폐암에는 효과 없음)

ⓔ Chemotherapy: SCLC, NHL, germ cell tumor

ⓕ RTx: NSCLC, Metastatic tumors, unknown histology

ⓖ Intravascular self-expanding stent (venous return 증가에 의한 심부전 및 폐부종에 주의)

2) Spinal Cord Compression

① 전체 암 환자의 5~10%에서 발견되며, 치료를 하지 않을 경우 비가역적인 마비와 요실금, 변실금과 같은 자율신경 기능장애까지 발생되므로 즉시 치료를 시작

② Prognostic factors

Histology of tumor, rapid onset and progression of sign and symptoms, level of neurologic function at the beginning of therapy

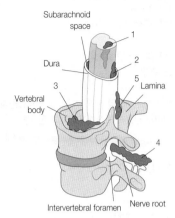

1. Intramedullary
2. Leptomeningeal
3. Vertebral body
4. Paravertebral
5. Epidural space itself

③ 원인 질환

Lung cancer > breast cancer > prostate cancer > lymphoma > melanoma

④ 임상양상

침범부위: thoracic (70%) > lumbosacral (20%) > cervical (10%)

Localized back pain, tenderness → 신경학적 증상 발생 전에 나타나며 가장 특징적인 증상. 움직이거나 누워있을 때, 기침, 재채기할 때 악화됨

Lhermitte's: 목을 굽히거나 펼 때 등, 팔, 다리 아래로 타고 내려가는 저린 느낌

⑤ 진단

Plain spine X~ray: spinal bony structure 변화는 확인가능하나 위음성 배제 못함

Spine MRI: procedure of choice

Cord compression이 있는 unknown primary tumor 환자의 진단적 검사
: Chest X-ray, mammography, PSA, abdominal CT

⑥ 치료: RTx + glucocorticoids

가. Dexamethasone: 10mg iv loading 후 6mg q 6hrs
→ Tapering은 3~4일마다 1/3씩 RTx 받는 중 줄여나감

나. RTx: 대개 200~300 cGy/fraction upto <3,000~4,000 cGy in 2~4weeks

다. 수술의 적응:

Unknown etiology

Pathologic fracture dislocation

Failure to radiotherapy

Rapidly evolving neurologic symptoms

Radiation resistant tumor (renal cell ca, melanoma)

라. 방사선치료 단독

방사선에 민감한 종양이면서 척추의 불안정성이 없고

뼈조각에 의한 척수 손상이 없는 경우

마. 수술 후 방사선치료를 병용

병적골절로 척추의 불안정성이 있거나 뼈조각에 의한 척수 손상이 있을 때

방사선에 민감하지 않은 종양이면서 신경학적 장애가 급속히 진행될 때

조직학적 진단을 모르는 경우

바. 수술 단독

이전에 방사선치료를 받은 곳에 척수압박이 발생한 경우

방사선치료에 불응하는 경우

사. 항암화학요법

항암제에 감수성이 큰 종양을 가진 소아환자

항암제에 감수성이 큰 종양을 수술, 방사선치료 후 보조요법

이전에 방사선치료나 수술을 받은 후 재발한 항암제에 감수성을 보이는 종양

3) Cardiac Tamponade

① 원인

암환자의 5~10%에서 부검시 악성 심낭 질환이 발견됨.

악성 질환: 폐암, 유방암, 백혈병, 임파암

양성 질환: 방사선, 약물, 갑상선기능저하, 특발성 심낭염, 감염, 자가면역 질환

② 임상양상

증상: 호흡곤란, 기침, 흉통, 기립성 호흡곤란, 무력감

이학적 소견: 늑막삼출액, 동성빈맥증, 경정맥확장, 간종대, 말초부종, 청색증

③ 진단

진찰: paradoxical pulse, muffled heart sound, pulsus alternans, friction rub

검사: chest X~ray, ECG, Echocardiography(가장 도움이 되는 진단법)

심낭삼출액 천자: exudate/transudate, cytology

④ 치료

Pericardiocentesis: hemodynamic instability를 보이면 즉시 시행

(Pericardiodesis: bleomycin, mitomycin C, tetracycline 등의 경화제를 이용)

Pericardial window OP

Complete pericardial stripping, cardiac irradiation, systemic chemotherapy

4) SIADH

① 원인: 암 환자에서는 tumor에 의한 ectopic vasopressin 생산이 SIADH의 원인 SCLC, carcinoids, CNS trauma, infections, medications (vincristine, cyclophosphamide)

② 증상: 대개 무증상, weakness, lethargy, nausea, confusion, seizures

③ 진단

Hypotonic hyponatremia

Normal or increased urine osmolality, urine sodium excretion

Normal renal, adrenal, thyroid function

④ 치료

Fluid restriction

Demeclocycline, conivaptan

Na < 115mEq/L or mental status changes: 3% saline or N/S with furosemide

correction rate: 0.5-1mEq/L/hr

5) Urinary obstruction

① 원인

전립선 종양, 부인과 종양, 전이암(유방암, 위암, 폐암, 대장암, 췌장암), 임파암, 골반 종양에 대한 방사선 치료

② 증상: flank pain이 가장 흔함

③ 진단

암환자에서 지속적 요로감염, 단백뇨, 혈뇨 보이며 anuria, azotemia 있을 때 의심

Renal ultrasound: hydronephrosis 확인에 가장 안전하고 저렴함

CT: retroperitoneal mass 혹은 adenopathy 등의 해부학적 확인에 가장 좋음

④ 치료

Flank pain, sepsis, fistula formation 있을 때 palliative urinary diversion 시행

- Internal ureteral stents, percutaneous nephrostomy, suprapubic cystostomy

6) Neoplastic meningitis

① 개론

전체 종양 환자의 약 3~8%에서 동반. breast cancer, lung cancer, melanoma, lymphoma가 많고, 예후가 매우 불량하여 median survival은 10~12주

② 진단

대개 신경학적 증상, 징후를 동반하며, CSF study가 가장 중요한 검사

CSF cytology: 40%에서 false-negative → 음성일 경우, 3회까지는 반복 시행

Brain MRI (imaging of choice)

③ 치료

가. RTx to symptomatic site

나. Intrathecal chemotherapy: methotexate, cytarabine, thiotepa

- by lumbar puncture or by an intraventricular reservoir (Ommaya)
- intrathecally twice a week for a month then weakly for a month
- 유방암의 치료 반응이 가장 좋음

7) Tumor lysis syndrome

① Bloodstream으로 intracellular contents가 빠르게 방출되면서 발생

→ hyperuricemia, hyperkalemia, hyperphosphatemia, hypocalcemia

→ lethal cardiac arrhythmia, ARF, muscle cramps

② 고위험군

High proliferative rate tumors (lymphoma, leukemia)

Sensitive tumors to cytotoxic agents (germ cell tumors)

Large tumor mass, high tumor burden: LDH, uric acid

Dehydration

③ 발생 예방

Chemotherapeutic agents 투여 24-48시간 전에 iv fluid 투여

Abnormal acid-base, electrolyte 교정

Allopurinol: uric acid < 8.0 mg/dL

Electrolyte, uric acid, P, Ca, Cr 모니터링 지속

④ 치료

Hypocalcemia: calcium gluconate

Hyperkalemia: kayexalate, insulin-glucose

Hemodialysis

Main hydration by administration of normal or $\frac{1}{2}$ normal saline at 3000 mL/m²/d
Keep urine pH at 7.0 or greater by administration of NaHCO₃
Administer allopurinol at 300mg/m²/d
Monitor serum chemistry

If, after 24-48 h

Serum uric acid > 8 mg/dl
Serum creatinine > 1.6 mg/dl

Correct treatable renal failure
(obstruction)
Start rasburicase 0.2 mg/kg/d

Serum uric acid ≤ 8 mg/dl
Serum creatinine ≤ 1.6 mg/dl
urine pH ≥ 7.0

Serum uric acid > 8 mg/dl
Serum creatinine > 1.6 mg/dl

Delay chemotherapy if
feasible or start hemodialysis
± chemotherapy

Start chemotherapy
Discontinue bisarbonate administration
Monitor serum chemisty every 6-12 h

If Serum potassium > 6 mEq/L
Serum uric acid > 10 mg/dl
Serum creatinine > 10 mg/dl
Serum phosphate > 10 mg/dl or increasing
Symptomatic hypocalcemia present

Begin hemodialysis

7

Hematology-Oncology

6. Head and neck cancer

① Risk factors: smoking, alcohol, salted fish, EBV, HPV

② Anatomy

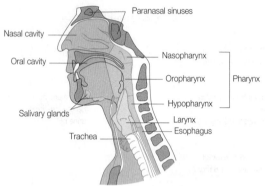

③ Cervical lymph nodes

Level I	Submandibular
Level II	High jugular
Level III	Mid jugular
Level IV	Low jugular
Level V	Posterior jugular
Level VI	Tracheoesophageal

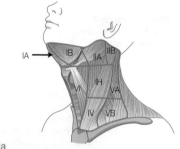

④ 임상양상

Painless neck mass, odynophagia,

dysphagia, hoarseness, hemoptysis, otalgia, otitis media, cranial nerve deficits, nonhealing oral ulcers

⑤ 치료

   ⓐ Localized disease (T1 or T2, node negative): curative RTx or surgery

     RTx: laryngeal cancer의 경우 목소리의 보존을 위해 방사선 치료 시행

     Surgery: 구강 내 작은 병변은 장기적 RTx의 합병증을 피하기 위해 수술 시행

   ⓑ Locally advanced disease (large primary tumor + regional LN metastasis)

     50% 이상의 환자가 여기에 속함. curative RTx, CTx, surgery를 병합하여 치료

     - induction CTx (docetaxel, cisplatin, 5-FU for 3 cycles) + curative RTx or curative surgery

     - CCRTx: 가장 evidence 많음. stage III, early stage IV에서는 수술 후 시행

- Cetuximab (anti-EGFR Ab): RTx와 병용 투여 시 survival rate를 높임

ⓒ Post-op CCRTx 적응증

- Extracapsular spread
- Multiple LN involved
- Positive margins at the surgical site

ⓓ Metastatic disease

전통적인 chemotherapy에 대한 반응이 30~50%, response duration 3개월

단일 치료제: MTX, 5-FU, cisplatin, paclitaxel, docetaxel

표준 치료제 조합: cisplatin or carboplatin + 5-FU, cisplatin or carboplatin + paclitaxel or docetaxel

Platinum based CTx에 cetuximab 추가할 경우 생존 기간 증가

7. Esophageal cancer

① 원인

Excess alcohol consumption

Cigarette smoking

Other ingested carcinogens

nitrates, smoked opiates, fungal toxins in pickled vegetables

Mucosal damage from physical agents

hot tea, lye ingestion, radiation - induced strictures, chronic achalasia

Host susceptibility

Esophageal web with glossitis and iron deficiency

Plummer-Vinson or Paterson - Kelly syndrome

Congenital hyperkeratosis and pitting of the palms and soles

tylosos palmaris et plantaris

Dietary deficiencies molybdenum, zinc, vitamin A

Celiac sprue

Chronic gastric reflux (i.e., Barrett's esophagus) for adenocarcinoma

② 임상양상

발생 부위: upper third 10%, middle third 35%, lower third 55%

Dysphagia, weight loss, odynophagia, regurgitation, aspiration pneumonia

tracheoesophageal fistula, hypercalcemia

③ 진단

EGD: multiple endoscopic biopsies with cytology

Esophagogram

Chest & abdomen CT

EUS

PET-CT

④ 치료

Stage I - II: surgery, chemoradiation

Stage III: chemoradiation, palliative resection of T3 tumors

Stage IV: RTx $\pm$ intraluminal intubation and dilation $\pm$ chemotherapy

Supportive care

Endoscopic dilatation, feeding gastro/jejunostomy, expansive metal stent, endoscopic fulguration with laser

8. Breast cancer

① 위험인자

고령, 비만, 이른 초경, 늦은 초산, 늦은 폐경, 미출산, 30세 이전의 방사선 노출력,
유방암 가족력, 호르몬 치료, 경구 피임약

② 진단

Diagnostic bilateral mammography

Breast MRI: BRCA-1,BRCA-2 보인자나 보인자의 1차 직계, 10~30세 사이
방사선 노출력, Li-Fraumeni, Cowden, Bannayan-Riley-Ruvalcaba syndrome

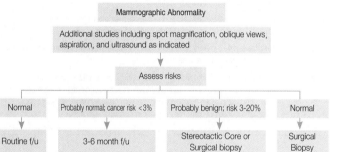

Diagnostic Algorithm

③ 병기

Primary Tumor (T)	
T0	No evidence of primary tumor
Tis	Carcinoma in situ
T1	Tumor ≤ 2cm
T1a	0.1cm < Tumor ≤ 0.5cm
T1b	0.5cm < Tumor ≤ 1cm
T1c	1cm < Tumor ≤ 2cm
T2	2cm < Tumor ≤ 5cm
T3	5cm < Tumor
T4	Extension to chest wall, inflammation, satellite lesions, ulcerations

Regional Lymph Nodes (N)	
PN0(i-)	No regional LN metastasis histologically, negative IHC
PN0(i+)	No regional LN metastasis histologically, positive IHC, IHC cluster ≤ 0.2mm
PN0(mol-)	No regional LN metastasis histologically, negative molecular findings (RT-PCR)
PN0(mol+)	No regional LN metastasis histologically, positive molecular findings (RT-PCR)
PN1	Metastasis in 1~3 axillary LNs, or in internal mammary nodes with microscopic disease detected by sentinel LND but not clinically apparent
PN1mi	0.2mm < Micrometastasis ≤ 2mm
PN1a	Metastasis in 1~3 axillary LNs
PN1b	Metastasis in internal mammary nodes with microscopic disease detected by sentinel LND but not clinically apparent
PN1c	Metastasis in 1~3 axillary LNs and in internal mammary LNs with microscopic disease detected by sentinel LND but not clinically apparent
pN2	Metastasis in 4~9 axillary LNs, or in clinically apparent internal mammary LNs in the absence of axillary LN metastasis
pN3	Metastasis in 10 or more axillary LNs, or in infraclavicular LNs, or in clinically apparent ipsilateral internal mammary LNs in the presence of 1 or more positive axillary LNs; or in more than 3 axillary LNs with clinically negative microscopic metastasis in internal mammary LNs; or in ipsilateral subcarinal LNs

Staging Group				5yr survival, %
Stage 0	Tis	N0	M0	99
Stage I	T1	N0	M0	92
Stage IIA	T0-1	N1	M0	82
	T2	N0	M0	
Stage IIB	T2	N1	M0	65
	T3	N0	M0	
Stage IIIA	T0-3	N2	M0	47
	T3	N1	M0	
Stage IIIB	T4	N0-2	M0	44
Stage IIIC	Any T	N3	M0	
Stage IV	Any T	Any N	M1	14

④ Adjuvant chemotherapy

　수술 이후 histology type 및 HR, HER2 positive/negative 여부를 확인 후 이 결과에 따라 systemic adjuvant chemotherapy 여부를 결정하게 됨

HR(+) 인 경우,

    T> 1cm or node (+): adjuvant chemotherapy 를 고려

    Node(-) 인 경우 T< 0.5cm: no adjuvant chemotherapy

    0.5 < T < 1cm or pN1micrometa 인 경우 genomic biomarker 를 고려해 adju-
vant chemotherapy 여부를 결정

HR(-) & HER2 (+) 인 경우.

    T> 1cm or node (+): adjuvant chemotherapy 를 고려

    Node(-) and T< 0.5cm 에도 adjuvant chemotherapy 를 고려

HR(-) & HER2 (-) 인 경우,

    T> 1cm or node (+): adjuvant chemotherapy 를 고려

    Node(-) and T< 0.5cm 라면 no adjuvant chemotherapy

    Node(-) and 0.5 < T < 1cm 라면 adjuvant chemotherapy 를 고려

⑤ Neoadjuvant therapies

Benefit

- Facilitates breast conservation
- Render inoperable tumors operable
- Important prognostic information at an individual patient
- Modification or addition of adjuvant regimens
- In vivo chemosensitivity
- Allows time for genetic testing
- Allows time to plan breast reconstruction in patients electing mastectomy

Patient selection

- Inoperable patient
  · Inflammatory breast cancer
  · Bulky or matted N2 axillary nodes
  · N3 nodal disease
  · T4 tumors
- Operable patient
  · HER2 (+) or TNBC, if T > =2 or N > = 1
  · Large primary tumor relative to breast size in a patient who desires breast conservation
  · Node-positive disease likely to become node-negative with neoadjuvant systemic therapy
  · If time needed to decide surgical options

⑥ Endocrine therapies

Therapy	Comments
Castration	For premenopausal women
Surgical	
LHRH agonists	
Antiestrogens	
Tamoxifen	Useful in pre- and postmenopausal women
"Pure" antiestrogens	Responses in tamoxifen-resistant and AI-resistant patients
Surgical adrenalectormy	Rarely employed second-line choice
Aromatase inhibitors (AIs)	Low toxicity; now 1st choice for metastatic disease
High-dose progestogens	Common 4th-line choice after AIs, tamoxifen and fulvestrant
Hypophysectomy	Rarely used
Additive androgens or estrogens	Plausible 4th-line therapies; potentially toxic

⑦ Poor prognosis factors

Tumor staging: size > 2cm, axillary LN metastasis

ER/PR (-/-)

Tumor growth rate: high proportion of cells in the S phase

histology: poor nuclear grade

Molecular changes: HER2 over-expression, p53 mutation

9. Lung Cancer

① 조직형별 면역표지자 및 종양 관련 유전자

Histology	IHC markers	Oncogene	Tumor-suppressor gene
Squamous cell carcinoma	Cytokeratin cocktail, e.g., AE1/AE3	EGFR	TP53
	CK5/6	PIK3CA	TP63
	CK7 rare	IGF-1R	
Adenocarcinoma	Cytokeratin cocktail, e.g., AE1/AE3	EGFR	TP53
	CK7	KRAS	CDKN2A/B (p16, p14)
	TTF-1	ALK	LKB1 (STK11)
	Neuroendocrine markers rare, e.g., CD56, NSE		
Large cell carcinoma	Cytokeratin		
	TTF-1 rare		
	Neuroendocrine markers rare, e.g., CD56, NSE		
Large cell neuroendocrine carcinoma	Cytokeratin cocktail, e.g., AE1/AE3		
	TTF-1		
	CD56		
	Chromogranin		
	Synaptophysin		
Small cell carcinoma	Cytokeratine cocktail (tends to be patchy)	MYC	TP53
	TTF-1	BCL-2	RB1
	CD56		FHIT
	Chromogranin		
	Synaptophysin		

② NSCLC의 진단 및 병기 설정

가. Physiological staging

<u>수술의 금기증</u>

- AMI within the past 3 months (20% reinfarction post-op)
- Uncontrolled major arrhythmias
- DLCO < 40%
- FEV_1 < 1 L

- CO_2 retention (resting $PaCO_2 > 45mmHg$)
- Severe pulmonary hypertension

수술 가능한 기준

- $FEV_1 > 2L$ or $> 80\%$ of predicted $FEV_1 \rightarrow$ pneumonectomy
  1) MVV > 50% predicted
  2) DLCO > 60% predicted
- $FEV_1 > 1.5L \rightarrow$ lobectomy
- FEV_1 1.1~2L $\rightarrow$ borderline
- Ventilation scan (quantitative)

  Post-op predicted FEV_1 (PPO-FEV_1) > 1L면 수술 가능

  $FEV_1 < 2L$면 Lung perfusion scan (LPS)을 시행하여 PPO-FEV_1 예측

  ⓐ PPO-FEV_1 = FEV_1 X (남게 될 부분의 LPS%) / (전체 LPS%)

  ⓑ PPO-$FEV_1 > 1.2L$: 수술 가능

  ⓒ PPO-$FEV_1 < 0.8L$: 수술 불가능

  ⓓ PPO-FEV_1 0.8~1.2L: 운동부하 폐기능 검사를 시행하여 결정

Variable	Low risk	Intermediate risk	High risk
Diameter (cm)	< 1.5	1.5~2.2	≥ 2.3
Age (years)	< 45	45~60	> 60
Smoking status	Never smoker	Current smoker (< 20 cigarettes/d)	Current smoker (> 20 cigarettes/d)
Smoking cessation status	Quit ≥ 7years ago or quit	Quit < 7years ago	Never quit
Characteristics of nodule margins	Smooth	Scalloped	Corona radiata or spiculated

나. SPN의 악성화 위험도 평가

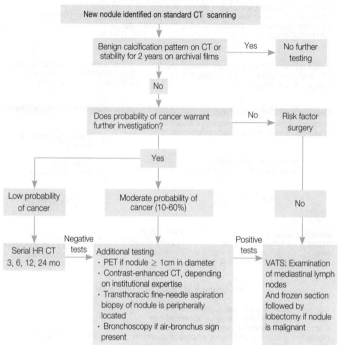

Approach to Solitary Pulmonary Nodule

New nodule identified on standard CT scanning

Benign calcification pattern on CT or stability for 2 years on archival films — Yes → No further testing

No ↓

Does probability of cancer warrant further investigation? — No → Risk factor surgery

Yes ↓

Low probability of cancer

Moderate probability of cancer (10-60%)

No ↓

Serial HR CT 3, 6, 12, 24 mo

Negative tests

Additional testing
· PET if nodule ≥ 1cm in diameter
· Contrast-enhanced CT, depending on institutional expertise
· Transthoracic fine-needle aspiration biopsy of nodule is peripherally located
· Bronchoscopy if air-bronchus sign present

Positive tests

VATS; Examination of mediastinal lymph nodes
And frozen section followed by lobectomy if nodule is malignant

Management of Non-Small Cell Lung Cancer

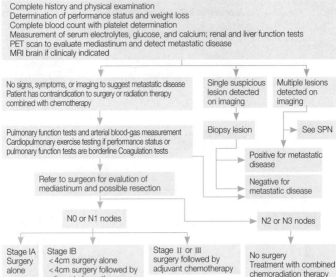

Complete history and physical examination
Determination of performance status and weight loss
Complete blood count with platelet determination
Measurement of serum electrolytes, glucose, and calcium; renal and liver function tests
PET scan to evaluate mediastinum and detect metastatic disease
MRI brain if clinicaly indicated

No signs, symptoms, or imaging to suggest metastatic disease
Patient has contraindication to surgery or radiation therapy combined with chemotherapy

Single suspicious lesion detected on imaging

Multiple lesions detected on imaging

Pulmonary function tests and arterial blood-gas measurement
Cardiopulmonary exercise testing if performance status or pulmonary function tests are borderline Coagulation tests

Biopsy lesion

See SPN

Positive for metastatic disease

Negative for metastatic disease

Refer to surgeon for evalution of mediastinum and possible resection

N0 or N1 nodes

N2 or N3 nodes

Stage IA
Surgery alone

Stage IB
<4cm surgery alone
<4cm surgery followed by adjuvant chemotherapy

Stage II or III
surgery followed by adjuvant chemotherapy

No surgery
Treatment with combined chemoradiation therapy

Management of Small Cell Lung Cancer

Complete history and physical examination
Determination of performance status and weight loss
Complete blood count with platelet determination
Measurement of serum electrolytes, glucose, and calcium; renal and liver function tests
CT scan of chest abdomen and pelvis to evaluate for metastatic disease MRI of brain
Bone scan if clinically indicated

No signs, symptoms, or imaging to suggest metastatic disease

Single lesion detected on imaging

Multiple lesions detected on imaging

Patient has no contraindication to combined chemoradiation and radiation therapy

Patient has contraindication to combined chemoradiation and radiation therapy

Biopsy lesion

Negative for metastatic disease

Positive for metastatic disease

Combined modality treatment with platium-based therapy and etoposide and radiation therapy

Sequential treatment with chemotherapy and radiation therapy

Chemotherapy alone and/or rasiation therapy for palliative symptoms

Note: Regardless of disease stage patients who have a good response to intial therapy should be considered for prophylactic aranial irradiation after therapy is completed

③ Staging of NSCLC

	Primary tumor (T)
T1	Tumor ≤ 3cm in diameter, surrounded by lung or visceral pleura, without invasion more proximal than lobar bronchus
T1a	Tumor ≤ 2cm in diameter
T1b	2cm < Tumor ≤ 3cm in diameter
T2	3cm < Tumor ≤ 7cm with any of the following: Involves main bronchus, 2cm distal to carina Invades visceral pleura Associated with atelectasis or obstructive pneumonitis extending to hilar region but not involving the entire lung
T2a	3cm < Tumor ≤ 5cm in diameter
T2b	5cm < Tumor ≤ 7cm in diameter
T3	Tumor > 7cm or directly invades any of the following: chest wall (including superior sulcus tumors), phrenic nerve, mediastinal pleura, parietal pericardium Tumor < 2cm distal to carina but without involvement of carina Tumor with associated atelectasis or obstructive pneumonitis of entire lung Separate tumor nodule (s) in same lobe
T4	Tumor of any size that invades any of the following: mediastinum, heart or great vessels, trachea, recurrent laryngeal nerve, esophagus, vertebral body, carina Separate tumor nodule (s) in a different ipsilateral lobe
	Regional lymph nodes (N)
N0	No regional lymph nodes metastasis
N1	Metastasis in ipsilateral peribronchial and/or hilar lymph node (s) and intrapulmonary node (s), including involvement by direct extensions
N2	Metastasis in ipsilateral mediastinal and/or subcarinal lymph node (s)
N3	Metastasis in contralateral mediastinal, hilar, ipsilateral or contralateral scalene or supraclavicular lymph node (s)
	Distant metastasis (M)
M0	No distant metastasis
M1	Distant metastasis
M1a	Separate tumor nodules in a contralateral lobe Tumor with pleural nodules or malignant pleural or pericardial effusion
M1b	Distant metastasis

TNM Stage (7th edition)		5-yr survival (%)
IA	T1a-T1bN0M0	73
IB	T2aN0M0	58
IIA	T1a-T2aN1M0 or	46
	T2bN0M0	36
IIB	T2bN1M0 or	
	T3N0M0	
IIIA	T1a-T3N2M0 or	24
	T3N1M0 or	9
	T4N0-1M0	
IIIB	T4N2M0 or	
	T1a-T4N3M0	
IV	Any T Any N M1	13

Inferior pulmonary ligament   Phrenic nerve

1-4(1 : mediastinal; 2 : paratracheal; 3 : pretracheal; 4 : lower paratracheal)/aortic LN : 5,6/inferior mediastinal LN : 7-9/N1 nodes : 10-14

④ 치료

가. NSCLC의 치료

Stage	Operable patients	Inoperable patients
I	Surgical resection	Curative RTx
II	Surgical resection + adjuvant CTx	
IIIA		Curative CCRTx
IIIB	Palliative CTx, RTx	
IV		

폐암의 항암치료는 platinum doublet chemotherapy 혹은 targeted therapy가 있음

Platinum doublet chemotherapy

- Response rate 19%
- Median overall survival 7.9 months

Targeted therapy

- Better outcomes, with median overall survival extending to around 2 years
- Sensitizing EGFR mutation positive
  ■ First line therapy
    • Afatinib
    • Erlotinib

- Dacomitinib
- Gefitinib
- Osimertinib
■ Second line therapy
- Osimertinib
- ALK gene rearrangement positive
■ First line therapy
- Alectinib
- Brigatinib
- Ceritinib
- Crizotinib
■ Second line therapy
- Alectinib
- Brigatinib
- Ceritinib
- Lorlatinib
- ROS1 rearrangement positive
■ First line therapy
- Crizotinib
- Ceritinib
- BRAF V600E mutation positive
■ First line therapy
- Dabrafenib/trametinib
■ Second line therapy
- Dabrafenib/trametinib
- MET amplification or mutation
■ Available targeted agents
- Crizotinib

나. SCLC의 치료

Stage		치료 원칙	5-yr survival
LD (limited stage)	Curative CTx + RTx	1st-line CTx에 반응할 때 PCI (prophylactic cranial irradiation) 시행	6~12%
ED (extensive stage)	Palliative CTx, RTx		2%

다. Palliative RTx의 적응증

Bleeding control, obstructing mass, pain control of bone meta, SVC syndrome, brain meta, spinal cord compression, involvement of brachial plexus, inoperable stage I~III

라. Lung metastasectomy의 survival gain이 있는 종양

Osteogenic sarcoma, colorectal ca, breast ca, testicular ca, renal cell ca (primary tumor의 조절이 가능하고, 다른 장기 전이가 없으며, PFT가 수술 만족)

10. Stomach cancer

① 위암 발생의 위험인자

Tobacco, alcohol, nitrates in dried, salted, smoked foods

Deficiency of fresh fruit, vegetables, vitamin A and C, refrigeration

Low socioeconomic status

Blood group A

High-grade dysplasia

Gastric ulcers

Gastric adenomatous polyps > 2cm

Chronic atrophic gastritis

Intestinal metaplasia

H. pylori infection

Hereditary nonpolyposis colorectal cancer (Lynch II)

Menetrier's disease

Pernicious anemia

Post-gastrectomy stumps

Mutations in tumor suppressor genes (TP53, TP73, APC, TFF, DCC, FHIT)

Germ line mutation (CDH1)

② 임상양상: 대개 무증상이나, 위암이 진행이 되어 근치적 수술이 불가능한 진찰소견

Metastatic nodules to the ovary (Krukenberg's tumor)

Periumbilical region (Sister Mary Joseph node)

Peritoneal cul-de-sac (Blumer's rectal shelf)

Left supraclavicular region (Virchow's node)

Malignant ascites

Hepatomegaly due to hepatic metastasis

③ 육안적 분류: 임파선 전이와 무관, 암세포가 위벽을 침윤한 깊이에 따라 분류

EGC (early gastric cancer): 점막층이나 점막하층에 국한된 경우

AGC (advanced gastric cancer): 이보다 깊게 침윤된 경우

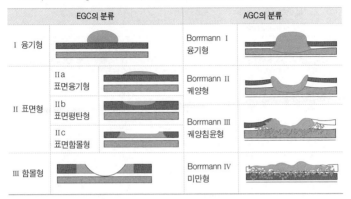

EGC의 분류			AGC의 분류	
I 융기형			Borrmann I 융기형	
II 표면형	IIa 표면융기형		Borrmann II 궤양형	
	IIb 표면평탄형		Borrmann III 궤양침윤형	
	IIc 표면함몰형			
III 함몰형			Borrmann IV 미만형	

④ Staging

Primary Tumor (T)	
TX	Primary tumor cannot be assessed
T0	No evidence of primary tumor
Tis	Carcinoma in situ: intraepithelial tumor without invasion of the lamina propria
T1	Tumor invades lamina propria or submucosa
T1a	Tumor invades lamina propria or muscularis mucosae
T1b	Tumor invades submucosa
T2	Tumor invades muscularis propria
T3	Tumor penetrates subserosal tissue (without invasion of visceral peritoneum or adjacent structures)
T4	Tumor invades serosa (visceral peritoneum) or adjacent structures
T4a	Tumor invades serosa (visceral peritoneum)
T4b	Tumor invades adjacent structures
Regional Lymph Nodes (N)	
NX	Regional lymph node (s) cannot be assessed
N0	No regional lymph node metastasis
N1	Metastasis in 1 to 2 regional lymph nodes
N2	Metastasis in 3 to 6 regional lymph nodes
N3	Metastasis in more than 7 regional lymph nodes
N3a	Metastasis in 7 to 15 regional lymph nodes

N3b	Metastasis in more than 16 regional lymph nodes
Distant Metastasis (M)	
MX	Distant metastasis cannot be assessed
M0	No distant metastasis
M1	Distant metastasis

Stage	T	N	M	5YR Survival
0	Tis	N0	M0	
IA	T1	N0	M0	70.8%
IB	T1	N1	M0	57.4%
	T2	N0	M0	
IIA	T1	N2	M0	45.5%
	T2	N1	M0	
	T3	N0	M0	
IIB	T1	N3	M0	32.8%
	T2	N2	M0	
	T3	N1	M0	
	T4a	N0	M0	
IIIA	T2	N3	M0	19.8%
	T3	N2	M0	
	T4a	N1	M0	
IIIB	T3	N3	M0	14.0%
	T4a	N2	M0	
	T4b	N0-1	M0	
IIIC	T4a	N3	M0	9.2%
	T4b	N2-3	M0	
IV	Any T	Any N	M1	4.0%

⑤ 치료

    가. ESD (Endoscopic submucosal dissection)의 적응증

        분화도: well or moderately differentiated

        Size ≤ 2cm

        Submucosal invasion (-)

        LN or distant metastasis (-)

    나. 수술: 유일한 근치적 치료법이나, 1/3에서만 가능

        수술방법: STG, TG or near TG with anastomosis (Billroth-I or -II)

Unresectable state
- Ascites, extensive hepatic or peritoneal metastasis가 없는 경우는 primary tumor의 resection을 고려
- Tumor bulk를 줄이는 것이 palliation에 가장 도움, CTx, RTx도 도움

수술 후 예후 판정 요소
- Depth of invasion
- LN involvement
- Vascular invasion
- Abnormal DNA content (i.e., aneuploidy)

초기 합병증	후기 합병증
① 위장내 출혈	① Alkali reflux gastritis: Billroth II에서 흔함
② 복강내 출혈	② Early dumping syndrome: 발한, 무기력, 심계항진, 구토, 설사
③ Leakage: anastomotic site, duodenal stump	③ Late dumping syndrome: 초기 고혈당증 → insulin 분비
④ Necrosis of remnant stomach	④ Malabsorption: Billroth II에서 흔함. 지방흡수 장애가 대부분
⑤ Obstruction of anastomotic site	⑤ Afferent loop syndrome: afferent loop이 긴 경우에 호발 폐색은 미약해서 저절로 풀렸다 막혔다 하는 과정을 반복
	⑥ Efferent loop obstruction: 대개 adhesion 때문
	⑦ Retroanastomotic herniation

다. Radiotherapy: 위암은 relatively radio-resistant tumor에 속함
   Palliation of pain
   수술 후 RTx 단독 사용은 생존율 향상에 이득이 없음
   수술 불가한 경우, RTx + 5-FU (radiosensitizer) 병용이 생존율을 미약하게 향상
라. Chemotherapy
   Palliative CTx: CR은 매우 드물고, PR은 일시적
   Adjuvant CTx: 효과 없음, 그러나 RTx와 병합할 경우는 perioperative CTx (before & after surgery)처럼 재발 방지와 생존율 향상에 도움

11. 완화의학

1) 말기 암환자의 통증조절

말기 암환자의 80~90%의 환자가 통증을 호소하고 통증으로 인한 괴로움을 호소하고 있다. 대부분의 암환자가 통증을 호소하므로 통증 관리는 단순한 통증 감소 차원을 넘어 삶의 질 향상과 기능회복을 돕는데 있으나 대다수의 환자에서 통증조절이 효과적으로 이루어지고 있지 않다.

의료인의 통증 사정에 대한 지식 부족, 마약법에 의한 단속 감사에 대한 과도한 우려, 내성, 신체적 의존, 심리적 의존에 대한 개념 혼동, 진통제의 부작용에 대한 과도한 공포, '말기' 환자들에게만 강한 마약성 진통제를 쓴다는 잘못된 생각, 환자들은 자신의 통증을 정확히 판단하지 못한다는 잘못된 생각과 의료인들간의 상호 협조 부족으로 다각적 접근으로 통증 조절을 하지 못함 등으로 인하여 통증을 호소하는 환자에게 적절한 통증 조절을 못하고 있는 것이다.

환자분들은 통증이 있다고 표현하기를 주저하고 통증을 호소하면 의사의 관심이 원인 질병의 치료에서 단순한 통증 조절로 옮겨지지 않을까 걱정하며, 좋은 환자는 통증을 호소해서는 안된다고 믿거나, 마약을 사용하여 통증을 조절하면 마약에 중독되지는 않을까, 마약 중독자로 보이지는 않을까 걱정하고, 마약에 대한 막연한 공포를 가지고 있으며, 마약성 진통제에 내성이 생기면 심하게 아플 때 더 이상 쓸 약이 없을 것이라는 잘못된 생각 때문에 의사에게 통증 호소를 꺼려하여, 결과적으로 통증조절이 잘 되지 않게 된다.

통증이 효과적으로 조절되지 않는 건강관리체계와 관련된 요인으로는 각 환자에게 가장 적절한 통증관련 치료법이 보험에서 인정되지 않거나 너무 비싼 경제적 부담을 주며, 마약성 진통제에 대한 통제가 지나치게 억압적이라는 것이다.

효과적인 통증관리는 환자를 포함한 가족, 의료진에 의한 팀 접근에 의해 달성될 수 있다. 환자의 통증관리를 위해 처음에는 비침습적인 방법에서 시작하여 침습적인 방법으로 접근하여야 한다. 효과적인 통증 관리를 위해서는 통증에 대하여 환자와 가족과 의논하고 환자가 자신의 치료에 참여할 수 있도록 격려하여야 한다. 통증 보고를 주저하는 환자에게 안전하고 효율적인 방법으로 통증을 감소시킬 수 있다고 안심시켜야 한다. 또한 의료진은 적절한 비용의 약물과 기구를 선택할 줄 알아야 하며, 마약관리와 관련된 법규 및 규칙에 관한 지식을 갖는 것이 필요로 한다.

① 암성 통증의 원인
- 암성통증의 원인별 분류
  · 암 자체가 원인이 되는 통증: 암성 통증의 원인 중 약 70%를 차지하고 있으며, 뼈의 암전이, 주변조직의 침윤, 신경압박, 내장장기로의 전이 및 두개강내 암 전이 등이 있다.

일정한 간격으로 규칙적으로 투여하여, 혈중 농도를 항상 일정하게 유지하면 암성통증의 재발을 예방할 수 있다. 그리고 급작스럽게 발생하는 돌발성통증(break-through pain)에 대비해서 속효성 진통제를 미리 처방하여 환자가 사용할 수 있도록 한다.

가장 기본적인 약물 투여 방법은 By mouth, By the clock, By the ladder이다. By mouth는 가장 단순한 약물스케줄을 사용하고 가장 먼저 비침습적인 방법을 시도하여야 한다는 것을 의미한다. By the clock은 진통제를 치료적인 약물 농도를 유지할 수 있도록 규칙적인 간격으로 투여하여야 한다는 것을 의미한다. By the ladder는 WHO에서 권장하는 진통제 3단계 사다리를 의미한다.

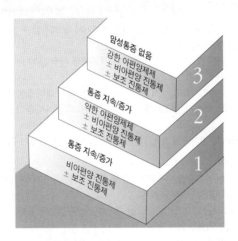

2) 호스피스

① 호스피스의 기원과 개념

  가. 호스피스의 기원

    호스피스의 기원은 라틴어의 Hospice에서 온 것으로 이는 Host나 Guest를 의미하는 것이며 중세기 초구라파 중심부에 있었던 수도원에서 피곤한 여행자들에게 휴식을 제공하기 위해 마련된 장소를 의미하는 것이다. 이런 집과 같은 편안한 돌봄이 있는 장소라는 의미에서 유래된 호스피스는 최근에는 임종을 앞둔 사람을 마지막으로 편안하게 쉬어 가도록 도와주는 care의 의미로 사용되고 있다.

  나. 호스피스의 개념

    오늘날 널리 사용되고 있는 현대적 의미의 호스피스 개념은 말기환자와 그 가족을 위한 프로그램으로 편안하게 죽음을 맞이할 수 있도록 의학적으로 관리함과 동시에, 말기에 발생할 수 있는 여러 가지 부정적 증상을 경감시키기 위해 신체적, 정서적, 사회적, 영적으로 도우며 사별 가족의 고통과 슬픔을 경감시키기 위한 지지와 격려를 제공하는 총체적인 돌봄이라고 할 수 있다.

② 호스피스의 정신

- 호스피스는 임종단계에 있는 환자와 환자가족의 생활에 있어서 질적 향상을 하게 해 준다.
- 그들의 남은 생을 가능한한 평안하게 하고 충만된 삶을 살도록 해준다.
- 죽음은 삶이 자연스러운 일부분이라는 것을 믿고 호스피스는 임종까지 개인의 질적인 삶을 강조한다.
- 호스피스 프로그램은 죽음을 직면하는 동안이나 생을 잃어가는 과정동안 경험하는 신체적, 정서적, 영적, 사회적 스트레스로 인하여 오는 증상을 완화하고 지지한다.
- 호스피스 환자의 여생을 연장시키거나 단축시키지 않으며 살 수 있는 만큼 잘 살다가 자연스럽게 생을 마감할 수 있도록 돕는다.
- 임종을 맞이하는 환자가 죽음에 이를 때까지 죽음에 따라 일어나는 일들을 가족이 극복할 수 있도록 지지하고 안위를 도모한다.
- 의사, 간호사, 사회사업가, 성직자, 봉사자 등이 한 팀이 되어 활동한다. 또한 환자의 요구에 따라 예술가, 물리치료사, 영양사, 대체의학종사자 등이 팀에 합류할 수 있다.
- 질병의 치료보다 환자와 그 가족의 돌봄에 주안점을 두며, 임종 후에 장례를 돕는다.

③ 호스피스 대상자

- 암으로 진단받은 후 수술이나 항암요법 등 의학적 치료를 시행하였으나 더 이상의 치료효과를 기대하기 어려운 경우
- 의사로부터 3개월 내지 6개월 정도 살 수 있다는 진단을 받은 경우
- 의사의 동의나 의뢰가 있는 경우
- 환자나 가족이 증상완화를 위한 의료를 받기로 결정한 경우
- 가족이나 친지가 없어 호스피스의 도움이 필요하다고 선정된 경우
- 호스피스 대상 환자의 가족과 친지
- 의식이 분명하고 의사소통이 가능한자

④ 호스피스 시설의 유형

가. 독립형(시설형) 호스피스

호스피스만 독립적으로 운영하는 형태를 의미하며, 우리나라에서는 샘물 호스피스가 대표적이다.

나. 병원내의 산재형 호스피스

병원 내의 호스피스 팀이 구성되어 간호를 수행하는 유형으로 주로 내과나 암병동에 호스피스 환자들이 병실 내의 다른 환자들과 함께 입원하여 호스피스 간호를 받는다. 우리나라에서는 고대구로병원, 고대안암병원, 서울대 병원, 성바오로

병원, 신촌세브란스 병원, 한양대 병원, 성빈센트병원, 전주예수병원 등이 이 유형을 실시하고 있다.

다. 병원 내의 병동 호스피스

병원내 확보된 병동에서 호스피스 활동을 하는 유형으로 강남성모병원, 성가복지병원, 부천성가병원, 메트로병원, 안양샘병원, 전주엠마오사랑병원 등이 있다.

라. 가정 호스피스

호스피스 요원이 환자의 가정을 방문하여 돌보는 형태로서 전 세계적으로 가장 널리 이용되고 있는 보편적인 유형이다. 광석교회, 남서울교회, 모현호스피스, 로뎀호스피스, 이대가정호스피스, 일원동교회, 잠실중앙교회, 인천 ccc, 광주 ccc 등에서 운영하고 있다.

⑤ 용어의 정의

호스피스: 말기환자가 인간의 존엄성을 가지고 자연스러운 죽음을 맞이할 수 있도록(Hospice) 육체적, 정신적, 사회적 그리고 영적인 모든 분야에서 CARE를 제공하는 것이며, 환자뿐 아니라 그 가족까지를 그 대상으로 한다.

완화의학: 의학의 한 분야로 병에 대한 CURE보다는 CARE에 관점을 두고 치료하는 분야

Infection

1. 발열 환자에 대한 임상적 접근

1) 체온의 개요

① 정상 체온과 생리적 체온 변화 범위
- 정상 체온: 구강 체온으로 평균 36.8 +/- 0.4℃
- 체온의 변이성: 아침 6시 체온이 가장 낮고 오후 4시가 가장 높음.
  아침 6시의 최고 정상 체온은 37.2℃, 오후 4시는 37.7℃

② 측정 부위에 따른 체온 범위(체표체온 vs 심부체온)
- 직장 체온: 심부 체온 측정, 다른 부위보다 온도 높고 구강보다는 0.4℃ 높음.
- 구강 체온: 임상적으로 가장 흔히 사용, 측정 용이, 심부 체온 변화에 즉시 반응
- 고막 체온: 심부 체온 측정, 온도 변화 많음, 직장보다 0.8℃정도 낮은 경향
- 액와부 체온: 신생아에서는 직장 체온 측정을 대신, 소아/성인에서는 변화 심함

2) 발열(fever)

① 정의: 정상적인 체온 변화를 넘어 시상 하부의 체온 설정치가 증가되어 생긴 체온 상승, 오전 37.2℃ 초과 또는 오후 37.7℃ 초과(> 41.5℃ : hyperpyrexia)

② 발열 환자에 대한 접근
  가. 병력 청취: 이전 감염력, 항생제 내성균 노출력, 사회력(음주, 흡연, 직업, 취미), 식이습관, 동물접촉, 증상의 경과, 한약 등의 약물, 수술 및 치과 치료력, 삽입장치, 감염자에 노출 여부, 직업력, 거주지, 여행력, 군복무 지역, 성관계, 결핵, 결체조직질환
  나. 신체검사: 피부, 림프절, 눈, 손톱, 심혈관계, 흉부, 복부, 근골격계, 신경계, 직장 수지 검사, 남성의 외부 생식기, 여성의 골반내 검사
  다. 검사실 검사: 발열의 원인이 명확하지 않을 경우 광범위한 검사가 필요 CBC with differential, ESR, electrolyte, LFT, urinanalysis, CXR, CT, 비정상 저류액에 대한 smear, culture, sampling

③ 열의 형태
  가. Relapsing fever(재귀열): 발열 기간과 정상 체온 기간이 주기적 ex) 말라리아
  나. Pel-Ebstein fever: ex) Hodgkin disease
  다. Continuous fever(지속열): ex) 브루셀라증, 장티푸스, 야생토끼열

라. Intermittent fever(간헐열): 일주기 내에 정상체온인 때가 있는 형태
   ex) 화농성 농양, 파종 결핵, 불규칙한 해열제 복용
마. Remittent fever(이장열): 고열에서 다소 떨어지지만 정상으로 돌아가지 않는 형태
   ex) *Mycoplasma pneumonia*
   cf. relative bradycardia: 장티푸스, 브루셀라증, 렙토스피라증, 약열

④ 발열 치료의 원칙
   가. 관습적인 해열제 사용은 부적절한 치료를 숨기거나, 진단에 방해가 될 수 있음.
   나. 발열 조절의 적응증
      - 발열로 인한 산소 요구량의 증가가 문제가 되는 경우: 심장질환, 호흡 부전,
        CNS 기능장애
      - 열성 혹은 비열성 경련의 병력이 있는 소아

3) 불명열(fever of unknown origin: FUO)

① 정의 및 분류
   가. 정의: 수차례에 걸친 체온 상승(38.3℃)과 3주 이상 지속되는 발열, 1주간 입원
      하여 검사하였음에도 진단을 내릴 수 없는 경우(1961년, Petersdorf, Beeson)
   나. 분류: classic FUO, nosocomial FUO, neutropenic FUO, FUO associated HIV
      infection

② 원인: 감염병, 비감염성 염증성 질환, 종양, 기타 및 원인미상

Distributions of Diagnoses (and Lack of Diagnosis) among Patients with Fever.

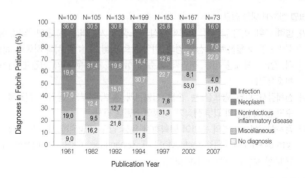

Data for studies published in 1961 through 2002 are from Vanderschueren et al., and 2007 data are from Bleeker-Rovers et al.

③ Diagnostic studies *(structured approach to patients with FUO해리슨 F26-1)*

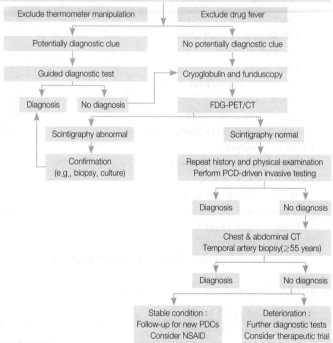

Fever ≥ 38.3℃ X 3weeks; no known immunocompromised state

History & Physical exam   Stop antibiotics & glucocorticoid

Obligatory investigations :
CBC, Diff, smear, ESR, CRP, urinalysis, liver function tests, muscle enzymes, VDRL, HIV, CMV, EBV, ANA, RF, SPEP, PPD, control skin tests, creatinine, electrolytes, Ca, Fe, transferrin, TIBC, vitamin B_{12}; acute/convalescent serum set aside
Cultures: Blood (n=3), urine, sputum, fluids as appropriate
chest x-ray, abdominal ultrasonography, and tuberculin skin test

Exclude thermometer manipulation   Exclude drug fever

Potentially diagnostic clue   No potentially diagnostic clue

Guided diagnostic test   Cryoglobulin and funduscopy

Diagnosis   No diagnosis   FDG-PET/CT

Scintigraphy abnormal   Scintigraphy normal

Confirmation (e.g., biopsy, culture)   Repeat history and physical examination Perform PCD-driven invasive testing

Diagnosis   No diagnosis

Chest & abdominal CT Temporal artery biopsy(≥55 years)

Diagnosis   No diagnosis

Stable condition : Follow-up for new PDCs Consider NSAID   Deterioration : Further diagnostic tests Consider therapeutic trial

④ 치료

- 경험적 치료를 가급적 피하고 관찰과 검사를 지속적으로 시행하는 것이 중요

- Unstable vital sign, neutropenia, 면역 억제 환자에서는 empirical anti tx.

- 6개월 이상의 검사로도 원인 규명이 안될 때 그 예후는 양호, 이런 경우 증상완화
를 위해 NSAIDs, glucocorticoid를 투여해볼 수 있음.

2. 세균 배양 검사 및 감수성 해석

1) 세균의 검사실적 진단

① 그람 염색; 그람 염색상 크기, 모양, 염색성에 따라 세균을 분류

    가. Gram stain: positive, negative

    나. Morphology: cocci, bacilli (rod shape)

② 그람 염색에 따른 세균의 분류

    가. Gram positive cocci

        - Cluster: *Staphylococcus*

        - Chain: *Streptococcus, Enterococcus*

        - Pair: *Streptococcus pneumoniae*

    나. Gram positive bacilli

        - Large: *Bacilus*

        - Coryneform: *Corynebacterium*

        - Boxcar: *Clostridium*

        - Long, slender: *Erysipelothrix*

        - Long, branched: *Bifidobacterium, Nocardia*

    다. Gram negative cocci

        - Diplococci: *Neisseria, Veillonella*

    라. Gram negative bacilli

        - Straight, thin: *Enterobacteriaceae*

        - Comma: *Vibrio*

        - Fusiform: *Fusobacterium*

        - Curved: *Campylobacter*

        - Coccobacilli: *Haemophilus, Acinetobacter, Stenotrophomonas*

2) 항균제 감수성 검사(Antibiotic susceptibility test)

① 세균이 약제에 대해 내성을 보이는 기전

    - Intrinsic, inducible, acquired resistance

    - Acquired resistance: 다른 균으로의 내성 인자 전파가 가능하므로 확산 방지를위한 정확한 검출이 중요

② 항균제 감수성 결과에 대한 표준화된 지침: 우리나라는 미국에서 발행되는 CLSI 지침에 따름

③ 결과 해석

    가. 감수성(susceptible): 보고되는 균주에 의한 감염이 그 약제의 일반적인 투여량

과 투여 경로로 치료했을 때 적절히 치료될 가능성이 높음을 시사

나. 중간(intermediate): 일반적인 투여량으로는 감수성인 균주에 비해 약제에 반응할 비율이 낮지만 생리적으로 농축되는 부위(ex.quinolone은 소변에서 농축) 또는 고농도의 약을 사용할 수 있을 때(B-lactam) 임상적으로 적용 가능함을 의미

다. 내성(resistant): 일반적인 투여량과 투여경로로 치료했을 때 반응하지 않을 가능성이 높을 것으로 예측됨.

④ 감수성 결과 기준(breakpoint)의 설정

가. Breakpoint (interpretative criteria): 감수성, 중간, 내성 여부를 나누는 기준이 되는 MIC값

나. MIC: 특정 항균제를 단계 희석하여 배지를 제조하고 일정한 양의 균액을 접종, 16~20시간 배양했을 때 육안으로 보아 균이 증식하지 않은 최저 농도가 MIC

⑤ 항생제 감수성 검사결과 해석 시 유의점

가. Methicillin-resistant Staphylococcus aureus (MRSA)
- Mec A gene (PBP2a encode) expression, B-lactam 계 항생제 작용부위 affinity 저하
- Methicillin, nafcillin, oxacillin, cephalosporin 내성

나. Vancomycin resistant enterococci (VRE)
- VanA 또는 vanB type 유전자 획득에 의한 내성과 E.gallinarum, E.casseliflavus 에서 보이는 저도 자연 내성을 감별하여야

다. Vancomycin intermediate (resistant) Staphylococcus aureus (VISA/VRSA)
- Vancomycin susceptible: ≤ 2mcg/mL
- Vancomycin intermediate: 4 to 8 mcg/mL
- Vancomycin resistant: ≥ 16mcg/mL

라. Klebsiella spp./ E.coli
- 3세대 cephalosporin 또는 aztreonam 중 한 가지 이상의 약제에 내성인 경우 extended spectrum B-lactamase (ESBL) 생성 여부를 확인해야
- ESBL 양성인 경우 모든 penicillin, cephalosproin 및 aztreonam 내성으로 판정

마. Inducible B-lactamase
- Acinetobacter spp, Citrobacter freundii, Enterobacter, Morganella, Proteus vulgaris, Proteus penneri, Providencia, Pseudomonas aeruginosa 및 Serratia marcescens
- 상기 균들은 chromosomal AmpC B-lactamase를 가지고 있어 치료 약제에 노출 시 이 효소가 유도되어 약제 내성을 가지게 됨, 이러한 균종에 의한 감염 시 치료 약제에 대한 감수성 여부를 지속적으로 관찰해야 함

바. Carbapenemase

- Class A serine: *K. pneumoniae carbapenemase* (KPC) 이외 *E. coli, Citro-bacter, Enterobacter, Salmonella, Serratia,* and *P. aeruginosa*
- Class B metallo-*β*-lactamases (MBLs): 최근 *Pseudomonas aeruginosa, Acinetobacter baumannii* 같은 균종에서 integron에 의해 전파되는 Metallo-B-lactamase에 의한 내성이 증가되며 carbapenem에 대한 내성을 보이고 있음.
- New Delhi metallo- *β* -lactamase-1 (NDM-1), OXA-type *β* -lactamases

※ 주요 다제 내성균 "ESKAPE": *Enterococcus faecium, Staphylococcus aureus, Klebsiella pneumoniae, Acinetobacter baumannii, Pseudomonas aeruginosa* and *Enterobacter spp*

3. 피부 연조직 감염

피부 연조직 감염의 분류

표피	단독(Erysipelas) 농가진(Impetigo) 모낭염(Folliculitis) 농창성 절종증(Ecthyma furunculosis)
진피	연조직염(Cellulitis)
얕은 근막, 피하지방, 신경동맥	괴사성 근막염(Necrotizing fascitis)
근육	근괴사(Myonecrosis) (clostridial and non-clostridial)

1) 연조직염(cellulitis)

① 병원체: 대부분 피부와 부속 기관에 상재하는 *Streptococcus pyogenes* 또는 *Staphylococcus aureus*에 의해 발생

② 발생 기전: 피부의 틈, 찰과상, 절과된 상처, 화상 부위, 곤충에 물린 자리, 수술 절개부 및 정맥내 도관 등을 통해 표피로 침투

③ 선행 요인: 무좀, 말초혈관 질환, 말초 부종, 연조직염의 과거력, 당뇨병

④ 임상양상
 - 열감과 통증, 국소적 압통이 있는 적색의 홍반성 부종성 병변
 - 발열, 오한, 권태감 같은 전신 증상이 흔히 동반됨, 균혈증 나타날 수도
 - 출혈점과 출혈반이 병변부위에 나타날 수 있는데, 이런 것이 광범위하게 있고 전신 증상이 심한 경우 괴사성 근막염 같은 심부 연조직 감염의 가능성을 고려해야

- 단독과의 감별점: 병변이 융기되어 있지 않고 병변과 정상 피부와의 경계가 명확하지 않음

⑤ 진단: 병변의 형태와 임상 증상에 의해 진단

괴사성 근막염과 같은 깊은 조직의 감염이 동반되지 않았는지 의심해야 한다!

⑥ 경험적 치료
  - 배양 검사가 가능한 경우가 상대적으로 적다.
   (면역억제환자, 항암치료, neutropenia, 동물이나 사람에게 물린 후 발생한 경우 등은 적극적인 blood culture, aspiration culture, punch biopsy 고려)
       a. 주로 A군 사슬 알균과 황색 포도알균에 의해 발생하므로 이들을 목표로 한 경구 또는 정주 항생제 치료: 1세대 세팔로스포린계 항생제(cefazolin), penicillinase-resistant penicillins (nafcillin, oxacillin), amp/sul, amoxicillin/clavulanate
       b. MRSA 감염이 의심되는 경우, 또는 1차 항생제치료에 잘 듣지 않는 경우: vancomycin
       c. 면역억제 동반된 severe cellulitis: vancomycin + (pip/tazo or imipenem/meropenem)
       [※ erysipelas(단독)의 경우 1차적으로 amoxicillin이 권고된다]
  - 일반적으로 5일 요법 권고. 그러나 치료에 잘 반응하지 않는 경우 기간 연장 고려
  - 병변 부위를 높게 위치시키는 것도 경과호전에 도움이 된다.
  - 동물이나 사람에게 물린 후에 발생하였거나 면역저하환자, 비장 적출술 환자, 호중구 감소증 환자, 연조직염 부위에 수포가 있는 경우에는 흔치 않은 균에 의해 발생할 수 있으므로 추정 원인균에 대한 적절한 경험적 항균요법을 시행

Antibiotic therapy for erysipelas or cellulitis

Causative bacteria	Antibiotic	Adult dose
Streptococcus	Penicillin	2-4 million units q4-6 h IV
	Nafcillin	1-2 g q4-6h IV
	Ampicillin/sulbactam	1.5-3 g q6h IV
	Amoxicillin	500 mg q12h PO or 250 mg q8h PO
	Cefazolin	1-2 g q8h IV
	Cephalexin	500 mg q6h PO
	Cephradine	500 mg q6h PO
	Cefadroxil	500-1,000 mg q12-24h
	Clindamycin	600-900 mg q8h IV or 300-450 mg qid PO
Methicillin-susceptible Staphylococcus aureus	Nafcillin	1-2 g q4h IV
	Cefazolin	1-2 g q8h IV
	Cephalexin	500 mg q6h PO
	Cephradine	500 mg q6h PO
	Cefadroxil	500-1,000 mg q12-24h
	Clindamycin	600-900 mg q8h IV or 300-450 mg qid PO
	Doxycycline	100 mg bid PO
	Trimethoprim/sulfamethoxazole	1-2 double-strength tablets bid PO
Methicillin-resistant Staphylococcus aureus	Vancomycin	15 mg/kg q12h IV
	Linezolid	600 mg every 12h IV or 600 mg bid PO
	Clindamycin	600 mg every 8h IV or 300-450 mg qid PO
	Doxycycline	100 mg bid PO
	trimethoprim/sulfamethoxazole	1-2 double-strength tablets bid PO

(ref: 2017대한감염학회 지역사회획득 피부 및 연조직감염 진료지침 中)

2) 괴사성 근막염(Necrotizing fascitis)

① 질병의 개요

가. 근막을 침범하는 침습적인 연조직 감염, 해부학적인 면을 따라 광범위하게 파급
되는 것이 특징적, 피하 근막과 지방을 파괴하며 상대적으로 근육은 보존

나. 원인 미생물에 따른 분류

- 제1형 괴사성 근막염

: 여러 종류의 호기성 및 혐기성 균에 의한 혼합감염

: 위장관 혹은 비뇨생식기관 점막과 같은 점막 장벽의 파괴로 인해 발생

- 제2형 괴사성 근막염

: 주로 A군 사슬알균 단독 감염 또는 A군 사슬알균과 황색포도알균 같은 세균
의 혼합감염

② 병원체

가. 제1형 괴사성 근막염: 혐기균(Peptostreptococcus, Bacteroides 등)이나 장내세
균(E.coli, Enterobacter, Klebsiella 등)들이 주 원인균

나. 제2형 괴사성 근막염: A군 베타용혈 사슬알균, 황색포도알균 등 외에도 호기성
사슬 알균, Vibrio vulnificus, Aeromonas hydrophilia 등

③ 임상양상
  - 초기 병변은 연조직염과 유사
  - 임상 경과가 급격히 진행
  - 보라색 수포, 가피의 형성, 매우 심한 부종, 전신 독성이 있을 경우 반드시 의심
  - 초기의 경우 피부 병변 없이 발생할 수도
  - 심한 병색, 저혈압과 다장기 부전이 발생하기도(→ 사망률 매우 높다)

④ 진단
  - 초기 항생제 치료에 반응이 없거나, 피부 병변의 범위를 벗어나 피하조직이 딱딱하고 나무같은 느낌, 전신 독성 증상(의식 상태의 변화가 동반되기도), 수포성 병변, 피부 괴사나 점상 출혈이 있는 경우 괴사성 근막염 가능성을 고려해야 → 임상적 판단이 가장 중요!
  - MRI, CT
  - 수술 소견에 의해 쉽게 진단 가능: 농이 없는 회색의 괴사된 근막 소견, 잠식된 피부가 쉽게 박리(조직: 근막괴사와 소혈관의 혈전소견, 그람염색에서 균이 존재)
  - 의심스러우나 확실하지 않은 경우: 가장 의심스러운 부위에서 탐색 절개를 해보는 것이 필요
  - 원인균 진단: 수술시 채취한 괴사 조직의 배양검사, 혈액배양검사, 병변 부위의 배액에서 그람 염색과 호기/혐기균에 대한 배양검사가 필수적

⑤ 치료

Antibiotic therapy for necrotizing fascitis

Disease classification	Antibiotic	Adult dose
Empirical therapy	Teicoplanin or	6-12mg/kg q24h IV
	vancomycin or	15mg/kg q12h IV
	linezolid	600 mg q12h IV
	plus	
	piperacillin/tazobactam or	3,375-4,5g q8h IV
	ertapenem or	1g q24h IV
	meropenem or	1g q8h IV
	imipenem or	500 mg q6h IV
	cefepime	2g q8h IV
	plus	
	metronidazole	500 mg q8h IV
Streptococcus	Penicillin	2-4 million units q4-6h IV
	plus	
	clindamycin	600-900 mg q8h IV
Methicillin-susceptible Staphylococcus aureus	Nafcillin or	1-2 g q4h IV
	cefazolin	1-2 g q8h IV
Methicillin-resistant Staphylococcus aureus	Vancomycin or	15 mg/kg q12hr IV
	teicoplanin or	6-12 mg/kg q24h IV
	linezolid	600 mg q12h IV
Aeromonas hydrophilia	Ciprofloxacin or	400 mg q12h IV
	cefotaxime or	2g q8h IV
	ceftriaxone	2g q24h IV
	plus	
	doxycycline	100 mg bid PO
Vibrio vulnificus	Cefotaxime or	2g q8h IV
	ceftriaxone	2g q24h IV
	plus	
	doxycycline	100 mg bid PO

(ref: 2017대한감염학회 지역사회획득 피부 및 연조직감염 진료지침 中)

가. 죽은 조직과 괴사 조직의 광범위한 수술적 절제
나. 정주 항생제 치료
  - 그람 염색에서 사슬 알균만 존재하는 경우: 고용량의 penicillin G와 clindamy-
    cin 병합요법이 권장됨(∵ clindamycin이 toxin production 억제)
  - 그람 염색에서 여러 균이 존재하는 경우(제1형 괴사성 근막염): 배양 검사와 감
    수성 검사 결과가 나올 때까지 다음과 같이 항생제를 사용
    Vancomycin, linezolid or daptomycin + ⓐ ~ ⓓ 중 하나를 병합요법
    ⓐ Piperacillin/tazobactam
    ⓑ Carbapenem (Imipenem/cilastatin, meropenem and ertapenem)
    ⓒ 3세대 세팔로스포린(cefotaxime, ceftriaxone)+metronidazole (clindamy-
       cin)

ⓓ Fluoroquinolone + metronidazole

※ Guidelines for Skin and Soft-Tissue Infections • , CID 2014

- 기저 간질환 또는 alcoholism이 최근 날 해산물을 섭취했거나 바닷물에 접촉 후 증상이 발생한 경우 = Vibrio sepsis 의심

→ 3세대 세팔로스포린 + Doxycycline or Tetracycline 병합요법

3) 가스 괴저(gas gangrene, ie., myonecrosis)

① 원인균: *Clostridium perfringens, C.novyi, C.septicum*

② Clostridium이 함유된 토양이나 이물질에 오염되거나 근육이 손상된 경우에 발생
   - 선행 요인: 외상(자동차 사고, 복합골절, 총상 등), 소화기계 수술 등의 창상

③ 임상양상
   - 감염된 후 약 2~3일의 잠복기를 거쳐 발병, 짧게는 6시간 후에도 발병
   - 갑작스럽고 심한 통증, 저혈압, 전신독성, 열에 비해 빈맥 심한편, 수 시간 내 치명적
   - 병변 부위의 사지가 부어있고 주위 피부는 창백, 혈액 흔적이 있는 장액성 분비물 체액이 찬 수포를 지닌 어두운 색으로 주위 조직이 변하고 가스도 만질 수 있음.
   - 피하조직의 기포로 인한 염발음
   - 저체온증 나타나면 예후가 불량, 대부분 쇼크와 함께 나타남.

④ 치료
   - 급속히 진행! → 신속하고 충분한 외과적 절제, 적절한 항생제, 중환자실 치료가 필요
      ★ 치료가 지연되면 광범위한 조직 손상과 사망의 가능성이 높기 때문에 의심되는 경우 지체 없이 광범위 죽은 조직 제거술을 시행하여야
   - 경험적 항생제: Penicillin + clindamycin
      (*C.perfringens*의 5% 정도는 clindamycin resistant)

4. 골관절 감염

※ Lancet 2004; 364: 369-.79 (Table 1): clinical setting에 따른 호발 균주

Microorganisms isolated from patients with osteomyelitis and their clinical associations

Most common clinical association	Microorganism
Frequent microorganism in any type of osteomyelitis	*Staphylococcus aureus* (susceptible or resistant to methicillin)
Foreign-body-associated infection	*Coagulase-negative staphylococci* or *Propionibacterium spp*
Common in nosocomial infections	*Enterobacteriaceae, Pseudomonas aeruginosa, Candida spp*
Associated with bites, diabetic foot lesions, and decubitus ulcers	*Streptococci* and/or *anaerobic bacteria*
Sickle-cell disease	*Salmonella spp* or *Streptococcus pneumoniae*
HIV infection	*Bartonella henselae* or B quintana
Human or animal bites	*Pasteurella multocida* or *Eikenella corrodens*
Immunocompromised patients	*Aspergillus spp, Candida albicans,* or *Mycobacteria spp*
Populations in which tuberculosis is prevalent	*Mycobacterium tuberculosis*
Populations in which these pathogens are endemic	*Brucella spp, Coxiella burnetii, fungi* found in specific geographical areas, *coccidiodomycosis, blastomycosis, histoplasmosis*

1) 골수염(osteomyelitis)

① 분류의 기준
- 이환기간: 급성 vs 만성
- 발병기전: 외상, 혈행성, 수술 또는 접촉성 전파
- 발병부위: 척추, 엉덩이 관절, 정강뼈, 발 등
- 발병범위: 결손의 정도
- 환자: 유아, 소아, 성인, 면역 저하 환자

② 역학
- 접촉성(contagious) 전파의 증가: 교통사고, 인공관절 시술 증가와 연관
- 면역저하 환자의 골수염이 증가 추세

③ 임상 소견
- 혈행성 골수염: 주로 소아, 긴뼈의 뼈몸통끝(metaphysis)에 호발, 연루된 뼈의 압통과 주변 관절의 운동범위 감소, 전신증상 동반(발열, 기면, 흥분)
- 접촉성 골수염: 주로 성인, 수술 또는 연부 조직 감염으로부터 파급, 뼈통증과 주변부위 국소증상(발적, 배농)
- 만성 골수염: 혈행성 <접촉성 모두에서 발생 가능, 만성적 통증, 미열, 백혈구 증가

증 나타나지 않을 수도, ESR 증가

④ 진단
- Plain X-ray: 초기 진단에 민감도 떨어짐, 감염 후 2주까지는 이상소견 없을 수도
- MRI: 골수염의 범위, 주변 연조직의 이상 여부에 대한 높은 해상도의 이미지 민감도, 특이도가 높다
- 3-phase bone scan: blood flow, blood pooling, delayed image를 시간순서대로 촬영하는 3-phase bonse scan을 시행해야 한다.
- 미생물학적 진단: 수술시 반드시 조직검사(pathology), Gram stain and culture, AFB stain and culture, M.tb PCR, fungus culture, Tissue bacterial r DNA identification (fungus 가 의심될 경우 fungal r DNA) 등 검체를 획득해야 한다.

Diagnostic imaging studies for osteomyelitis

Type of Study	Comments
Plain radiographs	특히 초기에는 민감도가 낮다. Bone loss, sequestra, periosteal elevation이 관찰될 수 있다. 다른 뼈나 연조직 이상 소견을 알아보는데 도움이 된다. (e.g., fractures, bony variants, or deformities, foreign bodies)
MRI	민감도(~95%), 특이도(~87%)가 높다. 해부학적 상태를 파악하는 데에 핵의학 검사에 비해 우월하다. Vertebral osteomyelitis에서 epidural abscess의 발견에 민감도가 높다. 금속 삽입물, 신부전 환자에서는 검사가 불가능한 경우가 있다.
^{67}Ga-citrate, ^{111}In-labeled WBCs	특이도가 3 phase bone scan보다 높아 비감염성 원인을 배제하는 데에 도움이 된다. MRI가 불가능할 경우 고려할 수 있다.
CT	급성 골수염에서의 역할은 제한적이다. 만성 골수염에서는 sequestra, cortical desctruction, soft tissue abscess 등을 평가하는 데에 유용하다.
Three-phase bone scan (^{99m}Tc-MDP)	민감도는 높으나(~95%), 특이도는 다소 낮다. 3 phase에서 모두 uptake 증가되는 소견을 보인다.

Suggested Antibiotic Regimens for Common Causes of Osteomyelitis in Adults.*

Microorganism	First Choice$	Alternative Choice
Staphylococcus aureus or coagulase-negative *staphylococci* (methicillin-sensitive)	Nafcillin or oxacillin 2g q6hr *or* Cefazolin 2g q8hr	Fluoroquinolone plus rifampin (e.g., levofloxacin 750mg qd plus rifampin 300mg q12hr)
MRSA or MR CoNS	Vancomycin (1g q12hr로 시작하여 serum level에 따라 용량 조절)	Linezolid 600mg q12hr *or* Daptomycin 4~6mg/kg q24hr *or* Rifampin 300mg q12hr plus levofloxacin 750mg qd (if susceptible) *or* 1 double-strength Bactrim q8hr (if susceptible) *or* Fusidic acid 500mg q8hr (if susceptible)
Streptococcal species	Penicillin G 5 million units q6hr	Ceftriaxone 2g q24hr
Enterobacteriaceae, quinolone susceptible	Fluoroquinolone (e.g., ciprofloxacin 400 mg q8-12hr)	Ceftriaxone 2g q24hr
Enterobacteriaceae, quinolone resistant, including ESBL-producing *E.coli*	Carbapenem	Ceftriaxone 2g q24hr
Pseudomonas aeruginosa	Cefepime or ceftazidime, 2g q8hr (consider a combined regimen with an aminoglycoside), for 2 to 4 wk, followed by ciprofloxacin 750mg PO q12hr	Piperacillin-tazobactam 4.5g q6hr (consider a combined regimen with an aminoglycoside), for 2 to 4 wk, followed by ciprofloxacin 750mg PO q12hr
Anaerobes	Clindamycin 300~600mg q6~8hr	Penicillin G 5 million units q6hr *or* Ceftriaxone 2g q24hr against gram~positive anaerobes Metronidazole 500mg PO q8hr against gram-negative anaerobes (e.g., bacteroides species)

(Adapted from N Engl J Med 2010;362:1022-9)

⑤ 치료

- 진단과 병기 분류, 원인균을 확인한 후(항생제 투여 전에 미생물학적 검체를 반드시 얻는다. ★) 항균 요법, 필요시 수술적 요법도 병행
- 치료의 기간: 최소 4주-6주

　　　　　단, 수술적 절단으로 병소가 완전히 제거된 경우 조기 종료 가능

2) Infectious spondylitis
(1) 화농성 척추염(pyogenic spondylitis, discitis, spondylodiscitis)

① 원인균: *S.aureus* (m/c), *Streptococcus*종, 그람 음성 간균, *S.epidermidis*

② Risk factors for pyogenic spinal infection
  : 다른 부위 감염, 당뇨병, 말기 신부전, 주사약물 남용자, 간질환, 악성질환, HIV 감염, 흡연, 강직성 척추염, 외상

③ 발병기전: 혈행성으로 전파된 원인균이 추간판 주위 척추체의 전방 연골밑뼈 침범하여 추간판으로 파급, 침습적 시술로 균이 직접 추간판 주변부로 침범하기도

④ 임상 경과 및 진단
  - 증상: 허리 통증(86%), 발열(35~60%)
  - 혈액검사: 백혈구 증가, ESR/CRP 상승(CRP가 더 우수하고 치료 경과 판정에도 도움이 된다)
  - 영상 검사: MRI가 가장 우수!
    T2WI에서 high, gadolinium-enhanced
    Epidural abscess 여부 확인

검사	민감도(%)	특이도(%)	정확도(%)
단순방사선 검사	82	57	73
MRI	96	92	94
골스캔	61	98	66
Gallium 골스캔	90~100	78~100	86~100

  - 조직의 세균 배양 검사: 15-44%의 양성률을 보이므로 반드시 배양 검사를 하여 원인균을 검출하는 것이 중요(Pathology 반드시 같이 진행)
  - 합병증: 가장 심한 합병증으로 마비가 발생할 수 있음. (경막외 농양이나 척추염의 육아조직에 의한 경막 주머니 압박으로 발생)
  - 호발 부위: 허리 척추(L-spine) > 가슴 척추(T-spine) > 목척추(C-spine)
    cf. 신경학적 손상은 T, C spine이 대부분 (subarachnoid space가 협소, 혈류 공급이 적어 하부 척추에 비해 물리적 손상이나 혈전 형성이 쉽게 옴)

⑤ 치료
  - 항균 요법을 시작하기 전에 조직 배양 검사를 시행
  - *S.aureus*에 효과적인 광범위 항균제를 정맥주사 투여하고 배양검사 확인 후 적절한 항균제를 선택
  - 항균제의 선택(위의 표 참조: N Engl J Med 2010;362:1022-9)
  - 최소 6주간의 정맥주사 항균요법 후에 필요하면 추가로 4~6주 경구투여
  - 치료에 대한 반응 평가: Back pain, neurologic complication 등의 증상 호전과

ESR, CRP 감소
- 적절한 항균 요법에도 불구 패혈증이 발생하거나 신경학적 징후 악화시 경막외 농양 감별을 위한 gadolinium 조영증가 MRI 스캔이 필요

(2) 결핵성 척추염(spinal tuberculosis, tuberculous spondylitis)

① 개요
- Mycobacterium tuberculosis: 가장 흔한 원인균이며 육아종성 감염을 일으킴
- "Pott's disease"로도 명명: 1779년 Pott가 처음 기술
- 대부분 원발성 병소로부터 혈행성 전파로 발생하는 속발성 감염, 서서히 진행

② 병태생리
- 폐나 다른 장기의 결핵균이 혈행성으로 전파되어 척추에 이차적으로 감염됨.
- 호발부위: lower thoracic and upper lumbar vertebarae (thoracolumbar spine)
- 시간에 따른 침범부위: 척추의 전하부 부위에 감염 → ant. longitudinal lig.를 따라 파급 → 주변 척추를 침범 → 진행되면 intervertebral disk에도 영향(later affecting the intervertebral disk)
  cf. 화농성 척추염(pyogenic spondylitis)에서는 초기에 disc를 침범
- "Gibbus of Pott's disease"
- 질병이 진행하여 vertebral body가 collapse되면 국소적인 Kyphosis가 나타날 수 있음.

③ 임상경과 및 진단
- 수개월에서 수년에 걸쳐 잠행성으로 서서히 발병
- 식욕부진, 체중감소, 미열, 피로감, 의욕감퇴 등의 전신적 증상 및 병변 부위 압통, 동통, 근육 제한으로 척추 운동 제한
- 경과하면서 척추변형(특히 척추후만증) 및 부위에 따른 농양 형성
  가. Pott 마비(가장 심각한 합병증 중의 하나)
    - 척추변형이 진행되면서 척추 결핵으로 하반신 마비가 오는 경우
    - T4-T5 가슴 척추 결핵시 호발
  나. Paravertebral "cold" abscess
    - Upper spine: 트랙을 형성하며 chest wall을 penetration해서 soft tissue mass로 발현할 수도
    - lower spine: psoas abscess의 형태로 발현할 수도
  다. Pott 삼중후군: 척추 후만증 + 한냉농양 + 척수마비
    - 영상학적 검사: CT scan, MRI (척추체의 파괴정도와 범위, 주위 연조직 병변, 척수의 침범 여부를 확인하는데 도움이 됨)
    cf. 뼈스캔: 위음성이 많아서 진단에 도움이 되지 않는다.
    - 미생물학적 검사: abscess에 대한 aspiration이나 bone biopsy

④ 치료
- 항결핵 요법: 9~12개월 치료
- 항결핵제 치료에도 감염이 진행하거나 신경손상 증상이 있으면 수술 고려
- 직접적으로 척수를 침범한 소견이 있으면 결핵성 수막염에 준하여 치료

3) 화농성 관절염

① 개요
- 미생물에 의한 관절강, 윤활액, 윤활층과 관절 연골의 염증
- 급성감염: 화농성 세균에 의해 발생
  Acute bacterial arthritis, septic arthritis으로 불림 → 응급질환: 24~48hr 내에 치료하지 않으면 영구적 관절 손상이 초래됨.
- 만성감염: 항산균(*mycobacterial*)이나 fungus가 주된 원인

② 원인균 및 선행요인
- Hematogenous route of infection (m/c route in all age groups)
- 거의 모든 세균이 화농성 관절염을 일으키는데 연령, 숙주 요인, 이전 질환의 유무에 따라 원인균 달라짐

성인 septic arthritis의 원인균 및 선행요인(uptodate, septic arthritis in adults)

Organism	Clinical clues
Staphylococcus aureus	Healthy adults, skin breakdown, previously damaged joint (eg, rheumatoid arthritis), prosthetic joint
Streptococcal species	Healthy adults, splenic dysfunction
Neisseria gonorrhea	Healthy adults (particularly young, sexually active), associated tenosynovitis, vesicular pustules, late complement deficiency, negative synovial fluid culture and gram stain
Aerobic gram negative bacteria	Immune compromised hosts, gastrointestinal infection
Anaerobic gram negative bacteria	Immune compromised hosts, gastrointestinal infection
Mycobacterial species	Immune compromised hosts, recent travel to or residence in an endemic area
Fungal species (*sporotrichosis, cryptococcus, blastomycosis*)	Immune compromised hosts
Spirochete (Borellia burgdorferi)	Exposure to ticks, antecedent rash, knee joint involvement
Mycoplasma hominis	Immune compromised hosts with prior urinary tract manipulation

③ 임상증상 및 진단
- 발열, 해당관절의 동통, 부종, 열감, 발적, 관절의 기능장애
- 세균성 관절염의 호발부위(성인): 무릎 > 엉덩이 > 팔꿈치
- 검사
  가. 혈액배양: *S.aureus infection*일 경우 50~70%에서 blood Cx.(+)
  나. 관절천자(관절액의 세균 검사, 배양검사 및 감수성 검사, 활액 검사)

- Routine analysis: Cell count with diff. , crytstal , glucose, 점액응고검사, Gram stain and culture
- 세균성 관절염의 관절액 소견: 탁하거나 농으로 되어있음, 점성은 떨어짐, 점액 응고 상태는 떨어짐, 백혈구 수는 50000/mL 이상 증가(90% 이상이 PMN), 단백질/LD 증가 및 당분 감소

다. 방사선 검사
- 도움이 될 수 있으나 결정적 진단은 어려움
- Simple X-ray: 감염 초기 7~10일까지 진단적 가치가 거의 없으나 이후 비교를 위해 시행(추적 촬영을 통해 관절 손상의 정도 파악)
- 초음파 검사: 관절삼출액을 찾아낼 수 있고 관절내외의 이상소견 관찰
- 3 phase bone scan: 초기 관절염을 진단할 수 있는 검사 중 하나
- MRI, CT: 접근하기 어려운 부위의 관절염 진단에 유용

④ 치료: 항균 치료 및 외과적 배농
- 항균요법
  가. 임상 상황, 병력, 연령, 관절액의 그람 염색에 따라 항균제를 선택 이후 배양검사와 항균제 감수성 검사의 결과 확인 후 조정 가능
  나. 윤활조직(synovial tissue): 혈관 풍부하고 기저막이 없어 항균제의 투과도가 높음 → 활액내 항균제 농도는 최고 혈중농도의 60~70%로 유지, 더 높은 경우도
  다. 치료기간: 2주 이상의 정맥 투여와 1~2주 간의 경구 투여가 필요
  - 임균성 관절염은 1주 항균요법으로 충분
  - 박멸이 어려운 S.aureus나 그람 음성 간균에 의한 감염은 4주간 정맥 치료 후 4~6주간 경구 항균요법으로 치료

4) 인공 관절 감염(Prosthetic joint infection)

① 개요
- 최근 인공관절 치환술이 도입된 후 대두된 심각한 합병증
- 진단/치료에 있어서 다른 화농성 관절염과는 다른 특징
  가. 진단과정이 어렵고 치료 과정에 필요한 분류체계가 미비
  나. 균막(biofilm)의 형성: 치료를 어렵게 한다.
  다. 환자의 연령(대부분의 환자가 노인) 및 전신 상태
- 발생률: 엉덩이 관절(1~2%), 무릎관절(0.5~5%)
- 혈행성(50%), 직접전파(30%), 원인불명(20%): 직접 전파는 수술시나 수술 후 초기에 발생, 혈행성 전파는 수술 후 평생 언제든지 발생 가능

② 원인균
- 대부분 G(+)균 (65~82%를 차지)

: G(+)균 중에서는 *S.epidermidis* (30~40%), *S.aureus* (20%), *S.viridans* (10% 내외)
- 균막의 형성(*S.aureus, S.epidermidis* → glycocalyx와 같은 물질을 분비하여 균막을 형성하여 수시간 내에 균이 번식할 수 있는 환경을 조성하여 감염 일으킴)

③ 임상 증상 및 진단
- 패혈증~무증상 감염까지 다양(환자의 면역 상태와 세균 독성에 따라)
- 수술 후 적당한 시점이 지난 후에도 통증 지속시 의심해봐야
  가. 감별 진단: 기계적 이완(mechanical loosening)
  나. 인공관절감염의 구별 점: 통증이 체중부하와 관련이 없이 지속적이며 항균요법 후 호전되는 특징
- 검사
  가. 단순방사선촬영: 피막의 새로운 골형성이나 진행하는 뼈용해(osteolysis)
  나. 뼈스캔: 매우 높은 민감도를 보이나 낮은 특이성이 문제
  다. ESR/CRP: 매우 민감, 추적검사
  라. 관절액 흡인 배양검사: 특이적, but 낮은 민감도
  마. 수술 중 배양검사: 특이성이 높으므로 반드시 시행해야

④ 치료
- 치료 원칙: 수술과 장기적인 항균요법(완치를 위해서는 대부분 2가지 치료법이 모두 필요)
- 항균요법: 배양 검사가 나간 후 살균농도를 유지할 수 있는 용량으로 최소 4주 이상 항균요법을 시행
  · Rifampin
    가. Surface-adhering, slow-growing & *biofilm-producing 세균*에 대해 bactericidal
    나. 단독 사용시 rapid development of resistance → never use RIF   alone
- 수술적 요법
  가. 2-stage
    : Remove infected prosthesis & leave spacer (첫번째 수술)
    : Antibiotics
    : New prosthesis (두번째 수술)
  나. 1-stage
    : Remove infected prosthesis, debride, new prosthesis (한번의 수술)
    : Then, antibiotics
  다. Extensive debridement & leave prosthesis in place
    · 2-stage 수술이 완치의 성공률을 높지만, 감염 이환기간이 1달 미만인 경우나 *S.epidermidis*와 같이 독성이 낮은 균에 의한 감염은 주로 인공 관절을 유지하는 수술적 방법을 택하기도

5. 요로 감염증(Urinary tract infection, UTI)

1) 개요

요로감염증은 감염부위, 증상, 해부학적 구조 및 기능 등에 따라 상부요로감염(신우신염, intrarenal and perirenal abscess)/하부요로감염(방광염, 요도염, 전립선염, 부고환염), 증상/무증상, 단순(uncomplicated) 요로감염/복합(complicated)요로감염으로 구분. 주로 무증상 세균뇨, 여성의 단순방광염, 급성신우신염, 복합요로감염으로 나누어 접근함.

- Uncomplicated UTI: 임산부를 제외한 해부학적 구조에 이상이 없고 신경학적 기능 장애가 없는 성인 여성에서 발생한 UTI
- Complicated UTI:
  ① 기능적 혹은 해부학적인 장애가 있는 환자
  ② 도뇨관이 있는 환자
  ③ 내성균에 의한 요로 감염
  ④ 소아, 남자 및 임산부에서 발생한 요로감염
  ⑤ 면역억제, 신장이식, 당뇨병, 신부전 환자에서 발생한 요로감염
  ⑥ 과거 급성신우신염 감염력, 최근 항생제 사용한 환자에서 발생한 요로감염
  ⑦ 원내 감염

2) UTI 원인균

① Uncomplicated UTI
  : *E. coli* (75~90%), *K. pneumoniae*, *Preteus mirabilis*, *Enterococcus species*, *Staphylococcus saprophyticus*.

② Complicated UTI
  : *E.coli* (most common), other aerobic G(-) rods (*Klebsiella, Proteus, Citrobacter, Acinetobacter, Morganella, Pseudomonas*, etc), G(+) bacteria (*enterococci, S. aureus*), yeasts

3) 임상양상

① 무증상 세균뇨(asymptomatic bacteriuria)
  : 국소적 또는 전신적 증상 없이 screening urine culture에서 bacteriuria가 발견된 경우

② 방광염(cystitis): 배뇨통(dysuria), 긴박뇨(urgency), 빈뇨(frequency), 혈뇨(hematuria), 아랫배불쾌감(suprapubic pain)이나 허리 통증을 수반. 열이 동반되는 경우 급성신우신염이나 전립선염 합병을 의심.

③ 급성 신우신염(acute pyelonephrtis):
  발열: 방광염과 감별에 중요, high, spiking ("picket-fence" pattern) 동반 증상: 오

한, 오심, 구토, 복통, 옆구리 통증, costovertebral angle (CVA) tenderness
균혈증(bacteremia)이 20~30%에서 발생

④ 전립선염(prostatitis)

급성 전립선염: 요로감염증상(배뇨통, 빈뇨, 절박뇨), 전립선염 증상(회음부 통증,
성기 통증, 직장 통증), 세균혈증 증상(발열, 오한, 근육통, 관절통)

만성 전립선염: 빈뇨, 절박뇨, 골반 통증 또는 불쾌감(기간 >3개월), 성기능 장애

⑤ Complicated UTI: 방광염이나 신우신염의 형태로 발현

4) 진단

① 병력 청취(History taking): 자세한 병력청취가 가장 중요

② Urinalysis (UA) with microscopic exam., Gram stain and culture

- 깨끗하게 받은 중간뇨, 치골상부흡인, 도뇨관 배액, 장기 삽입된 도뇨관을 통해 검체를 얻음.

가. 농뇨(pyuria): leukocyte esterase 양성 or > 8 WBC/ high power field

나. 세균뇨(bacteriuria): nitrite 양성 or > 1 organism/ oil-immersion field

다. 소변배양검사의 양성 판정

- 중간뇨에서 10^5 CFU (colony forming unit)/mL 이상 배양.
- 도뇨관을 갖고 있을 경우 10^2 CFU/mL 이상 배양
  cf) 여성에서 방광염 증상이 있는 경우 > 10^2 CFU/mL을 진단기준으로 하였을 때 10^5 CFU/mL과 비교하여 sensitivity(95%)와 specificity(85%)가 더 높았다는 보고 있음.
- 남성에서는 최소 10^3 CFU/mL 이상 배양시에 의미 있는 감염을 시사
- Mixed bacterial species는 오염된 것으로 판정하되, (예외) 장기간 도뇨관 유지, 요로와 장관간의 누공 형성, 만성 요정체(chronic urinary retention)

③ Imaging study (uncomplicated UTI에서는 필요하지 않음.)

- Imaging study가 필요한 경우

가. 적절한 항생제 사용 72시간이 지나도 호전이 없는 경우

나. Severely ill patient

다. 면역억제 상태

라. 합병증(renal abscess)이 의심되는 경우

마. 남자

♦ 급성 신우신염의 CT finding
- 침범된 신장의 patchy, wedge-shaped, or linear pattern의 음영 감소, diffuse or focal kidney enlargement

5) 치료
- 원칙: 항생제 선택에서 혈중 농도보다 소변내 농도가 중요하며 성별, 나이, 증상
  유무, 감염부위, 반복여부(재발)에 따라 치료 여부 및 치료기간을 결정함.

① 무증상 세균뇨(asymptomatic bacteriuria) 치료대상
- 비뇨기계 수술 전 환자, 임신 12~16주 사이에 선별검사를 하여 확인된 경우.
- 치료 대상:
  임신 초기, 요로경유 전립선 절제술을 받기 전(TUR-P), 점막출혈이 예상되는
  비뇨기과 처치를 받기 전

② 성인여성의 단순방광염(acute uncomplicated cystitis)
- 열이 없는 상태에서 배뇨통(dysuria)은 요도염(urethriitis), 질염(vaginitis)에서도 동
  반되므로 STD (sexually transmitted disease)감별 후에 항생제를 선택
- 항생제 선택시 치료 효과와 2차적으로 발생할 수 있는 collateral damage 고려
  cf) collateral damage: 항생제 내성균의 selection, colonization, MDR pathogen에
      의한 감염
- 항생제 선택: Fosfomycin 3g 1회,
              Nitrofurantoin 100mg BID 5일 이상,
              Pivmecillinam 400mg TID 3일 이상
              : nitrofurantoin (macrocrystalline) 100 mg qid 5일
  그러나 국내 현실을 도입했을 때 1차 약제 Oral fluoroquinolone 3일요법, 2차 약
  제로 2/3세대 세팔로스포린 5일요법 권고
- 국내 요로감염균의 항생제 내성율이 높아 단순 급성방광염에서도 요배양 검사 시
  행 권고

③ 단순 급성 신우신염(acute pyelonephritis)
- 나이, 기저질환, 환자상태, 면역상태 등을 고려하여 입원여부를 결정
- 1차 항생제 선택 :
  ⓐ 경미한 신우신염은 oral fluoroquinolone 투여 후 배양결과가 감수성을 보이면
     7일간 투여한다.
  ⓑ 내성균주 동정시 감수성 있는 TMP-SMX, fluoroquinolone, β-lactam, nitrofu-
     rantoin 등의 항생제로 변경한다.
  ⓒ 입원이 필요한 신우신염의 초기 정주용 항생제: fluoroquinolone, aminoglyco-
     side ± ampicillin, 광범위 cephalosporin, β-lactam/b-lactamase inhibitor ±
     aminoglycoside, carbapenem
     → 해열이 된 후에는 분리된 원인균에 감수성이 있는 경구용 항생제 또는 내성
        률을 토대로 결정된 경구용 항생제로 변경하여 투여
  ⓓ 패혈증 쇼크 동반으로 중환자실치료가 필요한 중증 신우신염환자: 국내 내성
     률을 고려하여 piperacillin/tazobactam or Carbapenem IV을 투여

④ 복합 요로감염(complicated UTI)
  - 요로감염이 초기 경험적 치료에 반응이 느리거나 요로계 외의 증상이 동반된
    다면 요폐쇄에 주의한다.
  - 항생제 치료와 요폐쇄 원인의 진단 및 치료가 이루어져야 한다.
  - 치료기간: 요폐쇄 원인을 교정할 수 있고 추가적 감염의 위험이 없다면 7~14일로
    충분하지만, 요폐쇄의 원인교정이 불충분하면 21일 이상 연장할 수 있다.
  - 내성균이 원인균인 경우가 많음
  - 당뇨환자에서 renal abscess, papillary necrosis, emphysematous infection등을
    합병할 수 있음.

⑤ 도뇨관 관련 요로감염(catheter-associated UTI) (2009 IDSA guideline)
  - 대상 환자: Foley, cystostomy, CIC하는 환자,urinary catheter를 48시간 이내 제
    거한 환자
  - 원칙: 불필요한 urinary catheter는 조기에 제거함.
        도뇨관 유치가 불가피하다면, 장기 유치 도뇨관 대신 간헐적 도뇨관 배뇨 고려
        <u>2주 이상 지난 catheter는 change</u>
        <u>교환한 새 catheter를 통해 요배양검사 시행 후 항생제투여</u>
        Catheter가 있거나 CIC하는 환자에서 pyuria는 UTI나 bacteriuria에 진단적
        가치가 없음(일반적으로 low grade inflammation이 있어서 urine에 WBC가
        나옴).
        세균배양 검사 양성과 함께 요로감염과 관련된 증상이 있어야 진단할 수 있음
        세균뇨를 줄이기 위해 항생제 혹인 생리식염수 catheter irrigation은 도움이
        되지 않음.
  - 치료기간: 7~14일 치료

6) 칸디다뇨(Candiduria) (2016 IDSA candidiasis)

① 개요
  - 대부분의 칸다다뇨는 증상이 없음. 요로감염과 무증상뇨의 감별이 어려워 치료의
    판단은 임상적으로 결정함.
  - Candida의 CFU는 infection과 colonization을 구분할 수 없음.
  - 요로 폐쇄(urinary obstruction)나 비뇨기과 시술시 칸디다뇨는 칸디다혈증(candi-
    demia)를 유발할 수 있음.
  - 가능하다면 도뇨관 제거

② 무증상 칸디다뇨(asymptomatic candiduria)의 치료 적응증
  가. 호중구감소증(neutropenia)
  나. 비뇨기과 시술이 예정인 환자
  다. 출생체중 <1,500g의 미숙아

칸디다뇨의 위험인자 및 균주

위험인자	균주 분포	Candida 특징
고령 여성 당뇨 항생제 사용 도뇨관 유지 Prior surgical procedure	Candida albicans (50~70%) Candida glabrata & Candida tropicalis(두번째로 흔함) Candida parapsilosis (rarely)	Candida의 대부분은 fluconazole에 효과적이나 *C.glabrata, C.krusei*는 fluconazole에 내성임.

(CID 2005;41;S372)

◆ Fluconazole의 약리학적 특징: oral bioavailability가 IV투여의 90%이며, urine의
농도는 serum 농도의 10~20배. CSF 및 vitreous body의 투과력이 좋음. 초기에
IV로 투여한 후 호전 추세면 po로 변경하여 투여하는 것이 일반적임.

칸디다 요로감염의 치료

	Primary therapy	Alternative therapy	Comment
Asymptomatic candiduria	Neutropenia 환자: disseminated candidiasis처럼 치료		Neutropenia환자에서의 disseminated candidiasis 치료: LFAmB 3~5mg/kg daily, caspofungin 70mg loading 이후 50mg daily, voriconazole 400mg bid for 2 dose 후 200mg bid ■ alternative: fluconazole 800mg loading 이후 400mg daily
	Urologic procedure: 시술전후 며칠동안 fluconazole 400mg (6mg/kg) daily	Amphotericin B deoxycolate (AmB-d) 0.3~0.6mg/kg daily	
Symptomatic cystitis	Fluconazole 200mg (3mg/kg) daily × 14일	AmB-d 0.3~0.6mg/kg daily × 1~7일 or Flucytosine 25mg/kg qid × 7~10일	AmB-d bladder irrigation 은 refractory fluconazole -resistant한 glabrata, krusei에서 recommended
Acute pyelonephritis	Fluconazole 200~400mg daily × 14일	AmB-d 0.3~0.6mg/kg daily × 1~7일 or Flucytosine 25mg/kg qid × 14일	Disseminated candidiasis가 의심되는 경우는 candidemia에 준해 치료

* Neutropenia 성인에서의 candidemia치료:

① Echinocandin을 1차로 권고:

   - caspofungin: 70mg qd loading, 50mg qd maintenance

   - micafungin: 100mg qd

   - anidulafungin: 200mg qd loading, 100mg qd maintenance

② LFAmB: 3~5mg/kg daily (효과는 좋으나, potential toxicity로 1차적으로 권고되지 않음)

③ Fluconazole: 이전에 사용한 적 없고, 중증감염이 아닌 경우 고려

C.krusei에서는 권고되지 않음

  - Loading dose: 800mg (12mg/kg) qd // maintenance dose: 400mg (6mg/kg) qd

④ Voriconazole: additional mold coverage가 필요한 경우 고려

  - Loading dose: 400mg (6mg/kg) bid for 2dose //

   maintenance dose: 200mg-300mg (3-4mg/kg) bid

* 투약기간은 일반적으로 candidemia 음전일로부터 최소 2주 사용

(2016 IDSA candidiasis)

7) 요로감염의 합병증

- Perinephric abscess and intrarenal abscess, emphysematous pyelonephritis

① Perinephric abscess: 요로 결석이나 당뇨환자에서 발생하는 UTI의 드문 complication으로 치료는 IV 항생제 + percutaneous drainage

② Intrarenal abscess: APN에서 항생제에 반응이 적을 때 임상적으로 의심해야 하고 항생제에 반응이 없는 경우 percutaneous drainage를 반드시 해야 함.

③ Emphysematous pyelonephritis: 신장주변과 신장 실질 안으로 gas가 보이는 acute multifocal bacterial nephritis의 severe, necrotizing form임.주로 당뇨환자에서 발생. 항생제 치료에도 사망률은 70%에 이름

  - 기종성 신우신염 의심시 진단과 침범정도 파악 위해 CT 시행

치료 기준)

  - 가스 형성이 신우에 국한되고 신장실질 침범이 없는 경우: 항균제 투여하며 관찰

  - 가스 형성이 신장 실질 침범: 항균제 투여와 함께 경피적 배농술이나 수술 시행

  - 가스 형성이 신장 주변부까지 파급된 경우와 경피적 배농술에 호전이 없으면 신장 절제술을 고려

6. 복강내 감염(Intraabdominal infection)

(2009 IDSA Guidelines for Complicated Intraabdominal Infection
대한감염학회/대한화학요법학회 소화기계 감염 진료지침 권고안)

1) 개요

복강내 감염의 흔한 원인균 및 특징

흔한 원인균		특징
일차성 복막염	E.coli (m/c) K.pneumoniae S.pneumoniae	단일균 감염
복잡성 복강내 감염 (이차성 복막염, 복강내 농양)	호기균 E.coli (m/c) Klebsiella P.aeruginosa	혐기균과 함께 복합감염
	혐기균 Bacteriodes fragilis 등의 Bacteriodes종(m/c) Clostridium Peptostreptococcus	
간농양	E.coli, K.pneumoniae Enterococci viridans streptococci	20% 내외에서 혐기균 or 다른 호기균과 복합감염

(2009 IDSA guideline complicated intra-abdominal infection modified)

- 일차성 복막염 or 자발성 복막염(primary or spontaneous bacterial peritonitis)
  주로 간경변 환자에서 발생하는 분명한 감염원 없이 발생함(만성 활동성 간염,
  급성 바이러스성 간염, 울혈성 신부전, 전이성 암, SLE에서도 발생가능).
- 이차성 복막염(secondary bacterial peritonitis)
  위장관 천공이나 장기의 염증이 파급되어 세균의 복강내 오염에 의해 발생함.
- 복강내 농양(intraperitoneal abscess)의 원인
  맹장염, 게실염, 담도의 염증성 질환, 췌장염, 위천공, 염증성 장질환, 외상, 복부
  수술 등
- 복잡성 복강내 감염(complicated intraabdominal infection) - 시작이 되는 장기를
  넘어서 복강으로 감염이 파급되어 농양 형성이나 복막염을 일으킨 것. 복합성 복
  강내 감염 범주 안에 이차성 복막염 및 복강내 농양이 포함됨.

임상양상

임상양상	
복잡성 복강내 감염	발열, 오한, 복통, 오심 및 구토압통 및 반발통 복강내 농양은 증상없이 서서히 진행하는 경우도 있음.
간농양	발열, 우상복부 통증, percussion tenderness, 반발통, 간혹 불명열로 발현

2) 이차성 복막염 및 복강내 농양의 진단 및 치료

① 진단
- 광범위 복막염의 징후가 분명하면 즉각적인 수술
- CT로 복강내 감염 여부 및 원인 병소 확인
- 혈액배양 검사
- 가능하다면 복강내 감염부위에서 수집한 검체를 배양

② 치료
- 항생제 치료를 조기에 시작하고, 특히 패혈성 쇼크환자는 1시간 이내 항생제 투여
- Source control
  a. 경피적 혹은 수술적 배농: 가능하다면 경피적 배농이 선호됨
  b. 지속적인 오염원의 제거(diversion or resection) 복강내 농양에서는 경피적 배농술이 가능한 경우 반드시 시행
- Source control 실패의 예측 인자: 24시간 이상의 중재술의 지연, 중증 (APACHE II score 15 이상), 고령, 기저 질환, 넓은 부위의 복막염, 영양상태의 불량, 낮은 albumin level 등

③ 항생제 선택
- Community or hospital acquired에 따라 다르다.
- Community acquired
  · 장내 그람음성 세균 및 그람양성 *streptococci*를 대상으로
  · 혐기균에 대한 치료가 필요한 경우: distal small bowel, appendix, colon; obstruction이나 paralytic ileus가 있는 경우
  · *Enterococci, Candida*에 대한 경험적 치료는 권장하지 않는다.

Community acquired intra-abdominal infection에서의 경험적 항생제 선택

Mid-to-moderate severity: perforated or abscessed appendicitis and other infections of mild-to-moderate severity	Hight risk or severity: severe physiologic disturbance, advanced age or immunocompromised state
Cefoxitin, ertapenem, moxifloxacin, tigecycline, and ticarcillin-clavulanic acid	Imipenem-cilastatin, meropenem, and piperacillin-tazobactam
Cefuroxime, ceftriaxone, cefotaxime, each in combination with metronidazole	Cefepime, ceftazidime, each in combination with metronidazole

(대한감염학회/대한화학요법학회 진료지침 권고안)

- Hospital acquired
  · Antipseudomonal cephalosporin (ceftazidime or cefepime) + metronidazole

- Piperacillin-tazobactam
- Meropenem or imipenem/cilastatin
- Aminoglycoside 병합을 고려할 수 있다
- *Enterococci*에 대한 경험적 치료가 필요한 경우: postoperative infection, cephalosporin 등 *Enterococcus*에 항균력이 없는 항생제를 투여받은 기왕력, 면역억제환자, 심장판막질환, 혈관 내 인공삽입물이 있는 환자
- MRSA에 대한 경험적 치료가 필요한 경우: Colonization이 확인되었던 경우, 이전 치료 실패, 의미있는 항생제 노출

④ 항생제 치료 기간
- Source control이 되면 4~7일, 하지만 원인균에 따라 달라짐
- 치료 실패 의심시 CT or US를 재시행

3) 간농양(Liver abscess)

① 개요
- 감염 경로: 담도계 전파, 복강 내 감염, 혈행성 전파
- 흔한 원인균: *K. pneumoniae* (serotype K1), *E. coli, viridans streptococci*, 혐기균, 아메바

② 진단
- 증상: 발열, 오한, 복통, 전신 쇠약감, 식욕부진, 복부 압통, 간종대, 저혈압
- 혈액검사: ALP 상승과 백혈구 증가가 가장 흔하다
- 영상진단: CT가 가장 진단율이 높으며 배농 가이드에도 더 우월
  초음파는 담관질환이 의심되거나 CT가 불가능한 경우
- 미생물학적 진단: 혈액배양, 배농액 배양(혐기균 포함), 혈청 아메바 항체 검사

③ 치료
- 항생제 치료
  - 3세대 또는 4세대 cephalosporin (cefotaxime, ceftriaxone, ceftizoxime, ceftazidime, cefepime) + metronidazole
  - Fluoroquinolone + metronidazole
  - Piperacillin/tazobactam
  - Carbapenem
- 농양의 aspiration을 하기 전이라도 blood culture 후에 즉시 항생제 투여
- 경피적 배액술 시행이 중요!
  - 예외적인 경우를 제외하면 대부분에서 필요
  - 배농이 최소화될 때까지 카테터 유지
- 주사 항생제로 첫 2~3주 투여, 총 항생제 4~6주 투여

- 아메바성 간농양: metronidazole 750mg tid 로 7~10일 투여하고, 대개 배농이 필요하지 않다.

복강내 감염시 항생제 용량

Antibiotic	Adult dosage
β-lactam/β-lactamase inhibitor combination	
Piperacillin-tazobactam	3.375~4.5g q 6~8 h
Ticarcillin-clavulanic acid	3.1g q 6 h; FDA labeling indicates 200mg/kg/day in divided doses every 6 h for moderate infection and 300mg/kg/day in divided doses every 4 h for severe infection
Carbapenems	
Doripenem	500mg q 8h
Ertapenem	1g q 24h
Imipenem/cilistatin	500mg q 6 h or 1 g q 8 h
Meropenem	1 g q 8 h
Cephalosporins	
Cefazolin	1~2g q 8 h
Cefepime	2g q 8~12 h
Cefotaxime	1~2g q 6~8 h
Cefoxitin	2g q 6 h
Ceftazidime	2g q 8 h
Ceftriaxone	1~2g q 12~24 h
Cefuroxime	1.5g q 8 h
Tigecycline	100mg initial dose, then 50mg q 12 h
Fluoroquinolones	
Ciprofloxacin	400mg q 12 h
Levofloxacin	750me q 24 h
Moxifloxacin	400mg q 24 h
Metronidazole	500mge q 8~12 h or 1500mg q 24 h
Aminoglycosides	
Gentamicin or tobramycin	5~7mg/kg q 24 h
Amikacin	15~20mg/ka q 24 h
Aztreonam	1~2g q 6~8 h
Vancomycin	15~20mg/kg q 8~12 h

7. 감염성 심내막염(infective endocarditis)

1) 개요

① 정의

혈류 내로 들어온 세균이 심장판막과 주변 조직에 염증을 일으키는 상태.

- Vegetation: 원인균 + fibrin + platelet + inflammatory cell

② 분류

	진행경과	심장내 구조 손상	전이성 감염	예후
급성	단기간 내 악화	빠르게 손상시킴	빈번	치료(-) → 수주 내 사망
아급성	서서히 진행	느리게 진행, 혹은 손상 없음	드묾	

가. Acute vs. subacute: 질병 발생 후 진단 시점까지의 진행경과, 속도, 중증도에 근거하여 acute와 subacute로 나눔.

나. Native valve endocarditis vs. prosthetic valve endocarditis

ⓐ Native valve endocarditis

- Community acquired vs. health care-associated

 (e.g. IV catheter, hyperalimentation lines, pacemaker, dialysis shunt)

ⓑ Prosthetic valve endocarditis - early onset vs. late onset

- 수술 후 2개월 내에 발생하는 early onset
- 수술 후 2개월 이후 발생하는 late onset
- 원인균은 수술 후 1년을 기준으로 달라짐.

ⓒ Left sided endocarditis vs. Rt. sided endocarditis

- 대부분의 심내막염은 왼쪽 심장(mitral valve, aortic valve)에 호발하며 양쪽 심장을 모두 침범하는 경우도 있음. 오른쪽 심장에는 드물게 발생하고 주로 IV drug user, pacemaker 환자에서 오른쪽 심장을 침범.

ⓓ Culture negative endocarditis

- 심내막염은 85~95%에서 blood culture 양성으로 보여 일부 혈액 배양음성인 경우를 칭함.

③ Predisposing condition (Arch Int Med 2009;169(5):466)

가. Degenerative valve disease (m/c)

- Mitral (43.3%), aortic (26.3%) valve regurgitation

 c.f. rheumatic mitral valve disease는 과거에는 가장 흔한 원인이었으나 최근에는 3.3%로 rare해졌음.

나. Prosthetic heart valve

다. Congenital heart disease (PDA, VSD, CoA, bicuspid aortic valve.)
- Bicuspid aortic valve (60세 이상에서 발생하는 endocarditis의 20%에 해당)
- Marfan syndrome with aortic insufficiency

라. IV drug users

마. Cardiac devices (pacemaker, defibrillator)

바. 고령, 당뇨, 혈액투석, 면역저하 등의 환자에서 발생률 증가함. 그러나 acute infective endocarditis 환자의 50%이상에서는 기저 심질환이 없음.

2) 원인균

모든 심내막염에서 G(+)가 81.5%로 이중 *Staphylococcus aureus*가 31.2%로 가장 흔한 원인균

① Community acquired infection에서 native valve endocarditis의 경우 streptococcal infection이 가장 흔함
- 구강, 피부, 상기도를 통한 감염: *viridans streptococci, staphylococci*, HACEK organism (Haemophilus, Actinobacillus, Cardiobacterium, Eikenella, and Kingella)
- GI tract 통한 감염: *Streptococcus bovis*
- GU tract 통한 감염: *Enterococci*

Health care associated infection에서 staphylococcal infection은 60% 이상으로 증가함.

② Prosthetic valve

수술 후 첫 1년 내 가장 infection의 위험이 높고 1년 내에서도 첫 2달 이내 가장많이 발생함.

가. Early onset prosthetic valve endocarditis (수술 후 2개월 이내)
S. aureus (oxacillin 내성), CNS (oxacillin 내성), G(-) bacilli (Pseudomonas 포함), fungus 등

나. Late onset prosthetic valve endocarditis (수술 후 12개월 이후)
community acquired infection과 유사

다. 수술 후 2~12개월
Early onset과 유사하게 coagulase(-) staphylococci가 많음

③ IV drug user
S. aureus (68%, m/c), unusual organism에 의한 infection의 위험이 증가하고 polymicrobial infection 증가

④ Culture negative endocarditis (endocarditis에서 5~7%)
가. 혈액배양 전 항생제를 시작한 경우

나. 배양조건이 까다로운 균에 의한 감염

- <u>Coxiella burnetii (Q fever) & Bartonella spp.,: m/c</u>
- Tropheryma whippleii
- Non-Candida fungus, Brucella spp. Legionella spp.

다. 비감염성 심내막염(noninfectious endocarditis)

- Marantic endocarditis (non-bacterial thrombotic endocarditis)
- Autoimmune-associated: RA, SLE (Libman-Sacks endocarditis), Behcet's disease, polyarteritis nodosa

심내막염의 원인균

Organism	Native valve endocarditis		Prosthetic valve endocarditis at indicated time of onset (month) after valve surgery			Endocarditis in injection drug users		
	Community-acquired (n=1718)	Health care-associated (n=788)	<2 (n=144)	2-12 (n=31)	>12 (n=194)	Right-sided (n=346)	Left-sided (n=204)	Total (n=675)
Streptococci	40	9	1	9	31	5	15	12
Pneumococci	2	-	-	-	-	-	-	-
Enterococci	9	13	8	12	11	2	24	9
S.aureus	28	53	22	12	18	77	23	57
CNS	5	12	33	32	11	-	-	-
HACKEK group	3	-	-	-	6	-	-	-
G(-) bacilli	1	2	13	3	6	5	13	7
Candida spp.	<1	2	8	12	1	-	12	4
Polymicrobial/ miscellaneous	3	4	3	6	5	8	10	7
Diphtheroids	-	<1	6	-	3	-	-	0.1
Culture (-)	9	5	5	6	8	3	3	3

Injection drug use	S aureus, including community-acquired Oxacillin-resistant strains Coagulase-negative Staphylococci β-Hemolytic streptococci Fungi Aerobic Gram-negative bacilli, including Pseudomonas aeruginosa Polymicrobial	Diabetes mellitus	S aureus β-Hemolytic streptococci S pneumoniae
		Early (≤ 1y) prosthetic valve placement	Coagulase-negative staphylococci S aureus Aerobic Gram-negative bacilli Fungi Corynebacterium sp Legionella sp
Indwelling cardiovascular medical devices	S aureus Coagulase-negative Staphylococci Fungi Aerobic Gram-negative bacilli Corynebacterium sp	Late (> 1y) prosthetic valve placement	Coagulase-negative staphylococci S aureus Viridans group streptococci Enterococcus species Fungi Corynebacterium sp
Genitourinary disorders, infection, manipulation, including pregnancy, delivery, and abortion	Enterococcus sp Group B streptococci (S agalactiae) Listeria monocytogenes Aerobic Gram-negative bacilli Neisseria gonorrhoeae	Dog-cat exposure	Bactonella sp Pasteurella sp Capnocytophaga sp
Chronic skin disorders, including recurrent infections	S aureus β-Hemolytic streptococci	Contact with contaminated milk or infected farm animals	Brucella sp Coxiella bumetii Erysipelothrix sp
Poor dental health, dental procedures	Viridans group streptococci "Nutritionally variant streptococci" Abiotrophia defectiva Granulicatella sp Gemella sp HACEK organisms	Homeless, body lice	Bartonella sp
		AIDS	Salmonella sp S pneumoniae S aureus
Alcoholism, cirrhosis	Bartonella sp Aeromonas sp Listeria sp S pneumoniae β-Hemolytic streptococci	Pneumonia, meningitis	S pneumoniae
Burn Patients	S aureus Aerobic Gram-negative bacilli, including P aeruginosa Fungi	Solid organ transplant	S aureus Aspergilus fumigatus Enterococcus sp Candida sp
		Gastrointestinal lesions	S bovis Enterococcus sp Clostridium septicum

원인균과 임상경과의 연관성

	Typical organism	Possible organism
Acute course	β-hemolytic streptococci S. aureus Pneumococci	Staphylococcus lugdunensis (a coagulase(-) species) Enterococci
Subacute course	Viridans streptococci Enterococci Coagulase(-) staphylococci HACEK group	S. aureus
Indolent course	Bartonella species C burnetii Tropheryma whippleii	

3) 임상양상

비특이적 증상들이 대부분이고 매우 다양함.

발병기전에 따라서 균혈증에 의한 전신증상, 심장 조직 손상에 의한 소견, vegetation에 의한 embolic event, 면역 반응에 의한 면역학적 소견

- Infective endocarditis를 의심해야 하는 경우
  - Valvular disease가 있는 발열 환자 or IV drug user에서의 발열
  - Infective endocarditis의 typical organism이 동정되는 bacteremia
  - 설명되지 않는 arterial emboli
  - 심장 판막 기능저하가 진행하는 경우

① Bacteremia로 인한 전신 증상

Fever (m/c), chill, weakness, malaise ...

(고령, 심부전, 신부전, 간부전, 항생제를 사용한 경우, less virulent organism infection에서 발열을 동반하지 않을 수 있음.)

② 심장 소견

Heart murmur (초기 30~45%, 결국 85%), heart failure (30~40%), perivalvular abscess, AV block...

③ Septic embolization

Vegetation이 떨어져나가 동맥에 색전증 발생.

우측 심장 침범시 pulmonary embolism을 유발.

가. Emboli는 진단 전, 치료 중, 치료 종료 후에도 발생할 수 있으나 항생제 치료 첫 2~4주에 가장 많이 일어나며 특히 첫 2주 이내 가장 많이 발생함. 2주 항생제 치료 이후에는 risk가 급격히 감소

나. Lung, coronary artery, spleen, bowel, extremities에 발생할 수 있으나 65%이
   상 central nervous system에 발생하고 90% 이상에서 middle cerebral artery에
   발생함.

다. Embolization risk ↑ :
   Vegetation size > 1cm mitral vegetation이 aortic vegetation보다 embolic
   event ↑ _S.aureus_ (특히 ↑), Candida, HACEK, Abiotrophia organism

라. Mycotic aneurysm: 감염에 의해 발생한 버섯모양의 동맥류
   - intracranial artery (m/c)

마. Conjunctival hemorrhage, splinter hemorrhage, Janeway lesion (손바닥이나
   발바닥이 무통성의 출혈성 홍반)

④ Bacteremia로 인한 metastatic infection: skin, spleen, kidney, skeletal system, me-
   ninges..

⑤ Immunologic phenomenon
   Glomerulonephritis, renal failure (치료 후 대부분 호전),
   Osler's node (통증 동반하는 손가락이나 발바닥의 nodular 병변),
   Roth spot (retina에 edema와 hemorrhage를 동반),
   rheumatoid factor(+), arthralgia or arthritis

⑥ Neurologic sx. (20~40%, 특히 S.aureus infection ↑)
   Embolic stroke, meningitis, intracranial hemorrhage, ruptured mycotic aneu-
   rysm, seizure, encephalopathy, microabscess

Infective endocarditis에서의 임상 및 검사 특징

Feature	Frequency(%)
1.Fever	80~90
2.Chills and sweats	40~75
3.Anorexia, weight loss, malaise	25~50
4.Myalgia, arthralgias	15~30
5.Back pain	7~15
6.Heart murmur	80~85
7.New/worsened regurgitant murmur	20~50
8.Arterial emboli	20~50
9.Splenomegaly	15~50
10.Clubbing	10~20
11.Neurologic manifestation	20~40
12.Peripheral manifestation (Osler nodes,	2~15
subungual hemorrhage, Janeway lesions,	10~40
Roth spots)	70~90
13.Petechiae	20~30
Laboratory manifestation	30~50
14.Anemia	60~90
15.Leukocytosis	>90
16.Microscopic hematuria	50
17.Elevated ESR	65~100
18.Elevated C-reactive protein level	5~40
19.Elevated rheumatoid factor	
20.Circulating immune complexes	
21.Decreased serum complement	

4) 진단

① History taking, P/E

② Blood culture, echocardiography (TTE or TEE), CBC, chemistry profile, ESR, CRP, rheumatoid factor, U/A, CXR, ECG

　가. Blood culture
- 초기에 3회의 혈액배양을 시행. 배양 24시간 후 음성인 경우에는 2회의 혈액배양을 추가 시행하여 총 5회를 시행함.
- 급성 심내막염이 의심되면 경험적 항균제를 투여하기 전에 30분 동안 모든 혈액배양 검체를 채취
- 아급성 심내막염의 경우 30~60분 간격으로 3회의 혈액배양 검사 시행
- 3일마다 blood culture를 F/U하여 균음전 여부를 확인

　나. Echocardiography (IE가 의심되는 모든 환자에서 시행)

ⓐ TTE (transthoracic echocardiography): sensitivity 65%
- Native valve IE가 의심되는 환자에서 image가 잘 볼 수 있는 경우 시행
- TTE에서 large and/or mobile vegetation, valvular insufficiency, perivalvular extension, secondary ventricular dysfunction 등 high-risk echocardiographic feature를 보이면 TEE를 시행하여 complication을 정확히 평가
- TTE에서 (-) 이라도 강력히 의심되면 TEE를 시행.

ⓑ TEE (transesophageal echocardiography): sensitivity > 90%
- Prosthetic valve인 환자
- Positive TTE인데 Intracardiac complication (myocardial abscess, valve perforation, fistula)이 의심되는 경우
- Negative or non-diagnostic TTE 지만 임상적으로 IE 의심되는 경우
- TEE에서 (-)이나 임상적으로 강력히 의심되는 경우 5~7일 내(IDSA에선 3~5일 내 권고) TEE 재시행

Definition of IE According to the Modified Duke Criteria

Definite IE

Pathologic criteria

Microorganisms demonstrated by results of cultures or histologic examination of a vegetation, a vegetation that has embolized, or an intracardiac abscess specimen

Pathologic lesions, vegetation, or intracardiac abscess confirmed by results of histologic examination showing active endocarditis

Clinical criteria

2 Major criteria or

1 Major criterion and 3 minor criteria or

5 Minor criteria

Possible IE

1 Major criterion and 1 minor criterion or

3 Minor criteria

Rejected

Firm alternate diagnosis explaining evidence of IE

Resolution of IE syndrome with antibiotic therapy for ≤ 4 d

No pathologic evidence of IE at surgery or autopsy, with antibiotic therapy for ≤ 4 d

Does not meet criteria for possible IE

Definition of Terms Used in the Modified Duke Criteria for IE Diagnosis

Major criteria

1. Blood culture findings positive for IE

Typical microorganism consistent with IE from 2 separate blood cultures

Viridans streptococci, *Streptococcus bovis*, HACKE group, or *Staphylococcus aureus*

Community-acquired enterococci, in the absence of a primary focus

Microorganisms consistent with IE from persistently positive blood culture findings, defined as:

$\geq$ 2 positive culture findings of blood samples drawn > 12h apart

3 or most of $\geq$ 4 separate culture with first and last drawn at least 1h apart

Single positive blood culture for *Coxiella burnetii* or antiphase I IgG antibody titer > 1:800

2. Evidence of endocardial involvement

Echocardiographic findings positive for IE, defined as follows:

(TEE recommended in patients with prosthetic valves, rated at least possible IE by clinical criteria or complicated IE[paravalvular abscess]; TTE as first test in other patients),

defined as follows:

Oscillating intracardiac mass on valve or supporting structures, in the path of regurgitant jets, or on implanted material in the absence of an alternative anatomic explanation

Abscess

New partial dehiscence of prosthetic valve (including new valvular regurgitation; worsening or changing of preexisting murmur not sufficient)

Minor criteria

1. Predisposition: predisposing heart condition, or intravenous drug use

2. Fever, temperature > 38℃

3. Vascular phenomena: major arterial emboli, septic pulmonary infarcts, mycotic aneurysm, intracranial hemorrhage, conjunctival hemorrhages, and Janeway lesions

4. Immunologic phenomena: glomerulonephritis, Osler nodes, Roth spots, and rheumatoid factor

5. Microbiological evidence: positive blood culture finding but does not meet a major criterion or serologic evidence of active infection with organism consistent with IE

---

③ Culture negative시 시행하는 검사

- Antibody test: *C.burnetii* (Q fever Ab.), *Bartonella* Ab., *Legionella* Ab., *Brucella* Ab., *Mycoplasma* Ab.

- T.whipplei PCR or Bartonella PCR

- 수술 후 vegetation의 특수 염색이나 PCR

※ 2015 ESC modified criteria에서는 Major criteria [Evidence of endocardial involvement] 항목 중 진단 tool로 TTE/TEE 소견 뿐 아니라 PET-CT, SPECT, 또는 Cardiac CT도 진단기준에 포함

A. Echocardiogram positive for IE:

- Vegetation;

- Abscess, pseudoaneurysm, intracardiac fistula;

- New partial dehiscence of prosthetic valve.

B. Abnormal activity around the site of prosthetic valve implantation detected by 18F-FDG PET/CT (only if the prosthesis was implanted for > 3 months) or radiolabelled leukocytes SPECT/CT.

C. Definite paravalvular lesions by cardiac CT.

Major criteria

1. Blood cultures positive for IE

a. Typical microorganisms consistent with IE from 2 separate blood cultures:
   - *Viridans streptococci, Streptococcus gallolyticus (Streptococcus bovis), HACEK group, Straphylococcus aureus;* or
   - Community-acquired enterococci, in the absence of a primary focus; or

b. Microorganisms consistent with IE from persistently positive blood cultures;
   - $\geq$2 positive blood cultures of blood sample drawn > 12h aprat; or
   - All of 3 or a majority of $\geq$4 separate cultures of blood (with first and last samples drawn $\geq$ 1h apart); or

C. Single positive blood culture for Coxiella burnetii or phase 1 IgG antibody titre > 1:800

2. Imaging positive for IE

a. Echocardiogram positive for IE:
   - Vegetation;
   - Abscess, pseudoaneurysm, intracardiac fistula;
   - New partial dehiscence of prosthetic valve.

b. Abnormal activity around the site of prosthetic valve implantation detected by ^{18}F-FDG PET/CT (only if the prosthesis was implanted for > 3 months) or radiolabelled leukocytes SPECT/CT.

c. Definite paravalvular lesions by cardiac CT.

Minor criteria

1. Predisposition such as predisposing heart condition, or injection drug use.

2. Fever defined as temperature > 38°c

3. Vascular phenomena (including those detected by imaging only): major arterial emboili, septic pulmonary infarcts, infectious (mycotic) aneurysm, intracranial haemorrhage, conjuctival haemorrhages, and Janeway's lesions.

4. Immunological phenomena: glomerulonephritis. Osler's nodes. Roth's spots, and rheumatoid factor.

5. Microbiological evidence; positive blood culture but does not meet a major criterion as noted above or serological evidence of active infection with organism consistent witt IE.

8

Infection

5) 치료

- **치료 원칙**

  - Bactericidal agent를 parenteral하게 투여하고 4~6주간 치료. 충분한 혈중농도가 유지되도록 용량과 투여간격을 조절.

    (Vancomycin peak level 30~45μg/ml, trough level 15~20μg/mL, gentamicin peak level 3~4μg/mL, trough level < 1μg/mL)

  - 수술로 제거한 vegetation 배양에서 배양 음성인 경우 수술 전과 후의 항생제 치료기간을 합하여 전체 치료기간이 되도록 투여하며, 수술 검체 배양이 양성이거나 수술 소견상 paravalvular abscess가 있는 경우 수술 후 전체 치료기간을 새로 시작함.

  - Indication이 되면 early surgery

  - Complication 치료

① Empirical therapy

　가. Native valve infective endocarditis

Antibiotic	Adult dosage
Ampicillin-Sulbactam	12g/day IV #4 doses
(or Amoxicillin-Clavulanate)	12g/day IV #4 doses
+ Gentamicin	3mg/kg/day IV or IM #2~3 doses
or	
Nafcillin	12g/day IV #4 doses
+ Ampicillin (or Pc G)	12g/day IV #4 doses
+ Gentamicin	3mg/kg/day IV or IM #2~3 dose
For patients unable to tolerate B-lactams	
Vancomycin	30 mg/kg/day IV #2 doses
+ Gentamicin	3 mg/kg/day IV or IM #2~3 doses
+ Ciprofloxacin	1,000 mg/day orally #2 doses or 800 mg/day IV #2 oses

Table 3. Antibiotic Regimens for Initial Empirical Treatment of Infective Endocarditis
Clinical Guideline for the Diagnosis and Treatment of Cardiovascular Infections, 대한감염학회

나. Prosthetic valve endocarditis: 감염내과에 우선 자문을 구한다.

Antibiotics	Adult dosage	Duration (weeks)
Early-onset(≤1 y)		
Vancomycin	30 mg/kg/day IV #2	6
plus Gentamicin	3 mg/kg/day IV or IM #3	2
plus Cefepime	6 g/day IV #3	6
plus Rifampin	900 mg/day PO or IV #3	6
Late-onset(≥1y)		
Ampicillin/Sulbactam	12 g/day IV #4	6
or Amoxicillin/Clavulanate	12 g/day IV #4	6
plus Gentamicin	3 mg/kg/day IV or IM #3	6
plus Rifampin	900 mg/day PO or IV #3	6
In B-lactam allergic patients		
Vancomycin	30 mg/kg/day IV #2	6
plus Gentamicin	3 mg/kg/day IV or IM #3	6
plus Ciprofloxacin	1,000 mg/day PO or 800 mg/day IV #2	6
plus Rifampin	900 mg/day PO or IV #3	6

Table 12. Therapy for Culture-negative Prosthetic Valve Endocarditis
Clinical Guideline for the Diagnosis and Treatment of Cardiovascular Infections, 대한감염학회

② 원인균별 항생제 치료(IDSA/AHA 2015 guideline)
모든 항생제 용량은 정상 신기능일 때 dose임.
Vancomycin, gentamicin은 drug level을 맞춰야 함.

Staphylococcal endocarditis therapy

Native valve disease	Prosthetic valve disease
Oxacillin-susceptible strains - Nafcillin or oxacillin 2g IV q4h for 6주 ±gentamicin 1mg/kg IM or IV q8h for 3~5일(uncomplicated right sided IE는 2주) or - Penicillin allergy가 non-anaphylactoid type: Cefazolin 2g IV q8h for 6주 ± gentamicin for 3~5일 - Penicillin anaphylatic reaction인 경우: vancomycin 15mg/kg IV q12h for 6주 (※ 기존 지침의 ±Gentamicin은 전부 빠짐)	Oxacillin-susceptible strains - Nafcillin or oxacillin 6주 이상 + rifampin 300mg PO tid 6주 이상 + gentamicin 2주 - Penicillin allergy가 non-anaphylactoid type: cefazolin 6주 이상 + rifampin 6주 이상 + gentamicin 2주
Oxacillin-resistant strains - Vancomycin: 15mg/kg IV q12h for 6주 - Daptomycin: ≥8 mg/kg/dose 6주	Oxacillin-resistant strains - Vancomycin 6주 이상 + rifampin 6주 이상 + gentamicin 2주

Viridans group Streptococci and Streptococcus bovis endocarditis

Native valve	Prosthetic valve

Penicillin-susceptible (MIC < 0.12 μg/mL)
- Penicillin G 2~3 million units IV q4h 또는
  Ceftriaxone 2g q 24hr 총 4주 or
- Penicillin G or ceftriaxone + gentamicin
  3mg/kg IM or IV q8h 총 2주 or
- Vancomycin 15mg/kg IV q 12hr 총 4주
(※ Penicillin G는 Ampicillin 2g q4h 로 대체 가능)
	Penicillin- susceptible (MIC < 0.12 μg/mL)
	- penicillin G or ceftriaxone 6주 ±gentamicin 첫
	  2주 or
	- vancomycin 6주

Relatively penicillin resistant
(0.12 < MIC < 0.5 μg/mL)
- Penicillin G or ceftriaxone 4주 + gentamicin
  2주 or
- Vancomycin 4주
Penicillin MIC > 0.5g/mL인 streptococci,
Abiotrophia defectiva, *Granulicatella spp.*
*Gemella spp.*는 enterococcal endocarditis와
동일한 regimen으로 치료함.
 	
* Vancomycin은 bactericidal agent가 아니므로
  penicillin이나 ceftriaxone에 tolerable하지 않은
  환자에서 사용
	Relatively or fully penicillin resistant
	(MIC > 0.12 μg/mL)
	- Penicillin G or ceftriaxone + gentamicin 모두
	  6주 or
	- Vancomycin 6주

Enterococcal endocarditis therapy (native & prosthetic valve 모두 동일)

Susceptible to penicillin, gentamicin, and vancomycin	Resistant to penicillin & susceptible to aminoglycoside and vancomycin

- Penicillin G 3~5 million units IV q4h +
  gentamicin 3mg/kg IV q8h, both 4~6주 or
- Ampicillin 2g IV q4h + gentamicin, both 4~6주
  or
- Ampicillin 2g IV q4h + Ceftriaxone 2g IV q12h,
  both 6주
	■ β-lactamase-producing strain
	- Ampicillin-sulbactam 3g IV q 6h + gentamcin,
	  both 6주 or
	- Vancomycin + gentamicin, both 6주
	■ Intrinsic penicillin resistance
	  Vancomycin+gentamicin, both 6주

Susceptible to penicillin, streptomycin, and vancomycin but resistant to gentamicin	Resistant to penicillin, aminoglycoside, and vancomycin

- Ampicillin 2g IV q4h + Ceftriaxone 2g IV q12h,
  both 6주
- Ampicillin 2g IV q4h + Streptomycin 7.5mg/kg
  IV/IM q12h, both 4~6주
- Penicillin G 3~5 million units IV q4h +
  Streptomycin 7.5mg/kg IV/IM q12h, both
  4~6주
	- Linezolid 600mg IV/PO q 12h, 6주 이상 or
	- Daptomycin 10-12mg/kg per dose, 6주 이상

HACEK organism에 의한 endocarditis therapy

치료기간: native valve 4주
        prosthetic valve 6주
- Ceftriaxone 2g IV q24h or
- Ampicillin 2g IV q4h
- Cepha나 ampicillin에 tolerable하지 못한 경우
  ciprofloxacin 1000mg PO qd or 400mg IV q12h

Bartonella endocarditis therapy

Doxycycline 100mg IV/PO q 12h, 6주 + Gentamicin 1mg/kg IV q 8h 2주
(gentamicin을 투여하지 못하는 경우 rifampin 300mg IV/PO q 12h 2주)

③ 수술

Infective endocarditis 환자의 수술 적응증

1. Vegetation
    - Persistent vegetation after systemic embolization
    - Anterior mitral leaflet vegetation, particularly with size > 10 mm*
    - ≥1 Embolic events during first 2 wk of antimicrobial therapy*
    - Increase in vegetation size despite appropriate antimicrobial therapy*[†]

2. Valvular dysfunction
    - Acute aortic or mitral insufficiency with signs of ventricular failure[†]
    - Heart failure unresponsive to medical therapy[†]

3. Valve perforation or rupture[†]
    - Perivalvular extension
    - Valvular dehiscence, rupture, or fistula[†]
    - New heart block[†‡]
    - Large abscess or extension of abscess despite appropriate antimicrobial therapy[†]

4. IE caused by fungi or highly resistant organisms (eg, vancomycin-resistant Enterococcus, multidrug-resistant Gram-negative bacilli)

----

* Surgery may be required because of risk of embolization.
[†] Surgery may be required because of heart failure or failure of medical therapy.
[‡] Echocardiography should not be the primary modality used to detect or monitor heart block.i

(2015 IDSA/AHA guideleine)

IE에서 surgery timing

Emergency surgery (within 24 hours)
  Acute aortic regurgitation plus preclosure of mitral valve
  Sinus of Valsalva abscess ruptured into right heart
  Rupture into pericardial sac

Urgent surgery (within 1~2days)
  Valve obstruction by vegetation
  Unstable (dehisced) prosthesis
  Acute aortic or mitral regurgitation with heart failure (NYHA class III or IV)
  Septal perforation
  Perivalvular extension of infection with/without new ECG change
  Lack of effective antibiotics therapy
  Major embolus plus persisting large vegetation(> 10mm in diameter)(confliting evidence)

Elective surgery (earlier usually preferred)
  Progressive paravalvular prosthetic regurgitation
  Valve dysfunction plus persisting infection after ≥7~10 days of antibiotic therapy
  Fungal (mold) endocarditis
  Staphylococcal PVE (confliting evidence)
  Early PVE (≤2 months after valve surgery)(confliting evidence)
  Fungal endocarditis (Candida spp.)(confliting evidence)
  Antibiotics-resistant organisms (confliting evidence)

④ 항응고제의 사용

Native valve의 경우 첫 2주 이내 사용은 adverse outcome

Prosthetic valve의 경우 warfarin → heparin으로 전환

⑤ 치료 효과의 판정

적절한 항생제 치료 후 5~7일 이내 증상이 호전되고 fever 소실된다. 2주 이상 발열이 지속되는 경우 심근 농양과 같은 심장내 합병증, metastatic infection, drug fever, nosocomial infection등을 고려

Vegetation은 3개월 후 50%에서 크기가 변하지 않고 25%에서는 오히려 크기 증가. 다른 임상증상 없이 vegetation이 그대로 남아있는 것이 치료 실패나 재발을 의미하는 것은 아님.

⑥ Complication의 치료

가. Splenic abscess (3~5%): percutaneous drainage or splenectomy

나. Intracranial mycotic aneurysm: angiography로 F/U하여 항생제 치료에 resolution되지 않고 지속되거나 크기가 증가, leakage 등이 있으면 endovascular treatment or surgery

다. Extracranial mycotic aneurysm: surgical intervention

⑦ 치료 종료시 확인사항

　　가. TTE시행-새로운 baseline cardiac function을 측정한다.

　　　　heart failure는 치료 후에도 발생하거나 악화될 수 있음.

　　나. Dental evaluation을 시행하여 oral infection의 source를 없앰.

　　다. Aminoglycosides를 사용한 경우 delayed ototoxicity가 있을 수 있고, 적절한 drug level
　　　　을 유지했더라도 발생할 수 있으므로 정기적인 청력검사를 시행

■ Viridans streptococci 중 임상적으로 중요한 5가지 group

S anginosus group *S. intermedius* *S. anginosus* *S. constellatus*	*S mutans group* *S. cricetus* *S. downei* *S. ferus* *S. hyovaginalis* *S. macaccae* *S. mutans* *S. ratti* *S. sobrinus*
S sanguinis group *S. gordoni* *S. parasanguinis* *S. sanguinis*	
S mitis group *S. cristantus* *S. infantis* *S. mitis* *S. oralis* *S. peroris* *S. orisratti*	*S salivarius group* *S. alactolyticus* *S. hyointestinalis* *S. infantarius* *S. salivarius* *S. thermophilus* *S. vestibularis*

- 밑줄친 균은 endocarditis에서 흔한 원인균

- *S anginosus* group은 다른 viridans group과 달리 endocarditis에서 abscess for-
mation과 hematogeneously disseminated infection (eg, myocardial and visceral
abscess, septic arthritis, vertebral osteomyelitis) 을 일으키는 경향이 있음.

6) 심내막염 예방(Infective endocarditis prophylaxis)

① 이전의 guideline과는 달리

- High risk group 환자

- Endocarditis가 발생할 경우 severe adverse outcome과 관련된 환자에서 pro-
phylaxis를 함. (실제 procedure related bacteremia보다는 daily activity (e.g. 양치
질) 과 관련된 bacteremia가 많음)

- 진단적 위십이지장, 대장내시경을 포함한 소화기계 시술은 예방적 항균제 사용이
권고되지 않음

Procedure시 심내막염 예방의 indication

1) Prosthetic cardiac valve or prosthetic material used for cardiac valve repair
2) Previous IE
3) Congenital heart disease 중 아래에 해당되는 경우
  1. Unrepaired cyanotic CHD, including palliative shunts and conduits
  2. Prosthetic material or device로 congenital heart defect를 완전히 repair한 경우는 수술 후 첫 6개월만 심내막염 예방
  3. Congenital heart disease에서 repair op.를 했으나 prosthetic patch나 prosthetic device 위치 혹은 근처에 residual defect가 있는 경우
4) Cardiac transplantation 받은 사람 중 valvular regurgitation이 있는 경우

(AHA 2007 guideline)

심내막염 예방이 필요한 procedure와 target pathogen

Prophylaxis가 필요한 procedure	Targt pathogen
1. Dental procedure 중 - gingival tissue나 치아의 periapical region을 치료하거나 oral mucosa의 천공을 일으키는 모든 procedure (예: 발치, 스케일링...)	_Viridans streptococci_
2. Respiratory tract procedure 중 - respiratory mucosa의 incision이나 biopsy를 하는 경우 (예: tonsillectomy, adenoidectomy, bronchoscopic biopsy, abscess나 empyema의 drainage를 하는 경우	_Viridans streptococci_
3. Genitourinary tract의 infection으로 GU procedure를 하는 경우	_Enterococci_
4. Infected skin/musculoskeletal structure를 surgical procedure하는 경우	_Staphylococci,_ _β-hemolytic streptococci_
5. Prosthetic heart valve나 prosthetic intravascular or intracardiac material replacement하는 경우	_S. aureus coagulase(-)_ _staphylococci_

그 외 Respiratory tract procedure, GU procedure, Skin/Soft tissue procedure 전에는 더 이상 예방적 항생제가 권고되지 않음.

심내막염 예방을 위한 항균제의 종류와 투여방법

시술이나 수술 직전 30~60분 이내, 가능한 경우 투여
표준 요법: amoxicillin 2g 1회 경구 투여
경구 투여가 불가능할 경우: ampicillin 2g or cefazolin (or ceftriaxone) 1g IV or IM
Penicillin or ampicillin에 allergy가 있을 때: cephalexin 2g or clindamycin 600mg or azithromycin, clarithromycin 500mg 경구 투여
Penicillin or ampicillin에 allergy 있으면서 경구 투여가 불가능할 때: cefazolin (or ceftriaxone) 1g or clindamycin 600mg IV or IM

- 항생제를 투여하고 있는 경우
  - 장기간 항생제를 투여하는 경우라고 하더라도 indication에 해당되는 경우는

prophylaxis를 해야 함. 현재 사용하는 항생제를 증량시키기 보다는 다른 계열의 항생제를 예방목적으로 투여

- 심내막염으로 치료받고 있는 환자에서 procedure를 하는 경우, 투약 스케줄을 시술 30~60분 전으로 조정하여 투여

8. 카테터 관련 혈류감염(catheter-related bloodstream infection)

1) 개요(2009 IDSA Guideline)

대부분의 카테터 관련 혈류감염은 중심정맥 카테터(central venous catheter, CVC)와 연관이 있음. 감염의 경로는 카테터 삽입부위와 카테터 연결부위(hub)의 오염으로 인한 감염이 대부분임. 이중 카테터 삽입부위의 오염은 삽입기간이 짧은 단기 유치(<14일) 카테터에 흔한 감염경로이고, 카테터 연결부위의 오염으로 인한 감염은 장기유치(≧ 14일) 카테터에서 자주 발생함. biofilm안의 세균을 제거하기 위해서는 혈액 내 세균을 제거하기 위한 항균제보다 100~1,000배 높은 농도가 필요하여 antibiotics lock therapy가 시행됨.

- 감염경로 4가지
    ① 카테터가 삽입된 피부에 colonization된 균이 카테터를 따라 안으로 이동
    ② 카테터 연결부위(hub)의 오염을 통해 카테터 내강으로 세균이동
    ③ 신체의 다른 감염 부위에 있는 균이 혈류를 따라 카테터에 전파
    ④ 수액제제의 오염
- Complicated CRBSI (catheter-related bloodstream infection):
  카테터 관련 혈류 감염으로 인해 suppurative thrombophlebitis, endocarditis, osteomyelitis 또는 metastatic seeding (e.g. psoas muscle abscess)이 합병된 경우를 말함. 카테터를 제거한 후에도 균혈증이 지속되면 complicated CRBSI를 의심하고 추가검사를 시행해야 함.
- 중심정맥 카테터 감염위험 subclavian < internal jugular < femoral central venous catheter 순서로 증가되고, 특히 femoral vein에 카테터가 삽입된 경우 혈전증의 발생위험이 증가함.

카테터 종류

Catheter type	Entry site	특징
Peripheral venous catheter	주로 forearm이나 손	Phlebitis와 관련되며 CRBSI는 드뭄
Peripheral arterial catheter	주로 radial artery	
Midline catheter	Antecubital fossa	CRBSI 비율 낮음
Nontunnelled central venous catheter	Subclavian, internal jugular, femoral vein	CRBSI과 가장 관련이 많음
Peripherally inserted central venous catheter (PICC)	Basilic, cephalic or brachial vein을 통해 superior vena cava로 들어감	nontunnelled CVC보다 CRBSI 빈도 낮음
Short-term CVC	대부분의 CRBI와 관련되며 가장 흔히 사용됨	
Long-term CVC	Surgically implanted CVC (Hickman, Broviac, or Groshong catheter)	Chemotherapy, hemodialysis시 필요
Tunnelled central venous catheter	Surgically implanted CVC처럼 exit site에 tunnelled skin portion이 있음.	Nontunnelled CVC보다 CRBSI 빈도 낮음

(reference: 2009 IDSA Guideline)

2) 원인균

Coagulase negative stapylococcus, *S. aureus*가 가장 흔함.

카테터 관련 혈류감염에서 흔한 원인균

Common microorganism	Comment
Coagulase-negative staphylococci	m/c *S.epidermidis*
Staphylococcus aureus	
Enterococcus spp.	
Serratia marcescens	수액제제의 오염과 관련
Candida albicans	주로 TPN과 관련
Pseudomonas aeruginosa	
Klebsiella spp.	수액제제의 오염과 관련
Enterobacter spp	수액제제의 오염과 관련
Citrobacter freundii	수액제제의 오염과 관련
Corynebacterium (특히 C. jeikeium)	
Acinetobacter (특히 A. baumannii)	ICU에서 ventilator care 받는 경우
Burkholderia cepacia complex	

3) 임상양상

국소적으로 카테터 삽입 부위의 발적, 부종, 농 등의 염증 소견이 있을 수 있고 전신적 감염증이 있으면 발열, 오한, 저혈압, 쇼크

Intravascular catheter-related infection에서 사용되는 용어

Infection	Definition
Catheter colonization	Catheter tip, subcutaneous catheter segment or catheter hub에서 정량적 혹은 반정량적 배양 결과 1개 이상의 미생물이 동정된 경우
Phlebitis	주사했던 정맥의 tract을 따라서 induration or erythema, warmth, pain or tenderness
Exit site infection 　Microbiological 　Clinical	Catheter exit site exudate에서 균이 동정 ±CRBSI* Catheter exit site 2cm 이내에서 erythema, induration ± tenderness ± CRBSI*
Tunnel infection	Catheter exit site 2cm 보다 먼거리에서 Hickmann or Broviac catheter와 같은 tunnelled catheter의 subcutaneous tract을 따라 tenderness, erythema ±induration ± CRBSI*
Pocket infection	Totally implanted intravascular device에서 subcutaneous pocket에 감염된 fluid
Bloodstream infection 　Infusate related 　Catheter related	주사액과 관련되어 발생된 것으로 말초혈액배양검사 양성 Intravascular device를 가진 환자에서 감염의 증상과 함께 bacteremia or fungemia 발생. 다음 중 하나를 만족해야 함. - Catheter culture 양성(반정량 배양: > 15 CFU or 정량배양: > 10^2 CFU) + 말초혈액배양검사에서 동일균이 동정 - 혈액배양검사에서 catheter를 통해 나간 혈액: 말초 혈액 균정량 ratio > 3:1 CFU/ml - Differential time to positivity (DTP): catheter를 통해 나간 혈액배양 검사가 말초혈액배양 검사보다 최소 2시간 이상 일찍 동정되는 것

CRBSI*: catheter related bloodstream infection, CFU: colony forming unit

(reference: 2009 IDSA guideline)

4) 진단

　① 혈액 배양: 항생제 투여 전에 반드시 2쌍 이상 시행하고 카테터에서 뽑는 혈액 + 말초 혈액 배양, 만약 말초 혈액배양이 불가능한 경우 카테터에서 각각 다른 lumen을 통해 2쌍 이상.

　② Catheter exit site exudate 있으면 균 배양검사

　③ 중심정맥 카테터를 제거한 경우 catheter tip 균 배양검사

　④ Subcutaneous port가 제거되면 port reservoir 내용물 + catheter tip 균 배양검사

　⑤ Catheter 제거를 하고 24시간 이내 증상이 좋아진 경우 카테터 연관 감염을 의심할 수 있음.

단기유치 중심정맥카테터 or 동맥카테터에서의 CRBSI 진단

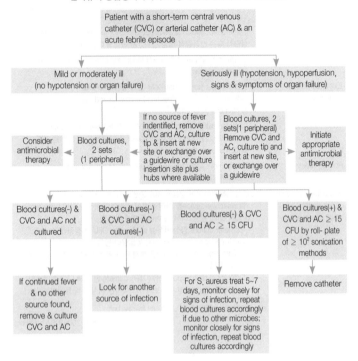

5) 치료

① 원칙: 감염증의 종류, 원인균의 종류, 카테터의 형태, 환자의 상태 및 기저질환 등에 따라 감염된 카테터의 제거 여부, 항균제의 선택, antibiotics lock therapy를 결정

② 경험적 항생제의 선택

　가. Vancomycin 1g IV q 12hr

　　　- 대부분 원인균이 MR-CNS or S.aureus

　나. MDR G(-) bacilli를 같이 coverage해야 하는 경우:

　　　neutropenia, severe sepsis, colonizer

　다. Femoral catheter일 경우 G(+) cocci + G(-) bacilli + Candida 모두 coverage.

　라. 경험적으로 candidemia를 coverage해야 할 경우(다음중 하나라도 포함되는 경우)

　　　- Total parenteral nutrition

　　　- 광범위 항생제의 장기간 사용

- Hematologic malignancy
- Bone marrow recipient or solid organ transplant
- Femoral catheter
- Candida colonization

경험적 항진균제는 echinocandin (e.g. caspofungin)사용하고 일부 환자에서 (3개월 이내 azole 사용력이 없고 Candida Krusei or Candida glabrata 감염의 위험이 낮은 경우) fluconazole을 투여할 수 있음.

③ 항생제 치료 기간

가. 대부분의 CRBSI은 catheter removal과 함께 7~14일 정도 항생제를 투여함. 단, candida에 의한 CRBSI는 균음전이 확인된 시점부터 14일을 더 투여해야 함. Coagulase(-) staphylococcal infection에서 catheter salvage를 고려할 수 있으며 removal할 경우 5~7일간 치료. enterococcus나 G(-) bacilli의 infection은 long term catheter에서 antibiotics locking therapy와 함께 catheter salvage를 해볼 수 있음. 그러나 임상적인 호전이 없으면 catheter removal해야 함.

나. 4~6주: S. aureus infection은 complication이 없어도 4~6주 항생제 치료를 해야 함. 그 외 catheter removal 후 72시간이 지나도 bacteremia나 fungemia가 지속되는 경우, infective endocarditis, suppurative thrombophlebitis를 의심

다. 6~8주: osteomyelitis

■ S.aureus infection에서 14일간의 단기 항생제 치료를 할 수 있는 경우: 당뇨(-), 면역억제(-), neutropenia(-), catheter removal(+), prosthet ic intra-vascular device(-) (e.g. pacemaker or 최근 삽입한 vascular graft), TEE에서 endocarditis나 suppurative thrombophlebitis가 없는 경우, metastatic infection(-), 적절한 항생제 투여 후 72시간 이내 열과 균혈증이 소실된 경우

④ 반드시 catheter를 제거해야 하는 경우

Long term catheter의 경우	Short term catheter의 경우
Severe sepsis (혈역학적으로 불안정)	원인균이 S.aureus, G(-) bacilli, enterococcus, fungi or mycobacteria
Suppurative thrombophlebitis	
Endocarditis	
적절한 항생제 치료로 72시간이 지나도 지속 혈액배양 양성	
원인균이 S.aureus, P.aeruginosa, fungi, or mycobacteria	

(2009 IDSA guideline)

그 외의 Bacillus spp., Micrococcus spp. Propionibacteria가 동정된 경우 short term, long term catheter 모두에서 혈액배양을 재검하여 원인균임을 확인되면 일반적으로 catheter를 제거함(제균하기 어려움)

원인균별 항생제 처방

Pathogen	Preferred antimicorbial agent	Example, dosage
Gram-positive cocci		
Staphylococcus aureus & CNS		
Meth susceptible	Penicillinase-resistant Pen	Naf or Oxa, 2g q4h
Meth resistant	Vancomycin	vanco 1g q12h
Enterococcus faecalis/Enterococcus faecium		
Amp susceptible	Amp or (Amp or Pen) ±aminoglycoside	Amp, 2g q4h or q6h; or AMP ±Gm, 1mg/kg q8h
Amp resistant, Vm susceptible	vanco ±aminoglycoside	vanco 1g iv q12h ±Gm, 1mg/kg q8h
Amp resistant, Vm resistant	Linezolid or Dapto	Linezolid, 600mg q12h; or Dapto 6mg/kg per day
Gram-negative bacilli		
E. coli and Klebsiella species		
ESBL negative	3rd cepha	Ceftriaxone 1~2g per day
ESBL positive	Carbapenem	Erta, 1g per day; Imi, 500mg q6h; Mero, 1g q8h; or doripenem, 500mg q8h
Enterobacter species and *Serratia marcescens*	Carbapenem	Erta, 1g per day; Imi, 500mg q6h; Mero, 1g q8h
Acinetobacter species	Amp/Sulb or carbapenem	Amp/Sulb, 3g q6h; or Imi, 500mg q6h; Mero, 1g q8h
Stenotrophomonas maltophilia	TMP-SMZ	TMP-SMZ, 3~5mg/kg q8h
Pseudomonas aeruginosa	4th cepha or carbapenem or Pip-Tazo ±aminoglycoside	Cefepime, 2g q8h; or Imi, 500mg q6h; or Mero,1g q8h; or Pip -Tazo, 4,5g q6h, Amik, 15mg/kg q24h or Tobra 5~7mg,kg q24h
Burkholderia cepacia	TMP-SMZ or carbapenem	TMP-SMZ, 3~5mg/kg q8h; or Imi, 500mg q6h; or Mero, 1g q8h
Fungi		
Candida albicans or other *Candida* species	Echinocandin or fluconazole (if susceptible)	Caspo, 70mg loading dose, then 50mg per day; micafungin, 100mg per day; anidulafungin, 200mg loading dose followed by 100mg per day; or fluconazole, 400~600mg per day
Uncommon pathogens		
Corynebacterium jeikeium (group JK)	Vancomycin	Vanco 1g q12h
Chryseobacterium (Flavobacterium) species	Fluoroquinolone	Levo 750mg q24h
Ochrobacterium anthropi	TMP-SMZ or fluoroquinolone	TMP-SMZ, 3~5mg/kg q8h; or Cipro 400mg q12h
Malassezia furfur	Amphotericin B	

(reference: 2009 IDSA guideline)

⑤ CRBSI에서 TEE (transesophageal echocardiography)의 indication

　가. Prosthetic heart valve, pacemaker or implantable defibrillator를 가진 환자

　나. 적절한 항생제 치료와 catheter removal을 하고 72시간이 넘었으나 bacteremia
　　　나 fungemia가 지속될 때(이런 경우 metastatic infection workup도 해야 함.)

　다. S.aureus infection에서 4~6주 미만으로 치료하려고 할 때

　　　■ TEE시 유의점: initial bacteremia or fungemia 발생 후 최소 1주일이 지나서 시
　　　　행(false negative를 최소화), endocarditis가 의심되나 음성일 경우 반복 검사

Short term catheter에서 CRBSI 치료 원칙

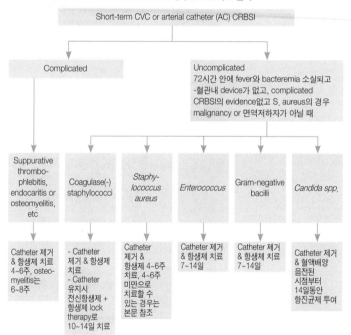

(2009 IDSA guideline)

Long term catheter에서 CRBSI 치료 원칙

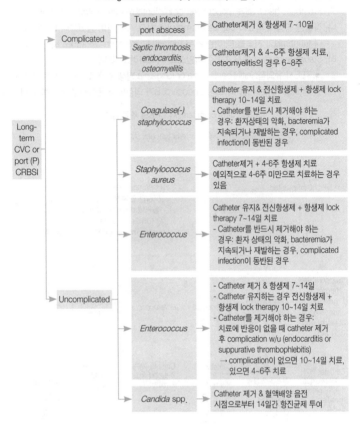

(2009 IDSA guideline)

6) 혈액투석 환자의 CRBSI(2009 IDSA guideline)
   ① 원인균: 대부분 coagulase negative staphylococcoi, *S.aureus*
   ② 경험적 항생제: vancomycin + G(-) bacilli coverage antibiotics
      혈액투석 환자의 CRBSI에서 G(-) bacilli는 대개 aminoglycosides, 3rd or 4th cephalosporin에 감수성이 있음. aminoglycosides는 irreversible ototoxicity가능성 있어 cepha 계열을 많이 사용함.
   ③ 혈액 배양: catheter와 말초 혈액에서 동시에 시행하고, 말초 혈액 채혈은 항후

fistula를 만들 가능성이 있는 위치를 피해서 하며, 말초 혈액을 채혈할 수 없는 경우는 투석 중 혈액 라인을 통해 시행할 수 있음.

④ CRBSI가 의심되는 경우 혈액배양검사를 시행 후 항생제 투여를 시작하고 배양 음성이고 다른 원인에 의한 infection이라고 판단시 항생제 투여를 중지

⑤ S.aureus, Pseudomonas spp., Candida spp.에 의한 감염은 반드시 catheter를 제거해야 하고 catheter가 삽입되었던 곳과 다른 위치에 일시적으로 사용할 수 있는 catheter (IJ or femoral)를 삽입

혈액투석 환자에서 CRBSI시 경험적 항생제 및 용량

경험적 항생제	Comment
Vancomycin + gentamicin (or tobramycin)	
Vancomycin + ceftazidime	
Cefazolin + gentamicin (or tobramycin)	MRSA의 유병률이 낮은 병원에서는 vancomycin 대신 cefazolin을 사용할 수 있음.
Cefazolin + ceftazidime	

Vancomycin (high flux HD의 경우, e.g. 주 2~3회 투석) :
투석종료 직전 1시간동안 1000mg IV loading
→ 다음 투석 시작 직전 drug trough level 측정하여 15~20mg/ml이면 투석종료 직전 30분 동안 500mg 투여
→ Target range 미만이면 1000mg 투여
→ Target range 초과하면 투여 skip
drug level이 안정화될 때까지 매 투석 시작 직전에 drug trough level을 측정.

Vancomycin (CRRT 환자의 경우):
500~1,000mg q24~96h IV
- CRRT 중에는 약물의 total body clearance는 거의 일정하기 때문에 drug level 측정은 trough level은 next dose 투여 직전, peak level은 infusion 후 1시간 후에 채혈하여 검사 (신기능 정상인 환자의 채혈 방법과 동일)
- 다시 high flux HD로 전환하면 CRRT 중단 후 4~6시간 뒤 drug level을 측정하여 dose를 정함.
Gentamicin (or tobramycin): 투석 후 1mg/kg IV
Ceftazidime: 투석 후 1g IV
Cefazolin: 투석 후 20mg/kg IV
(Reference: Bon Secours Richmond pharmacy and therapeutics committee vancomycin dosing & monitoring high flux dialysis, Crit Care, 2002; 6(4): 313-316, 'Clinical review: Use of vancomycin in haemodialysis patients'

(2009 IDSA guideline)

혈액투석 환자의 CRBSI 치료

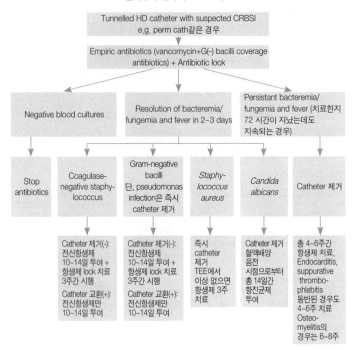

(2009 IDSA guideline)

7) Tunnel infection & exit site infection (2009 IDSA guideline)

① Tunnel infection and port abscess

가. Catheter 제거 & 혈액 배양 + pus discharge 배양

나. Bacteremia나 candidemia가 동반되지 않은 경우 전신적 항생제 7~10일 투여,
   동반된 경우는 CRBSI에 준해서 치료. 필요한 경우 incision and drainage

② Exit site infection

가. Catheter 유지 & 혈액배양과 exit site discharge 배양

나. Topical 항생제로 치료하는 경우(e.g. mupirocin연고)
   - Systemic sign of infection(-) & pus discharge(-) & bacteremia(-) 인 uncom-
     plicated exit site infection

다. 전신적 항생제 투여하는 경우

- Pus discharge(+) or bacteremia(+) or systemic sign of infection(+)인 compli-
  cated exit site infection
- Topical 항생제 치료에 실패한 경우

라. Catheter 제거해야 하는 경우: 전신적 항생제 투여에도 치료 실패

8) Antibiotic lock therapy (2009 IDSA guideline)
① 적응증: long-term catheter에서 발생한 CRBSI에서 exit site나 tunnel infection 은 없고 catheter salvage 해야 하는 경우
② 항생제 lock therapy를 시행하지 못할 경우라면 전신적 항생제 투여는 colonized catheter를 통해 투여해야 함.
③ CRBSI시 catheter removal이 반드시 필요한 경우 제외
④ CRBSI에서 항생제 lock therapy 단독은 하지 않으며 전신항생제 투여와 병합
⑤ 혈중농도보다 100~1000배 높은 농도를 사용하며 vancomycin의 경우 MIC보다 최소 1000배 이상이어야 함(e.g., 5mg/mL).
⑥ Heparin과 항생제를 함께 섞어서 사용

항생제 lock therapy에서 항생제별 사용 농도

Antibiotic and dosage	Heparin or saline, IU/mL
Vancomycin, 2.5mg/mL	2,500 or 5,000
Vancomycin, 2.0mg/mL	10
Vancomycin, 5.0mg/mL	0 or 5,000
Ceftazidime, 0.5mg/mL	100
Cefazolin, 5.0mg/mL	2,500 or 5,000
Ciprofloxacin, 0.2mg/mL	5,000
Gentamicin, 1.0mg/mL	2,500
Ampicillin, 10.0mg/mL	10 or 5,000
Ethanol, 70%^{c}	0

◆ 화농성 혈전 정맥염(suppurative thrombophlebitis) (2009 IDSA guideline)
   균에 의한 정맥벽의 염증으로 대개 혈전과 균혈증을 동반. endocarditis 등의 다른 intravascular infection없이 3일 동안 적절한 항생제 치료를 했으나 지속 혈액 배양 양성을 보이는 환자에서 의심해야 함.
- 임상양상: 전신적 패혈증 증상 + 표재성 정맥염인 경우 국소부위 발적, 부종, 압통 or 동맥 카테터의 경우 pseudoaneurysm 혹은 색전 증상 or 큰 중심 정맥에 발생 한 경우 카테터가 삽입된 부위의 목, 흉부, 상지의 부종
- 진단: 혈액배양 양성 + 방사선학적으로 thrombus 양성.
- 치료 기간: 최소 3~4주 이상, heparin 사용의 role은 controversial
- 수술적 치료의 대상: 적절한 항생제 치료에서 치료 실패, superficial vein의 경우 or vessel wall을 넘어서 infection이 파급되는 경우

9) 카테터 관련 감염의 예방

① 손위생

② 삽입 당시 철저한 피부 소독 및 멸균

2% chlorhexidine이 가장 효과적인 것으로 알려져 있으며 카테터 삽입 전 30초 이상 2% chlorhexidine으로 피부를 문지른 후 마를 때까지 기다려야 함.

③ Full barrier precautions

마스크, hair cap, 멸균 장갑, 가운, 멸균 drape을 이용하여 마치 수술하는 것처럼 준비

④ 카테터 삽입부위는 감염 예방의 관점에서 쇄골하 정맥이 가장 좋음. 내경 정맥 (internal jugular vein)이나 femoral vein을 사용하는 경우 감염이 2-3배 증가

⑤ Antibiotic impregnated catheter (항생제로 코팅된 카테터)

⑥ Dressing care: 거즈 dressing 2일마다 교환과 transparent dressing 5일마다 교환의 감염발생률 차이 없음. discharge가 있는 경우 거즈로 자주 교환하는 것이 좋음.

⑦ 카테터 제거: 필요없으면 즉시 제거, 말초정맥 카테터의 경우 72~96시간마다 교체

9. 급성 뇌수막염(Acute meningitis)

1) 개요

- 중추 신경계 감염은 즉시 진단하고 치료하지 않으면 치명적일 수 있는 질환으로 열과 두통을 동반하는 환자에서 반드시 우선으로 고려해야 함

- 감염경로: 비인두의 점막(sinusitis or otitis media 등)을 경유하거나 혈액 전파를 통해 수막에 침범하거나, 수술이나 두개골 골절 등에 의해 국소 방어 기전이 손상되어 침입하기도 함

- 세균과 바이러스는 급성, 결핵균과 진균은 아급성, 매독균은 만성 meningitis의 경과를 보임

- Meningitis와 encephalitis가 동반된 meningoencephalitis에서 fever, headache, mental change

- Cerebral abscess, subdural empyema, epidural abscess에서도 headache, focal neurologic sign이 나타날 수 있음

- 무균성 수막염(aseptic meningitis): 뇌척수액 세포증가증(pleocytosis) 있으나, 균이 동정되지 않는 경우 - virus (m/c: Coxsackie virus A and B, echo virus 등의 enterovirus), drug-induced inflammation (NSAIDs, trimethoprim-sulfamethoxazole 등)

2) 원인균

급성 세균성 뇌수막염의 원인균

Group of patients	likley organism
Adult	S. pneumoniae N. meningitidis Group B streptococcus L. monocytogenes H. influenzae
Elderly patients / Underlying malignancy / Immunocompromised	N.meningitidis S.pneumoniae Group B streptococcus H.influenzae L.monocytogenes Gram (-) bacilli
Head trauma / Neurosurgery / CSF shunt	Gram (-) bacilli: E.coli, Pseudomonas, Klebsiella pneumoniae, Enterobacter S.aureus, Coagulase(-) staphylococci S.pneumoniae

(reference, 2009 대한감염학회 추계연수강좌)

3) 임상양상

- 주요 증상: headache, neck stiffness, fever, altered mental status, photophobia
- 뇌신경 장애(특히 3, 4, 6, 7 뇌신경)와 국소 신경장애가 10~20% 발생되며 30%에서는 간질이 동반됨.
- Kernig 증후: 바로 눕혀서 무릎을 세우고 고관절을 굽힌 상태에서 다시 다리를 피면 뇌막자극 병변이 있는 환자는 뒤넙다리근육(hamstrings)이 수축하며 저항하여 다리를 펴지 못하는 현상.
- Brudzinski 증후: 누운 상태에서 목을 들어 올릴 때 무릎과 고관절이 저절로 굽혀지는 현상.
- 증상의 발현 시기
  Acute onset (수일~수시간): 세균, 바이러스(주로 enterovirus), HIV,herpes simplex
  Subacute or chronic onset: 결핵, 매독, Borrelia burgdorferi, fungi (cryptococcus neoformans)
- 병력 청취: 약물 사용력(drug-induced aseptic meningitis), 수막염 환자와의 접촉, 귀나 호흡기 질환의 병력, 최근 항생제의 사용 여부, 수막염 위험지역(sub-Saharan Africa 등)으로의 여행력, 정맥 마약주사 남용, 자반이나 출열반의 발생 및 진행 여부, 두부외상 혹은 intracranial shunt, 면역억제 상태

4) 진단

① 검사:
- 혈액: CBC, chemistry profile, PT/aPTT, ESR, CRP, Procalcitonin,
       blood culture, urine culture
- 뇌척수액 검사:
  · 기본검사: CBC with differential count, protein, glucose, protein, lactate, ADA,
    Gram stain and culture
    (glucose는 반드시 혈청 glucose와 비교해야 함)
  · 추가검사: H.influenzae (latex), S.pneumoniae (latex), N.meningitidis (latex),
    HSV-1, -2 DNA PCR, cryptococcus antigen test, AFB stain and culture,
    M.tuberculosis PCR, adenosine deaminase, 16S rDNA sequencing, VDRL
  · 세균성 수막염 환자에서 반복적인 뇌척수액 검사가 필요한 경우
    : 적절한 항균제 사용한 지 48-72시간 후에도 임상적으로 반응하지 않는 경우

◆ 요추천자 전 뇌 CT 촬영을 먼저 해야 하는 경우(대한감염학회, 2012)
  : 면역억제 환자, 최근 1주 이내 경련, 유두부종, 의식수준의 저하, 국소 신경증상,
    신경학적 질환 기왕력(종양, 뇌졸중, 뇌농양), 경험적 치료 72시간 후에도 지속
    되는 발열, 요추 천자할 부위의 국소적 감염 징후

◆ 세균성 수막염 환자에서 뇌 MRI 촬영의 적응증
  : 두부외상, 뇌신경 수술, 혹은 뇌척수액의 누출과 연관된 재발성 뇌수막, 뇌허혈,
    뇌경색, 혹은 정맥동 혈전증의 발생, 뇌농양이나 경막하축농의 동반; 뇌실염이
    나 뇌수두증의 발생

뇌척수 검사의 해석

수막염	두개내압 (cm H2O)	WBC (/mL)	primary cell type	Protein (mg/dL)	Glucose (mg/dL)	CSF to serum glucose ratio
정상	5~18	0~5		15~50	40~70	0.6
세균성	증가	1,000~5,000	Neutrophil	100~500	40 이하	0.4 이하
바이러스	정상 혹은 증가	50~1,000	Lymphocyte	<200	>45	0.6
결핵성	증가	0~1,500 (대개 100~500)	Lymphocyte	100~500	30~45	0.4 이하
Crypto-coccal	대개 증가	20~500	Lymphocyte	20~500	40 이하	

- CSF to serum glucose ratio가 필요한 경우: hypoglycemia (CSF에서 낮게 나
  와 false positive), hyperglycemia (높게 나와 false negative)
- Dominant cell type 해석시 주의점: viral meningitis의 초기에는 neutrophil

dominant, bacterial meningitis의 10%는 lymphocyte dominant, 결핵치료중
인 tuberculous meningitis는 lymphocyte → neutrophil dominant로 변함.

◆ Traumatic tapping시 true WBC count
- Predicted CSF WBC = RBC in CSF X (WBC in blood / RBC in blood)
- 측정된 CSF WBC가 predicted WBC보다 10배 이상이면 양성 예측률 48%,
10배 미만이면 음성 예측률 99%

Lymphocytic CSF의 원인

Virus
Bacteria - partially treated bacterial meningitis
early stage
cerebral abscess
Fungi - Cryptococcosis, Histoplasmosis
Protozoa - Toxoplasmosis, Amebiasis
Inflammatory conditions - SLE, Bahcet's disease, Kawasaki disease...
Carcinomatous condition

(reference, 2009 대한감염학회 추계연수강좌)

5) 치료

① 치료 원칙
- 원인균을 추정하여 배양 결과가 나오기 전까지 경험적 항생제를 즉시 투여해야
함. CSF study전 CT를 시행하는 경우에도 항생제 혹은 항바이러스제는 CSF를 제
외한 나머지 혈액 등 배양검사를 시행한 후 즉시 투여해야 함. Rifampin을 제외한
모든 항생제는 정맥주사로 투여.
- Supportive care: seizure 발생시 즉각적인 management, increased ICP의 경우
head elevation 30도, mannitol 사용, hyperventilation 고려
- Steroid 투여: 첫 항생제 투여 직전 또는 투여하는 동시에 dexamethasone 10mg
IV q6h × 4 days, Streptococcus pneumoniae에 의한 meningitis 환자에서 신경
학적 예후를 향상시키므로 다른 원인균으로 판명되면 즉시 투여 중단(결핵성 수막
염에서도 steroid 초기투여가 생존율 증가한다고 알려져 dexamethasone 12mg/
day or Pd 60mg/day × 3 weeks, 이후 3~4주간 tapering함.)

② 경험적 항생제 선택
- 18~50세 건강한 성인에서는 Vancomycin(15~20mg/kg q12hr IV)과 3세대
cephalosporin (ceftriaxone 2g q12~24hr or cefotaxime 2g 4~6hr IV)을 병용 투
여할 것을 권장한다.

- Penicillin이나 3세대 cephalosporin 내성인 S.pneumoniae에 의한 수막염이 의심될 경우에는 vancomycin과 3세대 cephalosporin 병용 요법에 rifampin 추가를 고려할 수 있다.
- 50세 이상, 알코올 중독, 만성 쇠약성 질환, AIDS, 면역억제제 투여, 장기 이식 등의 세포성 면역이 저하된 환자에서는 L.monocytogenes를 표적으로 ampicillin(2g IV q4hr)을 추가할 것을 권장한다.
- 최근 두경부 외상, 신경외과 수술 후, 뇌실복강 션트를 가진 환자라면, 경험적 항균제로 vancomycin과 항 녹농균 효과를 가진 cephalosporin (ceftazidime 2g or cefepime 2g q8hr)의 병용투여를 권장한다.

◆ Vancomycin의 therapeutic drug monitoring (TDM)
  - 일반적인 TDM 시간은 항정상태(약물 반감기의 약 3~5배)에 도달했을 때 채혈하는 것이 원칙이며, vancomycin의 경우 반감기 5~6시간, 실제적으로 q6h 투여는 5th dose, q8h는 4th dose, q 12hr는 3rd dose에 TDM을 하게 됨. (peak level은 투여 종료 1시간 후, trough level은 next dose 투여직전 30분 이내 채혈)
◆ Gentamicin의 TDM: peak level은 투여종료 30분 후 trough level은 next dose 투여직전 30분 이내 채혈

③ 원인균 동정 후 항생제 치료
  - 원인균 동정 후 항생제 감수성 결과에 따라 항생제를 변경
    가. N.meningitis 환자의 isolation: 치료 첫 24시간 동안 호흡 격리
    나. N.meningitis 환자와 close contact 한 경우(가족, 의료진)의 prophylaxis: ciprofloxacin 500mg PO once; rifampin 600mg PO bid × 2 days; ceftriaxone 250mg IM
    다. H.influenzae의 prophylaxis: rifampin 600mg PO qd × 4 days

뇌수막염의 원인균별 치료

원인균	Standard therapy

S. pneumoniae
- 치료기간: 14일
	· Penicillin MIC < 0.1μg/mL
	  Penicillin G (4백만 unit q4h) or ampicillin
	· Penicillin MIC ≥ 0.1 & ceftriaxone MIC < 1.0μg/mL
	  ceftriaxone or cefotaxime
	· Penicillin MIC ≥ 0.1 & ceftriaxone MIC ≥ 1.0μg/mL
	  vancomycin +ceftriaxone or cefotaxime
	  (rifampin 추가를 고려할 수 있다)

N. meningitidis
- 치료기간: 7일
	· Penicillin MIC 0.1~1.0
	  ceftriaxone or cefotaxime
	· Penicillin MIC < 0.1
	  penicillin G (4백만 unit q4h) or ampicillin

H. influenzae type b - 치료기간: 7일	Ceftriaxone or cefotaxime
Listeria monocytogenes - 치료기간: 3주 이상	Ampicillin
S. aureus	MSSA: oxacillin or nafcillin 2g IV q4h MRSA: vancomycin + rifampin
S. epidermidis	Vancomycin
P. aeruginosa - 치료기간: 21~28일	Cefepime or ceftazidime
E. coli등 G(-)bacilli - 치료기간: 21~28일	Ceftriaxone or cefotaxime

Enterococcus	· Ampicillin susceptible
	  Ampicillin + gentamicin
	· Ampicillin resistant
	  Vancomycin + gentamicin
	· Ampicillin, vancomycin resistant
	  linezoid

8 Infection

◆ 결핵성 수막염(Tuberculous meningitis)
  ① 개요: 폐결핵의 혈액성 전파나 subependymal tubercle이 subarachnoid space로 rupture되면서 발생하며 50%에서 CXR의 이상을 동반함. 세균성 수막염보다 질병의 경과가 느려 1~2주에 거쳐 서서히 진행. 임상양상은 만성 두통부터 의식변화, 혼수상태에 이르기까지 다양함. 고열과 급격히 진행하는 의식변화 하는 환자에서 다른 bacterial or viral meningitis의 증거가 없을 때 Tb meningitis를 의심해야 함.시신경 등의 뇌신경마비, 수두증 동반 가능
  ② 진단(★ CSF study가 가장 중요)
    가. CSF study: CBC with differential count, protein, glucose, protein, Gram stain and culture, AFB stain with culture, adenosine deaminase, TB PCR

　나. 폐병변이 있다면 sputum AFB with culture, tuberculin skin test (TST), interferon-γ test
③ 검사 소견
　- 50%에서만 AFB culture(+)
　- 의심되는 모든 환자에서 M.tb PCR 시행(다만 음성이라고 해서 배제되는 것은 아님)
　- CSF에서 WBC는 count증가(up to 1500/mL), protein 증가, glucose 감소
　　CSF WBC는 대개는 lymphocyte dominant이나 초기에 종종 neutrophil dominant일 수 있다
　- ADA는 5~10 IU/L를 결정점으로 했을 때 민감도 44~100%, 특이도 75~100%
　　위양성: Brucellosis, Listeria, lymphoma
④ 치료: 결핵 4제 요법(INH 300 RIF 600 EMB 1200 PZA 1500) + Steroid (dexamethasone 12 mg/day or Pd 0.4 mg/kg/day × 3 weeks, 후 3~4주간 tapering)
　★ 특히 focal neurologic deficit이 있거나, 의식저하 환자의 경우 steroid 투여
⑤ 치료반응 평가: 2~3주내에 CSF glucose 감소 소견의 호전을 보임. WBC와 protein은 느리게 호전됨.
⑥ 나쁜 예후인자: age (50세 이상), duration of symptoms (2달 이상), neurologic deficit

◆ Herpes simplex encephalitis
① 개요: 뇌염은 뇌실질에 염증이 발생하는 것으로 가장 흔한 원인은 HSV-1
② 임상양상: 발열, 두통, 성격변화, 언어장애, 흔히 48~72시간 이내 의식 저하 및 혼수상태를 보이고 반수 이상에서 병의 경과 중 간질이 발생함. 측두엽(temporal lobe)을 involve하는 것이 특징임.
③ 진단: 뇌압 상승, CSF - WBC 10~1,000/mm^3, glucose 정상이거나 낮음. CSF에서 HSV-1 PCR로 detection, MRI가 CT보다 더 sensitive함.
④ 치료: 의심되면 즉시 acyclovir 10mg/kg IV q8h × 14-21days (PCR 음성이라도 의심되는 경우 치료를 지속함.)

◆ 수술을 고려해야 하는 중추신경계 감염
　Brain abscess, subdural empyema, epidural abscess, 항생제에 치료반응이 없는 suppurative intracranial thrombophlebitis

10. 바이러스 감염증

I. 단순포진 바이러스 감염증(Herpes simplex virus infection)

1) 개요

① 특징: 국소적인 일차 감염병소, 잠복기, 국소 재발 경향

② 일차 감염병소에서 증식한 바이러스가 지각신경을 타고 상행하여 신경절에 도달

→ 잠복감염

→ 재활성화(바이러스가 신경을 타고 내려와 그 지배 영역의 피부에서 증식하여 포진을 유발)

③ 병원체: HSV-1, HSV-2 (모두 성기와 구강점막을 감염시킬 수 있음)

가. HSV-1에 의한 1차감염의 잠복기: 2~12일(평균 4일)

나. 전염기간

ⓐ 일차 감염에 의한 구내염 또는 성기병변이 발생한 후 2주 동안 바이러스가 분리

ⓑ 불현성감염 혹은 무증상의 재활성화 상태에서도 전염 가능

ⓒ 재발성 병변인 경우 일차감염에 비해 감염력 감소: 대개 5일 이후에는 바이러스가 검출되지 않음

다. 감수성: 누구나 감염될 수 있으며 면역억제 상태인 경우에는 전신으로 퍼지기 쉬움

2) 임상증후군

① HSV mucocutaneous infections

가. 치은구내염(gingivostomatitis)/인후염(pharyngitis): HSV-1 초감염의 가장 흔한 임상양상

나. 재발성 herpes labialis

ⓐ 재활성화의 가장 흔한 임상양상

ⓑ 입술 부위에 약 6시간 정도 지속되는 전구기 증상(통증, 작열감, 가려움증)이 있다가 3~5개 정도의 수포가 발생

→ 수포는 48시간 정도 지속되다가 3~4일 내에 농포, 궤양, 가피의 형태로 진행

→ 8~10일 이내에 치유

② Genital infections

가. 증상: 발열, 근육통, 권태감, 배뇨곤란, 소양감, 질 및 요도 분비물, 서혜부 림프절 종대

나. 병변: 외음/회음부(여성), 귀두/포피(남성) → vesicle, pustule, erythematous ulcer

다. 여성 환자의 경우 약 80%에서 초감염시 자궁경부와 요도 병변이 동반

라. 이미 HSV-1 감염을 가지고 있는 환자
: Genital herpes가 초감염이라 하더라도 증상이 경미하고 경과도 짧음

마. 재발인 경우 HSV-2 감염인 경우가 더 흔하고(~90% vs. 55%), 환자당 재발의 횟수도 많음

③ HSV 안질환~신생아기 이후의 눈에 발생하는 HSV 감염은 주로 HSV-1에 의함

가. HSV keratoconjunctivitis

ⓐ 급성의 안구통, 눈부심, 안검부종, 결막부종

ⓑ 각막에 특징적인 수상(dendritic) 병변이 나타남

ⓒ 재발이 흔하며 재발률은 구순포진의 재발률에 비례

나. Chorioretinitis: 주로 신생아나 AIDS 환자에서 발생하는 파종성 HSV 감염의 일부

④ 뇌염

가. 호발연령: 5~30세, 55세 이상

나. 원인: 95%의 HSV 뇌염이 HSV-1에 의해 발생

다. 증상: 발열, 의식저하, 이상한 행동, 측두엽성 국소 신경학적 증상

라. 진단

ⓐ 임상증상 + 뇌척수액의 HSV DNA PCR 양성 + MRI 측두엽 병변

ⓑ 뇌조직을 얻어 HSV 항원, HSV DNA, HSV 증식을 증명

마. 예후

ⓐ 치료를 하지 않으면 60~80%의 환자가 사망

ⓑ 치료가 되면 신경학적 후유증이 남는 경우는 드묾

⑤ 면역저하환자에서의 HSV 감염

가. 면역억제제의 사용량이 많거나 그 기간이 길수록 중증감염 발생 가능성 높음

나. 식도염: 가장 흔함

3) 진단

① 세포학적 검사(Tzanck or Papanicolau's stain)
- 수포 또는 생검표본에서 핵내 봉입체를 가지는 다핵 거대세포를 검출

② HSV DNA PCR

가. 가장 민감도가 높음

나. 중추신경계 감염과 진행성 궤양병변에서 HSV를 증명하는데 사용

③ HSV 배양/분리, HSV 항원 검출

4) 치료

감염증	약제	투여 경로	용량	비고
면역저하 환자의 피부점막 단순포진 치료	Acyclovir	정주	250mg/m² 매8시간 7일간	정주로 줄지 경구로 줄지를 결정하는 것은 감염의 중증도와 환자가 경구로 먹을 수 있는지 여부에 둔다. 국소 도포시 경구나 정주 치료로 보완하지만 크기가 작고 쉽게 접근할 수 있는 병변은 예외임. acyclovir 내성인 경우에는 foscarnet을 사용함
		경구	400mg 5번 10일간	
		국소	5% 연고 - 하루 4~6번 7일간 혹은 아물때까지 도포	
	Valacyclovir	경구	1g 씩 하루 3번 7일간[a]	
	Famcyclovir	경구	500mg 씩 하루 2번 4일간[a]	
강력한 면역억제 기간동안 재발의 예방	Acyclovir	경구	200mg 씩 하루 4번	치료는 강력한 면역 억제상황이 예상되는 시기동안 행한다. 예를 들어 항암화학요법이나 이식 이후를 들 수 있으며 흔히 2~3개월간 지속한다.
		정주	5mg/kg 매 8시간마다	
	Valacyclovir	경구	1g 씩 하루 3번[a]	
	Famciclovir	경구	500mg 씩 하루 2번[a]	
구순 단순포진 (재발성)	Penciclovir	국소	10% 크림제제로 잠잘 때를 제외한 시간동안 매 2시간 4일동안 도포	치료를 통해 병변 치유 및 증상기간을 0.5~1일 단축시킴(위약군과 비교해서)
단순포진 각막염	Trifluridine	국소	깨어있는 시간동안 1% 안약용액을 매 2시간마다 한 방울씩(하루 최대 9방울)	치료과정은 안과전문의와의 협의 진료를 통해 행해야 한다
	Vidarabine	국소	3% 안연고를 0.5인치씩 잘라서 하루 5번 바름	
단순 포진 바이러스 뇌염	Acyclovir	정주	10mg/kg 매 8시간 10~14일	치료를 일찍 시작하면 경과가 좋다. 일부에서는 재발을 방지하기 위해 21일간 치료하기도 함.
신생아 단순포진	Acyclovir	정주	10mg/kg 매 8시간 14~21일	치료를 함에도 불구하고 질병 상태는 위중함. 정주 후에 장기간 경구 투여를 하는 방법이 제안되기도 했는데, 그 이유는 피부에 재발을 하면서 장기간의 후유증이 동반되기 때문임

성기 단순 포진

일차 치료	Acyclovir	정주	5mg/kg 매8시간 5~10일	신경학적인 후유증이 남을 것이 예상되거나 입원을 해야 할 정도로 심한 경우에는 가급적 정주로 주도록 함
		경구	200mg 하루 5번 10일간	경구는 입원할 필요까지는 없는 정도일 경우 선택함. 수분 공급이 적절하게 유지되어야 함.
		국소	5% 연고로 매일 4~6회 7~10일간	경구 치료와 병행하는 경우가 많으며 임신부에서 전신적 투여를 배제할 수 있다. 전신 증상 및 안 바른 곳은 별 영향 없음.
	Valacyclovir	경구	1g을 하루 2번 10일간	Acyclovir 만큼은 효과가 있는 것으로 보이나 자주 사용되진 못 함
	Famciclovir	경구	250mg을 하루 2번 5~10일간	Acyclovir에 필적할 만큼의 효과는 있는 것으로 보임
재발의 치료	Acyclovir	경구	200mg을 하루 5번 5일간	치료를 일찍 시작하면 좋은 결과를 얻음. 그러나 재발률에는 영향을 못 미침.
	Famcyclovir	경구	250mg을 하루 2번 5일간	
	Valacyclovir	경구	500mg을 하루 2번 5일간	
재발의 억제	Acyclovir	경구	400mg을 하루 2번 12개월 이상	억제 요법은 일년에 적어도 6~10차례 재발을 경험한 환자에게만 적용함. 억제요법에도 불구하고 재발하는 경우가 가끔 있고, 무증상 상태에서 바이러스를 배출하는 경우도 있음. 억제 요법의 당위성은 일년이 지나면 재평가 해보아야 함. valacyclovir or famcyclovir 투여를 1년 이상 시행해본 경험 축적량은 그리 많지 않음
	Famcyclovir	경구	125~250mg을 하루 2번	
	Valacyclovir	경구	500~1000mg을 매일	

[a]: 미국 식약청의 승인이 아직 나지 않음(2007 춘계 감염학 연수강좌: 헤르페스바이러스 감염증)

II. 수두/대상포진(Chicken pox, herpes zoster)

1) 개요
: 수두 · 대상 포진 바이러스는 일차감염으로 수두를, 재발시에는 대상포진을 유발

① 잠복기
: 2~3주일, 보통 14~16일

② 전염기간
가. 수두: 피부 병변이 나타나기 5일전(보통 1~2일전)부터 처음 수포 생긴 후 5일간 감수성이 있는 사람에서는 90% 이상의 전염력

　나. 대상 포진: 수포가 나타난 후 1주일 동안. But, 전염력이 약하다

　다. 감수성이 있는 사람은 바이러스에 노출된 후 10~21일간은 감염성이 있다고 간주

③ 감수성

　가. 면역이 없는 사람은 누구나 수두에 감염될 수 있음

　나. 암에 걸린 성인, 특히 악성 림프종 환자에서는 화학요법과 관계없이 대상포진이 중증화되거나 재발되기 쉬움

2) 임상 증후군

① 수두(chicken pox, varicella)

　가. 10% 정도가 15세 이상에서 발생(5~9세 소아가 약 50%)

　나. 증상: 미열, 발진, 권태감

　다. 피부발진

　　ⓐ 반점구진(maculo-papule), 소포(vesicle), 가피(scrub) 등 다양한 병기의 모양을 보임

　　ⓑ 주로 얼굴과 상체에서 반점구진, 소포 병변이 생긴 후 수 시간에서 수 일내에 다른 부위로 퍼짐

　라. 면역기능이 저하된 환자(eg. 백혈병): 30~50% 장관침범, 15%의 사망률

　마. S.pyogenes or S.aureus에 의한 교대감염: 가장 흔한 합병증. 긁은 뒤 발생.

　바. 폐렴: 가장 위중한 합병증. 성인에 흔함. 피부 병변이 좋아지면서 폐병변도 호전

② 대상포진(herpes zoster, shingles)

　가. 발생기전: 신경후근에 잠복하고 있던 수두바이러스의 재활성화

　나. 증상

　　ⓐ 수포는 신경근의 지각 신경이 분포하는 영역에 국한되어 발생: T3~L4 피부절에 호발

　　ⓑ 피부병변이 생기기 48~72시간 전에 통증이 선행

　　ⓒ 면역기능이 정상인 경우 3~5일 경과 후 새로운 병변의 형성이나 진행은 멈춤

　　ⓓ 병의 경과는 통상 7~10일: 피부가 완전히 정상으로 돌아오기까지 2~4주 소요

　다. 50~70대에서 가장 흔함(5~10예/1,000명)

　라. 조혈모세포 이식을 받은 환자: 9개월내에 약 40%에서 대상포진이 발생. 사망률 10%

　마. Zoster ophthalmicus: 삼차신경의 안신경(ophthalmic branch)을 침범

　바. Ramsay Hunt syndrome

　　ⓐ 안면신경 감각 신경지의 슬신경절(geniculate ganglion of sensory branch) 침범

　　ⓑ 외이도에 통증을 동반한 병변 + 동측 혀의 앞부분 2/3가 미각을 소실

사. 대상포진 후 신경통(post-herpetic neuralgia)
  ⓐ 대상포진 발생 시점부터 한 달 이상 통증이 지속되는 것
  ⓑ 위험인자: 나이가 많을수록, 피부병변이 심할수록, opthalmic zoster

③ 진단 – 임상적 진단으로 충분

3) 치료

감염증	약제	투여 경로	용량	비고
대상포진				
정상면역 환자	Acyclovir	경구	800mg 하루 5번 7~10일간	피부병변이 나타나고 24시간 이내에 복용하면 임상적으로 충분히 개선됨. 위약군과 비교할 때 피부 병변의 치유가 더 빠르고, 증상 시작 72시간 이내에 주면 급성 증세를 어느 정도 경감시킴.
	Famciclovir	경구	500mg 하루 3번 7일간	대상포진 잃은 후의 신경통에 위약군과 비교해서 잃는 기간이 단축됨. 임상 비교 시험에서 acyclovir와 유사한 효과를 보임. 증상 시작 후 72시간 내로 투여해야 함.
	Valacyclovir	경구	1g 하루 3번 7일간	통증 경감에는 valacyclovir가 acyclovir 보다 더 효과적일 수도 있음. 그 이외의 경우에는 두 약 모두 피부병변의 치료 효과가 유사하며, 피부병변이 생기고 72시간 이내에 투여되어야 함.
면역저하 환자	Acyclovir	정주	500mg/m^2 매 8시간 7일간	일단 열이 가라앉고 다른 장기제인 침범했다는 근거가 없다면 경구제제인 valacyclovir로 바꿀 것을 고려해 볼 수 있음. 치료를 일찍 시작하면 국소적인 대상포진에 대한 치료 효과는 월등함. acyclovir 내성인 경우 foscarnet을 사용할 수 있음.
		경구	800mg 하루 5번 7일간	
	Famcyclovir	경구	500mg을 하루 3번 10일간[a]	
대상포진 안구염	Acyclovir	경구	600mg 하루 5번 10일간	치료를 하면 안구 합병증을 경감시키고, 덤으로 각막염과 포도막염도 치유됨.

[a] 미국 식약청의 승인이 아직 나지 않음(2007 추계 감염학 연수강좌: 헤르페스 바이러스 감염증)

4) VZV vaccine & VZIG

① 수두백신(VARIVAX®)

　가. Oka strain을 이용하여 제작한 live, attenuated vaccine

　나. 1회 투여로 항체 생성률 94~100%: 5~6년 경과하여도 90% 이상 항체 보유

　다. 소아 접종: 생후 12~15개월에 1회 접종

　라. 성인 접종: 위험군에 대해 항체 검사 후 접종

　　- 위험군: 의료인, 면역저하 환자의 보호자, 학교나 유아원 교사, 학생, 군인, 교도소 재소자, 임신을 계획하는 여성, 어린이와 함께 사는 청소년이나 어른, 해외여행자

　마. 백신접종 제외대상

　　ⓐ 면역 저하 환자

　　ⓑ 백신에 치명적인 과민반응이 있었던 경우, 임산부, 현재 중증 질환이 있는 경우

　　ⓒ 스테로이드 치료(성인 > 20mg/day, 어린이 > 1mg/kg/day)를 받고 있는 환자

② 대상포진 백신(ZOSTAVAX®)

　가. Oka/Merck주를 냉동건조(lyophilized)한 제품: VZV의 약독화 생백신

　나. 효과

　　ⓐ 대상포진 발생률을 51% 감소: 특히, 60~69세 연령에서는 64% 감소

　　ⓑ 대상포진 후 신경통 발생률을 39% 감소: 특히, 70~79세 연령에서는 52% 감소

　다. 접종 대상

　　ⓐ 50-59세 성인 중 대상포진이나 대상포진 후 신경통에 민감하게 반응할 것으로 예상되는 경우 또는 60세 이상 성인에서 대상포진 및 대상포진 후 신경통 예방을 위해 투여

　　ⓑ 접종 전 항체 검사는 필요하지 않음

　　ⓒ 대상포진이나 대상포진 후 신경통 치료를 위해서는 투여하지 않음

　　ⓓ 금기: 면역저하자, 임신한 여성, 이전에 gelatin이나 neomycin에 아나필락시스가 있었던 사람

③ VZIG – 노출 후 72시간(최대 96시간) 이내에 투여

Recommendations for VZIG Administration

Exposure Criteria

1. Exposure to person with chickenpox or zoster
   a. Household: residence in the same household
   b. Playmate: face-to-face indoor play
   c. Hospital
      Varicella: same 2- to 4-bed room or adjacent beds in large ward, face-to-face contact with
      infectious staff member or patient, visit by a person deemed contagious
      Zoster: intimate contact (e.g., touching or hugging) with a person deemed contagious
   d. Newborn infant: onset of varicella in the mother 5 days before delivery or 48h after delivery;
      VZIG not indicated if the mother has zoster
2. Patient should receive VZIG as soon as possible but not > 96 h after exposure

Candidates (Provided They Have Significant Exposure) Include:

1. Immunocompromised susceptible children without a history of varicella or varicella
   immunization
2. Susceptible pregnant women
3. Newborn infants whose mother had onset of chickenpox within 5 days before or within 48 h
   after delivery
4. Hospitalized premature infant (28 weeks of gestation) whose mother lacks a reliable history of
   chickenpox or serologic evidence of protection against varicella
5. Hospitalized premature infant (< 28 weeks of gestation or 1000g birth weight), regardless of
   maternal history of varicella or varicella-zoster virus serologic status

MMWR Recomm Rep. 2007 Jun 22;56(RR-4):1-40.

III. Epstein-Barr virus (EBV) infection

1) 개요

① EBV
   가. 구강 점막으로 침입하고 점막상피, 특히 구강, 인두, 이하선에서 증식
   나. 계속해서 B세포에 침입하여 증식, 자극(괴사는 일으키지 않음)하고 변이를 유발
   다. T세포를 자극하여 간, 골수, 비장, 뇌에서 림프구 침윤을 초래
      ※ 이러한 부위에서 EBV는 증식하지 않기 때문에 전염성 단핵구증의 후기 증상
        에 항바이러스제는 효과가 없음

② EBV 변이 B세포와 이를 인식하여 공격하는 세포상해성 T세포를 중심으로 한방어인자
   사이의 우위에 따라 여러 가지의 병태가 가능
   가. 방어 인자 쪽이 우세: 불현성 감염. 전염성 단핵구증도 경미
   나. EBV 바이러스 변이 B세포 쪽이 우세: 재발이 반복, 중증화, 림프증식성 질환으
      로 진행

③ 전파양식 – 타액에 의한 직접감염

  가. 소아: 타액이 묻은 장난감이나 보호자의 손 등에 의한 간접감염도 가능

  나. 성인: 키스에 의해 감염이 되기도 하며, 수혈에 의해서도 감염 될 수 있음

④ 잠복기 – 4~6주

⑤ 전염기간

  가. 감염 후 1년 이상에 걸쳐 인두에서 바이러스를 분비

  나. EBV 항체 양성인 건강한 사람 중 약 15~20%는 장기간 구인두에 바이러스를 보유

⑥ 감수성

  가. 누구나 감염될 수 있음

  나. 소아의 감염률이 높은 지역에서는 성인의 일차감염이 적음

    → 전형적인 임상양상을 보이는 감염증의 발생율은 낮음

  다. 바이러스의 재활성화가 면역 부전 환자에서 일어나면

    → EBV 항체가 상승(이종 항체의 변화는 없다) & 림프종이나 다른 병태로 진행

2) 임상증후군

① 전염성 단핵구증(infectious mononucleosis)

  가. 대부분 EBV 감염은 영아나 소아에서 무증상이나 인후염으로 앓고 지나감

    ∴ 성인에서 전염성 단핵구증은 흔치 않음

  나. 증상

    ⓐ 1~2주 정도 지속되는 피로감, 근육통 등의 전구 증상을 거친 후 발열, 인후통, 림프절 종대의 증상이 발현

    ⓑ 첫 2주 동안에는 후경부 림프절 종대와 편도비대를 동반한 인후염이 두드러짐

    ⓒ 2~3주가 경과하면 비장종대가 나타남

    ⓓ 팔과 흉부에 mobiliform or papular rash: 5% 내외

    ⓔ 대부분의 환자에서 ampicillin을 투여하면 발진이 생기지만, penicillin 사용시 부작용 발생을 의미하지는 않음

    ⓕ 노인환자: 발열, 피로감, 근육통 등 비특이적 증상만이 발현되는 경우가 많음

  다. 검사소견

    ⓐ 백혈구증다증: 2주째 or 3주째

      림프구증다증: 비전형적 림프구가 10% 이상경한 혈소판감소증(50% 이상에서) & 중성구감소증

    ⓑ 간기능 이상(90% 이상에서)

      : 대부분 AST/ALT/ALP가 약간 상승. 혈청 빌리루빈 상승(40%)

  라. 진단

    ⓐ 이형항체(heterophile antibody) 검출과 임상양상을 통해 진단이 용이하다고

하나, 국내의 경우 초감염 연령이 낮아 전형적인 임상 증상을 보이는 경우도
적고, 이형항체가 대부분 음성
→ EBV 특이항체 검출에 의한 진단이 매우 필요.
  간접 면역형광법 or ELISA법을 이용하여 EBV의 생물학적 활성도를 측정
  : EBV-VCA (viral capsid antigen) IgM, EBV-VCA IgG, EA (early antigen) Ab,
  EBNA (EB nuclear antigen) Ab
ⓑ 혈청학적 진단이 가능한 경우
  i) EBV-VCA IgM 항체가 초기에 양성을 보이는 경우
  ii) EBV-VCA IgG 항체 역가가 처음보다 4배 이상 증가
  iii) EA 항체가 양성
  iv) EBV-VCA IgG 항체가 초기에 양성을 보이면서 EBNA 항체가 양전
ⓒ PCR법 or 동소교잡법(in situ hybridization)을 통한 바이러스 유전자의 직접적
  인 검출

Antibodies to EBV

Antibody specificity	Time of appearance in IM	Percentage of EBV-Induced IM	Persistence	Comments
Viral Capsid Antigens (VCAs)				
IgM VCA	At clinical presentation	100	4~8 wk	Highly sensitive and specific, major diagnostic utility
IgG VCA	At clinical presentation	100	Lifelong	High titer at presentation and lifelong persistence make IgG VCA more useful as epidemiologic tool than as diagnostic tool in individual cases.
Early Antigens				
Anti-EA-D	Peaks at 3~4 wk after onset	70	3~6 mo	Correlated with severe disease; also seen in nasopharyngeal carcinoma
Anti-EA-R	2 wk to several months after onset	Low	2 mo to >3 y	Occasionally seen with unusually severe or protracted illness; also seen in african Burkitt's lymphoma
EBV nuclear antigen	3~4 wk after onset	100	Lifelong	Late appearance helpful in diagnosis of heterophile -negative cases

Mandell, et al, eds. Principles and Practice of Infectious Disease, 7th ed.

Serologic features of patients with EBV-associated diseases

Condition	Result in Indicated Test[a]					
	Heterophile	Anti-VCA		Anti-EA		Anti-EBNA
		IgM	IgG	EA-D	EA-R	
Acute infectious mononucleosis	+	+	++	+	-	-
Convalescence	±	-	+	-	±	+
Past infection	-	-	+	-	-	+
Reactivation with immunodeficiency	-	-	++	+	+	±
Burkitt's lymphoma	-	-	+++	±	++	+
Nasopharyngeal carcinoma	-	-	+++	++	±	+

[a] VCA, viral capsid antigen; EA, early antigen; EA-D antibody, antibody to early antigen in diffuse pattern in nucleus and cytoplasm of infected cells. EA-R antibody, antibody to early antigen restricted to the cytoplasm; and EBNA, Epstein-Barr nuclear antigen.

Source: Adapted from Okano, 1988.

(Harrison's Online)

마. 치료

    ⓐ 보존적 치료: 휴식과 진통제. 첫 한 달은 비장파열을 막기 위해 과도한 활동 금지

    ※ 합병증이 없는 전염성단핵구증의 치료에 스테로이드 투여는 적절치 않음

    ⓑ Prednisolone(40~60mg/d, 2~3일간 사용하고 1~2주에 걸쳐서 감량)

      - 중증의 편도비대가 있는 환자에서 기도폐색을 방지하기 위해

      - 자가면역성 용혈성 빈혈 or 중증의 혈소판감소증

      - 중증의 심장 또는 신경계 합병증이 있는 경우

    ⓒ Acyclovir: EBV 복제와 분비를 억제할 수는 있지만 증상 치료에는 효과가 없음

바. 예후

    ⓐ Self-limited: 사망은 매우 드물다

    ⓑ CNS 합병증(뇌염/수막염 등), 비장 파열, 편도선의 림프조직 비대에 의한 상기도 폐쇄, 세균 감염에 의해 사망할 수 있음

② 만성 활동성 EBV 감염증(chronic active EBV infection)

  가. 전염성 단핵구증 증상의 지속과 재발이 반복

    → 소아나 청년에서 많고, 고령자에서는 볼 수 없음

  나. 진단

    ⓐ 적어도 6개월 이상 지속되는 발열, 전신 쇠약감, 림프절 종대, 간비장 종대가 있고, 혈청 EBV 항체(VCA IgG ≥ 1:640 or EA IgG ≥ 1:160) 혹은 DNA (> 300 copies/μg DNA)가 관찰되면서

    ⓑ 주요 장기 침범의 조직학적 증거가 관찰되고

    ⓒ 침범된 장기에서 EBV DNA, RNA, protein이 발견되는 경우(Am. J. Hematol. 80:64-69, 2005)

  다. 전체적으로 예후가 좋지 않고, 반 수 이상이 사망

라. 치료

ⓐ Acyclovir or gancyclovir: 효과 없음

ⓑ 입양면역요법(adoptive immunotherapy): EBV를 인식하여 공격하는 CD8+ T세포를 주입

ⓒ Bone marrow transplantation

③ 림프증식성 질환(lymphoproliferative disorders)

가. 면역기능저하 환자에서 발생

: Severe combined immunodeficiency, 혈관확장성 운동실조증, AIDS, cyclo-sporin을 복용 중인 장기이식 or 골수이식 환자

나. EBV에 감염된 B세포가 과도하게 증식하여 림프선과 기타 장기를 침범하여 발생

: 발열, 림프선 종대, 위장관 증상 등이 발현

다. 이식 후 EBV 림프증식성 질환의 치료

ⓐ 가능하면 면역억제제를 감량

ⓑ 국소 병소의 절제

ⓒ 인터페론 알파

ⓓ CD20에 대한 단일 항체(rituximab)

ⓔ 방사선 치료(특히 CNS 병소)

ⓕ 조혈모세포 이식 환자

: 공여자의 림프구를 주입하거나 공여자의 EBV 특이 세포독성 T세포 주입

ⓖ 장기이식 환자: 자가 혹은 HLA 적합, EBV 특이 세포독성 T세포 주입

ⓗ 세포독성 화학요법

④ 악성종양

EBV-associated malignant disease

Malignant Disease	EBV Association	Population at Risk	Cofactors
Lymphoproliferative disease	~90%	Transplantation patients	Immunosuppression
Primary CNS lymphoma	100%	AIDS with very Low CD4+ count	Immunosuppression
Hodgkin's lymphoma	~50%, depending on histologic subtype	Children (developing countries) Young adults (western countries)	Unknown
Nasopharyngeal carcinoma	100% undifferentiated 30~100% squamous	Southern Chinese, Inuit	Genetic predisposition and dietary factors
Burkitt's lymphoma	>95% endemic ~20% sporadic ~40% HIV associated	African children Independent of CD4+ count	C-myc translocations (all) Malaria (endemic only)

(Mandell, et al, eds, Principles and Practice of Infectious Disease, 7th ed.)

⑤ HIV 감염환자에서 EBV 감염

　　가. 구강 백반(oral hairy leukoplakia)

　　　: 혀의 외측부에 생기는 흰색의 융기된 물결 모양 병변

　　나. Lymphoid interstitial pneumonitis

　　다. 비호지킨 림프종

IV. 거대세포 바이러스 감염증(CMV infection)

1) 개요

① 대부분 증상을 일으키지 않으나 연령이나 면역 억제 상태에 따라 중증이 될 수 있음

② 역학

　　가. 개발도상국에서는 소아기에 대부분 100% 감염

　　나. 선진국에서는 성인의 약 반수에서 항체가 검출

　　　: 우리나라 성인의 항체 보유율은 98% 이상

　　다. 항체 양성인 산모에서 영유아 감염률: 70~80%

③ 전파양식: 여러 가지의 분비물이나 배설물에 의한 직접감염

　　가. 바이러스는 소변, 타액, 모유, 자궁경부의 분비물, 정액에서 일차감염 · 재활성화 시 모두 검출

　　나. 태아 감염: 산모의 일차감염과 재활성화에서 모두 일어남

　　　ⓐ 중증의 태아이상은 산모의 일차감염시 일어남

　　　ⓑ 분만시 감염은 대부분 산모의 자궁경관에서 바이러스가 배출되어 발생

　　　ⓒ 모유는 중요한 감염원이지만, 질병을 일으키지는 않음

　　다. 수혈 or 성교를 통한 전파

④ 잠복기: 장기 이식 후 3~8주 내에 증상이 발생. 분만시 감염된 경우는 3~12주 후

2) 임상 증후군

① CMV 단핵구증

　　가. Heterophile 항체 음성 단핵구증

　　나. 영유아기 이후 면역기능이 정상인 사람에서 발생하는 CMV 감염 중 가장 흔한 질환

　　다. 잠복기: 20~60일

　　라. 경과

　　　ⓐ 2~6주. 대개 후유증 없이 호전. 감염 후 무기력감이 수개월간 지속될 수 있음

　　　ⓑ 소변, 생식기 분비물, 타액 등에서 수개월~수년간 바이러스가 검출

　　마. 증상

　　　ⓐ 발열, 권태감, 비장종대 등
　　　ⓑ EBV에 의한 전염성 단핵구증과 달리 삼출성 인후염이나 경부 림프선 종대는
　　　　드묾
　　　ⓒ Ampicillin에 노출되면 풍진과 비슷한 발진이 생길 수 있음
　　　ⓓ 드물게 간질성 폐렴, 심근염, 늑막염, 뇌염, Guillain-Barre syndrome 등이
　　　　동반
　바. 검사 소견
　　　ⓐ 10% 이상의 비전형적 림프구가 동반된 림프구증다증이 특징적
　　　ⓑ 혈청 AST/ALT/ALP 중등도 상승
　　　ⓒ Heterophile 항체 음성
　　　ⓓ 용혈성 빈혈, 혈소판감소증, 과립 백혈구 감소증: 드물게 발현
② 면역기능저하 환자에서의 CMV 감염
　가. 장기이식 or 골수이식을 받은 환자에서 가장 중요한 바이러스
　　　ⓐ 발열, 호중구 감소, 간염, 폐렴, 식도염, 위염, 장염, 망막염 등을 유발
　　　ⓑ 망막염을 제외한 대부분의 감염이 이식 후 1~4개월 사이에 호발
　　　ⓒ 질환으로의 이환 위험은 재활성화보다 초감염에서 더 높음
　　　ⓓ 질환의 발생은 면역기능 저하정도와 사용중인 면역억제제에 따라 차이를 보임
　　　ⓔ 이식된 장기가 CMV 감염에 주 공격 기관이 됨
　나. 전신 증상: 발열, 권태감, 식욕부진, 피로감, 야간 발한, 근육통, 관절통
　다. CMV 폐렴
　　　ⓐ 빠른 호흡, 저산소증, 객담이 동반되지 않는 마른 기침
　　　ⓑ CXR
　　　　ⅰ) 주로 양측성으로 폐하엽의 말단부에서 폐문부쪽으로 뻗어 올라가는 간질성
　　　　　or 결절성 음영
　　　　ⅱ) 다른 바이러스성 폐렴, 세균성 폐렴, PCP, 폐출혈, 약제나 방사선치료 의
　　　　　한 폐병변 등과 감별 필요
　　　ⓒ 골수이식 환자의 약 15~20%에서 발생: 이식 후 5~13주에 호발
　　　ⓓ 위험인자
　　　　: 지속적인 면역억제요법, 이식편대 숙주반응, CMV 혈증, 혈청반응 양성, 고령
　라. CMV에 의한 위장관 감염
　　　ⓐ 식도, 위, 소장, 대장 등 어디에서나 궤양성 병변을 일으켜 출혈과 천공의 원
　　　　인이 됨
　　　ⓑ 기저질환으로 궤양성 대장염이 있는 환자는 CMV 위장관 감염에 의해 증상
　　　　이 악화
　마. CMV hepatitis: 주로 간이식 후 발생
　바. CMV에 의한 중추신경계 감염

ⓐ AIDS 환자

i) 진행성 치매를 나타내는 유형: HIV 뇌염과 유사

ii) 뇌실뇌염(ventriculoencephalitis): 뇌신경장애, 안구진탕, 지남력 상실, 기면, 뇌실종대

ⓑ AIDS 이외의 면역기능 저하환자: 아급성 진행성 다발성 신경병증 등을 유발

ⓒ 즉시 치료하면 회복될 수 있음

사. AIDS 환자

ⓐ CMV 감염에 취약: 흔히 망막염과 파종성 감염이 발생

ⓑ CD4+ 세포수 50~100/㎕ 이하로 감소하는 경우 CMV 감염이 크게 증가

ⓒ CMV 망막염: AIDS 환자에서 실명의 주요한 원인

CMV Disease in the immunocompromised host

Population	Risk Factors	Principal Syndromes	Treatment	Prevention
Fetus	Primary maternal infection; early pregnancy	Cytomegalic inclusion disease	None (?ganciclovir)	Avoidance of exposure or maternal treatment with CMV immunoglobulin during pregnancy
Organ transplant recipient	Serostatus of donor and recipient; immunosuppressive regimen; degree of rejection	Febrile leukopenia; pneumonia; gastrointestinal disease	Ganciclovir or valganciclovir	Donor matching; prophylaxis or preemptive therapy with ganciclovir or valganciclovir
BMT recipient	GVHD; older age; seropositive recipient; viremia	Pneumonia; gastrointestinal disease	Ganciclovir plus CMV immunoglobulin	Donor matching; prophylaxis or preemptive therapy with ganciclovir or valganciclovir
AIDS	< 100 CD4+ T cells per microliter; CMV seropositivity	Retinitis; gastrointestinal disease; neurologic disease	Ganciclovir, valganciclovir, foscarnet, or cidofovir	Oral valganciclovir

(2007 춘계 감염학 연수강좌: 헤르페스 바이러스 감염증)

3) 진단 - 임상적 소견만으로는 진단하기 어려움

① 세포배양에서 바이러스 분리(검사가 가능한 기관이 제한적임)

② 적절한 임상 검체에서 CMV 항원 or DNA 검출

: 민감도/특이도 높음. 장기이식 환자 CMV 감염 진단에 이용

가. pp65 CMV antigenemia assay: 바이러스 항원혈증(antigenemia)을 직접 측정

나. CMV DNA PCR

③ 침범 장기의 조직검사
- Immunohistochemical stain or in situ hybridization
④ 항체 역가 상승
- CMV 초감염 진단에 유용하나 우리나라와 같은 CMV 유행지역에서 유용성 낮음

4) 치료

감염증	약제	투여 경로	용량	비고
CMV 망막염 (면역 저하환자)	Ganciclovir	정주 경구	5mg/kg 하루 2번 14~21일간. 이후 유지량 5mg/kg/일. 경구는 1g 하루 3번 유지용량으로 투여	Ganciclovir와 foscarnet 모두 면역저하환자(AIDS 포함)의 CMV 망막염의 치료로 공인되어 있음. 또한 대장염, 폐렴, CMV와 관련된 쇠약 증후군의 치료에 쓰이며, 이식 환자의 CMV 질환의 예방용으로도 쓰임
	Foscarnet	정주	60mg/kg 매 8시간 14~21일간. 이후 하루 90~120mg/kg을 유지용량으로	Foscarnet은 골수 억제 작용이 없으며 acyclovir와 ganciclovir 내성 헤르페스 바이러스에 작용한다.
	Cidofovir	정주	5mg/kg 일주일에 두 번 총 2주, 이후 일주일에 한 번 probenecid와 함께 투여	

(2007 춘계 감염학 연수강좌: 헤르페스 바이러스 감염증)

V. 인플루엔자(influenza)

1) 개요

① 대부분의 경우 수일간 앓고 회복되나 노약자나 만성 질환자들에게는 폐렴 등의 치명적인 합병증을 초래할 수 있음

② A, B, C형으로 분류
가. A형: 표면항원인 hemaglutinin (H1~H16)과 neuraminidase (N1~N9)에 의해서 아형이 결정
나. 조류 인플루엔자: avian influenza viruses (A/H5N1)
다. 인플루엔자 A H1N1 (influenza A/H1N1 2009)
ⓐ 유전자 재조합으로 항원 대변이가 일어난 새로운 인플루엔자 바이러스
: 돼지인플루엔자가 주가 되고 사람 및 조류인플루엔자가 섞인 새로운 4종 재편성 바이러스
ⓑ 2009년 3월부터 멕시코를 시작으로 전 세계로 전파되었고 2010년 8월에

pandemic이 공식적으로 끝남

2) 임상증상

① 계절 인플루엔자

　가. 무증상에서부터 심한 원발성 바이러스성 폐렴 및 사망에 이르기까지 다양

　나. 두통, 발열, 오한, 근육통, 전신 쇠약감과 같은 전신 증상이 갑자기 발생하면서
　　호흡기 증상이 동반: 약 50%에서 전형적인 임상 증상이 나타남

　　ⓐ 상부 호흡기 증상(약 60%에서): 코막힘, 콧물, 인후통, 재채기, 쉰 목소리, 이통

　　ⓑ 하부 호흡기 증상(약 20%에서): 기침, 호흡곤란, 흉부 불편감

　　ⓒ 바이러스 감염 이후 2~3일간 가장 심하게 나타나다가 급격하게 감소
　　　: 특히 전신증상인 발열, 근육통, 피로, 두통 등이 급격하게 감소

　　ⓓ 지속기간: 약 4~5일

② 가장 흔한 합병증은 폐렴

　가. 바이러스성 뿐만 아니라 2차 세균성 폐렴도 동반되어 나타날 수 있음

　나. 2차 세균성 폐렴의 흔한 원인균: S.pneumoniae, S.aureus, H.influenzae

　다. 합병증 발생의 고위험군
　　: 65세 이상의 노인, 임신부, 59개월 이하의 소아, 만성 질환자

Peoples at high risk for developing flu-related complications

Disease	
Chronic Lung disease	COPD, cystic fibrosis, Bronchial asthma
Heart disease	Congenital heart disease, CHF, coronary artery disease * Exclude simple hypertension
Endocrine disease	Diabetes mellitus
Kidney disorders	Nephrotic syndrome, CRF, Kidney transplantation, et al.
Liver disorders	Liver cirrhosis, et al.
Weakened immune system due to disease or medication	Asplenia, people with HIV or AIDS, cancer, those on chronic steroids
Blood disorders	Sickle cell disease
Neurological and neurodevelopmental conditions	Disorders of the brain, spinal cord, peripheral, and muscle such as cerebral palsy, epilepsy (seizure disorders), stroke, intellectual disability (mental retardation), moderate to severe developmental delay, muscular dystrophy, or spinal cord injury

(J Korean Med Assoc 2010; 53(1): 43-51)

3) 진단검사

　- RT-PCR: 가장 민감도와 특이도가 높음

　- Rapid antigen test or IFA: 검사가 쉽고 결과 보고가 빠르나 민감도가 제한적임

　- 비인두 도말, 흡인, 세척을 통한 검체가 가장 적절(얕은 비강이 아님!)

- 검사 대상: 인플루엔자 유행 기간 중, 진단되면 치료가 필요한 환자들만!
  · 면역 기능이 정상인 외래 환자 가운데 인플루엔자에 의한 합병증 고위험군이면
    서 급성 발열성 호흡기 질환으로 발병 5일 이내에 내원한 경우
  · 면역저하 환자이면서 급성 발열성 호흡기 질환으로 내원한 경우(기간에 관계 없이)
  · 입원 중 발열과 호흡기 증상이 있는 경우(기간에 관계없이)
  · 인플루엔자 유행 기간이 아니어도 검사하는 경우: 의료계 종사자로서 급성 발열
    성 호흡기 질환이 발생한 경우, 인플루엔자 발병 증례와 연관이 있는 경우

Comparison of available influenza diagnostic test

Influenza Diagnostic Tests	Method	Availability	Typical processing time	Sensitivity	Distinguishes 2009 H1N1 influenza from other influenza A viruses?
Rapid influenza diagnostic tests	Antigen detection	Wide	0.5 hour	10~70%	No
Direct and indirect immunofluorescence assays (DFA and IFA)	Antigen detection	Wide	2~4 hour	47~93%	No
Viral isolation in tissue cell culture	Virus isolation	Limited	2~10 days	-	Yes
Nucleic acid amplification tests (including rRT-PCR)	RNA detection	Limited	48~96 hours [6~8 hours to perform test]	86~100%	Yes

(J Korean Med Assoc 2010; 53(1): 43-51)

4) 치료

① 대증 치료
  : Acetaminophen, cough suppressants (codeine-containing), rest & hydration

② 항바이러스 치료
  가. 건강한 저위험군에게는 대개 대증 치료만으로 충분함
  나. 치료 대상
    - 중증 감염(입원을 요하거나 폐렴의 증거가 있을 때)
    - 인플루엔자에 의한 합병증 발생의 고위험군
      · 요양원 등 장기 요양 시설 거주자
      · 65세 이상의 성인
      · 임신한 여성이나 산후 2주 이내인 경우
      · 만성질환자(천식을 포함한 호흡기 질환, 심혈관계 질환, 종양, 만성 신부전,
        만성 간질환, 당뇨, 헤모글로빈 이상, 면역저하자)

· 심한 비만(BMI 40 이상)
- 65세 미만의 저위험군 환자라도 증상 발생 48시간 이내에 내원한 경우 증상의 기간을 단축시키기 위해 치료를 고려할 수 있다(48시간 이후에는 적응증이 되지 않음)

다. 임상적으로 의심되고 치료의 적응증이 되면 즉시 치료를 시작하고, 검사 결과를 기다리기 위해 치료를 지연시키지 말 것

라. 임신 및 모유 수유가 항바이러스제 복용의 금기는 아님

마. 치료 약제 및 기간
- Neuraminidase inhibitor
  · Oseltamivir: PO 75 mg bid(중증 환자에서 150 mg bid를 고려할 수 있음)
  · Zanamivir: inhalant 10 mg bid(천식 환자에서 기관지 수축을 악화시킬 수 있으므로 주의)
- Adamantanes (amantadine, rimantadine): 내성율이 높아 추천되지 않음
- 권장되는 치료 기간은 5일
  ⓐ 노출전 화학적 예방요법(pre-exposure prophylaxis)
    : 주변 환경에 잠재적으로 감염력이 있는 기간(증상 발생 1일전 ~ 증상 발생 7일)에 있는 환자가 있을 경우 그 기간 중에 항바이러스제를 복용
  ⓑ 노출후 화학적 예방요법(post-exposure prophylaxis)
    i) 신종 인플루엔자 감염에 확진, 추정 또는 의심되는 감염력이 있는 환자와 close contact를 한 인플루엔자 합병증의 고위험군 및 의료인, 공공보건 종사자
    ii) 마지막으로 노출된 시점으로부터 14일간 시행
    iii) 마지막 노출이 있은 후 48시간 이상 경과한 상태라면 권장되지 않음

5) 인플루엔자(ACIP 2010, 대한감염학회 2012)
  - 생후 6개월 이상의 모든 사람(매년 1회 접종)
  - 백신이 부족한 경우 고위험군 및 그 가족, 의료계 종사자부터 우선적으로 접종

VI. HIV infection

1) 개요

① 병원체: HIV-1(전 세계적 유행), HIV-2(서부 아프리카의 일부에서 유행)

② Stages of HIV-1 infection

가. Viral transmission

※ 감염경로: 성 접촉, 혈액 및 혈액제제, 직업적 폭로, 모체나 수유를 통한 수직 감염, 마약(경 정맥) 사용

나. Primary HIV infection (acute HIV infection or acute seroconversion syndrome)

다. Seroconversion

라. Clinical latent period with or without persistent generalized lymphadenopathy (PGL)

마. Early symptomatic HIV infection

(Class B according to the 1993 CDC classification)

ⓐ Thrush

ⓑ Vaginal candidiasis that is persistent, frequent, or difficult to manage

ⓒ Oral hairy leukoplakia

ⓓ Herpes zoster involving two episodes or more than one dermatome

ⓔ Peripheral neuropathy

ⓕ Bacillary angiomatosis

ⓖ Cervical dysplasia

ⓗ Cervical carcinoma in situ

ⓘ Constitutional symptoms such as fever (38.5℃) or diarrhea for more than one month

ⓙ Idiopathic thrombocytopenic purpura

ⓚ PID, especially if complicated by a tubo-ovarian abscess

ⓛ Listeriosis

바. AIDS: HIV + (CD4 cell count < 200/mm^3 or opportunistic infection or malignancy)

사. Advanced HIV: CD4 cell count below 50/mm^3

Typical Course of HIV Infection

During the early period after primary infection there is widespread dissemination of virus and a sharp decrease in the number of CD4 T cells in peripheral blood. An immune response to HIV ensues, with a decrease in detectable viremia followed by a prolonged period of clinical latency. The CD4 T-cell count continues to decrease during the following years, until it reaches a critical level below which there is a substantial risk of opportunistic diseases.

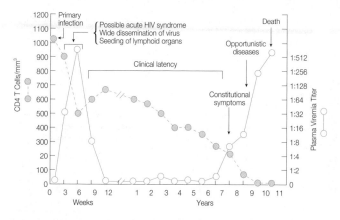

(N Engl J Med 328(5):327, 1993)

A 1993 revised classification system for HIV infection and expanded AIDS surveillance case definition for adolescents and adults

CD4 + T Cell Categories	Clinical Categories		
	A Asymptomatic, Acute (primary) HIV or PGL	B Symptomatic, Not A or C Condition	C AIDS-Indictor Conditions
1. ≥ 500/μl	A1	B1	C1
2. 200~499/μl	A2	B2	C2
3. < 200/μl	A3	B3	C3

*The shaded areas indicate the expanded AIDS surveillance case definition.

PGL; progressive generalized lymphadenopathy

(MMWR 42(No. RR-17), December 18, 1992.)

AIDS-Defining Conditions

- · Bacterial infections, multiple or recurrent*
- · Candidiasis of bronchi, trachea, or lungs
- · Candidiasis of esophagus†
- · Cervical cancer, invasive‡
- · Coccidioidomycosis, disseminated or extrapulmonary
- · Cryptococcosis, extrapulmonary
- · Cryptosporidiosis, chronic intestinal (> 1 month's duration)
- · Cytomegalovirus disease (other than liver, spleen, or nodes), onset at age > 1 month
- · Cytomegalovirus retinitis (with loss of vision)†
- · Encephalopathy, HIV related
- · Herpes simplex: chronic ulcers (> 1 month's duration) or bronchitis, pneumonitis, or esophagitis (onset at age > 1 month)
- · Histoplasmosis, disseminated or extrapulmonary
- · Isosporiasis, chronic intestinal (> 1 month's duration)
- · Kaposi sarcoma†
- · Lymphoid interstitial pneumonia or pulmonary lymphoid hyperplasia complex*†
- · Lymphoma, Burkitt (or equivalent term)
- · Lymphoma, immunoblastic (or equivalent term)
- · Lymphoma, primary, of brain
- · *Mycobacterium avium* complex or *Mycobacterium kansasii*, disseminated or extrapulmonaray†
- · *Mycobacterium tuberculosis* of any site, pulmonary†‡, disseminated†, or extrapulmonary†
- · *Mycobacterium*, other species or unidentified species, disseminated† or extrapulmonary†
- · *Pneumocystis jirovecii* pneumonia†
- · Pneumonia, recurrent†‡
- · Progressive multifocal leukoencephalopathy
- · *Salmonella* septicemia, recurrent
- · Toxoplasmosis of brain, onset at age > 1month†
- · Wasting syndrome attributed to HIV

* Only among children aged < 13 years. (CDC. 1994 Revised classification system for human immunodeficiency virus infection in children less than 13 years of age. MMWR 1994;43[No. RR-12].)

† Condition that might be diagnosed presumptively.

‡ Only among adults and adolescents aged ≥ 13 years. (CDC. 1993 Revised classification system for HIV infection and expanded surveillance case definition for AIDS among adolescents and adults. MMWR 1992;41[No. RR-17].)

(MMWR 2008;57[No. RR-10]:[1-12])

2) 진단

① 선별검사에서 양성인 경우 특이도가 높은 검사 방법으로 추가 혹은 확인검사를 시행

② 우리나라에서는 질병관리본부와 시도 보건환경연구원에서 HIV 감염의 최종 확인검사
를 시행

: Western blot 법에 의한 확인 검사와 중합 효소반응법 등에 의한 부가검사 실시

가. 항체/항원 선별검사(4th generation combo test)

ⓐ 효소 면역법(ELISA)을 이용 - 감염 후 평균 3주만에 항체 혹은 항원을 검출 할
수 있음

ⓑ 특이도가 낮아짐을 감수하고라도 민감도를 높이도록 고안

ⅰ) 고위험군: 민감도 99.5% 특이도 99.8% 이상

ii) 저위험군 일수록 위양성률↑

: 유병률 0.05%인 대상군에서의 위양성률은 95% 이상 → ELISA 양성이더라도 환자가 고위험군이거나 HIV 감염이 의심되는 상황이 아니면 위양성일 가능성이 높음에 유의하여야 함

나. Western blot

ⓐ gp120/160, gp41, p24의 3개중 2개 이상의 밴드가 나타나면 양성으로 판단

ⓑ 1개만 양성인 경우 미확정으로 분류하여 1개월 후 재시행하는 것을 원칙으로 함

i) 재검에서도 미확정인 경우 2~5개월 후 재검을 권장

ii) HIV-1 Western blot으로 HIV-2 양성검체를 검사하면 20% 정도 위양성 보임 → HIV-2에 대한 ELISA 양성 여부를 확인 한 후 HIV-2에 대해 Western blot 시행

iii) 미확정 결과를 보이는 이유

- 감염의 위험도가 낮은 정상 건강인에서 HIV 단백질과 교차반응을 하는 항체를 갖고 있는 경우
- 림프종, 다발성 경화증, 간 질환, 자가면역질환 등에서 비특이적 항체반응이 일어나는 경우
- 항체 미형성기에 있어 항체역가가 낮은 경우

iv) 미확정 환자에서 1개월 후 재검을 시행할 때는 p24 항원검사, HIV-RNA 검사를 추가로 실시

- Western blot 결과가 변함이 없고 p24 항원검사 및 HIV-RNA 음성 → HIV 음성
- p24 항원검사 양성 or HIV-RNA 양성 → HIV 양성

③ 초기 평가항목

가. CD4+ T-cell count

나. Plasma HIV RNA (viral load)

다. CBC, chemistry profile, U/A, screening test for syphilis (e.g., RPR, VDRL, or treponema EIA), TST or interferon-γ release assay (IGRA), anti-Toxoplasma gondii IgG, hepatitis A, B, and C serologies, and Pap smear in women

라. Fasting blood glucose & serum lipids

마. Genotypic resistance testing

3) 임상양상

① 급성 HIV 증후군(acute HIV syndrome)

가. 50~70% 정도에서 평균 3~6주 후 급성 HIV 증후군을 경험

나. 증상

ⓐ 발열, 발한, 권태감, 근육통, 식욕부진, 오심, 설사, 인후염, 발진(얼굴 or 몸통),

무균성 수막염

ⓑ CD4+T 림프구의 감소에 따라 PCP, 캔디다 식도염 같은 기회감염도 발생 가능

ⓒ 대개 10~15일 이내에 특별한 치료 없이도 저절로 사라짐: 드물게 10주 이상 지속

ⓓ 경부, 후두부, 액와부 등의 림프절 종대(70%), 드물게 간비장 종대

ⓔ 검사 소견

　i) 림프구 수의 감소, ESR 항진, 간기능 이상

　ii) 뇌척수액 검사: 단백질/포도당 정상 & 림프구의 증대

　iii) CD4+T 림프구

　　- 초기에 감소하다가 대부분은 정상보다 약간 감소된 상태로 유지

　　- 일부에서는 정상수준 회복

다. 약 10%에서는 증상이 사라진 후에도 면역학적 or 임상적인 갑작스런 악화를 경험

② 임상적 잠복기

가. 급성 감염기 증상이 사라진 후 무증상 시기가 8~10년 정도 지속

나. 이 시기에도 면역 기능은 계속적으로 감소하고 전염력도 여전히 존재

ⓐ 병의 진행 정도는 혈중 HIV RNA양과 관련 → HIV RNA의 양이 높은 경우 AIDS 이행이 빠름

ⓑ CD4+T 림프구: 1년에 평균 50/㎕ 정도 감소

다. 일부 감염자에서는 지속성 전신성 림프절 병증(PGL)을 동반

ⓐ 원인 모르게 3개월 이상 서혜부를 제외한 두 곳 이상의 부위에 직경 1cm 이상의 림프절이 만져지는 경우

ⓑ 림프절비대: 대칭적, 고정되어 있지 않고 탄력성을 지님, 통증이나 압통을 동반하지 않음

ⓒ 결핵, 비호지킨 림프종 등과 감별이 필요: FNAB or excisional Bx.

③ 증상기

가. 보통 CD4+T 세포수의 감소 추세에 따라 증상이 발현

나. CD4+T 세포수가 200/㎕ 미만일 때 심각하고 생명에 위험한 합병증이 발생

CD4 count	Complications
< 500	Constitutional symptoms Seborrheic dermatitis, oral hairy leukoplakia, Kaposi's sarcoma, lymphoma Oral, esophageal, and recurrent vaginal candidiasis Recurrent bacterial infections Pulmonary & extrapulmonary tuberculosis HSV, VZV
< 200	Pneumocystis jirovecii pneumonia (PCP), Toxoplasma, Bartonella Crytococcus, Histoplasma, Coccidioides
< 50~100	CVM, MAC Invasive aspergillosis, bacillary angiomatosis (disseminated Bartonella) CNS lymphoma, progressive multifocal leucoencephalopathy (PML)

4) 치료

① HIV에 감염된 모든 환자에서 항바이러스 치료 권고

② 치료 경험이 없는 환자에서의 항레트로바이러스 요법

2 nucleoside reverse transcriptase inhibitors (NRTIs) + 1 integrase strand transfer inhibitor (INSTI) or 1 non-nucleoside reverse transcriptase inhibitor (NNRTI) or protease inhibitor (PI) with a pharmacokinetic enhancer

5) 기회감염의 예방

감염	적응증	약물
Pneumocystis carinii	CD4+ < 200 Oral thrush History of PCP Unexplained fever > 2 wks	Trimethoprim-sulfamethoxazole
Toxoplasmosis	CD4+ < 200 and Toxoplasma seropositive	Trimethoprim-sulfamethoxazole
Histoplasmosis	CD4+ < 100 and endemic area	Itraconazole
Mycobacterium avium complex (MAC)	CD4+ < 50	Azithromycin

6) Post-exposure prophylaxis

① HIV 환자의 혈액, 정액, 질분비물, 뇌척수액, 양수, 혈액이 포함된 체액에 노출되면 감염 위험성 있음

가. 땀, 소변, 대변, 침(구강내에 출혈이 없는 경우)을 통해서 감염될 가능성은 매우 희박

나. 감염 위험성
  ⓐ Needle stick injury: 0.2~0.5%
  ⓑ 점막에 노출된 사고: 0.1%
  ⓒ 상처가 없는 피부에 노출된 사고: 무시할 정도로 낮음

② 응급처치
  가. 주사침에 찔리거나 환자의 혈액이나 체액이 피부나 상처에 접촉된 경우는 즉시 비누와 흐르는 물로 씻어내고 소독
  나. 점막에 노출된 경우 즉시 생리식염수나 흐르는 물로 씻어 내림
  다. 즉시 감염관리실로 연락

③ 진료 과정에서 HIV에 노출되면 즉시(1~2시간 이내) 항 HIV 약제를 시작하는 것이 매우 중요
  가. 노출된 상황에 따라서 3제 병합요법을 시작하고 4주간 투여
  나. 감염 여부를 확인하기 위해 노출된 후 6주, 3개월, 6개월 째에 항체검사

11. 인수공통감염증

I. 가을철 열성 질환

	Tsutsugamushi disease (scrub typhus)	HFRS	Leptospirosis
원인균	Orientia tsutsugamushi (rickettsiaceae)	Hantaan or Seoul virus (Hantavirus)	Leptospira interrogans
전파경로	O. tsutsugamushi에 감염된 털진드기의 유충(chigger)에 물려서	설치류의 배설물(소변, 대변)이 에어로졸화하여 호흡기를 통한 감염.	쥐, 토끼, 여우, 가축 등 감염된 동물의 소변 → 물, 토양 오염 → 피부상처, 결막, 점막 통해 인체 감염
시기	9월 시작; 10~11월에 정점	10~12월	8월 시작; 9~10월 주로
호발지역	경기, 강원, 충남, 전북, 경남	경기도 파주, 연천, 포천 연천, 양주, 고양 농부, 작업장 인부, 군인	쥐가 많은 곳, 농부, 광부, 오수 처리자, 낚시꾼, 어부, 군인, 수의사, 도살장, 낙농업

임상양상	잠복기: 1~3주
	임상양상: 고열, 두통, 근육통,
	  발진, 가피
	호흡기: 기침, 인후통, 호흡곤란
	소화기: 오심, 구토, 복통, 설사
	기타: 림프절종대(국소/전신),
	  결막충혈(9.6~87%),
	  인후발적, 안면부종, 갈증,
	  간/비장종대, 늑척추각 압통,
	  경부강직, 상대적 서맥
	합병증: 뇌막염, 뇌염, 급성
	  파종성 뇌척수염, ARDS,
	  ARF, 심근염, 심금경색, 심막
	  삼출, DIC, 췌장염, 담낭염,
	  위출혈/미란/궤양 등
		잠복기: 2~3주(5~42일)
		임상양상: 다양
		3대 주요 증상(triad):
		  발열, 출혈증상, 신부전
		5병기: 발열기(3~6일;
		  100%; 발열, 두통,
		  안구통, 요통, 안면홍조,
		  점상출혈) → 저혈압기
		  (수 시간 ~3일; 25~48%;
		  의식장애, 저혈압,
		  빈맥, 맥압감소) →
		  핍뇨기(3~6일; 48~66%;
		  핍뇨, 출혈) → 이뇨기(수
		  일~수 주; 95~100%;
		  소변량 증가, 증상호전)
		  → 회복기(1~2개월)
			잠복기: 1~2주
			주 증상: 갑작스러운 두통,
			  근육통(장딴지/등/복부), 오한,
			  발열
			기타: 복통, 식욕감소, 구역/구토,
			  발진(점막/피부), 결막의 심한
			  발적과 눈부심, 대부분(90%)의
			  경우 불현성의 경과 취함.
			5~10%: 중증의 황달, 신부전, 출혈
			합병증: 폐침범, 무균성
			  뇌막염(15~80%), 홍체염,
			  홍채섬모체염, 맥락망막염, 황달,
			  신기능이상(신부전은 발병 2주경
			  주로 발생/간부전 동반), 출혈성
			  경향

진단	균분리/배양: 어렵다
	간접면역형광항체법(IFA),
	ELISA, PCR
	∴발병초기 대부분 임상소견을
	  기초로 진단
		간접면역형광항체법(IFA),
		효소면역측정법(ELISA)
		→ 1주 간격으로 측정한
		  항체역가 4배 이상
		  증가함을 확인
		ELISA: IgM 항체를 발견할
		  수 있어 초기 진단의
		  좋은 방법
		(more sensitive)
			확진:
			① 직접 증명법: 혈액이나
			  소변에서 렙토스피라를 암시야
			  현미경으로 발견
			② 분리/동정(첫 10일 blood, CSF
			  → 2주 후 소변에서만 검출)
			③ 간접 증명법: MAT - 회복기의
			  MAT 역가가 급성기의 4배 이상
			  상승

치료	TOC: doxycycline
	Doxycycline 100mg bid po
	3~7일간
	Azithromycin 500mg qd po
	1~3일간
	Rifampin 450mg bid po 7일간
	* 임신부: azithromyciin 투여
	* 약물치료를 시작하면 명백한
	  임상적 호전이 36~48시간
	  내에 대부분 나타나며,
	  2~3일내에 회복
		적절한 보존요법과
		투석치료가 사망률을
		5~15%에서 5% 이하로
		줄일 수 있음.
		(90년대 이후 사망률:
		1.2%)
		: 중증 환자의 치료로 발병
		4일 이내에 ribavirin을
		정주하는 것이 사망률과
		합병증을 줄일 수 있는
		것으로 알려져 있으나
		국내에서는 정주용
		ribavirin을 쉽게 이용할
		수 없어 대부분 환자
		병기상태에 따라 보존적
		치료를 시행
		(☞신장학 part 참조)
			Mild
			: Doxycycline 100mg bid po
			  or ampicillin 500~750mg qid po
			  or amoxicillin 500mg qid po
			  (duration: 7일)
			Mod to severe
			: Penicillin G 1.5 MU iv q6h
			  or ceftriaxone 1g iv q24h
			  or ampicillin 0.5~1 g iv q6h
			  (duration: 7일)
			Chemoprophylaxis:
			  doxycycline 200mg po once
			  weekly

II. Brucellosis

1) 개요

① 전 세계적으로 발생: 지중해 연안, 중동, 인도 및 중남미 대륙에서 주로 발생

② 잠재적으로 생명을 위협하는 전신 질환 & 동물을 다루는 특정 직업인에게 주로 발생하는 직업병

③ 국내에서 소 브루셀라증은 지속적으로 발생하고 있으면서도 사람에서의 브루셀라증 발생 보고가 없었으나 2002년 첫 환자가 보고된 이후 꾸준하게 확진 환자가 보고되고 있음

④ 원인균: *B. abortus*(소), *B. melitensis*(염소), *B. suis*(돼지), *B. canis*(개)

  ※ 국내 감염은 *B. abortus*에 의함

⑤ 전파경로 - 경피감염 또는 식품매개(멸균안된 유제품 등)로 감염됨

  가. 양, 염소, 돼지, 소, 낙타, 순록, 개 등 동물에서 만성 감염을 유발

  나. 감염된 동물 혹은 동물의 혈액, 대소변, 태반 등에 있던 병원균이 상처난 피부나 결막을 통해 전파되기도 하고, 감염동물의 살균처리 안된 유제품을 섭취함으로써 사람에게 전파됨

  다. 사람간의 전파는 안됨

2) 임상양상

① 잠복기: 대략 1~3주

② 증상의 시작은 1~2일에 걸쳐 갑작스럽게 나타나거나 1주 이상 걸려 점차적으로 발생

③ 증상

  가. 흔한 증상: 열, 오한, 발한, 두통, 근육통, 피로, 식욕부진, 관절통과 요통, 체중감소, 변비, 인후통, 마른기침

  나. P/E: 흔히 이상소견을 보이지 않으며 환자는 언뜻 보기에 괜찮아 보일 수 있음

  다. 일부 환자: 급성 병색, 창백, 림프절 병증, 간비장종대, 관절염, 척추압통, 부고환염, 고환염, 발진, 수막염, 심장잡음, 폐렴 등이 발생

  라. Fever: 아침 체온은 정상이고 오후나 저녁에는 고열이 나는 하루변이를 보일 수 있음

④ 합병증

  가. 골관절 합병증: 가장 흔해서 환자의 20~60%에서 발생

    ⓐ 천골장골관절염(sacroiliitis)이 가장 흔함

    ⓑ 고관절, 무릎관절, 발목관절과 같이 하중을 많이 받는 큰 관절의 관절염이 많음

    ⓒ 척추염: 노인에서 많고 주로 요추를 침범

  나. 심혈관계/호흡기계/위장관 및 간담도계/비뇨기계/중추신경계 합병증 등이 발생

3) 진단

① 병력 청취가 중요: 직업적으로 가축에 노출된 경력, 토착화 지역으로의 여행력, 멸균 안 된 유제품 섭취력

② 확진

가. 혈액, 골수 혹은 조직배양에서 균을 동정: 진단율 15~90%

나. 브루셀라 응집소의 의미있는 상승으로 대개 진단

ⓐ 비유행지역에서는 ≥1:160을 양성 판단의 기준으로 함. But, 단일 혈청만으로는 진단 어려움.

ⓑ 일정 시간을 두고 채혈된 혈청을 통한 추적검사를 통해 항체 역가의 상승을 확인하는 것이 중요

4) 치료

① 단일 약물 요법은 치료 실패와 재발, 항생제 내성 발생 위험이 높기 때문에 현재 추천 X

② 병용 요법

가. Doxycycline 100mg bid po for 6 wks + gentamicin 5mg/kg/day IM for 7 days

나. Doxycycline 100mg bid po for 6 wks + rifampin 600~900mg qd po for 6 wks

다. Doxycycline 100mg bid po for 6 wks + streptomycin 1g IM q24h for 2~3 wks

5) 예방

① 감염원을 표적으로 하는 예방 노력이 중요

② 동물을 예방접종하고 우유 및 유제품은 끓이거나 저온 멸균

③ 토착화 지역으로 여행하는 경우 치즈 등의 유제품 섭취에 주의

12. 진균 감염증

I. Cryptococcosis

1) 개요

① Cryptococcus neoformans에 의한 감염

: 면역저하자, 특히 AIDS 환자에서 가장 흔히 발생

② 뇌수막염(meningoencephalitis)의 형태가 가장 흔하며 폐 및 기타 부위의 감염을 유발

가. 주위 환경으로부터 *C.neoformans*가 흡입되어 폐 감염을 가장 먼저 초래

나. 대식세포와 호중구 식작용으로 탐식됨. But, T-세포 면역이 *C.neoformans*의 분열을 제한하는 가장 중요한 숙주결정인자

  ⓐ 정상 숙주: 감염은 제한되거나 폐에 국한되고 무증상

  ⓑ 면역저하자(특히 T-세포면역장애): 재활성화되거나 파종성 감염을 야기

다. 중추신경계에 대한 친화성(tropism)을 뚜렷이 가짐

라. 폐병변: 대개 만성 육아종성 염증을 유발

③ 고위험군

  가. Hematologic malignancies

  나. Recipients of solid organ transplants who require ongoing immunosuppressive therapy

  다. Persons whose medical conditions necessitate glucocorticoid therapy

  라. Patients with advanced HIV infection and CD4+ T counts of <200/μl

2) 임상양상

① 중추신경계 감염 – 가장 흔한 감염형

  가. 아급성 or 만성 경과를 흔히 보임: 보통 수 주(대개 1~2주)에 걸쳐 두통이 악화

  나. 열(약 50%), 권태감, 두통, 경부 강직(흔히 없을 수 있음), 졸음, 인격 변화, 섬망, 시각적 이상(눈부심, 복시, 시력감소, 동안신경마비 등), 유두 부종(1/3), 구역, 구토, 치매(노인)

  다. 뇌척수액 검사

  ⓐ Cell count with differential/chemistry: lymphocytosis, protein↑, glucose↓

  ⓑ India ink 도말 → 두꺼운 협막(capsule)에 둘러싸인 발아효모균(budding yeast) 세포를 관찰

  ⓒ 배양 검사: 양성률 90~95%

  ⓓ 라텍스 응집검사: 대부분 양성(혈청에서는 75%가 양성), ELISA (more sensitive)

  ※ 뇌수막염: CSF 검사 소견과 함께 india ink 검사 또는 배양을 통하여 확진

Cryptococcus 뇌수막염에서 뇌척수액 양성률

	AIDS 환자(%)	비-AIDS 환자(%)
India ink	82	50
Cryptococcus 항원 양성	100	86~95
배양 양성	100	90

(대한감염학회, 감염학 제1판, 군자출판사 2007:p869)

② Pulmonary cryptococcosis

    가. 두 번째 흔한 임상형태 - 대부분 무증상이지만, 일부의 환자는 증상을 가질 수 있음

    나. 기침(54%), 흉통(46%), 객담증가(32%), 열(26%), 체중감소(26%), 객혈(18%)

    다. CXR 소견

        ⓐ 2~10cm 단일폐결절 or 종괴로 폐암과의 감별이 필요한 경우

        ⓑ 분절성 or 대엽성 경화로 나타나는 경우

        ⓒ 여러 개의 작은 결절이나 종괴, 미만성 간질성 병변, 공동을 형성하는 경우

        ⓓ 흉막액(5% 이하), 림프절 종대(10%)

        ⓔ 폐 상엽에 호발

        ⓕ AIDS 등 면역기능이 저하된 경우에는 미만성 병변, 흉막액, 림프절 종대, 공동형성의 빈도↑

3) 진단

① 직접 및 조직 검사

    가. CSF: 원침한 뇌척수액 침사를 india ink 도말→ 50%의 환자에서 발아효모균 세포를 관찰가능

    나. 폐, 피부나 뼈 조직에서의 효모균증은 대부분 PAS, Gomori methenamine silver, mucicarmine 등의 특수 염색을 이용한 조직검사로 확인

② 배양 검사

    가. 뇌척수액: 배양에서 균이 자라면 진단(양성률 90~95%)

    나. 혈액(양성률: AIDS 60%, non-AIDS 10~30%), 객담(10%에서 양성), 피부병변, 소변, 흉막액, 조직

③ 혈청학적 검사 – 가장 민감도가 높고 신속한 진단 방법

    가. Latex agglutination test or ELISA

        ⓐ Meningitis 환자의 CSF에서 90~95%, serum의 약 75~99%에서 양성

        ⓑ Pulmonary cryptococcosis: 혈청 항원 검사 양성률 25~50%

        ⓒ 위양성: Trichosporon beigelii, Stomatococcus, Capnocytophaga

        ⓓ 역가의 변화가 임상양상과 상관관계 낮음 → 치료 반응 및 재발 지표로서 도움 안 됨

    나. 혈청 cryptococcus 항원 양성 or 뇌척수액 이외의 부위에서 배양 양성인 모든 환자 → 중추신경계 감염을 확인하기 위해 요추천자를 시행

4) 치료

Treatment Recommendations for Cryptococcal Meningoencephalitis in HIV-Infected Individuals

Regimen	Duration	Evidence
Induction therapy		
AmBd (0.7~1.0 mg/kg/day) plus flucytosine (100 mg/kg/day)	2 weeks	A-I
Liposomal AmB (3~4 mg/kg/day) or ABLC (5 mg/kg/day) plus flucytosine (100 mg/kg/day)	2 weeks	B-II
AmBd (0.7~1.0 mg/kg/day) or liposomal AmB (3~4 mg/kg/day) or ABLC (5 mg/kg/day) for flucytosine-intolerant patients	4~6 weeks	B-II
Alternatives for induction therapy		
AmBd plus fluconazole	...	B-I
Fluconazole plus flucytosine	...	B-II
Fluconazole	...	B-II
Itraconazole	...	C-II
Consolidation therapy: fluconazole (400 mg per day)	8 weeks	A-I
Maintenance therapy: fluconazole (200 mg per day)	≥ 1 year	A-I
Alternatives for maintenance therapy		
Itraconazole (400 mg/day)	≥ 1 year	C-I
AmBd (1 mg/kg/week)	≥ 1 year	C-I

Note. ABLC, amphotericin B lipid complex; AmB, amphotericin B; AmBd, amphotericin B deoxycholate

Treatment Recommendations for Cryptococcal Meningoencephalitis in Transplant Patients

Regimen	Duration	Evidence
Induction therapy		
Liposomal AmB (3~4 mg/kg/day) or ABLC (5 mg/kg/day) plus flucytosine (100 mg/kg/day)	2 weeks	B-III
Alternatives for induction therapy		
Liposomal AmB (6 mg/kg per day) or ABLC (5 mg/kg per day)	4~6 weeks	B-III
AmBd (0.7 mg/kg per day)	4~6 weeks	B-III
Consolidation therapy: fluconazole (400~800 mg per day)	8 weeks	B-III
Maintenance therapy: fluconazole (200~400 mg per day)	6mo~1yr	B-III

Treatment Recommendations for Cryptococcal Meningoencephalitis in Non-HIV Infected and Nontransplant Patients

Regimen	Duration	Evidence
Induction therapy		
AmBd (0.7~1.0 mg/kg per day) plus flucytosine (100 mg/kg per day)	≥ 4 weeks	B-II
AmBd (0.7~1.0 mg/kg per day) if flucytosine-intolerant	≥ 6 weeks	B-II
Liposomal AmB (3~4 mg/kg/day) or ABLC (5 mg/kg/day) plus flucytosine (100 mg/kg/day)	≥ 4 weeks	B-III
AmBd (0.7~1.0 mg/kg per day) plus flucytosine (100 mg/kg per day)[a]	2 weeks	B-II
Consolidation therapy: fluconazole (400~800 mg per day)	8 weeks	B-III
Maintenance therapy: fluconazole (200 mg per day)	6mo~1yr	B-III

NOTE. 4주 치료는 신경학적 합병증이 없고 다른 뚜렷한 기저 질환이나 면역저하가 없으면서 치료 2주 후 시행한 CSF 배양에서 yeast가 분리되지 않은 경우에만 고려할 수 있다.

[a] : 2주 치료는 치료 실패의 위험이 낮은 환자에서만 고려한다. 저위험군은 비교적 조기에 진단되었으면서 다른 조절되지 않는 기저 질환이나 심한 면역저하가 없고 초기 2주 치료에 반응이 매우 좋은 경우에만 고려할 수 있다.

Treatment Recommendations for Nonmeningeal Cryptococcosis

Patient group	Initial regimen	Duration
Immunosuppressed patients and immunocompetent patients with mild-to-moderate pulmonary cryptococcosis	Fluconazole (400 mg per day)	6~12 months
Immunosuppressed patients and immunocompetent patients with severe pulmonary cryptococcosis	Same as CNS disease	12 months
Patients with nonmeningeal, nonpulmonary cryptococcosis		
Patients with cryptococcemia	Same as CNS disease	12 months
Patients for whom CNS disease has been ruled out with no fungemia, with a single site of infection, and with non immunosuppressive risk factors	Fluconazole (400 mg per day)	6~12 months

II. Candidiasis

1) 개요

① 진균감염의 가장 흔한 원인균

  가. 사람의 점막 피부 표면의 정상세균총: 표재성 피부질환이나 질염 등을 자주 일으킴

    ⓐ 구인두 아구창(oropharyngeal thrush): 신생아, DM 환자, AIDS 환자, 의치를 한 환자에서 잘 발생

ⓑ 외음질(vulvovaginal) 칸디다증: 임신 3기에 주로 발생

ⓒ 피부 칸디다증

i) 영아에서 기저귀가 닿는 부위

ii) 처진 유방의 아래 부위와 같은 붙어 있는(macerated) 피부

iii) 물에 계속 젖어있거나 폐색성 장갑을 끼고 있는 손

나. 침습성 칸디다증: 숙주의 방어 기전이 감소된 경우 심부 감염증을 유발

ⓐ 광범위 항균제 사용 → 구강, 질, 대변에서의 집락이 증가한 뒤에 자주 발생

ⓑ 점막 or 피부 손상: 외상, 외과적 수술, 소화성 궤양 형성을 통한 위장관 천공, 항암제에 의한 점막손상, 중심정맥 카테터 사용, 인공삽입물에 의한 점막손상, 정맥 약물남용, 3도 화상

ⓒ 숙주 방어기전의 손상: 호중구 감소증, 부신피질호르몬 치료

ⓓ 혈행성 파종: 망막, 신장, 비장, 간에 호발

② 종류

가. C. albicans: 점막 칸디다증의 가장 흔한 원인, 입원환자 칸디다혈증의 50%

나. Non-albicans: *C. tropicalis, C. krusei, C. parapsilosis, C. glabrata* 등

③ 칸디다종에 따라 항진균제에 대한 감수성이 다름→ 치료를 위해 균종을 증명하는 것이 필요

General patterns of susceptibility of *Candida* species

Candida species	Fluconazole	Itraconazole	Voriconazole	Flucytosine	Amphotericin B	Candins
C. albicans	S	S	S	S	S	S
C. tropicalis	S	S	S	S	S	S
C. parapsilosis	S	S	S	S	S	S to R
C. glabrata	S-DD to R	S-DD to R	S to I	S	S to I	S
C. krusei	R	S-DD to R		I to R	S to I	S
C. lusitaniae	S	S	S	S	S to R	S

I, intermediately resistant; R, resistant; S, susceptible; S-DD, susceptible-dose/delivery dependent.

(Clinical Infectious Diseases 2009;48:503-35)

2) 임상양상

① 점막 피부 칸디다증

가. 구강 아구창

ⓐ 구강과 인후 점막에 이산된 융합성 유착성 백색판으로 나타남

ⓑ 대개 통증이 없지만 입의 가장 자리에서 균열을 일으키면 아플 수 있음

ⓒ 설명되지 않는 구인두 아구창: HIV 감염의 가능성을 시사

나. 피부 칸디다증: 붉고 침연된 간찰진 병변, 조갑주위염, 귀두염, 항문 소양증 등
다. 식도 칸디다증
    ⓐ 흔히 무증상이지만 흉골하 동통이나 음식을 삼킬 때 폐쇄감을 초래할 수 있음
    ⓑ 대개 식도 하부 1/3: 내시경 검사에서 발적과 부종, 국소성 백색 반점 or 궤양
    ⓒ 생검 or 브러싱: 진단 및 HSV/CMV 감별 위해 필요

② 침습성 심부 칸디다증
  가. 요로 감염
    ⓐ 위험인자: urinary tract instrumentation, recent antibiotic therapy, advanced age
    ⓑ 소변 배양에서 칸디다가 검출되는 대부분의 환자는 단순히 foley catheter에 의하거나 상당량의 잔뇨에 의해 생긴 방광내 집락화를 의미
    ⓒ Candiduria 환자에서 foley catheter 제거할 경우 40%에서 candiduria 소멸
    ⓓ Candiduria 치료의 적응증
      i) Symptomatic patients
      ii) Patients with neutropenia
      iii) Infants with low birth weight
      iv) Patients with renal allografts
      v) Patients who will undergo urologic manipulations

  나. 칸디다혈증(Candidemia)
    ⓐ 혈관내 카테터에 의한 칸디다혈증은 정상면역환자에서는 카테터가 제거되면 사라질 수 있음
    ⓑ 칸디다혈증이 소실되거나 열이 없어진 경우에도 망막에 국소적 파종이 일어날 수 있음
      i) 편측성 or 양측성의 작은 백색 망막 삼출액: 칸디다혈증 발생 후 2주 이내에 나타남
      ii) 병변은 저절로 소실될 수도 있으나 천천히 커질 수도 있음
      iii) 초자체액은 흐려지고 환자는 흐릿함, 안구 동통, 암점(scotoma) 등을 호소
      iv) 망막 박리, 초자체 농양과 안구 전방으로의 파급은 이후 수 주에 걸쳐 발생
      v) 망막 병변은 호중구 감소증이 없는 환자에서 발생한 칸디다혈증의 경우 약 10%에서 나타남
        ∴ 전신적 항진균 치료가 칸디다혈증이 발생한 모든 환자에게 추천
      vi) 안저검사: 망막 병변의 유무를 확인하기 위해 반드시 시행
      vii) 안구 침범은 대부분의 예에서 호중구 감소증이 없는 환자에서 발생하였음
    ⓒ 간비 칸디다증(hepatosplenic candidiasis)
      i) 만성 파종성 칸디다증(chronic disseminated candidiasis)으로도 불림
      ii) 심한 호중구 감소증에서 회복되고 있는 급성 백혈병 환자에서 보통 발견됨

8
Infection

   iii) 문맥과 정맥 순환을 통해 장으로부터 파종

   iv) 발열, 중등도로 상승한 ALP, US/CT/MRI에서 간/비장/신장에 뚜렷하게

    보이는 다발성 작은 농양

 다. 심내막염

  ⓐ 주로 손상된 판막이나 인공 판막에 발생: 어느 칸디다 종이나 유발 가능

  ⓑ 중심 정맥 카테터 or 주사제 투입을 위한 장치가 오염된 것으로부터 기인

  ⓒ 칸디다혈증이 발생하고 수주에서 수개월 후에 심내막염이 발견되기도 함

  ⓓ 장골 동맥 or 대퇴 동맥과 같은 큰 동맥에 색전을 일으키는 것이 특징적

 라. 관절염

  ⓐ 관절에 부신피질호르몬 주사를 맞았던 환자, 면역저하 환자 및 저체중 출생

   아 등에서 발생

  ⓑ 무릎 관절을 흔히 침범

 마. 복막염

  : 장 천공 or 복막투석 카테터 감염으로 인한 아급성 복막염을 유발하기도 함

 바. 중추신경계 감염: 혈행성 파종 결과 뇌농양 or 만성 수막염을 일으킬 수 있음

3) 진단

① 표재성 칸디다증

 가. 직접 도말검사에서 가성균사(pseudohyphae)를 확인 & 배양검사에서 확진

 나. 도말검체: 피부, 손발톱, 구강과 질 점막을 긁어내서 획득

 다. 소변, 객담, 복부 배액, 기관내 흡인물, 질 분비물 배양

  ⓐ 대개 진단적 가치 없음

  ⓑ 면역저하 환자(장기간 호중구 감소증 상태에 있거나 복부 수술 후 합병증이 발

   생한 환자)에서 여러 표재성 부위로부터 칸디다가 배양되는 것은 침습성 감염

   에 대한 위험인자

② 침습성 심부 칸디다증

 : 생검 조직 소견 or 뇌척수액/혈액/관절액/FNA/외과 수술 검체들의 배양

4) 치료

① Summary of treatment guidelines for candidiasis

Summary of treatment guidelines for candidiasis

Condition	Therapy		Comments
	Primary	Alternative	
Candidemia			
Nonneut-ropenic adults	echinocandin*	LFAmB 3~5mg/kg daily; or AmB-d 0.5~1mg/kg daily; or voriconazole 400mg (6 mg/kg) bid for 2 doses, then 200mg (3mg/kg) bid	모든 intravascular catheters는 가능한 제거한다. 혈액배양검사에서 균 음전 및 candidemia에 의한 증상이 호전된 후로부터 총 14일 치료한다. 모든 환자에서 안과 검진이 필요하다.
Neutropenic patients	echinocandin* or LFAmB 3~5mg/kg daily	Fluconazole 800mg (12 mg/kg) loading 후 400mg (6 mg/kg) daily; or voriconazole 400mg (6mg/kg) bid for 2 doses then 200mg (3 mg/kg) bid	Echinocandin 이나 LFAmB은 모든 호중구감소증환자에서 선호된다. Fluconazole은 최근 azole 투약력이 없고, critically ill 하지 않은 환자에서 선택적으로 사용한다. Voriconazole은 mold에 대한 추가적인 coverage가 필요할 때 사용한다.
Suspected candidiasis treated with empiric antifungal therapy			
Nonneut-ropenic patients	Candidemia에 준하여 치료한다.	LFAmB 3~5mg/kg daily or AmB-d 0.5~1mg/kg daily	Echinocandin은 최근 azole 투약력이 있는 severe illness 환자에게 선택 투약한다. 선택은 임상적 위험인자, serologic test, culture 결과를 참고하여 결정한다. 항진균제 사용기간은 명확하게 정해져있지는 않으나 culture 결과와 serologic test가 음성이라면 중단하여야 한다.
Neutropenic patients	LFAmB 3~5mg/kg daily, caspofungin 70mg loading 후 50mg daily, or voriconazole 400mg (6mg/kg) bid for 2 doses then 200mg (3mg/kg) bid	Fluconazole 800mg (12 mg/kg) loading 후 400mg (6 mg/kg) daily; or itraconazole 200mg (3mg/kg) bid	대부분의 neutropenic fever 환자에서 적절한 항생제 투약 4일 후에도 열이 지속된다면 경험적 항진균제를 시작하여야한다. Serologic test 와 CT 검사가 진단에 도움을 줄 수 있으며 이전 azole prophylaxis를 시행한 사람에서는 azole계열 항진균제를 사용하지 않는다.
Urinary tract infection			
Asympto-matic cystitis	고위험군(neonates, neutropenic adults) 이나 비뇨기과 시술예정이 아니라면 치료하지 않는다		Predisposing factors 제거가 우선이다. 고위험군에서는 disseminated candidiasis에 준하여 치료한다. 비뇨기과 치료예정자에서는 fluconazole, 200~400mg (3~6mg/kg) daily 나 AmB-d 0.3~0.6mg/kg daily을 시술전 수일간 투약한다.
Sympto-matic cystitis	Fluconazole 200mg (3 mg/kg) daily for 2 weeks	AmB-d 0.3~0.6mg/kg for 1~7 days; or flucytosine 25 mg/kg qid for 7~10 days	Alternative therapy는 fluoconazole에 저항성인 균주에서 추천된다. AmB-d bladder irrigation은 fluconazole에 저항성인 진균에 감염된 환자들에서 권고된다(eg, Candida krusei and Candida glabrata).
Pyelone-phritis	Fluconazole 200~400mg (3~6mg/kg) daily for 2 weeks	AmB-d 0.5~0.7mg/kg daily with or without 5-FC 25 mg/kg qid; or 5-FC alone for 2 weeks	Pyelonephritis 환자 중 disseminated candidiasis가 의심되면 candidemia에 준하여 치료한다.
Urinary fungus balls	수술적 절제가 원칙이다. fluconazole 200~400mg (3~6mg/kg) daily; or AmB-d 0.5~0.7mg/kg daily with or without 5-FC 25mg/kg qid		AmB-d irrigation은 전신적 진균치료의 보조요법으로 유용할 수 있다.

8
Infection

Vulvova-ginal candidi-asis	Topical agents or fluconazole 150mg single dose for uncomplicated vaginitis		Recurrent vulvovaginal candidiasis는 추가 재발을 막기 위해 매주 fluconazole 150mg으로 6개월 치료한다.
Chronic disseminated candidiasis (Hepatosplenic candidiasis)	Fluconazole 400 mg (6 mg/kg) daily for stable patients; LFAmB 3~5 mg/kg daily or AmB-d 0.5~0.7mg/kg daily for severely ill patients; after patient is stable, change to fluconazole	An echinocandin* for several weeks followed by fluconazole	LFAmB or AmB-d 에서 fluconazole 로 de-escalation은 수주의 진균 치료 후 임상적으로 안정된 상태에서 시행한다. 총 치료기간은 병변이 없어질 때까지이며(주로 수개월) 면역 억제 기간 동안은 치료를 유지한다(eg, chemotherapy and transplantation).

Candida osteoarticular infection

Osteomyelitis	Fluconazole 400 mg (6 mg/kg) daily for 6~12 months or LFAmB 3~5 mg/kg daily for several weeks, then fluconazole for 6~12 months	An echinocandin* or AmB-d 0.5~1mg/kg daily for several weeks then fluconazole for 6~12 months	치료 기간은 보통 6~12개월정도이며, surgical debridment가 빈번히 필요하다.
Septic arthritis	Fluconazole 400mg (6mg/kg) daily for at least 6 weeks or LFAmB 3~5 mg/kg daily for several weeks, then fluconazole to completion	An echinocandin* or AmB-d 0.5~1mg/kg daily for several weeks then fluconazole to completion	적어도 6주이상의 치료가 필요하며, 모든 환자에서 surgical debridement가 필요하다
CNS candidiasis	LFAmB 3~5mg/kg with or without 5-FC 25mg/kg qid for several weeks, followed by fluconazole 400~800 mg (6~12mg/kg) daily	Fluconazole 400~800mg (6~12mg/kg) daily for patients unable to tolerate LFAmB	증상, 징후, CSF 이상 그리고 영상학적 이상소견이 모두 없어질 때까지 치료한다. intravascular device가 있다면 제거한다.

Candida infection of the cardiovascular system

Endocarditis	LFAmB 3~5mg/kg with or without 5-FC 25 mg/kg qid; or AmB-d 0.6~1mg/ kg daily with or without 5-FC 25 mg/kg qid; or an echinocandin*	Step-down therapy to fluconazole 400~800mg (6~12mg/kg) daily for susceptible organism in stable patient with negative blood culture results	Valve replacement가 필요하나 수술을 받을 수 없는 경우, fluconazole chronic suppression이 권고된다(fluconazole 400~800mg (6~12mg/kg) daily).
Pericarditis or myocarditis	LFAmB 3-5 mg/kg daily; or fluconazole 400800 mg (6~12 mg/kg) daily; or an echinocandin*	After stable, step-down therapy to fluconazole 400~800 mg (6~12 mg/kg) daily	일반적으로 수 주간의 치료가 필요하다. 임상적 상황에 따라 pericardial window 또는 pericardiectomy를 시행한다.
Suppurative thrombo-phlebitis	LFAmB 3~5mg/kg daily; or fluconazole 400-800 mg (6~12mg/kg) daily; or an echinocandin*	After stable, step-down therapy to fluconazole 400-800 mg (6~12 mg/kg) daily	가능한 surgical I & D가 권고된다. candidemia가 clear up 된 후 최소 2주간 치료한다.
Infected pacemaker, ICD, or VAD	LFAmB 3~5mg/kg with or without 5-FC 25mg/kg qid; or AmB-d 0.6~1mg/ kg daily with or without 5-FC 25 mg/kg qid; or an echinocandin*	Step-down therapy to fluconazole 400~800mg (6~12mg/kg) daily for susceptible organism in stable patient with negative blood culture results	PPM, ICD의 제거가 필요하다. device 제거 후 4~6주간 치료한다. VAD와 같이 제거할 수 없다면 fluconazole로 chronic suppressive therapy를 시행한다.

Nongenital mucocutaneous candidiasis			
Oropharyngeal	Clotrimazole troches 10 mg 5 times daily; nystatin suspension or pastilles qid; or fluconazole 100~200mg daily	Itraconazole solution 200 mg daily; or posaconazole 400mg qd; or voriconazole 200mg bid; or AmB oral suspension; IV echinocandin* or AmB-d 0.3mg/kg daily	Moderate-to-severe disease에서는 fluconazole이 추천되며 topical therapy (clotrimazole, nystatin)는 경증에서만 권고된다. 합병증이 없으면 1~2주 치료를 시행하며, refractory 할 경우에는 itraconazole, voriconazole, posaconazole, 또는 AmB suspension 투약이 권고된다.
Esophageal	Fluconazole 200~400mg (3~6mg/kg) daily; an echinocandin*; or AmB-d 0.3~0.7mg/kg daily	Itraconazole oral solution 200mg daily; or posaconazole 400mg bid; or voriconazole 200mg bid	Oral fluconazole이 선호되나 경구 투약이 어려울 경우에는 IV 제제를 사용하며 총 2~3주를 치료한다. fluconazole에 refractory 할 경우에는 AmB-d 나 echinocandin이 권고된다.

AmB: amphotericin B; AmB-d: amphotericin B deoxycholate; bid: twice daily; ICD: implantable cardiac defibrillator; IV: intravenous; LFAmB: lipid formulation of amphotericin B; qid: 4 times daily; VAD: ventricular assist device; 5-FC: flucytosine.

* Echinocandin dosing in adults is as follows: anidulafungin, 200mg loading dose, then 100mg/day; caspofungin, 70mg loading dose, then 50mg/day; and micafungin, 100mg/day.

˙For patients with endocarditis and other cardiovascular infections, higher daily doses of an echinocandin may be appropriate (eg, caspofungin 50~150mg/day, micafungin 100~150mg/day, or anidulafungin 100~200mg/day).

III. Aspergillosis

1) 개요

① Aspergillosis–aspergillus 종이 조직 침투를 하거나 정착, 혹은 알레르기 반응을 유발

　가. *Aspergillus*: 전 세계적으로 토양, 물, 음식, 공기, 특히 부식되는 야채에 흔히 기생

　나. 호흡기를 통해 공기중의 *aspergillus* 분생홀씨(conidia)를 흡인함으로써 감염

　　ⓐ 정상 면역인 사람: 폐포 대식세포에 의해 conidia 제거 → 질환으로 이행 X

　　ⓑ 면역저하 환자: 폐포 대식세포의 활성 억제로 conidia가 정착되고 침습 형태인 균사로 분화

　　ⓒ 드물게 오염된 물의 aerosol 흡인, 수술 창상 or 카테터를 통한 직접 감염

② Invasive *aspergillosis* (IA) – 면역저하환자들에서 침습성 감염을 유발

　가. 백혈병 등 혈액질환으로 화학요법을 받고 호중구 감소증에 빠진 환자들의 20~30% 정도에서 발생

　나. 조혈모세포이식 후 생착 이전까지의 기간 동안에도 호발

　　ⓐ 생착 이후에도 발생 가능: 주로 이식편대 숙주 반응이 선행하는 경우가 많음

　　ⓑ 고형장기 이식의 경우 조혈모세포이식에 비해 발생 빈도가 적음

③ 병원체 – *A. fumigatus*가 가장 흔한 병원체

　그 외 *A.niger, A.flavus, A.terreus, A.nidulans* 등

④ 감염의 위험인자

　가. 호중구 감소증: 가장 큰 위험인자

　나. 기타: 기존 폐질환 환자, AIDS, 만성 육아종성 질환(CGD),선천성 면역결핍 증후군, corticosteroid 사용,TNF- α 길항제(infliximab)의 사용 등

2) 임상양상

① 알레르기성 기관지폐 아스페르길루스증(allergic bronchopulmonary aspergillosis; ABPA)

　가. 대개 steroid 의존성 기관지 천식 or 낭포성 섬유증에 합병되어 나타나는 알레르기성 폐질환

　나. *A.fumigatus*에서 나온 항원에 대해 제1형 및 제3형 과민반응이 유도되어 발생

　다. 증상: 기침, 얼룩덜룩한 불순물(호산구, 균사, 점액 등이 뭉친 것)이 섞여있는 객담, 호흡곤란, 전신무력감, 발열

　라. 호산구증다증, Aspergillus 항원에 대한 피부반응 양성, Aspergillus 항원에 대한 항체 양성, 혈청 IgE 증가, 흉부 방사선 소견상 다양한 형태의 침윤, 객담에서 A. fumigatus 검출

② 급성 침습성 폐 아스페르길루스증(acute invasive pulmonary aspergillosis)

　가. 면역 저하나 호중구 감소증 상태의 환자에서 급성 경과의 폐 침윤으로 발현

　　　ⓐ 항암화학요법 이후 호중구 저하 상태의 급성 백혈병 환자나 이식 환자에서 호발

　　　ⓑ 호중구 저하 상태에서 항균제에 4일 이내로 반응하지 않는 발열, 호흡곤란, 기침, 객담, 각혈, 흉통

　나. CXR

　　　ⓐ 다양한 양상을 보임: 다수의 경계가 불분명한 결절들, 균질한 폐경결, 공동 형성, 공기-초생달(air-crescent)

　　　ⓑ 발병 초기의 상태가 극심한 호중구 감소증인 경우 염증이 제대로 표현되지 못함→ 초기 CXR 소견이 위음성으로 나올 수도 있으므로 주의를 요함

　다. CT: 'halo sign'

　　　→ Aspergillus의 혈관 침습으로 인해 생긴 경색 및 괴사된 조직 주위를 부종이나 출혈성 병변이 둘러쌈으로써 간유리음영의 테로 보임. 조영제 주입시는 변연부에 조영증강이 있음.

　　　※ Halo & crescent sign: 다른 mold 감염인 mucorales, trichosporon, blastoschizomyces, fusarium 등에서도 관찰됨.

③ 만성(반)침습성 폐 아스페르길루스증(chronic semi-invasive pulmonary aspergillosis)

　가. 급성에 비해 매우 온건한 경과: 혈관으로의 침습은 보이지 않음

　나. 당뇨, 알콜 중독, 유육종, 만성 호흡기 질환으로 steroid를 장기 투여 받는 경우, aspergilloma 등에서 볼 수 있음

　다. 폐 조직에서 균사를 증명 or 분비물에서 aspergillus가 배양되면 확진

④ 아스페르길루스종(aspergilloma)

　가. 기존의 폐공동에 aspergillus가 정착되어 종괴를 형성

　나. 국내에서는 만성 섬유화성 폐결핵으로 인한 기관지의 확장 및 협착성 병변 내부에 aspergilloma가 합병되는 경우도 많음

　다. 각혈 등의 심각한 증세를 보이지 않는 한 굳이 치료할 필요 없음

　라. 이식 등의 심한 면역 억제제 투여가 예정되어 있는 경우 재발 가능성 있으므로 수술을 통해 제거

⑤ Aspergillus 기관기관지염(tracheobronchitis)

　가. 주로 AIDS, 폐 이식 환자들에서 호발하나 25% 정도는 정상면역 상태에서 발생

　나. 호흡기에 정착된 aspergillus가 위막(pseudomembrane)성 or 궤양성 기관기관지염을 유발

　다. 폐 이식 환자: 봉합 부위에 발생함으로써 봉합 부위 결손이 일어날 수 있음

　라. 증상: 비특이적(발열, 호흡곤란, 흉통, 객담, 객혈)

마. CXR상 특별한 소견을 보이지 않을 수 있으므로 고위험군에서 기관지 내시경 및 조직검사 시행

⑥ 부비동염

가. Acute rhinosinusitis/invasive aspergillus sinusitis

: 호중구 감소 or 조혈모세포 이식 환자에서 호발

나. 병변이 부비동에 국한되지 않고 주위 조직(구개, 안구, 뇌)으로 확산 가능

다. 감시 배양을 통해 조기 치료를 시도한 바 있으나 민감도/특이도 낮으며,결국 조직내 침습을 확인하기 위해 조직검사 필요하므로 진단적 가치가 적음

라. 장기간의 항진균 요법을 요하며 수술의 효과에 대해서는 이견이 있음

⑦ 파종성 아스페르길루스증(disseminated aspergillosis)

가. 면역저하가 지속될 경우 invasive aspergillosis는 전신으로 파종

　ex.) 지속적인 호중구 감소증, 광범위 이식편대 숙주반응, 기저 악성 질환의 진행 등

나. 신장, 간, 비장, 중추 신경계와 같이 혈관이 풍부한 곳이 주요 파종 장기

다. 90% 이상의 환자가 사망

⑧ 기타 – 심내막염, 안구 및 각막염, 피부/뼈/위장관/뇌 아스페르길루스증

3) 진단

※ Invasive aspergillosis의 진단/치료가 늦어질 경우 치명적인 결과를 초래

　→ 가장 기본적인 배양 검사에 더해서 CT/MRI 같은 영상의학 검사를 시행하는 데 주저하지 말 것!! galactomannan assay 적극적으로 시행!!

① 진단기준 – 2002년 미국/유럽 암연구학회 및 진균연구회에서 "EORTC/MSG" 진단기준을 마련

가. 확진(proven), 거의 확실(probable), 가능(possible) 세 단계로 분류

② 배양과 조직 검사

가. 조직 내 균사를 증명하면 확진

　ⓐ 뇌척수액과 같은 무균 검체에서 배양되면 진단: 혈액에서는 거의 배양되지 않음

　ⓑ 객담이나 호흡기 검체에서 배양되고 임상양상과 부합되면 진단적 가치 부여 (probable infection)

나. 조직 검사의 경우 환자의 상태가 생검을 하기에 적합하지 않은 경우가 많음

　∴ 배양/조직검사 → 임상적으로 신속한 진단/치료 목적으로는 적합하지 않음

③ 비배양적 진단법 – galactomannan assay

가. Galactomannan

    ⓐ Aspergillus 세포벽에 있는 고유 성분. 균사로 분화되기 시작하면 떨어져 나옴

    ⓑ 혈중에서 검출되면 활동하고 있는 aspergillus가 체내에 있음을 시사

      → 진단적 가치가 높음. EORTC/MSG 진단기준의 거의 확실(probable)에 해당

나. Sandwich ELISA format: using monoclonal Ab to aspergillus galactomannan

다. Optical density 0.5 이상을 기준으로 하는 것이 민감도 면에서 가장 유리

라. Dx. of IA: high specificity (85%) but variable sensitivity (30~100%)

마. Tazocin®(piperacillin/tazobactam), amoxicillin/clavulanate 투여에 의한 위양성 나올 수 있으므로 주의

바. 선제치료(preemptive therapy)의 중요한 표지자

    ⓐ Galatomannan의 검출이 발열(4~5일), 호흡기 증상 출현(9~11일), 흉부CT 병변 출현(7~9일) 보다 선행되기 때문에 항진균제 투여를 앞당길 수 있음

    ⓑ 치료에 따라 혈중 농도가 감소하기 때문에 치료의 효과를 판정

4) 치료

① ABPA

가. Acute asthma attack with ABPA: corticosteroids

나. Rx. of ABPA: itraconazole 200mg po q24h for 16 wks or longer

② Invasive aspergillosis

가. 일차 선택 약제는 voriconazole이 추천되고 있음

    ⓐ 장점: amphotericin B에 비해 효과가 우월, 주사제 및 경구제가 개발되어 있음. 약제관련 독성 적음

나. 치료약제

    ⓐ Voriconazole (TDM 확인 필요):

      Day 1   6mg/kg iv q12h

      Day 2~   4mg/kg iv q12h

      or 200mg po bid for BWt ≥ 40kg, but 100mg po bid for BWt < 40kg

      ※ A. terreus infections particularly resistant to ampho B. Use voriconazole!!

    ⓑ Liposomal amphotericin B: 3~5mg/kg iv q24h

    ⓒ Amphotericin B: 1.0~1.5mg/kg iv q24h

    ⓓ Itraconazole

      i) 정맥주사: 첫 이틀간 200mg 하루 두 번, 이후 200mg을 하루 한 번

      ii) Tablet: 600mg/day for 3 days, then 400mg/day

    ⓔ Caspofungin: 처음에 70mg 투여 후 이후 매일 50mg 투여

    ⓕ Micafungin (salvage): 100~150mg/day

IV. Mucormycosis

1) 개요

① 털곰팡이증(mucormycosis): 면역저하 환자에서 주로 발생하는 침윤성 감염질환

② 발병 기전: 주로 호흡기를 통해 흡인된 포자(spore)가 비강에 쌓이거나 폐포에 들어가게 되어 발생

③ 위험인자

　가. 숙주 방어 기전에 문제가 있거나 이용 가능한 혈중 철분의 양이 증가되어 있는 경우 발생

　나. 혈액종양질환(leukemia, lymphoma, MM, MDS, AA), 암질환의 재발, 호중구 감소증(ANC < 500/㎕), GVHD, glucocorticoid/chemotherapy, 고형장기 이식(급성 거부반응으로 glucocorticoid, OKT3, antithymocyte globulin 등을 투여받은 경우에 호발), deferoxamine 치료, DM, 주사 마약 상용자

2) 임상양상 - 혈관침윤과 그로 인한 혈전 생성 및 조직 괴사가 특징적

① 비-안-대뇌(rhino-orbito-cerebral) 털곰팡이증

　가. 털곰팡이가 구개 혹은 부비동에서 증식하기 시작하여 안구로 진행하고 진단이 늦어지게 되면 대뇌까지 침범

　나. 털곰팡이증의 가장 흔한 형태: 전체 털곰팡이증의 1/3~1/2 차지

　다. 케톤산증이 합병되거나 잘 조절되지 않는 당뇨 환자 or 장기간의 호중구 감소증과 함께 광범위 항생제를 투여받고 있는 백혈병 환자들에서 호발

　라. 증상

　　ⓐ 안면부 통증, 두통, 발열, 부비동염, 비출혈, 안면 신경마비, 눈돌출(proptosis), 실명, 눈꺼풀 처짐(ptosis), 동공 확장(pupillary dilatation), 대뇌 농양, 혈전증(cavernous sinus, ICA)

　　ⓑ 처음에는 병변 부위가 붉은 색을 띄다가 궤양이 생기거나 조직이 괴사되면 검은색으로 변함

　마. 진단

　　ⓐ 검은색의 괴사성 가피가 구개나 비점막에서 관찰되면 임상적으로 의심: 처음 발현될 때는 나타나지 않는 경우가 많음

　　ⓑ 고위험환자에서 의심이 되는 경우에는 조직검사를 시행하여 확인

　바. 나쁜 예후인자: 치료 시작의 지연(6일 이상), 대뇌침범의 신경학적 징후, 양측 부비동 침범, 구개 침범, 백혈병, deferoxamine 치료, 안면괴사, 안구침범 등

　사. 사망률: 30~69%

② 폐 털곰팡이증

　가. 혈중 호중구가 하나도 없을 정도로 심한 면역저하 환자에서 주로 발생

　나. 임상적 소견으로는 invasive pulmonary aspergillosis와 감별 어려움

다. 혈액질환 환자의 폐 털곰팡이증

  ⓐ *Aspergillosis, candidiasis*, bacteria or CMV infection 등의 다른 감염증과 혼합감염으로 발현 가능

  ⓑ 사망률: 60~100%

③ 피부 털곰팡이증

가. 수술, 화상, 토양에 오염되는 부상, 교통 사고 등으로 피부의 통합성(integrity)이 깨질 때 발생

나. 다른 형태의 털곰팡이증과는 달리 DM, leukemia 등의 기저질환과의 연관성 ↓

다. 주로 표피와 진피를 침범하며, 혈관 침범에 의한 괴사가 발생

  : 농포, 결절, 괴사성 병변, 괴저성 농창(ecthyma gangrenosum) 양상의 병변, 괴사 연조직염 등의 형태로 발현

라. 비교적 예후가 좋음: 감염된 부위의 조직을 완전히 제거해내는 것이 중요

마. 폐 or 다른 형태의 털곰팡이증 환자들에서 원발 부위와는 먼 거리에 피부 병변을 형성하는 경우

  → 진균혈증(fungemia)에 의해 이차적으로 피부가 침범된 것이 경우 사망률 100%에 육박

④ 위장관 털곰팡이증

가. 영양결핍이 극도로 심한 환자에서 주로 발견: 진균의 섭취를 통해 발생

나. 주로 위, 회장, 대장에 호발: 급성으로 발병하여 빠르게 진행하고 대개 치명적(사망률 100%)

다. 초기 임상상은 비특이적: 복통, 복부 팽만감, 오심, 구토, 발열, 혈변

⑤ 중추신경 털곰팡이증

가. 대개 코나 부비동에 발생한 초기 병변이 인접한 뼈를 통해 대뇌로 침투함으로써 발생

나. 증상: 의식저하, 대뇌신경의 국소 신경학적 증상이 다발적으로 발생하는 양상

⑥ 파종성 털곰팡이증

- 접해 있지 않는 두 개 이상의 장기를 침범한 경우. 사망률 100%

3) 진단

① 조직 검사를 통해 털곰팡이의 조직 침윤 소견을 확인

② 폐 털곰팡이증

가. Invasive aspergillosis로 오인하는 경우가 대부분

나. 객담 배양검사: 민감도 25%. 진단에 큰 도움 안됨

다. 폐포 세척액 검사에서 털곰팡이증을 일으키는 진균이 확인되면 감염을 강력히 의심 → 치료개시

4) 치료

① 치료 원칙

: 빠른 진단, 기저 위험인자의 교정, 감염 조직의 적절한 수술적 절제, 항진균제 투여

② 항진균제

가. liposomal amphotericin B 5~10mg/kg/day

나. Amphotericin B 1~1.5mg/kg/day

V. Pneumocystosis

1) 개요

① 폐포자충증: 폐포자충(Pneumocystis jirovecii, 과거 P.carinii)에 의한 감염증

② 면역기능이 저하되어 있는 환자에서 폐렴(pneumocystis pneumonia; PCP)을 유발

③ 고위험군

가. HIV 감염환자: CD4+ T세포 〈 200/㎕

나. 암, 장기이식 및 다른 질병으로 면역억제요법(특히 steroid 제제)을 받는 사람

다. 원발성 면역결핍질환이 있는 소아

라. 미숙아로 태어난 영양결핍인 영아

④ 수십 년간 잠복감염되었다가 재활성화되는 것으로 알려져 있었으나, 초회 감염도 가능

⑤ 폐외감염

가. 일반적으로 폐에 국한되지만 HIV 감염자와 비 HIV 감염자 모두 파종성 감염이
발생할 수 있음

　ⓐ 폐외 감염의 가장 흔한 부위: 림프절, 비장, 간 및 골수

　ⓑ 조직학적으로 특징적인 거품 모양의 삼출액과 폐포자충을 확인함으로써 진단
　　가능

　ⓒ 치료는 PCP의 경우와 동일

나. HIV 감염자에서 폐외 확산의 위험요인: pentamidine 분무제 사용

2) 임상양상

① 증상: 호흡곤란, 발열, 마른 기침, 드물게 객담, 흉통, 객혈이 동반

가. 비 HIV 감염자: steroid를 감량한 후에 증상이 시작되고 전형적으로 1~2주간 지속

나. HIV 감염자

　ⓐ 유병기간이 보통 수주간 또는 그 이상

　ⓑ 병원체의 양은 비 HIV 감염자에 비해 더 많으나 폐 손상의 정도는 덜함

② 진찰 소견: 빈호흡, 빈맥 및 청색증이 발견될 수 있음. 수포음은 약 1/3 정도의 환자에 서만 들림.

③ 검사실 소견

가. WBC count: 환자의 기저질환에 따라 다양하게 나타남

나. ABGA: $PaO_2 \downarrow$, $AaDO_2 \uparrow$, respiratory alkalosis

다. Serum LDH $\uparrow$: non-specific

④ CXR

가. 초기에는 주로 폐문 주위에 과립상 or 망상 음영으로 보임→ 기강경화(airspace consolidation)로 진행: 특히 폐변연부에서 반점상의 음영이 국소적 무기폐와 과 팽창된 부위와 혼재(이러한 변화는 미만성으로 일어나 폐부종과 유사) → 말기에 는 폐의 대부분이 경화되어 하얗게 보일 수도 있음

나. 폐문 림프절은 대부분 커지지 않으며, 흉막삼출액은 매우 드묾

다. 비전형적 PCP (AIDS 환자에서 자주 발생)
: 비대칭적 침범, 결절성 침윤, 폐첨부 병변, 공동이나 기낭(air cyst),속립성 결절, 림프절 종대, 흉막삼출액

라. PCP로 밝혀진 환자의 15%에서는 CXR 정상

⑤ HRCT

가. 특징적인 간유리음영이 양 폐, 특히 폐문 주위에 미만성으로 나타남

나. AIDS 환자의 10% 이상에서 두꺼운 불규칙한 격막을 갖는 낭종성 병변이 보임 (주로 상엽에 호발)

3) 진단

① 면역저하 환자에서 호흡기 증상과 발열, CXR 이상 소견이 보이는 경우 PCP 의심

② 조직병리학적 염색에 의해 특이적인 병원체를 발견하여야만 확진
: Methenamine silver, toluidine blue, cresyl echt violet, wright-giemsa, fluoro-chrome, papanicolaou stain

③ 유도 객담(induced sputum) 검사

가. 일반적인 객담에서는 폐포자충을 발견하기 어려움

나. 식염수를 분무하여 흡입한 후 객담을 얻는 유도 객담에서는 흔히 검출 가능

다. 검체 양성률: 50% 이하 ~ 90% (검사자의 숙련도나 검체 수송 등의 영향)

④ 기관지 폐포세척(bronchoalveolar lavage; BAL) 검사

가. 적절한 검체를 얻을 수 있는 가장 좋은 방법: 90% 이상의 양성률

다. 경험적으로 항생제(TMP-SMX or pentamidine)를 사용한 환자에서는 진단률 $\downarrow$
: 특히, 6일 이상 약제가 투여된 경우는 음성으로 나올 가능성 높음

⑤ 경기관지생검 or 개흉폐생검: BAL로 진단이 불가능한 상황에서 고려

4) 치료

치료약제와 관계없이 non-HIV-infected patients 14일간, HIV-infected patients 21
일간 치료(UpToDate: non-HIV-infected patients에서도 21일간 치료할 것을 권고)

① Not acutely ill (able to take oral medication; PaO$_2$ >70mmHg)

가. Preferred regimen
    : TMP-SMX-DS 2 tabs po q8hor dapsone 100mg po q24h + trimethoprim
    5mg/kg po tid

나. Alternative regimen
    : Clindamycin 300~450mg po q6h + primaquine 15mg base po q24hor ato-
    vaquone 750mg po bid with food
    * Concomitant use of corticosteroids usually reserved for sicker patients with
    PaO$_2$ ≤70 mmHg

② Acutely ill (not able to take oral medication; PaO$_2$ ≤70mmHg)

가. Preferred regimen
    : TMP-SMX (15mg/kg TMP component per day) iv divided q6~8h+ predni-
    sone (15~30min before TMP-SMX) taper
    40mg po bid for 5 days
    40mg po qd for 5 days
    20mg po qd for 11 days

나. Alternative regemen
    : Clindamycin 600mg iv q8h + primaquine 30mg base po q24h + prednisone
    taper or pentamidine 4mg/kg/day iv + prednisone taper

** TMP-SMX (bactrim)

Dosage: The 1:5 ratio (TMP:SMX) remains constant in all dosage forms

Oral: Tablets Single strength (SS: 80mg/400mg TMP/SMX)
       Double strength (DS: 160mg/800mg TMP/SMX)
       Liquid (suspension) 40mg/200mg TMP/SMX per 5 ml

Parenteral: Vial 5mL: Single strength (80mg/400mg TMP/SMX)
            10mL: Double strength (160mg/800mg TMP/SMX)
            30mL: Six times strength (480mg/2,400mg TMP/SMX)

원내에서 처방 가능한 TMP-SMX 제제(SMC 의약품집)

약품코드	상품명	용량(TMP/SMX)
ST	셉트린정(Septrin Tab.)	80/400mg
XST5	코트림 주사액(Cotrim inj.)	80/400mg per 1amp (5mL)

다. 원내에는 single strength 제제만 있음

라. Parenteral TMP-SMX 처방 예시(XST5;Cotrim inj.; TMP-SMX 80/400mg per 1 amp)

ⓐ 희석방법: XST5 1 ample (5mL)당 5DW 75~125mL 비율로 희석

ⓑ 주입속도: 60~90분에 걸쳐 iv infusion. 급속한 주사나 bolus 주사는 피함

ⓒ 신기능 정상인 성인에서

체중 60kg = XST5 3.75 amp (5DW 300~450 mL mix) iv q8hr

체중 70kg = XST5 4.375 amp (5DW 350~500 mL mix) iv q8hr

체중 80kg = XST5 5 amp (5DW 400~600 mL mix) iv q8hr

③ 치료약제 부작용

Drug	Major adverse reactions
Preferred regimen	
TMP-SMX	Rash, fever, neutropenia, hyperkalemia, hepatitis, GI disturbances
Alternative regimens	
Pentamidine	Nephrotoxicity, hyperkalemia, hypoglycemia, hypotension, pancreatitis, dysrhythmias, hepatitis, hypocalcemia
Atovaquone	Rash, fever, GI and hepatic disturbances
TMP plus dapsone	Trimethoprim: Rash, gastrointestinal distress, transaminase elevation, neutropenia Dapsone: Rash, fever, GI disturbances, methemoglobinemia, hemolytic anemia, (check for G6PD deficiency)
Primaquine plus clindamycin	Primaquine: Rash, fever, methemoglobinemia, hemolytic anemia (check for G6PD deficiency) Clindamycin: Rash, diarrhea, Clostridium difficile colitis, abdominal pain

5) 예방

① Indications

가. HIV-infected patients

ⓐ PCP or oropharyngeal candidiasis의 병력이 있는 경우

ⓑ CD4+ T세포가 200/㎕ 미만인 경우

※ HAART 치료로 CD4+ T세포가 200/㎕ 이상으로 증가하여 3개월 이상 유지
되면 예방약제 투여 중단 가능 → CD4+ T세포가 200/㎕ 미만으로 감소하
면 예방요법을 다시 시작

나. Non-HIV infected patients

ⓐ Recommended

i) Patients receiving a glucocorticoid dose equivalent to ≥20mg of pred-
nisone daily for one month or longer who also have another cause of
immunocompromise

ii) Allogeneic hematopoietic stem cell and solid organ transplant recipients

iii) Patients with acute lymphocytic leukemia

iv) Patients receiving certain immunosuppressive drugs (eg, alemtuzumab,
temozolomide in conjunction with radiotherapy)

v) Selected autologous hematopoietic stem cell transplant recipients

ⓑ Suggested

i) Patients taking purine analogues

ii) Patients with rheumatologic diseases who are treated with significant
doses of glucocorticoids (eg, ≥20mg of prednisone daily for one month
or longer) in combination with a second immunosuppressive drug, par-
ticularly a cytotoxic agent (eg, cyclophosphamide), as is commonly used
in Wegener's granulomatosis

다. Regimen

ⓐ Preferrred: TMP-SMX-DS 1 tablet q24h or TMP-SMX-SS 1 tablet po q24h
or TMP-SMX-DS 1 tablet on 3 consecutive days per week

cf) SMC에서는 PCP prophylaxis로 매일 TMP-SMX 1T qd 투약

ⓑ Alternative: atovaquone 1500mg po q24h with food or dapsone 100mg
po q24h or pentamidine 300mg in 6mL sterile water by aerosol q4wks or
dapsone 200mg po + pyrimethamine 75mg po   + folic acid 25mg po - all
once a week

13. Neutropenic fever

1) 호중구감소증 환자에서의 감염

① 세균/진균 감염이 일차적인 문제
: 바이러스/기생충에 의한 감염은 크게 증가되지 않음

② 1980년대 이후에는 주로 그람 양성균이 증가
: 기관마다 감염의 원인균 분포/감수성 양상에 차이 존재
　가. 그람 음성균: 대부분 *E.coli, K.pneumoniae, P.aeruginosa*
　나. 그람 양성균: 주로 *Staphylococcus, Streptococcus*
　다. 혐기균: 위장관 점막이 손상된 복강 내 감염 환자에서 호발
　라. 진균: 광범위 항생제를 투여받고 있는 환자에서 2차적으로 발생.주로 *Candida, Aspergillus*

③ 호중구 100/μℓ 미만일 때 감염의 확률은 60% 육박
　가. 호중구감소증이 5주 이상 지속되면 거의 100%의 환자가 감염됨
　나. 통상적으로 500/μℓ 미만의 호중구 감소증이 10일 이상 지속되면 중증의 감염증이 발생할 위험이 높음

④ 정상 백혈구 수치를 지닌 환자들에서 흔히 나타나는 염증의 소견이 잘 나타나지 않음
→ 접근 방식을 차별화
: 호중구감소성 발열 환자는 우선적으로 감염 환자로 간주하고 치료 개시

2) 정의

① Fever: 명확한 외부 요인 없이 1회라도 구강 체온이 38.3℃ 이상인 경우 or 38℃ 이상이 1시간 이상 지속

② Neutropenia: ANC 500/mm³ 미만 혹은 48시간 이내에 500/mm³ 이하로 감소할 것으로 예상되는 경우

3) 분류

① MDI (Microbiologically documented infection): 감염의 원인균이 배양 검사 등을 통해 증명된 경우

② CDI (Clinically documented infection): 감염의 원인균이 증명되지는 않았으나 감염 병소를 특정할만한 뚜렷한 증상/징후가 있는 경우

③ UF (Unexplained fever): 뚜렷한 임상 증상/징후나 미생물학적 소견이 없는 경우

4) 감염의 진단

① 병력청취

　가. 진단 후 받았던 항암요법(RT 포함)의 종류와 횟수

　나. 발열 이전에 침습성 술기 시행 여부와 시기

　다. 과거 감염질환 경력과 합병증

　라. 발열 이외의 다른 증상과 징후

　마. 최근 집이나 병동에서의 수리 작업 시행 여부: 진균 감염의 위험성(Aspergillus 등)

② Thorough P/Ex: Periodontium, Pharynx, Lower esophagus, Lung, Perineum (including the anus), Eye (fundus), Skin (including bone marrow aspiration sites, vascular catheter access sites, and tissue around the nails)

③ Routine labs: CBC, LFT, BUN/Cr, electrolyte, CRP

④ Blood cultures (2 pairs from pph and/or central)

⑤ CXR, if respiratory Sx or Sn(+) or OPD based patient

⑥ Urine, sputum, stool, CSF cultures ONLY if associated Sx or Sn (+)

5) 초기 항생제 치료(Empirical therapy in neutropenic fever)

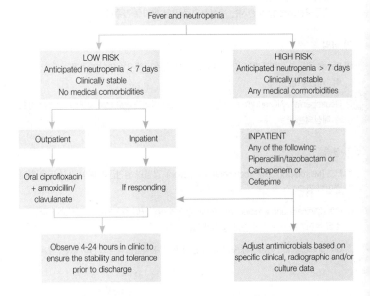

(Clinical Infectious Diseases 2011;52:e56-e93)

① Risk stratification

　가. 발열 초기의 임상양상을 토대로 앞으로의 예후가 좋을 것인지 여부를 판단

　나. 고위험군

　　ⓐ 심한 호중구감소증이 장기간 지속될 것으로 예상되는 경우(ANC 100/mm^3 미만, 7일 이상)

　　ⓑ 뚜렷한 임상 증상이나 징후가 있는 경우

　　　i) 혈역학적 불안정

　　　ii) 심한 점막염으로 경구 섭취가 어렵거나 설사가 심한 경우

　　　iii) 복통, 오심, 구토, 설사 등 위장관계 증상

　　　iv) 새로 발생한 신경학적 이상

　　　v) 혈관내 도관 감염

　　　vi) 새로운 폐 침윤, 저산소증, 혹은 기저 폐질환

　　　vii) 기타 다른 심한 동반 증상이나 기저 질환

　　ⓒ 간기능 부전의 증거(AST or ALT가 정상 상한치의 5배 이상) 혹은 신기능 부전의 증거(CCr < 30 mL/min)

　다. Multinational Association for Supportive Care in Cancer (MASCC) score

Characteristic	Weight
Burden of febrile neutropenia with	
No or mild symptoms	5
Moderate symptoms	3
Severe symptoms	0
No hypotension (systolic BP > 90mmHg)	5
No COPD	4
Solid tumor or hematologic malignancy with no previous fungal infection	4
No dehydration requiring parenteral fluids	3
Burden of febrile neutropenia with moderate symptoms	3
Outpatient status	3
Age < 60 years	2

총 26점 가운데 21점 이상이면 저위험군으로 분류

② 저위험군 환자에게 경구 or 주사제 투여를 결정

　가. 경구항생제 투여

　　ⓐ 외래에서 치료를 할 경우

　　ⓑ 열이 나지만 특별한 병소가 없을 경우

　　ⓒ 오한이나 혈압 저하 등의 전신적인 증세가 없을 경우

　　ⓓ 호중구수가 회복과정에 있다고 판단되는 경우

나. 처음부터 외래에서 치료하기가 부담스러울 경우 며칠 입원하여 전격성 감염이 아님을 확인하고 배양검사 결과가 나올 때까지 항생제를 정맥주사한 후 조기 퇴원하여 외래에서 경구 항생제를 투여하는 방법도 있음

다. 경험적 항생제

   ⓐ Ciprofloxacin + amoxicillin-clavulanate: 가장 강하게 권고됨

   ⓑ Quinolone monotherapy, ciprofloxacin + clindamycin: 자주 사용되기는 하나 연구가 많지 않음

③ 고위험군인 경우 입원하여 정주 항생제 치료

가. 경험적 항생제

   ⓐ Anti-pseudomonal beta-lactam agent (cefepime, etc.)

   ⓑ Carbapenem

나. Glycopeptide (vancomycin/teicoplanin) 투여의 적응증

   ⓐ 혈역학적 불안정이나 다른 중증 패혈증(severe sepsis)의 증거 있는 경우

   ⓑ 혈액 배양에서 그람 양성균이 자라는 경우 동정 전까지

   ⓒ 임상적으로 심한 카테터 감염이 의심되는 경우

   ⓓ 피부 및 연조직 감염

   ⓔ MRSA 집락화가 확인된 경우

   ⓕ 심한 점막염이 있으면서, 이전에 quinolone으로 예방 요법을 받았고 현재 ceftazidime으로 치료하고 있는 경우

    → 그람 양성균 감염의 증거가 없을 경우 24~48시간 후 중단

④ 초기 치료 시행 후 2~4일 후 개선 여부를 평가

6) 2~4일 뒤 재평가

① 발열의 지속 여부, 호중구 수의 변화, 이전에 없던 감염의 증상이나 징후가 없는지 재평가: 모든 과거 배양결과, 면밀한 진찰소견, CXR, 혈관 카테터의 상태, 혈액과 감염 부위의 재배양 소견, 감염 부위의 방사선학적 소견, 항생제의 혈중 농도 → 재평가 결과 발열의 원인이 밝혀지거나 강하게 의심되면 초기 항생제요법을 조정 or 변경

② Microbiologically or clinically documented infection: 감염의 병소 혹은 동정된 원인균에 따라 적절한 항생제로 변경하여 필요한 기간 동안 투여

③ Unexplained fever로 발열이 지속되는 경우

가. 입원 중이고 임상적으로 악화되지 않고 있는 경우: 사용하던 초기 항생제 지속 (해열에는 평균적으로 2~5일 가량 걸리므로, 초기에 다른 변화 없이 열이 지속된다는 이유만으로 항생제를 escalation할 필요는 없다!)

나. 입원 중이고 임상적으로 악화되고 있는 경우

   ⓐ Carbapenem with/without vancomycin으로 escalation

ⓑ 고위험군인 경우 항진균 치료 고려

다. 외래 치료 중이고 임상적으로 악화되고 있는 경우: 입원하여 재평가하고 정주 항생제로 변경

라. 고위험군이면서 4~7일간의 치료에도 발열이 지속되고 호중구 감소증이 7일 이상 지속될 것으로 예상되는 경우: 항진균 치료를 고려

마. 항진균 치료

ⓐ 흔한 감염 병소인 부비동 및 폐에 대한 신체 검진, CT 시행 고려

ⓑ Serum galactomannan test

ⓒ 항진균제: amphotericin B (or lipid complex), itraconazole, voriconazole, caspofungin

④ 발열이 호전되는 경우

가. MDI or CDI라면 감염 병소와 원인균에 따라 항생제를 변경 및 중단 시점 결정 만약 치료 종료 시점에 ANC가 500/mm³ 이상으로 상승하지 못했으나, 증상과 징후가 모두 없어졌다면 치료 종료 고려할 수 있음

나. Unexplained fever라면 2일 이상 열이 없으면서 ANC가 500/mm3 이상으로 상승할 때까지

7) 항생제 이외의 치료법들

① 항바이러스제

가. 항바이러스제는 바이러스 질환의 증거가 있는 경우에만 투여

나. HSV or VZV에 의한 피부/점막 병변이 있는 경우 직접적인 발열 원인이 아니어도 치료 개시

ⓐ 바이러스로 인해 중요한 일차 방어벽인 피부 및 점막 손상→ 2차 감염(세균/진균) 발생 가능

ⓑ 치료 약제: acyclovir, valacyclovir, famciclovir

다. CMV infection: gangiclovir or foscarnet

라. RSV infection: ribavirin

마. Influenza: oseltamivir or zanamivir

② 조혈자극인자(colony-stimulating factors)의 사용

가. G-CSF (filgrastim, lenograstim) or GM-CSF (sargramostim)

ⓐ 호중구 감소 기간을 줄임

ⓑ 발열 기간, 항균제 사용 등을 일관성 있게 현저히 줄이지는 못함

ⓒ 감염과 연관된 사망률을 줄였다는 보고도 없음

나. Not recommended for routine use!!

다. 언제 투여하나?

ⓐ 질병이 악화될 가능성이 높고 골수 회복이 오랫동안 지연될 것이 예견되는 경우에 한해 투여: pneumonia, hypotensive episodes, severe cellulitis or sinusitis, systemic fungal infections, and multiorgan dysfunction secondary to sepsis

ⓑ 적절한 항균제에도 반응하지 않는 확인 감염(documented infection)이 있는 심한 호중구감소증 환자에서 고려

14. 말라리아 감염증(Malaria)

1) 정의
말라리아 원충에 감염된 적혈구가 동시다발적으로 파괴되면서 일으키는 반복적인 발열을 특징으로 하는 감염

2) 원인
- Plasmodium vivax, ovale, malariae(양성 말라리아, 주로 온대 지방)
- Plasmodium falciparum(=열대열 말라리아, 주로 아프리카, 동남아 및 열대남미 지방)

3) 역학
- 한동안 자취를 감추었던 국내의 말라리아는 1993년 경기도 파주에서 환자가 발생한 이후 급격히 증가 추세
- 초기에는 경기도 북부 지역과 강원도 북부 지역에 국한(주로 휴전선 인근 군인에게) → 최근 발생지역이 남하하여 경기 남부 지역까지 확산
- 매개체: 중국 얼룩 날개 모기
- 연중 발병 시기: 주로 6~9월, 삼일열 원충(*Plasmodium vivax*)은 1년까지의 지연형 잠복기를 보이므로 1년 내내 발병 가능

4) 임상양상
- 고열과 오한(가장 특징적인 증상, 감염된 적혈구의 파열로 인하여 발생)
    ① 48시간 주기: *P.vivax*(삼일열), *P.ovale*(난원형) → 하루 걸러 발열
    ② 72시간 주기: *P.malariae*(사일열)
    ③ 불규칙: P.falcifarum(열대열)
- *P.vivax* (삼일열)의 가장 특징적인 이학적 & 검사소견
    → hepatosplenomegaly & thrombocytopenia
- 전구 증상: 피로감, 근육통, 두통, 식욕부진

- *P. falcifarum*(열대열)의 특징적인 임상양상
  ① Coma
    가. 감염된 RBC의 모세혈관 폐쇄
    나. 저혈당
    다. cytokines (e.g. TNF)의 영향
  ② Pulmonary edema
    가. *P. falcifarum*감염된 RBC가 5% 이상일 때 주로 발생
    나. High TNF level과 관련.
  ③ Renal failure(심한 용혈발생시 가능)
  ④ Diarrhea도 흔한 증상중 하나

5) 진단
  - 병력 청취: 발열의 원인으로 항상 말라리아의 가능성을 의심하는 것이 중요.최근 1년 내 해외 여행력, 국내에서의 거주 유무, 발열 패턴
  - 혈액 도말 검사(thick and thin stain)
    ① 임상적으로 의심되나 1차 검사에서 음성인 경우 4~6시간 간격으로 반복해야
    ② Thick smear: RBC를 좀 더 많이 관찰할 수 있으므로 more sensitive
    ③ Thin smear: 감염된 RBC 크기와 parasite위치를 확인할 수(치료 방향 결정할 수)
  - 그 외 검사법
    ① Antigen detection: 신속항원 검사를 smear와 함께 이용
    ② Fluorescent staining
    ③ PCR
    ④ Antibody testing

Plasmodium species	P. falciparum	P. vivax	P. ovale	P. malariae
Complications	Coma (cerebral malaria), Hypoglycemia, pulmonary edema, renal failure, severe anemia (Hb <5g/dL)	Late splenic rupture (2~3 mo)	-	Immune complex nephritic syndrome
RBC size	No enlargement	Enlarged RBC	Enlarged RBC	No enlargement
Schuffner's dots	(-)	(+)	(+)	(-)
Stage on smear	Rings, occasional gametocyte	All stages	All stages	All stages
Relapse from hypnozoites	no	Yes	Yes	no

The malaria transmission cycle from mosquito to human and RBC

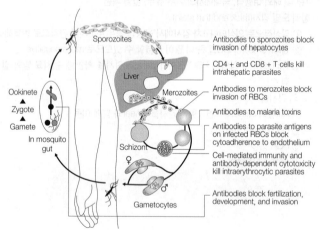

6) 치료
  - 치료 방침 결정에 고려해야할 중요한 factors
    · 열대열 말라리아(falciparum malaria) 여부
    · 합병증이 동반된 중증 말라리아 여부
    · 감염된 지역의 약제 내성 여부
    · 환자의 나이, 기저 질환이나 면역 상태
    · 선택 가능한 항말라리아 약제의 부작용, 금기 사항 및 가용도 등
  - 치료 기본 방침

① 삼일열 말라리아(*P. vivax*)의 치료제로 chloroquine (혹은 hydroxychloroquine)이 제1선택약제이며, 치료 후 재발 방지를 위하여 primaquine을 2주간 투여해야.

② 열대열 말라리아는 항말라리아 약제와 함께 합병증에 대한 치료를 병행. 열대열 말라리아는 경구 투여가 불가능하거나 중증 환자의 경우 정주용 quinine 또는 quinidine을 사용하며, 경증-중등증이나 경구 섭취가 가능한 경우 mefloquine으로 치료.

◆ 대부분의 *P. vivax, P. ovale, P. malariae*는 chloroquine 감수성.

예외) chloroquine 내성지역: 솔로몬 군도, 인도네시아, 태국, 파푸아 뉴기니아, 에콰도르⇒ primaquine용량 2배증량 고려(primaquine은 간내 hypnozoite 근절위해 투여)

◆ *P. falciparum*

① 북부 아프리카, 파나마 운하 북부의 중미 지역, 하이티, 중동지역 → chloroquine 감수성

② 동남 아시아 대부분, 인도를 포함한 서남아시아, 열대 남미 지역 → chloroquine 내성

◆ Monitoring

· 기생충 혈중의 정도를 자주 추적해야.

· *P. falciparum*에서 > 250,000ul/mL (> 5%) 이상의 감염된 RBC가 확인되면 중증으로 발전할 가능성이 높다. Glucose monitoring이 필요.

· 치료시작 48시간이후에도 말초혈에서의 감염된 RBC 비율이 감소하지 않으면 약제 내성 고려.

7) 예방적 약물 요법

- 기본 방침

① Chloroquine 감수성 지역 여행 예정(중미나 중동 일부 지역)

→ Chloroquine (혹은 hydroxychloroquine)이 제 1 선택 약제.

② 열대열 말라리아의 유행 지역 여행 예정(아프리카, 동남아시아, 열대 남미 지역)

→ Mefloquine 또는 atovaquone/proguanil (malarone)이 제 1 선택 약제.

- 말라리아에 걸릴 위험이 없는 지역: 미국, 캐나다, 호주, 일본, 서유럽

- Chloroquine or hydroxychloroquine

· 중미, 중동 일부 지역의 여행 시

· Chloroquine 500mg salt (300mg base)를 주1회, hydroxychloroquine은 400mg salt (310mg base)를 주1회.

- Mefloquine (Lariam)

· 아프리카, 동남아시아, 열대 남미 지역 여행시

· Chloroquine 내성 말라리아에 예방 효과

· Mefloquine은 250mg(1알)을 주1회 복용

· 과거 간질이나 우울증의 병력이 있는 사람은 복용 금지
- Atovaquone/proguanil (Malarone)
  · 아프리카, 동남아시아, 열대 남미 지역 여행시
  · Chloroquine 내성 말라리아 또는 mefloquine 내성 말라리아에 예방 효과
  · 여행 출발 1~2일 전에 시작하여 매일 1알(250mg/100mg adult tablet)씩 복용, 여행 후 7일 후까지 지속.
  · 신기능 장애시 복용 금지
  · 음식 또는 유제품과 함께 복용
- Doxycycline
  · Mefloquine을 복용 할 수 없거나 mefloquine 내성 열대열 말라리아가 있는 지역 (태국, 미얀마, 캄보디아 일부지역)으로 여행 시
  · 여행 출발 1-2일전에 시작하여 매일 100mg을 복용하고, 이를 여행 후 4주까지 지속.

Drug	Tablet size/Dose/ Frequency*	Initiation (time before first exposure to malaria)	Discontinuation (time after last exposure)	Use in pregnancy
Areas with chloroquine-resistant Plasmodium falciparum				
Atovaquone-proguanil	250 mg atovaquone and 100 mg proguanil / 1T/once daily	1~2 days	7 days	No: insufficient data on use in pregnancy
Mefloquine hydrochloride	250 mg salt (228 mg base) /1T/ once weekly	1~2 weeks	4 weeks	Yes
Doxycycline hyclate	100 mg /1T/ once daily	1~2 days	4 weeks	No: teratogenic
Areas with chloroquine-sensitive Plasmodium falciparum				
Chloroquine phosphate	500 mg salt (300 mg base) /1T/ once weekly	1~2 weeks	4 weeks	Yes
Hydroxy-chloroquine sulfate	400 mg salt (310 mg base) /1T/ once weekly	1~2 weeks	4 weeks	Yes
Areas with P. vivax				
Primaquine phosphate	26.3 mg salt (15 mg base) /2T/ once daily	1~2 days	7 days	No: potential toxicity for fetal erythrocytes
Chloroquine phosphate	500 mg salt (300 mg base) /1T/ once weekly	1~2 weeks	4 weeks	Yes
Hydroxychloroquine sulfate	400 mg salt (310 mg base) /1T/ once weekly	1~2 weeks	4 weeks	Yes
Atovaquone-proguanil	250 mg atovaquone and 100 mg proguanil /1T/ once daily	1~2 days	7 days	No: insufficient data on use in pregnancy
Mefloquine hydrochloride	250 mg salt (228 mg base) /1T/ once weekly	1~2 weeks	4 weeks	Yes
Doxycycline hyclate	100 mg /1T/ once daily	1~2 days	4 weeks	No: teratogenic

* Drugs administered once daily should be taken at the same time each day
  ; drugs administered once weekly should be taken on the same day each week.

말라리아 예방요법	
클로로퀸 내성 M.falciparum 유행 지역	
Mefloquine (Lariam)	250mg/wk during exposure and for 4wk after leaving the endemic area
Doxycycline	100mg/day during exposure and for 4wk after leaving the endemic area
Atovaquone-Proguanil (Malarone)	250mg and 100mg (1 tablet) daily during exposure, and for 1wk after leaving endemic area
Primaquine	30mg daily during exposure and for 1wk after leaving endemic area
클로로퀸 감수성 M.falciparum 유행 지역	
Chloroquine phosphate (Aralen)	500mg/wk (300mg chloroquine base)during exposure and for 4wk after leaving the endemic area

8) Malaria 치료 요법
- 약제 내성을 보이는 *P. falciparum*의 빈도 및 지역 분포가 점차 증가하는 양상을 보여, 내성 발생을 예방하기 위해 falciparum malaria는 combination treatment를 표준 치료로 정함.
- 1st line treatment for falciparum: Artemisinin combination treatment (ACT) regimen

Type of disease or treatment	Regimen
Uncomplicated malaria	
Chloroquine-sensitive *P. vivax, P. malariae, P. ovale, P. knowlesi, P. falciparum*	-Chloroquine (10mg of base/kg stat followed by 5mg/kg at 12, 24, and 36h or by 10mg/kg at 24h and 5mg/kg at 48h) -Amodiaquine (10~12mg of base/kg qd for 3 days)
Radical treatment for *P. vivax* or *P. ovale*	-Chloroquine (10mg of base/kg stat followed by 5mg/kg at 12, 24, and 36h or by 10mg/kg at 24h and 5mg/kg at 48h) -Amodiaquine (10~12mg of base/kg qd for 3 days)
	Plus primaquine (0.5mg of base/kg qd), 14 days : To prevent relapse
Sensitive *P. falciparum* malaria	-Artesunate (4mg/kg qd for 3days) plus sulfadoxine(25mg/kg)/pyrimethamine (1,25mg/kg) as a single dose -Artesunate (4mg/kg qd for 3days) plus Amodiaquine (10mg of base/kg qd for 3 days)
Multidrug-resistant *P. falciparum* malaria	-Eithher artemether-lumefantrine (1.5/9mg/kg bid for 3 days with food) -Artesunate (4mg/kg qd for 3days) plus Mefloquine (25mg of base/kg- either 8mg/kg qd for 3days or 15mg/kg on day 2 and then 10mg/kg on day3)
Severe falciparum malaria	

- Artesunate (2.4mg/kg stat IV followed by 2.4mg/kg at 12 and 24h and then daily if necessary)
- Artemether (3.2mg/kg stat IM followed by 1.6mg/kg qd)
- Quinine dihydrochloride (20mg of salt/kg infused over 4h, followed by 10mg of salt/kg infused over 2~8h q 8hr)
- Quinidine (10mg of base/kg infused over 1~2h, followed by 1.2mg of base/kg per hour with ECG monitoring)

8
Infection

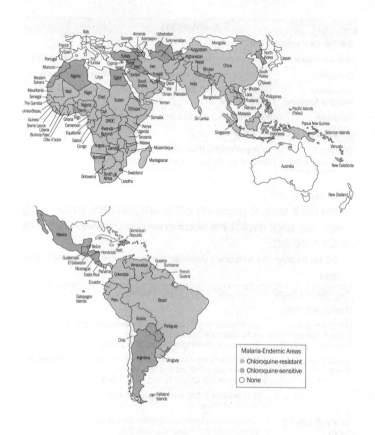

Malaria-Endemic Areas
● Chloroquine-resistant
● Chloroquine-sensitive
○ None

15. 성인 예방 접종과 여행 의학(2019년 대한감염학회 권장 성인예방접종표)

1) 어른에서 권장되는 백신

① 인플루엔자 백신(Influenza vaccination)

　가. 백신의 적절한 시기: 10~11월, 1회/년

　나. 백신 주와 유행주가 항원성이 유사한 경우 65세 이하의 건강한 사람에서 예방효
　　　과는 70~90%임.

　다. 노인: 폐렴에 의한 입원 예방에 30~70% 정도의 효과가 있음

　라. 요양기관에 수용된 노인: 입원, 폐렴 예방 효과 50~60%, 사망 예방은

70~100%.

마. 건강인과 기저질환 환자, 65세 이상 인구에서 cost-effectiveness 有

바. 금기

: 달걀 또는 백신성분에 anaphylactoid reaction 有 자급성 발열성 질환이 있는 자(발열이 없는 경미한 질환자는 금기가 아님)

사. 접종 대상: 모든 성인(인플루엔자 참조)

아. 접종: 0.5 cc IM

② 폐렴구균 백신(Pneumococcal vaccine)

가. 사망 환자 중 약 50% 정도는 백신으로 예방 가능

나. 접종 대상:

65세 이상의 고령자

만성 심장질환, 만성 폐질환(천식 포함), 당뇨, 만성 간질환, 만성 신부전, 신증후군, 기능적·해부학적 무비증, 면역저하자(선천성 면역저하, HIV 감염, 백혈병, 림프종, 호지킨병, 다발성골수종, 기타 종양질환, 고형 장기 이식)

장기간의 고용량 스테로이드를 포함한 면역억제제 투여자

인공와우를 삽입한 환자

다. 접종: 0.5 cc IM or SC

라. 5년 후 추가 접종이 필요한 자: 기능적·해부학적 무비증, 면역저하자, 면역억제제 투여자

마. 이전까지는 23가 다당류 백신(23-valent polysaccharide vaccine)만 접종하였으나, 2012년부터 13가 단백결합 백신(13-valent conjugate vaccine)이 50세 이상 성인에 대해 허가됨

③ B형 간염 백신(Hepaititis B vaccine)

가. 임상적인 B형 간염에 대한 예방 효과는 95%에 달함

나. 적응증 : 항체 음성인 모든 사람

다. 기간: 젊고 건강한 사람에서 백신 후 예방기간은 10년 이상이고 대부분 평생 지속

라. 접종: 0, 1, 6 개월, 삼각근에 근주

목표 항체 농도: 10 mIU/ml 이상

항체가 조사: 70~80일 이후에 시행함(※혈액투석 환자는 매년 항체가 조사)

마. 추가 접종: 면역억제제의 경우 매년 항체가를 조사하여 10 mIU/ml 이하로 떨어지는 경우, 접종 후 예방 항체가에 이르지 못하는 경우 3회의 기본접종을 다시 해야 함.

바. 의료종사자가 주사침에 찔렸을 때의 조치(Post-exposure prophylaxis)

Exposed Person		Exposure Source	
	HBsAg (+)	HBsAg (+)	Status Unknown
백신 안 맞었던 사람	HBIG 5ml IM & 백신 접종 시작	백신 접종 시작	가능하면 백신 접종 시작하고 노출원에게 HBsAg 검사
백신 맞었던 사람	anti HBsAb 검사 If titer ≥10MU/ml, 경과 관찰 If titer ≤10MU/ml, HBIG + 1does HB vaccine	경과 관찰	anti HBsAb 검사 If titer ≥10 MU/ml, no rx If titer ≤10 MU/ml, HBIG + 1does HB vaccine

④ A형 간염 백신(Hepatitis A vaccine)

　가. 적응증

　　ⓐ 40세 미만의 모든 사람

　　ⓑ 40세 이상은 위험군 중 면역의 증거(예방접종력, 항체 양성, A형 간염의 과거력)가 없는 사람

　　　(만성 간질환, 어린이들을 돌보는 시설에 근무하는 사람, HAV 노출 위험이 있는 의료진 및 실험실 종사자, 음식물을 다루는 요식업체 종사자, HAV 유행지역으로 여행 또는 근무 예정인 경우, 혈액제재를 자주 투여받는 경우, 남성동성애자, 주사약물 남용자, 최근 2주 이내에 A형 간염 환자와 접촉한 경우)

　나. 접종: 2회(0, 6개월)

⑤ 홍역-볼거리-풍진(MMR)

　가. 적응증: 면역의 증거가 없는 1967년 이후 출생자, 임신 계획 여성에서 풍진 항체 검사

　　(항체가 없는 의료인, 개발도상국 여행자, 면역저하 환자를 돌보는 가족, 단체생활을 하는 성인)

　나. 접종: 1회(의료인은 2회)

⑥ 수두

　가. 적응증: 면역의 증거가 없는 1970년 이후 출생자

　　(의료인, 면역저하 환자를 돌보는 가족, 학교나 유아원 교사, 학생, 군인, 교도소 재소자, 임신을 계획하는 여성, 어린이와 함께 사는 청소년이나 어른, 해외여행자)

　나. 접종: 2회(0, 4주)

⑦ 파상풍-디프테리아-백일해(Tdap)

　가. 적응증 및 접종 방법

　　ⓐ 소아 DTP 접종을 완료한 경우: 처음 1회 Tdap, 이후 10년마다 Td 1회

　　ⓑ 소아 DTP 접종을 완료하지 않거나 1958년 이전 출생자: 처음 1회 Tdap; 1, 6개월 후 Td; 이후 10년마다 Td 1회

⑧ 수막알균
가. 적응증: 기능적 또는 해부학적 무비증, 보체 결핍 환자, 군인, 직업적으로 수막알
  균에 노출되는 실험실 근무자, 수막알균 감염병이 유행하는 지역에서 현지인과
  밀접한 접촉이 예상되는 여행자 및 체류자, 기숙사 생활을 할 대학교 신입생
나. 접종
  ⓐ 해부학적 또는 기능적 무비증, 보체 결핍, HIV 감염인은 2개월 간격으로 2회
    접종
  ⓑ 다른 사람은 1회 접종
  ⓒ 위험이 지속되면 5년 후 단백결합 백신으로 재접종

2) 질환에 따른 성인예방접종
  → 대한감염학회 홈페이지(www.ksid.or.kr) 참조

3) 의료인에게 필요한 예방접종

모든 의료인에서, 병력으로 면역을 확인할 수 없을 때, 항체 보유 여부를 검사하고 음성일 때 접종	병원 내 유행 시 또는 실험실 근무자에게 추가되는 예방접종
‖ B형간염 ‖ 입사 시 항체검사; 음성이면 3회 접종을 하고 1~2개월 후 항체 확인 → 음성이면 3회 재접종 → 1~2개월 후 항체검사하고 이번에도 음성이면 재접종 불필요 ‖ 수두 ‖ 1970년 이후 출생자에서 근무 시작시 수두 항체 검사; 음성이면 2회(0,1~2개월) 접종	‖ 수막알균(4가) ‖

의료직 시작 시 검사 없이 접종	의료직과 관계없이 받아야 할 예방접종(표준 예방접종표 참조)
‖ 인플루엔자 ‖ 매년 ‖ 성인용 백일해(Tdap) ‖ 1회 ‖ MMR ‖ 1967년 이후 출생자에서 근무 시작전 2회	‖ 파상풍-디프테리아(Td)/백일해 ‖ 10년마다 ‖ 사람유두종바이러스 ‖ 10~26세 여성 ‖ A형간염 ‖ 40세 미만에서는 검사 없이, 40세 이상에서는 항체 검사 후 음성이면

4) 해외여행자에게 필요한 성인 예방접종

입국에 필요하므로 투여하는 예방 접종	‖ 황열 ‖ 아프리카와 중남미의 황열 발생 지역 중 황열백신 증명서를 요구하는 국가, 도착 10일 전까지 1회, 10년마다 재접종 국립의료원이나 검역소로 의뢰 ‖ 수막알균[H] ‖ 사우디아라비아 성지순례, 도착 10일 전까지 1회 5년마다 재접종
개발도상국 여행 시 일반적으로 필요한 예방접종	‖ A형 간염 ‖ 개발도상국 모든 지역, 면역이 없는 모든 여행객(특히 30대 이하); 2회 접종(0, 6~12개월) ‖ 장티푸스 ‖ 인도, 파키스탄, 방글라데시, 네팔, 인도네시아, 필리핀, 파푸아뉴기니 2주 이상 여행하거나 시골을 여행; 1회, 3년마다 재접종 ‖ 수막알균 ‖ 아프리카 중부 국가들, 사우디아라비아; 선교 또는 의료 봉사; 1회, 5년후 재접종 ‖ 수두 ‖ 개발도상국 모든 국가; 면역이 없는 일부 30대 이하 여행객; 항체 검사 필요; 2회(0, 1~2개월) ‖ 홍역-풍진-볼거리 ‖ 개발도상국 모든 지역; 면역이 없는 일부 20~30대 여행객 항체 검사 불필요; 1회 접종 ‖ 광견병 ‖ 남아메리카, 멕시코, 아시아; 동물 연구, 1개월 이상 여행, 시골 여행; 3회 ‖ 황열 ‖ 아프리카와 중남미의 황열 발생 지역; 정글 탐험가; 1회 ‖ 폴리오 ‖ 인도, 파키스탄, 아프가니스탄, 우즈베키스탄, 타지스탄, 나이지리아를 포함한 아프리카; 40세 이하 성인, 시골 여행; 1회 ‖ 인플루엔자 ‖ 남반구; 여름에 여행하는 인플루엔자 고위험군; 1회
통상의 관광 여행이 아닌 경우 추가되는 예방접종	‖ 진드기 매개 뇌염 ‖ 러시아, 동유럽; 여름에 삼림에서 활동 시; 국내에 백신 없음 ‖ 콜레라 ‖ 난민 보호소에서 봉사활동을 할 경우; 경구 불활화 백신이 선호됨

16. 장기 이식 환자의 감염증(Post-transplant infection)

1) 이식 전 검사(Pretransplantation Evaluation)

① Donor evaluation

   가. Deceased donor

      - Serology: HBsAg, anti-HBs, anti-HBc (IgG/IgM) Ab, anti-HCV Ab, anti-HAV (IgG/IgM) Ab, VDRL (automated RPR), anti-HIV Ab, CMV (IgG/IgM), EBV-VCA (IgG/IgM), EBV-EA, EBNA

      - Culture: blood, urine, sputum, Gram stain & culture (including fungus)

   나. Living donor

      - HBsAg, anti-HBs, anti-HBc (IgG/IgM) Ab, anti-HCV Ab, anti-HAV (IgG/IgM) Ab, VDRL (automated RPR), anti-HIV Ab, CMV (IgG/IgM), EBV-VCA (IgG/IgM), EBV-EA, EBNA

② Recipient evaluation

   가. HBV: HBsAg, anti-HBs Ab, anti-HBc (IgG) Ab, HBeAg, anti-HBe Ab, HBV DNA Quantitation, HBV YMDD mutation

나. HCV: anti-HCV (IgG) Ab, HCV RNA detection or HCV RNA Quantitation, HCV genoytpe

다. Anti-HAV (IgG/IgM), VDRL (automated RPR), anti-HIV

라. CMV (IgG/IgM), EBV-VCA (IgG/IgM), EBV-EA, EBNA, V-zoster (IgG/IgM) Ab, HSV2 Ab (IgG), HSV (1+2) Ab (IgM), Toxoplasma (IgG/IgM) Ab

마. Blood culture

바. Gram stain & culture (including fungus)- urine, throat, sputum & stool, nasal swab (for MRSA), rectal swab (for VRE)

사. Stool exam

아. PPD skin test

2) 조혈모세포 이식 환자의 감염증

조혈모 세포 이식 후 시기별 감염 합병증 요약

회복 시기	주요 감염 합병증
조기 회복기 (이식 후 생착까지, 약 30일)	균혈증(그람 음성 간균 및 양성 알균) 진균혈증 폐렴 피부 및 점막염
중간 회복기(생착 후 100일)	간질성 폐렴 CMV 감염 및 질환* HSV 감염 EBV-PTLD 호흡기 바이러스에 의한 폐렴 출혈성 방광염 진균 감염(주로 mold 형) 폐포자충증 세균 감염(Nocardia, actinomycosis)
만기 회복기 (100일 이후 6개월-1년 이상)	대상포진 바이러스 감염 CMV 감염 및 질환 세균 감염(S.pneumoniae, H.influenzae, N.meningitidis) 출혈성 방광염** 폐포자충증 결핵

*: CMV 감염은 과거에는 중간 회복기에 호발하였으나, 예방 및 선제 치료가 저변화되면서 호발 시기가 만기(이식후 170일)로 늦춰졌다.

**: 출혈성 방광염은 주로 중간 회복기에 호발하나, 국내 성적에서는 만기 회복기에 발생한 예가 많다.

① 조기 회복기(early recovery phase)
- 이식 후 첫 30일까지
- 호중구가 다시 500/uL 이상의 수치를 회복할 때까지 걸리는 시기

- 호중구 감소 상태에서 잘 이환되는 감염증이 주종
- 세균 감염 & 진균(주로 Candida)감염이 많음.
- 점막염이 흔히 동반(구강 & 장점막)
- 치료 원칙은 중구 감소증 상태의 감염 치료의 원칙과 거의 동일.

가. 균혈증
  - 이전보다 생착 이전에 패혈증으로 사망하는 예는 감소함.
  - 최근 G(+)균이 G(-)간균보다 빈도수가 증가 추세(∵ G(-)균 target으로 하는 광범위 항생제 많이 사용)
  - 진균감염 중에는 candida 감염이 흔하고 최근 fluconazole을 예방약으로 복용하면서 감소 추세.

나. 폐렴
  ⓐ 세균성 폐렴
    - 이식 초기 발열이 있으면 경험적 항생제를 빨리 시작하므로, 세균성 감염으로 진행하는 경우는 흔하지 않음. But, 항생제 내성균에 의한 폐렴 가능성은 남아 있음.
  ⓑ 바이러스 폐렴
    - 세균성 폐렴에 비해 빈도 높음.
    - 주로 RS (respiratory syncytial) virus & parainfluenza virus
  ⓒ 진균 폐렴
    - Invasive aspergillosis가 발생 가능
    - PCP예방약을 투여하고 있다면 이 시기 PCP가능성은 거의 없음.
  ⓓ 비감염성 폐 침윤
    - 수액 과다로 인한 폐부종, 폐출혈, 전처치 과정에 발생하는 상세불명의 폐침윤과 감별 요함.

다. 피부, 점막 감염
  - 점막 장벽의 파괴로 인한 피부, 점막염이 흔히 발생.
  - 전신 감염의 시발점이 될 수.
  - 단순 헤르페스 바이러스에 의한 점막염도 호발.

② 중간 회복기(mid-recovery phase)
  - 생착 후부터 100~120일
  - 호중구 정상화로 인하여 GVHD가 합병되지 않는다면, 조기 회복기보다는 상대적으로 세균감염은 감소.
  - APC와 lymphocyte들은 아직 불완전하여 세포 면역이 담당하는 병원체들에 감염.
    ex) herpes, CMV, norcardia, actinomyces, aspergillus

가. 간질성 폐렴(Interstitial pneumonia)
  - 이 시기 중요한 합병증중 하나

- 원인: CMV, P. jiroveci...etc.
- CMV pneumonia: 전신 RTx를 받은 경우나 acute GVHD와 동반된 경우에 호발
- 외부 접촉으로 인한 호흡기 바이러스에 집중적으로 감염.
- 원인 미상도 다수이며 과반수가 사망하는 불량한 예후를 보임.

나. 바이러스 감염

ⓐ CMV
- 주로 폐렴 유발, 망막염, 뇌염, 골수 억제 등의 양상을 보이기도.
- 과거에는 이 시기에 집중적으로 발생, 최근 ganciclovir 예방 및 선제 치료가 보편화됨에 따라 호발 시기도 만기 회복기로 밀림.

ⓑ HSV
- 과거에는 조기 회복기에 주로 발생, 최근 acyclovir 예방 투여가 일반화 되면서 호발 시기가 중간 회복기로 이동.
- 주로 전형적인 입술 주위 점막 병변으로 발생. 드물게 전신 포진 또는 뇌염도 가능.

ⓒ EBV
- 공여자의 B 림프구에 잠재하고 있는 EBV의 재활성화에 따른 EBV-B 세포 림프증식병(lymphoproliferative disease, LPD)이 문제.
- GVHD나 면역 억제제 사용 시 더욱 조장 가능
- 생착 후 1-3 개월 사이에 발생
- 고열과 경부 림프절 종대 등의 양상으로 나타남.
- Tx.: Rituximab 투여가 일차적 치료법

ⓓ 호흡기 바이러스
- 주로 RSV, influenza, parainfluenza 등이 원인
- RSV: 폐렴으로 진행시 예후 불량.
- Influenza: 호흡기 바이러스 중에서도 가장 치명적, 하지만 amantadine, rimantadine, zanamivir, oseltamivir처럼 다른 바이러스들에 비해 사용할 수 있는 약제들이 있어 유리.

ⓔ BK virus
- 출혈성 방광염의 원인
- 이식후 평균 50일 전후로 호발
- 전처치료서 busulfan 사용과 연관
- Tx.: cidofovir를 치료제로 쓰기는 하지만 효과는 불확실.

다. 진균 감염
- 아스페르길루스 폐렴이 호발
- Acute GVHD와 자주 동반
- 광범위 항생제에 반응하지 않는 폐 병변의 치료 시 침습성 아스페르길루스에

대한 치료를 추가하는 것을 고려해야.
- Fluconazole의 예방적 투여의 보편화로 근래는 보기 드물지만, 간 및 비장칸디다증도 발생 가능.

③ 만기 회복기(Late-recovery phase)
- 이식 후 100~120일
- Cyclosporin 등의 면역억제제를 유지 또는 만성 GVHD 등으로 인하여 면역능 회복이 느려짐.
- 대상포진 바이러스 감염이 가장 흔하며 CMV감염이 가장 호발하는 기간
- *S. pneumoniae, H. influenzae, N. meningitidis*같은 encapsulated organism도 흔한 세균 감염의 원인.

가. HSV 감염
- 환자들의 반수에서 발생.
- 이식 후 5개월째 흔히 발생.
- 전신 감염 시 예후 불량
- Acyclovir를 최소 7일 이상 투여해야

나. CMV 감염
- 이식 후 170일에 호발하며, 3년 후에도 발생 가능
- 이 시기에 발생하는 CMV 감염은 예후가 매우 불량하며 폐렴의 형태가 많다.→ 조기 검출이 중요.
- CMV 항원혈증법이나 RT-PCR 을 통해 꾸준히 발생 여부를 정기적으로 점검해야.

다. 세균 감염
- 조기 회복시기에는 G(-)균이 흔하지만, 만기 회복기에는 피막에 싸인 균, 즉 *S. pneumoniae, H. influenzae, N. meningitidis*가 잘 이환.
- chronic GVHD환자에서 호발

라. P. jirovecii감염
- 예방적 bactrim 투여 시작 이후 발생 빈도 현격히 감소.
- 예방적 항생제 투여를 받지 않은 경우 10% 전후의 발생률
- 이식 전 예방 조치가 잘 이뤄진 경우에는 잘 발생하지 않음.
- 일단 발생하면 예후가 매우 불량해서 70% 정도의 사망률을 보임.

마. Tuberculosis
- 서양보다 결핵이 만연한 우리나라에서는 발생율이 3%까지 보고됨.

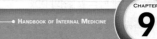

HANDBOOK OF INTERNAL MEDICINE

CHAPTER
9

Rheumatology

1. Approach to articular and musculoskeletal disorders

1) Algorithm for the diagnosis of musculoskeletal complaints

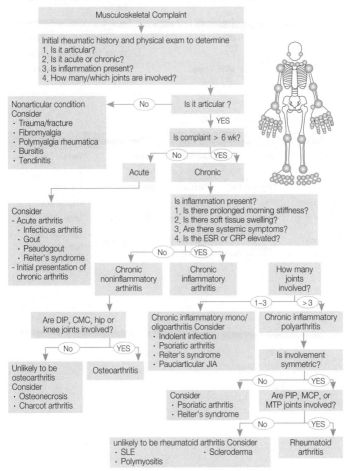

9
Rheumatology

2) 관절 증상에 따른 관절염의 DDx

Characteristic	Status	Representative disease
Inflammation	Present	RA, SLE, Gout
	Absent	OA
Number of involved joints	Monoarticular	Crystal induced arthropathy, trauma, septic arthritis
	Oligoarticular (2~3)	Reactive arthritis, sero-negative spondyloarthropathy, Behcet's disease
	Polyarticular (≥ 4 joints)	RA, SLE
Site of joint involvement	DIP	OA, psoriatic, reactive (not RA)
	PIP	OA, RA, SLE, psoriatic arthritis
	MCP, Wrists	RA, SLE, pseudogout (not OA)
	First MTP	Gout

3) Comparison of major arthritis

Feature	OA	RA	Crystal-induced	SpA
Onset	Gradual	Gradual	Acute	Variable
Inflammation	-	+	+	+
Pathology	Degeneration	Pannus	Microtophi	Enthesitis
No. of joints	Poly	Poly	Mono	Oligo or poly
Type of joints	Small or large	Small or large	Small or large	Large
Location	DIP, weight-bearing	MCP, wrists	MTP, feet, ankles	Sacroiliac joints, spine, peripheral

4) Synovial fluid analysis

Algorithmic approach of the use and interpretation of synovial fluid

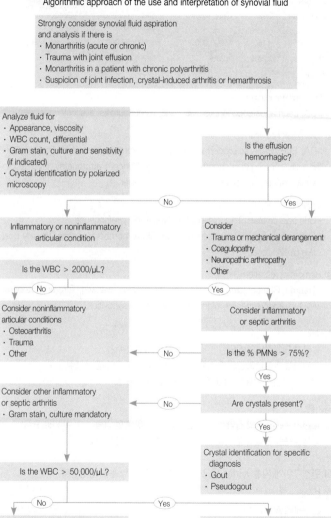

Strongly consider synovial fluid aspiration
and analysis if there is
· Monarthritis (acute or chronic)
· Trauma with joint effusion
· Monarthritis in a patient with chronic polyarthritis
· Suspicion of joint infection, crystal-induced arthritis or hemarthrosis

Analyze fluid for
· Appearance, viscosity
· WBC count, differential
· Gram stain, culture and sensitivity
  (if indicated)
· Crystal identification by polarized
  microscopy

Is the effusion hemorrhagic?

No → Inflammatory or noninflammatory articular condition

Yes → Consider
· Trauma or mechanical derangement
· Coagulopathy
· Neuropathic arthropathy
· Other

Is the WBC > 2000/µL?

No → Consider noninflammatory articular conditions
· Osteoarthritis
· Trauma
· Other

Yes → Consider inflammatory or septic arthritis

Is the % PMNs > 75%?

No → Consider other inflammatory or septic arthritis
· Gram stain, culture mandatory

Yes → Are crystals present?

Yes → Crystal identification for specific diagnosis
· Gout
· Pseudogout

Is the WBC > 50,000/µL?

No → Probable inflammatory arthritis

Yes → Possible septic arthritis

9
Rheumatology

- Analysis of joint fluid

Test	Normal	Noninflammatory	Inflammatory	Septic
Appearance	Clear	Clear, yellow	Clear to opaque, yellow-white	Opaque
WBC/mm^3	< 150	150~3,000	3,000~50,000	Usually > 50,000
Polys	<25%	<25%	>70%	>90%
Culture	-	-	-	+

① Non-inflammatory pattern
 : OA, trauma, osteochondritis dissecans, osteonecrosis, avascular necrosis

② Inflammatory pattern
 : RA, SLE, PAN, scleroderma, Reiter's syndrome, crystal synovitis, psoriatic arthritis, seronegative spondyloarthropathy, Behcet's arthropathy, juvenile idiopathic arthritis, sarcoidosis, acute rheumatic fever

③ Crystal
 - Uric acid crystals: Thin, Needle-like, Negatively birefringence
 - Calcium pyrophosphate (pseudogout): Short rhomboid crystals, Weakly positive birefringence

④ Hemorrhagic pattern
 : Trauma, Charcot joint, Coagulopathy (hemophilia, warfarin, Thrombocytopenia, vWD), Tumor (especially pigmented villonodular synovitis)

적응증:
 1) 급성 단관절염의 진단   2) 치료 약물의 주사
 3) 외상성 관절염의 진단과 치료   4) 세균 검사를 위한 활액 채취
 5) 심한 관절액 저류에 의한 통증 및 운동장애의 개선

금기증:
 1) 천자주위 조직의 감염   2) 균혈증   3) 출혈 경향   4) 인공 관절
 5) 불충분한 관절 주사 효과   6) 협조가 되지 않는 환자상태

5) 관절부위에 따른 X-ray: 비교를 위하여 반드시 양측을 촬영한다

① C-spine
 C-SPINE AP
 C-SPINE AP (open mouth): RA, AS, odontoid process를 관찰하기 위해 check
 C-SPINE LATERAL (EXTENSION), C-SPINE LATERAL (FLEXION)

② T-L or L-S spine

L-S spine AP, L-S spine LATERAL

L-S spine OBLIQUE: facet joint 관찰 위해 check

③ S-I joint Series

④ Pelvis AP

⑤ Hip

Rt, Lt HIP AP

Rt, Lt HIP LATERAL (TRANSLATERAL VIEW)

BOTH HIP LATERAL (FROG LEG)

⑥ KNEE: 반드시 weight bearing해서 찍어야 cartilage degeneration에 따른 joint space narrowing을 확인할 수 있다.Rt, Lt KNEE STANDING AP, BOTH KNEE PA (WEIGHT BEARING), Rt, Lt KNEE LATERAL (15' FLEXION)

⑦ ANKLE

Rt, Lt ANKLE AP

Rt, Lt ANKLE LATERAL

⑧ FOOT

: FOOT은 lateral view에서 너무 overlap 심하므로 oblique view check

Rt, Lt FOOT AP

Rt, Lt FOOT OBLIQUE

⑨ SHOULDER

Rt, Lt SHOULDER AP

Rt, Lt SHOULDER AXILLARY VIEW

Rt, Lt SHOULDER ARCH VIEW

⑩ ELBOW

Rt, Lt ELBOW AP

Rt, Lt ELBOW LATERAL

⑪ HAND

Rt, Lt HAND PA

Rt, Lt HAND OBLIQUE

⑫ WRIST

Rt, Lt WRIST PA

Rt, Lt WRIST LATERAL

2. 류마티스 질환을 위한 임상병리 검사의 해석

1) 임상병리 검사의 유용성

류마티스 질환의 진단에 도움이 되는 여러 가지 임상병리 검사가 있다. 류마티스 질환은 종종 진단에 어려움을 겪는데 그 이유는 임상적 증상이 애매한 경우가 많고 여러 가지 검사가 시행되지만 이들 대부분이 유용한 정보를 제공할 뿐 진단에 결정적인 것은 드물기 때문이다. 그러므로 반드시 임상상과 연관지어 검사 결과를 해석해야 한다. 류마티스성 질환에서 임상병리 검사는 다양한 질환들의 감별진단이나 예후 추정, 치료 후 경과추적, 질환의 경중 결정, 장기 침범 여부 확인 등을 위해서 시행된다.

2) 기본검사(Routine evaluation)

류마티스 질환에서도 기본적인 검사가 다양한 정보를 제공할 수 있다. CBC, 화학검사, 요검사가 중요한 기본검사에 포함된다.

① 급성기 반응물질(Acute phase reactants: APR)
  - APR은 염증이나 조직 손상 등이 있을 때 혈중에 증가 또는 감소되는 단백 물질들을 총칭하는 용어로서 감염, 외상, 수술, 조직괴사 등의 경우에 증가된다. 많은 류마티스 질환에서도 조직의 염증, 질환의 활성도를 알기위해 APR 검사가 측정된다. APR의 종류에는 다음과 같은 것들이 포함된다.
  - ESR (Erythrocyte sedimentation rate): 항응고제가 든 혈액을 잘 혼합한 후 수직으로 세운 시험관에 넣고 1시간 동안 적혈구가 침강하는 속도를 측정하는 검사로서 류마티스 관절염을 포함한 collagen vascular disease에서 중등도 증가된다.
  - Coagulation protein: fibrinogen, prothrombin
  - Transport protein: haptoglobin, ceruloplasmin
  - Complement: C3, C4
  - Protease inhibitor
  - Others: fibronectin, CRP 등
    이중 CRP는 폐렴사슬알균의 C polysaccharide에 결합하는 성질에 의해 C-reactive protein (CRP)으로 명명된 물질로서 APR 중 가장 빨리, 많은 양이 증가되고 회복 시 가장 빨리 정상화되기 때문에 자가면역 질환의 질병활성도 평가와 잠재 감염의 확인 등에 널리 사용된다. nephelometry, turbidimetry 등으로 정량적 측정을 하여 정확한 혈중 농도(참고치: 0~0.5mg/dL)를 보고한다.
  - Negative APR: albumin, transferrin, transthyretin

② 항핵항체 (ANA)
  - 항핵항체는 여러 가지 핵성분(DNA, Ribonucleoprotein 등)에 대한 항체로서 SLE 등의 류마티스 질환에서 나타난다. ANA를 검출하는 방법은 여러 가지 있으나 사람의 상피세포를 슬라이드에 입힌 후 환자 혈청과 반응시키고 형광물질이 붙은 2

차 항체와 반응시켜 상피세포의 핵과 세포질에 ANA가 결합되어 나타나는 형광을 검출하는 간접면역형광법(Indirect immunofluorescence)이 가장 널리 사용되며 효소면역측정법(EIA)도 사용이 증가되고 있다.

- 면역형광법에서 나타나는 항핵항체의 패턴은 특이적이지는 않으나 타겟이 되는 핵내 항원과 연관 질환을 추정하는데 도움이 되기도 한다. 항핵항체는 SLE 환자의 95% 이상에서 나타나며 진행성 전신성 경화증의 60~70%, Sjögren 증후군의 50~60%, 류마티스 관절염의 25~30%에서 검출되므로 류마티스 질환의 선별검사로서 가장 많이 이용된다. 그러나 ANA 검사는 특이도가 떨어지고 정상인, 특히 노인에서도 검출될 수 있다. 특정 항원에 대한 자가 항체를 확인하기 위해서는 추가 검사를 시행할 수 있다.

항핵항체의 타겟 항원과 패턴, 질환과의 연관성

	Common patten	Disease
Anti-dsDNA	peripheral (rim)	SLE
Anti-Sm	speckled	SLE
Anti-RNP	speckled	MCTD
Anti-SSA (Ro), SSB (Ra)	speckled	Sjögren, SLE
Anti-Scl70	speckled	Systemic sclerosis
Anti-centromere	centromere	CREST syndrome
Anti-Jo 1	cytoplasmic	Polymyositis
Anti-mitochondria	cytoplasmic	PBC
Anti-smooth muscle	cytoplasmic	CAH
Anti-histone	homogeneous (diffuse)	DIL, SLE

PBC:primary biliary cirrhosis, CAH:chronic active hepatitis, DIL:drug induced lupus

③ 류마티스 인자(Rheumatoid factor: RF)

RF는 면역 글로불린 G의 Fc 부분에 대한 자가항체로서 대개 IgA, IgG 등이 모두 생성되지만 주된 것은 IgM이다. 검사방법은 latex 응집법, immunoturbidmetry 등을 사용한다. 류마티스 관절염 환자의 80% 이상, Sjögren's syndrome의 90% 이상에서 증가되어 검출되며 SLE, 만성감염증에서도 나타날 수 있다. 정상인에서 평균 5% 정도, 65세 이상에서 약 10~20% 정도 양성으로 나올 수 있다.

④ 항 CCP 항체(Anti-cyclic citrullinated peptide antibody)

단백질의 아르기닌 부위가 변형되어 만들어진 시트룰린을 포함한 펩타이드 부위에 반응하는 자가항체를 anti-citrullinated protein antibody (ACPA) 라고 하며, ACPA가 반응하는 여러 단백질 중에서 일부의 펩타이드를 원형으로 만들어 항원의 반응성을 증가시킨 검사가 항CCP항체 검사이다. 합성 cyclic citrullinated peptide를 항원으로 하여 ELISA 시행한다. 류마티스 관절염에 대한 민감도와 특이도가 각각 80%, 98% 로 우수하며 검사 방법이 간편하여 널리 사용되고 있다.

⑤ 항중성구세포질 항체(Antineutrophilic cytoplasmic antibody: ANCA)
- ANCA는 중성구 세포질 성분에 대해 생성된 자가항체로서 간접면역형광법이나 효소면역측정법을 이용하여 검사한다. 면역형광법에서 나타나는 형광 패턴에 따라 C-ANCA, P-ANCA로 분류하며 각 항체의 대표적인 항원은 proteinase-3 (PR-3), myeloperoxidase (MPO)로 알려져 있다. 이 중 PR-3와 MPO에 대한 항체만이 ANCA-연관 혈관염과 관련이 있으므로, ANCA 간접면역형광을 시행하여 양성이면 PR-3와 MPO ELISA검사를 하는 것이 권장된다.
- ANCA-연관 혈관염에서 ANCA 검사의 민감도는 50~90%로 다양하며, 특히 신장, 폐 등의 주요 장기를 침범하거나 질환의 활성도가 높을 때 양성률이 더 높은 것으로 알려져 있고, 일부의 환자에서는 ANCA가 음성으로 나올 수 있다.

ANCA

Type	Target antigen	Associated diseases
C-ANCA	PR-3	Granulomatosis with polyangiitis (Wegener's granulomatosis)
P-ANCA	MPO	Microscopic polyangiitis Eosinophilic granulomatosis with polyangiitis (Churg-Strauss syndrome) Idiopathic cresentric GN

⑥ 항인지질항체(Antiphospholipid antibody)
항인지질항체는 인지질 성분에 대한 자가항체로서 혈전증, 반복유산, 혈소판 감소증 등의 증상과 연관되는 항인지질항체증후군의 진단의 일부에 이용되는 검사이다. 항인지질항체의 존재를 확인하기 위해서는 lupus anticoagulant와 anticardiolipin antibody, anti-beta2 GP-1 antibody 검사를 시행한다. anticardiolipin antibody의 IgG형이 혈전과 가장 밀접한 관련이 있는 것으로 알려져 있으며, 12주 간격으로 검사하여 지속적으로 양성이며 고역가로 검출될 때 의미가 있다.

⑦ 면역글로불린(Immunoglobulin)
면역글로불린은 B 림프구로부터 분화된 형질세포에서 생성되는 혈청단백으로서 생체 방어기전, 특히 세균 감염으로부터의 방어에 중요한 역할을 한다. IgG, A, M, D, E의 5가지로 분류되며 IgG가 가장 높은 농도로 존재한다. 면역글로불린 양이 증가 또는 감소하는 질환(monoclonal gammopathy, 면역결핍증 등)에서 측정된다. 한랭글로불린(cryoglobulin)은 37℃ 이하의 온도에서 침전되는 면역글로불린을 지칭하며 보체 단백 및 다른 펩타이드들과 결합하여 면역복합체를 형성하고 조직에 침착하여 전신적인 염증질환을 유발한다.

⑧ 보체(Complements)
보체는 정상 혈청 중에 존재하면서 면역반응이 일어나면 항체와 협동작용으로 용

균, 또는 용혈 작용을 일으키는 혈장단백으로서 활성화 경로에서 11개의 보체 성분이 알려져 있다. 류마티스성 질환에서도 일부 보체의 이상이 발견되는데 전반적인 혈중 보체의 활성도는 CH50 검사로 측정되고 C3, C4 등을 측정한다.

SLE에서 임상적 악화 이전에 C3 or C4 level이 감소한다. CH50은 complement deficiency에 대한 좋은 선별검사법이나 active inflammation이 있을 때에는 좋은 disease marker가 아니다.

저보체증을 보이는 질환

Hypocomplementemia with Immune complex formation	Hypocomplementemia without Immune complex formation
SLE	Atheromatous embolization
Cryoglobulinemia	HUS
MPGN, Post-infectious GN	Septic shock
Systemic vasculitis	Liver failure Pancreatitis Severe burm

3. 류마티스 관절염(Rheumatoid arthritis)

1) 정의와 유병률

① 류마티스 관절염은 다발성 관절염을 특징으로 하는 원인 불명의 만성 염증성 질환이다. 초기에는 관절의 활액막에 염증이 발생하지만 주위의 연골과 골로 염증이 파급되어 관절의 파괴와 변형을 초래한다. 관절외 증상으로 빈혈, 건조증후군, 피하 결절, 폐섬유화증, 혈관염, 피부궤양 등이 발생되기도 한다. 관절염이 관해와 악화를 반복하는 만성적인 경과를 보이는 경우가 대부분이지만 완치되는 증례에서 급속하게 진행되어 심각한 장애를 초래하는 증례까지 매우 다양한 임상 경과를 보인다.

* Pannus: 연골과 뼈를 침식하는 증식된 활막 조직. 관절연골에 부착하여 표면을 따라 증식하며 연골파괴를 일으킨다. 접촉하고 있는 뼈를 침식함으로써 골미란을 일으킨다.

② 유병률: 대략 0.3~1% 정도에서 발생하며, 전 세계적으로 비교적 고른 분포를 보인다. 여성이 남성보다 2~4배 정도 호발하며, 40대에서 70대 사이의 연령대에 가장 흔하다. 여성의 발병은 45세까지 지속적으로 증가하다 그 후 유지되는 것으로 알려져 있고,, 남성은 젊은 나이에서는 여성보다 적게 발병하다가 65세 이상에서는 여성과 비슷하다.

2) 임상양상

대개는 피로감, 식욕부진, 전신쇠약감과 동반하여 수주에 걸쳐 서서히 발생하지만 약 10%의 환자에서는 급성으로 나타나기도 한다. 관절염은 주로 대칭적으로 PIP, MCP, wrist joint에 잘 발생하며 관절통과 종창, 압통으로 나타난다. 보통 1시간 이상의 조조경직이 동반된다. 치료 없이 장기간 방치된 경우 관절의 변형으로 Swan-neck deformity, Boutonniere deformity, 손가락의 ulnar deviation 등이 발생할 수 있으며 경추를 침범하는 경우에 Atlanto-axial subluxation이 발생할 수 있다.

* Baker cyst rupture: 무릎관절의 관절액 증가로 형성된 cyst가 갑자기 파열되면, 활액이 근막을 타고 내려가면서, 종아리 통증, 종창, 함요부종, DVT, 발목아래 피멍이 생길 수 있다.

3) 관절외 임상상(Extra-articular manifestations)

① 류마티스 결절(rheumatoid nodule): 환자의 20~30%에서 발생하며 주로 elbow, finger joint, ischial and sacral prominences, achilles tendon 주위 등의 기계적 압력을 받는 부위에 잘 생긴다.

② 골다공증, 골격근의 쇠약과 위축

③ 류마티스 혈관염

④ 흉막폐장 질환(pleuropulmonary diseases): 흉막유출(pleural effusion), 흉막폐장 결절(pleuropulmonary nodule), 폐실질염(pneumonitis), 간질성 섬유증(interstitial fibrosis)

⑤ 심막염, 심근염, 관상동맥질환

⑥ 포착성 신경병증(entrapment neuropathy): carpal tunnel syndrome 등

⑦ Cervical myelopathy: 활막 염증/증식으로 인해 횡인대가 느슨해져서 중심축이 전방위로 이동해 척수를 누를 수 있다. 전신마취를 요하는 수술이나 경추에 영향을 주는 수술의 경우 경추에 대한 x-ray 결과를 확인해야 한다.

⑧ Sjögren 증후군

⑨ 상공막염(episcleritis) 또는 공막염(scleritis)

⑩ Felty 증후군: 만성 류마티스 관절염과 비종대, 호중구감소증이 동반된 경우

4) 검사소견

류마티스 관절염을 확실하게 진단할 수 있는 한 가지 임상상이나 검사소견, 방사선 소견은 없다. 따라서 류마티스 관절염은 여러가지 소견을 종합하여 진단하여야 하며 유사한 질환을 제외하여야 한다.

① 류마티스 인자(rheumatoid factor): IgG의 Fc 부위에 대한 자가항체로서 류마티스 관절염 환자의 약 70~80%에서 양성이다. 정상인이나 다른 질환에서도 양성으로 나올 수 있으므로 류마티스 관절염을 확진하는 검사방법은 아니다. 류마티스 인자

역가가 높으면 관절파괴의 진행이 잘 되고 결절, 관절외 임상상이 잘 나타난다.

② anti-CCP antibody: RF와 비슷한 sensitivity를 가지지만 더 좋은 specificity를 보인다. 특히 RA 초기에 진단과 예후를 예측하는 데에 유용하다(anti-CCP antibody는 aggressive disease 즉 bone erosion과 관련 있음).

③ 경도의 빈혈이 흔하다.

④ ESR이나 CRP의 상승은 질병 활성도나 관절 파괴의 진행과 상관이 있다.

⑤ Synovial fluid는 혼탁하고 점도가 떨어지며 단백질 함량이 증가한다. 백혈구 수는 보통 3,000~50,000/㎕ 이다.

⑥ 방사선 사진상 초기에는 연조직 종창(soft tissue swelling)과 관절주위 골감소(periarticular osteopenia)의 소견을 보이며 이후 관절연골의 소실(joint space narrowing)과 연변골 미란(marginal bone erosion)이 관찰된다. Atlanto-axial subluxation은 경추를 최대한 굴곡 및 신전하여 촬영하여 진단하는데 C1과 C2의 odontoid process간의 간격이 3mm 이상이면 비정상이다.

5) 분류기준(2010 ACR/EULAR classification criteria for rheumatoid arthritis)

Target population (Who should be tested?): Patients who

1) have at least 1 joint with definite clinical synovitis (swelling)

2) with the synovitis not better explained by another disease score based algorithm: add score of categories A-D: a score of $\geq$ 6/10 is needed for classification of a patient as having definitive RA

A. Joint involvement

- 1 large joint	(0 point)
- 2~10 large joints	(1 point)
- 1~3 small joints (with or without involvement of large joints)	(2 points)
- 4~10 small joints (with or without involvement of large joints)	(3 points)
- > 10 joints (at least 1 small joint)	(5 points)

Joint involvement refers to any swollen or tender joint on examination. Distal interphalangeal joints, first carpometacarpal joints, and first metatarsophalangeal joints are excluded from assessment.

"Large joints" refers to shoulders, elbows, hips, knees, and ankles.

"Small joints" refers to the metacarpophalangeal joints, proximal interphalangeal joints, second through fifth metatarsophalangeal joints, thumb interphalangeal joints, and wrists.

B. Serology (at least 1 test result is needed for classification)

- Negative RF and negative ACPA	(0 point)
- Low-positive RF or low positive ACPA	(2 points)
- High-positive RF or high positive ACPA	(3 points)

low positive refers to IU values that are higher than the upper limit of normal (ULN) but ≤ 3 times the ULN; high- positive refers IU values that are > 3 times the ULN for the laboratory and assay

Where rheumatoid factor (RF) information is only available as positive or negative, a positive result should be scored as low-positive for RF. ACPA = anti-citrullinated protein antibody.

C. Acute phase reactants (at least 1 test result is needed)

  - Normal CRP and normal ESR   (0 point)
  - Abnormal CRP or abnormal ESR   (1 point)

D. Duration of symptoms

  - < 6 weeks   (0 point)
  - ≥ 6 weeks   (1 point)

6) 진행성 관절 파괴의 예측 인자
  ① RF 및 anti CCP antibody 의 높은 역가
  ② HLA-DR4 양성(-DRB1*0401, 0404, 0405)
  ③ 질병 초기 골미란의 존재
  ④ 침범된 관절의 수가 많은 경우(> 20 joints)
  ⑤ 관절외 증상의 존재, Rheumatoid nodules의 존재
  ⑥ 1년 이상 지속되는 persistent inflammation
  ⑦ ESR, CRP가 매우 증가되어 있는 경우
  ⑧ 고령
  ⑨ 장기간의 steroid 사용

7) 치료
  치료하지 않는 경우 발병 후 2년 이내에 관절에 비가역적 손상이 일어난다. 치료의 목표는 ① 통증 완화, ② 염증 감소, ③ 관절 구조 파괴 예방, ④ 일상생활이 가능하도록 관절 기능 유지, ⑤ 전신 증상의 조절에 있다. 질병의 활성도를 반영하는 지표는 관절통, 조조경직, 피로감, 활막염, ESR이나 CRP수치 등이다. 과거에는 NSAIDs를 먼저 투여하고 이의 효과가 충분치 않거나 골미란이 발생하는 경우, DMARD를 추가하는 피라미드식 접근에 의한 단계적 치료가 근간을 이루었지만 RA가 진단되면 조기에 적극적인 치료를 시작하는 것이 필요하며 특히, 관절의 손상을 예방하기 위하여 조기에 DMARD를 사용하는 것이 권장되고 있다.
  조기 RA 환자의 치료는 관해가 목표가 되어야하며, 오래된 RA 경우에는 관해보다는 낮은 질병 활성도를 목표로 한다. Remission에 도달하더라도 모든 약제를 중단하는 것은 권고되지 않는다.

Treatment of Rheumatoid Arthritis

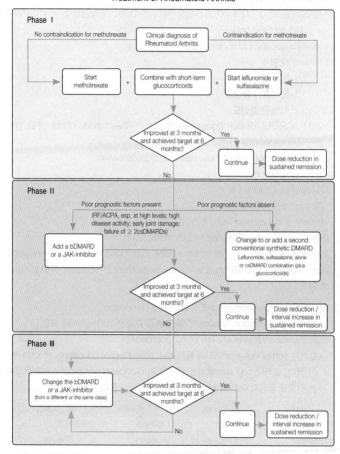

Presentation of the 2019 update of the EULAR RA management recommendations in form of an algorithm. This is an abbreviated version aiming to provide a general overview, but it must be borne in mind that the algorithm cannot be separated from the details presented in the discussion of the individual recommendations in the paper which are part and parcel of these recommendations. ACPA, anticitrullinated protein antibody; ACR, American College of Rheumatology; bDMARDs, biological DMARDs; bsDMARD, biosimilar DMARDs; csDMARDs, conventional synthetic DMARDs; DMARDs, disease-modifying antirheumatic drugs; EMA, European Medicines Agency; EULAR, European League Against Rheumatism; FDA, Food and Drug Administration; IL-6R, interleukin 6 receptor; JAK, Janus kinase; MTX, methotrexate; RA, rheumatoid arthritis; RF, rheumatoid factor; TNF, tumor necrosis factor; tsDMARDs, targeted synthetic DMARDs.

Smolen JS, et al. Ann Rheum Dis 2020;79:685-699. doi:10.1136/annrheumdis-2019-216655

* 질병활성도 평가법

DAS28 (ESR or CRP) = $0.56\sqrt{}$ (압통관절수) + $0.28\sqrt{}$ (종창관절수) + 0.014*VAS + 0.70*Log (ESR or CRP)

(VAS = global visual analogue scale, 0~100mm)

- < 2.6: 관해
- 2.6~3.2: 낮은 활성도
- 3.2~5.1: 중간 활성도
- > 5.1: 높은 활성도

* 2011 ACR/EULAR Definitions of Remission in Rheumatoid Arthritis (주로 임상 연구에서 endpoint로 사용)

At any time point, patient must satisfy all of the following:

Tender joint count ≤1

Swollen joint count ≤1

C-reactive protein ≤1 mg/dl

Patient global assessment ≤1 (on a 0-10 scale)

또는 SDAI (Simplified Disease Activity Index)≤ 3

Tender joint count (using 28 joints), swollen joint (using 28 joints), patient global assessment (0-10 scale), physician global assessment (0-10 scale), CRP level (m/dl) 합계

① NSAIDs: both analgesic and anti-inflammatory properties

Optimal dose로 titration, Maximal 진통/항염증 효과는 10-14일 이내 보임

COX-2 inhibitors (celecoxib, etoricoxib, polmacoxib)

→ 효과는 non-selective NSAID와 동등하나 adverse gastroduodenal effect의 risk 가 적다. 그러나 nephrotoxicity는 동일하고, cardiovascular event risk가 증가하 는 것으로 알려져 risk/benefit을 고려하여 투약해야 한다.

NSAIDs	Dosage	NSAIDs	Dosage
Aceclofenac	100mg bid	Diclofenac	50mg tid
Indomethacin	25~50mg, bid~tid	Piroxicam	10~20mg qd
Ibuprofen	200~600mg tid-qid	Fenoprofen	300~600mg tid-qid
Ketoprofen	50~100mg bid~tid	Naproxen	250~500mg bid
Sulindac	100~200mg bid~tid	Ketorolac	10mg bid~tid
Meloxicam	7.5~15mg qd		
Celecoxib	OA: 100mg bid or 200mg qd	RA: 100~200mg bid	

② Glucocorticoids

- 국소주사는 증상이 심한 한 개 또는 수 개의 관절의 증상완화를 위하여 사용한다.

특히 주의할 점은 관절감염을 배제한 이후 사용하여야 한다는 점이다. 같은 관절에 3개월 이내에 두 번 이상 주사하는 것은 금기이다.

- 하루 10mg 이하의 저용량의 스테로이드 치료는 ① DMARDs의 치료효과를 기다릴 때까지 질병의 활성도를 최소화하기 위하여, ② 일시적으로 질병이 악화되는 등의 제한된 기간 동안의 질병 활성도를 감소시키기 위하여, ③ 적절한 NSAIDs와 DMARDs에도 불구하고 활동적인 질환의 조절을 위하여 시행한다. Low dose glucocorticoid가 bone erosion의 진행을 지연시킬 수 있다고 보고되었다.

* low dose prednisolone (pd 5~10mg/d)
→ 골다공증 예방을 함께 해야 한다.
→ 3개월 이상 사용예정인 환자에서는 BMD를 시행
→ long-term side effects: thinning of the skin, progressive osteoporosis, compression fracture, cataract, DM, glaucoma

Glucocorticoid preparations	Estimated Potency	
	Glucocorticoid	Mineralocorticoid
Short Acting		
Hydrocortisone	1	1
Cortisone	0.8	0.8
Intermediate Acting		
Prednisone	4	0.25
Prednisolone	4	0.25
Methylprednisolone	5	<0.01
Triamcinolone	5	<0.01
Long Acting		
Betamethasone	25	<0.01
Dexamethasone	30~40	<0.01

③ Non-biologic DMARDs

관절파괴를 감소시키거나 예방하고 관절기능을 유지시키기 위하여 사용한다. DMARDs는 작용이 비교적 서서히 나타나서 대개 1~6개월 후에 임상적인 반응이 나타난다. 또한 각각의 DMARDs는 특유의 독성을 지니고 있어서 조심스러운 관찰을 요한다.

Hydroxychloroquine이나 sulfasalazine은 MTX에 비해 less effective 하므로 early mild RA에서 단독으로 투약하거나, MTX를 투약하지 못하는 경우 혹은 MTX alone therapy가 효과적이지 않을 경우 다른 DMARDs와 병합한다. Hydroxychloroquine은 망막독성에 대한 정기적인 안과검사가 필요하고 sulfasalazine은 드물게 발생하는 혈액학적 합병증에 대한 감시를 요한다.

Methotrexate는 류마티스 인자가 양성이거나 골미란이 있거나 관절 외 증상이 있는 등의 중증의 질환에서 초기 치료약제로 권장되며 기존의 DMARDs중 효과가 가장 빠르고 좋으며 환자들의 compliance가 좋다. 간독성이나 골수억제, 폐독성 등이 발생할 수 있으며, 이에 대한 감시가 필요하다.

한 가지 DMARDs로 치료반응이 적을 때에는 두 가지 이상의 DMARDs를 병합하는 치료를 많이 하며 흔한 조합은 MTX/HCQ, MTX/SSZ(6개월 이상 유병기간, 병의 활성도가 높을 때), MTX/HCQ/SSZ(Poor prognosis factor 있고 병의 활성도가 높을 때) 등이다.

Dual therapy 보다 triple therapy 가 더 우월하다는 보고가 있으며, MTX/lefluono-mide 조합도 고려할 수 있다.

Hydroxychloroquine	200~400mg/day (5mg/kg 이하) S/E: rare, retinopathy (OPH exam every 1 year)
Sulfasalazine	1,000~3,000mg/day. S/E: GI problem (diarrhea or abdominal pain) male infertiligy, agranulocytosis
Methotrexate (1st)	7.5~10mg one day/wk으로 시작→1개월마다 2.5~5.0mg/wk증량해서 15~25mg/wk (보통 20mg 이하) S/E: BM suppression (처음 3~4개월 동안은 매달 CBC check), interstitial pneumonitis, GI trouble, liver cirrhosis, hepatitis B and C, teratogenic(임신 3개월 전 중단) * Folic acid 1mg qd 함께 처방→ stomatitis, hair thinning, BM suppression 등의 MTX 부작용 예방
Leflunomide	10~20mg/day active metabolite가 pyrimidine biosynthesis pathway에 필요한 dihydroorotate dehydrogenase를 억제 →T lymphocyte proliferation 억제 MTX와 비슷한 정도의 효과를 보인다. 신기능 저하 시 권장되지 않는다. S/E: hepatotoxicity, teratogenicity(임신 2년 전 약 중단, or cholestyramine 8g/day for 11 days)

④ Immunosuppressive therapy

cyclosporine, tacrolimus 등이 있으며, 효과는 DMARDs와 비슷하지만 부작용이 심해서 refractory case에서 시도해 볼 수 있다.

⑤ Biologic DMARDs

가. anti TNF-α inhibitor

	Etanercept (Enbrel/Etoloce/Eucept)	Infliximab (Remicade/Remsima/ Remaloce)	Adalimumab (Humira)
Structure	Human recombinant TNF receptor/Fc fusion protein	Chimeric anti-TNF monoclonal Ab (mouse/human)	Human anti-TNF monoclonal Ab
Half life	4~5 days	8~9.5 days	12~14 days
mode	SC(피하주사)	IV infusion or SC	SC(피하주사)
Dose	25mg twice per week 50mg once weekly	3mg/kg IV at 0,2,6 weeks, and every 8 weeks thereafter or 3mg/kg IV at 0,2 weeks, 120mg SC at 6 weeks, and every 2 weeks thereafter	40mg every other week

* Golimumab (Simponi): human anti TNF monoclonal Ab, 50mg every 4weeks, SC

* Certolizumab pegol (Cimzia): 200mg every 2weeks or 400mg every 4weeks, SC

Anti TNF-α agent는 serious infection의 증가가 가장 심각한 부작용으로, 특히 latent Tbc의 reactivation risk가 증가한다. 따라서 치료 전에 chest x-ray와 tuberculin skin test, Tb quantiferon test 를 반드시 먼저 시행해야 한다.

Quantiferon test 결과, 'indeterminate' or 'positive' 인 경우, 호흡기 내과와 상의 후 예방적 INH + RFP 3개월 요법을 시행한다.

바이러스 간염, 악성종양 혹은 심부전 환자에서의 Anti TNF-α agent 의 사용 시 주의가 요구되며, 약독화된 생백신의 경우, Anti TNF-α agent 사용하는 환자에서 접종하면 안된다.

나. B cell targeting agent

Rituximab (Mabthera): anti-CD20 monoclonal antibody로 1000mg IV infusion 2주 간격으로 2번 투여하며, single dose rituximab으로 peripheral blood의 B cell depletion이 6~12 months 동안 유지된다. Infusion reaction 에 대하여 glucocorticoid, chlorpheniramine, acetaminophen으로 premedication하며, rituximab 주입 4주 전에 미리 필요한 vaccination을 시행하여야 한다. 드문 부작용으로 progressive multifocal leukoencephalopathy 가 있다.

다. T-cell co-stimulatory factor inhibitor

Abatacept (Orencia): CTLA4 (Cytotoxic T-lymphocyte Associated protein 4)의 extracellular domain과 Ig G1의 Fc portion의 fusion protein으로, APC의 CD80/CD86에 binding하여 CD28을 통한 costimulatory signal을 block 한다. 60kg

미만에서는 500mg, 60~100kg에서는 750mg을 0주, 2주, 4주에 infusion 후 every 4 weeks로 주입한다. 부작용으로는 acute infusion reactions과 serious infection이 있다.

라. IL-6 inhibitor

Tocilizumab (Actemra): 사람 유도 monoclonal antibody로 IL-6의 수용체와 결합하여 염증반응을 억제한다. 8mg/kg를 4주 1회 IV 로 주입한다. 부작용으로 간수치 상승, 백혈구와 혈소판 수치감소, 콜레스테롤 수치 증가가 나타날 수 있다.

마. JAK (janus kinase) inhibitor

Tofacitinib (Xeljanz): JAK1, JAK3 효소를 억제하여 JAK-STAT signaling pathway에 영향을 주어 염증반응을 억제한다. 5mg bid로 사용하며 부작용으로 감염, 악성종양의 risk가 증가한다.

Baricitinib (Olumimant): JAK1/JAK2 억제, 4mg qd

Upadacitinib (Rinvoq): JAK1 selective inhibitor, 15mg qd

4. Systemic Lupus Erythematosus(전신 홍반루푸스)

1) 정의 및 유병률

전신성 홍반성 낭창(SLE)은 원인 불명의 질환으로서 병적인 자가항체와 면역복합체에 의해 조직과 세포가 손상되는 질환이다. 약 90%의 환자가 여자로 대부분 가임기 연령에 발생하지만 소아, 남성 및 노인에서도 발생할 수 있다. 국민건강보험 자료 (2010년)로 추정한 우리나라의 인구 10만 명 당 전신홍반루푸스 발생률은 2.5명, 유병률은 26.5명이다. 백인보다는 미국 및 중미 흑인에게 더욱 잘 발병하고, 스페인계 혹은 아시아 인종에서도 잘 발생한다. 가임기의 여성에서 잘 발생하므로 여성호르몬의 영향을 받는다고 생각된다.

2) 검사소견

① Autoantibodies in patients with SLE (Harrison 20th)

Antibody	Prevalence, (%)	Antigen Recognized	Clinical Utility
Antinuclear antibodies	98	Multiple nuclear	Best screening test; repeated negative tests make SLE unlikely
Anti-dsDNA	70	DNA (double-stranded)	High titers are SLE-specific and in some patients correlate with disease activity, nephritis, vasculitis
Anti-Sm	25	Protein complexed to 6 species of nuclear U1 RNA	Specific for SLE; no definite clinical correlations; most patients also have anti-RNP; more common in blacks and Asians than whites
Anti-RNP	40	Protein complexed to U1 RNA	Not specific for SLE; high titers associated with syndromes that have overlap features of several rheumatic syndromes including SLE; more common in blacks than whites
Anti-Ro (SS-A)	30	Protein complexed to hY RNA, primarily 60 k Da and 52 kDa	Not specific for SLE; associated with sicca syndrome, subacute cutaneous lupus, and neonatal lupus with congenital heart block; associated with decreased risk for nephritis
Anti-La (SS-B)	10	47-kDa protein complexed to hY RNA	Usually associated with anti-Ro; associated with decreased risk for nephritis
Antihistone	70	Histones associated with DNA (in nucleosome, chromatin)	More frequent in drug-induced lupus than in SLE
Antiphos-pholipid	50	Phospholipids, β_2 glycoprotein 1 cofactor, prothrombin	Three tests available-ELISAs for cardiolipin and β_2 G1, sensitive prothrombin time (DRVVT for lupus anticoagulant); predisposes to clotting, fetal loss, thrombocytopenia
Antierythrocyte	60	Erythrocyte membrane	Measured as direct Coombs' test; a small proportion develops overt hemolysis
Antiplatelet	30	Surface and altered cytoplasmic antigens on platelets	Associated with thrombocytopenia, but sensitivity and specificity are not good; this is not a useful clinical test
Antineuronal	60	Neuronal and lymphocyte surface antigens	In some series, a positive test in CSF correlate with active CNS lupus
Antiribosomal P	20	Protein in ribosomes	In some series, a positive test in serum correlates with depression or psychosis due to CNS lupus

② 혈액학적 이상소견

- 빈혈, 백혈구 감소증, 림프구 감소증, 혈소판 감소증 등의 혈구감소증이 SLE에서 흔하다. 빈혈은 만성 염증성 질환, 신부전, 출혈, 약물, 자가면역성 용혈성 빈혈 등의 원인으로 발생할 수 있다. 자가면역성 용혈성 빈혈은 Coomb's test 양성과 일반적으로 동반되지만 그렇지 않을 수도 있으며 Coomb's test 양성이어도 용혈의 증거가 없을 수도 있다. 백혈구 수 2,500/mm^3~4,000/mm^3 정도의 백혈구 감소증은 활동성 질환이 있을 때 흔히 관찰한다. 백혈구 감소증의 다른 원인으로 약물 사용이나 감염 등을 감별하여야 한다. 일반적으로 SLE의 활동성으로 인해 백혈구 수가 1500/mm^3 이하가 되는 경우는 극히 드물며 이때는 다른 원인을 찾아 봐야 한다. 혈소판 감소증 역시 질병의 활성과 더불어 감염이나 약물 사용 등으로 발생할 수 있다.

- Lupus anticoagulant가 존재 시 partial thromboplastin time이 연장될 수 있는데 이 경우 응고 인자의 결핍 때와는 대조적으로 정상인의 혈장을 첨가하였을 때 교정되지 않고(mixing test) 인지질을 다량으로 첨가한 경우 aPTT가 교정된다(platelet neutralization procedure: PNP). 항 cardiolipin 항체 양성, VDRL 검사 위양성을 보일 수 있다.

- ESR은 보통 상승하나 질병의 활성도를 반영하는 믿을만한 표지자로 간주되지는 않으며, CRP 상승이 있으면 infection 동반여부를 고려하여야 한다.

③ 혈청학적 이상소견

- CH50 (Total hemolytic complement), C3, C4 등의 보체 역가가 활동성 SLE에서 감소되어 있으며 질병의 활동도와 비례하는 것으로 알려져 있다.

- 일부 자가항체들은 진단에 특히 유용하다. 항 dsDNA 항체 및 항 Sm 항체는 SLE에서만 특이적으로 나타난다. 항 dsDNA 항체의 증가와 보체 역가의 감소가 질병의 활동성, 특히 루푸스 신염의 활동성과 비례하지만 모든 환자에서 일률적으로 적용되지 않기 때문에 우선적으로 임상적 상태에 따라 치료를 결정해야 하며 환자를 추적 관찰하면서 임상적인 활동성과 혈청학적 활성도가 일치하는 것을 확인한 후 이러한 검사 결과를 질병 활성도의 척도로 활용할 수 있다. 극히 일부의 환자들은 항핵항체가 음성일 수 있다(ANA-negative lupus). 이들은 피부 발진, 광과민성, 레이노 현상, 장막염의 빈도가 더 높고 항 Ro 항체가 양성인 경우가 많다.

3) 약물 유발성 루푸스(Drug induced SLE)

- SLE를 일으키는 것으로 확실히 밝혀진 약물들은 chlorpromazine, methyldopa, hydralazine, procainamide, isoniazid 등이다. 임상증상은 일반적으로 특발성 SLE에 비해 덜 심하다.

- 흔한 임상상은 전신증상, 발열, 관절염, 장막염 등이다. 중추신경계와 신장 침범은 극히 드물고, 특이적인 항체는 항 histone 항체로 90% 이상에서 양성으로 나온다.

anti dsDNA Ab, anti Sm Ab 는 특징적인 소견이 아니다.
- 약물 사용을 중단하면 빠른 회복을 보이지만 항핵항체는 6개월에서 1년 정도 양성 반응을 보일 수 있다. 약물 유발성 루푸스를 일으키는 대부분의 약물은 idiopathic SLE 환자에서 안전하게 사용 가능하다.

4) 항인지질 항체증후군(Antiphospholipid syndrome)
- 동맥 또는 정맥의 혈전증, 반복적인 유산, 혈소판 감소증 등의 임상상과 더불어 세포 인지질에 대한 다양한 항체가 혈청에서 발견되는 질환이다. 이 증후군은 SLE와 동반하여 발생하기도 하고 SLE의 다른 증상 없이 단독으로 발생하기도 한다.
- 혈전증의 과거력이 있는 APS 환자에서는 2차적 혈전 예방을 위해 항응고치료를 시행하고, 무증상 항인지질항체 양성환자는 aspirin, hydroxychloroquine을 혈전증 일차적 예방요법으로 사용해볼 수 있다. APS 산모의 경우, 헤파린과 저용량 aspirin이 일차 치료약제이다.
- 동시다발적인 급성 혈전, 혈관 폐색의 임상양상을 보이는 경우를 catastrophic APS 라고 한다. 항응고제, steroid, 혈장교환술, 면역글로불린을 고려해 볼 수 있다.

Revised guidelines for the diagnosis of definite APS (2006)

CLINICAL CRITERIA	LABOARATORY CRITERA
i) Vascular Thrombosis	
ii) Pregnancy Morbidity	i) Lupus anticoagulant
a) Death of normal fetus at ≥ 10 wks	ii) Anti-Cardiolipin IgG and/or IgM
b) Premature birth at < 34 wks due to	iii) Anti-b2 glycoprotein 1 IgG and/or IgM
eclampsia or severe preeclampsia or	
placental insufficiency	At least on 2 occasions, 12 wks apart
c) ≥3 consecutive abortions at < 10wks	
Definite APS: 1 Clinical + 1 Lab criteria	

5) 임신과 SLE
- 수정률은 정상이지만 자연유산 및 사산율은 높은 편(약 2-3배)이며 특히 루푸스 항응고인자 또는 항 cardiolipin 항체가 양성인 경우에 높다. 임신은 SLE의 활성도에 다양한 영향을 미칠 수 있다. 심각한 신장 및 심장 병변이 없고 루푸스의 활성도가 조절된 경우 대부분의 환자에서 안전한 임신을 할 수 있으며 건강한 태아를 출산할 수 있다.
- Glucocorticoid (dexamethasone과 betamethasone은 예외)는 태반효소에 의해 비활성화 되며 태아 비정상의 원인이 되지는 않는다. 따라서 glucocorticoid는 질병 활성도를 조절하기 위하여 사용할 수 있다(필요한 최소량을 최단기간 사용한다). 산모의 항 Ro 항체가 태반을 통과하여 발생하는 신생아 루푸스는 일시적인 피부 발진과 드물게는 영구적인 심장 전도장애를 초래할 수 있다. 산모의 항혈소판

항체로 인해 일시적인 혈소판 감소증이 발생할 수 있다.

6) 분류기준

1997 update of the 1982 ACR classification criteria for SLE

Item	Definition
Malar rash	Sparing the nasolabial folds
Discoid rash	Erythematous raised patches with adherent keratotic scaling and follicular plugging: atrophic scarring may occur in older lesions
Photosensitivity	Skin rash as a result of unusual reaction to sunlight, by patient history or physician observation
Oral ulcers	Oral or nasopharyngeal ulceration, usually painless, observed by a physician
Nonerosive arthritis	Involving 2 or more peripheral joints, characterized by tenderness, swelling, or effusion
Pleuritis or pericarditis	a. Pleuritis-convincing history of pleuritic pain or rub heard by a physician or evidence of pleural effusion OR b. Pericarditis-documented by electrocardiogram or rub or evidence of pericardial effusion
Renal disorder	a. Persistent proteinuria > 0.5gm per day or > 3+ OR b. Cellular casts-may be red cell, hemoglobin, granular, tubular, or mixed
Neurologic disorder	a. Seizures: in the absence of offending drugs or known metabolic derangement, e.g., uremia, ketoacidosis or electrolyte imbalance OR b. Psychosis: in the absence of offending drugs or known metabolic derangement, e.g., uremia, ketoacidosis or electrolyte imbalance
Hematologic disorder	a. Hemolytic anemia with reticulocytosis OR b. Leukopenia-<4,000/mm^3 on 2 occasions OR c. Lymphopenia-<1,500/mm^3 on 2 occasions OR d. Thrombocytopenia-<100,000/mm^3 in the absence of offending drugs
Immunologic disorder	a. Anti-DNA: antibody to native DNA in abnormal titer OR b. Anti-Sm: presence of antibody to Sm nuclear antigen OR c. Positive finding of antiphospholipid antibodies
Positive antinuclear antibody	An abnormal titer of antinuclear antibody by immunofluorescence or an equivalent assay at any point in time in the absence of drug

위 11개 항목 중 4개 이상 시 SLE로 분류할 수 있다.

(specificity~95%, sensitivity~75%)

2012 SLICC classification criteria for SLE

Four of the criteria listed in below table,
including at least one clinical criterion and one immunologic criterion

OR

Biopsy-proven Lupus nephritis with ANA or anti-dsDNA antibodies

Clinical criteria	

Acute cutaneous lupus	- lupus malar rash (do not count if malar discoid)
	- bullous lupus
	- toxic epidermal necrolysis variant of SLE
	- maculopapular lupus rash
	- photosensitive lupus rash in the absence of dermatomyositis
	- subacute cutaneous lupus
	  (nonindurated psoriaform and/or annular polycyclic lesions that resolve
	  without scarring, although occasionally with
	  postinflammatory dyspigmentation or telangiectasias)

Chronic cutaneous lupus	- classical discoid rash localized (above the neck) generalized (above and below the neck) - hypertrophic (verrucous) lupus - lupus panniculitis (profundus) - mucosal lupus - lupus erythematosus tumidus - chillblains lupus - discoid lupus/lichen planus overlap

Oral ulcer	palate, buccal, tongue or nasal ulcers
	* in the absence of other causes, such as vasculitis, Behcets, infection
	  (herpes), inflammatory bowel disease, reactive arthritis, and acidic
	  foods

Nonscarring alopecia	diffuse thinning or hair fragility with visible broken hairs * in the absence of other causes such as alopecia areata, drugs, iron deficiency and androgenic alopecia
Synovitis	- involving two or more joints, characterized by swelling or effusion OR tenderness in 2 or more joints - thirty minutes or more of morning stiffness

Serositis	- typical pleurisy for more than 1 day
	  pleural effusions
	  pleural rub
	- typical pericardial pain (pain with recumbency improved by sitting
	  forward) for more than 1 day
	  pericardial effusion
	  pericardial rub
	  pericarditis by EKG
	* in the absence of other causes, such as infection, uremia, and
	  Dressler's pericarditis

Renal disorder	- Urine protein/creatinine (or 24hr urine protein) representing 500 mg of protein/24 hr - Red blood cell casts
Neurologic disorder	- seizures - psychosis - mononeuritis multiplex * in the absence of other known causes such as primary vasculitis - myelitis - peripheral or cranial neuropathy * in the absence of other known causes such as primary vasculitis, infection, and diabetes mellitus - acute confusional state * in the absence of other causes, including toxic-metabolic, uremia, drugs
Hemolytic anemia	
Leukopenia OR Lymphopenia	- Leukopenia (< 4000/mm^3 at least once) * in the absence of other known causes such as Felty's, drugs, and portal hypertension - Lymphopenia (< 1000/mm^3 at least once) * in the absence of other known causes such as corticosteroids, drugs and infection
Thrombocytopenia	Thrombocytopenia (< 100,000/mm^3) at least once * in the absence of other known causes such as drugs, portal hypertension, and TTP

Immunological criteria
ANA
Anti-dsDNA Ab
Anti-Sm
Antiphopholipid Ab: lupus anticoagulant, false positive RPR, medium or high titer anticardiolipin (IgA, IgG or IgM), anti beta2 glycoprotein I (IgA, IgG or IgM)
Low complement: C3, C4, CH50
Direct Coombs test in the absence of hemolytic anemia

2019 EULAR/ACR classification criteria for SLE
: 기존 criteria 보다 Sensitivity & Specificity 상승

Entry criteria			
ANA titer ≥ 1:80			
Clinical domains & Criteria	점수	Immunologic domains & Criteria	점수
Constitutional		Antiphospholipid antibodies	
Fever (〉38.3˚C)	2	Anti-cardiolipin (aCL) Ab or	
Hematologic		Anti-beta2-GPI Ab or	
Leukopenia	3	Lupus anticoagulant (LA)	2
Thrombocytopenia	4	Complement proteins	
Autoimmune hemolysis	5	Low C3 or low C4	3
Neuropsychiatric		Low C3 & low C4	4
Delirium	2	SLE-specific antibodies	
Psychosis	3	Anti-dsDNA Ab or	
Seizure	5	Anti-Smith Ab	6
Mucocutaneous			
Nonscarring alopecia	2		
Oral ulcers	2		
Subacute cutaneous	4		
or discoid lupus			
Acute cutaneous lupus	6		
Serosal			
Pleural or pericardial effusion	5		
Acute pericarditis	6		
Musculoskeletal			
Joint involvement	6		
Renal		* 각 domains에서는 가장 높은 점수 하나만	
Proteinuria > 0.5g/day	4	총점에 계산함	
Renal biopsy Class II or V	8	* 각 criteria는 한 번 이상 발생했으면	
Renal biopsy Class III or IV	10	충분하고, 동시에 나타나지 않아도 된다.	

Entry criteria 무조건 만족,
최소 1개 이상의 clinical criteria & 총점 10점 이상이면 SLE 로 분류할 수 있다

7) 예후

SLE 환자의 5년 생존율은 95%, 10년 생존율은 90%, 20년 생존율은 78%이다.
진단 당시에 serum Cr > 1.4mg/dL, 고혈압, 신증후군(24시간 소변 단백양 >
2.6g), 빈혈, 저알부민혈증, 저보체혈증 등이 있는 경우에 예후가 나쁜 것으로 알려
져 있다.
발병 후 첫 10년간은 systemic disease activity, 감염, 신부전이 사망의 가장 흔한
원인이며 10~20년 사이에는 혈전색전증이 사망의 흔한 원인이다.

8) 치료

Complete sustained remission은 드물다. 치료 방법의 결정은 SLE disease manifestation이 (1) life-threatening or organ-damaging한지, (2) reversible한지, (3) complication을 방지할 수 있는 최선의 방법이 무엇인지를 고려하여 결정한다.

- Non-life-threatening disease: conservative Tx (analgesics, antimalarials)
- Life-threatening disease: systemic glucocorticoid, immunosuppressant

① 치료의 일반적인 원칙

- SLE 치료에 있어서 환자 교육과 정신사회적 조사가 매우 중요하다. 여러 가지 환자들을 위한 교육 자료를 제공하고 루푸스 환자들의 모임 등을 통해 서로의 경험이나 지식을 공유하는 것이 도움이 된다. SLE 환자들은 대부분 광과민성이 있기 때문에 과도한 햇빛 노출을 피하도록 하여야 한다. 고용량의 스테로이드나 세포독성 약제를 사용하고 있는 환자는 감염의 위험성이 있기 때문에 원인불명의 발열에 대하여 바로 검진을 받아야 한다. Influenza 백신 접종은 매년 받고 비장 적출술을 시행 받을 때에는 예방 폐렴구균 백신도 접종 받는 것이 좋다. 치과 또는 요로계통의 침습적 시술을 시행 받을 때에는 예방적 항생제 요법을 시행하여야 한다. 활동성 SLE, 특히 신염이 동반된 경우나 Cyclophosphamide와 같이 임신 중 사용할 수 없는 약물을 사용하고 있는 동안에는 적절한 피임을 하여야 한다.

② 약물치료

가. 비스테로이드성 항염제(NSAIDs)

NSAIDs는 근골격계 증상, 경도의 장막염, 발열등의 전신증상에 사용된다. 또한 저용량의 아스피린이 항인지질 항체 양성 환자에서 예방적으로 사용된다. NSAIDs의 몇가지 부작용은 루푸스의 악화와 혼동될 수가 있다. NSAIDs는 prostaglandin을 억제함으로써 신혈류의 감소를 초래할 수 있고, 막성 신병증, 급성 간질성 신염, 급성 세뇨관 괴사 등을 유발하여 신기능을 악화시킴으로써 루푸스 신염의 악화와 감별을 요한다. NSAIDs는 또한 두통, 현기증, 우울증 등을 유발하여 중추신경계 루푸스와 혼동될 수 있고, 무균성 뇌막염의 원인이 되기도 한다. 위장관 출혈, 가역적인 간염을 일으키는 경우도 있고 피부 발진, 전혈구 감소증, 췌장염을 일으키기도 한다.

나. Corticosteroid

- SLE 환자의 치료에 있어서 Corticosteroid는 그 근간을 이룬다. 경구 Corticosteroid 치료는 보통 하루 한번 아침에 투여한다. 일반적으로 질병 활성의 중증도에 따라 용량 및 투여 방법에 차이가 있다. 즉 관절염, 장막염, 경한 전신증상 등의 가벼운 질병 활성도를 보이는 경우와 신염이나 중추 신경 침범과 같이 심한 주요 장기 침범이 있을 경우는 치료용량에 차이가 있다.

The multiple uses of corticosteroids in SLE

Indication	Corticosteroid regimen
Cutaneous manifestation	Topical or intralesional corticosteroids
Minor disease activity	Prednisolone (or equivalent) at a dose or < 0.5mg/kg in a single or divided daily dosage
Major disease activity	Oral: Prednisolone (or equivalent) at a dose of 1mg/kg in single or divided daily dosage; duration should not exceed 4 weeks IV bolus: Methylprednisolone (1g or 15mg/kg) over 30 minutes; dose often repeated for 3 consecutive days

다. 항말라리아 제제(Antimalarial agent)
- 항말라리아 제제로는 Hydroxychloroquine를 사용한다. 항말라리아 제제는 SLE의 피부, 근골격계, 전신증상에 효과가 있고 또한 콜레스테롤을 낮추고 정맥 혈전증 및 관상동맥질환의 위험을 감소시키는 이익이 있다.
- 저용량의 항말라리아 제제는 부작용도 드물다. 드물게 위장관계 증세와 피부 발진이 있을 수 있고 근병증을 유발하는 경우가 있다. 가장 문제가 되는 것은 장기간 사용하였을 때 망막 독성이 있을 수 있다는 점이다. 따라서 항말라리아 제제를 사용하는 환자들은 사용전과 이후 6~12개월에 한 번씩 안과 검사를 받는 것이 좋다. 항말라리아 제제는 태반을 통과하며 드물게 구개열(Cleft palate)이나 감각신경성 난청(Sensorineuronal hearing loss)등의 선천성 이상을 유발한다는 보고가 있다.

라. Methotrexate
주 1회 저용량(7.5~15mg)의 투여가 관절염, 피부 발진, 장막염, 전신 증상 등에 유용하지만 신장염이나 혈관염 등의 심각한 증세에는 아직까지 큰 효과가 없는 것으로 알려져 있다.

마. Cyclophosphamide
- SLE의 주요 장기 침범이 있을 때 고용량(0.5~1.0g/m²)의 Cyclophosphamide 정주 요법이 흔히 사용된다. 저용량의 지속적인 경구 요법도 사용된다. Cyclophosphamide의 대사물은 신장을 통하여 배설되기 때문에 신기능에 장애가 있는 경우 용량을 줄여야 한다. 또한 Cyclophosphamide는 골수를 억제할 수 있기 때문에 백혈구 감소증이 있는 환자에서는 조심스럽게 사용하여야 하며 정기적으로 백혈구, 헤마토크리트, 혈소판 수치에 대한 측정을 하여야 한다. Cyclophosphamide는 또한 강력한 기형생성원이기 때문에 치료를 시작하기 전에 임신검사를 하고 치료 중에는 피임을 하여야 한다.

- Cyclophosphamide는 혈액학적 이상, 중추신경계 침범, 혈관염 등과 같은 심각한 SLE 증세에 대부분 효과적이다. 특히 루푸스 신염 중에서 Class IV (diffuse proliferative lupus nephritis)의 치료에 있어서 Cyclophosphamide의 정주 용법(500~750mg/m^2 IV, monthly for 3~6 months, then discontinuation with introduction of mycophenolate or azathioprine)은 스테로이드를 단독으로 사용한 경우에 비해서 신기능의 악화를 예방하는데 더 효과적이다.

- 부작용으로는 구역, 구토, 탈모증 등이 있을 수 있으며 감염, 특히 대상 포진의 위험이 증가한다. 또한 치료는 Cyclophosphamide의 누적 용량이 많아지면 난소 부전(Ovarian failure)이나 무정자증(Azoospermia)이 발생할 수 있으며 난소 부전의 위험은 환자의 나이가 많을수록 그 가능성이 더 증가한다. 생식선 기능을 유지하기 위해 성선자극호르몬분비호르몬 유도체 혹은 테스토스테론을 이용하거나 난자나 정자를 냉동보관하는 방법을 이용한다. Cyclophosphamide의 대사물인 acrolein은 방광 점막에 손상을 줘서 급성 출혈성 방광염, 방광 섬유화, 방광암 등을 유발할 수 있다. 방광 합병증은 주로 장기간의 경구 복용시 문제가 되며 간헐적인 정주 요법시에는 그 위험이 상당히 감소하는 것으로 되어 있다. 수분 섭취를 많이 하고 acrolein과 결합하는 mesna를 투여함으로써 방광 손상을 예방하는데 도움을 받을 수 있다. Cyclophosphamide를 복용하는 환자들은 정기적인 요검사를 시행하여야 하고 새롭게 발생한 혈뇨가 있을 때에는 방광암의 가능성을 배제하기 위해 요세포학 검사(Urine cytology) 및 방광경을 시행하여야 한다. 장기적인 치료는 악성 종양의 빈도를 높이는 것으로 알려져 있다. 방광암 외에 피부암, 조혈계(Hematopoietic) 및 림프세망계(Lympho-reticular) 악성종양의 위험이 증가된다.

바. Mycophenolate mofetil

- Short-term study (<5 years)를 통해 Mycophenolate와 Glucocorticoid의 병합요법이 Improvement 유도에 있어 Cyclophosphamide의 효과에 뒤지지 않고 6-month induction phase 후 Improvement 유지가 더 잘되는 것으로 나타났다. Cyclophosphamide의 누적 용량이 많아지면 난소 부전이나 무정자증이 발생할 수 있으므로, Cyclophosphamide 치료 뒤에 이은 Maintenance Tx로 이용된다.

- Response는 Cyclophosphamide처럼 3~16주부터 시작된다.

사. Azathioprine

- Azathioprine(하루 1~3mg/kg)은 Cyclophosphomide보다는 덜 효과적이지만 독성이 적다. SLE에서 이 약물은 Cyclophophamide 이후의 유지요법으로 사용하거나 스테로이드를 줄이기 위하여 흔히 사용된다(steroid-sparing agent).

- 가장 흔한 부작용은 소화기계 증상과 골수 독성이며 약물 과민반응으로 인하여 간독성이 발생할 수 있다. Azathioprine은 조혈계(Hematopoietic) 및 림프세망

계(lymphoreticular) 악성종양 발생의 위험을 증가시키는 것으로 알려져 있다.

아. Cyclosporine A

저용량의 Cyclosporine A(하루 3~6mg/kg)가 신장외의 증후나 막성 신병증에서 효과적이라는 보고가 있다. 신독성은 있으나 골수억제의 부작용은 없기 때문에 스테로이드에 반응하지 않는 혈구 감소증이나 표준 세포독성물질에 의해 발행한 골수기능부전 환자에서 사용해 볼 수 있다.

자. Belimumab

- SLE에서 첫 번째로 승인된 생물학적제제이며 Belimumab의 목표단백질인 BLyS의 혈중 농도는 SLE 질병활성도와 연관됨이 보고 되었다.

차. 면역글로불린(Immunoglobulin)

- 면역글로불린의 정주 치료는 루푸스로 인한 심한 혈소판 감소증에 효과가 있다. 혈소판 수는 매우 빠르게 상승하지만 이러한 효과는 잠정적이며 치료를 중단하면 다시 악화된다. 따라서 면역글로불린의 정주 치료는 심한 혈소판 감소증으로 출혈이 있거나, 비장 적출술이나 다른 수술을 위해 혈소판 수를 급히 울려야 하는 경우에 적응이 된다. 면역글로불린은 루푸스 신염을 악화시킬 수 있는 것으로 알려져 있다.

카. Dapsone

Dapsone은 원판상 루푸스, 아급성 피부 루푸스, lupus profundus 등의 피부 병변에 효과가 있다. 부작용으로 용혈성 빈혈이 발생할 수 있으므로 조심스러운 감시가 필요하다.

타. 혈장 교환술(Plasma exchange)

SLE의 치료에 있어서 혈장 교환술의 역할은 제한되어 있다. 혈전성 혈소판감소성 자반성(Thrombotic thrombocytopenic purpura) 및 폐출혈 등과 같이 생명을 위협하는 상황에서 적응이 된다. 그렇지만 그 외의 루푸스 증후에서 혈장 교환술의 장기적인 치료 효과에 대해서는 알려진 바가 없다.

파. 투석 및 신이식

말기 루푸스 신병증 환자들은 투석을 받거나 신이식을 시행 받는다. 일단 말기 신부전에 이르면 루푸스 활성도는 감소되는 경향이 있다. 이식을 받은 신장에서 루푸스 신염이 재발하는 경우는 2~4%로 알려져 있다.

9) 루푸스 신염의 분류와 치료

* 루푸스 신염에서 신장생검의 적응증

초기 조직생검(치료 전)

1. 단백뇨(500mg/day 이상)

2. 단백뇨(500mg/day 이하)와 사구체혈뇨 또는 세포원주

반복 조직생검(치료 중 또는 치료 후)

1. 설명되지 않는 단백뇨의 증가(2g/day 이상 또는 50% 이상증가)

2. 지속적인 단백뇨 3g/day 이상

3. 설명되지 않는 신기능의 감소(혈청 Cr 30% 이상 증가)

International Society of Nephrology/Renal Pathology Society 2003 classification of LN[*]

Class I Minimal mesangial LN
Class II Mesangial proliferative LN
Class III Focal LN (50% of glomeruli)
    III (A): active lesions
    III (A/C): active and chronic lesions
    III (C): chronic lesions
Class IV Diffuse LN (50% glomeruli)
    Diffuse segmental (IV-S) or global (IV-G) LN
    IV (A): active lesions
    IV (A/C): active and chronic lesions
    IV (C): chronic lesions
Class V Membranous LN[††]
Class VI Advanced sclerosing LN (90% globally sclerosed glomeruli without residual activity)

[*] Adapted, with permission, from ref. 15. LN lupus nephritis.
[††] Class V may occur in combination with class III or IV, in which case both will be diagnosed.

2012 ACR Guidelines for Lupus Nephritis

* 비증식성 루푸스 신염의 치료

I형과 II형은 대체로 예후가 좋으므로 글루코코르티코이드를 포함한 면역억제제의 치료가 요하지 않으며, 신염이외의 증상에 따라 치료를 한다. HCQ은 신염의 치료 반응을 증가시키고 악화를 예방하며 신손상의 진행을 억제하는 것으로 알려져 있으므로 단백뇨가 있을 때 기본적으로 사용하는 것이 추천된다. ACEi, ARB를 통한 혈압 및 단백뇨 조절을 시행하며, 하루 2g 이상의 단백뇨가 있을 때 저용량의 steroid를 사용한다.

* 증식성 루푸스 신염의 치료

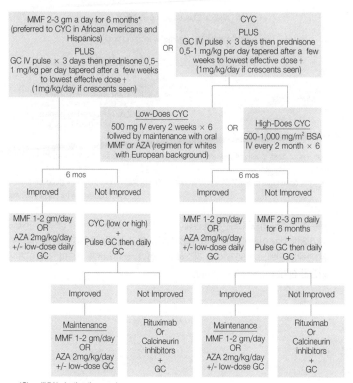

〈Class III/IV induction therapy.〉

MMF = mycophenolate mofetil; *= the Task Force Panel discussed their preference of MMF over cyclophosphamide (CYC) in patients who desire to preserve fertility; GC = glucocorticoids; IV = intravenous; AZA = azathioprine; BSA = body surface area.

2012 ACR Guidelines for Lupus Nephritis

* 중등증의 증식성 루푸스 신염의 환자가 생식능력을 유지하기를 원하는 경우에 MMF를 일차 선택약으로 고용량 steroid와 함께 사용할 수 있다.

* 막성 루푸스 신염의 치료

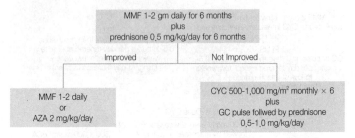

〈Treatment of class V without proliferative changes and with nephrotic range proteinuria (3 gm/24 hours)〉

MMF = mycophenolate mofetil; AZA = azathioprine; CYC = cyclophosphamide; GC = glucocorticoids.

2012 ACR Guidelines for Lupus Nephritis

* 루푸스 신염의 치료목표는 완전 관해이며 이는 소변에 sediment가 없으며, 단백뇨가 0.2mg/day 이하이고 정상 신기능이거나 안정된 신기능을 유지하는 것이다. 부분 관해는 단백뇨가 50% 이상 감소하고 소변에 sediment가 없으며, 정상이거나 안정된 신기능이 유지되는 것이다.

5. Gout (Monosodium urate gout)

1) 정의

① Metabolic disease caused by abnormal deposition of urate
→ arthritis, nephropathy, urolithiasis, tophus

② Stage: asymptomatic hyperuricemia
acute gouty arthritis
intercritical period
chronic tophaceous gout

2) 원인

	Overproduction	Under excretion
Primary hyperuricemia (inherited)	Idiopathic Rare enzyme deficiencies	Idiopathic
Secondary hyperuricemia	Excessive dietary purine or alcohol Myelo - and lymphoproliferative ds Disseminated carcinoma Chronic hemolytic anemia Cytotoxic drugs 　Psoriasis	Dehydration Diuretics 신기능 저하 약물 PZA, CSA

3) 역학

① M > F

② Hyperuricemia: 성인 남자 7.0mg/dl 이상, 성인 여자 6.0mg/dl 이상

③ 주로 남자는 40대 이후, 여자는 폐경기 이후에 호발

4) 진단

: 특징적인 임상상이 중요하다.

① 확진(편광 현미경): joints or tophaceous deposits에서 needle aspiration →
negative birefringent needle shaped MSU crystals by polarizing microscopy

② 24hr urine collection for uric acid
→ > 1,000mg/24hr uric acid excretion on a regular diet suggests that over-
production of purine should be considered

③ 관절액을 채취하지 못한 경우, 단순 X선 검사와 dual energy CT를 사용하면 진단
에 도움이 된다.

④ 관절초음파: Hyperechoic linear density (Double contour sign): 연골 표면에 쌓
인 urate crystal

2015 ACR/EULAR gout classification criteria

	Criteria	Categories	Score
Clinical	관절 침범의 양상	발목 or 발등	1
		엄지발가락 (1st MTP)	2
	증상의 임상적 특징	해당 수	
	(a) 침범 관절 위의 erythema	1개	1
	(b) 침범 관절의 압통	2개	2
	(c) 보행장애 or 관절 사용 불가	3개	3
	통풍 발작의 시간에 따른 경과		
	최대 통증까지 〈24시간	1회의 전형적 발작	1
	14일 이내에 증상 호전	여러 번의 발작	2
	발작 사이의 무증상 기간		
	통풍결정(tophus)의 임상소견	존재	4
Laboratory	혈청 uric acid (uricase method)	< 4 mg/dL	-4
	첫 발작 후 4주 이상 경과 &	6 ~ 8 mg/dL	2
	요산저하제 복용 안할 때 권장	8 ~ 10 mg/dL	3
		≥10 mg/dL	4
	관절액검사	MSU negative	-2
Imaging	Urate deposition 소견	존재 (초음파 or DECT)	4
	Gout-related joint damage 소견	존재	4

5) 임상양상

① Acute gouty arthritis: 초기인 경우 치료하지 않아도 3~7일만에 호전

  Site of acute attack: monoarticular (1st MTP (≥ 60%) > ankle > knee)

② Intercritical period: 대부분의 환자는 6개월에서 2년 사이에 다음 발작을 경험. 일
  부 10년이 지나도 다시 발작이 일어나지 않는 경우가 있어, 첫 번째 발작이 있다
  고 해서 바로 요산저하제를 처방하지 않는다.

③ Chronic tophaceous gout: 통풍 결절 자체는 통증을 유발하지 않지만, 결절에
  의해 관절이 심하게 손상되고 변형을 유발하여 장애가 남기도 한다.

6) 치료

① 식이요법과 생활습관개선: 퓨린 및 과당이 많이 함유된 음식 피하기, 금주, 금연

② Acute gouty arthritis

  NSAID, Corticosteroid, Colchicine 세 가지 약물을 중등도에 따라 단독 또는 조합
  으로 사용할 수 있다. 급성통풍 발작시기에도 복용 중이던 요산저하제는 중단하지
  않는다.

Drug	Mechanism	Dosage	Comments
NSAIDs	Antiinflammation	Naproxen 500mg bid ibuprofen 800mg tid diclofenac 50mg tid	Aspirin은 금기 (저용량: 요산증가, 고용량: uricosuric)
COX-II inhibitor	Anti-inflammation		NSAIDs와 효과는 동등, less GI toxicity
Colchicine	① Microtubules의 polymerization 억제 → phagocytosis 억제 ② Chemotaxis억제	1.2mg, then 0.6mg 1 hour later, then 0.6mg qd or bid 12hrs later	diarrhea, vomiting같은 GI 부작용이 심함. 신기능, 간기능 저하 시, 노인에서는 감량
Cortico-steroids	Anti-inflammation	0.5mg/kg per day, 5~10days at full dose then stop	NSAIDs나 colchicine으로 조절 되지 않거나 금기인 환자, intraarticular injection도 효과적

③ 통풍 발작의 예방

급성통풍발작을 예방하기 위해 0.6mg colchicine을 매일 1~2T 복용한다. 예방치료는 혈청 요산농도가 정상이 되고 3~6개월동안 급성 발작이 없을 때까지 지속되어야 한다.

④ 만성통풍환자에서의 고요산혈증 치료

통풍결절이 없는 경우 혈청 요산 농도를 6.0mg/dl 이하로, 통풍결절이 있는 경우 5.0mg/dl 이하로 유지한다.

ⓐ Allopurinol (xanthine oxidase inhibitor)

- Initial dose 100mg qd and increase up to 800mg/day to achieve uric acid level below 6.0mg/dl
- 신기능 저하 시에도 사용가능하나 Ccr <60 시 용량을 줄여 투여한다.
- S/E: skin rash, fever, interstitial nephritis, LFT abnormality

ⓑ Febuxostat (Non-purine inhibitor of xanthine oxidase)

- allopurinol 보다 powerful 하며, 간에서 대사된다. 보통 40~80mg qd 로 사용하며 miild to moderate renal disease 에서는 dose adjustment 없이 사용할 수 있다.

ⓒ Probenecid (Uricosuric drug)

- 투여전 24시간 소변검사 시행 check Ccr, uric acid
- GFR이 <60ml/min이면 ineffective
- 24시간 소변 요산이 800mg 이상 또는 이전 신결석의 병력이 있는 환자에게는 금기.

ⓓ Benzbromarone (Uricosuric drug)

- 콩팥 기능이 저하된 환자들에게도 사용할 수 있는 강력한 요산배설촉진제로서 미국을 제외한 우리나라와 유럽을 포함한 여러 나라에서 사용되고 있다. 용량은 25mg부터 시작하여 하루 최대 125mg 까지 사용할 수 있다.

* Pseudogout: calcium pyrophosphate dihydrate (CPPD) 결정의 형태로 연골의 세포주위 기질에 침착되는 질환으로 chondrocalcinosis 또는 pyrophospate arthropathy라고도 하며 급성 관절염의 형태로 발생했을 때, pseudogout라고도 한다. 노인에서 가장 흔한 결정침착질환으로 활액검사에서 weak positive birefringence를 가지는 rhomboid crystal이 확인되며 x-ray 상, chondrocalcinosis 소견이 확인된다.

6. Spondyloarthropathies

1) 정의

- Group of disorders that share certain clinical features and genetic association
- 종류: ankylosing spondylitis, reactive arthritis, psoriatic arthritis, inflammatory bowel disease-associated arthritis, juvenile- onset spondyloarthropathy (JIA pauci-articular type II), undifferentiated spondyloarthropathy

2) RA vs Spondyloarthropathy

FEATURE	RHEUMATOID ARTHRITIS	ANKYLOSING SPONDYLITIS	ENTEROPATHIC ARTHRITIS	PSORIATIC ARTHRITIS	REACTIVE ARTHRITIS
Male/female ratio	1: 3	2~3: 1	1: 1	1: 1	3: 1
HLA association	DR4	B27	B27 (axial)	B27	B27
Sacroiliac	0	Symmetric	Symmetric	Asymmetric	Asymmetric
Syndesmophyte	0	Smooth, marginal	Smooth, marginal	Coarse, nonmarginal	Coarse, nonmarginal
Eye	Scleritis	Iritis	Iritis	Iritis	Iritis and conjunctivitis
Skin	Vasculitis	0	EN, Pyoderma gangrenosum	Psoriasis	Keratoderma
Rheumatoid factor	>80%	0	0	2~10%	0

HLA = human leukocyte antigen.

3) Algorithm for diagnosis of spondyloarthropathies, adapted from European Spondyloarthropathy Study Group criteria

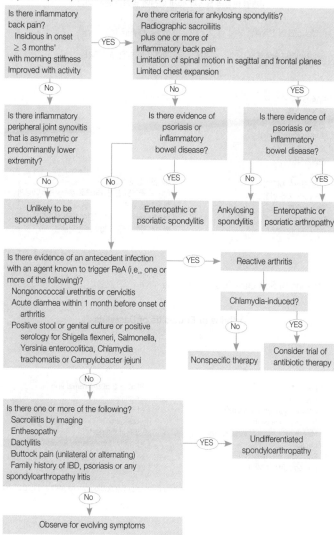

4) Axial spondyloarthropathy 의 ASAS 분류 기준

3개월 이상의 요통과 45세 이전에 발병한 환자 대상

영상 진단 상 천장골염 + 1개 이상의 SpA 특징	혹은	HLA-B 27 + 2가지 이상 다른 SpA 특징

SpA 특징
염증성 요통
관절염
골부착염(발뒤꿈치)
포도막염
손발가락염
건선
크론/궤양성 대장염
NSAID에 좋은 반응
SpA 가족력
HLA-B27
ESR or CRP 증가

영상 진단상 천장골염
- SpA와 관계된 천장골염으로 추측되는 MRI상의 활동성(급성)염증
- Modified NY criteria 기준에 따라 분명한 방사선학적 진행을 보이는 천장골염

Ann Rheum Dis 2009;68;777-783

5) Peripheral SpA classification criteria

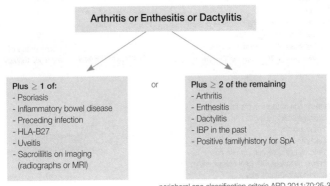

Arthritis or Enthesitis or Dactylitis

Plus ≥ 1 of:
- Psoriasis
- Inflammatory bowel disease
- Preceding infection
- HLA-B27
- Uveitis
- Sacroiliitis on imaging
  (radiographs or MRI)

or

Plus ≥ 2 of the remaining
- Arthritis
- Enthesitis
- Dactylitis
- IBP in the past
- Positive familyhistory for SpA

peripheral spa classification criteria ARD 2011;70;25-31

6) Ankylosing spondylitis

① 역학 및 임상증상

- 보통 10~20대에 시작되며, 남성 대 여성의 유병률은 2:1~3:1 정도로 나타난다.
- 관절증상: 초기 증상은 보통 요추 아래쪽이나 둔부에서 점진적으로 발생하는 둔통이다. 허리의 아침경직이 몇 시간까지 지속될 수 있고, 활동하면서 점차 좋아진다. 요추의 전방과 측방 굽힘, 펴기의 제한 및 흉곽 확장 제한이 나타난다.
- 관절외증상: 급성 전방 포도막염(통증, photophobia, 눈물증가), 건선, 염증성 장질환, aortic insufficiency, 3rd degree AV block

② Physical examination

- Modified Schober's test: 양측 iliac crest를 연결하는 선과 척추가 만나는 점부터 위로 10cm, 아래로 5cm(총 15cm)를 표시한 후 허리를 최대한 굽혔을 때 길이의 변화가 5cm 이하이면 AS를 의심한다.
- Occiput to wall distance test, Ground to finger tip distance

③ Classification criteria

Modified New York criteria for AS (1984)

1.Clinical criteria
a. low back pain and stiffness for more than 3 month, which improves with exercise but is not relieved by rest.
b. limitation of motion of the lumbar spine in both the sagittal and frontal planes.
c. limitation of chest expansion.

2. Radiologic criteria
Sacroiliitis: Grade ≥ 2 bilateral or Grade 3 or 4 unilateral.
SI joint abnormalities, Pelvic x-ray
Grade 0: Normal
Grade 1: Suspicious changes
Grade 2: Minimal abnormality - small localized areas with erosions or sclerosis, without alteration in the alteration in the joint width
Grade 3: Unequivocal abnormality - 아래의 소견들 중 하나 이상 Erosions, Sclerosis, Joint-space widening, Narrowing, Partial ankylosis
Grade 4: Total ankylosis of joints

Grading

1. Definite AS if the radiologic criterion is associated with at least one clinical variable.
2. Probable AS if:
   a. the three clinical criteria are present.
   b. the radiologic criterion is present without the clinical criteria.

초기에는 X-ray상 sacroiliitis 소견이 없을 수 있으므로 이런 경우 CT나 MRI가 진단적 가치가 있다. 진단이 애매한 경우 HLA-B27이 참고가 될 수 있지만 필수적이지는 않다.

④ Treatment

가. Patients with Axial AS: oral steroid, non-biologic DMARDs는 효과 없음

step1. Initiate physical therapy plan with long-term exercise programto accompany pharmacologic intervention

- Emphasize posture, range of motion, and strengthening

step2. NSAIDs or Selective COX-2 inhibitors

intermittent taking보다 daily taking이 radiographic progression을 늦춘다.

NSAID를 2~3주 사용 후 효과가 없으면 다른 계열의 NSAID로 교체를 권하고 약제교체 후에도 효과가 없으면 anti TNF agent를 고려

step 3. Anti-TNF agents : Most effective

- Etanercept 50mg SC per week as two 25mg injections in the same day or 3~4 days apart
- Infliximab 5mg/kg IV at 0, 2 and 6 weeks and every 6 to 8 weeks thereafter
- Adalimumab, golimumab
- Contraindicated in patients with infections, tuberculosis, multiple sclerosis, lupus, malignancy and pregnancy/lactation

나. Patients with Predominantly Symptomatic Peripheral Arthritis

step 1. & step 2. 동일

step 3. DMARD: preferably sulfasalazine

step 4. Anti-TNF agents

다. Medications

ⓐ NSAIDs

Indomethacin 25~50mg tid

Naproxen: total daily dose is 1 to 1.5gm

ⓑ Local and systemic corticosteroid

- Intraarticular, periarticular steroid injection on peripheral arthritis or enthesitis in AS
- 포도막염에서 국소적 혹은 전신적으로 사용
- AS에서 전신적 corticosteroid는 대개 추천되지 않음

ⓒ Anti TNF agents: infliximab, etanercept, adalimumab, golimumab

ⓓ Sulfasalazine: 2 to 3 gm daily, a role in peripheral joint disease

ⓔ Anti-IL-17 inhibitor: secukinumab, ixekizumab

7. Vasculitis

1) Definition

: clinicopathologic process characterized by inflammation of and damage to blood vessels.

2) Classification of vasculitis syndrome

Primary Vasculitis Syndromes	Secondary Vasculitis Syndromes
Granulomatosis with polyangiitis (Wegener's)	Drug-induced vasculitis
Eosinophilic granulomatosis	Serum sickness
with polyangiitis (Churg-Strauss syndrome)	Vasculitis associated with other
Polyarteritis nodosa	primary diseases
Microscopic polyangiitis	Infection
Giant cell arteritis	Malignancy
Takayasu's arteritis	Rheumatic disease
Henoch-Schönlein purpura	
Idiopathic cutaneous vasculitis	
Essential mixed cryoglobulinemia	
Behçet's syndrome	
Isolated vasculitis of the CNS	
Cogan's syndrome	
Kawasaki disease	

3) Pathologic characteristics

Vasculitic syndrome	Pathology	Vessel	Organ involved
Takayasu's arteritis	Granulomatous angiitis	Large	Aorta & major branches, pulm. a
Giant cell arteritis	Granulomatous angiitis	Large	Aorta & major branches, large and medium sized arteries
EGPA (Eosinophilic granulomatosis with polyangiitis)	Necrotizing vasculitis	Medium	Skin, peripheral nerve, GI tract
GPA (Granulomatosis with polyangiitis)	Necrotizing or Granulomatous angiitis or both, prominent eosinophils infiltrate	Small arteries, veins	Upper respiratory tract, lungs, heart, peripheral nerves
Granulomatosis with polyangiitis, GPA, (Wegener's)	Necrotizing or Granulomatous angiitis or both	Small arteries, veins	Upper respiratory tract, lungs, kidneys, skin, eyes
Micrscopic polyangiitis	Necrotizing vasculitis	Medium, small arteries, venule, arterioles	Kidneys, lungs
Kawasaki	Necrotizing vasculitis	Medium	Medium and small arteries, venule, arterioles
Cutaneous leukoclastic	Leukocytoclastic vasculitis	Small	Skin, joints
HSP	Leukocytoclastic vasculitis, IgA deposits	Capillaries, venules, arterioles	Skin, joints, GI tract, kidney

4) Differential diagnosis

(1) ANCA-associated vasculitis (ANCA 관련 혈관염): GPA, MPA, EGPA

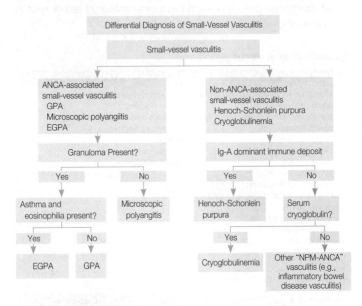

Differential Diagnosis of Small-Vessel Vasculitis

Small-vessel vasculitis

ANCA-associated small-vessel vasculitis
GPA
Microscopic polyangiitis
EGPA

Non-ANCA-associated small-vessel vasculitis
Henoch-Schonlein purpura
Cryoglobulinemia

Granuloma Present?

Yes — No

Asthma and eosinophilia present? — Microscopic polyangitis

Yes — No

EGPA — GPA

Ig-A dominant immune deposit

Yes — No

Henoch-Schonlein purpura — Serum cryoglobulin?

Yes — No

Cryoglobulinemia — Other "NPM-ANCA" vasculitis (e.g., inflammatory bowel disease vasculitis)

(2) Polyarteritis nodosa (PAN)
(3) Large vessel vasculitis: TAK, GCA (+PMR)
(4) 기타

5) Granulomatosis with polyangiitis (Wegener's granulomatosis)

① 정의

Granulomatosis with polyangiitis (GPA)는 육아종성 괴사성 혈관염(granulomatous necrotizing vasculitis)으로서 상, 하기도를 침범하며 대부분의 환자에서 결국에는 신장을 침범하는 질환이다. 발병률은 높지 않은 질환이며 남녀에 동등하게 발생하고 모든 연령에서 나타나며 주로 백인에게 발생한다. 발병 기전은 아직까지 밝혀져 있지 않다. PR3-ANCA 항체와 GPA와의 관련성이 밝혀졌으나 발병기전에서 이 항체의 역할은 확실치 않다.

② 임상양상

상, 하기도를 침범하고 대부분에서 신장을 침범하는데, 질환의 경과는 천천히 진행하는 형태와 빠르게 진행하는 형태가 있다. 각종 이비인후과적 질환들, 폐증상, 신장증상, 안과적 증상, 피부증상, 근골격 증상, 신경증상, 위장관 증상 등 침범 부위에 따라 혈관염에서 나타날 수 있는 비특이적인 증상을 호소한다.

③ 검사 소견

적혈구침강속도의 상승, 빈혈, 백혈구증가, 경증의 면역글로불린의 증가(특히 IgA), 경증의 류마티스 인자의 상승 등이 있다. 80~90%에서 ANCA 양성을 보이며 주로 PR3-ANCA 양성이다. 10~20%에서는 MPO-ANCA가 관찰된다.

④ 진단

합당한 임상증상을 가진 환자에서 조직검사상 괴사성 육아종 혈관염(necrotizing granulomatous vasculitis)의 소견이 있으면 진단할 수 있다. 폐 조직 검사가 가장 높은 진단율을 보이며 상기도의 조직검사는 괴사를 동반한 육아종성 염증을 보이나 혈관염을 보이지 않을 수도 있다. 신장 조직 검사상 pauci-immune glomerulone-phritis로 나타난다.

⑤ 치료

GPA는 과거 수 개월 안에 사망하는 예후가 매우 좋지 않은 질환이었으나 조기 진단과 함께 면역억제제의 도입으로 사망률이 줄고 장기 생존율이 증가하였다.

- Induction therapy
    (1) Organ or life threatening disease
        : cyclophosphamide or rituximab + glucocorticoid (pulse or high dose)
    (2) Non-organ threatening disease
        : MTX or (MMF) + glucocorticoid

Remission 후 maintenance
: azathioprine or MTX or rituximab

Rapid progressive renal failure, pulmonary hemorrhage에서는 plasma exchange를 고려할 수 있으나, 최근 plasma exchange 시행이 예후에 영향을 주지 않는다는 보고가 있다.

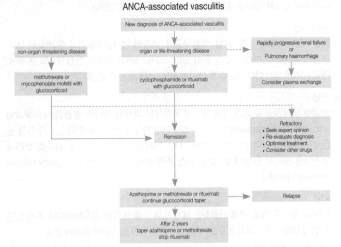

2016 EULAR/ERA-EDTA recommendations for the management of
ANCA-associated vasculitis

6) 다발성 결절성 동맥염(Polyarteritis nodosa, PAN)

① 정의

여러 장기의 소형 또는 중형 동맥을 침범하는 괴사성 동맥염(necrotizing arteritis)으로서 피부, 관절, 말초 신경, 신장 등이 잘 침범 된다.

과거에는 microscopic polyangiitis와 다른 혈관염의 임상양상을 결절성 동맥염에 포함시켰으나 앞으로는 결절성 다발성 동맥염과 현미경적 혈관염을 임상양상에 따라 명확하게 구분해야 할 것이다.

② 임상양상

- 체중 감소, 발열, 권태감(malaise)과 같은 전신 증상이 나타나며 신장이 침범된 경우에는 고혈압, 신경색 등이 나타나며 신부전으로 진행하기도 한다. 사구체 신염이나 폐는 침범하지 않는다. 피부에는 palpable purpura, ulcer 등이 나타나며 망상 피반(livedo reticularis)도 종종 관찰된다. 또 손가락이나 발가락 끝에 피부 경색이 생기기도 한다. 약 50%의 환자에서 관절염이나 관절통이 동반된다. 신경계 침범은 말초 신경 침범과 중추 신경 침범으로 나눌 수 있는데 말초 신경은 약 70%의 환자에서 침범되며 pain, paresthesia, motor weakness 등이 나타날 수 있고 특징적으로 mononeuritis multiplex (multiple mononeuropathy)가 발생할 수 있다. 중추 신경계를 침범한 경우에는 stroke나 seizure가 나타난다.

- 위장관이 침범된 경우에는 abdominal pain, hematemesis, melena 등이 나타나며

장간막 혈전증, bowel infarction, perforation, 담낭 경색 등도 발생한다. 심장을 침범한 경우에는 심근 경색, 울혈성 심부전 등이 나타나며 고환을 침범하여 고환통 등이 생기는 경우도 있다. 신증후군이나 급성 신부전은 드물다.

③ 검사 소견

검사 소견으로는 빈혈, 백혈구 증가증(neutrophilia), 혈소판 증가증(thrombocy-tosis), ESR의 증가 등 염증 반응에 따른 변화 등이 관찰된다. 일부 보고에 의하면 hepatitis B surface antigen이 10~50%에서 발견된다.

ANCA의 역할은 다발성 동맥염에서 알려져있지 않다. p-ANCA는 10% 이하에서 관찰되고, c-ANCA는 거의 관찰되지 않는다.

소량의 단백뇨와 혈뇨는 관찰되나, 적혈구 원주 등의 소변 침전물은 관찰되지 않는다.

④ 진단

PAN의 진단은 침범된 장기의 조직 검사로 하며 조직 검사가 불가능한 경우에는 동맥 촬영을 실시한다. PAN의 분류 기준으로서 10개의 항목 중 3개 이상을 만족하면 PAN으로 분류할 수 있다.

1990 Criteria for the classification of Polyarteritis nodosa

Criterion	Definition
1. Weight loss > 4kg	Loss 4kg or more of body weight since illness began, not due to dieting or other factors
2. Livedo reticularis	Mottled reticular pattern over the skin of portions of the extremities
3. Testicular pain or tenderness	Pain or tenderness of the testis
4. Myalgia, weakness or polyneuropathy	Diffuse myalgias (excluding shoulder and hip girdle) or weakness of muscle or tenderness of leg muscles
5. Mononeuropathy or polyneuropathy	Development of mononeuropathy, multiple mononeuropathies, or polyneuropathy
6. Diastolic BP > 90mmHg	Development of hypertension with the diastolic BP higher than 90mmHg
7. Elevated BUN or creatinine	Elevation of BUN > 40mg or creatinine > 1.5mg/dl (not due to dehydration or obstruction)
8. Hepatitis B virus	Presence of hepatitis B surface antigen or antibody in serum
9. Arteriographic abnormality	Arteriogram showing aneurysm or occlusions of the visceral arteries, not due to arteriosclerosis, fibromuscular dysplasia or other noninflammatory
10. Biopsy of small or medium-sized artery containing PAN	Panarteritis with inflammatory mononuclear cell infiltrates within the vessel wall with frequent giant cell formation

⑤ 치료

- B형 간염 관련 PAN

Glucocorticoid (1mg/kg)와 6주 과정의 혈장교환술을 일주일에 3회씩 시행하고 약 2주 뒤에 glucocorticoid를 급격히 감량 후 항바이러스제 치료를 시행한다. 환자의 81%에서 관해에 도달하고 약 10%에서 재발을 한다.

- 특발성 PAN

치료의 기본은 Glucocorticoid 이며, 초기용량 1mg/kg로 시작한다. 경한 상태인 경우 스테로이드 치료만으로도 완치를 기대할 수 있다. five factor score (하루 1g 이상의 단백뇨, 1.58mg/dl 이상의 Cr, 위장관, 중추신경계, 심장 침범)에서 1개 이상을 갖는 경우, cyclophosphamide를 6개월 정도 치료 후 관해유지 치료로 다른 면역억제제인 azathioprine, MTX를 사용하게 된다.

7) Microscopic polyangiitis (MPA)

Microscopic polyangiitis는 작은 크기의 혈관을 침범하는 혈관염 중에서 육아종을 형성하지 않는 괴사혈관염이다. 질환의 초기 증상으로 전신 피로감, 관절통, 식욕 부진, 체중 감소나 발열 등의 전신 증세가 나타나고, 상기도 증상은 GPA와 달리 드 물다. 폐증상으로 객혈, 미만폐침윤, 폐출혈, 간질성 폐질환이 동반될 수 있다. 신 장 침범은 79-100% 환자에서 동반되는 가장 흔한 증상이다. 신경 침범으로 mono-neuritis multiplex를 보일 수 있고 피부 증상으로 purpura가 나타날 수 있다. 약 70~75%에서 ANCA 양성으로 주로 p-ANCA 또는 MPO-ANCA를 보인다. 전신 질환의 임상적 특징을 가지고 있는 환자에서 혈관염이나 면역결핍사구체염의 조직 학적 소견이 보이면 진단할 수 있다. 치료는 GPA와 유사하게 한다.

8) Eosinophilic granulomatosis with polyangiitis (EGPA, Churg-Strauss vasculitis)

① 정의

EGPA는 천식, 호산구증가증(eosinophilia), 혈관염 및 extravascular granuloma가 나타나는 드문 질환이다. 이 병의 원인은 아직 모르며 작은 동맥과 정맥의 괴사성 혈관염(necrotizing vasculitis)을 특징으로 한다.

② 임상증상

발열, malaise, anorexia, 체중 감소 등의 전신증상이 있고, asthma, allergic rhinitis and sinusitis, mononeuritis multiplex, purpura 등의 증상이 나타난다. 천식과 달리 흉부 X-선 사진에서 침윤이 보이는데 그 양상은 (1) patchy, migratory, (2) bilateral nodular infiltrates, (3) diffuse interstitial lung disease으로 나타날 수 있다. 간혹 피 하 결절로 나타나는 수도 있으며 신부전은 매우 드물게 나타난다.

③ 검사소견

검사 소견으로는 호산구가 총 백혈구 수의 10%를 넘거나 총 호산구 수가 5,000-

20,000/mm³ 이며 일부 환자에서는 IgE가 증가되어 있는 경우도 있다.

④ 진단

American College of Rheumatology (1990)[1,6]
Clinical findings with or without pathological material;
  diagnosis probable when four of the six criteria are present
① Asthma
② Eosinophilia > 10%
③ Neuropathy, mononeuropathy, or polyneuropathy
④ Pulmonary infiltrates
⑤ Paranasal sinus abnormality
⑥ Extravascular eosinophil infiltration on biopsy findings

⑤ 치료

초치료의 근간은 전신혈관염을 동반하는 경우 Glucocorticoid를 0.5~1.5mg/kg를 매일 투여한다. 대부분의 경우 Glucocorticoid 치료로 관해를 이룰 수 있지만, 중증의 다기관 침범한 경우나 Glucocorticoid 치료에 반응하지 않는 경우 Cyclophosphamide를 함께 사용할 수 있다. Azathioprine 혹은 MTX와 같은 면역 억제제를 관해에 도달한 후 유지요법으로 사용할 수 있다.

9) Giant cell (Temporal) arteritis

- Giant cell arteritis는 대동맥의 분지 중에서 경동맥의 분지를 침범하고 측두 동맥을 침범하는 혈관염이며 PMR과 동반이 잘 된다. 발병 빈도는 연령이 증가함에 따라 증가하여 주로 50세 이상에서 발생하며 giant cell arteritis의 발생 빈도는 PMR의 1/3정도 된다.

- 병리 소견을 보면 병변은 대부분 segmental, patchy하게 나타나며 elastic fiber의 fragmentation, 육아종이 관찰 된다. 임상양상으로는 두통, jaw claudication, PMR, 시력 감소, 체중 감소, 식욕 부진 등의 증상이 나타난다. 동맥염과 관련된 증상으로는 측두동맥(temporal artery)의 pulsation 감소, 압통, bruit 등이 있다. 검사를 하면 빈혈, 적혈구 침강 속도의 증가, 다른 급성기 단백의 증가와 같은 검사 소견이 나타나며 측두동맥(temporal artery) 조직 검사를 실시하여 진단을 한다.

- 치료가 늦어지면 실명 등의 위험이 높아지므로 빠른 진단과 치료가 필요한 질병이며 초기에는 prednisone 40-60mg/day를 나누어 투여한다.

- 4주 이상 지속되는 Neck, shoulder girdle, hip girdle의 pain, stiffness가 동반될 경우 PMR을 고려해보아야 한다. 피곤감, 체중감소, 발열이 동반되며, ESR, CRP 상승 및 anemia 소견이 관찰된다. Glucocorticoid therapy에 반응이 매우 좋으며, PMR이 의심되는 환자에서 진단목적으로 투여해 볼 수 있다.

9
Rheumatology

ACR 1990 criteria for the classification of giant cell (temporal) arteritis Must have at least 3 of the 5 criteria present.

- Age > 50 years at disease onset
- New headache
- Temporal artery abnormality (tender or decreased pulse)
- Elevated ESR > 50mm/hr
- Abnormal artery biopsy: mononuclear cell infiltrate,

    granulomatous inflammation, usually multinucleated giant cells

    (Sensitivity 93.5% and specificity 91.2%)

10) Polymyalgia rheumatica (PMR)

- PMR은 50세 이상의 연령에서 목, 어깨, 상완 근위부, 고관절, 허벅지 등의 부위에 대칭적으로 통증과 아침에 30분 이상 지속되는 stiffness가 적어도 한달이상 계속될 때 진단할 수 있다. 대부분의 환자들에서 ESR, CRP 상승되어 있는 점이 다른 통증 증후군과 구분되는 점이다. 병적인 기전은 giant cell arteritis와 밀접하게 연관되어 있다. PMR은 giant cell arteritis으로 발현하기 전단계라고 생각되기도 하는데, 혈관벽에 염증이 있으면 PMR 진단은 무효화되고 giant cell arteritis라고 진단된다.
- PMR은 glucocorticoid 치료에 잘 반응한다 일반적으로 Pd 10~20mg/day 시작한다. 치료반응이 빠르고 대부분의 환자에서 예후가 좋다. 질병 경과 중에 giant cell arteritis 징후가 나타나는지에 대해서 계속적인 감시가 필요하다.

11) 과민성 혈관염(Hypersensitivity vasculitis)

- 이 질환은 외부 물질에 대한 반응으로 작은 혈관, 특히 arteriole과 venule에 혈관염이 생기는 질환으로 가장 흔한 원인은 약제이다.
- 증상은 대부분 원인 물질에 노출 된 후 갑자기 나타나고 palpable purpura가 가장 흔한 증상이며 일시적인 관절통도 흔히 동반된다. 임상적으로는 Henoch-Schonlein purpura와 유사한 점이 많이 있다.
- 검사소견은 특이적이지는 않으며 적혈구 침강속도가 증가되어 있고 C4의 감소나 호산구 증가증(eosinophilia)이 나타나는 수도 있다. 피부 조직검사를 하면 "leukocytoclastic vasculitis"의 소견을 보인다. 과민성 혈관염의 진단은 조직 검사로 하지만 원인되는 물질을 찾는 것은 매우 어렵다. 일부 환자에서는 증상이 만성적으로 지속되는 경우도 있다.

12) 헤노흐-쉔라인 자반증(Henoch-Schonlein purpura)

이 질환은 아나필락시스양 자반증으로도 불리는 질환으로 촉지성 자반(대부분 엉덩이와 하지)과 관절통, 위장관 증상과 사구체신염 등이 특징인 전신적 혈관염이며 주로 소혈관을 침범한다.

EULAR/PRINTO/PRES classification criteria for HSP
Purpura or petechiae (하지에 분포, throbotyeopania와 관련 없음) + 아래 중 하나 이상 만족 1. 급성, 광범위한 경련성 복통 2. 급성 관절 부종, 통증을 동반한 arthritis 3. Renal involvement (Proteinuria ≥ 300 mg/day, RBC ≥ 5/HPF, or RBC cast) 4. Biopsy (IgA deposition, luekocytoclastic vasculitis or proliferative GN)

예후는 매우 좋다. 대부분의 환자는 완전히 치유되며 일부는 치료를 요하지 않는다. 대부분의 환자는 면역억제요법이 필요없으나 증상의 악화시에는 predniso-lone을 하루 1mg/kg 용량으로 사용하며 증상 호전에 따라 감량한다. 이 약제는 조직부종, 관절통, 복부증상을 호전시키는데 도움이 되나 피부, 신장 증상에는 도움이 되지 않으며 질병 활동성의 기간을 줄이거나 재발 방지에는 도움이 되지 않는다.

8. Behcet's Disease

1) 정의

- Behcet 병은 구강 궤양, 성기 궤양, 포도막염(uveitis)을 특징으로 하는 혈관염으로 모든 크기의 동맥과 정맥을 침범한다. 포도막염으로 인하여 실명을 하는 경우도 있으며 뇌막염, 혈관염, 관절염, 위장관 궤양 등의 증상이 나타날 수 있다.

2) 역학

- Behcet 병은 지중해 인근 국가나 일본에서 흔히 발생하여 마치 "silk road"를 따라 분포하는 것처럼 보인다. 이러한 지역에서는 HLA-B51 항원과 관련이 있는 것으로 알려져 있다. 그 외에 북부 유럽이나 아메리카 대륙에서는 잘 발생하지 않는다. 평균 발병 연령은 20-35세이며 남녀 비는 일반적으로 비슷하나, 한국인의 경우는 여성에서 좀 더 호발한다. 여성보다는 남성에서 증상이 더 심하게 나타난다.

3) 임상양상

- Behcet 병의 증상은 매우 다양하게 나타난다. 특히 이러한 증상이 자주 재발한다는 것이 특징이다.

① 구강 궤양(Oral aphthous ulcer)

Behcet 병의 가장 흔한 첫 증상이다. 이 구강 궤양은 다른 원인의 구강 궤양과 잘 구분되지는 않지만 일반적으로 여러 개가 동시에 나타나며 연구개(soft palate)나 구인두(oropharynx)를 침범하기도 한다. 이 궤양은 상처를 남기지 않고 치유된다.

② 성기 궤양

남자의 경우 음낭이나 귀두 부분에 궤양이 생기며 상처를 남기는 경우가 많다. 여성에서는 labia에 생기는 경우가 많지만 질(vagina), 자궁 경부에도 발생할 수 있다.

③ 피부 병변

주요 피부 병변에는 결절홍반(erythema nodosum), 여드름양 피부병변(acne-like skin lesion), 가성모낭염(pseudofilliculitis), 구진농포(papulo-pustular), 표재 혈전정맥염(superficial thrombophlebitis) 등이 있다. 결절성 홍반은 주로 하지에 생기며 수주에 걸쳐 병변부위에 처음에는 색소 침착이 되었다가 흉터를 남기지 않고 소실된다. Pathergy 반응은 30~40%가량에서 양성이며, 양성율은 지역적 차이가 큰데 Turkey나 일본의 60~70%의 환자에서 양성이지만 북부 유럽이나 미국에서는 거의 관찰되지 않는다.

④ 눈 침범

눈을 침범하는 경우에는 포도막염(uveitis), 전방축농(hypopyon), 망막 혈관염(retinal vasculitis) 등이 나타난다. Chronic recurrent uveitis는 심각한 후유증을 남길 수 있다. Hypopyon은 전방(anterior chamber)에 염증이 생기고 여기에 염증세포가 고름처럼 쌓이는 것을 말하며 예후가 좋지 않다.

⑤ 근골격계 침범

약 50%의 환자에서 관절염이 생기는데 증상은 수주 동안 지속되고 보통 적은 수의 대관절을 침범하며 관절 변형이나 관절 파괴는 일으키지 않는 것이 특징적이다.

⑥ 혈관 침범

- Behcet 병은 큰 혈관과 작은 혈관을 동시에 침범하는 드문 질환이며 혈관을 침범하는 경우에는 혈전증, 동맥 혈전증 및 동맥류 형성, 작은 혈관의 혈관염 등이 나타날 수 있다.

- 혈전성 정맥염(thrombophlebitis)은 약 25%의 환자에서 나타나며 주로 하지를 침범한다. 큰 혈관의 혈전증은 비교적 드물며 남자 환자의 경우 더 심하게 나타난다. 혈전증에 의하여 하대정맥 폐색, Budd-Chiari syndrome 이 생기기도 하고 경질막 정맥(dural vein)이 침범된 경우에는 두개내 고혈압(intracranial hypertension)도 생긴다. Behcet 병에서 혈전증이 잘 발생하기는 하여도 색전증(embolism)은 거의 발생하지 않는다.

· 동맥의 경우에는 폐색 또는 동맥류 형성이 주로 일어난다. 이러한 동맥 침범은 주로 오랜 기간 앓은 환자에서 발생하며 동맥류가 생기면 동맥 폐색보다 더 나쁜 예후를 나타낸다.

⑦ 위장관 침범

주로 회장(ileum)과 대장의 점막 궤양에 의하여 증상이 나타난다. 주 증상은 복통, 설사이며 혈변을 보는 수도 있다. 악화가 된 경우에는 복부 종양이 만져지는 수도 있다. 식도 궤양에 의하여 연하곤란(dysphagia)이 생기는 경우도 드물게 있다.

⑧ 신경계 침범

신경계를 침범한 경우에는 뇌막염, 국소 신경 장애(focal neurologic deficits)가 발생할 수 있으며 주로 남자에게서 심한 증상이 나타난다. 정신병적인 이상도 나타나지만 정확한 발생 빈도는 알려져 있지 않다.

Behcet 병 증상의 발생 빈도

Frequency of clinical manifestations in Behcet disease	
Manifestation	Frequency
Oral ulceration	97~99%
Skin lesions 　Folliculitis 　Erythema nodosum 　Pathergy	 ~80% ~50% ~60%(Mediterranean countries and Japan)
Genital ulcerations	~80%
Arthritis	40~50%
Subcutaneous thrombophlebitis	25%
Deep vein thrombosis	~5%
Arterial occlusion/aneurysm	~4%
CNS involvement	~5%
Epididymitis	~5%
Gastrointestinal lesions	~30% (Japan)

4) 진단 기준

Criteria for the diagnosis of Behcet Disease
(International study group for Behcet Disease)

In the absence of other clinical explanations, patients must have;
1. Recurrent oral ulceration (aphthous) observed by the physician or patient recurring at least three times in one 12-month period and two of following;
2. Recurrent genital ulceration
3. Eye lesions: anterior uveitis, posterior uveitis; cells in the vitreous by slit lamp examination or retinal vasculitis observed by an ophthalmologist
4. Skin lesions; erythema nodosum, pseudofolliculitis, papulopustular lesions or acneiform nodules in postadolescent patients on corticosteroids
5. Pathergy, read by a physician at 24-48 hours

International Criteria for Behcet's Disease – point score system:
≥4 indicates Behcet's diagnosis

Sign/Symptom	Points
Ocular lesions	2
Genital aphthosis	2
Oral aphthosis	2
Skin lesions	1
Neurological manifestations	1
Vascular manifestations	1
Positive pathergy test*	1*

*Pathergy test is optional and the primary scoring system does not include pathergy testing. However, where pathergy testing is conducted one extra point may be assigned for a positive result.

5) 치료

① 구강 또는 성기 궤양, 피부 병변

Glucocorticoid를 국소적으로 사용하는 경우도 있고 국소요법만으로 불충분한 경우는 colchicine 0.6~1.2mg/day 투여한다. 두 가지 치료에도 잘 반응하지 않는 경우에는 thalidomide, azathioprine, cyclosporine, infliximab, entanercept 등을 사용하기도 한다.

② 눈 병변

초기에는 Glucocorticoid 안약을 사용할 수 있고 치료에 반응을 하지 않는 경우에는 경구용 Glucocorticoid를 사용한다. 후방포도막염의 경우는 시력저하를 유발할 수 있어서 고농도의 경구용 Glucocorticoid (1mg/kg/day) 와 면역억제제, 생물학적제제가 사용된다.

③ 중추 신경계 침범

전신적인 Glucocorticoid를 사용하며 Azathioprine, Cyclophosphamide를 같이 사용하기도 한다.

④ 정맥 또는 동맥 혈전증

정맥염이 표재성이고 심하지 않은 경우는 대증적 치료를 시행하나, 심부정맥 혈전증이나 동맥염처럼 증상이 심한 경우는 고용량의 Glucocorticoid, Azathioprine 등과 같은 면역억제제를 사용할 수 있다. 항응고제의 추가 사용이 도움이 되는지에 대해서는 논란이 있다. 파열의 위험성이 있는 동맥류는 수술적 치료가 필요할 수도 있다. 하지만 베체트병 환자의 수술적 치료시에는 재발, 이식편의 혈전증, 접합부위의 동맥류 등 술후 합병증이 흔히 수반되므로 수술여부는 신중하게 결정해야 한다.

9. Sjögren's syndrome

1) 정의

Sjögren's syndrome은 주로 외분비샘(exocrine gland)에 림프구가 침윤되고 구강 건조 및 안구 건조 증상이 발생하는 특징을 나타내면서 만성적으로 진행되는 자가 면역성 질환이다. 특징적으로 자가 항체인 Ro (SS-A) 항체와 La (SS-B) 항체가 생 산된다.

2) 역학

Sjögren's syndrome은 모든 연령층에 발생할 수 있으나 주로 40~50대 여성에서 호 발하고 나이가 들수록 증가하며, 남녀 비는 1:9로서 여성에게 잘 나타난다. 유병률 은 전 세계적으로 0.1%~4.6%로 다양하게 보고되고 있으며, 국내 유병률은 정확히 알려지지 않았다.

3) 분류

Sjögren's syndrome은 다른 질병없이 단독으로 발생하는 primary Sjögren syn-drome과 류마티스 관절염, 루푸스, 전신성 경화증, 근염, biliary cirrhosis, 만성 간 염, cryoglobulinemia, 갑상선염에 동반되는 secondary Sjögren's syndrome으로 나눈다.

4) 임상양상

① 외분비선 침범에 의한 증상

- 건성 각결막염(Keratoconjunctivitis sicca)

  눈물샘이 침범 되어 눈이 건조하고 눈물량이 감소한다. 충혈이 잘 되며 밝은 빛에 예민하여 진다. 검사 방법은 Schirmer test라고 하며 Schirmer test용 종이를 눈 아래꺼풀에 집어넣을 때 5분이 지나도 이 종이의 5mm 이하만 젖었을 때를 양성 으로 한다. 또 다른 방법으로 ocular staining score는 형광염색을 통해 slit lamp로 검사하여 객관적인 안구건조를 증명할 수 있다.

- 구강 건조증(Xerostomia)

  침샘이 침범 되어 침이 줄어들면 입안이 따갑고 마른 음식을 씹거나 삼키기가 어 려워진다. 또 음식을 먹을 경우 음식물을 볼점막에 달라붙기도 한다. Physical exam상 이하선(parotid gland), 악하선(submandibular gland)이 광범위하게 통 증 없이 커져 있는 수도 있다. 침샘의 침범을 평가하는 방법에는 salivary flow measurement, parotid sialography, salivary scintigraphy, minor salivary gland biopsy 등이 있고 조직 검사를 한 경우에는 림프구 침윤이 정상 선방조직(acinal tissue)을 대치하고 있는 국소 타액선염(focal sialadenitis)의 소견을 보인다.

이 외에도 기관지 건조증(xerotrachea), 질 건조증(vaginal dryness)도 동반될 수 있다.

② 전신적 증상

1/3의 환자에서 전신 증상이 나타나는데, 미열, 쉽게 피곤함, 근육통, 관절통 등이 나타날 수 있다. 증상 없는 미만성 간질성 폐질환(diffuse interstitial lung disease)이 생길 수도 있고 신장을 침범하는 경우에는 간질성 신염(interstitial nephritis), 사구체 신염(glomerulonephritis)이 동반된다. 혈관염이 생기는 경우에는 가장 흔한 증상은 palpable purpura이지만 소형 또는 중형 동맥을 침범하는 전신성 혈관염도 가능하다. 드물게 중추 신경계를 침범하는 경우도 있는데 이때는 편측부전마비(hemiparesis), 횡단척수병증(transverse myelopathy), hemisensory deficit 등이 나타난다. 약 50%의 환자에서는 증상이 없는 갑상선 질환이 동반된다. 그 외에 다발성 관절염, 레이노 현상 등도 나타날 수 있다.

Sjögren 증후군 환자들은 대조군에 비하여 림프 종양의 발생 위험도가 40배 정도 높다.

5) 검사 소견

Sjögren 증후군의 검사 소견	
항핵항체(ANA) 양성(> 1:80): 90%	류마티스 인자 양성: 60%
Anti-Ro (SSA) 항체: 55%	Anti-La (SSB) 항체: 40%
Cryoglobulinemia: 30%	적혈구 침강속도(ESR) 증가: 60%
CRP 증가: 5%	빈혈: 10%
백혈구 감소증	혈소판 감소증

6) 진단

ACR/EUULAR classification criteria for primary Sjögren's syndrome (2016)

1. Labial salivary gland with focal lymphocytic sialadenitis and focus score of ≥1 foci/4mm²	3
2. Anti-Ro/SSA Positive	3
3. Ocular staining score≥5 (or van Bijsterveld score≥4) at least one eye	1
4. Schirmer test ≤5 mm/5 minutes in at least one eye	1
5. Unstimulated whole saliva flow rate ≤0.1mL/minute	1

Inclusion criteria: 아래의 구강 or 안구 증상 중 적어도 하나 이상
1. 3개월 이상 매일 지속되는 안구건조감
2. 눈에 모래알이 들어간 것 같은 불편감
3. 하루에 3회 이상 인공눈물 사용
4. 3개월 이상의 구강건조감
5. 음식 먹을 때 물을 같이 마셔야 삼키기가 편하다

Exclusion criteria
1. History or head and neck radiation treatment
2. Active HBC infection (PCR positive)
3. Acquired immunodeficiency syndrome
4. Sarcoidosis
5. Amyloidosis
6. Graft-versus-host disease
7. IgG4-related disease

Inclusion criteria를 만족하면서 총 점수 4점 이상이면 Primary Sjögren's syndrome 진단

7) 치료

Sjögren 증후군은 완치가 불가능한 질환이다. 따라서 치료는 주로 증상을 조절하는데 목적이 있다. 건조 증상의 치료에는 인공 눈물(artificial tear)이나 인공 타액(artificial saliva)을 사용하며 건조 증상을 더 악화시킬 수 있는 이뇨제, 항고혈압 약제, 항우울제의 사용을 조심한다. 물을 자주 마시는 것이 증상을 호전 시키는데 도움이 되며 침이 안 나오는 경우에는 충치가 생길 가능성이 매우 높아지므로 정기적으로 치과 진료를 받는 것이 좋다. Secretion을 증가시키기 위해서 pilocarpine 5mg tid, cevimeline 30mg tid를 투여할 수 있다. 관절염증상시 hydroxychloroquine이 도움이 될 수 있다. 전신성 혈관염이나 다른 중요 장기의 침범이 동반된 경우에는 corticosteroid나 다른 면역 억제제를 사용한다.

10. Inflammatory Myopathy(염증성 근병증)

1) 정의

특발성 염증성 근병증(Idiopathic inflammatory myopathy)은 횡문근(Striated muscle)이나 피부 등의 만성 염증을 특징으로 하는 자가면역질환의 일종으로서 다발성 근염(Polymyositis), 피부근염(Dermatomyositis) 등의 다양한 질환군을 포함한다.

2) 진단기준

Criteria for the diagnosis of polymyositis and dermatomyositis

1. Symmetric, often progressive, proximal muscle weakness
2. Characteristic electromyographic triad
   Short duration, small, low-amplitude polyphasic potentials
   fibrillation potentials, seen even at rest
   Bizarre high-frequency repetitive discharges
3. Elevations of serum levels of muscle-associated enzymes
   Creatine kinase, Aldolase, Lactate dehydrogenase, Transaminases
4. Evidence of chronic inflammation in muscle biopsy
   Necrosis of type I and type II muscle fibers
   Degeneration and regeneration of myofibers with variation in myofiber size
5. Characteristic rashes of dermatomyositis
   Scaly erythematous palpable eruptions over the metacarpophalangeal or interphalangeal joints, knees, elbows or medial malleoli (Gottron's papules)
   Scaly erythematous macules over the metacarpophalangeal or interphalangeal joints, knees, elbows or medial malleoli (Gottron's sign)

Definite disease = For PM, all of the first Four criteria
　　　　　　　　　 For DM, any three of the first four criteria plus the rash
Probable disease = For PM, any three of the first four criteria
　　　　　　　　　　For DM, any two of the first four criteria plus the rash
Possible disease = For PM, any two of the first four criteria
　　　　　　　　　　For DM, any one of the first four criteria plus the rash
*Criteria originally proposed by Bohan and Peter in 1975.

2017 The EULAR/ACR classification criteria for adult and
juvenile idiopathic inflammatory myopathies (IIMs)

Variable	Score points	
	Without muscle biopsy	With muscle biopsy
Age of onset		
First symptom at ≥18 years and <40 years old	1.3	1.5
First symptom at ≥40 years old	2.1	2.2
Symmetric, progressive Muscle weakness		
Proximal upper extremities	0.7	0.7
Proximal lower extremities	0.8	0.5
Neck flexors relatively weaker than extensors	1.9	1.6
In the legs, proximal muscles relatively weaker than distal	0.9	1.2
Skin manifestations		
Heliotrope rash	3.1	3.2
Gottron's papules	2.1	2.7
Gottron's sign	3.3	3.7
Other clinical manifestations		
Dysphagia or esophageal dysmotility	0.7	0.6
Laboratory measurements		
Anti-Jo-1 Ab present	3.9	3.8
Elevated serum levels of CK or LD, or AST/ALT/GGT	1.3	1.4
Muscle biopsy features - presence of:		
Endomysial infiltration of mononuclear cells surrounding, but not invading, myofibres		1.7
Perimysial and/or perivascular infiltration of mononuclear cells		1.2
Perifascicular atrophy		1.9
Rimmed vacuoles		3.1

* Probability of IIM including muscle biopsy=1/[1+exponential (5.33–score)]

* Probability of IIM without muscle biopsy=1/[1+exponential (6.49–score)]

3) Classifications

① 다발성 근염

- 성인에서의 다발성 근염은 염증성 근병증의 대표적인 질환이다. 보통 3-6개월에 걸쳐 서서히 발생하며 특별한 유발 사건은 발견되지 않는다. Shoulder and pelvic girdle muscles이 가장 흔히 침범된다. 목의 굴근의 쇠약(neck flexor muscle)이 환자의 약 반수에서 발생한다. 그러나 안근이나 안면근은 침범되지 않는다. 식도의

기능장애나 윤상인두의 협착(cricopharyngeal obstruction)에 의해 연하곤란이 발생할 수 있다.

- 인두근(Pharyngeal muscle)의 쇠약은 발성장애를 일으킬 수 있다. 근육통과 관절통은 드물지 않지만 심한 근육통과 활막염은 드물다. 레이노 현상이나 안와부종(Periorbital edema)이 있을 수 있다.

- 폐의 침범으로 간질성 폐질환이 발생할 수 있다. 연하장애가 있는 환자에서는 흡인성 폐렴이 발생할 수 있다. 심장침범은 일반적으로 무증상의 심전도 이상만 있는 경우가 대부분이지만 심실상성 부정맥, 심근병증, 울혈성 심부전 등도 발생할 수 있다. 혈청 CK 농도는 대개 상승한다.

그러나 질병의 매우 초기 단계, 질병이 진행하여 근위축이 매우 심할 때, 환자의 순환 혈액내에 CK에 대한 억제인자가 존재할 때 CK 농도가 정상일 수 있다. <u>CK 농도의 상승은 질병 활성도의 중요한 표지자이다.</u> 그밖에 또 다른 근효소들인 aldolase, aspartate transaminase (AST), alanine transaminase (ALT), lactate dehydrogenase (LDH) 등도 대부분 상승한다. 약 반수의 환자에서 적혈구 침강속도(erythrocyte sedimentation rate, ESR)는 정상이다.

근전도에서의 전형적인 삼징후는 다음과 같다.

Electromyographic findings in polymyositis or dermatomyositis
1) Increased insertional activity, fibrillations, and sharp positive waves
2) Spontaneous, bizarre high-frequency discharges
3) Polyphasic motor unit potentials of low amplitude and duration

- 이러한 삼징후는 특징적이지만 반드시 진단적인 것은 아니다. 약 40%의 환자에서는 이러한 삼징후가 모두 관찰되지만 반대로 10%-15%의 환자에서는 근전도 소견이 정상일 수도 있다.

- 최근에는 MRI (Magnetic resonance imaging)가 염증성 근염의 진단에 이용되고 있다. MRI는 민감하게 근육의 염증을 발견하고 조직 검사를 시행할 근육을 결정하는데 도움이 된다.

- 근조직 검사상 근섬유는 괴사와 재생의 다양한 단계를 보인다. 주로 T 세포, 특히 CD8 세포상해성 세포의 국소적 및 근내막의 침윤을 보인다.

② 피부근염

- 피부근염은 다발성 근염의 증후와 더불어 다양한 피부증상을 보인다. 피부 병변이 나타난 후 1년 이상 지난 후에 근쇠약이 나타날 수도 있다. <u>Gottron's papules</u>은, 지절관절의 후면, 팔굽이, 슬개골, 내과(medial malleolus) 등에 특징적으로 나타나며 대칭적인 분홍 또는 보라색으로 상기되거나 반점상으로 나타나는 발진으로 질병 특이적이다. 또 다른 특징적인 병변으로는 흔히 안와 부종과 동반되어 안검에 나타나는 보라색의 <u>heliotrope rash</u>, 어깨 뒤쪽이나 목에 나타나는 반점상의

홍반(Shawl sign), 목의 앞쪽이나 전흉부의 상방에 나타나는 발진(V-sign), 수지에 나타나는 지저분한 모양의 균열(Mechanic's hands), 손톱 주위의 모세혈관 확장(Periungal telangiectasia)과 손톱 주름 모세혈관(Nailfold capillary) 변화 등을 관찰할 수 있다.

- 근육의 조직병리 소견으로는 주로 B 세포와 CD4 T 세포의 혈관 주위 침윤을 관찰할 수 있다.

③ 비근병증성 피부근염(Amyopathic dermatomyositis)

조직학적으로 확진된 전형적인 피부근염의 피부 질환을 보이면서 근육 질환의 증거가 없는 경우로 dermatomyositis sine myositis 라고도 불린다. 이러한 환자는 피부근염 환자의 약 10% 정도를 차지한다.

④ 연소성 피부근염(Juvenile dermatomyositis)

성인형과 다른 점은 혈관염, 이소성 석회화(Ectopic calcification), 지방이영양증(lipodystrophy)이 흔히 동반된다는 점이다. 혈관염으로 인한 위장관 궤양으로 출혈이나 장천공 등이 발생할 수 있고 이소성 석회화가 피하조직이나 근육에 발생할 수 있다. 근육의 조직학적 변화는 성인의 경우와 같다.

⑤ 괴사근육병증(necrotizing myopathies)

이 질환은 종종 다발근염으로 분류됨에도 불구하고 최근 들어 점차 특징적인 양상을 가지는 질환군으로 인정받고 있다. 이들은 항 SRP 항체, 항 HMG-CoA reductase 항체와 같은 자가항체의 존재 그리고 다른 염증성 근병증의 근육 조직검사에서 전형적으로 관찰되는 림프구의 침윤이 없이 근육 섬유의 괴사가 나타나는 것이 특징이다.

⑥ 근염과 다른 교원병

염증성 근병증은 경피증, 전신성 홍반성 루푸스, 혼합결체조직질환, 쇼그렌 증후군에서도 나타날 수 있으며 드물게 류마티스 관절염, adult onset Still's disease, granulomatosis with polyangiitis 등에서도 나타날 수 있다.

⑦ 근염과 악성 종양

논란이 있지만 염증성 근병증, 특히 피부근염에서 악성 종양의 빈도가 높은 것으로 알려져 있다. 종양이 발생하는 장소나 종류는 환자의 연령이나 성별에서 흔한 종양이 많이 발생한다. 그러나 난소암은 예외적으로 더 많이 발생한다. 따라서 이들 환자에서 흔한 종양, 특히 여자의 경우 난소암에 대한 선별검사가 필요하다.

⑧ 봉입체 근염(Inclusion body myositis)

- 봉입체 근염은 노인에서 주로 발병하고 증상은 천천히 발생하고 진행하여 증상 발생 후 5-6년이 지난 후에 진단되는 수도 있다. 전형적인 다발성 근염과 다른 점은 국소적, 원위부 또는 비대칭적 근쇠약이 발생하고 근전도 검사상 신경학적 변화가 나타날 수 있다는 점이다. 다발성 근염, 피부근염보다 예후가 좋지 않다.

- 근조직 검사에서의 특징적인 소견은 전자현미경상 세포질 또는 핵내에 관상의 봉입이 관찰된다.

* 근염 특이 자가 항체와 연관된 성인 및 소아 증후군

자가항체	임상양상	치료반응
Anti-Jo-1 (and other antisynthetase)	Polymyositis or dermatomyositis with relatively acute onset Interstitial lung disease Fever Arthritis Raynaud's phenomenon "Mechanic's hands"	Moderate with disease persistence
Anti-SRP (signal recognition particle)	Polymyositis with very acute onset often in autumn Severe weakness Palpitation	Poor
Anti-Mi-2	Dermatomyositis with V sign and shawl sign Cuticular overgrowth	Good

4) 감별진단

근쇠약을 호소하는 환자에서는 다음과 같은 질환들을 감별하여야 한다.

Differential diagnosis of muscle weakness	
Inflammatory myopathy	
Metabolic myopathy	Glycogen storage diseases (maltase deficiency, McArdle's disease)
	Lipid storage disease
	(carnitine deficiency, carnitine palmityltransferase deficiency)
	Mitochondrial myopathy
	Myoadenylate deaminase deficiency
Neuropathic disease	Muscular dystrophies
	Denervating conditions
	Neuromuscular junction disorders
	Proximal neuropathies
Neoplasm	Paraneoplastic syndromes
	Eaton-Lambert syndrome
Drug-related conditions	Alcohol
	Amiodarone
	Clofibrate
	Cocaine
	Colchicine
	Cyclosporine
	Enalapril
	Fenofibrate
	Gemfibrate
	Gemfibrozil
	Glucocorticoids
	Heroin
	Hydroxychloroquine
	Ketoconazole
	Levodopa
	Lovastatin
	Nicotinic acid
	D-penicillamine
	Phenytoin
	Valproic acid
	Zidovudine
Infections	Viral (adenovirus, coxackievirus, cytomegalovirus, echovirus, HIV, etc)
	Bacterial (clostridium welchii, mycobacterium tuberculosis)
	Spirochetal (borrelia burgdorferi)
	Fungal (cryptococcus)
	Parasitic (toxoplasma gondii)
	Helminthic (trichinella)
Inborn errors of metabolism	Nutritional-toxic
	Endocrine disorders
Miscellaneous causes	Sarcoidosis
	Atherosclerotic
	Behcet's disease
	Fibromyalgia
	Psychosomatic

5) 치료
- 치료를 시작하기 전에 환자의 상태에 대한 객관적인 평가를 하여야 한다. 이학적 검사로 치료 전과 치료 후에 각 근육군의 근력을 측정하여 호전 여부를 평가한다. 흉부 방사선 사진, 폐기능 검사, 식도 조영술 등을 필요하면 시행할 수 있다. CK, aldolase, AST, LDH 등의 근효소와 치료에 의해 영향을 받을 수 있는 다른 검사들도 시행하여야 한다. 환자의 성과 연령에 따른 암 선별검사도 간과해서는 안된다.
- 물리치료도 중요한 역할을 한다. 근육 염증이 심한 시기에는 침상 안정과 피동적 관절운동이 필요하고 근염이 호전됨에 따라 적극적 운동이 필요하다.
- Glucocorticoid는 특발성 염증성 근병증의 일차적인 치료약제이다. 일반적으로 용량은 1mg/kg일로 시작하여 근력이 향상되고 근효소 수치가 감소하면 서서히 감량한다. 임상적 호전은 치료 시작 후 대개 수주 또는 수개월에 걸쳐 나타난다. 질병 초기에 치료가 시작될수록 치료에 대한 반응이 빠르고 좋다. 치료기간 동안에 근력과 혈중 효소에 대한 규칙적인 측정이 이루어져야 한다. CK 수치는 유용한 지표이긴 하지만 근력이 더 중요하다. Glucocorticoid 치료에 실패하거나 Glucocorticoid 용량을 빨리 줄이고 싶을 때 methotrexate 나 azathioprine 등을 Glucocorticoid와 같이 사용한다.
  치료의 과정동안, 스테로이드에 부분적인 반응을 보이는 일부 환자에서 다시 근력 약화가 진행할 수 있는데, 이것이 염증성 근병증의 재발에 의한 근력 약화인지 아니면 스테로이드성 근병증으로 인한 것인지 답을 줄 수 있는 특이적 검사는 없다. 더 고용량의 스테로이드로 유발시험을 하거나 빠르게 용량 감량을 하는 것이 유일한 방법이다.
  면역억제제로 치료를 시행한 환자들 중 거의 75% 정도가 호전을 보이며 근육의 염증이 없어지고 정상적인 근육기능에 이르는 환자는 일부에 그친다. 치료받은 PM, DM 환자의 5년 생존율은 95%이고 10년 생존율은 84%이다. 다른 결체조직을 가지고 있는 overlap syndrome에서 발생한 근염이 가장 경한 근염의 소견을 나타내며 치료효과도 우수하다.
* 염증근염의 불량한 예후 인자: 고령, 진단/치료가 지연된 경우, 심한 근염, 심각한 폐/심장/위장관 침범, 과거 면역억제제 치료에 반응이 없는 경우, 다발근염(피부근염에 비해), 악성종양이 동반된 경우, 봉입체근염, 항 synthetase 항체나 SRP 항체 양성

11. Scleroderma, Systemic sclerosis

1) 정의
- 전신성 경화증은 피부와 내부 장기를 침범하는 전신적인 결합조직질환이다. 말초

혈관과 내장 혈관의 섬유성 동맥경화증과 함께 피부와 내장에 과도한 콜라겐의 침착을 특징으로 한다. 또한 이 질환에 특이한 자가 항체인 Anticentromere antibody 와 Anti-Scl-70 antibody가 검출된다.

- 경화증이 피부에만 국한된 경우를 localized scleroderma 라고 하고 반상 경피증 (Morphea)과 선형 경피증(linear scleroderma)을 포함하며, 내부 장기에 까지 침범한 경우를 Systemic sclerosis라고 한다. systemic sclerosis는 다시 피부를 침범한 범위에 따라 Diffuse cutaneous scleroderma와 limited cutaneous scleroderma로 구분하며 아형에 따라 임상양상의 차이를 보인다. Limited type은 팔꿈치와 무릎 관절 이하 부위의 피부나 얼굴, 목 등을 침범하는 경우이고, 팔꿈치와 무릎보다 근위부의 피부를 침범하거나 몸통까지 광범위한 침범을 보이는 경우를 Diffuse type 으로 정의한다.

2) 역학
- 비교적 드문 질환으로 미국의 경우 매년 인구 10만 명 당 19명의 발생률을 보인다. 호발 연령은 20대에서 40대 사이이고 남자보다 여자에서 3-4배 많다.
- 질병의 원인은 밝혀지지 않았고 환경적 요인과 유전적 요인이 복합적으로 관여할 것으로 보인다. 유전적인 영향으로는 특정한 HLA type이 전신성 경화증에서 특이하게 검출되는 자가 항체의 발현과 관계있다고 보고된 바 있다.
- 환경적 요인으로는 광부들에게서 이 질환의 빈도가 증가하는데 특히 silica dust에 대한 노출과 관련이 있다. 그 밖에 polyvinyl chloride, rapeseed oil, pentazocine, bleomycin 등이 scleroderma와 유사한 질환을 유발할 수 있다고 보고되었다.

3) 병태 생리
- 전신적인 작은 크기 혈관의 이상(small-vessel vasculopathy)과 다양한 장기의 섬유화(fibrosis)를 특징으로 한다.
- 소동맥과 모세혈관의 내피세포 손상이 일어나 혈소판이 활성화되고 platelet-derived growth factor (PDGF), thromboxane A2, transforming growth factor (TGF β) 등이 분비되어 혈관을 수축시키고, 평활근 세포와 섬유아세포를 증식시키며 콜라겐의 생성을 자극한다. 이를 통해 혈관 내막의 섬유화가 진행하며 혈관 내 응고가 항진되어 결국 혈관의 폐쇄를 유발한다.
- 섬유화는 활성화된 섬유아세포로부터 만들어진 콜라겐, fibronectin, glycosaminoglycan 등이 과도하게 침착하여 일어난다. 정상인에 비해 전신성 경화증 환자에서는 섬유아세포가 성장 조절의 이상을 보이고 과도한 콜라겐을 생성한다. 섬유아세포의 활성화는 여러 cytokine에 의한 자극의 결과로 보인다. Tumor necrosis factor-α (TNF α)와 여러 interleukin (IL), 특히 IL-1, IL-2, IL-4, IL-6, IL-10 등이 관여한다고 보고되었다. 피부 병변의 혈관 주위에는 활성화된 T 세포(CD4+), 단구의 침윤을 볼 수 있고 항핵항체(FANA)를 비롯한 여러 자가 항체가 검출되어 면역학

적 이상을 시사한다.

4) 전신성 경화증의 분류

	Limited Cutaneous SSc	Diffuse Cutaneous SSc
Skin involvement	Limited to fingers, distal to elbows, face; slow progression	Diffuse: fingers, extremities, face, trunk; rapid progression
Raynaud's phenomenon	Precede skin involvement, associated with critical ischemia	Onset contemporaneous with skin involvement
Pulmonary fibrosis	May occur, moderate	Frequent, early and severe
Pulmonary arterial hypertension	Frequent, late, may be isolated	May occur, associated with pulmonary fibrosis
Scleroderma renal crisis	Very rare	Occurs in 15%; early
Calcinosis cutis	Frequent, prominent	May occur, mild
Characteristic autoantibodies	Anticentromere	Anti-topoisomerase 1 (Scl-70) Anti-RNA polymerase III Ab
10year survival rate	75%	55%

5) 임상양상

① 레이노 현상(Raynaud's phenomenon)★

환자의 손과 발이 차가워지면서 손가락, 발가락의 피부색이 변하는 현상으로 처음에는 창백해졌다가(pallor) 청색증(Cyanosis)으로 진행한다. 이상 부위를 따뜻하게 해 주면 발적(rubor) 되면서 회복된다. 추위에 노출되거나 심리적인 스트레스 상태에서 갑작스럽게 발생하는데 손가락으로 가는 세동맥의 vasospasm에 의한 폐쇄로 일어나는 증상이다.

- 특별한 질환이나 원인이 없는 사람에서도 이러한 증상은 나타날 수 있으나 대개의 경우 증상이 심하지 않고 혈관의 구조적인 변화는 없으므로 허혈에 의한 조직 손상으로 진행하지는 않으며 20세 이전의 젊은 여자에서 잘 생긴다(일차성 레이노 현상). 증상이 심하거나 20세 이후에 발생하는 경우 다른 원인 질환이 동반된 경우가 많은데(이차성 레이노 현상) 전신성 경화증을 비롯한 여러 류마티스 질환이나 혈관 또는 혈액의 이상으로 혈관이 막히기 쉬운 질환, 약물 등에 의해 유발될 수 있다. 전신성 경화증에 의한 경우는 손톱 밑 혈관(nailfold capillary)의 소실이나 비정상적인 확장 소견을 보여 일차성 레이노 현상과 구별하는데 도움을 준다.
- 전신성 경화증 환자의 95%는 레이노 현상을 경험하게 되고, 첫 증상으로 나타나는 경우도 많다. 전신성 경화증에서의 레이노 현상은 혈관경축 이외에도 혈관

내막의 섬유화, 혈소판 활성화, 혈액 응고의 항진 등 다양한 기전을 통해 혈관의 폐쇄가 초래되어 손가락 끝의 궤양과 조직 손상으로 상처를 남기고 심한 경우 괴저(gangrene)를 일으킬 수 있다. 일부에서는 손가락 끝이 흡수되어 짧아지기도 한다.

② 피부 변화
- 초기에는 손가락과 손의 피부에 부종으로 시작하여(edematous stage) 근위부로 진행하는데 수주 또는 수개월에 걸쳐 진행하고 피부 홍반을 동반하기도 한다. 섬유아세포로부터 콜라겐의 생성이 증가하면서 피부는 점차 딱딱하고 두꺼워져서 아래쪽 피하조직과 단단히 결합하게 된다(indurative stage). 이러한 시기는 수년간 지속될 수 있다. 그 이후로는 염증이 소실되며 피부가 얇아지고 위축이 일어나고(atrophic stage), 몸통이나 사지의 근위부 피부는 다시 부드러워지며 정상화하기도 한다. 피부가 피하조직과 단단하게 결합하여 손가락을 완전히 펴기 어려워지거나 굴곡 구축(flexion contracture)을 일으키고, 뼈가 튀어나온 부위(팔꿈치, 근위지관절 등의 표면)에는 피부 궤양을 동반하기도 한다. 얼굴을 침범한 경우 피부 주름이 소실되고 얼굴 표정이 굳어지며 입을 크게 벌리기 어려워진다.
- 피부에 색소 과다 침착과 함께 부분적으로 탈색되는 부위도 나타난다. 피부 부속기의 위축으로 털이나 땀샘, 기름기가 소실되어 피부가 건조해진다. 피부나 피하조직에 석회 침착이 일어나고 피부로부터 궤양을 형성하여 석회 물질이 떨어져 나오기도 하는데 이는 limited type에서 흔하다. 모세혈관 확장증은 붉은 점의 모양으로 손, 얼굴, 입술, 혀, 구강 점막 등에서 관찰된다.

③ 근골격계 이상
관절통이나 근육통과 같은 비특이적 증상을 흔히 호소하며, 류마티스 관절염과 유사한 다발성 관절염을 일으키기도 한다. 건초(tendon sheath)와 건의 주위로 발생하는 염증과 섬유화로 인해 발목, 손목, 무릎, 팔꿈치 등의 관절을 움직일 때 통증을 유발하거나 마찰음(friction rub)을 촉지할 수 있는데 이 경우 예후가 나쁜 것으로 알려져 있다. 질환을 오래 앓은 경우 피부 변화에 의한 구축과 근육 사용의 감소로 근육 위축이나 근력 약화를 초래할 수 있다.

④ 소화기계 이상
- 전신성 경화증 환자의 많은 수에서 소화기계 이상을 초래하는데 속쓰림(heartburn)과 연하곤란이 가장 흔한 증상이다. 하부 식도 평활근을 침범하여 신경근 이상(neuromuscular dysfunction), 콜라겐 침착, 근육 위축과 섬유화 등에 의해 하부 식도 괄약근의 압력이 감소하고 하부 식도의 확장을 초래한다. 역류성 식도염이 반복되어 식도 협착으로 진행할 수 있다. 위 배출시간의 지연이 동반되어 식도 역류를 더욱 악화시킨다.
- 위장관의 운동이상은 하부 식도나 위장 이외에 소장과 대장에서도 발생한다. 복부

팽만과 복통, 구토 등 장 폐쇄와 유사한 증상을 일으키기도 하고(pseudoobstruc-
tion), 장관 운동이 소실된 부위에 장내 세균이 과도하게 성장하여 설사, 체중감소
와 같은 흡수장애 증후군을 초래할 수 있다. 대장과 직장의 침범도 일어나 만성 변
비, 대장 게실, 분실금(fecal incontinence)을 유발한다.

⑤ 호흡기계 이상
  - 전신성 경화증 환자의 2/3에서 나타나고 전신성 경화증에 의한 사망의 가장 중요
    한 원인이다. 운동 시 호흡곤란과 마른 기침이 흔한 초기 증상이다. 청진을 하면
    양측 하엽의 수포음을 들을 수 있다. (bibasilar rale) 폐 실질에서는 섬유성 폐포염
    (fibrosing alveolitis)으로부터 간질성 섬유화(interstitial fibrosis)로 진행하고, 폐혈관
    의 평활근과 내피의 증식과 같은 혈관 이상이 동반되어 산소 교환의 장애를 초래
    한다. 폐의 간질성 섬유화는 diffuse type에서 더 심하고 폐혈관 고혈압은 limited
    type과 관련이 많다.
  - 폐기능 검사에서는 초기에 폐확산능의 장애를 보이며 단순 흉부 촬영을 하면 양측
    폐 하엽의 섬유화 소견을 보인다. HRCT (high-resolution computed tomography)
    를 시행하면 초기의 병변도 발견할 수 있다.
    그 이외에 일어날 수 있는 호흡기계 이상으로는 위 역류에 의한 흡인성 폐렴과 폐
    섬유화에 동반된 세균성 폐렴이 발생할 수 있고, 폐암의 위험도 증가한다.

⑥ 심장 이상
  심낭염, 심부전, 부정맥 등이 발생할 수 있으며 diffuse type에서 주로 발생한다. 심
  근의 섬유화에 따른 심근염이나 혈관경축에 따른 심근 손상이 주 원인으로 보인다.
  무증상인 환자에서 심초음파를 시행하면 30-40%에서 심낭 삼출을 발견할 수 있지
  만 임상 증상을 보이는 경우는 드물다.

⑦ 신장 이상
  임상적으로 가장 중요한 양상은 급격한 고혈압과 함께 빠르게 진행하는 신부전이다
  (scleroderma renal crisis). Diffuse type에서 발병 후 초기 4-5년 이내에 발생하며,
  급속히 피부병변이 진행하는 환자에서 많이 일어난다. 대부분 고혈압을 동반하고
  크레아티닌이 상승하거나 혈뇨, 단백뇨 등의 이상을 보인다. 미세혈관병성 용혈성
  빈혈이 동반되기도 한다. 병리학적으로는 소엽간동맥(interlobular artery)의 내피세
  포증식, 수입세동맥의 섬유소양 괴사, 사구체 기저막의 비후 등이 관찰되어 악성 고
  혈압과 유사하다. 신장에 대한 혈관조영술에서는 소엽간동맥의 수축을 볼 수 있는
  데, 이는 레이노 현상에서 관찰되는 동맥의 혈관경축과 유사한 현상으로 생각된다.

6) 검사소견
  ESR의 상승이나 빈혈이 흔히 관찰된다. 류마티스 인자가 약 25%의 환자에서 검출
  되며, 항핵항체(FANA)는 95%에서 양성이다. 전신성 경화증에 특이한 항핵항체로
  는 antitopoisomerase 1 (Scl-70)과 anticentromere antibody가 있다. Anti-Scl-70

antibody는 diffuse type의 전신성 경화증 환자의 40% 정도에서 검출되며, 임상적으로는 간질성폐 질환과 같은 내부 장기의 침범과 관련이 있다. 한편 anticentromere antibody는 limited type과 CREST 증후군에서 60~80% 정도 검출되는 반면, diffuse type이나 다른 류마티스 질환에서는 드물게 나타난다.

7) 진단

The American College of Rheumatology/European League Against Rheumatism criteria for the classification of systemic sclerosis (2013)

Item	Sub-item(s)	Score
Skin thickening of the fingers of both hands extending proximal to the MCP joints		9
Skin thickening of the fingers (only count the higher score)	Puffy fingers Sclerodactyly of the fingers	2 4
Fingertip lesions (only count the higher score)	Digital tip ulcers Fingertip pitting scars	2 3
Telangiectasia		2
Abnormal nailfold capillaries		2
Pulmonary arterial hypertension and/or interstitial lung disease (maximum score is 2)	Pulmonary arterial hypertension Interstitial lung disease	2 2
Raynaud's phenomenon		3
SSc-related Ab (maximum score is 3)	Anticentromere Anti-topoisomerase I Anti-RNA polymerase III	3

The criteria are not applicable to patients with skin thickening sparing the fingers or to patients who have a scleroderma-like disorder that better explains their manifestations (eg, nephrogenic sclerosing fibrosis, generalised morphea, eosinophilic fasciitis, scleredema diabeticorum, scleromyxedema, erythromyalgia, porphyria, lichen sclerosis, graft-versus-host disease, diabetic cheiroarthropathy).

The total score is determined by adding the maximum weight (score) in each category. Patients with a total score of ≥9 are classified as having definite systemic sclerosis.

8) 치료

- 전신성 경화증을 완치할 수는 없으나 침범한 기관에 대한 적절한 치료로 증상을 완화시키고 기능을 개선하는데 도움을 줄 수 있다. 또한 질병의 정도에 따라 혈압, 혈액 및 소변 검사, 폐기능 검사 등을 정기적으로 시행하는 것이 필요하다.

항섬유화치료, 혈관치료, 면역억제제 치료로 분류할 수 있다.

Disease-modifying drug으로는 D-penicillamine가 콜라겐의 상호 결합을 억제하고 면역억제 효과를 가진다고 알려져 널리 사용되었으나 무작위 대조연구에서 효과가 입증되지 못했다. TGF-b 억제제가 항섬유화 치료제로 연구되고 있다. 그 외에 여러 가지 치료법이 시도되었으나 질병의 진행을 억제하거나 정상화할 수 있다고 확인된 약제는 없다.

- 침범한 장기와 증상에 따른 대증적 요법이 주로 시행된다. 레이노 현상의 치료로는 추위에의 노출을 피하고 체온을 따뜻하게 유지해야 하며 혈관을 수축시킬 수 있는 약제나 흡연은 삼가해야 한다. 혈관의 평활근을 이완시키는 nifedipine이나 diltiazem과 같은 칼슘차단제가 레이노 현상을 호전시킬 수 있으며 그 밖에 amlodipine, prazocin, iloprost, topical nitroglycerin 등이 시도되고 있다.

- 피부가 건조하므로 잦은 목욕을 피하고 일반 비누 대신 목욕용 에를 사용하는 것이 좋다. 적절한 운동으로 관절과 피부의 유연성을 유지하도록 한다.

- 역류성 식도염이 발생한 경우는 식사를 소량씩, 자주 하도록 하고 취침시 머리부분을 높이고 자도록 한다. 야간의 음식 섭취를 금하고 하부 식도 괄약근의 압력을 감소시키는 커피나 홍차 초컬릿 등을 피한다. Omeprazole과 같은 proton pump inhibitor나 H2 blocker가 식도염의 치료에 효과적이다. Metoclopramide와 같은 약제는 위장관의 운동성을 항진시킬 수 있다. 장내 세균의 과도한 성장으로 인한 흡수장애 증후군에서는 적절한 항균제의 사용으로 호전될 수 있다.

- 관절염의 경우 비스테로이드성 항염제가 사용되나 이에 반응하지 않는 경우는 소량의 corticosteroid(하루 prednisolone 10mg 이하)를 사용할 수 있다.

- 폐를 침범한 경우 폐포염의 초기에 발견하면 간질성 섬유화로의 진행을 억제할 수 있는데, Corticosteroid나 cyclophosphamide를 사용한다. 폐동맥 고혈압의 경우 예후가 나빠서 대개 6개월에서 5년 내에 사망하게 된다. FDA 공인된 치료인 bosentan, sildenafil, inhaled iloprost, iv epoprostenol, sc treprostinil을 순차적으로 시도해 볼 수 있다.

- 신장 침범에 의한 고혈압과 신부전은 과거에 전신성 경화증 환자의 심각한 합병증이었으나 angiotensin-converting enzyme (ACE) inhibitor의 사용으로 효과적으로 치료할 수 있게 되었다. Renal crisis에서 ACE inhibitor를 사용하기 전에는 1년 생존율이 15%였으나 ACE inhibitor 사용 후 80%로 향상되었다. 일부의 환자에서 혈액 투석을 필요로 하지만 서서히 신장 기능이 정상으로 회복되기도 한다.

9) 경과 및 예후

질병의 경과는 매우 다양하여 발병 초기에 경과를 예측하기는 어렵다. 피부는 수년에 걸쳐 서서히 호전되기도 한다. 일반적으로 limited cutaneous scleroderma의 경우 폐동맥 고혈압이 10% 미만에서 10-20년 이후에 발생하는 경우를 제외하고는 예후가 좋다. 그에 반해 diffuse cutaneous scleroderma에서는 예후가 좋지 않은데, 특히 피부 병변의 빠른 진행을 보이며 내부 장기의 침범을 일으키는 경우에 경과가 나쁘다. 사망원인은 심장, 신장, 호흡기계 침범에 의하며, 신장 침범에 의한 사망률은 적절한 치료법의 발달로 크게 호전되었다.

12. Adult Onset Still's Disease (AOSD)

1) Definition

성인형 스틸병은 임상적으로 고열, 소실성 발진, 관절통 혹은 관절염, 백혈구증가 및 다발성 전신 장기 침범을 특징으로 하는 염증질환으로서 정확한 발병 기전은 아직 미정이며 감염, 악성 종양 등 만성 발열을 동반하는 질환을 완전히 배제한 다음 진단할 수 있는 'disease of exclusion'의 대표적인 질환이다.

- Infectious triggers: rubella, echovirus 7, mumps, EBV, CMV, parainfluenza, parvovirus, Yersinia enterocolitica, Mycoplasma pneumoniae
- Genetic predisposition: HLA-B17, B18, B35 and DR2

2) Epidemiology

Age: bimodal age distribution (with one peak 15~25 & the second 36~46)16-35 yr (76%가 이 때 발병)

Incidence: 0.16 / 100,000

3) Clinical Features

① High spiking fever

발열은 특징적으로 39℃ 이상의 고열이 주로 저녁 늦게 또는 밤에 한차례 났다가 정상 체온으로 내려간다. 때때로 하루에 두 번씩 열이 나기도 하며 환자의 20%에서는 정상체온으로 돌아가지 않을 수도 있다.

② Evanescent maculopapular rash

스틸씨 발진이라고 하는 연어빛깔의 소실성 반점구진상의 발진은 대개 열이 나면 나타나고 열이 내리면 사라지는 경향을 보인다. 체간과 상하지 근위부에 잘 생기며 간혹 소양증이 동반되어 약물알레르기로 오인되기도 한다.

- Koebner phenomenon (+) ie, precipitation by rubbing or hot water.
- Skin Bx: helps DDx. from vasculitis or Sweet's SD
  mild perivascular inflammation of the superficial dermiswith lymphocytes & histiocytes & dermal edema

③ Polyarthralgias or polyarthritis

관절통은 비교적 흔하며 열이 날 때 특히 심해지는데 질병이 진행되면 다발성 관절염의 양상을 띄게된다. 주로 슬관절침범이 가장 흔하고 손목, 발목, 근위지, 주관절 등을 침범한다.

④ Myalgia

전신적인 근육통이 관찰되며 관절통과 마찬가지로 열이 날 때 심해진다. 일시적인 경도의 근육효소 상승은 생길 수 있다.

⑤ Sore throat

⑥ Serositis, cardiopulmonary disease

흉막염이나 심낭염이 있는 경우 흉막통이 나타난다. 비감염성 폐렴이 드물지 않게 생기며 드물게 성인형 호흡곤란 증후군, 만성제한성 폐질환, 심장눌림증, 심근염으로 진행하기도 한다.

⑦ Liver cytolysis

간기능 이상 소견이 67%의 환자에서 나타나며 간효소 수치가 상승한다. 치료에 따라 호전될 수 있다.

⑧ Hepatosplenomegaly, LAP

림프절병증이 60% 이상에서 보고되고 경부가 흔히 침범되며 약간의 압통이 동반된다. 비장비대나 간비대가 나타날 수 있지만 대부분 경한 정도이다.

: Bx → intense, paracortical immunoblastic hyperplasia, IHC for DDx c lymphoma, reveals a benign, polyclonal B-cell hyperplasia

⑨ Mild abdominal pain, Wt loss>10%

⑩ Polynuclear leukocytosis, thrombocytosis: rarely, pancytopenia

⑪ Mild alopecia

⑫ Negative FANA & RF

⑬ High serum level of ferritin with low glycosylated fraction

혈청 페리틴의 급격한 상승과 glycosylated ferritin의 감소는 다른 염증성 질환이나 비활동성 AOSD와 감별되는 중요한 소견이다. 혈청 페리틴은 질병 활성도와 연관이 있으며 치료에 대한 반응도를 볼 수 있는 지표가 된다고 보고되었다.

⑭ Neurologic manifestations

Aseptic meningitis, transient cranial nerve palsy, peripheral neuropathy chronic headache, seizure

FEATURE	Systemic onset JA	AOSD
Sex	M = F	M < F
Quotidian fever	99%	94%
Evanescent rash	90%	87%
Arthritis	95%	93%
Prodromal sore throat	15%	93%
RES involvement	40~70%	50~70%
Serositis	20~50%	20~40%
Serologic tests	ANA(-), RF(-)	ANA(-), RF(-)

FEATURE	Systemic onset JA	AOSD
Carpal ankylosis	28~50%	45~55%
Destructive arthritis	30%	20~25%
HLA associations	Bw35, DR2, DR4, DR5, Dw7	Bw35, DR4, Dw7

4) Diagnosis

"Diagnosis of Exclusion"

- infection
- malignancy
- other rheumatic disease

Yamaguchi criteria: Five criteria are needed, at least two major

Major criteria

1. Arthralgia
   ⓐ swelling or limitation of motion, warmth, pain, stiffness
   ⓑ duration 2 weeks - one or more joints
   ⓒ exclusion of other reason
2. Fever: (39°c or higher) persisting, intermittent for 1 week or longer
3. Typical rash: persistent eruption is not characteristic of the disease
4. Elevated leukocyte count (> 10,000) with >80% granulocytes

Minor criteria

1. Sore throat
2. Lymphadenopathy and/or spleen involvement (recent development of significant
   lymph node swelling, splenomegaly confirmed on palpitation or by echography)
3. Elevated liver function tests (transaminases and/or lactate dehydrogenase)
   - not attributable to drug toxicity or allergy)
4. Negative ANA and rheumatoid-factor tests

Exclusion criteria

Infections, specially sepsis and infectious mononucleosis
Malignancies, especially lymphomas
Rheumatic diseases, especially polyarteritis nodosa and rheumatoid vasculitis

9

Rheumatology

5) Disease course of AOSD

Self limited, intermittent, highly variable chronic course

Flare up includes:

① Spiking fever
② Still's rash
③ Arthralgia and arthritis

④ Serositis

→ less severe and shorter duration than initial episode

*Three disease course

1. self-limited or monophasic pattern (1/3)
: usually lasts < 1yr, with complete resolution of Sx
2. polycyclic or intermittent course (1/3)
: one or more flares of dz. c complete remission between episodes.
2nd episode may less severe & shorter duration.
3. chronic course of AOSD (1/3)
: persistently active disease, usually d/t chronic destructive arthritis but, relatively good prognosis
→ may lead to secondary (AA) amyloidosis

*Predictors of chronic disease & unfavorable outcome

- Polyarthritis early in the course of AOSD
- Proximal joint arthritis of the root joints (shoulders or hips)
- Need for > 2 yrs of systemic steroid therapy

*Outcomes of AOSD

Median disease duration is 10yrs
Less disabled than patients with rheumatoid arthritis of similar duration
Psychological and physical disability similar to healthy controls
Major morbidity or mortality d/t: ARDS, hepatic failure, status epilepticus, DIC, TTP

6) Treatment

① NSAIDs

NSAIDs should be continued for 1-3 months after the disease has remitted. 환자의 20~25%에서만 반응을 보이기 때문에 대부분의 환자에서는 스테로이드나 DMARD의 병용이 필요하다.

② Corticosteroids

Prompt control of acute phase, NSAIDs 사용 후에도 반응이 없을 때 고려
Dose: Pd 0.5-1.0mg/kg/day

고용량의 스테로이드가 필요하거나 치명적인 합병증의 경우에는 methyl-predniso-lone 의 충격요법을 사용할 수도 있다. 그 적응증으로는 심근염, 심장눌림증, 혈관내 응고증, 대식세포활성증후군, 폐고혈압 등 심한 전신 합병증이 있다.

③ Biologic agents

최근 DMARDs와 glucocorticoid에 반응이 없는 환자에서 anti-IL-6인 tocilizumab의 효과가 다수 보고되고 있다. 전신 증상이 있으면서 관절염이 없는 경우 anti-IL-1인 anakinra를, 관절염이 있으면서 전신증상은 없는 경우 TNF inhibitor를 고려해볼 수 있다.

④ DMARDs

관절증상을 조절하기 위해 DMARD의 단독, 병합요법이 필요하고 NSAID와 스테로이드에 반응을 보이지 않는 환자에서 MTX를 포함한 DMARDs가 관절증상 조절 및 스테로이드 용량을 줄이는데 효과적이다. MTX 이외에 azathioprine, cyclosporine, tacrolimus, cyclophosphamide, leflunomide 등을 사용해볼 수 있다.

13. 섬유근통(Fibromyalgia)

1990년 미국류마티스학회에서는 만성전신통증이 있으면서 특정부위에 압통점이 있는 경우를 섬유근통 증후군으로 분류하였는데, 압통점은 4kg의 무게로 신체의 일부를 손가락으로 눌렀을 때 통증을 호소하는 부위를 말하고, 18개의 가능한 압통점을 제시하여 이중 11부위 이상에서 통증을 호소하게 되면 섬유근통 이라고 하였다.

Fibromyalgia Classification and external resources

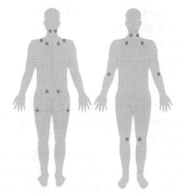

The location of the nine paired tender points that comprise the
1990 American College of Rheumatology criteria for fibromyalgia.

2010 미국 류마티스학회에서 새로운 진단기준을 제시하였는데, 새롭게 바뀐 섬유근육통의 진단기준은 다음 3가지 조건을 충족하여야 한다.

1. WPI ≥ 7 + SS scale score ≥5 또는 WPI 3~6 +SS scale score ≥ 9
2. 증상이 비슷한 수준에서 최소 3개월 정도는 있어야 한다.
3. 환자의 통증을 설명할 수 있는 다른 질환은 없어야 한다.

* Wide spread pain index (WPI) (0-19): 환자가 지난 1주일간 사이에 통증을 느꼈던 부위를 평가

Shoulder	
Hip (buttock, trochanter)	
Jaw	
Upper arm	좌, 우 각각 1점
Lower arm	
Upper leg	
Lower leg	
Neck	1점
Upper back	1점
Lower back	1점
Chest	1점
Abdomen	1점

* Symptom severity (SS) scale (가+나+다+라) (0-12)

가. 피곤함 또는 피로 정도(0-3)

나. 아침에 잠에서 깨어날 때의 기분(0-3)

다. 인지장애 정도(0-3)

라. 신체증상 정도(0-3)

전체 인구의 1~2%가 섬유근통에 해당된다고 보고되어있다. 섬유근통은 불안, 우울, 기억력감퇴와 같은 정신 증상들이 자주 동반되고 과민성 대장염과 같은 정신신체 증상들이 동반될 수 있다.

* 치료: 비약물적 치료로는 효과가 입증된 것은 운동요법과 인지행동치료 뿐이다. 약물치료는 amitriptyline과 같은 삼환계 항우울제가 가장 먼저 시도되며, fluoxetine과 같은 SSRI, pregabalin이 효과적이다. 염증성 질환이 아니기 때문에 불구가 되거나 관절이 변형되지 않으며 스테로이드의 역할이 없다.

14. 재발다발연골염(Relapsing polychondritis)

재발다발연골염은 연골의 반복적인 염증과 조직괴사를 특징으로 하는 흔하지 않은 자가면역질환이다. 약 25~30%의 환자에서 RA, SLE, sjogren syndrome 같은 자가면역질환이나 MDS, lymphoma 같은 혈액질환이 동반된다고 알려져 있다.

가장 흔한 증상은 이개염이다. 이개염은 갑자기 외이가 붓고 아프면서 빨갛게 되는 것이 특징적이며 연골이 없는 귓불은 보존된다. 비연골을 침범하는 경우 안장코가 나타날 수 있으며, 이러한 경우 GPA 와의 감별이 필요하다. 기관 및 기관지 연골이 침범되면 예후가 불량한 것으로 알려져 있다. 대동맥류, 혈관염 등 심혈관계 침범은 호흡기 침범에 이어 두 번째로 흔한 사인이다. 눈을 침범하는 경우 공막염, 상공막염, 결막염, 각막염, 포도막염, 홍채염이 나타날 수 있다. 관절염은 비대칭성 양상으로 나타나며 미란과 변형을 동반하지 않고 전신의 모든 관절을 침범할 수 있다.

귀이개염은 콜히친을 사용할 수 있으며, 다른 장기의 침범 없이 귀이개나 비연골염 혹은 말초 관절염만 있는 경증의 경우에는 소량의 glucocorticoid를 사용할 수 있다. 공막염, 신경병변, 호흡기계, 대동맥염이나 다른 내부 장기의 손상 등 중증인 경우에는 고용량의 경구 glucocorticoid나 충격요법을 쓸 수 있고, glucocorticoid 용량을 줄일 목적으로 MTX, azathioprine을 사용할 수 있다. 임상경과는 자연 치유에서부터 치명적인 예까지 다양하며, 대부분 증상의 호전과 재발이 반복된다.

* Damiani and Levine의 진단기준

- 임상적 기준
1. 양측 귀이개 연골염
2. 비미란성 혈청 음성 염증다발관절염
3. 비연골염
4. 안구염증(결막염, 각막염, 공막염, 공막주위염, 포도막염)
5. 후두나 기관의 연골을 포함한 호흡기계의 연골염
6. 달팽이관이나 전정기관의 기능장애(감각신경 난청, 이명, 현기증)

- 3개 이상의 임상적 기준
  or 1개 이상의 임상적 기준과 해당 부위의 연골조직의 특징적인 병리소견
  or 각기 다른 부위의 연골염이 2군데 이상 있으면서 steroid 나 dapsone에 반응을 보이는 경우

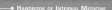

Allergy

1. Diagnosis of allergic diseases

1) Definition

① 과민반응(Hypersensitivity reaction)
- 정상 면역기능을 가진 사람 중 일부에서 발생하는 해롭고 원치 않는 반응

Type	Description	Mechanism	Clinical features
I Immediate reaction (30~60 min) Accelerated reaction (1~72hrs)	Anaphylactic, immediate-type hypersensitivity	Antigen exposure causes release of vasoactive substances such as histamine, prostaglandins, and leukotrienes from mast cells or basophils. This response is usually but not always IgE-dependent.	Anaphylaxis Angioedema Bronchospasm Urticaria (hives)
II	Antibody-dependent cytotoxicity	An antigen or hapten that is intimately associated with a cell binds to antibody, leading to cell or tissue injury.	hemolytic anemia Interstitial nephritis
III	Immune complex disease	Damage is caused by formation or deposition of antigen-antibody complexes in vessels or tissue.	Serum sickness
IV	Cell-mediated or delayed hypersensitivity	Antigen exposure sensitizes T cells, which then mediates tissue injury.	Contact dermatitis

* Weiss ME, Adkinson NF, Clin Allergy 1988; 18:515.

② 알레르기 (Allergy)
- 외부 항원과 체내의 항체 및 면역세포 사이에 일어나는 과민반응으로 인해 나타나는 증상으로, 좁은 의미에서는 제1형 과민반응을 지칭

③ 알레르겐 (Allergen)
- 알레르기 반응을 일으키는 외부 항원들의 총칭
- 흡입성 알레르겐
  (실내) 집먼지진드기, 애완동물(고양이/개)의 털 또는 침샘에 존재하는 물질
  (실외) 꽃가루, 곰팡이, 쏘는 곤충(벌과 왕침개미 등)의 독 등
- 음식물 및 보존제/조미료/색소 등과 같은 식품첨가제

- 약물: 페니실린, 세팔로스포린 및 설파제 등의 항생제, 아스피린/NSAID, 방사선 조영제, 아스피린/NSAID, 항경련제, 호르몬제 등
- 이소사이아네이트(isocyanate) → 직업성 알레르겐

④ 아토피 (Atopy)
-흔한 흡입성 알레르겐에 대해 IgE 항체를 과다 생성하는 유전적 소인

2) 원인 알레르겐의 규명을 위한 특이 항원 검사
- 알레르기 질환이 확인 되었으면 환자의 생활환경과 근무환경, 거주하는 집이나 직장 주변에 대한 환경관찰 및 알레르기 증상이 발생한 당시 상황에 대한 자세한 병력 청취가 필요
- 증상을 일으키거나 악화를 유발하는 것으로 의심되는 항원에 대한 검사(allergen-screening test)를 시행
- 특이 항원 검사에 대한 양성반응을 보이더라도 특이 항원에 감작되었다는 것을 의미하므로 알레르기 질환을 뜻하는 것은 아님
- 증상과 원인항원과의 상관성을 판단하는 것이 중요

① 생체내 시험– 피부단자검사(Skin test)
- 특이 항원 (Specific allergen)에 대한 특이 IgE의 존재를 확인하는 가장 간편하고 효과적인 방법으로 민감도가 높으면서 비용이 저렴한 것이 장점이다.
- 소량의 allergen을 투여하면 피부에 존재하는 비만세포(mast cell) 표면에 결합되어 있는 특이 IgE 항체와 결합하여 세포질 내 포함되어 있는 각종 화학매체를 유리시켜 혈관확장 및 혈관 투과성 증가에 의해 즉각적인 팽진(wheal)과 발적(flare) 반응을 일으킨다.
- 국내에서 흔한 55가지 흡입 또는 식품항원을 이용하며, 양성(histamine) 및 음성(생리식염수) 대조군 시약을 함께 시행한다.

가. Skin test 대상

즉시형	지연형
Skin prick test, Intradermal test	Patch test
아나필락시스, 두드러기, 혈관부종, 기관지 경련, 비염, 결막염	접촉피부염, 고정약진, 피진약발진, 백혈구파괴혈관염

*약물알레르기 검사의 시행과 해석: 전문가 의견서. Allergy Asthma Respir Dis 5(5):239-247, September 2017

나. Skin test 전 중단해야 하는 약제

Medication	Free interval	Medication	Free interval
H1-antihistamines	5일	Glucocorticoids	
β-adrenergic drugs	5일	- Long term	3주
Topical corticosteroids	2주 이상	- Short term, high dose	1주
		- Short term, <50mg	3일

*약물알레르기 검사의 시행과 해석: 전문가 의견서. Allergy Asthma Respir Dis 5(5):239-247, September 2017

다. Skin test 해석
- Skin prick test & Intradermal test: 검사 15-20분 후 팽진 ≥3mm or hista-mine대조군 비교시 3+ 이상인 경우 양성으로 판정
- Patch test: 48시간 & 72시간 후 erythema, inflammation, papule, vesicle 등 발생시 양성으로 판정

	R
negative	0
1+	R < 1/2
2+	1/2 < R < 1
3+	1 ≤ R < 2
4+	2 ≤ R

R=allergen/histamine wheal ratio

Clinical feature	Score	Conclusion
Faint erythema only	?or+?	Doubtful reaction
Erythema, infiltration, possible discrete papules	+	Weak positive reaction
Erythema, infiltration, papules, vesicles	++	Strong positive reaction
Intense erythema, infiltration, coalescing vesicles	+++	Extreme positive reaction
	-	Negative reaction

+,++,+++ are regarded as positive skin test reactions and-as a negative reaction

② 시험관내 검사 – 알레르겐 특이 IgE 항체(Allergen specific IgE)
- Allergen specific IgE 항체를 측정하는 방법으로 검사하는 항원의 개수에 따라 ImmunoCAP (Singleplex 특이 IgE 검사)과 MAST(Multiple allergen simultaneous test)로 나눌 수 있다. 본원에서는 total IgE 및 specific IgE를 CAP 방법으로 측정하고 있다.
- CAP system: 방사성동위원소를 사용하던 기존의 RAST법을 대체하는 새로운 검

사방법으로 기본원리는 RAST와 같으나 labelling agent로 방사성동위원소를 사용하지않는다. 또한 IgE 검출표지자로 단클론 및 다클론항체를 동시에 사용하여 예민도를 향상시키면서 높은 특이도를 유지하는 것으로 알려져 있다. 분석과정이 자동화 및 표준화되어 있으며, WHO 공인표준값으로 교정되어 IU 값으로 보고되므로 정량적 분석능력이 뛰어나다.

- ImmunoCAP은 신뢰도와 재현성이 높고, 알레르기 피부단자검사와 좋은 일치도를 보이는 것으로 알려져 있다. 검사할 수 있는 항원의 종류는 다양하며, 흔한 흡입항원(예; 집먼지 진드기, 꽃가루, 동물털/비듬, 곰팡이, 바퀴벌레 등)뿐만 아니라 다양한 식품항원(계란, 우유, 견과류, 갑각류, 밀가루 등) 및 곤충독(꿀벌독, 말벌독, 불개미독 등), 약물(페니실린, 세파클러 등)에 대한 특이 IgE 항체도 검사할 수 있다.

- 양성값은 대개 0.35kU/L 이상으로 해석하나, 항원별로 절단값(cut-off value)을 더 낮게 잡는 경우도 보고되고 있다.

- MAST는 한 번의 채혈로 다양한 항원에 대한 감작 여부를 살펴볼 수 있고 검사법이 간단하나 민감도와 특이도가 낮아 해석에 주의를 요한다.

3) 유발시험

- 유발시험은 알레르기질환의 원인을 확인할 목적으로 시행하는 매우 중요한 검사이다. 질환에 따라 경구유발시험 혹은 기관지유발시험을 시행할 수 있다. 확실한 원인규명이 가능하지만 호흡곤란, 쇼크 등 위험한 증상이 유발될 수도 있어 반드시 알레르기 전문의의 관찰이 필요하다.

① 경구유발시험

- 약물, 식품 또는 식품첨가물에 의해 발생하는 알레르기 질환의 원인을 규명하기 위한 검사이다.

- 원인으로 의심되는 약물, 식품 또는 식품첨가물을 직접 환자에게 투여하고 반응을 관찰하는 방법으로, 원인에 따라 반응이 다양하므로 검사의 표준화가 어렵다. 각 약물의 특성과 원래 반응의 중증도, 환자의 상태 등을 고려하여 가능하면 원래의 반응과 같은 상황을 재현하는 방법으로 검사자가 직접 프로토콜을 만들어 시행하기도 한다.

- 약물유발시험 금기: 급성전신피진농포증(acute generalized exanthematous pustulosis, AGEP), Drug reaction with eosinophilia and systemic symptoms (DRESS), 스티븐스-존슨증후군(Stevens-Johnson syndrome, SJS), 독성표피괴사용해(Toxic epidermal necrolysis, TEN), 전신혈관염, 혈구감소증, 간염, 신장염, 폐렴, 약물에 의한 자가면역질환(SLE, pemphigus vulgaris등)

- 검사결과 해석

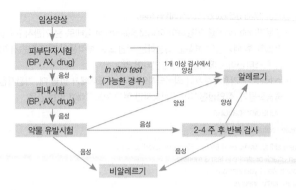

*약물알레르기 검사의 시행과 해석: 전문가 의견서. Allergy Asthma Respir Dis 5(5):239-247, September 2017

② 기관지유발시험
  - 기관지과민성(bronchial hyperresponsiveness)이란 기도수축 유발물질에 대한 반응성이 증가된 상태이다.
  - 기관지과민성이 있는 환자에서 기도수축 유발물질을 흡입시키거나 운동을 시키면 기도수축으로 인한 폐기능의 감소를 초래할 수 있는데, 기관지수축이 유도되는 방법에 따라 직접 유도하는 방법(methacholine provocation test)과 간접적으로 유도하는 방법(mannitol provocation test, exercised challenge test 등)으로 분류된다.

Measure	Direct challenge	Indirect challenge
Mechanism	Direct effect on airway receptors	Intermediate pathways by mediator release
Examples	Methacholine, Histamine	Exercise, Hypertonic saline, Mannitol, EVH, AMP
Factors of influence		
ASM function	++++	++
Airway caliber	+++	Minimal
Airway inflammation	++	++++
Sensitivity	High	Low
Specificity	Low to fair (pretest probability)	High
Diagnostic value	Rule outasthma Help diagnose asthma	Confirm asthma Evaluate for EIB

EVH, eucapnic voluntary hyperpnea; AMP, adenosine monophosphate; ASM, airway smooth muscle; EIB, exercise-induced bronchoconstriction.

* 기관지유발검사 시행과 해석: 전문가 의견서. Allergy Asthma Respir Dis 6(1):14-25, January 2018

가. Direct (Methacholine Provocation test)

- 분무기(nebulizer)를 이용하여 에어로졸(aerosol) 상태로 된 기관지수축물질을 흡입한 후 폐기능의 변화를 측정하는 방법으로, 부작용이 적고 지속시간이 짧은 히스타민이나 메타콜린이 공인되어 있다.
- Indication: 기관지천식이 의심되지만 현재 기도폐쇄가 없을 때, 기관지천식의 중증도평가, 직업성천식이 의심되지만 현재 기도폐쇄가 없는 경우
- Contraindications

Absolute contraindications
. Severe airflow limitation (FEV1 < 50% predicted or <1.0 L)
. Heart attack or stroke in last 3 months
. Uncontrolled hypertension
. Known aortic aneurysm

Relative contraindications
. Moderate airflow limitation (FEV1 < 60% predicted or <1.5 L)
. Inability to perform acceptable-quality Spirometry
. Pregnancy or nursing mothers
. Nursing mothers
. Current use of cholinesterase inhibitor medication (for myasthenia gravis)

- 검사전 중단 필요한 약제

Medication		Free interval
Short-acting inhaled bronchodilators	Salbutamol, terbutaline	8시간
Medium-acting bronchodilators	Ipratropium	24시간
Long-acting inhaled bronchodilators	Salmeterol, formoterol, Tiotropium	48시간 1주
Oral bronchodilators	Liquid acting theophylline Intermediate-acting theophylline Long-acting theophylline	12시간 24시간 48시간
Leukotriene modifiers	Montelukast, pranlukast, zarfirlukast	24시간
Antihistamines	Hydroxyzine, cetirizine	3일
Foods	Coffee, tea, cola drinks, chocolate	검사 당일

* 기관지유발검사 시행과 해석: 전문가 의견서. Allergy Asthma Respir Dis 6(1):14-25, January 2018

- 검사결과 해석: 기준치에 비하여 폐기능이 유의하게 감소된 상태(FEV1의 경우 20%)가 적어도 3분간 지속되는 경우이다. 기저치에 비하여 20%의 폐기능감소를 일으킨 기관지수축물질의 농도(PC20)가 16mg/mL 이하이면 유의한 기관지과민성이 있다고 판정한다.

기관지과민성을 증가시키는 요인	기관지과민성을 감소시키는 요인
• 최근 알레르겐에 대한 노출 • 최근 직업성항원에 대한 노출 • 최근(6-8주내) 상기도감염 • 최근 대기오염물질에 대한 노출	• 기관지확장제 • 항히스타민제나 항콜린성제 • 고용량의 스테로이드 • 6시간 이내의 비특이적 유발시험

나. Indirect(운동유발시험)
- 기관지천식 중에 운동으로 인해 천식증상이 유난히 악화되는 경우 운동유발성 천식을 의심할 수 있으며 이를 확진하기 위한 검사방법이다.
- 검사결과 해석:운동(최대 HR (220-age)의 80-90%에 도달하는 운동 강도로 4-6분 정도 달리기)전후의 폐기능의 변화를 측정하여, 운동 전에 비해 FEV1이 기저치의 10% 이상 감소하는 경우 양성으로 판정한다.
- Contraindication

Absolute contraindications
- 중증의 기류 제한(FEV1 <정상 예측치의 50% 또는 1.0 L)
- 불안정한 허혈성 심장질환 또는 중증의 부정맥
- 최근 진단된 급성 뇌경색 또는 뇌동맥류

Relative contraindications
- 중등도의 기류 제한(FEV1 <정상 예측치의 60%)
- 천식 급성 악화
- 최근 2주 이내의 상기도 감염
- 조절되지 않는 고혈압
- 임신이나 수유
- 약물치료가 필요한 간질
- 운동 수행에 지장이 있을 정도의 근골격계 질환 및 정형외과적 문제시
- 인정할 만한 수준의 폐활량 측정의 수행을 할 수 없을 경우

* 기관지유발검사 시행과 해석: 전문가 의견서. Allergy Asthma Respir Dis 6(1):14-25, January 2018

- 주의사항: 검사 전 가벼운 정도의 식사는 가능하나 기도과민성에 영향을 줄 수 있는 식품(커피, 차, 콜라 등 탄산음료, 초콜릿)은 검사 당일 섭취하지 말아야 한다. 검사 전 기도과민성에 영향을 줄 수 있는 약제는 복용을 피해야 하며 (Methacholine provocation test와 동일), 항히스타민제도 3일 이상 중단하여야 한다. 검사 직전 운동은 불응기를 유도하여 이후 운동 시 기도수축의 예방적 효과가 있을 수 있으므로 검사 전 4시간 이내에는 과도한 운동은 금하여야 한다.

4) 기도 염증 표지자검사

① 유도객담검사
- 천식 및 기타 호흡기 질환에서기도 염증의 특징을 확인하기 위한 검사

- 천식 진단에 있어 객담 내 호산구분율은 말초혈액 호산구나 호기산화질소보다 민감도와 특이도가 높다.
- Hypertonic saline을 이용하여 객담을 채취한 후 세포수를 계산하여 염증을 평가하는 검사법으로 상대적으로 비침습적이며, 기관지세척검사(bronchial washing)와 비슷한 결과를 얻을 수 있다.
- 호기산화질소 측정, 폐기능검사, 기관지천식유발시험 등을 먼저 시행하고, 객담유도를 가장 마지막에 시행하는 것이 좋다.
- 검사결과 해석: 비상피세포에서 호산구분율이 3% 이상인 경우를 호산구성염증이 있다고 판단하며, 이는 흡입스테로이드치료로 증상이 좋아질 수 있음을 시사한다. 기관지 과민성이 없으면서 유도객담검사양성인 경우 호산구성기관지염으로 진단한다.
- Causes of increase in specific cell type of induced sputum examination

Cell type	Causes of increased number of cells in sputum
Increased eosinophils	Uncontrolled asthma, eosinophilic bronchitis, allergen or chemical sensitizer exposure, steroid-reactive airway obstruction
Increased neutrophils	Smoking, air pollutions, infection, endotoxin, steroid-resistant asthma, bronchiectasis
Increased lymphocytes	Sarcoidosis, Chlamydia pneumonia infection

*유도객담검사의 시행과 해석: 전문가 의견서. Allergy Asthma Respir Dis 5(6):307-311, November 2017

② 호기내 산화질소(fractional exhaled nitric oxide, FeNO)
 - 호기산화질소는 객담과 혈액 호산구와 연관이 있고, Type 2 airway inflammation에서 높은 것으로 알려져 있으나 호산구성 기관지염, 아토피 피부염, 알레르기 비염 등에서도 높게 측정이 되는 경우가 있어 천식 진단에서의 역할은 아직 정립되어 있지 않다.
 - 검사 전 주의사항
 가. 폐기능검사나 기관지유발시험을 같은 날에 시행할 경우, 호기산화질소 측정 검사를 먼저 시행한다.
 나. 검사 당일 스테로이드제, 류코트리엔 길항제, 기관지확장제 등을 중단해야 하며, 최근 사용력을 기록한다.
 다. 감기 등 기도 감염증이 회복된 후에 시행해야 한다.
 라. 검사 직전 식사는 가능한 거르도록 하며, 검사 1시간 전 물이나 커피 섭취는 피해야 한다.
 마. 검사 당일 금연해야 한다.
 바. 검사 직전 심한 운동을 피해야 한다.
 - 검사결과 해석: 호흡기 증상을 호소하는 성인 환자에서 50 ppb 이상인 경우,

천식 또는 호산구성 기도 염증 가능성이 상당히 높다. 25 ppb 미만인 경우 천식 및 호산구성 기도 염증 가능성이 상당히 낮다. 25-50 ppb 인 경우 검사 조건과 임상 상황을 고려하여 주의 깊게 해석하도록 한다.

5) 혈액검사

① Total IgE

- 혈청 내의 IgE 항체의 농도는 IgG 항체의약 1/10,000 정도로 낮고, 대개 Cord blood내의 농도는 2kIU/L 미만이며 나이가 들면서 증가하여 200 U/mL 미만으로 유지되는 것이 보통이다.
- 검사결과 해석: 총 IgE가 증가할 수 있는 다른 질환을 배제한 다음 20U/mL 이하인 경우를 비아토피, 그리고 200U/mL 이상인 경우를 아토피로 해석한다.
- 기생충 등의 유병률과 차이 있을 수 있고 높다고 알레르기 질환이 있을 수는 없다.

② 말초혈액 호산구 수

- 호산구는 고도로 분화된 과립구로 기생충 감염에 대한 방어와 알레르기 과민반응에 중요한 역할을 하는 것으로 알려져 있다.
- 일반적으로 혈액내 호산구수 증가가 심할수록 조직의 염증반응이 심하다는 것을 시사하지만, 반드시 일치하지는 않는다. 조직의 호산구침윤이 확인된 경우(예:알레르기성비염환자들의 nasal secretion, 기관지천식 환자들의 유도객담)cortico-steroid에 좋은 반응을 기대할 수 있다.
- 호산구의 생성과분화 및 체내 분포에는 interleukin (IL)-3, IL-5, granulocyte-mac-rophage stimulation factor (GM-CSF) 등의 사이토카인이 관여하며, 이중 IL-5가 가장 중요한 역할을 한다.

③ ECP(Eosinophil Cationic protein)

- 호산구에서 유리되는 화학 매체에는 MBP (Major Basic Protein), ECP (Eosinophil Cationic protein), EDN (Eosinophil-derived neurotoxin), EPO (Eosinophilperoxi-dase) 등이 있다. ECP는 흔히 호산구활성화의 지표로 사용된다. 알레르기 질환에서 정확하게 일치하지는 않지만 전반적으로 질병의 활성도가 증가할수록 유리되는 ECP 값이 증가한다. 따라서 호산구가 증가하는 질환에서는 호산구 수와 같이 측정하는 것이 필요하며 immunoCAP 시스템으로 측정할 수 있다.

④ Tryptase

- Tryptase는 비만세포의 과립에 저장되어 있다가 비만세포가 활성화되었을 때 방출되며 아나필락시스와 같은 심각한 알레르기반응에서 증가할 수 있다.
- Anaphylaxis가 발생한 시점으로부터 가급적 15분 후부터 최대 6시간 이내에 채혈하여 검사하도록 하되,불가능한 경우 6시간 이후에라도 검사하도록 한다.

2. Asthma

1) Definition (GINA 2121)

- Asthma is a heterogeneous disease, usually characterized by chronic airway inflammation. It is defined by the <u>history of respiratory symptoms</u> such as wheeze, shortness of breath, chest tightness and cough that <u>vary over time and in intensity</u>, together with <u>variable expiratory airflow limitation</u>. Airflow limitation may later become persistent.

2) 천식의 표현형(Phenotypes of asthma)

- 대표적으로 통용되는 표현형은 다음과 같다. 아직 알레르기 천식과 같은 특징적인 표현형을 제외하고 공통적으로 인정되는 분류체계는 없다.

  ① Allergic asthma
  ② Non-allergic asthma
  ③ Adult-onset (late-onset) asthma
  ④ Asthma with persistent airflow limitation
  ⑤ Asthma with obsesity

3) 발병과 증상 악화에 관련된 인자

숙주인자
유전인자
. 아토피 관련 유전자
. 기도과민성 관련 유전자
. 기도 염증 관련 유전자
비만
성별

환경인자
알레르겐(항원)
. 실내: 집먼지진드기, 동물(개, 고양이, 생쥐), 바퀴, 곰팡이, 균사체, 효모균
. 실외: 꽃가루, 곰팡이, 균사체, 효모균
감염(주로 바이러스성)
마이크로바이옴(microbiome)
직업성 자극물질
직/간접흡연
실외/실내 대기오염
식품
스트레스

4) 진단: 병력청취 상 천식이 의심되고 이를 뒷받침하는 검사결과 있을 때

① 임상증상: wheeze, shortness of breath, cough and/or chest tightness

- 전형적 증상(호흡곤란, 천명, 가슴답답함, 기침)이 두 가지 이상 동시에 존재
- 증상이 주로 밤이나 이른 아침에 악화
- 증상의 강도가 시간에 따라 변화
- 다음과 같은 인자에 노출될 때 증상 유발: 감기 등의 바이러스 감염, 운동, 알레르겐 노출, 날씨 변화, 웃음, 매연이나 강한 냄새와 같은 자극적인 물질

② 과거력
- 소아감염력/소아천식력, 알레르기비염 혹은 아토피 피부염의 과거력, 알레르기 질환 가족력 동반된 경우 호흡기 증상이 천식 때문일 가능성이 높다

③ Physical examination
- 대부분 정상이나 expiratory wheezing (rhonchi)이 동반되기도 한다.

Wheezing: polyphonic, expiratory phase≫inspiratory phase
- Hyperresonance with chest percussion, nasal polypson examination of the nose

④ 호기 기류제한의 변동성 확인(variable expiratory airflow limitation)
- 천식 진단의 핵심은 짧은 시간 안에 정상보다 심하게 변화하는 기류제한, 즉 호기 시 가변적인 기류제한을 증명하는 것이다.

가. Spirometry and bronchodilator response
- ↓FEV1/FVC (Documented airflow limitation), ↓FEV1, ↑RV, ↑TLC
- 기관지확장제 반응 양성: salbutamol 200-400 μg 흡입 10-15분 후 FEV1 증가가 기저치보다 > 12%이면서 > 200 mL (FEV1 증가가 > 15%이면서 > 400 mL이면 더 명확)

나. Peak expiratory flow rate (PEFR)
- 평균 일일 PEFR의 변화가 10% 보다 큰 경우
- 환자가 매일 아침/저녁 휴대용 최대호기유속기로 PEFR을 2주간 측정

다. 4주간의 항염증치료 후 폐기능의 개선
- FEV1 증가 > 12% 이면서 > 200 mL(또는 PEF 증가 > 20%)

라.운동유발시험 양성
- FEV1 감소 > 10%이면서 > 200 mL

마. 기관지유발검사 양성 (MBPT: methacholine bronchial provocation test)
- 10배씩 희석한 용액을 최저 항원농도에서부터 순차적으로 농도를 올려가면서 기준 FEV1이 20% 이상 감소할 때까지 시행, FEV1이 생리식염수 흡입시와 비교하여 20% 감소하는 methacholine의 농도(PC20)나 용량(PD20)으로 표기함.
- 메타콜린 또는 히스타민 유발검사로 FEV1 감소 ≥20% 또는 표준화된 과호흡, 고장성 식염수, 만니톨을 이용하는 경우 FEV1 감소 ≥ 15%

바. 매 방문 시 측정한 폐기능의 과도한 변동성
- FEV1 변동 > 12%이면서 > 200 mL

⑤ 기타 검사

가. Allergen test: 피부단자검사(skin prick test), specific IgE (immunoCAP/MAST)
- 환자의 감작 여부를 살펴 향후 치료대책 마련 및 교육 목적으로 시행한다.

나. 기도 염증 표지자: 객담내 호산구, 호기내 산화질소(FENO)

다. CXR: rule out other causes of airway obstruction

라. Bronchoscopy: unilateral wheezing, stridor, foreign body 의심시

③ 기타 검사

가. Allergen test: skin prick test, specific IgE (CAP)
- 환자의 감작 여부를 살펴 향후 치료대책 마련 및 교육 목적으로 시행한다.

나. 기도 염증 표지자: 객담내 호산구, 호기내산화질소(FeNO)

다. Chest xray, Chest CT: 기저 폐질환이나 airway obstruction 배제 위해

5) 천식의 감별진단

연령대	감별진단	증상
12-39세	만성 상기도기침증후군	재채기, 코가려움, 코막힘, 헛기침
	성대기능부전	호흡곤란, 흡기 시 천명(협착음)
	과호흡, 호흡기능장애	어지러움, 이상감각, 한숨
	기관지확장증	객담을 동반한 기침, 반복적인 감염
	낭성섬유증	과도한 기침과 객담
	선천성 심기형	심잡음
	알파1 항트립신 결핍증	호흡곤란, 조기 폐기종 발병의 가족력
	기도 내 이물질	갑작스러운 증상 발생
40세 이상	유도 후두 폐쇄	호흡곤란, 흡기 시 천명(협착음)
	과호흡, 호흡기능장애	어지러움, 이상감각, 한숨
	만성폐쇄성폐질환	기침, 가래, 노작성 호흡곤란, 흡연/유해물질 노출
	기관지확장증	객담을 동반한 기침, 반복적인 감염
	심부전	노작성 호흡곤란, 야간 증상
	약물관련 기침	안지오텐신변환효소 억제제 복용
	폐실질 질환	노작성 호흡곤란, 마른 기침, 곤봉지
	폐색전증	갑작스러운 호흡곤란, 흉통
	중심기도폐쇄	호흡곤란, 기관지확장제에 무반응
모든 연령	결핵	만성 기침, 객혈, 호흡곤란, 피로, 발열(야간), 발한, 식욕감퇴, 체중감소

6) 환자교육 및 환경관리
  - 천식 환자는 적극적인 태도로 올바른 치료를 받을 경우 정상인과 다르지 않은 삶을 영위할 수 있으며 이를 위해서는 수시로 변하는 증상에 대한 자기관리가 필수적이다.
  - 환자의 직업, 생활환경, 전반적인 생활상태, 천식 발작의 양상 및 악화인자, 치료에 대한 반응을 자세히 파악하고 개인마다 천식의 악화를 초래할 수 있는 요인들을 회피하도록 환자를 교육해야 한다.
  - 천식 증상의 악화, 폐기능의 악화와 천식으로 인한 사망을 방지하기 위해서 환자와 가족에게 회피요법, 최대 호기유속 측정법, 급성 발작시 속효성 β-2 항진제 흡입 등의 대처 방법 및 올바른 약제의 사용법 등을 숙지시켜야 한다.

7) 약물요법
  - 천식의 치료 목표는 1) 천식 조절 상태에 도달과 정상적인 일상 활동의 유지와 2) 천식에 의한 사망, 급성 악화, 지속적인 기류제한, 약물 부작용의 최소화이다.

① 약제의 분류
  가. 질병조절제: 천식 조절을 위해서 규칙적으로 사용하는 약물. 기도 염증, 천식 증상, 급성 악화, 폐기능 저하의 위험을 감소시킨다.
    - 흡입 스테로이드 (Inhaled corticosteroid, ICS), 흡입스테로이드/지속 베타2항진제 (ICS/LABA), 류코트리엔 조절제, 테오필린 등 크산틴계 약물
    - 질병조절제로 치료를 시작하기 전에는 다음과 같은 사항을 고려하여야 한다.
      ⅰ. 천식을 진단하게 된 근거를 기록한다.
      ⅱ. 치료 시작 전 환자의 증상 조절 정도, 위험인자, 폐기능을 기록한다.
      ⅲ. 약물을 선택하는 데에 영향을 미치는 인자(환자의 특징, 표현형, 선호도, 경제적 상황, 기술적인 문제 등)를 고려한다.
      ⅳ. 흡입제 사용이 가능한지를 평가한다.

- 초기 질병조절제 선택

호소하는 증상	추천되는 질병조절제
천식 증상 또는 증상완화제의 사용이 한 달에 2번 미만 • 급성 악화의 위험인자*가 없음	필요 시 사용하는 저용량 흡입 스테로이드/포모테롤 또는 속효 베타2항진제를 사용할 때마다 저용량 흡입 스테로이드를 함께 흡입
• 천식 증상, 또는 증상완화제의 사용이 한 달에 2번 이상	저용량 흡입 스테로이드와 필요 시 속효 베타2항진제 또는 필요 시 사용하는 저용량 흡입 스테로이드/포모테롤 또는 매일 류코트리엔 조절제 사용 또는 속효 베타2항진제를 사용할 때마다 저용량 흡입 스테로이드를 함께 흡입
• 일상생활에 지장을 주는 천식 증상이 거의 매일 발생 • 천식 증상으로 인한 수면장애가 일주일에 1번 이상 • 급성 악화의 위험인자*가 하나라도 있음	유지치료와 증상완화제로 저용량 흡입 스테로이드/포모테롤 또는 저용량 흡입 스테로이드/포모테롤 유지치료와 필요 시 속효 베타2항진제 또는 중간용량 흡입 스테로이드와 필요 시 속효 베타2항진제
• 조절되지 않는 심한 천식 또는 급성 악화의 형태로 천식 증상이 시작	• 고용량 흡입 스테로이드 또는 • 중간용량 흡입 스테로이드/지속 베타2 항진제 단기간 전신 스테로이드

나. 증상완화제: 천식 증상이 발생하였을 때 증상 경감을 위하여 필요 시 사용할 수 있는 약물로 모든 천식 환자에게 제공한다.
- 속효 흡입 베타2 항진제, 저용량 흡입 스테로이드/포모테롤 복합제
다. 중증 천식 조절을 위한 추가 약물: 고용량의 질병조절제를 사용함에도 불구하고 증상이 지속되거나 급성 악화가 있을 때 추가할 수 있는 치료제이다.
- 지속 항콜린 기관지확장제, 생물학적 제제
② 천식 치료 약물의 종류
가. 흡입 스테로이드(Inhaled corticosteroid, ICS)
- 흡입 스테로이드는 가장 효과적인 질병조절제로 폐기능을 호전시키고, 기관지 과민성을 감소시키며, 증상을 완화시키고 천식의 악화를 예방한다.
- 국소 부작용으로 구강 캔디다증, 목소리 변성, 상기도 자극에 의한 간헐적 기침 등이 있고, 고용량 흡입 스테로이드를 장기간 사용하면 전신 부작용이 나타날 수 있는데 통상적인 용량(1일 beclomethasone dipropionate나 budesonide로 1000mcg 이하)에서는 전신적 부작용은 미미하다.

- 시판중인 흡입 스테로이드 제제

성분	제형	용량	1일 최대 사용량
Beclomethasone dipropionate	Metered dose inhaler Becotide^R Dry powder inhaler Becodisk^R	$50 \mu g$/puff 100 or $200 \mu g$/puff	up to $2000 \mu g$/day (use lowest effective dose)
Budesonide	Metered dose inhaler Pulmicort^R Dry powder inhaler Pulmicort turbuhaler^R	$200 \mu g$/puff $200 \mu g$/puff	maximum dose: ? (use lowest effective dose)
Ciclesonide	Metered dose inhaler Alvesco^R	$160 \mu g$/puff	up to $1280 \mu g$/day

Estimated Equipotent Doses of Inhaled Glucocorticosteroids

Drug	Low Dose	Medium Dose	High Dose
Beclomethasone dipropionate	$200{\sim}500 \mu g$	$> 500{\sim}1,000 \mu g$	$> 1,000 \mu g$
Budesonide*	$200{\sim}400 \mu g$	$> 400{\sim}800 \mu g$	$> 800 \mu g$
Ciclesonide*	$80{\sim}160 \mu g$	$> 160{\sim}320 \mu g$	$> 320 \mu g$
Fluticasone	$100{\sim}250 \mu g$	$250{\sim}500 \mu g$	$500{\sim}1,000 \mu g$

* once daily dose in mild patients

나. 흡입스테로이드/지속 베타2항진제(ICS/LABA)
- 흡입 스테로이드 유지치료가 필요한 환자에서, 저용량 흡입 스테로이드 단독 요법으로 천식이 조절되지 않을 때 지속 흡입 베타2 항진제를 추가하는 것이 좋다.
- 흡입 스테로이드와 지속 흡입 베타2 항진제는 따로 사용하는 것보다 두 약물이 혼합된 복합제(combination)로 사용하는 것이 환자의 편의성과 치료 순응도를 높이고 지속 흡입 베타2 항진제 단독 사용을 막을 수 있다.
- ICS/LABA 종류
  · Seretide diskus/evohaler: Fluticasone + Salmeterol
  · Symbicort turbuhaler: Budesonide + Formoterol
  · Foster: Beclomethasone + Formoterol
  · Flutiform: Fluticasone + Formeterol
  · Relvar: Fluticasone + Vilanterol
다. 류코트리엔 조절제
- 몬테루카스트(montelukast), 프랜루카스트(pranlukast), 재퍼루카스트(zafirlukast)
- 류코트리엔 조절제는 기관지 확장 효과가 약간 있고 기침 같은 천식 증상을 줄

이며 폐기능을 호전시킨다. 또한 기도 염증을 감소시키고 천식 악화를 줄인다.
- 흡입 스테로이드를 사용할 수 없거나 사용하지 않으려는 일부 경증 지속 천식 환자의 초기 조절제로 사용할 수 있으며 알레르기비염이 동반된 경우에도 사용할 수 있다.
- 부작용이 거의 없는 것으로 알려져 있지만 두통, 어지러움, 피로감 등 가벼운 중추신경계 부작용이 매우 드물게 발생할 수 있다.

라. 테오필린 등 크산틴계 약물
- 테오필린은 비교적 약한 기관지확장제로 저용량에서 어느 정도의 항염증 작용도 있다.
- 서방형 테오필린은 흡입 스테로이드에 비하여 천식 조절 효과는 상대적으로 약하며 흡입 스테로이드나 흡입 스테로이드/지속 베타2 항진제로 천식이 조절되지 않는 성인 환자에서 추가약물로 고려해볼 수 있다.

마. 속효 흡입 베타2 항진제 (SABA)
- 천식의 급성 증상 완화를 위해 제일 먼저 선택되는 약물이며 운동 전에 운동유발천식 증상을 예방하기 위해 사용되기도 한다.
- SABA는 주기적으로 계속 사용하기 보다는 증상이 있을 때 필요에 따라 사용하여야 하며 최소한의 용량과 빈도로 사용하기를 권장한다.
- 비록 SABA가 천식 증상의 빠른 호전을 유도하지만, 속효 흡입 베타2 항진제 단독치료를 시행한 환자에서 천식관련 사망 위험도가 높다.

바. 지속 항콜린 기관지확장제 (LAMA)
- ICS 또는 ICS/LABA 투여에도 불구하고 증상이 조절되지 않고 기도 폐쇄가 지속되는 환자에서 LAMA(티오트로피움)를 추가하면 폐기능이 개선되고 증상완화제 사용을 줄일 수 있다.
- 대표적인 부작용으로는 구강 건조, 쓴 맛, 복통, 변비, 발음 이상 등이 있다.

사. 생물학적 제제
- 항 IgE 항체(오말리주맙), 항 IL-5/5R 항체(메폴리주맙,레슬리주맙,벤라리주맙), 항 IL-4Rα 항체(듀필루맙)등

아. 전신 스테로이드
- 질병조절제를 꾸준히 사용하는데도 불구하고 증상이 조절되지 않는 경우 경구 스테로이드 사용이 필요하다.
- 부작용의 위험이 크기 때문에 가능한 장기간 사용을 피하고 어쩔 수 없이 투여가 필요하다면 전신 부작용을 최소화하도록 노력하여야 한다.

8) 천식 유지치료와 관찰
- 천식 초기치료 시작 후 천식을 조절하기 위하여 유지치료는 매 방문시마다 천식 조절의 평가, 치료 약물 조정, 약물에 대한 반응 평가에 따라 결정된다.

가. 천식 조절 평가
- 천식 조절은 '현재의 증상 조절'과 '미래의 위험'을 포함한다.

천식 증상 조절					
지난 4주간 환자가 경험한 증상			조절	부분조절	조절안됨
• 일주일에 2번을 초과하는 주간 증상	있음 □	없음 □	모두 없음	1-2개	3-4개
• 천식으로 인한 야간 증상	있음 □	없음 □			
• 일주일에 2번을 초과하는 증상완화제 사용*	있음 □	없음 □			
• 천식으로 인한 활동 제한	있음 □	없음 □			

미래 위험

- 미래 위험 요인에 대한 평가는 천식 진단할 때 시행, 이후에도 특히 급성 악화를 경험하였던 환자에서 주기적으로 시행함.
- 천식 치료 시작할 때 FEV_1측정하고 이후 질병조절제 치료 3-6개월 후 폐기능 측정(개인 최고치 기록 목적), 그 후에는 위험인자에 따라 주기적으로 측정함.
- 천식 증상이 조절되지 않는 것은 천식 악화의 중요한 위험인자이다.

조정 가능한 급성 천식 악화의 위험인자	증상이 잘
• 약물: 속효 흡입 베타2 항진제 다량 사용[월 1통(200회) 초과 사용할 때 사망 위험 증가], 흡입 스테로이드의 부적절한 사용이나 처방받지 않음, 약물 순응도 감소, 흡입기 사용법 미숙	조절되더라도 이 중 한 가지라도
• 동반 질환: 비만, 만성 비부비동염, 위식도역류, 식품 알레르기, 임신	해당사항이 있으면 미래의
• 환경 노출: 흡연, 감작 항원, 대기오염	나쁜 예후
• 주변 환경: 주요 정신적 또는 사회경제적 문제	위험이 있음
• 폐기능: 낮은 FEV_1(특히 <예측치의 60%), 높은 기관지확장제 반응성(high bronchodilator response)	
• 2형 염증 지표 상승: 혈액 호산구수, 호기산화질소(흡입 스테로이드 사용 중인 성인 알레르기 천식 환자)	

그 외 급성 천식 악화의 독립적 주요 위험인자
- 천식으로 기관삽관이나 중환자실 치료 과거력
- 지난 12개월 동안 1회 이상 중증 천식 악화

고정 기류제한의 위험인자
- 병력: 조산, 저체중출생아 또는 급격한 유아기 체중 증가, 만성 점액 과다분비
- 약물: 흡입 스테로이드 미사용
- 환경 노출: 흡연, 유해 화학물, 직업 노출
- 검사: 낮은 초기 FEV_1, 객담 또는 혈액 호산구 증가

약물부작용의 위험인자
- 경구: 경구 스테로이드의 잦은 사용, 장기간 고용량 흡입 스테로이드 사용, P450 억제제 복용
- 국소: 고용량 흡입 스테로이드, 잘못된 흡입기 사용

나. 천식 유지치료와 치료 단계의 조정
- 환자의 현재 천식 조절 상태에 따라 약물을 선택한다.
- 3개월 이상 천식이 잘 조절되면 환자에게 효과적인 약물의 최소 용량을 찾기 위해 치료 단계를 낮출 수 있다.

- 천식 조절이 실패하거나 그러한 조짐을 보이는 경우, 또는 급성 천식 악화가 발생한 경우에는 치료 단계를 올려야 한다.
- 천식 증상 조절과 미래 위험 최소화를 위한 단계적 접근 방식

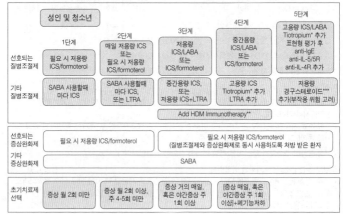

*연무형 흡입기(soft mist inhaler) 티오트로피움
**FEV1 ≥70%, HDM 감작, 비염 동반된 경우 고려
***프레드니솔론 7.5 mg/일 이하

- 천식 치료 단계를 낮추는 방법

| | | 천식 치료 단계를 낮추는 원칙 |

- 3개월 이상 천식 증상이 잘 조절되고 폐기능의 변화가 없을 때 고려. 급성 악화의 위험이 있거나 고정 기류제한이 있을 경우 면밀한 감독이 필요함.
- 적절한 시기 선정(급성 호흡기 감염, 여행, 임신 시 변경을 피할 것).
- 환자에게 감량 과정에 대해 설명하고 증상 악화 시 사용할 약물이 준비되어 있는지 확인하며 악화 시의 행동지침에 대해 숙지하도록 함.
- 3개월 간격으로 흡입 스테로이드 용량을 25-50%씩 감량하는 것이 안전.

	현재 약물과 용량	단계를 낮추는 방법
5 단계	고용량 ICS/LABA + 경구 스테로이드	• 고용량 ICS/LABA 용량 지속 + 경구 스테로이드 감량
		• 경구 스테로이드 감량 시 기준으로 객담 활용
		• 경구 스테로이드 격일 사용
		• 경구 스테로이드를 고용량 흡입 스테로이드로 대체
	고용량 ICS/LABA + 기타 약물	• 전문가에게 의뢰
4 단계	중간용량 ICS/LABA	• ICS 용량을 50%씩 감량하여 LABA 사용 지속
		• LABA를 중단하면 악화 발생 위험 증가
	중간용량 ICS/포모테롤	• ICS/포모테롤을 저용량으로 감량하고 필요 시 증상완화제로 사용
	고용량 ICS + 다른 질병조절제	• ICS 용량을 50%씩 감량 + 다른 질병조절제 유지
3 단계	저용량 ICS/LABA	• ICS/LABA를 하루 한 번으로 감량
		• LABA를 중단하면 악화 발생 위험 증가
	저용량 ICS/포모테롤	• ICS/포모테롤을 하루 한 번으로 감량하고 필요 시 증상완화제로 사용
	중간용량, 또는 고용량 ICS	• ICS 용량을 50%씩 감량 • 류코트리엔 조절제를 추가하는 것은 ICS 용량 감량에 도움
2 단계	저용량 ICS 또는 류코트리엔 조절제	• 저용량 ICS 경우 하루 한 번으로 감량 • 필요 시 저용량 ICS/포모테롤로 변경 • 흡입 SABA를 사용할 때 ICS를 함께 사용 • 성인과 청소년에서 ICS를 완전히 중단하는 것은 속효 베타2 항진제 단독 치료를 하게 되어 급성 악화의 위험을 높이므로 권장되지 않음

9) 급성 천식 악화 치료
- 급성 천식 악화(천식 발작)는 호흡곤란, 기침, 천명, 가슴답답함과 같은 증상과 폐기 능이 가속도로 악화되는 것을 말하며 유발인자(호흡기 바이러스 감염, 꽃가루, 대기오염물질, 약물 등)에 노출되거나 질병조절제를 잘 사용하지 않을 때 발생된다.
- 급성 천식 악화가 발생하면 환자의 천식 증상 또는 폐기능은 평소에 비해 악화된다. 급성기에는 폐기능검사 수치가 증상보다 급성 천식 악화의 중증도를 더 정확

히 반영한다.

- 천식 관련 사망의 위험인자가 하나 이상 있는 경우에는 의무 기록에 남겨 다른 의료진도 알아볼 수 있도록 하고, 급성 천식 악화의 징후가 있을 때는 바로 의료기관을 방문하여 적절한 조치를 받도록 환자교육을 하여야 한다.
- 천식 관련 사망의 위험인자

> - 한 번이라도 천식으로 기관삽관과 인공 호흡기 치료가 필요하였던 환자
> - 최근 1년 이내 급성식 악화로 응급실을 방문하였거나 입원한 적이 있는 환자
> - 경구 스테로이드를 사용 중이거나 최근에 사용하다 중단한 환자
> - 흡입 스테로이드를 규칙적으로 사용하지 않은 환자
> - 속효 흡입 베타2항진제(한달에 한 통 이상)를 과도하게 사용하는 환자
> - 정신건강 질환이나 심리사회적 문제가 동반된 환자
> - 평소에 천식 치료 계획에 잘 순응하지 않는 환자
> - 천식과 함께 식품알레르기가 있는 환자
> - 폐렴, 당뇨, 부정맥 등 동반 질환이 있는 환자

- 응급실에서의 평가와 관리

가. 병력 청취
- 급성 악화가 시작된 시점과 악화 원인
- 운동 능력 제한이나 수면 장애를 포함한 천식 증상의 중증도
- 아나필락시스 동반여부
- 천식 관련 사망의 위험요인
- 현재 사용 중인 모든 질병조절제와 증상완화제의 종류(사용 용량과 흡입기 종류), 치료 순응도, 최근 약물 사용량 변화, 현재 치료에 대한 반응

나. 신체 검진
- 급성 악화의 중증도를 확인할 수 있는 징후(의식 수준, 문장을 말할 수 있는지, 호흡보조근 사용 여부, 천명음 등)와 활력징후(혈압, 맥박수, 호흡수, 체온)
- 동반 합병증(아나필락시스, 폐렴, 무기폐, 기흉, 종격동 기종 등)
- 갑작스러운 호흡곤란을 설명할 수 있는 다른 질환의 징후(심부전, 상기도 기능 부전, 이물질 흡인, 폐색전증 등)

다. 객관적 지표 측정
- 치료 전 가급적 PEF나 FEV1을 측정하고 이후 치료에 대한 반응을 확인하고자 시간 간격을 두고 폐기능을 재평가한다.
- 산소포화도 측정기를 이용하여 산소포화도를 반드시 측정하며 산소포화도가 90% 미만으로 감소할 때에는 더 적극적인 치료를 하여야 한다.
- 동맥혈가스검사: 천식 악화시 $PaCO_2$는 보통 40 mmHg 미만으로 유지되나 피로감이나 졸음을 동반하는 경우 $PaCO_2$ 상승을 시사하는 소견으로 기도관리가 필요하다. PaO_2가 60 mmHg 미만이거나 $PaCO_2$가 정상 또는 증가된 경우(특

히 > 45 mmHg)에는 호흡부전을 시사하므로 주의한다.

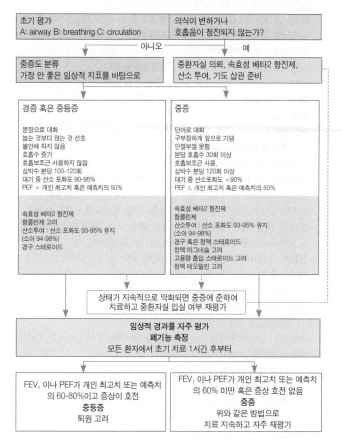

라. 응급실에서의 치료
- 산소: 동맥혈의 산소포화도를 93-95% (소아는 94-98%) 정도를 유지할 수 있도록 산소를 투여한다. 중증 급성 천식 악화에서 저유량(low-flow) 산소를 이용해서 산소포화도를 93-95%로 유지시키는 것이 고유량(high-flow) 100% 산소를 투여하는 것보다 더 추천된다.
- SABA: 정량분사흡입기나 네뷸라이저를 이용하여 투여하며, 스페이서와 함께 정량분사흡입기를 사용할 경우 가장 효율적이면서 효과적이다. 급성 악화 초

기에는 지속적으로 사용하고 입원을 하게 되면 필요에 따라 사용한다.

- 에피네프린: 악화가 아나필락시스나 혈관부종과 합병된 경우에만 사용한다.

- 전신 스테로이드: 급성 악화 증상을 빠르게 감소시키며 재발을 막는데 효과가 있으므로 경증의 급성 악화가 아닌 이상 반드시 사용한다. 프레드니솔론 1일 50 mg을 1회 투여하거나 하이드로코티손 200 mg을 분할 사용하여 5-7일간 사용, 단기간 사용한 경우 서서히 감량할 필요는 없다.

- LAMA(이프라트로피움): 중등증-중증 급성 천식 악화가 있는 천식 환자의 치료에 SABA와 더불어 사용시 SABA 단독 사용에 비해 입원율과 PEF나 FEV1 호전에 도움이 된다.

- 테오필린과 아미노필린: 중증 급성 천식 악화의 경우 전문가의 판단에 의하여 조기 투여를 신중하게 검토할 수 있다.

- 마그네슘: 내원 시 FEV1이 25-30%로 낮은 환자, 초기 치료에 반응하지 않고 지속적 저산소혈증을 보이는 환자, 처음 1시간 동안 응급치료 후에도 FEV1이 예측치의 60%를 넘지 않는 중증 급성 천식 악화 환자에서 입원율을 낮추기 위해 정맥주사로 20분에 걸쳐 2 g을 1회 투여하는 방법으로 사용할 수 있다.

- 항생제: 세균 호흡기 감염(열, 화농 객담, 폐렴, 비부비동염 등)이 없는 경우 천식 악화에서 항생제의 일상적인 사용은 권장되지 않는다.

- 진정제: 수면제나 항불안제는 호흡을 억제시키는 효과가 있으므로 진정효과가 있는 약은 천식 악화 시에는 금기이다.

- 비침습적 기계환기(Non-invasive ventilation, NIV): 천식의 치료에 있어서 비침습적 기계환기에 관한 근거는 미약하다.

마. 입원 또는 응급실 퇴원 기준

- 내원 당시 상태보다 치료 1시간 후의 임상 양상(똑바로 누울 수 있는지)이 입원 치료 필요성을 결정하는데 더 중요하다.

  i. 내원 당시 폐기능(PEF나 FEV1)이 개인 최고치의 25% 미만이거나 치료 후에도 40% 미만인 환자는 입원이 권고된다.

  ii. 치료 후 폐기능이 개인 최고치나 예측치의 40-60%라도 환자의 사망위험 인자 또는 외래 치료 가용성을 고려하여 퇴원 후 외래에서 치료가 가능하다.

  iii. 치료 후 폐기능이 60% 이상이면 위험인자 또는 외래 치료 가용성을 고려한 후에 외래에서 치료가 권장된다.

  iv. 입원 치료의 필요성을 높이는 요소

- 여성, 고령
- 이전 24시간 동안 속효 흡입 베타2 항진제를 8번 이상 흡입한 경우
- 급성 천식 악화의 중증도(내원 당시 심폐소생술이나 빠른 조치가 필요하였던 경우, 호흡수 22회/분 초과, 산소포화도 95% 미만, 마지막으로 측

정한 PEF 50% 미만)
- 입원이나 기관삽관이 필요하였던 중증 급성 천식 악화 병력
- 경구 스테로이드 사용이 요구되는 악화로 예정되지 않았던 외래나 응급실 방문

바. 응급실 또는 병원에서 퇴원할 때의 약물치료
- 경구 스테로이드: 재발 위험을 줄이기 위해 성인은 최소 3-7일(프레드니솔론 동등용량으로 1일 1 mg/kg, 최대 1일 50 mg) 경구 스테로이드를 처방한다.
- 흡입 스테로이드: 이전에 사용하지 않았다면 귀가 전에 흡입 스테로이드를 시작한다. 이전에 사용하고 있었다면 2-4주 정도 흡입 스테로이드를 증량한다.
- 퇴원 후 2-7일 이내에 담당 의사를 방문하여 외래에서 치료를 유지하고 천식의 조절이나 폐기능을 확인하도록 한다.

10) 특수 상황에서의 천식 – 수술
- 천식 환자에서 수술 전후로 위험성이 증가한다는 근거는 없으나 COPD를 동반한 환자나 폐기능이 감소되어 있는 환자에서는 위험성이 증가할 수 있다.
  정규 수술: 수술 전에 천식 조절 상태 등에 대한 세심한 주의가 필요
  응급 수술: 천식이 잘 조절되지 않은 상태에서 즉각적인 수술이 필요한지 고려
- 오랜 기간 고용량의 흡입 스테로이드를 사용한 경우 또는 지난 6개월 동안 경구 스테로이드를 2주 이상 사용한 경우 수술 중 급성부신기능부전의 위험이 있으므로 수술 전후로 하이드로코티손을 투여하여야 한다.
- 모든 천식 환자에게 수술 전후로 지속적인 유지치료를 하는 것이 중요하다.

3. Allergic rhinitis
1) 정의
비강을 싸고 있는 점막의 염증성 병변으로 인하여 비루, 재채기, 소양증, 비폐색 중 한가지 이상의 증상을 동반하는 질환을 비염이라고 한다. 이러한 비강점막의 염증이 알레르기 항원에 대한 과민반응에 의해 유발될 경우를 알레르기 비염이라고 말한다. 알레르기 비염은 발작적이고 반복적인 재채기, 수양성 비루, 비폐색이 주요 증상으로 비점막의 제1형 과민반응성 질환이다. 이러한 과민반응은 다양한 알레르기 항원과 그들에 대한 특이 IgE 항체에 의해 촉발된다. 알레르기성 비염은 간헐성과 지속성으로 나뉘며 경중에 따라서 'mild'와 'moderate/severe'로 나눌 수 있다.

2) 원인

Classification of rhinitis	Differential diagnosis of allergic rhinitis
Infectious	Rhinosinusitis with or without nasal polyp
Viral	Mechanical factors
Bacterial	Deviated septum
Other infectious agent	Hypertrophic turbinates
Allergic	Adenoidal hypertrophy
Intermittent	Anatomical variant in the ostiomeatal complex
Persistent	Foreign body
Drug induced	Choanal atresia
Aspirin	Tumors
Other medication	Benign
Hormonal	Malignant
Other cause	Granulomas
NARES (non allergic rhinitis with	Wegner's granulomatosis
eosinophilia)	Sarcoidos
Irritant	Infectious
Food	Malignant - midline destructive granuloma
Emotional	Ciliary defects
Atrophic	Cerebrospinal rhinorrhea
Idiopathic	

① 유전적 요인

알레르기 질환은 다양한 유전적 소인을 가진다. 알레르기 질환의 가족력이 있는 경우 현저히 그 유병률이 높으며 양쪽 부모 중 어느 한쪽이 알레르기 질환이 있는 경우 약 50%에서, 양쪽 모두 알레르기 질환이 있는 경우 약 75%에서 자식에게 알레르기 질환이 일어날 확률이 보고되고 있다.

② 연령 및 성별

항원에 대한 감작은 대개 어린 나이에 일어난다. 따라서 일반적으로 알레르기 질환은 성인보다 소아에서 유병률이 높다. 또한 대부분의 연구에 의하면 여아보다 남아에서 유병률이 높다고 보고되고 있다.

③ 항원에의 노출

주위환경에서 노출될 수 있는 다양한 항원에 의해 IgE 항체가 생성된다. 집먼지 진드기, 꽃가루, 개와 고양이 등의 동물, 음식물 등이 원인이 될 수 있다.

④ 대기오염

분진, 아황산화합물, 오존, 일산화탄소 등 대기오염 물질이 호흡기 알레르기를 증가시키며 실내오염으로 담배연기, 도장류의 유기용매 등도 알레르기를 유발한다.

⑤ 기후변화

상대습도의 저하와 저온은 증상을 악화시킨다.

3) 알레르기 비염의 분류

Classification of allergic rhinitis according to ARIA

1. 'Intermittent' means that the symptoms are present
   < 4 days a week
   or for < 4 consecutive weeks
2. 'Persistent' means that the symptoms are present
   More than 4 days a week
   And for more than 4 consecutive weeks
3. 'Mild' means that none of following items are present ;
   Sleep disturbance
   Impairment of daily activities, leisure and/or sport
   Impairment of school or work
   Symptoms present but not troublesome
4. 'Moderate/severe' means that one or more the following items are present ;
   Sleep disturbance
   Impairment of daily activities, leisure and/or sport
   Impairment of school or work
   Troublesome symptoms

(ARIA guideline 2008)

4) 진단

① 병력과 이학적 검사

알레르기성 비염의 진단은 전형적인 병력과 알레르기 증상과 진단적 검사에 의해 이루어진다. 진단에 있어서 가장 중요한 것이 병력이다. 주로 아침에 수회에서 수십 회의 발작적인 재채기와 비폐색, 비루(주로 수양성, 때로 점액성) 그리고 코, 눈 및 구개, 인두 등의 소양감이 알레르기 비염의 특징적인 증상이다. 이러한 증상은 20 세 이전에 시작되는 것이 보통이고 알레르기 비염은 물론 기관지 천식, 아토피성 피부염을 포함한 알레르기 질환에 해당되는 가족력이 있는 경우는 더 의심할 수 있다. 그 외에 특정 항원에 노출될 만한 직업력이나 기후, 습도, 그 지역에 많은 화분 종류 등의 생활환경 요인을 알아보는 것이 도움이 된다. 비강소견으로는 점막의 창백한 부종과 수양성비루가 특징이며 비용이나 부비동염, 비중격만곡 등 다른 비강 질환 의 유무도 확인하여야 한다.

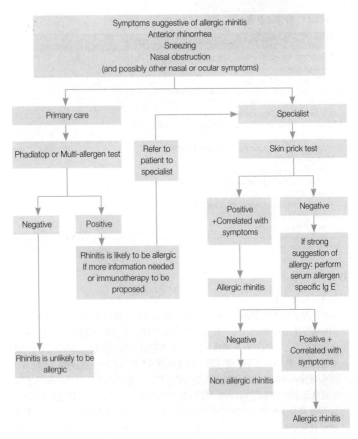

Make the diagnosis of allergic rhinitis 2007 ARIA guide

② 진단적 검사법

가. 피부반응검사

Skin test는 병력 및 이학적 검사에서 알레르기 비염이 의심되는 경우 IgE 연관성 알레르기 반응을 진단할 수 있는 유용한 검사이다. 이를 통해 증상과 유발하는 항원간의 연관관계를 알 수 있다.

나. in vitro Test

혈청내 총 IgE는 알레르기를 진단하는 검사로는 유용성이 떨어진다. 혈청 내 특이 IgE를 측정하는 것은 원인 항원을 구분하는데 도움이 된다.

다. 비내유발검사

직업성 비염을 진단하는데 유용하다. 항원액을 paper disc에 묻혀서 비강내 일정부위에 놓거나, 분무기로 비강내에 살포하여 즉시형 과민반응과 6~12시간 후의 지연형 반응을 관찰한다.

5) 치료

알레르기성 비염에서는 병의 심각도와 유병기간, 환자의 순응도 등을 잘 고려하여 치료를 시작해야 한다. 심각도에 따라 단계적이고 개인화 된 치료법이 필요하다.

① 회피요법

온대지방에 위치한 우리나라는 근래에 와서 에너지 절약을 위하여 건물의 단열에 힘쓴 결과 자연적인 환기가 불량하게 되었으며 이것이 집먼지진드기 숫자의 증가를 초래하는 원인이 되었을 가능성이 크다. 실내의 알레르기항원에 대한 환경조절을 통한 회피요법은 일반적으로 그 효과가 수주 내지 수개월 후에야 나타나고 완전 치유에는 미치지 못하는 것이 보통이지만 환자의 증상을 완화시킬 수 있고 약물치료의 필요성을 경감시키는 효과가 있으므로 시행하여야 한다. 집먼지진드기는 실내의 먼지 자체를 줄이거나 실내습도를 낮추고 살충제를 살포하며 진드기가 살 수 없는 천을 씌운 침구와 가구를 사용하도록 함으로써 회피할 수 있으나 화분이나 그 밖에 실외에 존재하는 항원은 회피하기가 어렵다.

② 약물요법

가. 항히스타민제

항히스타민제는 히스타민 수용체와 결합을 해서 수용체를 차단하여 이미 증상이 유발된 이후에도 소양감, 재채기, 분비물 증가 등의 증상을 완화시킬 수 있다. 2세대 경구 혹은 경비 H1 항히스타민제가 비염과 결막염의 치료에 권유된다.

나. Corticosteroid

Corticosteroid는 비점막에 비만세포와 호산구 등의 염증세포 침윤을 감소시키고 점막의 과민성이나 혈관의 투과성을 감소시키며, 비만세포로부터의 염증성 매개물질유리를 억제시킨다고 알려져 있으며 알레르기비염의 거의 모든 증상, 즉, 소양감, 재채기, 비루와 비폐색 등에 효과가 있다.

경비 Glucocorticoid가 알레르기성 비염에 가장 효과적인 것으로 알려져 있다.

ⓐ topical steroid: beclomethasone (Beconase): 1~2 puff bid

budesonide (Pulmicort): 2 puffs bid

fluticasone (Flixonase): 2 puffs qd

triamcinolone (Nasacort): 2~4 puffs qd

경구 glucocorticoid의 장기간 투여는 안전성의 이유로 권장되지 않는다.

다. Sodium cromoglycate

Sodium cromoglycate는 비증상에 대해 국소용으로 사용되며 작용기전은 세포활성화와 관련되어 calcium ion의 세포내 이동을 억제하여 비만세포의 탈과립을 막는 것으로 설명된다. 효과 지속시간이 짧아 4회/일 분무하게 된다. 부작용이 거의 없어서 소아에서도 안심하고 쓸 수 있다.

라. Intranasal ipratropium

알레르기성 비염에 동반된 콧물 치료에 투여 할 수 있다.

마. 혈관수축제

혈관수축제는 심한 비폐색이 있는 환자에게서 단기간의 효과를 보여준다. 그러나 그 외의 증상에는 영향이 없다. 국소용 혈관수축제를 7~10일 이상 사용할 경우에 rebound phenomenon인 rhinitis medicamentosa를 유발할 수 있으므로 주의하여야 한다. 혈관수축제의 전신적 투여는 항히스타민제와 병용하였을 때 어느 한 가지만을 사용했을 때보다 알레르기비염의 증상완화에 더 큰 효과가 있다. 혈관수축제의 전신적 투여는 심혈관 질환이나 갑상선기능항진, 녹내장, 당뇨병 등의 질환이 있을 때는 피해야 한다.

바. 항 류코트리엔제

여러 연구에서 항 류코트리엔제는 비증상과 안증상을 경감시키는데 효과가 있었다. 천식이 있는 환자에서도 비증상과 기관지 증상을 경감시키는데도 효과가 있었다. 항 류코트리엔제는 경구 항히스타민제와 효능이 비슷하나 비강내 당질코티코스테로이드 투여보다는 효과가 떨어진다. 6세 이상에서 Montelukast를 투여 할 수 있다.

사. 면역요법

지금까지 면역요법이 효과가 있다고 밝혀진 항원은 화분, 집먼지 진드기 그리고 고양이털 등이다. 면역요법은 매우 드물지만 치명적인 전신부작용이 나타날 위험성이 있으므로 초치료 시 의사의 감독 하에 시행되어야 하며 아나필락시스가 발생했을 때 사용할 epinephrine, 산소호흡기, 기관내 삽관 등이 준비되어 있어야 하고 항원주사 후 적어도 30분간은 환자를 관찰하여야 한다. 또한 최소 3년간 꾸준히 치료가 필요하며 그 효과가 평생 지속되는 것이 아니므로, 잠재적인 부작용의 위험성과 치료효과를 잘 비교 검토한다.

Medications of allergic rhinitis

	Sneezing	Rhino rrhea	Nasal obstruction	Nasal itching	Eye symptoms
H1 antihistamines					
Oral	+++	+++	0 to +	+++	++
intranasal	++	+++	+	++	0
intraocular	0	0	0	0	+++
Corticosteroids	+++	+++	++	++	+
Chromones					
intranasal	+	+	+	+	0
intraocular	0	0	0	0	++
Decongestants					
intranasal	0	0	++	0	0
oral	0	0	+	0	0
Anti-cholinergics	0	+++	0	0	0
Anti-leukotrienes	+	++	++	?	++

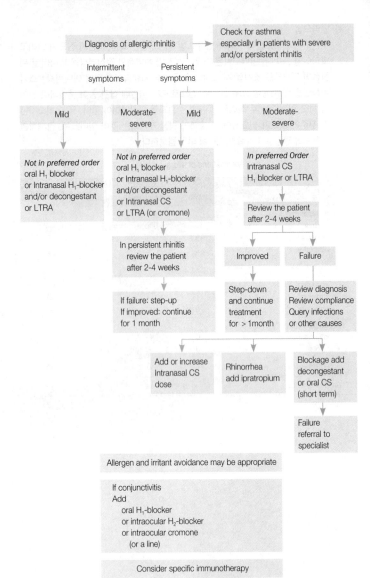

Diagnosis of allergic rhinitis → Check for asthma especially in patients with severe and/or persistent rhinitis

Intermittent symptoms

Persistent symptoms

Mild

Not in preferred order
oral H₁ blocker
or Intranasal H₁-blocker
and/or decongestant
or LTRA

Moderate-severe

Not in preferred order
oral H₁ blocker
or Intranasal H₁-blocker
and/or decongestant
or Intranasal CS
or LTRA (or cromone)

In persistent rhinitis review the patient after 2-4 weeks

If failure: step-up
If improved: continue for 1 month

Mild

Moderate-severe

In preferred Order
Intranasal CS
H₁ blocker or LTRA

Review the patient after 2-4 weeks

Improved

Failure

Step-down and continue treatment for > 1month

Review diagnosis
Review compliance
Query infections
or other causes

Add or increase Intranasal CS dose

Rhinorrhea add ipratropium

Blockage add decongestant or oral CS (short term)

Failure referral to specialist

Allergen and irritant avoidance may be appropriate

If conjunctivitis
Add
 oral H₁-blocker
 or intraocular H₂-blocker
 or intraocular cromone
  (or a line)

Consider specific immunotherapy

(Diagnosis and severity assessment of allergic rhinitis, ARIA 2010)

4. Chronic cough

1) 기침의 분류

급성기침: 3주 미만 지속

아급성 기침: 3~8주 동안 지속

만성기침: 8주 이상 지속

2) 원인

급성 기침	아급성 기침	만성 기침
감기	감염 후 기침	감염 후 기침
급성 세균성 부비동염	UACS (PND)	UACS (PND)
백일해	기관지 천식	기관지 천식
COPD의 급성 악화		위식도역류
알레르기성 비염		호산구성 기관지염

단일 질환에 의해 기침이 발생하는 경우가 가장 흔하지만, 두세 가지 원인 질환이 함께 있을 수 있다.

① Postinfectious cough (감염 후 기침)
- 아급성 기침의 가장 흔한 원인이나, 드물지 않게 2달 이상 지속될 수 있다.
- 상기도 감염 후에 기침이 발생하고 다른 증상이 모두 사라진 후 기침만 남아서 한 두 달 동안 지속되나 결국 저절로 호전
- 메타콜린 기관지 유발시험에 양성을 보이는 경우가 있으며, 1세대 항히스타민제 와 pseudoephedrine과 antitussive를 혼합하여 치료한다.

② 상기도기침증후군(Upper airway cough syndrome, UACS)
- 가장 흔한 만성 기침의 원인. 기저 원인에 관계없이 코나 부비동에서 생긴 분비물 이 인후를 자극하여 기침을 일으키는 경우를 통칭. 후비루증후군(Postnasal drip symdrome, PND)으로도 불림.
- 원인: allergic or nonallergic rhinitis, vasomotor rhinitis, sinusitis
- 진단: 증상을 기준으로 진단하나 20% 정도는 무증상이다. 주증상은 dripping sense in the throat, throat clearing, rhinorrhea/sneezing이 있다.
- 진찰소견: postnasal drip을 눈으로 확인, cobblestone appearance on the posterior pharyngeal wall
- 치료: antihistamine, decongestant, nasal corticosteroid, topical ipratropium

③ ACE-i induced cough
- ACE-i의 가장 흔한 부작용
- non-productive cough, 목구멍이 간지러운 느낌이 있다.
- 약을 끊으면 며칠 후에 소실된다.

④ Cough variant asthma
   - 호흡곤란이나 천명음이 없이 기침만이 주된 증상이면서 기도 과민성 증가를 보임.
   - 기침이 주로 밤에 악화되는 경향, 가끔 천명 동반
   - 메타콜린 유발검사에 양성을 보인다.
   - 흡입 스테로이드, 류코트리엔 길항제 등의 천식 치료를 하면 호전 된다.

⑤ 위식도역류(Gastroesophageal reflux disease, GERD)
   - 가슴 쓰림이나 신물 맛이 난다. 75%에서 기침증상만 있다.
   - 24시간 pH검사, EGD, 바륨 검사등을 시행
   - 생활 습관의 교정, PPI 투여

⑥ 호산구성 기관지염(nonasthmatic eosinophilic bronchitis, NAEB)
   - 메타콜린 기관지 유발시험은 음성이면서, 객담세포 중 호산구가 3% 이상
   - 진단: 유도객담검사, 호기 NO측정은 보조적인 수단
   - Budesonid, Ciclesonide 등의 흡입 스테로이드를 투여 한다.

3) 만성 기침의 진단적 접근

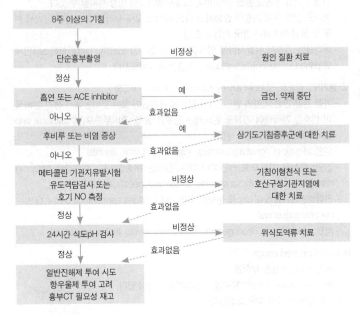

5. Adverse drug reactions

1) 발진(Exanthem)

홍역상(morbilliform) 또는 반구진(maculopapular)이 가장 흔한 형태이다. 흔히 대칭
적으로 나타나며 상반신부터 나타나는 경우가 많고 압력이나 외상을 받은 부분으로
부터 시작되는 수도 가끔 있으며 일반적으로 약간의 발열이 동반된다. 발진이 나타
나는 시기는 대개 약물투여 후 2주 이내이지만 sensitization된 경우 수일 내에 나타
날 수도 있다. 발진은 약물의 지속적인 투여에도 불구하고 저절로 소실되는 경우가
때로 있을 수 있으며 재차 약물 투여시에 재발할 수도 있다. 치료로 유발약물 투여
를 중지하고 항히스타민제 투여, 국소 스테로이드 도포할 수 있다.

2) 두드러기(urticaria)

① IgE mediated (type I): 항생제, 국소 마취제, 혈액제제, 감마 글로블린
② Non-IgE mediated, mast cell degranulation: opiates, vancomycin, anesthetic
   agents, muscle relaxants such as vecuronium, succinylcholine

3) 혈관부종/아나필락시스(angioedema/anaphylaxis)

① 증상: 얼굴과 입술 부종, 후두 및 혀부종으로 인한 기도폐쇄
② 기전: mast cell activation / abnormalities of complement cascade / increased
   activity of kinin pathways due to ACE inhibitor
③ 베타 차단제는 천식이나 두드러기 환자에서 아나필락시스를 악화시킨다.

4) 고정약진(fixed drug eruption)

- 원인약물 투여시마다 동일한 부위에 재발되는 약진이다. 홍반성 반(erythematous
  macule)으로 때로 수포가 발생하거나 색소 침착을 동반한다. 어느 부위에나 발생
  할 수 있으나 특히 수장, 족저, 입술, 성기부위가 호발 부위이다.

5) 광과민성(photosensitivity)

① 광독성(phototoxic)
   원인약물에 의한 자외선 흡수로 에너지가 방출되어 세포에 손상을 준다. 이론적
   으로 모든 사람에게서 발생할 수 있으며 약의 용량 및 광선의 노출된 정도와 관련
   이 있게 된다.
② 광알레르기성(photoallergic)
   UVA에 의해 약물이 활성화되어 lymphocyte mediated reaction으로 유발된다.

6) Hypersensitivity syndrome (Drug reaction with eosinophilia and systemic symptoms (DRESS))
   ① 피부발진과 발열, 그리고 간염, 관절통, 임파선 비대 혹은 혈액학적 이상으로 나타나는 약물 이상 반응이다.
   ② 항간질제(phenytoin, carbamazepine, phenobarbital) 및 설폰아마이드 제제가 흔히 일으키나 NSAID, b-blocker, allopurinol 등의 다른 종류의 약에서도 일으킬 수 있다.
   ③ medication 후 2~6주 사이에 피부 발진/발열과 임파선 종대와 동반하여 간 효소치 상승이 흔히 발생한다. 침범 받은 장기에 따라서 폐렴, 신부전, 심근염, 갑상선염 이나 신경학적 증상이 발생한다. 점막을 침범하지는 않는다.
   ④ 치료로는 원인 약제 중단 및 전신 스테로이드 투여가 있다.

7) Stevens-Johnson syndrome/Toxic epidermal necrolysis (TEN)
   약물 또는 감염에 의해서 유발되는 피부와 점막 병변을 포함하는 비슷한 임상양상을 나타내는 군으로 피부가 마치 화상을 입은 듯이 종이장처럼 벗겨진다.

		SJS	TEN	DRESS
Desquamation		< 10% of BSA	≥ 30% of BSA	No
원인		약 1/3에서 drug-induced	drug-induced	drug-induced
		Sulfonamide antibiotics, aminopenicillins, quinolones, cephalosporins, carbamazepine, phenobarbital, phenytoin, valproic acid, Meloxicam, NSAIDs, allopurinol, corticosteroids		Phenytoin, Carbamazepine, Phenobarbital, Sulfonamide, dapsone, sulfasalazine, CCB, allopurinol
병리		Full thickness epidermal necrosis Little or no inflammatory infiltrate		Perivascular lymphocyte infiltration
임상증상		발열 및 인플루엔자 양 증상 1~3일 후 피부 점막 병변 발생, 주로 얼굴과 상반신에 대칭적으로 분포하며 통증이 수반된다. Nikolsky's sign이 나타날 수 있다. 수분 및 전해질 불균형, 피부에 세균 집락, 패혈증 동반가능. 흔한 균주는 S. aureus와 Pseudomonas aeruginosa Eosinophilia는 없다.		투약 후 2~6주에 안면, 상지, 몸통 상부에 morbilliform eruption이 발열을 동반하여 발생한다. 임파선 종대가 있으며 eosinophilia가 발생한다. 간, 신장, 폐, 심장 등의 여러 장기 침범이 가능
치료	대증 치료	심한 화상에 준해 치료한다. 수분 및 전해질 균형유지, 괴사조직 제거, whirlpool therapy, ophthalmologic care. 예방적 항생제는 추천되지 않는다. (저항성 균주 출현 때문)		원인이 되는 약을 중단하며 피부 병변에는 topical steroid를 투여 한다.
	Therapeutic intervention	스테로이드, 면역글로블린, 사이톡산, 사이클로스포린, 혈장 교환술 등이 시도되었으나 추천할 만한 증거는 불충분함.		전신적인 steroid 치료가 필요하다.
사망의 주원인		패혈증		다장기 부전
치사율		5% 미만	44% 까지	10%

6. Anaphylaxis

1) 정의

심각하고, 생명을 위협할 수 있는 전신적인 과민 반응을 일컫는다.

Allergic anaphylaxis와 non-allergic anaphylaxis로 분류 할 수 있다.

2) Allergic anaphylaxis 및 non-allergic anaphylaxis의 기전에 따른 원인들

Anaphylaxis, allergic	Anaphylaxis, non-allergic
IgE mediated	Direct mediator release from mast cells/basophilis
Foods	Drugs such as opiates
Drugs	Physical factors
Insect stings and bites	Cold
Excercise food-dependent	Sunlight
Non-IgE mediated	Idiopathic
Immune aggregates	Exercise
IgG anti-IgA	Activation of contact system
Cytotoxic	Dialysis membrane
	Radiocontrast media
	Disturbance in arachidonic acid metabolism
	Asprin
	Other NSAID
	Multimediator recruitment
	Complement

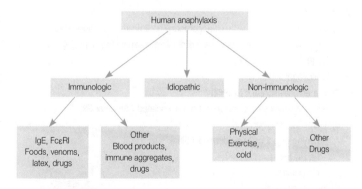

3) 임상상

- 임상 경과는 개인마다 차이가 있다.
- 대개 원인에 노출되고 수초 내지 수분 후에 증상이 나타나지만 1시간 이후에 증상이 나타나는 경우도 있다.
- The later the onset of symptoms, the less severe the reaction

- 최초에는 가벼운 증상이 나타나고 점차 진행하지만 처음 증상이 의식소실로 나타나기도 한다.
- 피부: 가장 흔하다, 90% 이상, erythema, pruritus to urticaria, angioedema
  상기도 증상: hoarseness, dysphonia, lump in throat to stridor (laryngeal edema)
  하기도 증상: chest tightness to wheezing, dyspnea
  순환기 증상: palpitation, dizziness, syncope, hypotension, arrhythmia, acute MI
  소화기 증상: nausea, profuse vomiting, abdominal cramping, diarrhea
  신경계 증상: headache, seizure
- 최초의 증상이 있은 후 수 시간 후에 다시 attack이 올 수 있음에 주의 하여야 한다.

4) 진단과 감별 진단

① 진단 (다음 3가지 중 한 가지라도 해당될 경우)

　가. 급속히 발생하는 피부나 점막 병변이 있으면서 1) 호흡기 증상, 2) 저혈압 또는 말단 기관기능장애 증상 둘 중 하나 이상 동반

　나. 알레르겐 가능성이 있는 물질에 노출된 직후에 1) 피부나 점막 병변, 2) 호흡기 증상, 3) 저혈압, 4) 지속적 소화기 증상 중 2개 이상 발생

　다. 환자에게 위험한 것으로 이미 알려진 알레르겐에 노출된 후 발생한 저혈압(수축기 혈압 90mmHg 이하 혹은 평소보다 30% 이상 감소)

② 감별 진단

　가. Circulatory collapse without accompanying urticaria or angioedema, arrhythmia, AMI, aspiration, pulmonary embolism, seizure disorders 등을 생각해 봐야 함

　나. Vasovagal syncope

　다. Hyperventilation(과호흡 상태)
　　　- Breathlessness + collapse but not associated with other Sx

　라. Hereditary angioedema
　　　- Laryngeal edema + abdominal pain
　　　- Family Hx(+)
　　　- No urticaria

　마. Serum sickness
　　　- not abrupt onset
　　　- occurs 1~3 weeks after antigenic stimulation
　　　- fever, lymphadenopathy, arthritis, nephritis, edema, neuritis (+)

5) 검사실 소견

① 검사의 목적: provide a clear identification of eliciting agent

② IgE 매개형 아나필락시스: skin prick test, allergen specific IgE
비IgE 매개형 아나필락시스: IgG antibody to IgA, detection of immune complex
아스피린(Aspirin): carefully graded oral challenge
Direct mast cell degranulating agents: skin test with absence of specific IgE

③ Tryptase: Anaphylaxis 가 의심될 경우 반드시 tryptase 검사를 시행한다. Anaphylaxis 가 발생한 시점으로부터 가급적 15분 후부터 최대 6시간 이내에 채혈하여 검사하도록 하되, 불가능한 경우 6시간 이후에라도 검사하도록 한다.

6) 치료

① 예방이 최선의 치료이다.
가. 철저한 병력 청취 후 가능한 아나필락시스를 일으킬 수 있는 약을 피하고 환자를 교육한다.
나. 병력상 아나필락시스를 일으킬 수 있다고 의심되는 약제는 반드시 사전에 감수성 여부를 검사
다. Administer drugs orally rather than parenterally when possible
라. Observe patient for at least 30 minutes after injection
마. Try desensitization to drug if it is urgent and potential efficacy of desensitization is known
바. Teach self injection of epinephrine

② Immediate treatment
가. Epinephrine
- 0.3~0.5ml of 1:1000 solution IM (IM is superior to SC)
- repeat 2~3 times at 10~15mins intervals
- 0.1ml of 1:1000 solution IV over 5~10mins if no response to IM
- IV와 동일용량을 endotracheal tube를 통해 주입할 수 있다.
나. Antihistamine
- adjunctive treatment with epinephrine
- combination H1 and H2 antagonist is superior to H1 antagonist alone
- diphenhydramine (Avil, 25~50mg) and ranitidine (1mg/kg) or cimetidine (4mg/kg) IM/IV
다. Corticosteroids
- no established exact role
- may effect on late phase reaction

- may prevent recurrence
- no established dose or drug of choice
- suggestion: solu-cortef 100~1,000mg iv

라. Volume expansion
  - crystalloids 1,000~2,000ml rapidly
  - colloids 500ml rapidly → slow infusion

마. 베타 차단제를 사용한 환자
  - standard therapy에 저항을 보이는 경우가 흔하다.
  - 0.3~0.5mg atropine IM/SC every 10mins (max 2mg)
  - Glucagon 1~5mg IV bolus → 5~15μg/min

바. 증상이 소실된 후 관찰시간(biphasic episode 가능성 때문에 꼭 관찰 요망)
  - mild episodes: 2시간
  - severe episodes: 24시간

사. 원인약물에 대해 반드시 '약물이상반응' 보고하도록 한다.

③ 원인 회피 및 예방
  가. Skin test 또는 특이 IgE 항체 검사 시행(알레르기 내과 협진하여 검사 시기 결정)
  나. Epinephrine auto-injector 사용법 교육
  다. Immunotherapy, drug desensitization, premedication 등 고려

7) 예후
  - Generally, the later the onset of symptoms, the less severe the symptoms.
  - The larger the dose, the more severe the reaction
  - Reactions to parenteral injections are more severe than to oral administration.
  - The earlier the treatment initiated, the better the prognosis.
  - Recovery is usually complete

7. Eosinophilia(호산구증가증)

1) 정의
  - Eosinophilia (호산구 증가증) : 말초혈액에서 500 cells/mm^3 넘는 경우
  - Hypereosinophilia (과호산구증) : 말초혈액에서 1500 cells/mm^3 넘거나 조직에 침착된 경우

2) Eosinophilia 환자의 접근방법
  ① history (particularly the nature and types of specific organ involvement)

② physical examination

③ laboratory and imaging studies

Blood eosinophil numbers do not necessarily indicate the extent of eosinophil involvement in affected tissues because the cells are primarily tissue-dwelling and are several hundred-fold more abundant in tissues than in blood.

Eosinophils are most numerous in tissues with a mucosal epithelial interface with the environment, such as the respiratory, gastrointestinal, and lower genitourinary tracts.

3) Eosinophilia의 원인

Allergic disease	Diseases with specific organ involvement
Allergic rhinitis	Skin and subcutaneous disease
Asthma	Pulmonary disease
Medication related eosinophilia	Gastrointestinal disease
Hypereosinophilic syndrome	Neurologic disease
	Rheumatologic disease
	Cardiac disease
	Renal disease

Infectious disease	Immunologic reactions
Parasitic infections mostly with helminths	Specific immune deficiency disease
Specific fungal infections	Transplant rejection
HIV and other retroviral infections	

Hematologic and neoplastic disorders	Miscellaneous causes
Leukemia	Adrenal insufficiency
Lymphomas	Atheroembolic disease
Tumor-associated	
Mastocytosis	

① Allergic disorders

가. Allergic rhinitis: 말초혈액 호산구 증가는 비점막 호산구 증가만큼 흔하지는 않다. 비점막 호산구 증가는 알레르기성 비염 증상의 정도와 의미 있는 연관성을 가지며, 바이러스 감염이나 혈관운동성 비염과의 감별에 유용하고 topical steroids 치료반응을 예측할 수 있다. 그러나, 알레르기성 비염에 특이한 것은 아니며, 다음과 같은 경우에도 있을 수 있다.

- Asthma without symptoms of nasal allergy
- Nasal polyposis, with or without asthma and aspirin sensitivity
- Nonallergic rhinitis with eosinophilia syndrome (NARES)

나. Asthma: 말초혈액 호산구 증가는 알레르기성 천식에서 흔하고 기도 점막에서는 알레르기성과 비알레르기성 천식 모두에서 증가되어 있다. 객담의 호산구 증가

　는 알레르기성 천식에서 특징적이며 COPD와의 감별에 도움이 된다. Syndrome of chronic cough with eosinophilic bronchitis in the absence of asthma 에서 볼 수 있고 때때로 폐기종, 만성 기관지염, 간질성 폐질환에서 볼 수 있다.

다. Medication-related eosinophilia: 기전은 대부분 IgE mediated가 아니고 약물 복용과 중지 시에 호산구의 변화와 시간과의 연관성에 대해 정확히 알지 못하는 경우가 많다. 말초혈액의 호산구 증가 시에 반드시 약물 복용을 중지할 필요는 없지만, 장기(폐, 신장, 심장 등) 침범에 대한 적절한 검사가 시행되어야 하며, 만일 장기 손상이 있다면 약물 복용을 중지해야 한다.

라. Idiopathic hypereosinophilic syndrome: 다양한 증상을 발현하는 질환으로 어떤 특별한 검사로 진단할 수는 없고, 다음과 같은 3가지 특징을 갖고 있을 때 임상적으로 진단한다.
- Eosinophil ≧ 1,500/ML이 적어도 2회 이상 check
- 기생충 감염, 알레르기 질환과 같은 다른 호산구 증가의 원인이 없을 때
- 호산구의 침범으로 인한 장기손상이 있을 때

② Infectious diseases

성홍열, 만성 결핵증과 같은 경우를 제외하고 급성 세균성, 바이러스성 감염에서는 호산구 감소를 유발한다. 그러므로 발열이 있고 호산구 증가가 있는 경우 비감염성 원인도 고려해야 한다.

가. Parasitic infections

Th2 lymphocyte activation → IL-4, IL-5 → IgG1 and IgE-secreting cells → eosinophilia

호산구 증가의 정도는 기생충에 의해 침범된 조직의 범위와 정도에 따라 증가하지만 호산구 증가가 없다고 기생충 감염을 배제할 수는 없다. 기생충이 침범한 조직의 호산구가 증가할 때 항상 말초 혈액의 호산구 증가가 동반되는 것은 아니다. 기생충이 조직내에 고립되어 있을 때는 호산구 증가가 동반되지 않는다. (예: intact echinococcal cysts/tapeworms or adult Ascaris roundworms is limited solely to the intestinal lumen)

나. Toxocariasis (Visceral larva migrans)

개의 소장에 서식하는 *Toxocara canis*의 larva가 분변을 통해 사람에게 감염된다. Larva는 전신적으로 퍼지지만 성충으로 성장하지는 못하고, 면역 반응을 통해 호산구를 매개로 한 육아종성 반응을 일으킨다. 대개 증상은 없지만, 지속적인 eosinophilia를 일으킬 수 있다. 증상이 있는 경우 fever, 간비종대, 호흡기증상을 나타낼 수 있으며 눈을 침범하여 증상을 일으킬 수도 있다.

원인 불명의 호산구 증가증을 나타내는 중요한 원인이 되며, 의심되는 경우 ELISA test로 진단 할 수 있다. Self-limiting하는 질환이지만, 증상이 심하면 albendazole 등을 투여해 볼 수 있다.

다. Fungal infections: allergic bronchopulmonary aspergillosis (ABPA) 환자의 대부분과 coccidioidomycosis 환자의 25%에서 호산구 증가가 발견된다.

라. HIV and other retroviral infections
- 백혈구 감소증은 절대 호산구의 변화 없이 호산구 비율 증가를 야기하고 GM-CSF의 사용은 호산구 증가를 자극할 수 있다.
- 약물반응
- CMV를 비롯한 감염에 의한 부신기능 부전
- Eosinophilic folliculitis
- 심한 호산구 증가는 hyperimmunoglobulin E syndrome or exfoliative dermatitis와 연관이 있을 가능성도 있다.

③ Hematologic and neoplastic disorders
가. Mastocytosis: 피부, 간, 비장, 골수, 림프절을 포함한 다양한 장기에 mast cell의 증식과 축적을 특징으로 하는 질환으로 20%의 환자에서 말초혈액 호산구 증가를 동반하며, 골수 검사시에 흔히 호산구 증가를 동반한다.
나. Leukemia: Acute eosinophilic leukemia (AML M4)
다. Lymphoma: Hodgkin's disease 환자의 15%와 B-cell NHL 환자의 5%, nodular sclerosing HD에서 가장 흔하며, 심한 호산구의 침윤은 예후가 좋지 않다.

④ Eosinophilic lung disease
Eosinophil이 폐를 침범하는 다양한 형태의 질환을 총칭
다음 중 한가지가 있어야 한다.
- 말초 호산구 증가증과 흉부 X선상 이상 소견
- 조직검사로 확진된 조직내 호산구
- BAL fluid상 호산구의 증가

가. Simple pulmonary eosinophilia (Loeffler's syndrome)
일시적이고 이동하는 양상의 흉부 X선상 이상 소견과 호산구 증가증을 동반. 증상은 대개 없으며 치료 없이 경과 관찰
나. Acute eosinophilic pneumonia
Asthma의 병력이 없는 환자에서 급성 폐렴 증상이 발생. BAL fluid에서 호산구가 증가. steroid에 반응이 좋으며 재발하지 않는다. 말초 호산구는 대개 정상
다. Chronic eosinophilic pneumonia
Asthma와 말초 호산구 증가증을 동반하며 수주~수개월간 지속되는 호흡기 증상으로 나타남. 흉부 X선상 'Photonegative pulmonary edema'소견이 있음. Steroid에 빨리 반응하나 장기간의 치료가 필요하다.
라. Churg-Strauss Syndrome (Allergic angiitis and granulomatosis)
Asthma와 알레르기성 비염환자에서 호산구증가증과 전신적인 혈관염을 나타내는 질환. 심한 천식 발작, eosinophilic lung infiltration을 보일 수 있다.　　스테

로이드와 면역억제제를 투여하여 치료한다.

⑤ Miscellaneous causes

　가. Adrenal insufficiency: 어떠한 원인이든 부신기능 부전으로 인한 내인성 부신피
　　질 호르몬의 소실은 말초혈액 호산구 증가를 유발한다. 중증의 심한 질환을 갖
　　고 있는 환자에서 호산구 증가가 있다면 relative adrenal insufficiency 와의 연관
　　성을 생각할 수 있다.

　나. Atheroembolic disease: Cholesterol embolization은 ESR 증가, hypocomple-
　　mentemia, thrombocytopenia, eosinophilia, eosinophiluria, renal insufficiency,
　　livedo reticularis, and/or purple toes를 야기할 수 있으며 말초혈액 호산구 증가
　　가 유일한 clue가 될 수도 있다.

　다. Immunodeficiency states
　　　- Hyper-IgE syndrome (which is characterized by chronic dermatitis and re-
　　　　current infections)
　　　- Omenn's syndrome (combined immunodeficiency with hypereosinophilia)
　　　- Thymoma may be associated with bone marrow eosinophilia

8. Urticaria and angioedema

1) 정의

① Urticaria: upper dermis, raised, flat-topped, well-demarcated pruritic skin lesion with surrounding erythema. Lesion lasts minutes to hours. 얼굴과 사지에 호발한다.

② Angioedema: deeper lesion (dermal or subdermal) causing painful areas of skin-colored, localized swelling. 소양증은 드물다. 입술과 눈 주위, 생식기에 호발한다.

③ Acute urticaria vs Chronic urticaria: Acute < 6wks < chronic

2) Etiology

기전/원인에 따른 Urticaria ±Angioedema의 분류
1. IgE 매개성 　특정항원: 꽃가루, 음식, 약물, 곰팡이, 곤충, 기생충 　물리적: 피부그림증, 한랭, 일광(자외선), 콜린성(운동), 진동, 물
2. Bradykinin 매개성 　Angioedema (C1 inhibitor deficiency): 유전성 혈관 부종 　ACE inhibitors
3. Complement 매개성 　Necrotizing vasculitis 　Serum sickness 　수혈(혈액제제)
4. 비면역학적 　직접 mast cell의 분비 자극: 방사선조영제, opiates 　Arachidonic acid 대사 조절제: asprin, NSAID, azo염료, benzoate
5. 특발성

3) Pathophysiology

- 두드러기나 혈관부종의 시작은 그 분류에 따라서 기전이 다르다.
- Final common pathway is the degranulation of mast cell or basophils
  → release of inflammatory mediators.
- Histamine이 primary mediator로 작용하여 edema와 erythema를 일으킨다.

4) 증상과 진단

① 급성 두드러기는 특정 antigen에 노출되고 난 후 소양증과 erythematous cutaneous lesion이 발생한다. 증상은 6주를 넘지 않는다.

② 혈관 부종에서는 소양증은 흔하지 않으나, 붓고 통증을 동반하는 병변이 생긴다.

③ Complete history taking과 physical examination이 중요하며 다른 전신질환이 배제되어야 한다.

④ 다른 질환을 배제하기 위한 CBC, ESR, LFT, U/A, autoantibody 검사 등이 필요하며, Urticaria를 동반하지 않은 angioedema의 경우에는 C4 level의 측정이 필수적이다.

5) 치료
① 원인이 있으면 원인제거: 가장 중요
② 항히스타민제: 대부분의 경우 효과적
③ Oral corticosteroid: 후두부종이나 systemic symptom이 있을 때
④ Anaphylaxis가 있을 때 epinephrine을 투여(0.3~0.5ml, 1:1000 solution IM)

6) 유전성 혈관부종(hereditary angioedema, C1 esterase inhibitor deficiency)
① AD 유전, 10~25%는 가족력이 없다.
② Bradykinin, C2 kinin에 의해 angioedema유발
③ 얼굴, 팔다리, 생식기에 피부부종이 발생하며, 후두부종이 발생하는 경우도 있다. 장관부종으로 장폐쇄가 생길수도 있다. 두드러기는 동반되지 않는 것이 특징
④ C4 level을 측정하여 screening한다. 확진은 C1 esterase inhibitor 정량검사 및 기능검사로 할 수 있다.
⑤ 급성 발작의 치료
 - C1 esterase inhibitor concentrate: DOC (but 희귀약품)
 - FFP: C1 esterase inhibitor를 함유하고 있다.
 - anaphylaxis와 기전이 다르므로 epinephrine, 항히스타민제, 스테로이드 등은 효과가 없을 수도 있다.
⑥ 예방적 치료: Danazol, Tranexamic acid
⑦ ACE-i는 급성 발작을 유발 시킬 수 있으므로 절대 금기

Neurology

1. Neurologic examination

1) Mental status examination

① Consciousness

Arousal (Level of Consciousness) + Awareness (Content of Consciousness)

- Level of Consciousness

가. alert: 주위 환경에 명료하게 반응하는 상태

나. drowsy: light stimulation (verbal, touch)에 반응을 하는 상태로 external stimuli 가 없으면 각성상태를 유지하기 어려움

다. stupor: painful stimulation을 가하면 반응하지만 반응이 느리고 부적절하거나 간단한 질문에만 짧게 반응할 수 있음

라. coma: painful stimulation에도 반응이 없는 상태

- Content of Consciousness

의식의 내용적인 측면으로, 장애 발생시, 주로 외부자극 없이도 의식의 각성상태 는 유지되나, 사고가 부적절하고, 주위환경에 대한 지각이 완벽하지 못하며, 주의 력이 떨어져 산만함. confusion, delirium 등이 이에 해당

② Orientation

: time, person, place

③ Language

: fluency, comprehension, repetition, naming, reading, writing

④ Neglect

: sensory extinction (sensory, visual, auditory 등 자극을 양쪽에 동시에 주었을 때 병터 반대쪽 자극을 무시하는 현상), anosognosia(질병실인증), asomatognosia(신 체실인증)

⑤ Memory, Praxis, Agnosia, Frontal lobe function

2) Cranial nerve exam

① Olfactory nerve

② Optic nerve

- Confrontation test: 환자와 2~3m 거리를 두고 같은 눈높이에서 마주보며 환자에게 검사자의 코를 쳐다보게 한 후 검사자가 상하좌우에서 손가락을 움직이면서 시야이상의 유무를 평가
- Light reflex
  : 약간 어두운 곳에서 먼곳을 주시하게 한 후 한쪽 눈에 빛을 비추어 양쪽 동공의 수축을 각각 관찰한다. 빛을 받은 쪽의 동공이 수축하는 것을 direct light reflex, 반대쪽 동공이 수축하는 것을 indirect light reflex 라고 한다.
  cf) RAPD (relative afferent papillary defect)
  : 불빛을 한쪽 눈에 비추다가 바로 반대편 눈에 비추었을 때 indirect light reflex 로 작아져 있던 동공이 오히려 커지는 경우 → 한쪽 눈의 안구, 망막, 시신경질환을 의미함. eg) optic neuritis시 병측 눈에 RAPD 관찰될 수 있음

③ ④ ⑤ Oculomotor nerve, Trochlear nerve, Abducens nerve
- 정면(primary position)을 포함하여 9 방향의 cardinal eye movement를 따라 손가락을 움직여 눈의 운동범위를 평가하며, EOM limitation 유무를 기술. 복시를 호소하나 EOM limitation이 뚜렷하지 않은 경우 red glass test 등을 시행.

⑥ Trigeminal nerve
- trigeminal nerve의 감각기능은 얼굴의 통증, 온도를 감지하는 것으로 ophthalmic branch (V1)는 이마, maxillary branch (V2)는 뺨, mandibular branch (V3)는 턱을 각각 담당한다. 검사할 때는 좌우를 번갈아 자극하면서 비교하여 검사한다.
- 운동기능을 검사할 때는 설압자로 상하 턱을 꽉 다물게 하거나 턱을 좌우로 움직여 보게 하는 등 씹기 근육의 기능을 평가한다.

⑦ Facial nerve
- Peripheral type facial palsy: facial nucleus 이하의 병변으로 발생하며 입이 병변 반대쪽으로 돌아가고 병변쪽에 이마 주름잡기, 눈감기에 장애가 있음.
- Central type facial palsy: facial nucleus 위의 central pathway 이상으로 발생하며 입이 병변 반대쪽으로 돌아가는 증상, 즉 lower face에만 위약이 있음.

⑧ Vestibulo-cochlear nerve
- Cochlear function: Weber test, Rinne test
- Nystagmus: pathologic slow eye movement에 대해 corrective rapid eye movement 발생. rapid movement를 기준으로 방향을 정한다.

⑨ ⑩ Glossopharyngeal, Vagus nerve
- Uvula deviation :병변 반대쪽으로 uvula의 편위가 발생.
- gag reflex: glossopharyngeal nerve → vagus nerve

⑪ Accessory nerve: sternocleidomastoid muscle, trapezius muscle

⑫ Hypoglossal nerve
 - 혀를 내밀고 좌우로 움직이게 하여 혀의 운동을 관찰하며, hypoglossal nerve lesion 시 혀를 내밀게 했을 때 손상된 쪽으로 편위된다.

3) Motor system

MRC (Medical Research Council) Grading of Muscle Strength

Grade	Definition
5	Normal strength
4	Active movement against gravity and resistance
3	Active movement against gravity (no resistance from physician)
2	Active movement with gravity eliminated (no resistance from physician)
1	Flicker or trace contraction
0	No visible or palpable contraction

plegia: 완전마비
paresis: 불완전마비
Hemi-: 반신
Mono-: 한쪽 팔, 다리 의미
Quadri-: 사지
Para-: 양하지
Di-: 양쪽 같은 부위 의미
ex) hemiparesis, quadriplegia, diplegia …

	Upper Motor Neuron (UMN) sign (Anterior horn cell 상부의 병변)	Lower Motor Neuron (LMN) sign (Anterior horn cell 이하의 병변)
근 긴장도	Spastic	Flaccid
근육 부피	정상 혹은 약간 감소	중등도 이상 감소
Fasciculation	(-)	(+)
DTR	증가	감소
Babinski sign ankle clonus	(+)	(-)

4) sensory system

Primary sensory modality
  - Light touch, pain, temperature, position sense, vibration
Secondary or Cortical sensory modality
  - Two point discrimination, stereognosis, graphesthesia

Dermatomal, distribution of spinal nerve roots.

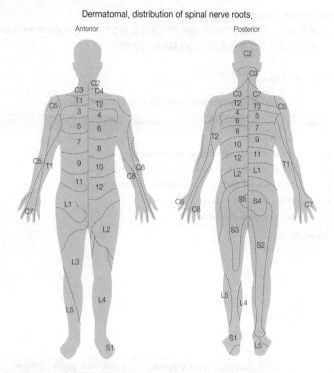

5) Reflex

① DTR (Deep tendon reflex)

0: absent

1+: present but diminished

2+: normal

3+: increased

4+: markedly hyperactive, often associated with clonus

② myotomal innervation

biceps reflex (C5-6), brachioradialis reflex (C5-6), triceps reflex (C7-8)
finger jerk (C8-T1), knee jerk (L3-4), ankle jerk (S1-S2)

③ pathologic reflex

- Babinski sign: 발바닥 뒤꿈치부터 lateral side부터 엄지발가락까지 자극을
주었을 때 엄지발가락 dorsiflexion 및 다른 발가락의 fanning

6) Cerebellar function and gait
   ① FNF (finger-nose-finger) test, HTS (heel-to-shin) test
   ② RAM (rapid alternating movement): 손바닥 뒤집기, 손가락 마주치기 등
   ③ Romberg test: 두 발을 모은 상태에서 똑바로 서게 하고 눈을 뜬 상태와 감은 상태에서 균형을 유지하는지 관찰한다. Cerebellar ataxia의 경우 눈을 뜨거나 감거나 균형을 잡기가 힘들다. Sensory ataxia의 경우 눈을 뜨고 있을때는 균형을 잡을 수 있으나 눈을 감게 되면 시각 자극에 의한 보상이 사라져 균형을 잡지 못하고 쓰러지게 됨.
   ④ Gait: 자세, 보폭, 보행속도, 좌우발 사이의 폭 등을 관찰

7) Meningeal irritation sign
   ① neck stiffness: 환자가 목에 힘을 뺀 상태에서 검사자가 한 손을 환자의   머리 밑에 넣어 턱이 가슴에 닿을 정도로 고개를 굽힌다. 이 때 통증을 동반한 목근육의 경직이 있는지, 굽힘운동에 제한이 있는지 관찰한다.
   ② Kernig sign: 누워있는 환자의 한쪽 다리 무릎과 고관절을 동시에 구부리면서 들어올린 후 고관절을 굽힌 상태에서 무릎관절을 편다.
   ③ Brudzinski sign: 환자가 무릎을 곧게 펴고 눕게 한 후에 검사자의 한 손으로 환자의 가슴을 가볍게 누르면서 다른 손을 머리 밑에 넣어 목을 굽힌다.

2. Coma

1) Approach to comatose patients
   - 우선 level of consciousness를 평가한 후 의식수준 저하 환자로 생각되면, history taking과 neurologic exam을 통해 의식저하의 원인을 감별한다.
   - Meningeal irritation sign과, focal or lateralizing sign의 유무를 통해서 다음의 세 그룹으로 분류 한 후 추가적인 검사 및 differential diagnosis 할 수 있다.

   ■ Meningeal irritation sign(+) → CSF tapping (infection, SAH 확인)
   ■ Lateralizing or focal neurologic sign(+) → Brain CT or MRI

Group 1	Meningeal Irritation sign (-)	Lateralizing sign (-)
Group 2	Meningeal irritation sign (+)	Lateralizing sign (-)
Group 3	Meningeal irritation sign (-)	Lateralizing sign (+)

Group 1.: Diseases that cause no focal or lateralizing neurologic signs, usually witn normal brainstem functions: CT scan and cellular content of the CSF are normal

A. Intoxications: alcohol, sedative drugs, opiates, etc.
B. Metabolic disturbances: anoxia, hyponatremia, hypernatremia, hypercalcemia, diabetic acidosis, nonketotic hyperosmolar hyperglycemia, hypoglycemia, uremia, hepatic coma, hypercarbia, adrenal crisis, hypo and hyperthyroid states, profound nutritional deficiency
C. Severe systemic infections: pneumonia, septicemia, typhoid fever, malaria, Waterhouse-Friderichsen syndrome
D. Shock from any cause
E. Postseizure states, status epilepticus, subclinical epilepsy
F. Hypertensive encephalopathy, eclampsia
G. Severe hyperthermia, hypothermia
H. Concussion
I. Acute hydrocephalus

Group 2.: Diseases that cause meningeal irritation with or without fever, and with an excess of WBCs or RBCs in the CSF, usually without focal or lateralizing cerebral or brainstem signs: CT or MRI shows no mass lesion

A. Subarachnoid hemorrhage from ruptured aneurysm, arteriovenous malformation, occasionally trauma
B. Acute bacterial meningitis
C. Some forms of viral encephalitis
D. Miscellaneous: Fat embolism, cholesterol embolism, carcinomatous and lymphamatous meningitis, etc.

Group 3.: Diseases that cause focal brainstem or lateralizing cerebral signs, with or without changes in the CSF; CT and MRI are abnormal

A. Hemispheral hemorrhage (basal ganglionic, thalamic) or infarction (large middle cerebral artery territory) with secondary brainstem compression
B. Brainstem infarction due to basilar artery thrombosis or embolism
C. Brain abscess, subdural empyema
D. Epidural and subdural hemorrhage, brain contusion
E. Brain tumor with surrounding edema
F. Cerebellar and pontine hemorrhage and infarction
G. Widespread traumatic brain injury
H. Metabolic coma (see above) with preexisting focal damage
I. Miscellaneous: cortical vein thrombosis, herpes simplex encephalitis, multiple cerebral emboli due to bacterial endocarditis, acute hemorrhagic leukoencephalitis, acute disseminated (postinfectious) encephalomyelitis, thrombotic thrombocytopenic purpura, cerebral vasculitis, gliomatous cerebri, pituitary apoplexy, intravascular lymphoma, etc.

(Reference: Adams and Victor's Principles of Neurology, 9th edition, 2009)

2) History (from relatives or friends)

- onset

- recent complaint (headache, weakness, vertigo)

- recent injury

- medical illness: fever, diabetes, uremia, hepatic dysfunction, heart disease

- access to drugs, alcohol

- history of seizure

3) Glascow coma scale

*Glascow Coma Scale (GCS)		
Best Motor Response	Obeys	6
	Localizes	5
	Withdraws	4
	Abnormal flexion	3
	Extends	2
	Nil	1
Verbal Response	Oriented	5
	Confused	4
	Inappropriate words	3
	Incomprehensive sounds	2
	Nil	1
Eye Opening	Spontaneous	4
	To speech	3
	To pain	2
	Nil	1

Score	Mortality in Head Injury
3~5	> 60%
6~8	12%
9~12	2%

※ Glasgow coma scale은 외상 환자의 예후를 객관적으로 평가하기 위해서 개발되었으나 비외상성 의식
장애 환자에서도 사용될 수 있다. 각각을 verbal response 5점, eye response 4점, motor response 6점
으로 전체 15점 만점이 정상, 8점 이하면 심한 장애, 3점이면 brain death에 가깝다고 알려져 있다.

4) Examination

① Respiration

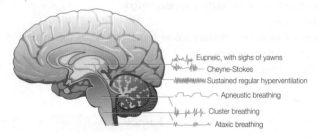

Respiratory patterns characteristic of lesions at different levels of the brain

- **Cheyne-Stokes respiration**
  : cardiovascular cause (esp. heart failure), metabolic disturbance, massive supratentorial lesion, bilateral deep-seated cerebral lesion

- **Central neurogenic hyperventilation**
  : lower midbrain - upper pontine
  : increase in rate and depth

- **Apneustic respiration**
  : low pontine lesion
  : a pause of 2 to 3 s in full inspiration

- **Ataxic respiration**
  : lesion of dorsomedial part of medulla
  : chaotic breathing, variable in rate and depth

② pupil size and light reflex

- midbrain: large or semidailated pupil and unreactive to light
- pons: small pinpoint pupil, slight reaction to light
- drug or metabolic disease: pupillary reactions are usually spared opiate, barbiturate - pinpoint pupil / atropine - dilatation and fixity of pupil

③ Doll's eye maneuver (oculocephalic reflex)

: 머리를 한쪽으로 돌렸을 때 반대쪽으로 향하는 conjugate eye movement를 보는 검사로 이러한 반응이 정상적으로 나타나지 않으면 brainstem dysfunction을 시사한다. 하지만 sedative or anticonvulsant intoxication시에도 impaired reflex소견을 보일 수 있다.

④ Caloric test (vestibulo-ocular reflex)

: 외이도를 냉수 혹은 온수로 자극하여, 내림프액의 대류현상을 유발하여, vestibular nerve를 자극하는 검사

: horizontal semicircular canal 자극을 용이하게 하기 위해 누운 자세에서 머리를 30도 굴곡시킨 후, 외이도를 냉수와 온수로 자극하여 눈떨림을 관찰한다. 정상적인 반응은 냉수로 자극할 때 자극 반대쪽을 향하는 nystagmus가, 온수로 자극할 때는 자극과 같은쪽을 향하는 nystagmus가 관찰된다 (COWS).

⑤ corneal reflex: trigeminal nerve → bilateral facial nerve

⑥ facial sensory and motor

: supraorbital ridge에 vigorous pain을 주어 얼굴을 찡그리는 반응을 관찰

⑦ ciliospinal reflex

: C2, C3 sensory nerve → sympathetic fibers

: 목부분을 꼬집거나 pain을 가하여 pupil size가 커지는 정상반응이 있는지 관찰

⑧ gag reflex

⑨ posture of limb

: decorticate posture-pain을 주었을 때 양상지는 flexion, 양하지는 extension하는 모습을 보이며, lesion이 midbrain의 red nucleus 상방에 있음을 의미

: decerebrate posture-pain을 주었을 때 양상지, 양하지 모두 extension을 보이며, lesion이 midbrain의 red nucleus 하방에 있음을 의미

Pupillary light reflex

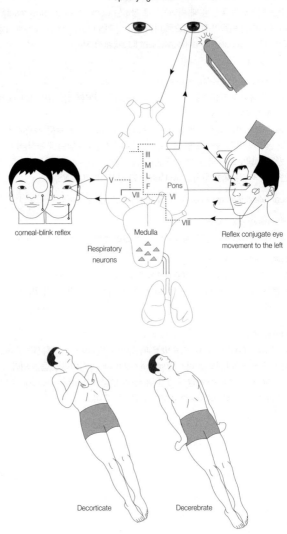

corneal-blink reflex

Respiratory neurons

Medulla

Pons

Reflex conjugate eye movement to the left

Decorticate

Decerebrate

5) Prognosis

① 의식 장애 환자의 예후

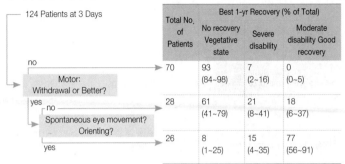

	Total No. of Patients	Best 1-yr Recovery (% of Total)		
124 Patients at 3 Days		No recovery Vegetative state	Severe disability	Moderate disability Good recovery
no →	70	93 (84~98)	7 (2~16)	0 (0~5)
Motor: Withdrawal or Better? yes ↓ no →	28	61 (41~79)	21 (8~41)	18 (6~37)
Spontaneous eye movement? Orienting? yes →	26	8 (1~25)	15 (4~35)	77 (56~91)

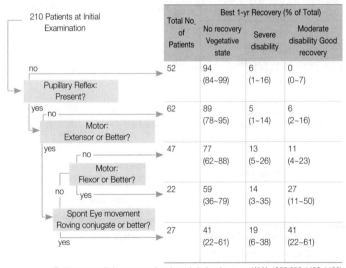

	Total No. of Patients	Best 1-yr Recovery (% of Total)		
210 Patients at Initial Examination		No recovery Vegetative state	Severe disability	Moderate disability Good recovery
no →	52	94 (84~99)	6 (1~16)	0 (0~7)
Pupillary Reflex: Present? yes ↓ no →	62	89 (78~95)	5 (1~14)	6 (2~16)
Motor: Extensor or Better? yes ↓ no →	47	77 (62~88)	13 (5~26)	11 (4~23)
Motor: Flexor or Better? no ↓ yes →	22	59 (36~79)	14 (3~35)	27 (11~50)
Spont Eye movement Roving conjugate or better? yes →	27	41 (22~61)	19 (6~38)	41 (22~61)

(Reference: predicting outcome from hypoxic-ischemic coma, JAMA 1985;253:1420-1426)

② Cardiac arrest후 comatose survivor의 예후

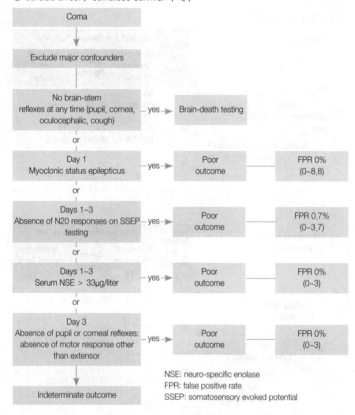

(Reference: neurologic prognosis after cardiac arrest NEJM 2009;361:605-11)

post-arrest neurologic prognosis 예측을 위해 시행하는 검사
- serial neurologic examination
- EEG: as early as possible
- MNSEP: arrest 기준 또는 hypothermia 시행 시 normothermia 도달 48시간 후
- NSE: 72시간 serial follow up
- 추가적으로 필요 시 CT, MRI, TCD 시행
이 중 특히 brain death 또는 vegetative state를 예측하는 중요한 인자는 myoclonic

status epilepticus 유무, 72시간 후 pupillary reflex를 포함한 brainstem reflex, motor response, 48시간 후 MNSEP 상 N20 wave의 소실 유무이다.

3. Stroke

1) 분류

Hemorrhagic stroke + Ischemic stroke

Hemorrhagic stroke
- Subarachnoid hemorrhage (SAH)
- Intracerebral hemorrhage (ICH)
- Intraventricular hemorrhage (IVH)

Ischemic stroke
- Cerebral infarction
  · Large artery atherosclerosis (LAD)
  · Cardio-embolism (CE)
  · Lacunar infarction or Small artery disease (SAD)
  · Other or cryptogenic
     c.f.) Transient ischemic attack (TIA)

2) Cerebral infarction

① abrupt onset의 신경학적 증상 발생 시에는 항상 stroke을 의심해야 하며, 특히 stroke risk factor (hypertension, diabetes, dyslipidemia, smoking, heavy alcoholics, heart disease, previous stroke, polycythemia 등)가 있는 경우에는 꼭 감별이 필요함.

② Stroke syndrome은 occlusion된 artery 부위에 따라 다양하게 나타날 수 있다.

③ Hyperacute stroke은 증상 발생(혹은 확인이 안될 경우 last-well being time)을 기준으로 7시간 이내(posterior circulation symptom의 경우 12시간까지)의 경우로 정의함. 특히 onset으로부터 4.5시간 이내인 경우, contraindication이 없으면 IV thrombolysis treatment (IV tPA)를 시행할 수 있음. large artery occlusion이 동반된 경우, Intra-arterial thrombectomy (intervention)를 추가로 시행할 수 있다.

④ brain imaging
   ⓐ Brain CT
      : Acute infarction은 저음영으로, acute hemorrhage는 고음영으로 보인다.

ⓑ Brain MRI

: Diffusion MRI가 가장 빠르게 infarction 부위를 영상화 할 수 있으며, 병변부 위에서 고신호 강도가 나타난다. 이 부위가 ADC에서 저신호 강도로 나타나면 cytotoxic edema를 의미하며 acute infarction에서 보이는 소견이고, ADC에서도 고신호 강도를 보일 경우는 vasogenic edema를 의미하며 subacute infarction, tumor, inflammation 등에서 관찰되는 소견이다. acute infarction 발생 약 1주가 지나면 diffusion MRI에서는 병변이 보이지 않으나, T2 강조영상 또는 FLAIR에서는 acute infarction 발생 약 6시간 후부터 고신호 강도로 관찰되면서 old infarction 등 시간이 지난 병변도 관찰할 수 있다.

⑤ Treatment

- Acute management: IV-tPA, IA thrombectomy
- Secondary prevention: Large artery atherosclerosis, lacunar infarction의 경우 anti-platelet agent를 사용하며, cardio-embolism의 경우 anticoagulation을 이차 예방약제로 사용한다.
- Large infarction에서 IICP control: hypertonic saline, mannitol 1g/kg q 6hrs

3) Transient ischemic attack (TIA)

혈류장애로 인해 갑작스러운 비경련성의 일시적, 가역적인 국소 신경학적 혹은 시력의 이상으로 24시간 이내에 그 증상이 완전히 사라지는 경우로 정의함.

① 후발 뇌졸중 위험도 예측

조기에 뇌경색이 발생할 수 있는 위험도는 증상을 유발한 혈관 영역, 원인 질환, 환자의 연령, 혈압, 임상증상 등 임상적 특성에 따라 다르며, 이를 간단히 평가할 수 있는 방법이 제시되어있다.

- ABCD^2 score
- Age: (≥60세 = 1 point)
- Blood pressure on first assessment after TIA: (SBP ≥140 or DBP ≥90 = 1 point)
- Clinical feature: (unilateral weakness = 2 points, speech impairment without weakness = 1 point)
- Duration of TIA: (≥60 minutes = 2 points, 10~59 minutes = 1 point)
- Diabetes: (1 point)

Risk group (score)	2 day stroke	7 day stroke	90 day stroke
Low (0~3)	1.0%	1.2%	3.1%
Moderate (4~5)	4.1%	5.9%	9.8%
High (6~7)	8.1%	12.%	18%

4. Seizure

1) 정의

- seizure: paroxysmal event
- epileptic seizure: abnormal excessive synchronous neuronal activity로 인해 발생하는 일시적인 임상 증상
- epilepsy: unprovoked epileptic seizure가 최소 24시간 이상 간격을 두고 2회 이상 재발하는 경우

2) 분류

Classification of Seizures
1. Partial seizures
a. Simple partial seizures (with motor, sensory, autonomic, or psychic signs)
b. Complex partial seizures
c. Partial seizures with secondary generalization
2. Primarily generalized seizures
a. Absence (petit mal)
b. Tonic-clonic (grand mal)
c. Tonic
d. Atonic
e. Myoclonic
3. Unclassified seizures
a. Neonatal seizures
b. Infantile spasms

3) Description of seizure patient

① History

- Seizure
  - Onset, duration, frequency, last attack, longest seizure free intervals
    Associated symptom (head version/tongue biting/Fumbling/lip-smacking/cyanosis/vocalization/speech/etc)
- Post ictal Sx: paralysis, headache, sleeping, confusion, etc
- Epilepsy risk factor
  - Perinatal/developmental problem, Family history of epilepsy, neurosurgery, febrile seizure, brain tumor, head trauma, CNS infection
- antiepileptic drug
  - effect, side effect, compliance

② Description
 - Semiology

Epileptic seizure		
Aura	Psychic, visual, auditory, vertiginous, olfactory, gustatory, somatosensory, autonomic, abdominal	
Autonomic seizure	having objectively documented autonomic signs	
Dialeptic seizure	altered consciousness independent of ictal EEG	
Motor seizure	simple	Tonic, clonic, myoclonic, versive, tonic-clonic, epileptic spasm, hypermotor, automotor, gelastic
	complex	
Special	Atonic, astatic, hypomotor, akinetic, aphasic, negative myoclonic	

- Clonic: a series of contractions that regularly recur at a rate of 0.2~5 /sec
- Myoclonic: short muscle contractions lasting < 400 msec
- Tonic: sustained muscle contractions, usually lasting > 3 sec, usually leads to posturing
- Dystonic: muscle contraction in unusual posture with rotatory component
- Versive: conjugate eyes or head/body movements to one side that are sustained and extreme
- Automotor: automatism involving the distal segments of hands and feet, mouth, tongue
- Hypermotor: complex motor involving the proximal segments of the limbs and trunk
- Aphasic: can't speak & often can't understand spoken language by epileptic activation of language center
- Akinetic: can't perform voluntary movements by the activation of SNMA and PNMA, preserved consciousness
- Atonic: loss of posture d/t loss of postural tone (head drops, falls)
- Astatic: epileptic falls, preserved tone
- Negative myoclonic: a brief interruption of tonic muscle activity
- Hypomotor: a decrease of motor activity without new motor sign only in pt in whom it is not possible to test consciousness (as newborns, infants, severely mental retardation patients)

**Lateralization value가 있는 Semiology **

Clinical Event	Localization/Lateralization
Head turn	
- Early nonforced	Ipsilateral temporal
- Forced	
· Early forced	Frontal
· Late forced	Contralateral temporal (in process of generalizing)
Eye version	Contralateral frontal, extrastriate cortex
Focal clonic	Contralateral perirolandic or temporal
Dystonic limb	Contralateral temporal > frontal
Unilateral tonic limb	Contralateral hemisphere
Fencing posture	Contralateral frontal > temporal
Figure of 4 sign	Contralateral hemisphere (to extended arm)
Ictal paresis	Contralateral hemisphere
Todd paresis	Contralateral hemisphere (extratemporal > temporal)
Unilateral blinking	Ipsilateral hemisphere
Unilateral limb automatism	Ipsilateral hemisphere
Postictal nose rubbing	Ipsilateral temporal > frontal (to hand used)
Postictal cough	Temporal
Bipedal automatisms	Frontal > temporal
Hypermotor	Frontal
Ictal spitting	Right temporal
Automatisms with reserved responsiveness	Right temporal
Gelastic	Hypothalamic mesial temporal
Ictal vomiting/retching	Right temporal
Ictal urinary urge	Nondominant temporal
Loud vocalization	Frontal > temporal
Ictal speech arrest	Dominant temporal
Ictal speech preservation	Nondominant hemisphere
Postictal aphasia	Dominant temporal

4) Medical cause of seizure
   - systemic disease affecting the nervous system: SLE, sarcoidosis, Whipple's disease, sickle-cell anemia, porphyria
   - hepatic and renal failure, hypertensive encephalopathy, dysequilibrium syndrome
   - ischemia-hypoxia

- metabolic: hypo/hypernatremia, hypocalcemia, hypo/hyperglycemia
- cancer: direct invasion of the brain or leptomeninges by tumor, metabolic derangement, opportunistic infection, chemotherapeutic agents, paraneoplastic
- infection
- medication and medicaton withdrawal, alcohol
- organ transplantation: opportunistic infection, immunosuppressive therapy, metabolic derangement, hypoxic-ischemic brain injury

5) Differential diagnosis of epilepsy
  - Medical conditions
    · syncope: neurocardiogenic, cardiogenic, dysautonomic
    · cardiac events: arrythmia, decreased cardiac output
    · paroxysmal endocrine disturbances
  - Neurologic disorders
    · sleep disorders: REM behavior disorder, narcolepsy
    · movement disorder: paroxysmal dyskinesias
    · vascular: TIA, TGA, migraine
  - Psychiatric conditions
    · conversion disorder, hyperventilation, panic attack, psychogenic seizure

6) Antiepileptic drugs

		Antiepileptic Drugs of Choice		
	Primary Generalized Tonic-Clonic	Partial	Absence	Atypical absence, myoclonic, atonic
First-Line	Valproic acid Lamotrigine	Carbamazepine Phenytoin Valproic acid Lamotrigine	Ethosuximide Valproic acid	Valproic acid
Alternatives	Phenytoin Carbamazepine Topiramate Primidone Phenobarbital Felbamate	Gabapentin Topiramate Tiagabine Primidone Phenobarbital	Lamotrigine Clonazepam	Lamotrigine Topiramate Clonazepam Felbamate

Commonly Used Antiepileptic Drugs

Generic Name	Trade Name	Principal Uses	Typical Dose; Dose Interval	Half-Life	Therapeutic Range
Brivaracetam	Briviact	Focal-onset	100-200 mg/d; bid	7-10 h	Not established
Carbamazepine	Tegretol	Tonic-clonic Focal-onset	600-1800 mg/d (15-35 mg/kg, child); bid	10-17 h	4-12 µg/mL
Clobazam	Onfi	Lennox-Gastaut syndrome	10-40 mg/d; bid	36-42 h	Not established
Clonazepam	Klonopin	Absence Atypical absence Myoclonic	1-12 mg/d; qd-tid	24-48 h	10-70 ng/mL
Ethosuximide	Zarontin	Absence	750-1250 mg/d (20-40 mg/kg); qd -bid	60 h, adult 30 h, child	40-100 µg/mL
Felbamate	Felbatol	Focal-onset Tonic-clonic	2400-3600 mg/d, tid-qid	16-22 h	30-60 µg/mL
Gabapentin	Neurontin	Focal-onset	900-2400 mg/d; tid-qid	5-9 h	2-20 µg/mL
Lacosamide	Vimpat	Focal-onset	200-400 mg/d; bid	13 h	Not established
Lamotrigine	Lamictal	Focal-onset	150-500 mg/d; bid	25 h	2.5-20 µg/mL
Levetiracetam	Keppra	Focal-onset	1000-3000 mg/d; bid	6-8 h	5-45 µg/mL
Oxcarbazepine	Trileptal	Focal-onset Tonic-clonic	900-2400 mg/d (30-45 mg/kg, child); bid	10-17 h	10-35 µg/mL
Phenobarbital	Luminal	Tonic-clonic Focal-onset	60-180 mg/d; qd-tid	90 h	10-40 µg/mL
Phenytoin	Dilantin	Tonic-clonic Focal-onset	300-400 mg/d (3-6 mg/kg, adult); qd-tid	24 h	10-20 µg/mL
Primidone	Mysoline	Tonic-clonic Focal-onset	750-1000 mg/d; bid-tid	Primidone, 8-15 h Phenobarbital, 90 h	Primidone, 4-12 µg/mL Phenobarbital, 10-40 µg/mL
Rufinamide	Banzel	Lennox-Gastaut syndrome	3200 mg/d (45 mg/kg, child); bid	6-10 h	Not established
Tiagabine	Gabitril	Focal-onset	32-56 mg/d; bid-qid	2-9 h	Not established
Topiramate	Topamax	Focal-onset Tonic-clonic	200-400 mg/d; bid	20 h -30 h	2-20 µg/mL
Valproic acid	Depakene Depakote	Tonic-clonic Focal-onset	750-2000 mg/d (20-60 mg/kg); bid-qid	15 h	50-125 µg/mL
Zonisamide	Zonegran	Focal-onset Tonic-clonic	200-400 mg/d; qd-bid	50-68 h	10-40 µg/mL

(Harrison's principles of Internal Medicine, 20th ed.)

7) Seizure하는 환자의 처치

① 의식의 유무를 살핀다.

　가. Spontaneous eye opening

　나. Verbal response: Orientation, Obey command

② Seizure type을 살핀다.→ 발작 원인의 국소화에 매우 중요함.

　가. epileptic discharge가 propagation하면서 임상양상이 evolution 할 수 있어 aura 및 initial semiology가 localization에 가장 중요함.

　나-1. Simple partial seizure / complex partial seizure

　　　- simple vs complex→의식의 유무로 나뉨

　　　- involvement location (Rt, Lt / face, arm, leg), type을 기술한다.

　　　　ⓐ Tonic, clonic, tonic-clonic, myoclonic, versive

　　　　ⓑ automotor, hypermotor

　　나-2. Generalized seizure: tonic, clonic, tonic-clonic, myoclonic

　다. 가능하면 동영상 녹화를 할 것.

　라. 대부분의 generalized tonic clonic (GTC) seizure는 1~2분 이내 멈춘다. Seizure를 하는 환자를 발견하면 먼저 당황하지 말고, 주변 간호사에게 lorazepam 2mg을 준비하도록 하고 semiology를 파악한다. 수분 이상 지속된다면 lorazepam을 투약한다. partial seizure는 brain damage의 가능성이 더 낮으므로 oversedation 하지 않도록 주의한다.

③ Seizure 발생 도중 가장 문제가 되는 것은 airway의 유지와 trauma

　가. Seizure가 끝나면 환자 고개를 돌리게 한다(vomiting과 이로 인한 aspiration이 일어날 수 있음).

　나. Tongue biting 우려하여 미리 입안에 설압자를 넣지 않는다.

　다. Seizure 도중에는 환자 주변의, 환자가 다칠 만한 것들을 치운다.

　라. 억제대 하지 말 것. 하고 있다면 풀어야 함.

④ Vital sign

　가. 상기 지시된 사항을 이행하고 vital sign을 측정하여도 늦지 않음.

　나. oxygen desaturation

8) Status epilepticus

① 정의: 의식의 회복이 없이 2번 이상 또는 5분 이상 seizure를 하는 경우

　가. Convulsive status epilepticus (CSE)

　나. Nonconvulsive status epilepticus (NSE or NCSE): convulsive movement 없이 혼돈, 의식 저하 등 여러 임상 형태로 나타날 수 있으며, EEG상 epileptic discharge가 동반되고 AED 투여가 필요함.

② Status epilepticus의 치료

　가. 0.1 mg/kg lorazepam IV → 반응이 없으면 한번 더(대개 4mg 씩 5분 간격으로 2회 투여해도 seizure가 멎지 않으면 status epilepticus 로 간주하여 다음 단계로 넘어가야 함)

　나. DPH loading & maintenance
　　- loading: 20mg/kg + N/S 100cc mix IV (DPH는 꼭 N/S에 mix)
　　　: EKG, BP monitoring하면서 주사해야 하며, arrhythmia나 hypotension 발생 시 주사를 중단하면 대부분 정상화 된다.
　　- DPH loading 후에도 seizure 지속 시 half-loading 해 볼 수 있음.
　　- maintenance: 5mg/kg + N/S 50~100cc mix IV
　　* Fosphenytoin: DPH에 비해 심혈관 부작용이 적고, N/S 외에도 mix 가능.

　다. Valproate, Levetiracetam을 추가로 투여할 수 있음.
　　- VPA loading: 20~30mg/kg + N/S 100cc mix IV maintenance: 6~8mg/kg + N/S 50~100cc mix IV
　　- LEV loading: 1,000~3,000mg + N/S 100cc mix IV

　라. 위 방법으로 control 안 되는 경우 coma therapy 고려. refractory convulsive status epilepticus의 경우 사망률이 매우 높은 질환으로 환자의 기저질환 및 기대여명 등을 고려하여 보호자와 상의 하에 필요 시 intubation, C-line insertion, continuous EEG monitoring 후 아래와 같이 약물 투여
　　- midazolam: 0.2mg/kg loading + 0.05~2mg/kg/hr continuous infusion
　　- propofol: 20mcg/kg/min loading + 30~200mcg/kg/min continuous infusion
　　- pentobarbital: 5~10mg/kg loading + 0.5~5mg/kg/hr continuous infusion

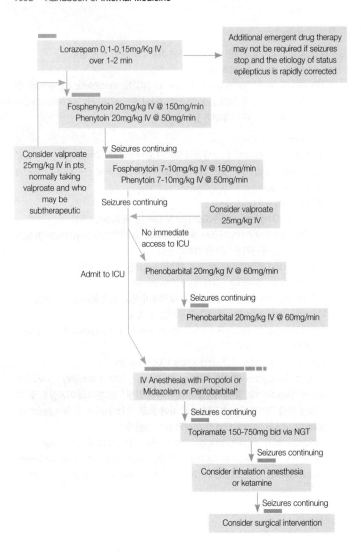

Lorazepam 0.1-0.15mg/Kg IV over 1-2 min

Additional emergent drug therapy may not be required if seizures stop and the etiology of status epilepticus is rapidly corrected

Fosphenytoin 20mg/kg IV @ 150mg/min
Phenytoin 20mg/kg IV @ 50mg/min

Consider valproate 25mg/kg IV in pts. normally taking valproate and who may be subtherapeutic

Seizures continuing

Fosphenytoin 7-10mg/kg IV @ 150mg/min
Phenytoin 7-10mg/kg IV @ 50mg/min

Seizures continuing

Consider valproate 25mg/kg IV

No immediate access to ICU

Admit to ICU

Phenobarbital 20mg/kg IV @ 60mg/min

Seizures continuing

Phenobarbital 20mg/kg IV @ 60mg/min

IV Anesthesia with Propofol or Midazolam or Pentobarbital*

Seizures continuing

Topiramate 150-750mg bid via NGT

Seizures continuing

Consider inhalation anesthesia or ketamine

Seizures continuing

Consider surgical intervention

9) Seizure 끝난 후 처치(postictal period)

① First onset seizure의 경우

  가. Routine blood lab

  나. Brain imaging (brain CT, brain MRI)

  다. 음주, 약물복용 여부 확인

  라. Infection sign 확인

    - Neck stiffness가 의심되거나, infection sign이 있는 경우, 의식변화가 있는 경우 → CNS infection을 의심하고 CSF tapping 시행(CSF tapping 전 brain CT를 시행하여 tumor, swelling 이 있지 않은지 확인)

  마. Focal sign

    - Weakness, hypesthesia, aphasia, neglect, visual field defect, diplopia 등 focal neurologic sign이 있지 않은지 평가

    - 만약 focal neurologic sign이 있다면 postical Todd paralysis 또는 structural brain lesion을 시사하며, imaging이 필요함.

② Known epilepsy patient

  가. 이전과 동일한 양상의 seizure를 하였는지 확인

  나. Anti-epileptic drug (AED) history(어떤 약을 복용하는지, 최근까지 잘 복용하였는지, 약물부작용이 있었다면 어떤 부작용이었는지)

  다. AED level

    ⓐ Phenytoin

    ⓑ Valproic acid (ammonia level 함께 확인)

    ⓒ Carbamazepine

    ⓓ 기타(phenobarbital, topiramate, lamotrigine, oxcarbazepine)

      - 기타 약제의 AED level 측정 필요성은 신경과와 상의

  라. Provocation factor

    - drug skip, alcohol, menstruation, sleep deprivation, photostimulation

  마. Routine blood lab

③ EEG order

5. Spinal cord, spinal nerve, and periphral nerve
1) Dermatome

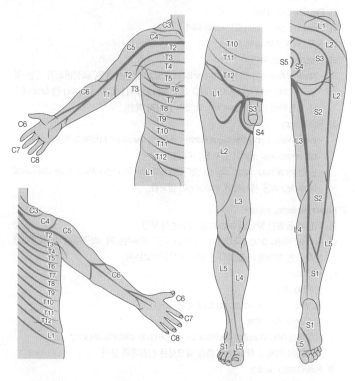

Electromyography and Neuromusculer disorders by David C. Prestou

2) Spinal cord 단면(cervical cord)

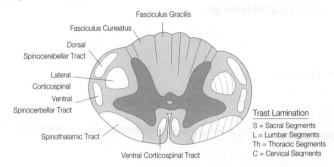

Fasciculus Gracilis

Fasciculus Cuneatus

Dorsal
Spinocerebellar Tract

Lateral
Corticospinal

Ventral
Spinocerebellar Tract

Spinothalamic Tract

Ventral Corticospinal Tract

Trast Lamination
S = Sacral Segments
L = Lumbar Segments
Th = Thoracic Segments
C = Cervical Segments

3) Signs that distinguish pattern of weekness

Signs That Distinguish Patterns of Weakness

	Upper Motor Neuron	Lower Motor Neuron	Myopathic
Atrophy	None	Severe	Mild
Fasciculations	None	Common	None
Tone	Spastic	Increased	Normal/decreased
Distribution of weakness	Pyramidal/Regional	Distal/Segmental	Proximal >
Tendon reflexes	Hyperactive	Hypoactive	Normal/decreased
Babinski's sign	Present	Absent	Absent

4) Critical illness polyneuropathy

- acute or subacute symmetrical polyneuropathy
- frequent development in critically ill and septic patients (failure of multiple or-gans)
- predominant motor type, cranial nerve는 대부분에서 침범하지 않음
  → ICU care 환자에서 underlying disease가 control 되었는데도 ventilator wean-ing이 안되는 경우 고려해보아야 하며, 진단은 Nerve conduction study가 도움이 됨.

5) Spinal epidural metastasis

- cancer 환자의 5~10%에서 symptomatic spinal epidural metastasis가 발생함
- 증상: back pain, para-/quadri-plegia, bladder/bowel dysfunction, sensory loss
- 신경학적 검사: sensory level이 특히 중요하며 병변은 sensory level 위에 존재.
- 진단: spine MRI with enhancement

- 치료: glucocorticoid therapy, radiotherapy

  치료가 빠를수록 예후가 좋다.

6. Headache

국제두통질환 분류 2004년 개정판(ICHD-II)

원발두통	1. 편두통 2. 긴장형두통 3. 삼차자율신경두통 4. 기타 원발두통
이차두통	5. 머리와 목의 외상에 기인한 두통 6. 두개 또는 경부의 혈관질환에 기인한 두통 7. 비혈관성 두개내질환에 기인한 두통 8. 물질 또는 물질금단에 기인한 두통 9. 감염에 기인한 두통 10. 항상성 질환에 기인한 두통 11. 두개골, 목, 눈, 귀, 코, 부비동, 치아, 입 또는 기타 얼굴 및 　　경부 구조물의 질환에 기인한 두통 또는 얼굴통증 12. 정신과 질환에 기인한 두통
신경통과 기타 두통	13. 뇌신경의 통증성 병변과 기타 얼굴통증 14. 기타 두통질환

두통환자의 문진 내용

시간	- 언제부터 두통이 시작되었으며, 왜 오늘 병원에 오게 되었는가 - 두통 발생 당시 상황과 두통 강도가 최고조에 달할 때까지의 시간 - 두통의 빈도 - 두통의 지속시간
두통의 특징	- 통증의 강도 - 통증의 양상 - 통증의 위치 - 두통과 동반된 증상
두통의 원인	- 두통의 유발요인 - 두통의 악화나 완화에 관련된 요인 - 두통의 가족력
두통에 대한 반응	- 두통이 일상생활에 미치는 영향 - 두통완화를 위해 복용하는 약물 - 두통을 피하기 위한 행동
발작간 시기	- 발작간에는 완전히 정상인가 혹은 약간의 증상이 남아 있는가 - 다가올 두통에 대한 예기불안이나, 두통의 원인에 대한 걱정이 있는가

두통 유형-주 증상이 되는 두통 유형과 함께 그 환자가 가지고 있는 다른 두통 유형도 문진

1) 편두통(Migraine)

20~40대에 가장 높은 유병율(남자 3.2%, 여자 9.7%)을 보이며, 여자가 남자보다 3~5배 더 높다.

① 무전조편두통(Migraine without aura)

4~72시간 지속되는 두통이 반복적으로 발생한다. 일측성, 박동성, 중등도 이상의 심한 두통과 일상활동에 의해 악화되는 것이 편두통의 전형적인 특징이다. 그리고 오심이나 빛공포증과 소리공포증이 함께 나타날 수도 있다.

무전조편두통의 진단기준

A. 기준 B-D를 만족하는 발작이 최소 5회 이상 발생
B. 두통 발작이 4-72시간 지속(치료하지 않거나 치료가 제대로 되지 않았을 경우)
C. 다음 네 가지 두통의 특성 중 최소한 두 가지: 1. 편측위치 2. 박동양상 3. 중등도 또는 심도의 통증 강도 4. 일상적인 신체 활동(걷거나 계단을 오르는 등)에 의해 악화되거나 이를 회피하게 됨
D. 두통이 있는 동안 다음 중 최소한 한 가지: 1. 구역 그리고/또는 구토 2. 빛공포증과 소리공포증
E. 다른 ICHD-3 진단으로 더 잘 설명되지 않음

② 조짐편두통(Migraine with aura)

5~20분 정도 점진적으로 발생하여 60분 이내 사라지는 가역적 국소 신경학적 증상이 반복적으로 발생하는 질환. 무전조편두통과 같은 양상의 두통이 이런 전조 증상 뒤에 발생한다. 드물게 두통이 전형적인 편두통의 양상이 아니거나 전혀 없을 수도 있다.

가. 전형조짐편두통(Migraine with typical aura)

나. 뇌간조짐편두통(Migraine with brainstem aura)

다. 반신마비편두통(Hemiplegic migraine)

라. 망막편두통 (Retinal migraine)

조짐편두통

A. 진단기준 B와 C를 충족하는 최소한 2번 발생하는 발작

B. 완전히 가역적인 다음의 조짐증상 중 한 가지 이상:
　1. 시각
　2. 감각
　3. 말 그리고/또는 언어(speech and/or language)
　4. 운동
　5. 뇌간
　6. 망막

C. 다음의 여섯 가지 특징 중 최소한 세 가지:
　1. 최소한 한 가지 조짐증상이 5분 이상에 걸쳐 서서히 발생
　2. 2가지 이상의 증상이 연속해서 발생
　3. 각 조짐증상은 5분에서 60분까지 지속
　4. 최소한 한 가지 조짐증상은 편측
　5. 최소한 한 가지 조짐증상은 양성증상
　6. 조짐이 두통과 동반되거나, 또는 조짐 60분 이내에 두통이 따라 나타남

D. 다른 ICHD-3 진단으로 더 잘 설명되지 않음

③ 편두통의 치료
 - 급성기 치료로 경도-중등도의 편두통 환자는 NSAID나 복합진통제를 일차약물로 사용
 - 급성기 치료로 심한 편두통 환자는 편두통특이약물(triptan, ergotamine)을 일차약물로 사용
 - 급성기 약은 두통 발생 후 가능한 빨리 투여해야 효과가 좋다.
 - 심한 구역/구토를 동반하는 환자에게는 비경구투여를 권하며 항구토제를 투여한다.
 - 예방치료는 일반적으로 두통의 빈도가 잦은 경우(주 1회 이상), 급성기 치료약물의 사용 빈도가 잦은 경우(주 2일 이상), 일상생활에 장애가 있는 경우 고려한다.
 - 예방치료는 임상적 효과가 나타날 때까지 2~3개월이 걸릴 수 있다.
 - 예방약물은 서서히 증량하고, 중단시에도 서서히 줄여나간다.

급성기 치료		
편두통 비특이약물	NSAIDS	Ibuprofen (200~800mg) Naproxen sodium (550~1100mg) Diclofenac-K (50~100mg) Ketorolac IM/IV
	Acetaminophen	Acetaminophen (1000mg)
	Aspirin	Aspirin (500~1000mg)
	복합진통제	NSAID + caffeine: 게보린R, 펜잘R Isometheptene mucate + dichloralphenazone + acetaminophen: 미가펜R, 마이드린R,
	아편유사제	Tramadol Ultracet
편두통 특이약물	Triptan	Sumatriptan 25~50mg Zolmitriptan 2.5mg Naratriptan 2.5mg
	Ergotamine	Ergotamine + caffeine: 카펠고트R, 크래밍R

	Triptan, Ergotamine 금기증	- 조절이 안되는 고혈압
		- 관상동맥심장질환, 말초혈관질환,
		  뇌혈관질환이 있는 경우
		- 약물에 과민반응이 있는 경우
		- Ergotamine과 triptan의 병용 투여
		- Monoamine oxidase inhibitor, SSRI, lithium
		  등과의 병용 투여
		- 임신중 Ergotamine 사용

	예방치료	금기증
Beta blocker	Propranolol 20~160mg Metoprolol 50~200mg Atenolol 50~200mg Nadolol 80~200mg Timolol 40~120mg	- 심한 천식 - 당뇨병 - 말초혈관병 - 심장전도장애 - 울혈심부전증 - 우울증
TCA	Amitriptyline 5~100mg Nortriptyline 5~100mg	- 심근경색의 급성회복기 - 심장전도장애 - 녹내장 - 간질 - 조증 - 소변장애
SSRI	Fluoxetine 10~80mg Venlafaxine 37,5~300mg	- 조증 - MAOI 사용 - Venlafaxine: 수유중인 경우
CCB	Flunarizine 5~10mg	- 심한 우울증 - 파킨슨병 - 기타 피라미드외로질환
Anticonvulsants	Valproic acid 500~2,000mg	- 간질환 - 췌장염
	Topiramate 25~100mg	- 과민성

*약물과용두통(Medication overuse headache): 단순진통제 및 복합진통제는 한 달에 15일 이상, 편두통 특이약물인 triptan과 ergotamine제는 한 달에 10일 이상을 3달 이상 복용하는 경우 발생하며, 치료는 복용 약물 중단이다.

2) 긴장형두통(Tension-type headache)

긴장형두통은 가장 흔한 일차두통이며, 유병율은 일반 인구의 30~78%이다.

① 저빈도 삽화성 긴장형두통

두통은 수분에서 수일간 지속한다. 통증은 전형적으로 양측성의, 압박감 또는 조이는 느낌이고 경도에서 중등도의 강도이며, 일상 신체 활동에 의해 악화되지 않는다,

저빈도 삽화성 긴장형두통 진단기준

A. 기준 B-D를 만족하는 두통이 한달 평균 하루 미만(1년에 12일 미만)으로 적어도 10번 이상 발생

B. 두통은 30분에서 7일간 지속함

C. 두통은 다음 양상 중 적어도 두 가지 이상을 가진다.
1. 양측성
2. 압박감/조이는 느낌(비박동성)
3. 경도 또는 중등도의 강도
4. 걷기나 계단 오르기 같은 일상 신체활동에 의해 악화되지 않음.

D. 다음의 두 가지 모두를 만족함
1. 구역이나 구토가 없음(식욕부진은 있을 수 있음)
2. 빛 공포증이나 소리공포증 중 한 가지만 있을 수 있음

E. 다른 질환에 기인하기 않음

② 만성긴장형두통

A. 진단기준 B-D를 만족하는 두통이 3개월을 이상 한 달 평균 15일 이상(1년에 180일 이상)의 빈도로 발생

B. 두통은 수 시간에서 수 일간 지속하거나 계속됨

C. 두통은 다음 네 가지 양상 중 적어도 두 가지 이상을 만족함:
1. 양측성
2. 압박감/조이는 느낌(비박동성)
3. 경도 또는 중등도의 강도
4. 걷기나 계단 오르기 같은 일상 신체활동에 의해 악화되지 않음.

D. 다음의 두 가지 모두를 만족함
1. 빛공포증이나 소리공포증, 경도의 구역 중 한 가지만 있을 수 있음
2. 중등도나 심도의 구역이나 구토는 없음

E. 다른ICHD-3 진단으로 더 잘 설명되지 않음.

급성기 치료	
단순진통제	Acetaminophen Ibuprofen Ketoprofen Naproxen Aspirin 650mg
복합제	NSAID + caffeine : acetaminophen 250mg + caffeine 65mg : aspirn 250mg + caffeine 65mg NSAID + butalbital, NSAID + codeine(의존성이 생겨 잘 사용하지 않는다)
근육이완제	효과가 있을 것 같지만 이를 뒷받침할 수 있는 연구가 부족하다.
예방적 치료	Amitriptyline, nortriptyline, protriptyline SNRI (Mirtazapine, venlafaxine) Topiramate, gabapentin
행동요법	인지행동요법, 이완, 생체되먹임, 물리요법

3) 삼차자율신경두통(Trigeminal Autonomic Cephalalgias)

① 군발두통(Cluster Headache)진단기준

A. 기준 B-D를 만족하는 발작이 최소 5회 이상 발생

B. 심도 또는 매우 심도의 편측 안와, 안와위 그리고/또는 측두부의 통증이 치료하지 않을 경우
15~180분 지속

C. 다음 중 한 가지 또는 두 가지 모두:
1. 두통과 동측으로, 다음의 증상 또는 증후 중 최소한 한 가지
    a) 결막충혈 그리고/또는 눈물
    b) 코막힘 그리고/또는 콧물
    c) 눈꺼풀부종
    d) 이마와 얼굴의 땀
    e) 동공수축 그리고/또는 눈꺼풀처짐
2. 안절부절 못 하고 초조한 느낌

D. 이틀에 1번에서 하루 8번 사이의 발작빈도

E. 다른 ICHD-3 진단으로 더 잘 설명되지 않음.

국내에서 사용가능한 군발두통의 치료

Acute treatment	Oxygen 100% oxygen 6-15 L/min
	Zolmitriptan (oral) 5 mg, 10 mg
	Lidocaine intranasal
Transitional treatment	Steroids 60-100mg for at least 5 days, then tapering off
	Suboccipital steroid injection a single injection or injection series
	Ergotamine tartrate (for short-term prophylaxis)
Long-term preventive treatment	Verapamil 240-960 mg daily
	Lithium carbonate 600-1500 mg daily
	Galcanezumab 300 mg monthly
	Topiramate 100 mg daily (starting dose of 25 mg)